U0575996

中文翻译版

西蒙急诊骨科学

Simon's Emergency Orthopedics

原书第 8 版

主编 〔美〕斯科特·C.谢尔曼 （Scott C. Sherman）

主审 张英泽 姜保国 唐佩福

主译 侯志勇 张殿英

科学出版社

北 京

图字：01-2021-5348

内 容 简 介

本书第 1 版于 1982 年出版，至今已有 40 余年，前后历经 8 次修订再版。本书兼顾骨科和急诊医师的实际需求，具有很强的临床实用性。

本书内容详实、图文并茂、重点突出。全书分为四部分：急诊骨科的处理原则、脊柱、上肢和下肢。第一部分介绍了急诊骨科总论、麻醉与镇痛、风湿性疾病、并发症、影像技术和儿童骨科；后三部分介绍了不同部位的肌肉骨骼相关急诊伤病的解剖、损伤机制、体格检查、影像学检查、合并损伤和治疗等。附录部分详述了各类夹板、管形石膏及其他固定技术。在各章节中着重强调了急诊处理各类疾病的诊疗要点和注意事项。全书 1400 余幅图片帮助读者更好地理解相关知识。本书适于各级骨科医师、急诊医师阅读参考。

图书在版编目（CIP）数据

西蒙急诊骨科学：原书第8版 / （美）斯科特·C.谢尔曼（Scott C. Sherman）主编；侯志勇，张殿英主译. -- 北京：科学出版社，2025. 3. -- ISBN 978-7-03-080880-6

Ⅰ. R683.059.7

中国国家版本馆CIP数据核字第2024V7B626号

责任编辑：郭　颖 / 责任校对：张　娟
责任印制：师艳茹 / 封面设计：龙　岩

Simon's Emergency Orthopedics, Eight Edition

ISBN 978-1-259-86082-9

Copyright © 2024 by McGraw-Hill Education.

All rights reserved. No part of this publication may be reproduced or transmitted in any form or by any means, electronic or mechanical, including without limitation photocopying, recording, taping, or any database, information or retrieval system, without the prior written permission of the publisher.

This authorized Chinese translation edition is published by China Science Publishing & Media Ltd. (Science Press) in arrangement with McGraw-Hill Education (Singapore) Pte. Ltd. This edition is authorized for sale in the People's Republic of China, excluding Hong Kong, Macao SAR and Taiwan.

Translation Copyright © 2025 by McGraw-Hill Education (Singapre) Pte. Ltd and China Science Publishing & Media Ltd. (Science Press).

版权所有。未经出版人事先书面许可，对本出版物的任何部分不得以任何方式或途径复制传播，包括但不限于复印、录制、录音，或通过任何数据库、信息或可检索的系统。

此中文简体翻译版本经授权仅限在中华人民共和国境内（不包括香港特别行政区、澳门特别行政区和台湾）销售。

翻译版权 © 2025 由麦格劳-希尔教育（新加坡）有限公司与中国科技出版传媒股份有限公司（科学出版社）所有。

本书封面贴有 McGraw-Hill Education 公司防伪标签，无标签者不得销售。

北京市版权局著作权合同登记号：01-2021-5348 号

版权所有，违者必究。未经本社许可，数字图书馆不得使用

科 学 出 版 社 出版

北京东黄城根北街 16 号

邮政编码：100717

http://www.sciencep.com

三河市春园印刷有限公司印刷

科学出版社发行　各地新华书店经销

*

2025 年 3 月第 一 版　开本：889×1194　1/16

2025 年 3 月第一次印刷　印张：29

字数：983 000

定价：298.00 元

（如有印装质量问题，我社负责调换）

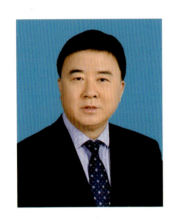

张英泽　中国工程院院士，南开大学医学院院长、河北省骨科研究所所长、青岛大学附属骨科医院院长，美国科罗拉多大学、华中科技大学、华南理工大学、南方医科大学等国内外12所大学的客座教授。曾任河北医科大学副校长、附属第三医院院长。现任新疆医科大学名誉校长、河北医科大学第三医院名誉院长、国家卫健委骨科智能器材重点实验室主任。兼任中华医学会骨科学分会主任委员、中国医师协会骨科医师分会会长、中国康复医学会修复重建外科专业委员会主任委员、华裔骨科学会会长、河北省医师协会会长，《中华创伤骨科杂志》《中国骨与关节杂志》《中华老年骨科与康复电子杂志》总编辑，*Journal of Bone and Joint Surgery*（JBJS）中文版主编，《中华外科杂志》《中国矫形外科杂志》《中国临床医生》杂志、《临床外科杂志》和 *Orthopedics* 副总编。

获批主持国家重大成果转化项目1项、国家自然科学基金区域创新发展联合基金项目1项、国家自然科学基金重大项目和重点项目各1项等省部级以上课题40余项。以通讯作者和第一作者发表论文500余篇，其中在 IF ≥ 35 期刊发表3篇，35 > IF ≥ 10 期刊发表12篇。获得授权国家发明专利94项、美国发明专利8项。主编、主译学术专著41部。担任全国高等医学院校五年制本科规划教材《外科学》、长学制规划教材《外科学》、研究生规划教材《骨科学》和全国住院医师规范化培训教材《骨科学》主编。2003年获得全国五一劳动奖章，2007年荣获中国医师奖，2015年荣获何梁何利基金科学与技术进步奖。

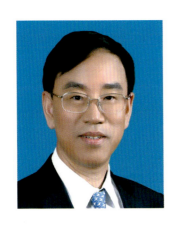

姜保国　中国工程院院士，教授，博士生导师，国家杰出青年科学基金获得者，"973"项目首席科学家。曾任中华医学会创伤学分会主任委员，北京医学会骨科学分会主任委员；现任国家创伤医学中心主任、国际创伤救治联盟主席、中国医师协会创伤外科医师分会会长。

从事创伤医学研究30余年，在关节周围骨折、周围神经损伤修复、创伤救治体系建设领域取得了重要成果。持续关注衰老人群骨质疏松骨折的治疗，循证研究发现病死率极高的老年股骨颈骨折内固定术后再手术率约为关节置换的4倍，修正了传统的"保头原则"。在国内率先发表老年髋部骨折围手术期风险评估方案，使此类患者住院病死率下降至1.2%，优于国际同行的1.7%～2.9%。发现衰老人群关节周围骨折独特的"出血-增殖-骨形成-板层化-骨再建"生物学愈合模式。

主持国家"973""863"等项目30余项。在 *The Lancet*、*Spine* 等SCI期刊发表论文122篇，中文399篇。获国家发明专利9项、实用新型专利15项；主编、主译《关节周围骨折》《中国创伤救治教程》等著作21部。

荣获国家科学技术进步奖二等奖1项、省部级一等奖3项、中国工程院光华工程科技奖、何梁何利基金科学与技术进步奖等。荣获全国卫生系统先进工作者等。

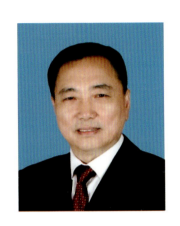

唐佩福　中国工程院院士，解放军总医院骨科医学部主任，主任医师，教授，博士生导师。国家骨科与运动康复临床医学研究中心主任，全军训练伤防治重点实验室主任，中央保健委员会专家组成员，国务院学科评议组成员，中华医学会创伤学分会主任委员，全军骨科专委会主任委员，中国医师协会骨科医师分会副会长，《中国组织工程研究》主编，《中华骨与关节外科杂志》《中国修复重建外科杂志》副主编，《中华解剖与临床杂志》《解放军医学杂志》副总编辑。

长期从事复杂创伤骨折救治临床工作与相关研究，主持国家"863"项目、国家自然科学基金重点项目、全军重大项目等30余项。以第一/通讯作者在 *British Medical Journal*（*BMJ*）、*Ann Intern Med*、*Adv Mater*、*Nat Commun* 等国内外期刊发表论文300余篇。主编中英文专著9部（其中在 Springer 出版2部）。获发明专利69项（国际9项），多项成果获临床转化应用。主持制定标准、指南等27部。以第一完成人获国家科学技术进步奖一等奖1项、国家级教学成果二等奖1项、省部级一等奖4项、国际发明金奖1项。获评光华工程科技奖、何梁何利奖、中国发明协会人物奖特等奖、军队杰出专业技术人才奖、军队科技领军人才，被中央军委荣记一等功。

主译简介

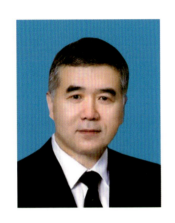

侯志勇 1974 年出生，博士生导师，二级教授，现任河北医科大学第三医院院长，河北医科大学外科学系主任，教育部骨科智能器材工程研究中心主任，全国杰出专业技术人才先进集体负责人，国家重点研发计划首席科学家。

兼任中华医学会创伤学分会副主任委员，中华医学会骨科学分会青年委员会副主任委员，中国医师协会骨科医师分会青年委员会主任委员，国际矫形与创伤外科学会（SICOT）中国部常务委员，中国医师协会创伤外科医师分会常务委员，美国骨科创伤协会（OTA）国际委员。*BMC Musculoskeletal Disorders* 副主编，《中华创伤骨科杂志》副主编，*International Orthopedics*、《中华解剖与临床杂志》特约审稿专家等。

在临床科研方面，积极创新，获得三项原创性成果：①国际上率先发现胫骨下 1/3 螺旋骨折合并后踝骨折这一有规律的骨折，并建立分型和治疗系统。②推出髋臼骨折的三柱分型系统，并提出解决方案。③质疑传统的骨筋膜室综合征观念，开创性提出肌释扼新理论，并展开临床及基础研究。

教育部长江学者特聘教授，国家级百千万人才工程人选，国家有突出贡献的中青年专家，国务院特殊津贴专家，获评河北省高校创新团队领军人才、中国医师协会骨科医师分会十佳中青年骨科医师等称号。

发表 SCI 收录期刊论文 100 余篇，专利 20 余项，承担多项国家级科研课题。获国家技术发明二等奖 1 项（第 2），国家科学技术进步奖二等奖 2 项，河北省科技进步一等奖 2 项，中华医学科技进步一等奖 1 项。获 2023 年度第 23 届吴阶平 - 保罗·杨森医学药学奖。

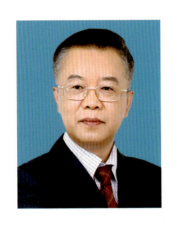

张殿英 主任医师、博士生导师、北京大学二级教授，北京大学人民医院创伤骨科主任，北京大学滨海医院副院长兼骨科主任，国家重点研发计划首席科学家，中华医学会创伤学分会副主任委员，中国医药教育协会骨科专业委员会主任委员，中华医学会创伤学分会骨与关节损伤专业委员会主任委员，北京医学会创伤学分会主任委员，北京医学会骨科学分会副主任委员。

长期从事复杂四肢及关节内骨折、关节外科、脊柱外科以及骨盆与髋臼骨折、周围神经损伤的修复和严重多发创伤的救治。每年完成复杂手术 300 余台。首次创新性提出股骨近端的"杠杆重建平衡"理论并申请相关专利 10 余项。自主设计研发了系列股骨近端仿生髓内固定系统和仿生髋关节假体并实现转化和临床应用。

近年来主持课题 7 项，包括国家重点研发计划 1 项（2022 获批）、国家重点基础研究发展计划（973 计划）1 项、国家自然科学基金 2 项、国家十五科技攻关计划 2 项、北京大学人民医院研究与发展基金 1 项，另有参研 10 余项。近 5 年发表论文 50 余篇，其中 SCI 收录期刊论文 10 余篇。主编、主译骨科学专著 16 部。荣获国家科学技术进步奖二等奖、中华医学科技奖一等奖、教育部科学技术进步奖一等奖、北京市科学技术进步奖三等奖、北京医学科技奖一等奖、北京市青年岗位能手、北京大学医学部教育成果奖、北京大学人民医院优秀教师、天津市杰出科技人才、高等学校科学研究优秀成果科技进步奖一等奖等奖项或称号。

译者名单

主审 张英泽 姜保国 唐佩福

主译 侯志勇 张殿英

译者（以姓氏笔画为序）

王　帅（承德医学院附属医院）	张瑞鹏（河北医科大学第三医院）
王　欣（河北医科大学第三医院）	陈　伟（河北医科大学第三医院）
王　涛（河北医科大学第三医院）	郑　越（河北医科大学第三医院）
王昊飞（河北医科大学第三医院）	郑龙坡（同济大学附属第十人民医院）
尹英超（河北医科大学第三医院）	赵海涛（河北医科大学第三医院）
叶鹏宇（河北医科大学第三医院）	柳　林（河北医科大学第三医院）
舟广原（首都医科大学附属北京安贞医院）	郭家良（河北医科大学第三医院）
吕　刚（新疆医科大学第四附属医院）	秦　瑾（河北医科大学第三医院）
齐　璨（河北医科大学第三医院）	贾会扬（河北医科大学第三医院）
苏佳灿（上海交通大学医学院附属新华医院）	高　泽（河北医科大学第三医院）
李连欣（山东第一医科大学附属省立医院）	曹竞成（河北医科大学第三医院）
李骏然（河北医科大学第三医院）	商振国（河北医科大学第三医院）
杨宗酉（河北医科大学第三医院）	扈　鑫（河北医科大学第三医院）
张　桁（河北医科大学第三医院）	董　琪（河北医科大学第三医院）
张　巍（解放军总医院第一医学中心）	樊仕才（南方医科大学第三附属医院）

原书前言

当前，有很多对"急诊医师"有指导意义的书籍和出版物。"急诊医师"现在已经被更专业的急诊专科医师所取代，但目前的骨科学出版物中并没有针对这一群体的书籍。随着急诊医学的发展，骨科医师和"急诊医师"必须在承认彼此的经验和专业知识的基础上建立合作关系，从而谨慎地做出正确决策，探索超越专科限制的领域。正是这种精神，贯穿渗透在了本书之中。

现如今，此类出版物主要可以分为两种：一种是直接面向骨科医师，另一种则面向低年资医学生，但我认为应该还有面向更专业人群的出版物。急诊医师接诊的患者中，四肢疾病或损伤者超过 50%，比骨科医师所见到的急性损伤更多。然而，与急诊相关的出版物只能提供少量的信息，并不能提供某一特定骨折的损伤机制、诊疗方法、相关损伤和并发症，我们能接受这一现实吗？

——急诊骨科学，1982 年

43 年后，我对本学科所取得的成就感到非常高兴，同时也相信还有很多进步的空间。这是本书的第八次出版，每一位分章节作者再次撰写相关内容，他们的远见卓识很大程度地提高了本书的质量。此次出版还增加了一些新的内容，包括临床照片和 X 线片。急诊医师可以查阅本书，选择和患者一致的骨折类型，从而翻阅到相应的页面，浏览所有与该骨折相关的内容。

本书的正文分为四个部分：第一部分，骨科急诊的处理原则；第二部分，脊柱；第三部分，上肢；第四部分，下肢。第一部分含总论章节，包括急诊夹板的使用、治疗方案的选择和手术适应证。此外，本书还讨论了麻醉与镇痛、风湿性疾病、并发症、影像技术和小儿骨科的内容。由于超声在骨科中的应用与日俱增，本次对第 5 章进行了重大修改，涵盖了更多的关于肌肉骨骼超声的内容。第二部分是脊柱，分为 4 章。第三部分是上肢，包括手部、腕关节、前臂、肘关节、上臂和肩部，它们各自成章，共 6 章。第四部分是下肢，包括骨盆、髋关节、大腿、膝关节、小腿、踝和足部的相关内容。本书的每一章节都条理清晰，先是阐述骨折，后是有关软组织损伤的讨论。本书对每种类型的骨折进行了详细的论述，包括解剖学、损伤机制、体格检查、影像学检查、合并损伤和治疗。附录概述了不同类型夹板的固定步骤，这在本书中也都有所呈现。

Scott C. Sherman，MD

目　录

参考文献

请扫二维码

原书编者

请扫二维码

第一部分

急诊骨科的处理原则

第 1 章
总　论

R. Darrell Nelson, MD; Jonah C. Gunalda, MD

骨折原理

生物力学

当施加在骨骼上的力超过骨的弹性形变能力时，就会发生骨折。很多因素都可以影响骨折的类型，包括力的大小、力的方向、力的作用持续的时间及力作用时的速度。当力反复作用于骨骼时，即使任何一个远小于骨的抗拉强度极限的力，都可能导致骨折。骨的强度与骨密度直接相关，而骨密度会因各种情况而降低，如骨质疏松症，骨的结构发生变化，从而降低其对应力的抵抗力。

专业术语

可以用多种方式来描述骨折，但没有一种方式能够包罗万象，所以处理骨折的医师必须了解相关的专业术语，以便更好地理解并与同事交流。为了能够充分了解骨折的相关信息，至少应该拍摄两个垂直方向的 X 线片。

骨折线方向

横行骨折：横向的骨折线垂直于骨长轴（图 1-1A）。

斜行骨折：倾斜的骨折线与骨长轴成 45°～60°（图 1-1B）。此型骨折是骨折部位受到压缩和弯曲力所致。

螺旋形骨折：螺旋形骨折可被误认为是斜行骨折；但经过仔细观察后，可以发现"螺旋状"的骨折外观（图 1-1C）。这是由扭转暴力所致的一种高度不稳定的骨折，容易出现骨折愈合不良。在儿科，尚不能走路的幼儿可因非创伤性因素造成股骨螺旋形骨折。可行走的儿童常可发生胫骨远端螺旋骨折，这被称为"toddler's 骨折"。

粉碎性骨折：是指任何存在两个以上骨折块的骨折（图 1-1D），如节段性骨折和蝶形骨折（图 1-1E、F）。

压缩性骨折：是指骨折的两端被压缩在一起，这种骨折通常十分稳定（图 1-1G）。压缩性骨折亦被称为嵌插骨折，常见于脊椎椎体和下肢（如跟骨、股骨颈和胫

骨平台）。当所压缩暴力很大时，骨折部位可因受压而"塌陷"，称为塌陷性骨折（如跟骨塌陷性骨折）。

解剖位置

长骨骨折可分为近端骨折、骨干骨折、远端骨折。

如果骨折线延伸到关节，则称为关节内骨折。不涉及关节的骨折为关节外骨折。

头、颈、干和基底部是用来描述骨折位置的其他解剖学专业术语，如掌骨基底骨折和距骨基底骨折。

在小儿骨科，骨折的类型与生长板有关。发生在关节与生长板之间的骨折是骨骺骨折。骨折发生在骨干为骨干骨折。干骺端是骨骺和骨干之间的骨生长区域。

移位

移位用来描述骨折断端从其初始位置的偏离情况。进一步描述骨折偏离的其他专业术语包括：

对线，是骨折两端轴线之间的关系。检测骨折的对线程度，可以沿着骨折近端与远端的中轴线各引一条线，测量两条线形成的角度，以远折端相对于近折端的角度来进行描述（图 1-2）。远折端向外侧成角也被称为外翻畸形，向内侧成角也被称为内翻畸形。矢状面上的成角称为掌侧或背侧成角，远折端相对掌侧所成的角度即"掌侧成角"。一些骨科医师根据骨折的顶点来描述骨折角度。因此，"掌侧成角"也可以描述为"顶点背侧成角"。

对位，用于描述骨折两端接触面积的大小（图 1-3）。可分为完全移位、部分移位、无移位。

侧方移位是指骨折断端从其原本位置沿垂直于骨的长轴方向发生的移动。通常使用骨截面宽度的百分比来描述侧方移位的程度。根据骨折远端相对于骨折近端的运动情况来描述侧方移位的方向。然而，在临床实践中，更常使用术语"移位"代替"侧方移位"对骨折进行描述。例如，图 1-3A 所示，骨折向一侧移位 50%。

短缩移位是指在骨折两端发生完全移位且存在重叠（图 1-3B）。在股骨干和肱骨干骨折中常可见此现象。

分离移位是指骨折两端在骨的纵轴方向上被牵开（即骨折断端被牵引分离）（图 1-3C）。

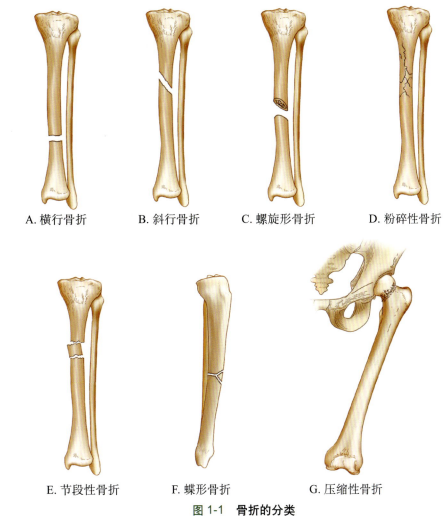

A. 横行骨折　　　B. 斜行骨折　　　C. 螺旋形骨折　　　D. 粉碎性骨折

E. 节段性骨折　　　F. 蝶形骨折　　　G. 压缩性骨折

图 1-1　骨折的分类

节段性骨折和蝶形骨折是粉碎性骨折的特殊类型

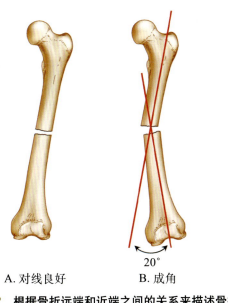

A. 对线良好　　　B. 成角

20°

图 1-2　根据骨折远端和近端之间的关系来描述骨折

A. 无成角，即骨折端的对线良好；B. 远折端有 20°的侧方成角

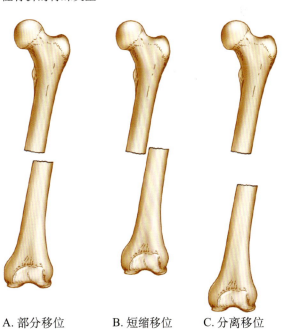

A. 部分移位　　　B. 短缩移位　　　C. 分离移位

图 1-3　骨折的移位

A. 部分移位，横向移位至骨折断端接触面的一半；B. 短缩移位，两骨折断端完全移位，重叠短缩；C. 分离移位，骨折两端纵向分离而不是左右分开

旋转畸形可见于所有的骨折，尤其是螺旋形骨折。临床上，若 X 线片显示骨折未发生移位，而肢体出现异常表现时，如手指指向错误的方向，就有可能存在旋转畸形。通过观察骨折线两侧骨的直径不同，可以发现细微的旋转畸形。

软组织损伤

闭合性骨折：骨折处皮肤完整。

开放性骨折：骨折处皮肤破裂。

复杂骨折：骨折合并神经血管、内脏、韧带或肌肉损伤。关节内骨折也被认为是复杂骨折。

简单骨折：只有轻微软组织损伤的骨折。

稳定性

稳定骨折：骨折复位后无移位趋势。横行骨折通常是稳定骨折。

不稳定骨折：复位后有移位趋势的骨折。粉碎性骨折、斜行骨折和螺旋形骨折多为不稳定骨折。

损伤机制

直接暴力通常会导致横行、斜行或粉碎性骨折。如暴力直接打击尺骨导致的警棍骨折。挤压伤后的粉碎性骨折和高速子弹造成的骨折也是由直接暴力所引起的。

间接暴力，可通过骨骼传递能量而导致骨折。如韧带牵拉导致的撕脱性骨折（图 1-4A）。如作用在膝部的外翻应力所致的胫骨髁的压缩或塌陷性骨折（图 1-4B）。沿着骨骼长轴施加旋转或扭转力会导致螺旋形骨折。应力性骨折，有时被称为疲劳性骨折，是对骨骼反复施加间接应力造成的。一些应力性骨折是由反复的直接创伤造成的。

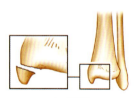

A. 撕脱

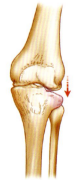

B. 压缩

图 1-4　骨折的形态常能推断出损伤机制
A. 外翻暴力经三角韧带牵拉内踝，导致撕脱性骨折；B. 小腿外翻力使股骨髁压迫胫骨髁，导致压缩性骨折

关节损伤

脱位：关节面完全分离，两个骨端失去正常接触（图 1-5A）。

半脱位：关节的正常结构破坏，但组成关节的两块骨之间仍有部分接触（图 1-5B）。

分离：某些骨之间以韧带联合关节相连。两块骨骼之间的骨间膜将这些关节连接起来。两种联合关节可见于尺、桡骨之间及胫、腓骨之间，连接这两个关节的骨间膜连续性中断称为分离（图 1-5C）。

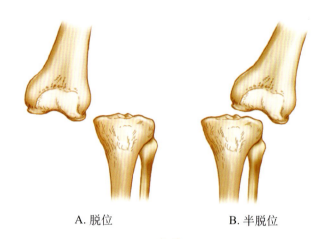

A. 脱位　　　　　　　　B. 半脱位

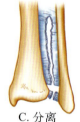

C. 分离

图 1-5　关节损伤
A. 脱位是组成关节的两块骨骼完全分离；B. 半脱位是关节结构破坏，而组成关节的两块骨之间仍有部分接触；C. 分离是骨间联合关节的分离

交流

急诊医师同骨科医师交流时，使用正确的专科术语是骨科治疗的重要方面之一。除了对骨折描述之外，还要说明致伤原因、伤口的污染情况和患者的总体状况。描述骨折的一个简单方法包括：神经血管情况；开放或闭合损伤；对位、对线、关节受累情况；旋转；移位。

骨折愈合

骨折愈合可分为三个阶段——炎症期、修复期和重塑期（图 1-6）。该过程受骨折固定或稳定性及骨折部位血液供应的影响。骨折后最先是在骨折端之间形成血肿，并迅速形成血凝块，作为新的纤维组织和骨形成的支架。骨折部位血管损伤致使骨折部位的骨细胞因营养供应中断而死亡。随着坏死组织的出现，骨折愈合的炎症期开始，并伴有血管扩张、水肿形成和炎症介质的释放。此外，中性粒细胞、巨噬细胞和破骨细胞迁移到坏死区域，吸收坏死组织。

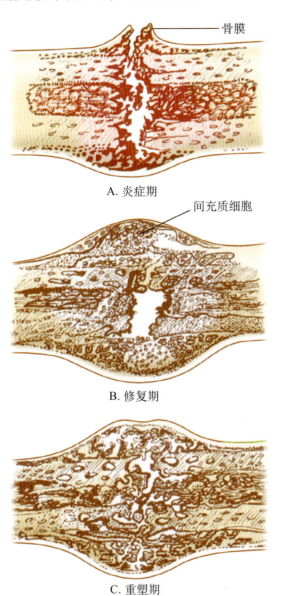

A. 炎症期

B. 修复期

C. 重塑期

图 1-6　骨折愈合的阶段

修复期始于骨膜中间充质细胞的迁移。这些细胞的功能是形成最早期的骨。骨内膜表面的成骨细胞也可形成骨骼。肉芽组织从周围血管侵入并取代血肿。大多数愈合发生在毛细血管肉芽周围。新骨形成主要发生在骨膜下区域；软骨形成发生在其他区域。骨愈合有两种类型：一期愈合和二期愈合。当骨折块在压力下紧密固定而不形成骨痂时，发生一期愈合，由成骨细胞和破骨细胞的作用引起。二期愈合更常见，在骨折断端移动时，在骨折部位形成柔软的骨痂，就会出现二期愈合。随后再形成坚硬的骨痂，然后通过骨痂的骨化形成次级骨。成骨细胞负责胶原形成和

羟基磷酸钙的沉积。骨痂的形成是临床愈合的最早征象。

在重塑期，骨折愈合处强度逐渐增加。随着愈合过程的发展，骨组织形成骨小梁。最初可见破骨细胞活跃，将结构不佳的骨小梁吸收，然后沿力线形成新骨。

影响骨折愈合过程的一个重要因素是应变。缺乏足够的应变或负荷可能会导致骨痂消失、延迟愈合（骨折愈合时间比预期长）或骨不连（骨折不愈合）。过度的应变（如过早负重）会导致骨痂断裂而影响骨折愈合。影响骨折愈合的因素包括骨折的形态、类型和移位程度等。这些因素与骨折愈合的生物力学有关。有许多专科术语用来描述骨折愈合。临床愈合表现为肢体运动的恢复，并且临床愈合早于影像学愈合。正、侧位 X 线上骨折部位出现至少 3 个皮质的骨桥为骨折愈合的影像学证据，此时适量活动有助于骨折愈合，尤其是在制动的关节周围进行等长运动。

畸形愈合是指骨折愈合后出现不可接受的成角、旋转或肢体短缩等残余畸形。上肢（肱骨）比下肢（股骨或胫骨）更能耐受短缩。一般来说，下肢短缩超过 2.5cm 是很难耐受的。

延迟愈合是指骨折愈合时间比正常情况下更长。当骨膜处的新骨形成在愈合前终止，就会出现延迟愈合。如果长骨 6 个月内没有完全愈合，则发生骨折延迟愈合。

骨折不愈合被定义为骨折未能愈合。骨折不愈合最常见的两个原因是血液供应不足和骨折稳定性差。血液供应不足可能是营养血管受损、骨膜和肌肉剥离或损伤、骨折严重粉碎（蝶形和节段性骨折）或内固定物的使用导致无血管再生。由于骨折愈合的框架被破坏，骨折端之间的接触程度（重叠和分离）和软组织损伤也会影响骨折愈合。

一些部位的骨折，如胫骨远端骨折、舟状骨骨折和第五跖骨近端骨折，骨折不愈合发生率较高。由于血管供应和细胞结构的差异，长管状骨骨干的骨皮质愈合速度比骨骺和干骺端的骨松质更慢。

其他可造成骨折不愈合的原因包括软组织嵌入、牵引或内固定引起的骨质疏松、感染、年龄、病理性骨折和药物治疗。儿童生长发育迅速，骨折愈合较快。关节液的浸润将抑制关节内骨折的愈合。关节液含有纤维蛋白溶解酶，可延缓骨折愈合的初始阶段，导致血凝块溶解。某些药物，如糖皮质激素、过量的甲状腺激素和二手烟中的尼古丁也会抑制骨折愈合。动物研究表明，慢性缺氧和其他合并症的存在也会抑制骨愈合。非甾体抗炎药对骨愈合的影响仍有争议，许多研究得出了相反的结论。

假关节是由于骨折未接受治疗且活动过多而产生的骨折不愈合，骨折断端被滑膜囊包裹。

临床特点

骨折的评估应从全面的病史开始，包括损伤机制、损伤后的处理、负重状况、症状的改善或恶化，以及既往病史和个人史，如吸烟和惯用手。骨折体格检查应包括视诊、触诊、受伤部位活动度和神经血管评估。

疼痛和压痛是骨折最常见的主诉。症状通常在骨折处最明显，但若伴有明显的软组织损伤，出现症状的部位则会更加广泛。骨折时常出现功能障碍，不完全骨折（如应力性骨折）的患者功能障碍可能较轻微。当骨折移位大时，常会出现反常活动和骨擦音，但在查体时，应避免故意诱发这些体征，因为可能加重软组织损伤。有严重畸形或骨擦音的患者，在移动或完善 X 线检查前，应使用夹板固定骨折。

任何部位的压痛点都应予以注意。若存在骨压痛而在 10 ~ 14d 的 X 线片上未见骨折，应怀疑应力性骨折。同样，当对关节损伤患者进行评估时，应考虑到骨软骨骨折也可能是造成疼痛的原因。

所有疑似骨折的患者都要完善神经血管查体。在骨折复位前后，做好神经血管损伤情况的记录。此外，出现骨筋膜室综合征的相关症状体征要引起重视，如剧烈疼痛或与体征"不成比例"的疼痛，软组织极度肿胀，肌肉被动牵拉痛。感觉异常、皮温升高、脉搏减弱、麻痹也可能出现，但这些都是骨筋膜室综合征的晚期表现。为了排除开放性骨折，要对皮肤进行仔细检查。皮肤损伤可能看似与骨折部位不相通，但当其出现在骨折部位附近且无法确定伤口的底部时，应将其视为开放性骨折，直至明确诊断（图 1-7）。

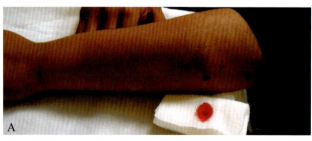

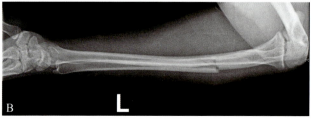

图 1-7　开放性骨折

A. 前臂近端有一个未知深度的小伤口；B. 同一患者的 X 线片显示伤口附近尺骨骨折

当严重肿胀时，骨折处可能会出现水疱，通常是由高剪切力所造成的。在骨折发生后 6h，就可出现水疱，最晚可出现在伤后 3 周，但大多数水疱都在伤后 24 ~ 48h 出现。在关节脱位和骨科择期手术之后，也有可能出现水疱。水疱可呈透明，也可为血性。血性水疱表明表皮和真皮分离，预后较差（图 1-8）。骨折后的水疱最常见于肘部、足部和胫骨远端等骨突起部位。对骨折的早期复位和固定可以减少水疱的发生，通过加压包扎、抬高患肢和冷疗，也可减轻水肿。目前对骨折水疱的治疗方法有一定争议，大多数权威机构建议对水疱不做特殊处理，或是用聚维酮碘、抗生素软膏或磺胺嘧啶银敷料覆盖，但水疱的形成增加了感染和伤口裂开的可能，需要推迟手术。

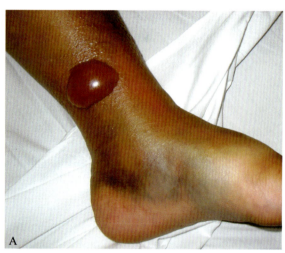

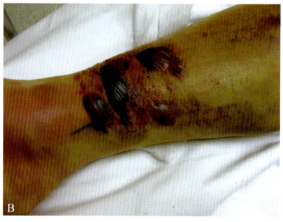

图 1-8　水疱

A. 患者双踝骨折后出现明显的水疱；B. 胫骨远端骨折时的血性水疱

出血是骨折后的另一个潜在问题，尤其是长骨（如股骨）和骨盆的骨折。闭合性骨折可能会出现大量失血，但往往无法明确出血量（表 1-1）。严重骨盆骨折的患者可能会因失血而出现低血容量性休克。这对老年人来说尤甚，他们难以通过血管收缩来维持血压。

表 1-1　闭合性骨折的平均失血量

骨折部位	失血量（ml）
桡骨和尺骨	150～250
肱骨	250
骨盆	1500～3000
股骨	1000
胫骨和腓骨	500

影像学

　　X 线片通常可明确诊断，其不仅可以识别骨折部位，还可以了解受损部位周围的生理状况（如骨密度；感染、恶性肿瘤或坏死；关节间隙；软组织变化）。骨折在 X 线片上表现为光滑骨皮质的中断及断端的透亮线（图 1-9）。急性骨折通常是线形的，边界不规则。压缩性骨折更难发现，骨内正常骨小梁结构缺失或骨密度增高可提示压缩性骨折（图 1-10）。

　　X 线片上，籽骨具有光滑的边界，不要将其视为撕脱性骨折。不能明确是否为籽骨时应拍摄对侧 X 线，但应注意籽骨并非总是对称存在，如膝部的腓肠豆，只有 63% 的人双侧存在。

　　至少应拍摄 2 个垂直方向的 X 线片（如正位和侧位）。这有助于提高骨折的诊断率，而且临床医师能够借此充分了解骨折的移位情况（图 1-11，图 1-12）。在特定情况下，应拍摄额外 X 线片，斜位片对肢体远端，如手、腕、足的成像特别有帮助，并且增加了骨折诊断的灵敏度。

　　X 线片的投照范围须包含骨折部位上方和下方的邻近关节，因为这可能有助于发现距离原发骨折部位较远的骨折，这些骨折的症状不如原发骨折严重。例如内踝骨折合并腓骨近端骨折的 Maisonneuve 骨折。此外，当长骨骨折的 X 线片包括上下两个关节时，可以判断骨折是否存在旋转畸形。如果在同一个投照位置中，一个关节显示是正位，另一个是侧位，说明存在明显的旋转畸形（图 1-13）。前臂或小腿的长骨因成角或重叠而发生短缩，则表明另一根骨也存在骨折（如胫腓骨骨折）或存在关节脱位（如孟氏骨折）。当

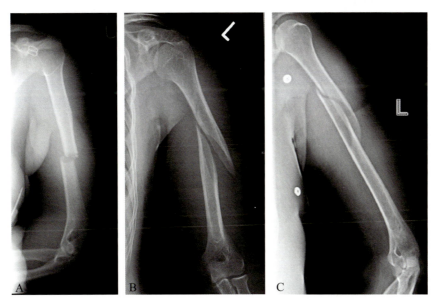

图 1-9　A. 横行骨折；B. 斜行骨折；C. 肱骨干螺旋形骨折

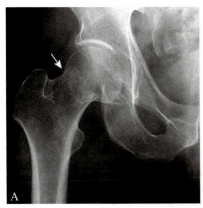
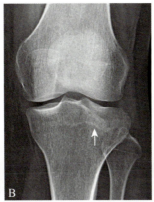
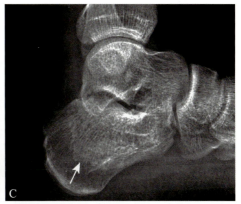

图 1-10　当骨密度增加时，提示存在压缩性骨折。通常难以发现（箭头）
A. 股骨颈；B. 胫骨平台；C. 跟骨

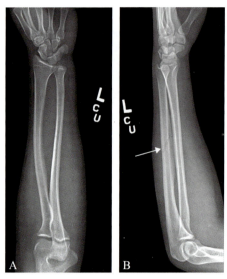

图 1-11　两个垂直角度的 X 线片有助于骨折诊断和更全面地了解骨折移位情况

A. 前臂正位 X 线片显示正常；B. 侧位 X 线片显示尺骨中部有一处较为明显的骨折

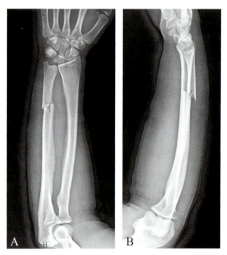

图 1-12　A. 前臂正位片显示尺骨骨折轻度移位；B. 侧位片中，尺骨骨折移位明显

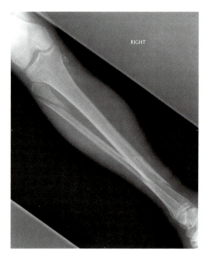

图 1-13　胫腓骨（长骨）骨折的 X 线片上包含上方和下方的邻近关节，膝关节为正位，踝关节为侧位，判断骨折为螺旋形骨折

在 X 线片上看到包含骨折近端、远端关节部位的整体长度时，就可以诊断出这些合并损伤，若影像信息不全，则要进一步检查。

隐匿性骨折发生后 10 ～ 14d 内的 X 线片上没有明显骨折征象（图 1-14）。因此，急诊医师发现患者有明显的创伤和局部压痛而怀疑骨折时，就应先按照骨折治疗，这尤其适用于骨骺周围疼痛的小儿患者。

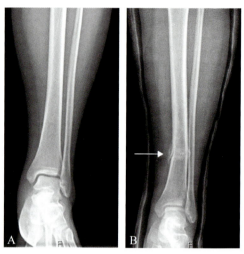

图 1-14　胫骨远端隐匿性骨折。早期 X 线片上未见骨折。1个月后，发现胫骨横行骨折，周围有骨痂形成（箭头所示）

有些部位的隐匿性骨折非常常见，在最初的评估中经常被遗漏。例如，舟状骨隐匿性骨折（16% ～ 27%），这些骨折在受伤后几周内无法通过 X 线片发现。近10% 有外伤史和髋部疼痛老年患者存在隐匿性髋部骨折，但早期 X 线片未见骨折。当怀疑有隐匿性骨折时，需进一步完善如磁共振成像（MRI）和计算机断层扫描（CT）等检查。这些成像技术诊断骨折更具敏感性。现已证明 MRI 诊断舟状骨或髋关节隐匿性骨折的敏感度接近 100%。当在急诊室无法完善其他检查时，只要怀疑有骨折，即使 X 线片呈阴性，也应对该部位行夹板固定，并请骨科医师会诊。

治疗

院前夹板固定

在移动患者前，不稳定的骨折必须应用外部夹板或牵引固定。在院前进行适当的夹板固定可以减轻疼痛，并防止骨折断端对软组织的进一步损伤。在夹板固定前后须行神经血管查体。

股骨骨折牵引夹板是院前治疗中最重要的夹板之一。股骨骨折后，骨折重叠移位导致大腿软组织张力丧失，并且增加了潜在的出血空间。其出血量可高达 1L，使大腿的软组织扩张。此时应用牵引夹板，可以保持软组织的张力，减少出血量，从而改善预后。Thomas 夹板是已知最早的下肢牵引夹板，这种夹板自

19世纪晚期开始得到应用，并在第一次世界大战期间闻名。在战场应用夹板后，士兵的死亡率降低了50%。还有种改良夹板为Hare牵引夹板，夹板近端有半环形的固定装置（图1-15）。这些夹板为骨折断端提供牵引力，但在搬运患者过程中会引起较大的不适感。在拍片前，禁止将夹板移除。

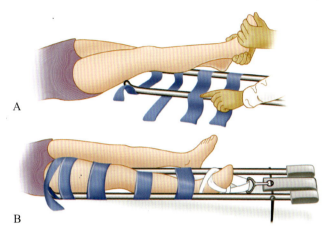

图1-15 A.Hare牵引夹板，使用时需对下肢施加牵引力，并在膝关节伸直的情况下抬高下肢；B.将夹板置于肢体下方，再把脚固定在牵引装置中

Sager牵引夹板（Minto Research and Development, Inc.）是儿童和成人股骨近端和股骨干骨折的首选应急夹板（图1-16）。Sager夹板有一个放置在下肢内侧的单独的轴。如果伴有骨盆骨折，也可以置于下肢外侧。该夹板后方没有半环，这有两个优点：①不会压迫坐骨神经；②减少了髋关节的屈曲（在Hare夹板中可达30°），从而消除了骨折部位的成角。其他几种牵引夹板与前述夹板类似，可用于院前、军队等，如Faretec CT-6军用牵引夹板（Faretec, Inc.），Slishman牵引夹板（Rescue Essentials）和Tactical牵引夹板（North American Rescue）。这些夹板较为轻便，可在战争或军事行动及恶劣环境中应用。

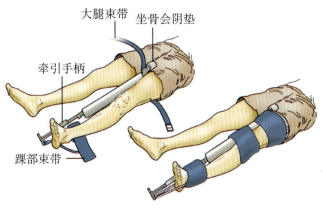

大腿束带　坐骨会阴垫

牵引手柄

踝部束带

图1-16 Sager牵引夹板

远端的计量器可显示施加在足踝固定带上的牵引重量。对于腹股沟损伤或骨盆骨折伴有股骨骨折的患者，该夹板应用于大腿外侧

其他市面上的用于四肢的夹板包括SAM夹板（SAM Medical Products, Inc.）、Fox夹板（Compliance Medical, Inc.）、金属丝梯形夹板和充气夹板。SAM夹板由可塑高分子材料覆盖薄铝片制成，重量轻，使用方便，非常符合人体的四肢构造。Fox夹板由纸板和泡沫橡胶制成，缺乏延展性。也可使用由双层聚乙烯护套制成的充气夹板和可塑线制成的梯形夹板，但这些夹板并非首选。充气夹板具有过度充气（肢体缺血）或充气不足（无效制动）的潜在缺点，并且在空运时会改变体积。这些夹板应避免固定在衣物表面，否则会引起皮肤损伤。

如果医护人员还未到达现场，家中大多数常见的材料都可制成夹板。例如枕头夹板（图1-17A），把枕头紧紧地包裹在下肢骨折处并用别针固定。也可由毛巾包裹，并由木板支撑在两侧（图1-17B）。此法也可用在上肢，另需一个吊带来支撑前臂。

开放性骨折的患者也应该用类似的方法进行夹板固定；不过皮肤破损处应该用无菌敷料覆盖。须注意的是不要将任何显露的骨折端复位进伤口内，以避免进一步污染。

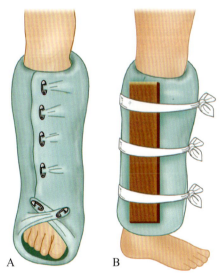

图1-17 A.院前处理踝部、足部和胫骨远端骨折时，枕头可作为很好的临时夹板；B.小腿骨折时，可以将毛巾牢固地包裹在肢体上，然后在两侧放置两块木板，捆绑固定小腿

急诊骨折固定

在急诊科进行骨折初步固定以稳定骨折断端，减轻疼痛，提供骨折愈合条件。但并不是所有骨折都可固定（如锁骨骨折）。石膏夹板和石膏管型的固定原理相同。理想情况下，至少应固定骨折上方和下方的一个关节。一般来说，肢体应固定在功能位，但根据损伤情况，也有例外（表1-2）。

表 1-2 关节固定时的位置

关节	位置
远端指间关节	屈曲 0°～10°
近端指间关节	屈曲 0°～10°
掌指关节	屈曲 60°～90°
腕关节	背伸 20°～30°
肘关节	屈曲 90°
肩关节	内收 / 内旋
膝关节	屈曲 20°～30°
踝关节	中立位（避免足底屈曲）
足趾关节	中立位

石膏夹板

石膏夹板与石膏管型的不同之处在于它们不是环状的，可以在不显著增加组织压力的情况下用于极度肿胀的肢体。对于夹板固定的患者，冰袋可以更靠近皮肤，从而最大限度地发挥其作用。因此在急诊科，更多的是使用夹板作最初的固定手段。一旦肿胀消退，应更换为石膏管型，因为夹板固定允许肢体的部分活动，稳定性较差，而骨折复位后，应保持稳定固定。

夹板和石膏管型通过石灰或玻璃纤维获得强度。石膏绷带或石膏板富含半水硫酸钙，遇水则会产热，这在行石膏固定时，患者和医师都能感受到。

$$CaSO_4 + H_2O \rightarrow H_2O\ CaSO_4 \cdot H_2O + 热量$$

在石膏绷带中加入可加速石膏凝结的物质，可以使石膏以不同的速率凝固。如有需要，可以在水中加入食盐来延缓石膏凝结。也可以通过提高水的温度来加速凝固，水温越低，石膏凝结的时间就越长。

石膏夹板使用时需要在患肢相应部位远端至近端包裹弹力袜状袖套（图 1-18）。然后在该患肢周围缠绕一层柔软的棉垫，骨骼凸起的部位（如踝部、足跟部）要放置更多的棉垫。测量并修剪石膏至合适长度。一般叠放 8～10 层即可获得最大强度。然后将石膏层浸入温水中，取出后抹平塑形，使其光滑，以增加强度，随后将其置于患肢上。可以在石膏的外表面敷以石膏条，能够避免弹性绷带粘在石膏上，有助于取出石膏夹板。最后缠绕弹性绷带将石膏固定在肢体上。尽量将弹性绷带绑紧，但应注意避免引起肢体缺血和骨筋膜室综合征。

市面上的玻璃纤维夹板材料是将填充物和玻璃纤维合为一个整体。这类夹板轻便，整洁，易操作，适用于软组织损伤和稳定性骨折的关节制动。少量的水就能使玻璃纤维活化并快速凝固。仔细地在该种夹板的剪开端拉伸衬垫，以避免玻璃纤维与皮肤接触。玻璃纤维凝固后较为锐利，会引起皮肤刺激和疼痛。对

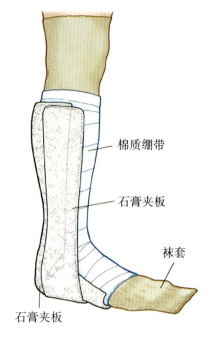

图 1-18 踝关节后方石膏夹板

这种夹板是用袜套加上软垫（如棉质绷带）制成的。外层的石膏夹板塑型成 U 形，增加稳定性。最后用弹性绷带（图中没有）将石膏固定在肢体上

于需要复位的不稳定骨折，建议使用能更好地塑形以贴合肢体的石膏夹板。

石膏管型

石膏管型的应用和夹板类似。首先，把袖套套在患肢上，外层缠绕一层棉垫，再从患肢远端到近端包裹石膏绷带（图 1-19A、B）。棉垫有一定的弹性，衬于石膏和皮肤之间，即使在石膏固定后组织肿胀程度降低，也可以增强固定效果。但棉垫太厚会允许患肢过度活动而降低制动效果。一般来说，使用棉垫越多，需要的石膏就越多。

把石膏绷带浸入水中，抓住其两端挤在一起，排出多余的水分并保持卷状。缠绕石膏绷带时要同棉垫的方向一致，每一圈应与前一圈重叠 50%。操作时，左手要始终不间断地横向缠绕石膏绷带，同时右手大鱼际轻压塑形石膏，使之光滑并与患肢服帖。当肢体由粗变细时，用右手示指和拇指在石膏卷上牵拉出小的褶皱，使石膏平整地缠绕在肢体上（图 1-19C）。缠绕绷带时，用手掌和鱼际将绷带抹平。需要注意，石膏的耐用性和强度取决于双手操作过程中，将每一层石膏绷带齐整地贴合在一起（图 1-19D）。最后将袖套折叠，缠绕最后一层石膏（图 1-19E）。

以下是一些常见错误：

1. 石膏中段过厚。石膏两端应具有足够的厚度，因为石膏过厚的中段并不能为骨折处提供更多支撑（图 1-20）。

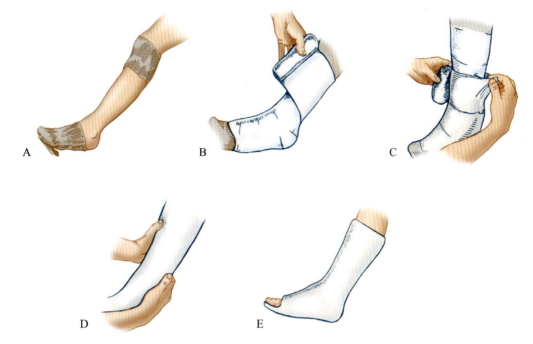

图 1-19　制作石膏管型的过程

A. 石膏管型固定区域的近端和远端，用袖套覆盖；B. 缠绕软垫；C. 用左手缠绕固定石膏绷带，右手把石膏绷带捋顺，按照肢体周长的变化牵拉折叠石膏绷带上角，使石膏保持平整；D. 用双手的鱼际肌对石膏塑形，消除空隙；E. 最后将袖套反折，在最外层缠绕最后一层石膏

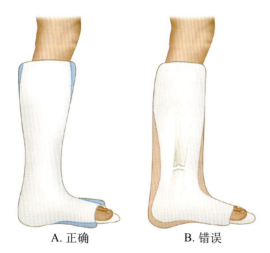

A. 正确　　　　　　　　B. 错误

图 1-20　正确的石膏制作方法中，任何位置的石膏厚度始终保持一致

A. 如需要增加强度，可以在近端和远端增加石膏的厚度；B. 医师常错误地认为在骨折处增加石膏厚度可以获得更坚强的固定

2. 使用了过多的窄石膏绷带而不使用宽石膏绷带，造成石膏表面凹凸不平。最常用石膏绷带宽度为 4in（1in=2.54cm）、6in、8in。

3. 石膏打得过松，特别是在肢体近端软组织丰富的部位，这些部位需要更好的贴合。

行走式石膏管型的跟部应低于足底的中心（图 1-21），位于跟骨后缘和足跖"球"远端的中央。如果需要增加石膏强度，如肥胖患者所使用的行走石膏，

应在其前方增加翅片，不要增加后方石膏的厚度，否则只会增加石膏的重量而非强度。

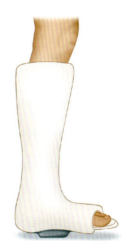

图 1-21　行走石膏

上肢行石膏管型固定时，背侧石膏止于掌骨头水平，掌侧止于近端掌横纹水平以保持手指能够正常活动（图 1-22）。

当骨折伴有需要护理的皮肤撕裂伤或其他损伤，可以在石膏管型上开窗。操作时，先用厚无菌纱布覆盖伤口，并按正常方式制作石膏管型，然后切掉因纱布形成的"凸起"（图 1-23）。开窗处应始终用厚敷料覆盖，并用弹性绷带固定，以避免软组织疝出，造成肿胀和皮肤溃疡。

在急诊科，石膏管型的使用频率比石膏夹板低，急诊情况下，肢体肿胀及可能的骨筋膜室综合征限制了石膏管型的使用。如果在急诊科已经完成石膏管型，但预计肢体肿胀还会加剧，可将石膏管型两侧切开，并以弹性绷带固定。

玻璃纤维管型材料具有轻质、坚固且透射线等优点，在受潮后不会软化或损坏，也被广泛使用骨折固定。然而，玻璃纤维管型在新鲜骨折中的应用受到一定限制，因为与石膏相比，玻璃纤维无法很好地贴合肢体形状。另外，玻璃纤维中的聚氨酯树脂会黏附在暴露的皮肤上。因此，玻璃纤维管型最适合作为第二次或后续的固定材料使用。

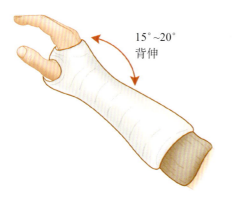

图1-22　短臂石膏，腕关节背伸15°～20°，手指在掌指关节处可自由活动

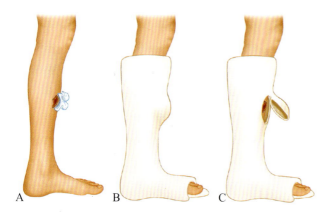

图1-23　当四肢开放骨折的伤口需要换药时，可在石膏管型上开窗

A. 将团状无菌敷料覆于伤口上；B. 然后按常规方式缠绕石膏绷带；C. 在伤口的"凸起"处开窗

石膏管型的检查

应该向所有行管形石膏固定的患者宣教相关注意事项，给予书面告知，说明石膏过紧可能会引起的骨筋膜室综合征的症状。患肢远端疼痛、肿胀、发凉或皮肤颜色改变提示石膏过紧，嘱其立即复查。我们建议，行石膏管型固定的次日要检查患者是否有循环障碍的征象。嘱患者抬高患肢，减轻肿胀。

如果患者在石膏管型固定后一直存在不适，建议去除石膏管型，检查有无骨筋膜室综合征、压疮或周围神经损伤。或将石膏管型从两侧切开以降低压力。如果患者仍有不适主诉，则去除石膏管型。

图1-24展示了正确拆除石膏管型的方法。用于劈开石膏的石膏锯一般来说非常安全，但使用不当也会割伤皮肤。拆除石膏时，不仅要切开外层石膏，还要去除内层软垫，这样才能充分释放压力。研究表明，仅仅打开石膏并不会使压力明显降低。而将石膏和软垫全部拆除，才能显著降低软组织压力。有证据表明，与合成材料和防水材料相比，棉质软垫的加压效果最低。

闭合复位骨折

骨折可以通过开放手术或闭合操作进行复位。闭合复位可视情况在急诊科或手术室完成。受伤时间越短，闭合复位成功的可能性就越大。

肢体缺血时，尤其在没有骨科医师会诊的情况下，应紧急行闭合复位。因为任何移位的骨折或脱位后都可能发生血管损伤，所以医师应该注意到血肿增大、远端脉搏消失或毛细血管再充盈延迟这些征象。从肢体缺血到神经和肌肉坏死有一个发展过程，所以要尽快进行减压。灌注恢复得越早，组织坏死的可能性越低。

在下述这些情况下，不必进行急诊复位：

1. 患者的肢体已恢复灌注，需要立即手术治疗。例如，肢体血供正常的开放性骨折，应该在手术室内进行复位，因为手术室还可对骨折进行清创。

2. 骨折预期能够通过塑形或无须复位即可良好愈合。尤其是儿童，骨折在重塑期可在愈合过程中逐渐矫正畸形，故不需要痛苦的闭合复位及存在风险的程序性镇痛。对于成人，有些骨折即使存在一定程度的成角也不会影响功能，故不必复位，如肱骨干骨折和第五掌骨颈骨折。

3. 镇痛不充分或镇痛的风险较高。如果因为患者的健康状况差或无法对患者进行监护，不能进行镇痛时，不要进行急诊复位。

4. 闭合复位可能加重血管损伤。例如，怀疑有血管损伤的胸锁关节后脱位患者，最好在手术室有心胸外科医师的情况下进行复位，因为锁骨远端可能会压迫受损的锁骨下血管。同样，肱骨髁上骨折只有在患肢无脉搏搏动且灌注受损时才需要立即复位。

对患者骨折进行复位的准备工作取决于损伤类型和临床环境。复位前应告知患者复位相关事宜并签署知情同意书。复位过程中，患者应尽可能保持仰卧位。患肢完全显露，患处远近端的所有衣服或首饰都应该去除。如果需要拍片检查，则需要先将机器放在合适的位置。通常在复位开始之前应准备好夹板，以便在复位后可以立即使用，不稳定性骨折尤其如此。

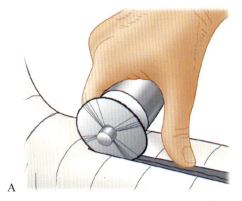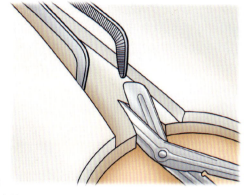

图 1-24　拆除石膏的工具
A. 石膏锯；B. 石膏撑开器和绷带剪

骨折复位的基本原则相似，可以分为四个步骤：①牵引；②分离；③复位；④释放。

牵引时通过一个纵向力将骨折断端拉开。此步骤需逐步进行，在牵引一段时间后才能有效克服肌肉痉挛。骨折断端重叠时，牵引尤为重要。牵引可以在助手的帮助下进行，也可以通过使用重物完成。

与单纯的牵引相比，分离可以使骨折端进一步得到松解，可以通过旋转骨折远端或"重建骨折畸形"来实现。这一步骤可以使软组织的紧张程度得到缓解，使交锁的骨折碎片得以复位。

通过逆向还原致伤暴力以实现复位，使骨折端重新对齐。通常在骨折移位后，一侧的骨膜仍保持完好。如果骨膜桥不完整，将难以维持复位（图 1-25）。骨膜完整有助于复位和维持。虽然复位的概念听起来简单，但在临床实践中并不容易。值得注意的是，不要忽略旋转畸形，如果愈合时存在旋转畸形，可能会造成功能障碍。

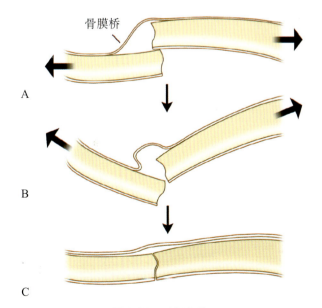

图 1-25　骨折复位

A. 牵引；B. 分离；C. 复位和释放。完整的骨膜可以使骨折在复位后保持稳定

释放指的是去除初始的牵引力，目的是将骨折断端保持对齐。此时，肌肉收缩或重力等作用于骨折断端可能会使之再次发生错位。正确使用夹板或石膏可以减少复位丢失。大多数情况下，患者应多次进行 X 线片等影像学检查，以证明复位成功。复位后，应重新评估肢体的神经血管状态，确保脉搏搏动，肢体灌注良好，神经功能正常。

我们也要意识到闭合复位技术的局限性。例如，如果骨折端有软组织嵌入，即使增加牵引力度复位也难以成功。此外，骨折时间超过一周也会增加复位难度。

骨折复位术也会导致一些并发症，但如果操作得当，这些并发症可以避免。并发症包括闭合性骨折转变为开放性骨折，复位过程中软组织损伤引起的骨折不稳定或骨筋膜室综合征，以及由于骨折端压迫所造成的神经血管损伤。

确定性治疗方案

骨折的确定性治疗方案是由急诊医师和骨科医师共同决定的。有些骨折即使有一定的成角（如肱骨干、第五掌骨颈骨折），也可以直接进行固定；有些骨折在移位或成角时，需要手法复位（如科利斯骨折）；还有一些骨折需要会诊再进行手术干预（如开放性骨折、股骨骨折）。

本书的其余部分将对各个部位的骨折处理进一步讨论。急诊医师必须知道骨折手术治疗的适应证，一般包括以下几点：

- 移位的关节内骨折
- 合并动脉损伤
- 经验认为手术治疗会取得更好的疗效
- 闭合复位效果不佳或复位丢失
- 恶性肿瘤骨转移造成的骨折
- 需要早期进行活动

骨牵引术

对骨施加牵引力可以稳定骨折断端，包括皮肤牵引和骨牵引。皮肤牵引在美国内战时广泛使用（图1-26），是稳定髋部骨折的临时手段，不过现在已经很少使用了。牵引时的重量应不超过 6 ~ 8lb（1lb=0.454kg），重量过大可能会引起表皮撕脱。

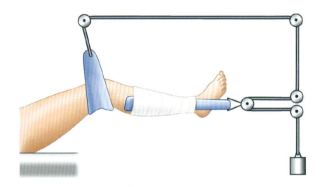

图 1-26   可以在确定性治疗前暂时性对股骨骨折进行皮肤牵引

骨科医师首选的牵引方式为骨牵引（图1-27）。用针（如斯氏针）在骨折部位远侧的骨隆起处穿过，再使用重物牵拉骨折端，使其对位改善。这种方法特别适用于无法用石膏固定的粉碎性骨折。对存在手术禁忌的患者，骨牵引可作为唯一的治疗方法。现在，骨牵引更多地被用作确定性手术（如髓内钉手术）治疗前的一种临时措施。

骨牵引也可用于上肢骨折，但在股骨骨折和胫骨骨折中最为常用。常见的下肢置针部位包括股骨远端、胫骨近端、胫骨远端和跟骨。并发症包括针道感染和骨折牵引过度。

骨科器械

各种用于骨折手术的固定器械如图所示（图1-28）。骨科医师需要熟悉这些固定物并认识到其可能会带来的潜在并发症。最常见的并发症包括内固定失败（即断裂）、内固定物松动脱落和感染。

钢板和螺钉可将骨折端固定在复位后的位置，利于骨折愈合。如果骨折没有自行愈合，钢板和螺钉最终会断裂和脱出。愈合过程中没有类似石膏固定时的骨痂的出现。螺钉也可以单独使用，如固定股骨头骨骺滑脱和舟状骨骨折的螺钉。固定物植入术最常见的并发症为伤口感染。

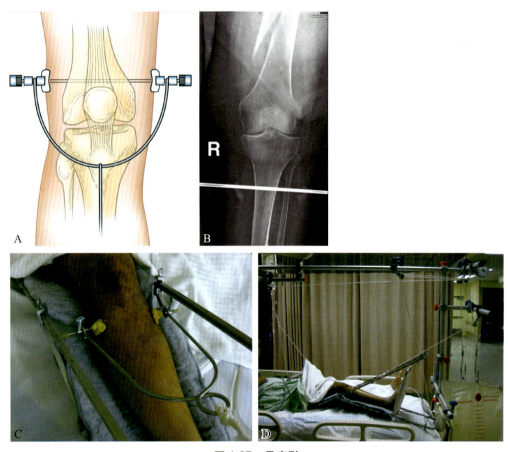

图 1-27   骨牵引

A. 股骨远端的牵引针；B. 胫骨近端骨牵引治疗股骨远端骨折患者的 X 线片；C. 患者小腿的临床照片；D. 用水袋提供牵引重量的牵引装置

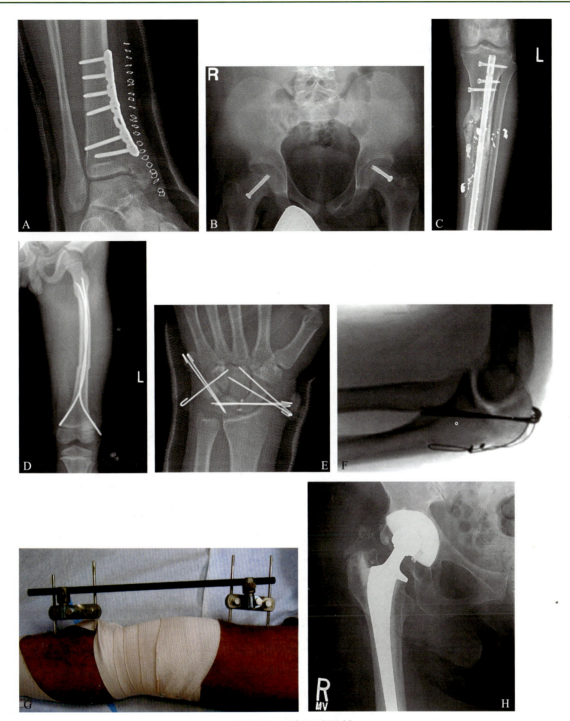

图 1-28　骨折固定器械

A. 钢板和螺钉；B. 螺钉；C. 刚性髓内钉；D. 弹性髓内钉；E. 经皮针；F. 张力带钢丝；G. 外固定器；H. 全髋关节置换内固定物

髓内棒（钉）有刚性或弹性两种。刚性髓内钉用于治疗长骨骨折。髓内钉与钢板和螺钉不同，不需要骨折断端的高强度固定，故骨折部位形成的骨痂更明显。髓内钉不会干扰骨膜和骨折血肿，因此骨折通常可以实现良好愈合。打入主钉后，交锁螺钉加以固定可以提供旋转稳定性。弹性髓内钉在儿科中最为常见，可以经骨的干骺端置入，而不损伤生长板。相比钢板和螺钉，髓内钉固定更加牢靠，并且感染率更低。但如果骨折不愈合，髓内钉也可能会断裂。弹性髓内钉和未锁定的刚性髓内钉可能会从髓腔脱出到软组织中。

手部和足部的小型骨的骨折可以使用经皮针。顾名思义，经皮针直接从皮肤打入，剪断皮外部分，在皮外剩下尾部一小段。不锈钢的经皮针在 1909 年由马丁·克尔施纳（Martin Kirschner）首先应用，故也经常被称为克尔施纳针或克氏针。使用此种内固定物的并发症包括针道感染、移位或断裂。

张力带钢丝用于因肌肉牵拉而存在分离趋势的骨折。例如尺骨鹰嘴骨折、肱骨近端大结节骨折、髌骨骨折。经皮穿针将骨折块复位固定，经皮针作为弹性张力带的固定点将骨折块固定在一起。其常见并发症有内固定断裂、滑囊炎和钢丝造成的皮肤穿孔。

外固定架由经螺钉固定于骨折远、近端的框架构成，因其允许观察软组织状况并减少感染而适用于开放性骨折。外固定架还可用于骨盆骨折的临时固定，偶尔也用于治疗桡骨远端骨折。针道感染和外固定架松动是最常见的并发症。

人工关节几乎可用于每一个关节。如果关节两端均被人工关节替代，称为全关节置换术；如果只有一端使用假体，称为半关节置换术。对于髋关节而言，全髋关节置换术多用于髋关节炎，而半髋关节置换术几乎全部用于移位的股骨颈骨折。全髋关节置换术最常使用的金属股骨假体与塑料髋臼臼杯组成关节。髋臼臼杯通过金属背衬固定在髋臼上。限制性假体是指假体的两部分互相锁定，而不是通过患者固有的韧带和肌腱锁定在一起的关节假体，这种假体更容易发生松动。不论是限制性关节假体还是非限制性关节假体，都可能会发生脱位。人工关节脱位的急诊复位难以成功，复位的尝试可能会造成关节假体损坏。感染是人工关节的另一个灾难性并发症。所有关节置换后的疑似感染，都要及时就诊。

开放性骨折

当皮肤和软组织伤口直接与骨折及其血肿相通时，则为开放性骨折。在大多数情况下，开放性骨折的诊断很简单，但当骨折断端和伤口之间有一段距离时则难以诊断。

了解开放性骨折损伤机制和受伤地点十分重要。例如，在农场发生的高能量损伤和人行道上发生的低能量摔伤相比，前者提示更差的预后和更高的感染率。对于开放性骨折患者，医师必须进行神经血管检查，只有在患肢远端缺乏灌注的情况下，才需要立即将骨折复位。

还应检查伤口内部和周围软组织情况，注意任何存在的污染物。从伤口流出的血液中存在漂浮的脂肪粒是判断开放性骨折的潜在证据。避免在急诊对伤口进行探查，因为这并不能得到更多的信息，而且会增加感染的风险。如果骨折上方的皮肤有一个可疑的小伤口，可以用无菌棉签仔细探查是否可以触及骨骼。

对近期受伤患者的 X 线检查中发现其软组织内存在空气能够提示开放性骨折的诊断。如果仍不确定是否为开放性骨折，那么出于谨慎，应将其视为开放性骨折，并请骨科医师会诊。

Gustilo 和 Anderson 根据软组织损伤的严重程度和伤口污染的程度对开放性长骨骨折进行了分级。该分级系统已经得到广泛使用，而且使得急诊医师与骨科医师能够进行有效的沟通（图 1-29）。但是，该系统观察者间可靠性的一致性检验为较差到中等。

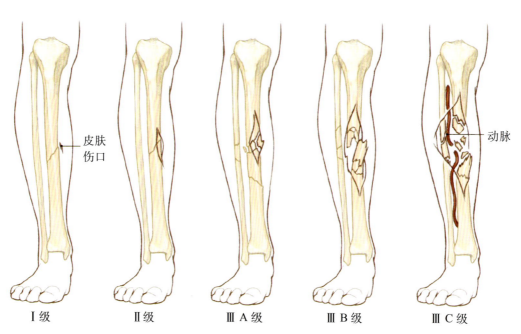

图 1-29 Gustilo-Anderson 开放性长骨骨折分类

Ⅰ级：伤口长度＜1cm；Ⅱ级：伤口长 1～10cm，无明显污染、高能量骨折或软组织剥离；ⅢA级：伤口＞10cm 或严重污染或高能量骨折（软组织充分覆盖骨骼）；ⅢB级：软组织剥离，通常需要组织瓣覆盖；ⅢC级：大面积创口合并重要动脉损伤

Ⅰ 级：由于低能量损伤造成的开放性伤口。伤口长度＜ 1cm，无污染。骨折类型大多比较简单，多为横行或短斜行骨折，很少存在粉碎性骨折。伤口大多由骨折端从内部刺穿皮肤而形成。

Ⅱ 级：存在中度软组织损伤。可能存在粉碎性骨折和中度污染，伤口长度＞ 1cm。软组织没有从骨上剥离。

Ⅲ A 级：伤口较大（通常＞ 10cm），污染程度高，软组织损伤量严重，但骨上仍有足够的软组织覆盖。骨折多呈粉碎性。

Ⅲ B 级：伤口较大（通常＞ 10cm），伴有骨膜剥离和骨外露。软组织损伤严重，常需要进行重建手术来覆盖伤口。存在广泛污染和严重的粉碎性骨折。

Ⅲ C 级：损伤程度与 Ⅲ B 级类似，但伴有重要动脉的损伤，需要手术修复以保全肢体。

院前治疗包括无菌敷料覆盖伤口和使用夹板固定患肢。在急诊科，医师应该用手或止血钳在无菌条件下将异物或明显的残留物取出。在满足适应证的情况下，注射破伤风抗毒素。19 岁以上的成年人，应注射一次 Tdap（破伤风、白喉和百日咳）。无论 Tdap 的间隔如何，孕妇在每次妊娠期间都要注射 Tdap。还应进行伤口拭子的细菌培养；但也有证据表明，清创前的细菌培养并没有价值。

对于开放性骨折，推荐伤后尽快使用针对革兰氏阳性和革兰氏阴性菌的广谱抗生素。研究表明，在 3h 内给予抗生素可将感染率从 7.4% 降至 4.7%。造成感染最常见的病原体是金黄色葡萄球菌。猎枪近距离射击所引起的开放性骨折最容易出现继发性感染。

在与骨科医师会诊后决定是否需要进行冲洗和清创。大多数开放性骨折需要在手术室进行清创。然而研究表明，伤口面积较小（＜ 1cm）且清洁，无明显的软组织损伤或粉碎性骨折的开放性手部（掌骨和指骨）骨折，其伤口的感染率较低（1.5%）。若患者在伤后 1 ～ 2h 被送至手术室清创，则在清除明显的污染物之后，要重新更换无菌敷料和夹板。如果将患者送达手术室的时间超过伤后 2h，在用无菌敷料包扎之前，应该用 1 ～ 2L 生理盐水冲洗伤口。近年来，有证据对最佳的清创时间提出质疑。现有证据表明，在伤后 6 ～ 24h 进行清创，感染率不会增加。保持伤口表面湿润是愈合过程中的一个重要因素。此外，密闭性敷料可以提高伤口的温度以促进伤口局部愈合。

枪伤

枪伤在美国十分常见，美国每年发生多达 500 000 起枪伤事件，据报道，在 2014 年，有 33 736 人死于枪伤。

枪伤伴有骨折的患者往往急诊就诊。枪支可分为两类，即低速（＜ 2000ft/s）和高速（＞ 2000ft/s）。低射速枪支（如手枪和霰弹枪）造成的创伤最常见，但高射速枪支（如 M-16、AK-47）造成的创伤也越来越普遍。

霰弹枪属于低射速枪支，不同于手枪，霰弹枪可射出数百颗铅弹（图 1-30）。霰弹枪在近距离具有很高的能量传递效率，会造成严重的软组织和骨的损伤，发生感染和骨筋膜室综合征的风险很高。测量散布在患者身上的弹丸直径可以确定是否为近距离猎枪射击。直径＜ 7cm 的伤口提示近距离猎枪伤。

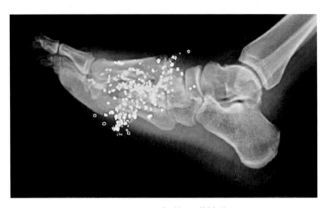

图 1-30　足部的霰弹枪伤

在对四肢枪伤患者进行评估时，临床医师必须首先根据创伤护理的 ABC 原则进行全面查体。患肢查体首要的是检查肢体的血管神经状况，对于有血管损伤征象的患者，需要进行血管造影和（或）术中探查。

大多数没有血管损伤的低速枪伤，可以通过伤口护理、破伤风预防和门诊处理得到有效治疗。是否使用抗生素存在争议，如果作为常规预防，口服 3d 的抗生素（环丙沙星、头孢氨苄或双氯西林）已经足够。有研究显示，非手术和手术治疗低速枪伤，在感染率上没有显著差异。枪伤引起的骨折可以参照未受枪伤患者的治疗方案进行治疗，此类损伤可被视为“闭合性”骨折。冲洗伤口后用无菌敷料包扎，伤口保持开放，并对骨折进行适当固定。受伤超过 8h 的患者，因为伤口的情况较差，在手术室清创更有效。

高速枪击伤、近距离枪伤和严重污染的伤口需要在手术室进行冲洗和清创，此类损伤当作开放性骨折处理，需在术前静脉注射抗生素。

关节贯通枪伤通常需要行关节切开术，或在关节镜下进行适当的清创（图 1-31）。子弹碎片残留在关节内是手术治疗的绝对指征。此类伤口常伴有关节软组织损伤。在穿透膝关节的低速枪伤中，有 42% 伴有半月板损伤，15% 伴有关节软骨损伤。此类患者应该接受至少 24 ～ 48h 的静脉注射抗生素治疗。

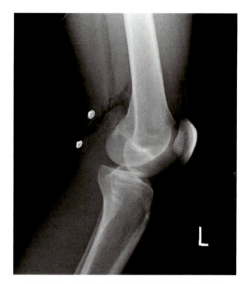

图 1-31　需行关节切开术的膝关节枪伤
注意关节内存在的气体

有一个很重要的环节常被忽略，就是对枪伤情况进行仔细描述。简单的方法是记录伤口的位置、大小或直径、伤口的形状和特征。由于很难确定伤口是枪伤入口还是出口，故不必记录。

还有一种枪伤是射钉枪造成的意外伤害，此类损伤在美国每年约有 25 000 起（图 1-32），受伤部位多在手部。高速射钉枪射出的钉子能够穿入 10cm 厚的混凝土，因此其可造成致命伤害。如果伤口附近无重要的血管结构，并且钉子没有进入关节，可以在急诊将钉子取出。

但在取出钉子之前，需要拍摄 X 线片。枪里的钉子用铜线绑在一起，所以铜线可能会留在钉子上，并形成倒刺，造成取钉困难。如果发现倒刺，且钉子已经完全刺入，此时应将钉子的头部剪掉，再将剩下的部分拔出来。

钉子取出后，需对伤口进行彻底的冲洗和清创，并根据需要对患者进行破伤风预防注射。很多医师建议单次静脉注射抗生素，然后在短期内口服抗生素。

应力性骨折

相较于其他医师，运动员的队医更容易见到应力性（疲劳性）骨折患者。在正常的应变条件下，骨质会增生。但持续负荷超过骨骼系统的修复能力时，就会产生应力性骨折。应力性骨折可见于身体状况不佳的人进行过高强度体育训练后，或是运动员短时间内训练强度增加时。应力性骨折的诊断需要在高度怀疑下进行全面查体。

应力性骨折具有多种危险因素，如训练时的场地类型（如硬地面），训练的强度、速度、距离的改变，不合适的鞋子等。其他因素包括一些机械问题，如双下肢不等长、膝外翻、足部疾病、胫骨变细等。

应力性骨折最常见的部位如图 1-33 所示，多见于女性，上肢应力性骨折少见。其鉴别诊断包括骨膜炎、感染、肌肉拉伤、滑囊炎、骨筋膜室综合征和神经卡压。

应力性骨折患者主诉疼痛不适，早期为运动后疼痛，后来发展为骨折部位的疼痛。一般来说，患者在体力活动增加的 4 周后开始出现疼痛。运动时，疼痛会逐渐加重。并不能确定应力性骨折的时间，甚至可能在伤后几周到几个月才得到诊断。

根据应力性骨折的部位，查体有所不同。股骨近端的应力性骨折表现最轻微。通常在腹股沟前方出现疼痛，髋关节的活动，尤其是极度内旋和外旋会使疼痛加重。此外，嘱患者患肢单腿跳跃也会引发疼痛（跳跃测试）。

只有 10% 的病例，在初次拍摄 X 线片时显示骨折。骨扫描对诊断新鲜应力性骨折更敏感。但是骨扫描阳性并不是该病的特异性表现，也可见于其他病变。当初次拍摄的 X 线片为阴性时，复查 X 线片、拍摄 MRI 或 CT 也可作为明确诊断的其他方法。

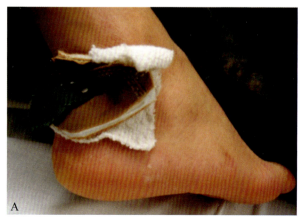
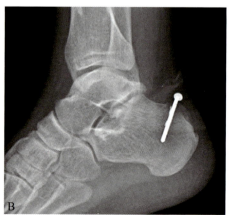

图 1-32　射钉枪所致的创伤
A. 建筑工人使用射钉枪时发生意外，钉子穿透了防护靴直达足跟；B. X 线片显示钉子在跟骨内，注意钉子上的倒刺

应力性骨折多采取保守治疗，除非高度怀疑其为完全性骨折，这种骨折可进展为骨不连或缺血性骨坏死。最常见的高风险应力性骨折见于股骨颈，此类骨折的治疗与急性骨折相同，应完全避免负重，且通常需要手术治疗。其他高风险的应力性骨折的部位有胫骨前皮质、距骨、内踝、足舟骨和第五跖骨。

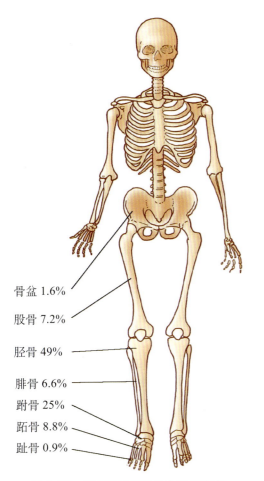

骨盆 1.6%
股骨 7.2%
胫骨 49%
腓骨 6.6%
跗骨 25%
距骨 8.8%
趾骨 0.9%

图 1-33 应力性骨折的分布和发生率

如果应力性骨折不在高风险部位，通常可采取保守治疗方法，即减少活动直到疼痛消失。大多患者可进行日常活动，如果疼痛持续，则禁止任何负重。患肢应休息 4 周以上，之后患者可以逐渐恢复日常活动。还有一些学者建议立即进行交叉训练，比如骑自行车、滑旱冰和泳池跑步等。非甾体抗炎药对骨折愈合有潜在的负面影响，应避免使用。

病理性骨折

病理性骨折发生在因疾病而出现异常的骨骼中。骨质疏松是病理性骨折最常见的原因，其次是转移性病变（图 1-34）。表 1-3 列出了病理性骨折的其他原因。骨是继肺和肝的第三大常见的恶性肿瘤转移部位。骨转移最常见于中轴骨（如脊柱、肋骨、骨盆），但骨转移引起的病理性骨折大都发生在四肢骨（如股骨、肱骨）。膝关节和肘部以远的转移性病理骨折少见。内生软骨瘤是好发于掌骨和指骨的良性肿瘤，可致病理性骨折。

任何轻微暴力所造成的骨折都应考虑病理性骨折。患者可出现病理性骨折部位的广泛性骨痛，或是无痛性肿胀。良性病变所致的病理性骨折在骨折前通常没有症状；骨折前的骨痛提示恶性病变的可能性。

患有表 1-3 所列出的全身性疾病的患者都应完善 X 线片。X 线片上可能显示全身性骨量减少、骨膜反应、皮质变薄及骨折部位周围小梁结构改变等情况。骨膜病变越严重，越可能是恶性肿瘤。骨折应该用夹板固定，若怀疑是恶性肿瘤造成的骨折，患者应该入院接受进一步的检查。

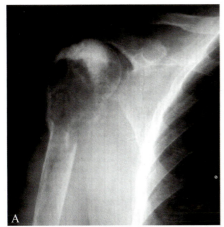
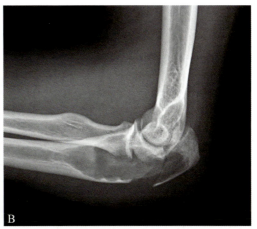

图 1-34 肱骨病理性骨折的溶骨性病变
A. 经北卡罗来纳州 J.Wanggaard 许可使用；B. 1 例继发于良性骨囊肿的尺骨鹰嘴骨折

软组织损伤的处理原则

韧带损伤

韧带损伤分为一级、二级和三级损伤。

一级损伤：只有少数纤维断裂，表现为轻度肿胀，无功能障碍，关节活动正常。

二级损伤：韧带的部分撕裂。表现为患处肿胀、压痛和功能障碍，但关节一般没有反常活动。应及时制动关节，避免其进一步受力，6周后可发生愈合。

三级损伤：韧带完全断裂，存在关节反常活动。伤后不久即出现明显的肿胀和功能障碍。垂直于关节运动平面的应力试验可鉴别二级和三级损伤。三级损伤患者关节常出现明显关节不稳，不伴疼痛。相反，当部分受损的韧带受到牵拉时会引起剧烈的疼痛，关节部分不稳定。

在三级损伤中，将韧带断端直接缝合的预后好于不缝合，前者形成的瘢痕更小。韧带断端的对合能够促进胶原形成，恢复韧带正常结构。如果韧带断端之间存在间隙，则不能稳定愈合。张力测试显示，与未缝合的韧带相比，缝合的韧带更加坚固，而未缝合的韧带很容易在瘢痕处断裂。故作者主张，对于大部分韧带三级（完全）损伤患者，应在受伤后1周内修复负重关节周围主要支撑韧带。

滑囊炎和肌腱炎

滑囊是扁平状的囊腔，内衬滑膜，含有滑液，其功能是在运动时减少肌腱和肌肉与骨突部位的摩擦。全身约有160个滑囊。过量的运动、创伤或全身性疾病，如类风湿关节炎或痛风，可能引起滑囊的炎症反应，并最终导致滑囊炎。最常见的滑囊炎是肩峰下（三角肌下）滑囊炎。其他好发于股骨粗隆、尺骨鹰嘴、跟部、鹅足和髌前部位的滑囊。滑囊炎的治疗包括避免剧烈运动、休息患肢、服用非甾体抗炎药和局部封闭。

肌腱炎是肌腱的骨附着部位的炎症，可由长期过量运动或单次剧烈运动引起。慢性肌腱炎会导致肌腱纤维萎缩。肌腱炎的临床表现为主动活动时肌腱的疼痛和骨附着点处的压痛。在肌腱附着处施加压力，强迫肌肉收缩会加重疼痛。钙化性肌腱炎与慢性炎症和肌腱内钙沉积有关，可通过X线片发现。肌腱炎好发于髌腱、股四头肌腱、肩袖、跟腱、肱骨外上髁（网球肘）和桡骨茎突（狄奎凡氏腱鞘炎）。肌腱炎的治疗与滑囊炎相同，包括休息、服用非甾体抗炎药和局部类固醇激素注射。

采取封闭治疗滑囊炎和肌腱炎时，医师要熟悉患肢的解剖结构。如果操作得当，可以减轻炎症和疼痛，促进修复。局部注射类固醇激素的禁忌证有：患处存在蜂窝织炎、疑似感染性关节炎、凝血障碍、1年内已经注射3次以上。

表1-4列举出了可用于局部封闭的皮质醇激素。己曲安奈德（Aristospan）和曲安奈德（Kenalog）是长效制剂，药效可长达数月，应作为首选药物。注射剂量取决于适应证。对于较大的滑膜囊，如肩峰下囊、尺骨鹰嘴囊和股骨转子间囊，应注射20～30mg的甲

表1-3 病理性骨折的原因

全身性疾病	局部病变			
骨质疏松症、Paget病、成骨不全症、骨硬化病、骨软化病、甲状旁腺功能亢进症、维生素D缺乏症（佝偻病）	转移性病变	骨髓炎	原发良性肿瘤	原发恶性肿瘤
	乳腺癌、前列腺癌、肺癌、肾癌、甲状腺癌		内生软骨瘤、单房性骨囊肿、软骨母细胞瘤、软骨黏液样纤维瘤、骨巨细胞瘤、非骨化性纤维瘤	多发性骨髓瘤、尤文肉瘤、软骨肉瘤、纤维肉瘤、恶性纤维组织细胞瘤

表1-4 注射用糖皮质激素

通用名	商品名	浓度（mg/ml）	相对效价强度	剂量范围（mg）	药物半衰期（h）
醋酸氢化可的松	氢化可的松	25	1	12.5～100	8～12
曲安奈德	康乐宁-10	10	2.5	4.0～40	18～36
	康乐宁-40	40	10		
己曲安奈德	己曲安奈德	20	8	4.0～25	18～36
醋酸地塞米松	地塞米松	4，8	20～30	0.8～4.0	36～54
倍他米松磷酸钠	倍他米松	6	20～30	1.5～6.0	36～54
醋酸甲基强的松龙	甲泼尼龙	20，40，80	5，10，20	4.0～30	18～36

经许可转载自 Reichman EF：Emergency Medicine Procedures，2nd ed. New York：McGraw-Hill；2013.

泼尼龙或其他等效药物；对于腱鞘炎，如桡骨茎突狭窄性腱鞘炎，注射 5 ～ 15mg 的甲泼尼龙或其他等效药物即可。

在类固醇制剂中加入局部麻醉药可以使患者的疼痛立即得到缓解，而且医师可以知道注射部位是否正确。最常用的局部麻醉药有利多卡因、布比卡因和甲哌卡因。

肌腱断裂

肌腱损伤包括撕裂伤和撕脱伤，前者更为常见。肌腱撕脱常发生在肌腱附着点或肌肉 - 肌腱连接处。4 个最常见的肌腱撕脱部位是跟腱、股四头肌腱、肱二头肌腱和肩袖（图 1-35）。而腓骨长、短肌腱和髌腱常发生断裂。类风湿关节炎患者常出现手部伸肌腱断裂。

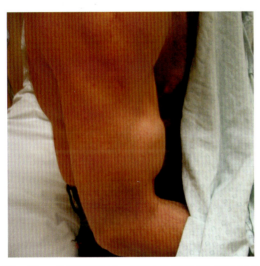

图 1-35　肱二头肌腱断裂，可见上臂收缩成团状的肱二头肌

类固醇和氟喹诺酮类药物会增加肌腱断裂的发生率。跟腱炎和跟腱断裂与使用氟喹诺酮类药物显著相关。年龄在 60 岁及以上、女性、体重指数低于 30kg/m^2、同时使用类固醇药物、糖尿病、肾衰竭或肾替代疗法会进一步加重氟喹诺酮药物对肌腱的损害。肌腱在附着点处的撕脱常伴有可经手术复位的骨折块或肌腱。避免进一步损伤的情况下，肌腱部分断裂通常可实现良好愈合。因为肌肉 - 肌腱连接处断裂后存在的间隙会降低肌腱愈合后的强度，故此处的肌腱完全断裂需要手术修复。由于对肌腱与肌肉的缝合效果难以预测，所以肌肉 - 肌腱连接处的断裂比肌腱附着处的断裂更难进行手术修复。

手部屈肌腱的撕裂最为常见。由于肌腱由滑液鞘和纤维层包绕，处理此种损伤有一定难度。即使经过手术修复，肌腱与上述结构的粘连也会限制肌腱的运动功能。如果缝合太紧，会限制肌腱的微循环而影响愈合。常用的 Bunnell 交叉缝合术对肌腱损伤较大。在肌腱修复后有限的活动可以减少肌腱粘连并促进愈合，但过度的负荷会导致二次损伤。

神经损伤

神经损伤包括 3 种类型。单纯神经挫伤称为神经失用症，可给予观察处理，数周至数月即可会恢复正常。轴索断裂是更严重的损伤，随后会发生神经变性，需要更长的恢复时间。神经的完全断裂称为神经离断，往往需要手术修复。

肌肉损伤

直接和间接的创伤都会造成肌肉损伤。强烈的暴力打击可能会导致肌肉局部的挫伤、血肿，或是肌肉外层筋膜撕裂进而导致肌疝。间接损伤是由肌肉过度拉伸导致的肌纤维撕裂，继而出现血肿和部分功能丧失，即肌肉拉伤。严重的肌肉损伤的早期并发症见于横纹肌溶解症，晚期并发症见于创伤性骨化性肌炎。以肌炎为主的全身性炎症反应也会导致肌肉损伤。

肌肉挫伤

物体打击肌肉的致伤能力与其质量和速度的平方成正比。对肌肉的直接钝性创伤会导致肌肉纤维部分断裂和毛细血管破裂。体表可见瘀斑，内部发生炎症反应和组织水肿。

肌肉挫伤分为轻度、中度和重度。轻度挫伤肢体活动度正常，下肢肌肉轻度挫伤不会影响步态。可有患处的局部压痛，但无明显肿胀。中度挫伤肢体活动度减小，有明显肿胀和步态异常。重度肌肉挫伤会导致活动度明显减少，以及严重压痛、水肿和明显的跛行。如果出血较多就会形成肌肉血肿。

肌肉挫伤的治疗包括限制其活动以减少出血、冰敷、抬高患肢、加压包扎等。过早恢复活动可能会导致二次损伤和更长时间的功能障碍，因此需要逐步恢复活动。

肌疝

肌肉可经筋膜破损处疝出，此时可在破损处触及柔软的肿块，与皮肤无粘连。患者可主诉肌肉收缩时出现肿胀或隆起，动作无力。肌肉强烈收缩可引起剧痛，伴有弹响。肌肉放松时按压肿块可使之变小。肌疝好发于肱二头肌、股直肌和腓肠肌。肌疝的治疗视症状而定，对于症状明显者，建议手术修复。

肌肉拉伤

肌肉拉伤由过度活动（慢性拉伤）或过度紧张（急性拉伤）导致。肌肉的任何部位都可能会出现拉伤，但最常见的是肌肉远端 - 肌腱连接处。跨越两个关节且含有更多快肌纤维的肌肉（如腓肠肌、股四头肌和腘绳肌）更容易发生拉伤。根据疼痛、痉挛和功能障碍的程度可分为一度（轻度）拉伤、二度（中度）拉伤和三度（重度）拉伤。

一度拉伤：患者主诉轻度的局部疼痛、痉挛或运动时肌肉紧绷。肌肉疼痛通常在运动后出现，可能伴有轻度痉挛和局部压痛。肌肉运动功能正常或轻度受限，例如下肢肌肉一度拉伤，患者仍可行走。

治疗包括冰敷和休息数天，在可忍受的范围内活动患肢。也可服用非甾体抗炎药。

二度拉伤：更强烈的肌肉收缩或拉伸导致更多的肌纤维损伤。除了压痛和肌肉痉挛外，常出现肿胀和瘀斑（图 1-36）。肌肉活动时即可出现疼痛。当下肢肌肉二度拉伤时，行走明显受限。

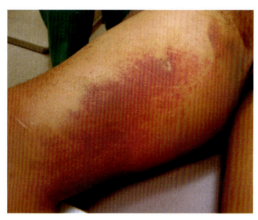

图 1-36　大腿内收肌二度拉伤：大腿内收肌群疼痛明显。可见肌纤维断裂导致的瘀斑

对于此类患者，必须对受伤的肌肉进行制动，抬高患肢，伤后 3 ～ 7d 冰敷。没有确切证据证明冷疗效果，但仍推荐每 0.5 ～ 2 小时冷敷 15 ～ 20min。随后，使用拐杖（下肢）或悬吊带（上肢）使肌肉保持"休息"状态，直至肿胀和压痛消退，这个过程常需要 3 ～ 7d。出血和肿胀比较明显时，不要被动拉伸肌肉，因为这可能会引起纤维化加重、钙沉积，恢复时间延长。在疼痛缓解之前不可负重（下肢）或持重（上肢）。

制动时间通常不超过 1 周，而后可以逐渐恢复活动，以不引起疼痛为限，并辅以热敷。常见并发症之一是过早恢复活动引起的损伤复发，多见于运动员。另一种常见并发症是钙沉积引起的肌肉长期功能障碍，也与过早恢复活动有关。

三度拉伤：肌肉完全断裂，甚至发生筋膜破裂。患者出现剧痛和痉挛，并伴有肿胀和瘀青。查体可见大血肿、局部压痛和肌肉功能丧失，以及肌肉隆起或呈团块状，尤其可见于肌肉 - 肌腱连接处的断裂。

要对三度拉伤的肢体行夹板固定、冰敷、抬高。住院行手术治疗前，应评估患者年龄、受伤部位和受累肌肉等。

横纹肌溶解症

严重肌肉损伤导致肌细胞膜的完整性遭到破坏，肌红蛋白等细胞内容物释放，就会发生横纹肌溶解症。挤压伤、长时间制动、高热、肌肉缺血、药物或毒素中毒、感染或劳累都可能造成横纹肌溶解。只有 50% 的横纹肌溶解症患者会出现肌肉疼痛。其治疗常采用支持疗法，包括补液和碱化尿液，以防止肌红蛋白在肾内沉积造成肾衰竭。

创伤性骨化性肌炎

骨化性肌炎是一种良性、单发且具有自限性的局部肌肉骨化，75% 的病例由骨骼肌损伤引起。该病多见于年轻的男性运动员，单次损伤或长期轻微创伤均可导致肌肉骨化。还可见于截瘫或烧伤患者，或者是先天性或特发性的。骨化性肌炎曾被定义为良性病变或肿瘤性病变等情况，诊断较为困难，通常需要多学科协作诊断。据报道，肌肉挫伤后的创伤性骨化性肌炎的发生率为 9% ～ 17%。最常见的受累肌肉是股四头肌和肱肌。

创伤性骨化性肌炎的机制尚不完全明确，但必要的前提是存在血肿，很少继发于肌肉拉伤。异位骨化的形成可能是由内皮 - 间质转化导致，损伤引起局部炎症级联反应，细胞因子释放并作用于血管内皮细胞，导致血管内皮 - 间质转化，间质细胞分化为软骨细胞或成骨细胞，其中软骨细胞形成异位骨。

骨化性肌炎最好发于肘关节前方的肱肌，通常继发于肘关节后脱位。大量的异位骨形成会限制肘关节的主动和被动活动。随着疾病的进展，疼痛和肿胀减轻，肘前方可触及一个坚硬的瘤样肿块。肌肉失去弹性限制了肘关节的主动伸展，同时主动屈曲也会受到肿块的阻碍。在一些病例中，关节处可见完整的骨桥形成。

伤后 3 ～ 4 周即可在 X 线上看到钙化肿物，2 个月后可见明确的影像学证据（图 1-37）。此病需与骨肉瘤形成的进展性的异位骨相鉴别。MRI 是首选的检查方法，此外，骨显像、CT 对诊断该病均有所帮助。

异位骨可以通过蒂与长骨干相连，也可不与骨干附着。此病可自行恢复，异位骨完全吸收，骨化过程通常在 3 ～ 6 个月后自动停止。

在骨化早期不要加以干预。患肢应以夹板或轻质石膏固定 3 ～ 7d。肘部受累者需将肘关节固定于屈曲 90°的前臂中立位。由于异位骨可能会自行吸收，6 ～ 18 个月不需要手术治疗。一些研究表明，静脉注射双膦酸盐（如帕米膦酸盐）具有一定疗效。早期手术治疗

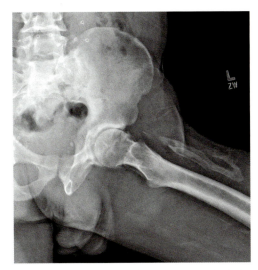

图 1-37 股四头肌外伤性骨化性肌炎。股骨上方出现异位骨化

可能导致复发，仅用于因肌腱、滑膜囊、关节受到机械性刺激或是神经血管受压而出现顽固性疼痛者。

肌炎

由于细菌等感染性因素或自身免疫性疾病引起的一种肌肉炎症。坏死性软组织感染的内容请参阅第 4 章。

感染性肌炎

病原体包括细菌、分枝杆菌、真菌、病毒和寄生虫。细菌往往是从邻近病灶扩散而来，较少经血液播散。伴有脓肿形成的急性化脓性肌炎并不常见，但因其易于漏诊而需要引起特别注意，常发生在肌肉损伤之后（可见于 20% ~ 50% 的病例）。因为脓肿位于肌肉内，所以缺少软组织感染相关体表现。患者可出现发热、寒战或不明原因的白细胞增多，这些表现可用于与其他引起肌肉疼痛的疾病相鉴别。CT 具有极大诊断价值。该病后期可出现脓毒症的全身性表现。

最初人们认为化脓性肌炎主要见于热带气候，但最近该病在温带气候中也越来越普遍，好发于某些免疫功能受损的患者（如糖尿病、恶性肿瘤、酗酒、艾滋病）。

脓性肌炎通常继发于邻近病灶（如骨髓炎或穿刺伤）的扩散。大多数病例发生于单个肌肉或肌群（如股四头肌、臀肌）。最常见的致病菌是葡萄球菌（75% ~ 95%）和链球菌。治疗方法为立即经皮或手术切开引流，并尽快静脉注射抗生素，辅以热敷、湿敷、抬高患肢和夹板固定。

自身免疫性炎性肌炎

此病主要有三种类型：多发性肌炎、皮肌炎和包涵体肌炎。还有一些正在进行研究的新发类型，如他汀类药物引起的坏死性自身免疫性肌炎。患者会出现在数周到数月内缓慢发展的不同程度的肌肉无力，以近端肌肉的肌无力最为严重。患者常主诉从椅子上站起，上、下车和爬楼梯，梳头等动作困难。精细运动和远端肌肉运动障碍多见于包涵体肌炎。肌痛少见，只有不到 30% 的患者存在肌痛。在皮肌炎患者中，皮疹比肌肉无力更早出现。皮疹可表现为眼周的紫色皮疹（heliotrope 征），或是面部、颈部、胸部、背部或关节上的红色丘疹，这也可能是皮肤恶性肿瘤的标志。多发性肌炎和皮肌炎与其他恶性肿瘤有关，如乳腺癌、肺癌、鼻咽癌、结直肠癌和淋巴瘤。

其诊断特点是肌酸激酶水平升高，可见于 95% 以上的病例。在活动期，肌酸激酶水平可以升高到正常水平的 50 倍。抗体检测也有助于诊断，其中抗 Jo-1 特异性最高。诊断的金标准是肌肉活检。治疗包括应用糖皮质激素和免疫抑制剂。静脉和皮下注射免疫球蛋白能够改善肌力并预防变态反应。

第 2 章

麻醉与镇痛

Tarlan Hedayati, MD

医师的主要责任之一就是为患者解除痛苦。对于绝大多数骨科损伤患者应及时给予镇痛处理。本书提到的所有对骨折和脱位的复位，以及软组织修复，都需要在有效麻醉下进行，才能获得满意的疗效。本章主要介绍镇痛药物、程序性镇痛、局部麻醉、区域麻醉在急诊骨科中安全、有效的应用。在本章最后，还对冷、热疗法在创伤骨科的应用进行了综述。

疼痛管理

迄今最大的对四肢及锁骨闭合性骨折患者的研究显示，1/3 的患者在急诊（ED）就诊时，没有接受镇痛治疗。骨科创伤后镇痛药物的使用不足见于大量文献报道。面临"麻醉不足"风险的患者人群包括儿童，少数族裔和女性。其中，2 岁以下的小儿相比学龄儿童"麻醉不足"的可能性更大。

尽管医师不习惯给予患者足量的镇痛药物，但证据表明这一现状正在改变。研究发现在进行积极培训后，95% 的医师会为骨科损伤患者开具镇痛药物。

选择使用镇痛药也十分重要。患者在骨折愈合期内应避免服用非甾体抗炎药，因为这些药物已被证实可以减少骨的形成、延长骨愈合和重塑时间。

对软组织损伤患者使用非甾体类药物疗效的证据尚不明确。在肌肉钝性损伤（尤其是股四头肌）中，使用非甾体抗炎药可以使异位骨化的发生率降低。大部分随机对照研究表明，使用非甾体抗炎药有益于各种肌肉扭伤和拉伤的患者，但其效果比较有限。运动性肌肉损伤后使用非甾体抗炎药也将有利于肌肉功能的短期恢复。在软组织损伤中，通常推荐使用非甾体抗炎药，因为其可以促进胶原的合成以及早期的皮肤和韧带修复。

在阿片类镇痛药中，可待因是药效最弱的药物，研究表明，其作用效果并不比安慰剂更好。其他的口服镇痛药还包括氢吗啡酮（地劳迪德）、氢可酮（维柯丁、洛赛特）和羟考酮（培可丹、珀可西特）。并发症包括便秘、恶心和呕吐。需要向患者告知在服用这些药物时禁止开车，但超过 7% 的患者拒绝接受此建议。

程序性镇静镇痛

急诊医师处理骨科创伤时经常使用程序性镇静镇痛（procedural sedation and analgesia，PSA），而其并非没有明显的并发症发生，尤其是在仓促进行 PSA 或不了解所用药物药理的情况下可能会导致严重后果。然而，大量文献支持急诊医师安全进行 PSA。

PSA 的目的是在保持正常呼吸反射情况下，使患者能够耐受急救治疗，往往需要使用镇静药或解痉药和镇痛药来实现。给药前必须要满足某些基本条件，包括专业的人员、全面的查体、知情同意、完备的设备和对患者的监护和记录。

PSA 的执行者必须了解所用的药物并对患者反应进行有效监测，还要具备处理可能发生的任何气道或心血管并发症的能力。除 PSA 的执行医师以外，通常还需要一名助手协助。

对患者的评估应从了解患者的既往病史开始，包括麻醉史、用药情况和过敏史。对于美国麻醉学会身体状况分级为 Ⅲ 级（有严重系统性疾病及明显功能障碍）及以上的患者，应避免进行 PSA。现有研究表明，患者进行 PSA 前无须禁食。以往指南要求在进行 PSA 前须禁水 2h，禁食 6h，但这在急诊执行起来并不现实，因为 PSA 通常需要立即执行。一项对 1014 名儿童的前瞻性观察研究发现，符合和不符合禁食指南的患者在发生气道并发症、呕吐或其他不良事件方面没有差异。此外，两组均未观察到呼吸意外事件发生。然而，作者确实也注意到，由于此类事件极其罕见，这项研究不足以充分证明两者间呕吐发生率的差异。因此，尽管短期内禁食并不是程序镇静的禁忌证，但在确定镇静深度时应考虑这一问题。

PSA 的必要设备包括供氧设备、吸引设备、高级生命支持设备和适当的拮抗剂。还须建立静脉通路，同时给予监护，条件允许时持续监测脉搏血氧饱和度和二氧化碳饱和度。尽管存有争议，但仍推荐给予鼻导管吸氧。PSA 执行清单有助于确保操作规范并更好地记录。

急诊条件下，有多种药物供 PSA 选择，包括咪达唑仑、芬太尼、氯胺酮、依托咪酯、丙泊酚及这些药物的各种组合，根据临床需要选择最佳方案。无论使用哪种药物，安全给药的关键是缓慢滴注，直至达到预期的效果。快速给药更容易引起并发症，如低血压和呼吸抑制。表 2-1 为最常用的镇静药物及拮抗剂。

常用药物

咪达唑仑（Versed）

0.1mg/kg 的剂量通常在 2 ～ 3min 将产生镇静效果，追加剂量为每 3 ～ 5 分钟 0.05mg/kg（成人追加量最高为 1 ～ 2mg），以达到预期效果。该药因其遗忘特性和短效性（30 ～ 60min）成为理想的苯二氮䓬类镇静药物。最重要的并发症是呼吸抑制，在同时接受阿片类药物或有潜在肺部疾病的患者中，其呼吸抑制作用可能会加强。其他不良反应包括低血压、呕吐、幻觉和呃逆。需注意的是，1% 的 5 岁以下儿童可能会出现反常兴奋，可用氟马西尼缓解。

芬太尼（Sublimaze）

该药起效快，作用时间短，是程序性镇静的首选阿片类药物。镇痛效果在 2 ～ 3min 达到峰值，作用持续时间仅为 20 ～ 30min。成人和儿童静脉注射的推荐单次剂量为 1µg/kg，缓慢给药至总剂量 2 ～ 3µg/kg。6 个月以下的儿童禁用芬太尼，因为其存在严重喉痉挛的风险。除呼吸抑制和低血压外，芬太尼还与胸壁肌肉强直有关。当快速超高剂量（> 15µg/kg）给药时，可发生胸壁强直综合征。

氯胺酮（Ketalar）

氯胺酮具有分离特性，是程序性镇静最常用的麻醉剂之一，给药后患者会出现感觉迟钝，失忆，但对保护性气道反射无影响，并且是唯一具有镇痛特性的镇静药，故对实施 PSA 十分有益。静脉注射的推荐剂量为 1 ～ 2mg/kg，用药后 1min 起效，持续 45min。禁忌证包括年龄 < 3 个月、眼内压升高、心血管疾病或活动性呼吸道感染。不良反应有呼吸道分泌物增加、苏醒反应和喉痉挛。在氯胺酮给药前 10min 给予 0.01mg/kg 的阿托品或甘罗溴铵，可减少呼吸道分泌物。苏醒反应是在苏醒期出现的幻觉，高达 50% 的成年人和 10% 的儿童会出现这种情况，但在 10 岁以下的儿童中十分少见。一般认为咪达唑仑可以缓解或消除苏醒反应，不过一项随机对照试验认为其效果不佳。喉痉挛是氯胺酮给药的一种罕见并发症，可通过正压通气治疗。如果出现严重或持续性喉痉挛，也很少需要使用琥珀酰胆碱来增加通气量。对于复苏后可能会出现的恶心呕吐，可以使用止吐药如昂丹司琼治疗。

依托咪酯（Amidate）

该药是一种咪唑类催眠药，而非巴比妥类，由于起效快（30 ～ 60s）、作用时间短、副作用少而广泛用于急诊的程序性镇痛。初次缓慢给药 0.1mg/kg，后每隔 3 ～ 5min 追加 0.05mg/kg，直到达到满意的镇静效果。95% 的患者在用药后 30min 内完全苏醒。副作用包括呼吸抑制、肌阵挛、呕吐和注射后疼痛。高达 20% 的患者会发生轻微、自限性的肌阵挛。通过脑电图观察，没有发现依托咪酯有诱发癫痫发作的迹象。3% ～ 8% 的患者出现呼吸抑制现象，表现为血氧饱和度 < 94%。还可能会出现一过性的肾上腺皮质功能障碍，但其原因尚不明确。一些学者建议，感染性休克患者慎用此药，但这对于急诊 PSA 的实施意义不大。

美索比妥（Brevital）

美索比妥是一种超短效巴比妥酸盐，优点之一是起效快，在大多数情况下可在 1min 内到达最大镇静效

表 2-1　程序性镇静药物和拮抗剂

药物	初始静脉注射剂量	持续时间（min）	主要并发症
咪达唑仑（Versed）	每 3 ～ 5 分钟，0.05mg/kg	30 ～ 60	呼吸抑制、低血压
芬太尼（Sublimaze）	每 3 ～ 5 分钟，0.5 ～ 1.0µg/kg	20 ～ 30	呼吸抑制、低血压、胸壁强直
氯胺酮（Ketalar）	0.5 ～ 1.0mg/kg	45	呼吸道分泌物增多、苏醒反应、喉痉挛、颅内压升高
依托咪酯（Amidate）	0.1mg/kg	20	肌阵挛（高达 20%）、呼吸抑制、呕吐
美索比妥（Brevital）	1 ～ 1.5mg/kg	5 ～ 7	呼吸抑制、肌肉震颤、静脉灼烧感
丙泊酚（Propofol）	1.0mg/kg[a]	3 ～ 5	呼吸抑制、低血压
纳洛酮（Narcan）	0.1mg/kg	20 ～ 40	烦躁、嗜睡
氟马西尼（Romazicon）	0.02mg/kg	20 ～ 40	癫痫发作、嗜睡

a. 另有建议初始剂量为 10 ～ 20mg（成人），每 30 秒给药一次，直到达到满意的镇静效果

果。初始剂量为 1～1.5mg/kg，随后根据需要每 3～5 分钟追加 0.5mg/kg，以进一步镇静。血流动力学改变不常见，但呼吸抑制现象并不少见。在一项针对 76 名成年患者的研究中，美索比妥导致 8 名患者（10.5%）出现呼吸暂停，平均持续时间为 64s。这些患者需要使用面罩通气，但均不需要进行插管。在另一项研究中，52 名接受美索比妥治疗的患者中，有 4 名（8%）需要气囊阀面罩通气。

丙泊酚（Propofol）

丙泊酚是一种非阿片类、非巴比妥类镇静催眠药，初始剂量为 0.5～1.0mg/kg。有的医师倾向给予较小的起始剂量（每 30 秒静脉推注 10～20mg，直到镇静效果满意），从而避免过大的初始剂量。维持剂量可连续输注，或根据需要每 3 分钟注射 0.25～0.5mg/kg 剂量的药物。丙泊酚起效非常迅速（约 45s），可产生持续时间很短（3～5min）的强效镇静。与咪达唑仑和芬太尼相比，丙泊酚的起效时间和持续时间均明显缩短。另外，丙泊酚还具有强大的止吐效果和降低颅内压的作用，但也有引起一过性血压下降的可能，必须对两者进行权衡。

丙泊酚的深度镇静效果要求医师对患者观察时要格外警惕，以及早发现并发症、呼吸衰竭和低血压。一项研究表明，丙泊酚会使脉搏血氧饱和度下降 8%，4% 的患者须使用气囊阀面罩辅助通气。在唯一一项比较丙泊酚和依托咪酯的研究中，发现二者之间气囊阀面罩的使用率、气道重新定位和刺激诱导呼吸的概率相同。如果患者在使用丙泊酚期间出现低血压，应进行静脉补液。尽管存在这些问题，但多项研究表明，与其他药物相比，在急诊对成人和儿童使用丙泊酚既安全又经济。

丙泊酚是一种强效遗忘剂，但缺乏内在镇痛特性，因此其经常与芬太尼一起使用，即使较小剂量的氯胺酮（0.3mg/kg）也会将不良事件的发生率减少到原来的 1/5。还有学者指出，单纯使用丙泊酚而不应用镇痛药物患者往往也不记得手术过程，并且满意度很高，所以无须辅助使用镇痛药。

丙泊酚 - 氯胺酮合剂（Ketofol）

丙泊酚 - 氯胺酮合剂是一种由氯胺酮和丙泊酚 1∶1 配制而成的新型药物。氯胺酮和丙泊酚的初始给药剂量分别为 0.375～0.70mg/kg，可以单独给药，也可以混合使用。这种混合制剂的目的是平衡丙泊酚的降血压、呼吸抑制、止吐作用与氯胺酮的升血压、呼吸驱动、催吐和镇痛作用。与氯胺酮相比，该药的呕吐次数减少，苏醒反应发生率降低，患者的满意度更高，镇静和复苏时间也降低。与丙泊酚相比，其在呼吸事件或患者满意度方面也相差无几。目前，此药物还需进一步研究，未来可能会得到更广泛的应用。

拮抗剂

纳洛酮（Narcan）

该药可以拮抗阿片类药物的作用，大多数情况下静脉注射 1～2mg（儿童为 0.1mg/kg）可以缓解呼吸抑制。此药起效迅速，但作用持续时间相对较短（20～40min），故使用此药拮抗长效阿片类药物时，可能需要重复给药。

氟马西尼（Romazicon）

这种药物对苯二氮䓬类药物具有拮抗作用。成人的静脉注射剂量为 15s 内给药 0.2mg（儿童为 0.02mg/kg），每隔 1min 用药一次，直到效果满意。与纳洛酮类似，如果苯二氮䓬类药物的作用时间超过了氟马西尼 20～40min 的作用时间，需再次给药。由于该药可降低癫痫发作阈值，对长期应用苯二氮䓬类药物的患者应用本药可致难治性癫痫发作，故应谨慎使用该药。

术后监护

术后监护仍然重要，即使有害刺激消除也可能会出现并发症。对于儿童，在用药后 10min 内和刚刚复苏后的阶段，不良事件发生率最高。脱离监护的标准包括意识清醒、可进行适当的应答、生命体征正常、呼吸状态正常、能够耐受口服流食。

局部麻醉

局部麻醉药常用于脓肿引流、急性伤口和区域麻醉。与区域麻醉和全身麻醉相比，局部麻醉药的优点包括起效快、安全性高、出血少（通过直接扩张组织及联合使用肾上腺素）。缺点包括需要相对较大的麻醉剂量和可能造成组织干扰。

根据其侧链取代基不同，局部麻醉药可分为酯类或酰胺类。利多卡因、甲哌卡因和布比卡因都属于酰胺类局部麻醉药，普鲁卡因为酯类局部麻醉药。这些药物的作用机制是阻断钠离子通道，从而抑制神经细胞的去极化。长效局部麻醉药与钠离子通道结合的时间更长，故药效更长。局部麻醉药中加入肾上腺素会引起血管收缩，从而减少药物进入体循环，可延长药效。为了减轻局部麻醉药扩散时的疼痛，可将 8.4% 的碳酸氢钠缓冲溶液加热至室温，用小号针头缓慢注射至伤口边缘。

禁忌证包括对局部麻醉药过敏。IgE 介导的局部麻醉药过敏反应非常少见，酯类和酰胺类局部麻醉药之间不发生交叉反应，出现过敏反应可能是由于包装中的防腐剂造成的，所以尽量避免选用小剂量包装的药物。对于有不明局部麻醉药过敏史的患者，可以加用 1% 苯海拉明注射液，用法为将 5% 苯海拉明注射液 1ml 稀释至 4ml 的生理盐水中使用。

掌握局部麻醉药的最大推荐剂量，可以避免发生全身毒性反应。表 2-2 列出了常用局部麻醉药的最大使用剂量和其他性质。在计算最大剂量时，要注意 1% 利多卡因浓度为 10mg/ml，2% 利多卡浓度为 20mg/ml。因此对于体重 100kg 的患者，不含肾上腺素的 1% 利多卡因的最大剂量是 450mg 或 45ml。

区域麻醉

与程序性镇静相比，区域麻醉在对骨折和脱位复位有许多优势。一般来说，成功的区域麻醉能够在最佳的神经支配区域内实现充分的麻醉，而不会出现程序性镇静的潜在并发症。另外区域麻醉无须术后长时间观察，从而可缩短急诊就诊时间，降低护理需求。

区域麻醉所需准备的物品包括局部麻醉药物、注射器、25 号或 27 号针头、酒精棉球、无菌巾，此外还需要了解相关的解剖学知识。超声有多种用途，可用于神经阻滞，本章将会对此进行简单介绍，有关超声引导下神经阻滞的进一步讨论，请查阅超声专科书籍。

大多数神经阻滞可以在局部麻醉药中加用肾上腺素以延长麻醉时间。以往由于担心手指缺血，通常避免在手部和手指部位注射肾上腺素，但与局部麻醉药联用的肾上腺素浓度很低，几乎不会导致缺血。事实上，在手指注射 0.3mg 肾上腺素后，并无长期并发症或手指坏死的报道。区域麻醉的明确禁忌证包括出血性疾病或麻醉部位感染。术前与术后应进行适当的神经功能检查并记录。

麻醉时，应先确定解剖标志并保持无菌操作。缓慢进针并留意是否出现感觉异常。若出现感觉异常，说明针头可能刺入神经外膜内，继续注射麻醉药可能会导致永久性神经损伤，故出现此情况应回退针头直到感觉异常消失，再注射麻醉药。如果所选的麻醉药和注射位置准确，那么给药后 10 ～ 15min 内就会起效，针头离神经越近，麻醉起效越快。当不确定针头与神经的距离时，增加用药量为错误做法。本书不对区域麻醉进行详尽介绍，而最常用的肢体阻滞见于下文。

指 / 趾神经阻滞

环形或半环形阻滞

环形或半环形阻滞为常见的指 / 趾部麻醉方法。手指具有两条背侧神经和两条掌侧神经，分别在 2 点钟、4 点钟、8 点钟和 10 点钟的位置沿指骨走行。正确的环形阻滞是在指根部的环形区域阻滞神经；半环形阻滞是在指根部的任意一侧注射麻醉药。方法为将针头从背侧刺入相应的掌指关节外侧，皮下注射局部麻醉药 1ml，再将针头向前推进至掌侧皮下，给药 1ml。于掌指关节内侧重复上述步骤（图 2-1）。由于第一足趾神经间的距离较远，建议采用环形麻醉。

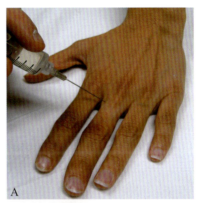
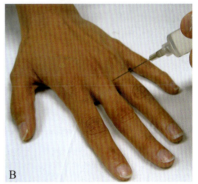

图 2-1　中指半环形麻醉
A. 桡侧进针点；B. 尺侧进针点

表 2-2　常见局部麻醉药的特点

药物名称	起效时间（min）	持续时间（min）	最大剂量（mg/kg）	硬膜外麻醉最大剂量（mg/kg）
利多卡因	2 ～ 5	30 ～ 60	4.5	7.0
甲哌卡因	2 ～ 5	120 ～ 240	8.0	7.0[a]
丁哌卡因	3 ～ 7	90 ～ 360	2.0	3.0
普鲁卡因[b]	10 ～ 20	60 ～ 90	7.0	9.0

a. 肾上腺素增加甲哌卡因潜在的心脏毒性，因此推荐较低的最大剂量

b. 普鲁卡因属酯类药物；表中列出的其他药物为酰胺类

掌部阻滞

指神经阻滞的另一种方式是在指总神经发出分支前的水平进行麻醉。方法为将针头从掌背侧刺入相应的指蹼间隙，针头指向掌骨头和手掌。进针过程要持续给药直至掌侧，以阻滞掌侧的神经分支。给药后应注意掌骨头间的肿胀情况。掌骨另一侧也要注射局部麻醉药以麻醉整个手指。这种方法受到了一些人的青睐，但也有一些缺点。一项研究表明，手指的半环形麻醉在疼痛评分、失败率和完成手术的时间方面均优于掌部阻滞。

屈肌腱鞘阻滞

屈肌腱鞘阻滞的一个优点是只需直接在屈肌腱鞘内单次注射局部麻醉药物，可以避免伤及手指的神经血管束。早期，给药部位在远端掌横纹水平。这项技术已被证明在疼痛评分和起效时间上与指神经半环形阻滞相似。后来出现了一种更简单且同样有效的改良入路，进针点位于近端掌横纹的中点（图 2-2），25号针头刺入皮肤直达骨面后，缓慢回退的同时轻推注射器。针尖进入屈肌腱鞘内时会感到阻力减小，此时给予约 2ml 的局部麻醉药，同时按压掌侧近端，使局部麻醉药向远端扩散。

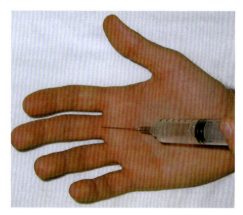

图 2-2　改良的鞘内麻醉

腕部麻醉

腕部神经阻滞可以麻醉整个手部，适用于手部许多软组织手术和骨折的复位。利用局部麻醉药的沉积以阻滞腕部的桡神经、正中神经和尺神经，从而达到满意的麻醉效果。

桡神经阻滞

对桡神经的阻滞通过两点注射完成。首先是在近端腕横纹处桡动脉外侧进针，在约 0.5cm 的深度注射 3ml 局部麻醉药。由于桡神经背侧分支常在腕近端分出，还需要在从腕背部的外侧延伸至第四掌骨延长线的皮肤褶皱处注射 5ml 局部麻醉药（图 2-3）。

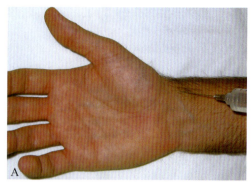

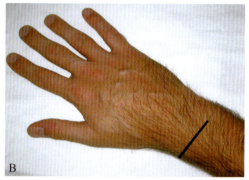

图 2-3　桡神经腕部阻滞

A. 第一个进针点注射可以阻断桡神经的主要分支；B. 在腕背侧进行第 2 次注射可以阻断更近端的桡神经分支

正中神经阻滞

正中神经位于掌长肌腱正下方或稍外侧，可通过患者屈腕对抗阻力来触诊掌长肌腱，不过 10% ～ 20% 的个体无掌长肌腱存在。正中神经阻滞方法如下：沿掌长肌腱的桡侧缘（若无掌长肌腱，则在桡侧腕屈肌腱内侧 1cm 处）垂直进针 1cm。当针头穿过屈肌支持带时可有落空感，患者出现明显的感觉异常则提示正中神经定位准确。缓慢回退针头并注射 3 ～ 5ml 的局部麻醉药。如果没有感觉异常出现，则针头稍向尺侧重新进针，注入 5ml 局部麻醉药（图 2-4）。

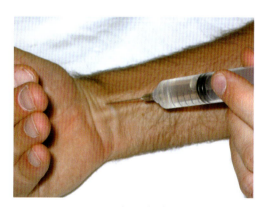

图 2-4　腕部正中神经阻滞

尺神经阻滞

尺神经位于腕掌侧的尺侧腕屈肌和尺动脉之间，进针点则位于腕横纹近端 2cm 处，尺神经在此处还未发出分支，进针深度为 0.5cm，注入 3 ～ 5ml 局部麻醉药即可阻断尺神经（图 2-5）。

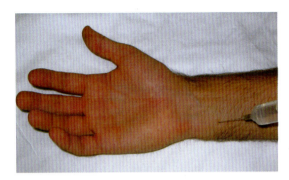

图 2-5　腕部尺神经阻滞

股神经阻滞

　　股神经阻滞可用于缓解股骨颈骨折、股骨转子间骨折和股骨干骨折引起的疼痛。股神经还支配大腿和小腿的前、内侧区域。股神经位于股动脉外侧，可以利用解剖标志或超声引导的方法进行定位。

　　解剖标志定位法：找到股动脉，在其外侧 1 ～ 1.5cm 和腹股沟皱褶远端 1 ～ 2cm 交汇处成 45°进针，进针深度为 3 ～ 4cm。当针头穿过阔筋膜和髂筋膜时有明显落空感。注射 15 ～ 25ml 局部麻醉药以阻滞股神经。

　　超声引导下的定位方法越来越受欢迎，6 ～ 18MHz 的探头于腹股沟皱褶处横向滑动，找到股血管和股神经。从探头外侧进针，刺穿阔筋膜和髂筋膜，先在股神经周围注射 1ml 麻醉药，超声下确认定位准确，再用 15 ～ 25ml 局部麻醉药实现阻滞。

踝关节麻醉

　　区域麻醉中最具挑战性的为踝部神经阻滞。为了实现足部完全麻醉，需要阻滞 5 条神经：隐神经、腓肠神经、胫后神经、腓浅神经和腓深神经。仅单独麻醉足底，需阻滞胫后神经和腓肠神经。麻醉时患者呈俯卧位，足悬于床的边缘，麻醉平面略高于踝关节。

隐神经阻滞

　　进针点位于大隐静脉后方，内踝前缘，内踝尖上方 1 ～ 2cm 处，注射 3 ～ 5ml 局部麻醉药。

腓肠神经阻滞

　　在踝关节顶部水平，跟腱外侧缘与腓骨之间注入 3 ～ 5ml 的局部麻醉药形成一皮丘，进行腓肠神经阻滞。阻滞腓肠神经和胫后神经可麻醉足底区域（图 2-6）。

胫后神经阻滞

　　胫后神经位于内踝后内侧与跟腱之间。触诊找到胫后动脉，从其后外侧 0.5 ～ 1cm 处进针，深度为 0.5 ～ 1cm。出现感觉异常提示定位准确，此时回退针

头约 1mm，并注入 3 ～ 5ml 麻醉药（图 2-7）。

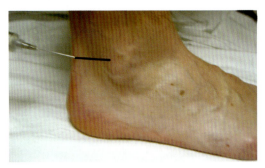

图 2-6　腓肠神经阻滞

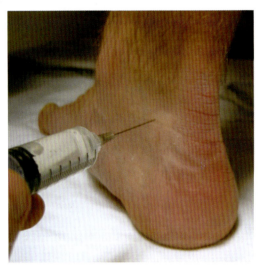

图 2-7　胫后神经阻滞

腓浅神经阻滞

　　腓浅神经阻滞进针点在胫骨前缘至腓骨前方，踝关节上方 1 ～ 2cm 处，注入 6 ～ 10ml 麻醉药形成一皮丘，麻醉足和足趾背侧区域。

腓深神经阻滞

　　腓深神经走行于踝关节前方和足背侧，姆长伸肌腱深层。阻滞腓浅神经后，针头斜 30°向内由姆长伸肌外侧进针，直达胫骨骨面，然后针头回退 1mm 并注射 1ml 麻醉药。该神经支配第一、二足趾之间区域的感觉。

血肿阻滞

　　该技术常用于桡骨远端骨折（Colles 骨折）的麻醉，但其原理适用于任何类型的骨折，通过局部麻醉药在骨折部位浸润，进而阻滞周围软组织和骨膜的神经纤维来实现麻醉效果（图 2-8）。操作时使用大口径针头从骨折处抽出积血，并注入局部麻醉药。对于桡骨远端骨折，可直接将 10 ～ 15ml 的 1% 利多卡因直接注射到骨折部位。给药后，用弹性绷带包扎腕部，10min

后达到麻醉效果。多项研究表明，与程序性镇静相比，血肿阻滞患者的疼痛评分更低。值得注意的是，该方法仅对血肿尚未凝固的患者有效。

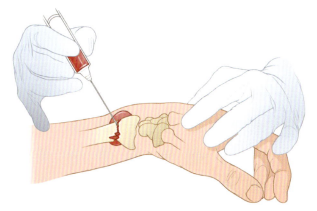

图 2-8 桡骨远端骨折复位前血肿阻滞麻醉

冷疗与热疗

冷疗或热疗能够产生可识别、可测量的生理效应，对临床治疗有所帮助。尽管已知冷、热均可缓解肌肉痉挛和创伤相关的疼痛，但两者的机制和适应证各不相同。

体表热疗可通过 3 种主要机制缓解疼痛：①热量引起血管舒张，增加血流量，从而"清除"炎性细胞因子；②热量可以松弛肌纤维，缓解肌肉痉挛；③热量可以降低关节液黏度，使关节活动更灵活。然而，热量的舒张血管作用也会加重急性创伤早期阶段的出血和水肿，因此热疗主要用于亚急性和慢性损伤。

冷疗可以降低组织代谢率，减慢神经传导，从而减轻疼痛；还可以减少血流量，进而缓解急性损伤后的出血和水肿。辅以局部加压包扎和患肢抬高可进一步增强以上疗效。因此，在急性骨科损伤后通常推荐进行 RICE（Rest 休息；Ice 冰敷；Compression 加压；Elevation 抬高）疗法。还有一些研究表明，冷疗可以减少肌肉痉挛的发生，但机制尚不清楚。综上所述，冷疗适用于急性、亚急性和慢性损伤。一般来说，冷疗是创伤急性期最佳的镇痛方法。尽管这一理念深入人心，但是除了观察性研究和动物研究之外，几乎没有循证医学证据支持冷疗的应用。关于冷疗的最佳时间、频率和方式的证据更少。

尽管如此，在某些方面仍可达成充分的共识。冷疗的目标是将组织温度降低 10 ~ 15℃，同时避免伤害皮肤和浅层组织。最好使用浸入冰水的湿毛巾对伤处冰敷 10 ~ 15min。皮下脂肪较多的部位冷疗时间应适当延长（如果脂肪 > 2cm，则需 20 ~ 30min）。多

次间断冷疗可使肌肉维持较低温度，且不会造成浅层组织冻伤（图 2-9）。在创伤急性期，建议每 1 ~ 2 小时 1 次，连续 48 ~ 72h。

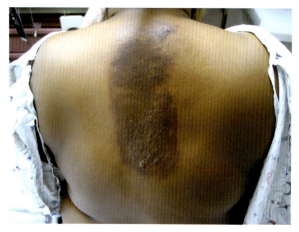

图 2-9 该患者因慢性背痛行硬膜外注射治疗，随后在背部使用冰袋冰敷，但其更换冰袋时没有加用保护层。急诊医师在给予冷疗前，应告知患者冰袋的正确使用方法，即每 2 ~ 3 小时冰敷 10 ~ 15min，并在冰袋和体表之间隔以毛巾以免冻伤

在亚急性阶段，最好选择热敷，但也可进行冷疗。与冷疗相同，应间断热敷 10 ~ 30min，并注意避免皮肤损伤，但支持上述方法的文献非常有限。存在髋部和肩部疾病的患者，被动活动辅以热疗可以显著改善关节活动度。

冷疗和热疗都不应与外用水杨酸甲酯或其他相关药物一起使用。对皮肤和浅层组织的局部麻醉会影响患者感知温度变化（热或冷）的能力，从而产生烧伤（图 2-10）。

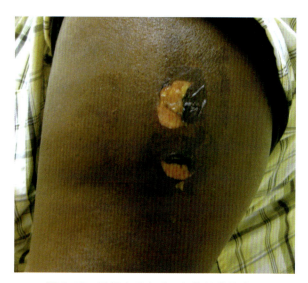

图 2-10 局部麻醉之后，加热垫灼伤皮肤

第 3 章
风湿性疾病

Todd Taylor, MD；Usama Khalid, MD；Jehangir Meer, MD

总论

虽然关节炎的病因有 100 余种，但对急诊医师而言，没有一种病因比化脓性（细菌性）关节炎的诊断更为重要。未经治疗的化脓性关节炎死亡率高达 11%。关节组织的迅速破坏是不可避免的，可在 2 ～ 3d 发生。本章中所介绍的大部分疾病并不是在急诊（ED）做出初步诊断；相反，患者会因疾病的急性加重而来急诊就诊。本章所介绍的疾病有许多交叉，但急诊医师必须谨慎，因为许多类型的关节炎都与化脓性关节炎的表现相近。

医师对疾病的评估始于全面了解病史。首先应确定患者疼痛的起始时间，以及既往是否存在类似症状。症状急性发作且既往无类似表现，提示外伤或感染；若既往有类似的发作史，尽管不能完全排除与感染相关的病因，也很可能是痛风性关节炎或其他非感染性关节炎。关节长期疼痛通常提示慢性病变，而出现不同于以往的任何新发表现可能提示存在合并症（例如，痛风或类风湿关节炎合并化脓性关节炎）。

受累关节的部位有助于鉴别诊断。单关节炎累及 1 个关节；寡关节炎常涉及 2 ～ 3 个关节；多发性关节炎可发生在 3 个以上的关节中。例如，最初只累及小关节，逐渐加重的对称性关节炎，很可能考虑为类风湿性关节炎；如果关节炎呈游走性且同时伴有发热，则更可能是淋球菌性关节炎。感染性关节炎通常单发，但在 10% ～ 20% 的病例中有 2 个及以上的关节受累。本章稍后将会进一步讨论单发性关节炎和多发性关节炎的鉴别诊断。

接下来，应询问患者的症状（如发热）和受伤情况。发热和体重减轻是非常重要的体征，因其常提示存在全身性疾病。如果患者自述有发热症状，医师则应该首先考虑化脓性关节炎。有外伤史的患者可能伴有骨折，但在早期的 X 线片上常显示无骨折发生，这种情况多见于下肢。腹泻、尿道炎或葡萄膜炎提示反应性关节炎。皮疹或皮肤病病史也可为诊断提供重要线索。

关节僵硬通常提示滑膜炎。需要注意在长时间休息或锻炼后，关节僵硬症状加重还是减轻。类风湿关节炎患者在睡眠后关节僵硬更为严重，并随运动而缓解。相反，持续运动后加重的关节僵硬和疼痛更符合骨关节炎（osteoarthritis，OA）的特点。

接诊关节疼痛患者时，急诊医师需要确认关节病变是疼痛的来源。表现为关节疼痛的疾病有多种，但有些病理变化与关节本身无关（即滑囊炎、肌腱炎、蜂窝织炎、肌炎），可通过查体进行鉴别。在表 3-1 中详细列出了一些疾病的显著特点。对于滑囊炎患者，触压其滑囊会引起疼痛，而一定范围内的关节活动则不会。肌腱炎患者通常在肌腱走行的位置出现疼痛，与关节本身无关，疼痛随运动而加重。蜂窝织炎的病变组织不只局限于关节本身，发病时很难将其与化脓性关节炎进行鉴别。因疼痛导致关节活动度减小提示化脓性关节炎。

查体的重要目的是确定关节疼痛是否由炎症（如关节炎）引起。如化脓性关节炎和痛风性关节炎等炎症性关节炎会引起肿胀、红斑、皮温增高和关节积液等。非炎性疾病通常不具有这些特征。患侧关节与健侧进行对照有助于诊断。

表 3-1　关节内损伤与关节周围损伤的特点

关节内损伤	关节周围损伤
各个方向活动均受限	部分方向活动受限
主、被动活动均疼痛	主动活动时疼痛
关节积液	无关节积液
到达极限活动度时疼痛最剧烈	对抗阻力时疼痛最剧烈
牵伸关节会引起疼痛	牵引关节时无疼痛

急性单关节炎

成人急性单关节炎的 3 个最常见的病因为感染、晶体沉积和急性创伤，其鉴别诊断如表 3-2 所示。

表 3-2　不同类别的急性单关节炎

分类	病因
感染性关节炎	细菌性关节炎
	病毒性关节炎
	莱姆病关节炎
	分枝杆菌、真菌性关节炎
晶体性关节炎	痛风性关节炎
	假性痛风关节炎
创伤性关节炎	关节内骨折
	半月板撕裂
	关节出血
	缺血坏死性关节炎
骨性关节炎	
肿瘤性关节炎	恶性肿瘤转移
	骨样骨瘤
	绒毛结节性滑膜炎

80% ～ 90% 非淋球菌的细菌感染所引起的关节炎是单发性的，常累及大关节，如膝关节和髋关节。其他病原体感染所引起的关节炎也可以是单发的。真菌性关节炎往往起病隐匿，多见于免疫功能低下者。病毒引起的关节炎罕见，往往不作为病因考虑。单发性或寡关节炎患者中可能存在人类免疫缺陷病毒（HIV）感染，这类患者可能存在非反应性滑液，HIV 感染会增加化脓性关节炎的风险。

有人工关节的患者发生急性单关节炎需要重点关注，这表明患者存在感染。关节假体的存在（尤其是髋、膝关节）会增加感染概率。术中显露或血行扩散（最常见）都可导致假体关节感染。浅表皮肤感染也会增加感染风险。有关节假体的人群患发生化脓性关节炎的似然比为 3.5，而同时存在皮肤感染的患者中，这一数字则升高至 15。

许多全身性疾病的最初表现为单关节炎，尽管这种情况并不常见，但也要有所考虑。伴发单关节炎的全身性疾病包括系统性红斑狼疮（SLE）、类风湿关节炎（RA）、炎性肠炎、贝赫切特病和莱特尔综合征。

多发性关节炎

涉及 4 个及以上关节的关节炎称为多发性关节炎，有以下 3 种类型。

- 进展性关节炎：如风湿性关节炎、系统性红斑狼疮和银屑病关节炎，这些疾病都有关节受累，且随着时间进展到更多关节。

- 游走性关节炎：淋球菌性关节炎或风湿热急性发作时，受累关节的症状消退，而其他关节将开始发病。病毒性关节炎、莱姆病和 SLE 也可出现上述情况。

- 间歇性关节炎：痛风和假性痛风也可出现关节炎的症状和体征，但症状会在持续几天后缓解。

表 3-3 列举了一些较常见的多发性关节炎。其他不常见的原因包括心内膜炎、血管炎和隐匿性恶性肿瘤。在一项大样本量的研究中，44% 的细菌性心内膜炎患者患有多发性关节炎，有些关节存在无症状性积液，有些则表现为皮温增高、红斑和疼痛。系统性血管炎可伴有多发性关节炎和发热，还可能会出现皮肤改变[紫癜和（或）皮疹]、神经病变或镜下血尿。

多发性关节炎伴有发热，首先要考虑感染。关节液检查有助于诊断。然而，炎性关节液和感染性关节液的检测结果有一定共性。若关节液中白细胞计数升高，则更可能是感染。白细胞（WBC）计数 ≥ 25 000 时，感染性病因的似然比（likelihood ratio，LR）为 2.9；当 WBC 计数升至 > 50 000 时，LR 则升至 7.7；当 WBC 计数 > 100 000 时，LR 为 28.0。

许多炎性病因会引起白细胞增多，包括 RA 和晶体性关节炎。红细胞沉降率（ESR）和（或）C 反应蛋白（CRP）升高具有一定的诊断价值。研究表明，在评估感染时，红细胞沉降率的敏感度和特异度分别为 95% 和 29%，C 反应蛋白的敏感度和特异度分别为 77% 和 53%。

关节穿刺术

由于化脓性关节炎的发病率和死亡率较高，临床医师对其疑似患者应降低关节穿刺术的适应证。在进行关节穿刺前要征得患者的同意。操作时，要保证无菌环境并进行局部麻醉。禁忌证为穿刺部位有蜂窝织炎或超声检查穿刺部位时未发现积液。当关节内有关节假体时，建议在穿刺前请骨科会诊。关节穿刺术的一般原则包括穿刺部位位于关节伸侧、牵引和 20°～ 30° 的屈曲体位。因为关节液通常浓稠，特别是炎性关节液中布满细胞碎片，穿刺时要使用大号针头。对于较大的关节，如肩关节和膝关节，建议使用 18 号针头（表 3-4）。在操作过程中，操作技术不佳或大范围移动针头都会损伤关节软骨。关节穿刺术的继发感染率为 0.1‰。

超声引导下关节穿刺术

超声在评估关节肿胀和疼痛方面具有很大价值。对于无积液患者，在抽液前进行超声确认，可以避免不必要的侵入性手术。在进行关节穿刺时，超声可以对解剖结构存在变异的患者进行准确定位。在超声动态引导下，医师可看到关节液中的针头，从而确保手术成功。还可以避开关节附近的重要结构（如血管和肌腱或韧带），从而降低了手术并发症的发生率。

表 3-3　多发性关节炎的鉴别诊断

疾病	特点
类风湿关节炎	对称性分布，首发于小关节，晨僵
系统性红斑狼疮	对称性分布（手、腕、膝），反复发作，全身受累
淋球菌性关节炎	单关节、寡关节或游走性发作，好发于腕关节，伴有皮疹和腱鞘炎
骨性关节炎	好发于手、膝、髋关节，活动受限明显，逐渐进展
病毒性关节炎	游走性或对称性（手、腕、膝）发作，常见病原体有肝炎病毒、细小病毒 B19、风疹病毒、人类免疫缺陷病毒（HIV）
急性风湿热关节炎	呈游走性、多发性，多见于儿童，出现发热、合并心脏炎、皮肤结节、边缘红斑和舞蹈症
莱姆病关节炎	反复发作的游走性关节痛，好发于膝关节，有特征性皮疹，心脏和神经系统受累
血清阴性脊柱关节病	呈不对称性、进展性和多发性，主要发生在下肢大关节
痛风性关节炎	10% 的病例呈多发性，可能伴有发热

表 3-4　不同关节穿刺术建议的穿刺针规格和进针点

关节	针的型号（规格）	进针点
掌指、指间关节	22	在关节背侧，针头指向伸肌腱下方进针
腕骨间关节	20	触诊月骨窝，在月骨与头状骨之间进针
腕关节	20	在月骨窝和桡骨远端之间垂直进针
肘关节	20	在肘关节的外侧，尺骨鹰嘴、肱骨外上髁和桡骨头围成的三角形中心进针
肩关节	18	前入路：位于喙突和肱骨小结节之间（罕有神经血管损伤） 后入路：在肩胛棘后外侧下方 1～2cm 处，针尖指向喙突前方进针，深度为 2～3cm
跖趾关节	22	伸肌腱下方的关节侧面
踝关节	20	在胫骨和距骨之间的踇长伸肌腱两侧，针头垂直于胫骨进针
膝关节	18	髌下入路：在髌腱两侧进针，针尖朝向股骨髁间 髌上入路：在髌骨内上方 1cm 处进针，针头指向髌骨后表面下方

为确保关节穿刺的精确性，最好在动态超声引导下进行操作。了解相关的解剖学知识对指导探头定位十分重要。超声探头护套、氯己定、无菌纱布和手套都是确保无菌操作的前提条件。高频探头在图像采集时可以提供最佳效果。但曲线探头更适用于较深的关节（如肩关节、髋关节）。将目标关节置于检查者与超声仪之间可使操作更简便。标记好穿刺部位，并用小号针头作局部麻醉，检查部位需要涂抹无菌耦合剂。

骨骼等实体结构在超声下显示为高回声条带及后方阴影，关节液表现为无回声，其他软组织会表现为不同形式的回声。针的定位既可在显像平面内，也可在平面外。平面内入路的优点是能够观察到针的全部长度，但针两侧的相邻结构都无法显示。平面外入路可以更好地了解定位针附近的重要结构，但难以确定针尖位置。选择何种方法根据关节的深度和检查者的习惯而定。

腕（桡腕）关节穿刺术

患者上臂外展，腕关节旋前并轻微弯曲。操作时，医师站在患者前臂尺侧，将超声仪置于对侧，以便可以同时看到显示器、定位针、探头和关节。一定要在术前进行透视，确认最佳的穿刺位置。

高频线性探头可以提供最佳的成像。将探头置于桡骨远端上方的矢状面，可见骨皮质呈高回声线条带及后方阴影。将探头向远端滑动，直至到达桡腕关节处（图 3-1A）。关节积液表现为两块骨骼之间的低回声间隙。明确穿刺部位后，在皮下进行局部麻醉。考虑到此部位缺乏皮下组织，应采用平面外入路。但是，要确保针尖呈一短轴，针轴周围的其他结构可能与之非常相似。

肘关节穿刺术

肘关节穿刺抽液可经肘后方和外侧入路进行。传统上多采用外侧入路，但我们更倾向于采用超声引导下的后方入路进入肱桡关节。患者坐位，前臂置于桌子上，肘关节屈曲 90°，腕关节旋后。线性探头置于肱骨远端后方，朝向头侧，远离中线以避免处在肱三头肌的肌腱上方。将探头向远端滑动，直至见到后方的尺骨鹰嘴窝。在无肘关节积液的患者中，可见明亮的软组织结构，即肘后方的脂肪垫（图 3-1B）。肘关节积液者脂肪垫移位，可见无回声积液（图 3-1C）。

踝关节穿刺术

踝关节积液可以经前方入路穿刺。患者取仰卧位，膝关节屈曲，足跖屈休息位。关键体表标志为内踝、胫骨前肌腱和蹈长伸肌腱。

线性探头置于胫骨前肌腱内侧，朝向患者头部。识别胫骨并将探头向远端滑动，直至可以看见胫距关节间隙（图 3-1D）。存在积液时，关节间隙内可见无回声液体（图 3-1E）。由于关节面其本身性质，平面外定位十分容易。在局部麻醉后，以 60°～90° 倾斜角度于探头内侧进针，接近并进入关节间隙时进行抽液，注意避免伤及肌腱（胫骨前肌和蹈长伸肌）和位于蹈长伸肌腱外侧的足背动脉。

指关节穿刺术

由于指关节的体表面积较小，无超声引导下进行关节穿刺也十分容易；然而，超声引导在明确关节积液方面可以起到非常重要的作用。检查远端指间关节、近端指间关节和掌指关节最方便的方法是将患者的手放在水中，防水超声探头置于手指上方 1～2cm，在不对皮肤施加压力的情况下，利用水对手指进行超声检查，但这可能会影响对关节积液的诊断（图 3-1F）。关节间隙积液呈无回声。

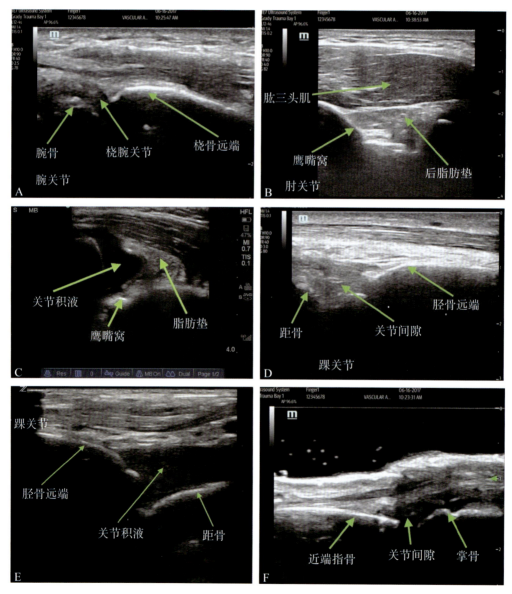

图 3-1　超声引导下的关节穿刺术

A. 朝向手指的线性探头对桡腕关节进行超声成像；B. 朝向肩部的线性探头于后方对尺骨鹰嘴窝和脂肪垫进行超声成像；C. 肘部积液和移位的后方脂肪垫的超声图像；D. 朝向第一足趾的探头对胫骨远端和距骨之间的踝关节进行成像；E. 朝向患者头部的探头可显示出踝关节积液；F. 使用线性探头和水浴技术对掌指关节进行超声成像，探头指向指尖（B、C. 经高地综合医院急诊科 A Nagdev 医生许可使用。D、E. 经亚利桑那大学急诊医学系 Srikar Adhikari 博士许可使用）

关节液分析

关节炎患者关节液分析的常见结果如表 3-5 所示。样本进行白细胞计数、细菌培养、革兰氏染色和晶体测定。其他需要考虑的指标包括红细胞沉降率、C 反应蛋白和乳酸。如果送检量较小，按检测的重要性排序如下：细菌培养、革兰氏染色、晶体测定和细胞计数。由于化脓性关节的鉴别诊断尤为重要，所以细菌培养十分关键，而革兰氏染色有助于抗生素的选择应用。白细胞分类检查有助于诊断感染。当多形核中性粒细胞＞90% 时，化脓性关节炎的概率增加（LR 3.4）。虽然关节液分析有所帮助，但仅有 44% 的病例因此而明确诊断。

晶体的存在无法排除感染的可能。在一项 1612 例抽取关节液样本的回顾性研究中，伴有晶体存在的化脓性关节炎的发生率为 5%。晶体诱导的慢性关节损伤致使这类患者更容易发生化脓性关节炎。虽然这些情况同时发生的可能性较低，但如果怀疑此种情况，应及时使用抗生素，直至关节液培养得出结果。

化脓性关节炎

由微生物所引起的关节炎并不常见，但这可能是急诊出现的最严重的关节炎。如果诊断不及时，化脓性关节炎将导致关节迅速遭到破坏和关节功能不可逆性丧失。30% 以上的化脓性关节炎患者会残留关节损伤，死亡率约为 10%。单关节炎患者最常累及膝关节，占整体的 50%。最常见的病原体为革兰氏阳性需氧菌，如金黄色葡萄球菌，约占全部病例的 50%。在类风湿关节炎、糖尿病或多发性化脓性关节炎患者中，由金黄色葡萄球菌感染引起的比例增至 80%。艾滋病毒携带者的真菌性关节的风险也会增加。在性生活活跃的美国年轻人中，最常见的病因为播散性淋球菌感染。

化脓性关节炎发展的一个先决条件是细菌必须到达滑膜，可通过以下方式发生。

（1）血源性传播：由病原体在血管周围滑膜或关节表面丰富的血管床上定植造成，常在菌血症期发生。

（2）邻近部位的传播：儿童中十分常见的是干骺端或骨骺的急性骨髓炎引起的细菌播散。关节附近的感染可进展到关节内或通过淋巴途径传播，最常见于闭合性创伤、术后伤口感染以及关节周围的皮肤和软组织感染，尤其是膝关节。

（3）直接感染：出于诊断或治疗目的而进行关节穿刺所引起的医源性感染（罕见，发病率为 1：10 000）；由污染物、动物或人咬伤造成的穿透性创伤引起的感染。

危险因素

虽然任何人的任何关节都可以发生化脓性关节炎，但在某些临床情况下更容易发生。确定的危险因素包括年龄＞80 岁、糖尿病、类风湿关节炎、存在关节假体、关节内反复注射类固醇药物、关节手术史、HIV 感染和皮肤感染。59% 的病例发生在既往有关节疾病的患者当中，因此临床医师应注意避免将实际上是继发性细菌感染的新发关节疼痛诊断为"类风湿发作"。在一项研究中发现，29% 的关节感染患者存在人工关节。与细菌性关节炎相关的全身性疾病包括肝病、酒精中毒、肾衰竭、恶性肿瘤、获得性免疫缺陷综合征（AIDS）和免疫抑制。静脉注射毒品者也易发生化脓性关节炎。

临床表现

虽然化脓性关节炎通常为单发，但 10% ～ 20% 的患者发病时会累及数个大关节，引起多发性关节炎。当多个关节发病时，其表现为进展性关节炎。好发于下肢，尤其是髋、膝关节。膝关节受累者约占 50%。儿童中，髋部感染更为常见。约 1% 的病例累及骶髂关节，表现为臀部疼痛和发热，难以诊断。

表 3-5　不同性质关节炎关节液的特点

	非炎性关节液	炎性关节液	化脓性关节液	血性关节液
黏度	高	低	低	变化大
颜色	黄色或无色	黄色或无色	浑浊	血性
WBC/mm^3	200 ～ 2000，主要是淋巴细胞	2000 ～ 100 000	＞ 50 000[a]，主要是多形核中性粒细胞（PMN）	变化大
鉴别诊断	创伤性关节炎 骨性关节炎 剥脱性骨软骨炎 早期或康复期的炎症性关节炎	晶体性关节炎 免疫性疾病（如类风湿关节炎） 感染性关节炎（如结核病）	细菌感染性关节炎	创伤性关节炎 出血性疾病（如血友病、华法林所致） 关节肿瘤

a. WBC ＞ 50 000/mm^3 提示化脓性关节炎

根据定义，化脓性关节炎由炎症所导致，因此会出现局部的红、肿、热、痛。关节囊肿胀和关节内压力增高导致患者疼痛而不愿活动或负重。由于疼痛和关节积液，关节活动度严重受限。90%的患者存在关节积液，但在肩关节等处并不明显。以上症状在早期不太明显。多项关于常见症状灵敏度的研究发现，其中以疼痛（灵敏度为85%）和肿胀（灵敏度为78%）最为常见。发热并非如预测的那样有助于诊断（灵敏度为57%）。关于体格检查对诊断化脓性关节炎的特异性的研究少有报道。

婴儿常出现全身性症状，而非局部症状。儿童患者可出现高热和疾病面容，临床特征更多表现为脓毒症，而不是关节炎的局部症状。年龄较大的儿童表现为发热、身体不适，但关节局部感染症状更为突出。儿童患者往往拒绝关节负重，并将关节保持在关节囊容积最大的体位。儿童化脓性关节炎典型特征包括发热>38.5℃，红细胞沉降率>40mm/h，外周血白细胞计数>12.0×10⁹。Kocher根据上述标准设计了一个临床预测模型，无任何上述表现的患儿，患有化脓性关节炎的概率为0.2%。Caird的研究表明，C反应蛋白>2.0mg/dl是一项独立的危险因素。如果上述任何一项或多项指标呈阳性，则应考虑诊断为化脓性关节炎。

淋球菌性关节炎是典型的播散性淋球菌感染（DGI）三联征之一，其他还包括皮炎和腱鞘炎。DGI在黏膜感染中占0.5%～3%。40%～70%DGI关节炎病例累及多个关节，常表现为游走性。好发于性生活活跃的年轻人，男女患病比例为3∶1。这可能是因为患有淋球菌感染的女性往往症状较轻，往往不会早期就诊，常使感染扩散。最常发病的关节是膝关节和腕关节。特征性皮损可见于2/3的病例中，包括多发性无痛性斑疹、丘疹和脓疱，多见于手臂、手掌、足底、腿部或躯干。此病常合并腕部和踝部肌腱的腱鞘炎，同样可见于2/3的患者中。如果无法明确诊断，除对关节液进行检查外，还应该完善尿道涂片或对宫颈拭子进行革兰氏染色，因为关节液检测并不敏感，无法排除此病。一项研究发现，只有44%的淋球菌性关节炎患者的关节液培养呈阳性。

诊断

临床上考虑感染性关节炎时，应行关节穿刺术。除非关节内有假体材料，否则由急诊医师进行关节穿刺术。髋关节穿刺术操作困难，最好是由骨科医师在超声或透视引导下进行。

关节穿刺抽出的关节液应进行革兰氏染色、C反应蛋白、红细胞沉降率、细菌培养、乳酸、白细胞计数和晶体检查。50%的非淋球菌性化脓性关节炎患者血培养呈阳性，因此还要进行血培养检查。仅有50%患者的外周血白细胞计数升高，不能以此作为排除诊断的依据。如表3-5所示，关节液的白细胞计数通常>50 000/mm³，并以多形核细胞为主。但是此临界值并不够敏感，不能根据此指标而排除诊断。在经关节液培养后确诊的化脓性关节炎患者中，有超过1/3的患者关节液白细胞计数<50 000/mm³，10%的患者关节液白细胞计数<10 000/mm³。关节液中的乳酸>10mmol/L时，具有较高的似然比，特异度大于95%。

如前所述，关节中发现晶体并不能排除化脓性关节炎，因为这两类疾病可以共存。事实上，两者都可出现发热、炎性关节炎和滑膜白细胞计数增高，因此难以鉴别。在2天后培养结果回报前，医师必须依靠革兰氏染色和丰富的临床判断经验进行诊疗。我们建议，对于有痛风和类似发作史、C反应蛋白降低（<100mg/L）、关节液WBC计数降低（<10 000/L）、关节液中含有结晶、临床怀疑度低、革兰氏染色阴性的患者，可以单独进行痛风治疗，并密切关注培养结果。无法明确化脓性关节炎的诊断时，应该加用抗生素并请骨科会诊。

50%的病例可以通过关节液革兰氏染色检出细菌，90%以上的病例通过关节液培养可检出细菌。诊断前使用抗生素会增加革兰氏染色和细菌培养的假阴性。相反，使用血培养瓶和较多的关节液样本可增加培养阳性率。将血培养瓶中的关节液稀释可以抑制关节液中的杀菌成分并提高培养的阳性率。

淋球菌性关节炎实验室检查特征包括关节液培养阳性率低（50%），而黏膜培养阳性率高（80%），血培养阳性率仅有20%～30%。

虽然X线片通常对诊断化脓性关节炎没有帮助，但往往可以显示出受累关节周围软组织对称性肿胀、骨边缘的侵蚀或晚期出现骨侵蚀。化脓性关节炎的X线特点是长节段骨皮质的侵蚀。然而，X线在该病早期的诊断价值非常有限。放射性核素扫描和磁共振成像（MRI）可以明确关节旁骨髓炎和深部位置（如髋关节和骶髂关节）的关节积液。

外周血白细胞计数、滑膜白细胞计数、红细胞沉降率、C反应蛋白和革兰氏染色的敏感度较低，使诊断变得十分困难，即使这些检查的结果呈阴性，也不足以排除诊断。如果滑膜的白细胞计数、多核白细胞计数、乳酸、C反应蛋白、红细胞沉降率和革兰氏染色不能明确诊断，且患者的临床表现与化脓性关节炎相近，则应在骨科会诊的同时，给予抗生素治疗。急诊医师遇到疑似的化脓性关节炎患者时，可以放宽关节穿刺术的指征，及早使用抗生素，并将这些患者收入院治疗，因为此病的发病率和死亡率均与不及时治疗相关。

治疗

治疗包括全身应用抗生素及受累关节的闭式或切开引流。关节穿刺后，应进行血培养，同时尽快使用抗生素。理想情况下，应根据革兰氏染色结果选择抗生素。对于抗甲氧西林金黄色葡萄球菌(MRSA)感染者，非淋球菌性感染性关节炎的经验性抗生素治疗包括万古霉素加第三代头孢菌素（头孢曲松）；对于免疫功能低下的患者，使用第四代头孢菌素（头孢吡肟）。对于有人工关节的患者，建议在获得关节液结果后使用抗生素治疗，合理的经验性治疗方案为万古霉素和第四代头孢菌素。淋球菌性关节炎使用第三代头孢菌素（头孢曲松）治疗。

所有患者都需要骨科会诊并入院治疗。当前，最主要的治疗方案是对受累关节行切开或闭合引流。如果无法获得关节液送检或抗生素治疗效果不佳，则需要进行切开引流或关节镜冲洗。髋关节受累时，通常需要进行切开引流。膝关节和肩关节首选关节镜冲洗，因为这些部位冲洗更加容易。

关节假体所引起的感染更难治疗，而且没有统一的治疗策略。可选择的方案包括保留假体的清创，一期手术取出原有关节假体并更换新的假体，二期更换新假体（用或不用抗生素浸润的填充物），以及永久性移除关节假体。基于专科医师的判断，选择合适的治疗方案。

晶体性关节炎

痛风和假性痛风是晶体在关节和软组织中沉积所引起的炎性综合征。这两种疾病的特点如表 3-6 所示。

痛风性关节炎

痛风性关节炎由尿酸晶体在关节和软组织中沉淀引起。尿酸的溶解度约为 7mg/dl，因此血清中的尿酸浓度从 4 ～ 5mg/dl 的正常范围略有升高，就可能会析出，引起痛风性关节炎。治疗痛风的长期目标是将血清尿酸降至 < 6mg/dl。人体内的尿酸水平随着年龄的增长而上升，男性尿酸水平通常高于绝经前女性，因此，典型的患病人群是中年男性。在美国的 65 岁以上的痛风患者中，男性占 73.5%。痛风在 30 岁以下的男性和绝经前女性中并不常见。肥胖、高肉类饮食和过量饮酒的患者的尿酸水平往往较高。饮食中富含乳制品者尿酸水平往往较低。

高达 5% 的成年人有不同程度的高尿酸血症，但其中仅有 1/5（1% 的成年人）会发生痛风。每年有 5% 的血清尿酸水平为 9mg/dl 的患者会出现急性痛风发作。尿酸产生过多或排泄减少均可引起高尿酸血症。尿酸排泄减少引起的痛风性关节炎的几个常见的原因包括使用袢利尿剂（呋塞米、噻嗪类）、水杨酸盐和乙醇。

临床表现

痛风的表现分为 4 个阶段：

● 1 期（无症状高尿酸血症）：通常无症状，小部分患者可能存在尿路结石。

● 2 期（急性痛风性关节炎）：此阶段的前兆是受累的关节迅速出现剧烈疼痛和肿胀。50% 以上的痛风初次发作以及 90% 的痛风发作部位位于第一跖趾关节。其他发病部位还有足、踝、膝及其他关节。手部关节发病时，肿胀极为明显（图 3-2）。近 90% 患者在初次发作时仅累及单个关节。受累关节出现明显的红斑，且比其他非感染性关节炎更严重。肌腱和滑膜囊也可

表 3-6　痛风性关节炎和假性痛风关节炎的临床特点

	痛风性关节炎	假性痛风关节炎
受累关节	MTP（首发）、足、踝、膝关节	膝关节
初次发作	90% 为单关节	90% 为单关节
分布范围	不对称分布，随后可影响其他关节	通常是单关节的，超过 3 个关节少见
发作形式	超急性，几小时内发作	急性，在 6 ～ 24h
关节内沉积物	痛风石见于慢性痛风	可出现痛风石样沉积物
诱因	尿酸代谢紊乱、使用利尿剂、饮酒、寒冷	关节创伤、全身性疾病、内分泌紊乱
晶体特性	针状、反双折射、尿酸盐结晶	棒状或菱形、正双折射、焦磷酸钙结晶
关节液细胞计数	炎细胞通常 > 50 000，主要是 PMN	常是炎细胞，可 < 50 000，主要是 PMN
关节液黏稠度	明显降低	不确定
治疗	应用 NSAID、镇痛药、秋水仙碱	关节抽液和注射，应用 NSAID，早期活动

MTP. 跖趾关节；PMN. 多形核中性粒细胞；NSAID. 非甾体抗炎药

能会受到影响。轻微的发作可在几天内消退，但如果症状严重，则需要数周才能完全缓解。偶尔患者也会出现全身疾病，甚至可能出现脓毒症。

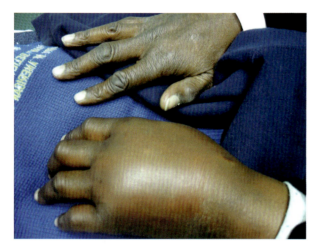

图 3-2　左手痛风急性发作

● 3 期（痛风发作间歇期）：在两次痛风发作之间，患者常常没有症状，但在既往患病和未发病的关节之中，仍可能存在尿酸盐晶体。

● 4 期（慢性痛风）：痛风发作 10 年及以上的患者中，约 50% 会出现痛风石，即在皮肤和软组织中形成的含有尿酸盐晶体的结节（图 3-3）。痛风石和尿酸盐晶体相关的炎症反应会对软骨、软骨下骨、肌腱和皮肤造成损害，引起患病部位的畸形和功能障碍。

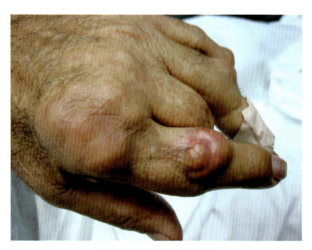

图 3-3　手部的痛风石

诊断

血清尿酸水平通常会在痛风发作间歇期升高。然而在急性发作期，血清尿酸在受累组织中沉淀，血清尿酸水平可能会恢复正常。因此，检查血清尿酸水平在痛风急性发作期没有意义。

有学者建议单纯依靠临床诊断，因其无须行关节穿刺术，受到了很多医师的关注。一篇综述总结了 3

种诊断方式，提到没有一种方法的敏感度大于 70% 或特异度超过 88%。急诊医师鉴别晶体性关节炎和感染性关节炎至关重要，因此，关节穿刺术仍然是诊断的基础。

对受累关节行关节穿刺术是诊断痛风的关键。痛风患者的关节液特点如下。

● 针状尿酸盐晶体。在偏振光显微镜下，晶体与显微镜补偿器上标记的慢振动轴平行时呈黄色（即反双折射）。在痛风的急性发作期，中性粒细胞内可检测出晶体存在。

● 低黏度的关节液。

● 白细胞计数高，有时 > 50 000/mm³。中性粒细胞占比 > 70%。

● 革兰氏染色及细菌培养阴性。

由于往往只能抽吸得到很少量的关节液，尤其是对于足部小关节，所以以下是一些对于关节液的使用指导：

● 通常只有两滴关节液的情况下，一滴用于显微镜检查，另一滴用于细菌培养。

● 留在针头中的少量关节液不能丢弃，这可能足以明确诊断。

● 如果关节液量过少，首选的分析顺序是细菌培养，然后是革兰氏染色、晶体检查和细胞计数。如果获得了足够的关节液，可以进行其他检测。

影像学改变可能会对诊断痛风急性发作没有帮助，如关节侵蚀在诊断痛风后很长一段时间才会出现（图 3-4 ～图 3-7）。

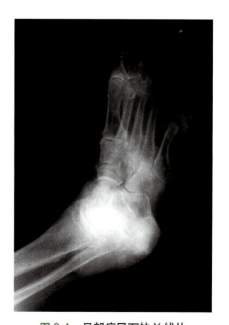

图 3-4　足部痛风石的 X 线片

图 3-4、图 3-5、图 3-7、图 3-10、图 3-12 和图 3-13 经 J Fitzpatrick，MD，Cook County Hospital 许可使用

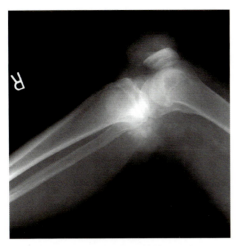

图 3-5　膝关节痛风石 X 线片

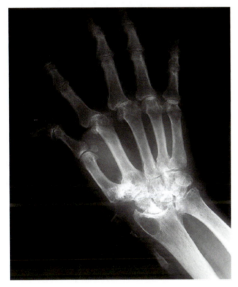

图 3-6　手和腕部退行性痛风改变

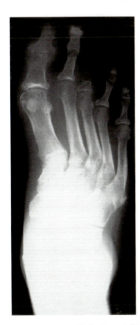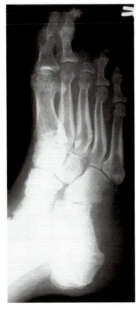

图 3-7　足部痛风性关节炎

治疗

痛风的治疗策略依严重程度而定。对于发作≤3次且发作间期可自行缓解的患者，治疗目的是减轻痛风急性发作的疼痛和炎症。由于大多数患者不会继续发展为慢性痛风，故不处理高尿酸血症。

非甾体抗炎药（NSAID）是治疗痛风性关节炎的主要药物。指南推荐使用萘普生、吲哚美辛或舒林酸。无论选择哪种非甾体抗炎药，都应该持续用药到痛风症状完全消失。对于存在肾损害、胃肠道不良反应或其他禁忌证的患者，应谨慎使用非甾体抗炎药。

秋水仙碱是治疗痛风急性发作的有效药物，但呕吐、腹泻等不良反应限制了其应用。秋水仙碱口服的初始剂量为 1.2mg，1h 后再次口服 0.6mg。随后 0.6mg/d，可分两次服用，直到症状缓解。肾功能不全者应减少用药剂量。静脉注射秋水仙碱须在医师的指导下才可进行。

关节内注射类固醇药物也可用于痛风的治疗，但如果不能明确诊断，尤其是考虑化脓性关节炎时，医师应避免使用该类药物。在其他治疗无效或禁忌的情况下，口服泼尼松 0.5mg/（kg·d），持续 5～10d 后可能发挥作用。

其他镇痛药物可能会进一步减轻疼痛，如对乙酰氨基酚和阿片类药物。最后，停用任何引起本次痛风发作的药物。在痛风发作后，越早进行治疗，药效就越好。

并发症

长期痛风患者，肾结石、蛋白尿和高血压的发生率较高。

单个关节可同时发生化脓性关节炎和晶体性关节炎，在这些病例中，关节感染所致的炎症反应引起尿酸盐或焦磷酸钙晶体沉淀，从而导致痛风或假性痛风的发作。由于晶体性关节炎和感染性关节炎患者的关节液细胞计数相似，所以即使抽取的急性关节炎患者的关节液镜下可见晶体，也应该进行革兰氏染色和微生物培养。对于所有痛风患者，如果在急性发作期出现全身性疾病，或关节炎症状比以往更为严重，都应该进行关节液培养，急诊医师应该尽早开始经验性抗生素治疗。

类风湿关节炎和痛风性关节炎很少同时发生，如果类风湿关节炎患者出现类似急性痛风的症状，应高度怀疑为关节感染并行关节穿刺术。

假性痛风

二水焦磷酸钙（CPPD）晶体在关节沉积主要发生在老年患者中。虽然以前称为假性痛风，但许多风湿科医师现在将其称为急性焦磷酸钙晶体关节炎（或急性 CPP 晶体关节炎）。其表现为急性单关节炎或慢性关节炎（通常合并潜在的 OA）。超过 40% 的 OA 患者在关节穿刺术中偶尔可以发现 CPPD 晶体。

人们会简单地将此病认为是痛风，两者的临床表现、诊断方法和治疗方式基本相同。但关节液分析结果有所不同，假性痛风的关节液会有正双折射菱形或棒状晶体，而痛风呈反双折射棒状晶体。

此病通常无异常的 X 线表现，但也可能出现 OA 的改变，或者表现为软骨、滑膜组织和肌腱的钙化。关节软骨钙化最常见于手和膝关节，即软骨钙质沉着症（图 3-8）。

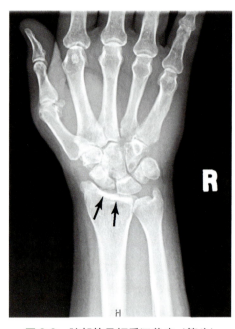

图 3-8　腕部软骨钙质沉着症（箭头）

虽然在任何关节都可能会发病，但此病最常见于膝关节，其次是腕关节、肩关节、踝关节和肘关节。此病的疼痛和炎症表现较严重，可在 6～24h 迅速发展。与痛风相同，患处常可见皮肤红斑，也可能伴有发热。

超过 90% 的假性痛风病例仅发生在单一的关节，多关节发病的情况罕见，此时应考虑其他病因。关节创伤、外科手术、甲状腺替代治疗或者其他全身性疾病，如 Wilson 病、血色素沉着病和甲状旁腺功能亢进症都是此病的诱因。然而，大多数的假性痛风急性发作病因都不明确。

受累关节的关节穿刺可明确诊断，表现为：
- 晶体与偏光显微镜补偿器上的振动轴平行时呈现为蓝色的较弱正双折射的菱形或棒状 CPPD 晶体。
- 血性或浑浊的关节液。
- 关节液黏度降低。
- 白细胞计数升高，有时白细胞计数 > 50 000/mm³，

成分主要为中性粒细胞。然而，细胞计数的差异比痛风更大，也可能更低。

治疗

急性假性痛风与急性痛风的治疗相同。可使用非甾体抗炎药，也可选择秋水仙碱和短效类固醇激素类药物，但非甾体抗炎药可能会产生胃和肾毒性。关节穿刺引流具有治疗和诊断两方面的作用，可缓解假性痛风的发作。在患者可以耐受的情况下，受累关节应尽早活动。与其他类型关节炎比较发现，冷敷对于缓解症状的效果明显好于热敷。此病通常发生在老年人群中，且这类患者大多既往患有 OA，因此应避免长期制动，因其可能会导致永久性功能障碍。

羟基磷灰石晶体关节病

除尿酸和焦磷酸钙晶体外，羟基磷灰石晶体也会引发急性关节炎。近 50% 骨关节炎患者的关节中可以发现磷灰石晶体，常与 CPPD 晶体同时存在。

羟基磷灰石晶体往往在关节穿刺术时才被发现，但有时也会引起类似痛风或假性痛风的急性炎症反应。磷灰石晶体可导致 OA 患者的关节软骨受到迅速破坏，并伴有疼痛和关节功能障碍。在痛风或假性痛风的患者中，磷灰石晶体常与 CPPD 和尿酸盐晶体一起出现，而此时磷灰石晶体所产生的影响尚不明确。

若怀疑磷灰石性关节病，应服用非甾体抗炎药、镇痛药，并转诊至骨科或风湿科。关节穿刺术对该病具有诊断与治疗的作用。

骨关节炎

OA 是老年患者中最常见的关节炎类型，常引起关节疼痛，显著降低患者的肢体功能和生活质量，女性发病多于男性。

病理特征

OA 的病理特征为负重关节组织转化的一系列失调。随着年龄增长，压力的作用使软骨遭到破坏，由于软骨无血管，所以损伤后很难修复。受累关节软骨出现局灶性损伤，软骨下骨增生。以往认为 OA 只是软骨修复出现问题，但最近的研究表明，许多因素与 OA 发生有关，包括生物力学、遗传和免疫因素。

危险因素

OA 的危险因素包括年龄、家族史、肥胖、关节外伤、关节畸形、职业和性别。尤其对于女性膝关节骨性关节炎患者，肥胖是一个主要的危险因素。体重减轻可以预防症状性 OA 的发作，减轻发作时症状，延

缓影像学进展。

　　生育和激素变化也容易使女性易患 OA。遗传因素也会影响骨关节炎的发病，尤其在女性中。外伤和过度使用关节也是关节病变的主要原因，特别是膝关节和手部关节。职业性过度使用和关节反复的轻微创伤都可能会导致 OA 发病率的增加。休闲性或规律性身体锻炼与症状性膝关节 OA 无关，但专业运动员患病风险更高。

临床表现

　　疼痛是 OA 最突出、最重要的临床症状，通常随活动时间和活动强度的增加而加重。最常见的受累关节包括拇指掌指关节、远端指间关节、膝关节、髋关节、第一跖趾关节和脊柱关节突关节。OA 的症状包括活动时关节疼痛加剧，静止时关节僵硬，症状可在几分钟内得到改善；活动能力降低，关节不稳以及功能障碍。OA 和 RA 关节僵硬的不同之处在于，OA 的关节僵硬在几分钟内就会恢复，而 RA 的关节僵硬有时长达 1h 才有所改善。

　　查体可见受累关节边缘周围的压痛及硬性肿胀，被动活动时可出现骨擦音。患者在活动时明显的关节疼痛和活动受限，有紧绷感。

手部骨性关节炎

　　第一腕掌关节、掌指关节和近端指间关节是最易发病的部位。患者拇指掌指关节处有疼痛且骨性肿胀，伴有赫伯登结节（掌指关节处微小骨性增生）。发病早期即可出现明显的手部功能障碍，此时关节处于炎症阶段，将持续数月。长期有骨性畸形残留，但手部功能良好。

膝关节骨性关节炎

　　膝关节骨性关节炎的症状往往逐渐出现，并随着时间的推移而加重。膝关节力线异常、肥胖和股四头肌力量不足都会引起疾病的发展及肢体功能障碍。病变可累及膝关节 3 个间室（内、外侧胫股关节和髌股关节）中的任何一个或全部。主要表现包括关节间隙疼痛、压痛，以及关节软骨破坏导致的关节间隙变窄并逐渐发展为内翻畸形。15%～20% 的膝关节 OA 患者长期存在关节积液，并导致滑膜囊肿，尤其是腘窝处（腘窝囊肿）。腘窝囊肿突发破裂会导致小腿疼痛、肿胀和炎症，症状与深静脉血栓类似。

髋关节骨性关节炎

　　髋关节骨性关节炎常见于老年人，且多为男性。表现为腹股沟处明显的疼痛，可为单侧或双侧发病。骨盆周围（如臀部或大腿外侧）疼痛或压痛提示可能存在髋关节 OA，但也要考虑其他情况，如来自脊柱的牵涉性疼痛或粗隆间滑囊炎。在发病早期，疼痛可能会在剧烈运动时出现，一般髋关节内旋最早受到影响，晚期可能会出现膝关节牵涉性疼痛。

诊断

　　骨关节炎主要依靠临床诊断，X 线对诊断也有很大帮助（图 3-9，图 3-10）。早期 X 线表现正常，但随着疾病的发展，出现关节间隙变窄。40 岁以上人群中，90% 具有 OA 特征性 X 线改变，具有症状者只占 30%。其他 X 线表现包括软骨下骨硬化和边缘骨赘形成和软骨下囊性改变。实验室检查对诊断关节炎无意义。关节穿刺术的检查结果表现为非炎性黄色透明（非浑浊液体）关节液，白细胞计数较低（＜2000）且无晶体沉积。

治疗

　　OA 的治疗目标为减轻疼痛，使患者尽可能恢复活动和自主生活能力。非甾体抗炎药（NSAID）等镇痛药可以缓解疼痛和减轻症状。对于手部 OA，可给予热疗、外用和口服非甾体抗炎药及曲马多治疗。对

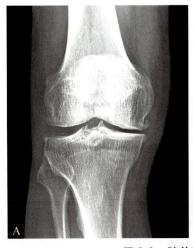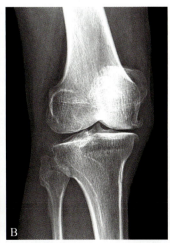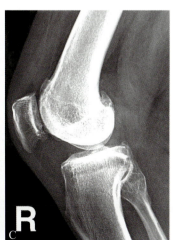

图 3-9　膝关节骨关节炎伴骨赘形成，内侧关节间隙变窄
A. 正位片（AP）；B. 斜位片；C. 侧位片

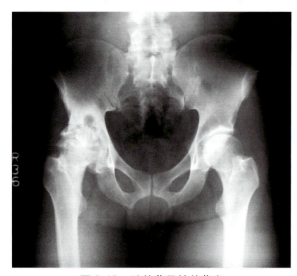

图 3-10 髋关节骨性关节炎

于膝关节和髋关节 OA，除上述治疗外，还包括有氧运动，而对于肥胖患者，还应建议减重。关节内注射类固醇类药物可以缓解局部症状。运动疗法、水疗、助行器和一些医疗器械都可作为辅助治疗选择。

一篇来自 Cochrane 数据库的关于氨基葡萄糖治疗 OA 的综述显示，该药可能会使患者疼痛缓解及功能改善，但效果微乎其微。美国风湿病学会（ACR）推荐有条件地使用氨基葡萄糖或硫酸软骨素治疗膝关节骨性关节炎。随着疾病的持续发展，特别是在髋关节和膝关节 OA 的晚期阶段，许多患者都需要行关节置换手术。手术指征包括严重残疾，明显的夜间疼痛或静息痛，以及非手术干预难以控制症状。

类风湿关节炎

类风湿关节炎是一种自身免疫性疾病，全世界约 1% 人口发病，其特点为对称性、进行性多发性关节炎。与 OA 不同，RA 通常具有全身症状。类风湿关节炎的病因尚不明确，每个患者的病程也不可预测，患者的症状可以从轻微疼痛到剧烈疼痛，甚至残疾。

RA 的发病、严重程度和进展各不相同，女性发病率是男性的两倍，通常 40 ～ 60 岁发病。目前认为类风湿关节炎具有遗传易感性，其患病率随年龄增长而增加。另外，幼年型风湿性关节炎（JRA）是一种不同的疾病，后文单独讨论。RA 的特征性病变为对滑膜组织的自身免疫性攻击，导致滑膜过度增殖（高达 100 倍），影响周围的软骨、骨、韧带、肌腱和滑膜囊等组织。这种炎症及自身重力都会破坏关节的结构和功能。此外，滑膜外表现几乎可累及任何器官。

急诊医师面对的类风湿关节炎患者主要包括两类：① 表现为多关节炎，但尚未确诊为 RA 的患者；② 既往已确诊 RA，当前出现急性发作有全身性表现或其他无关病症的患者。

新发性类风湿关节炎

类风湿关节炎的病因尚不明确，但目前的观点认为是环境因素和遗传因素共同作用所致。发病时通常呈现出对称性和渐进性的特点。类风湿关节炎多变的症状和进展常常增加初步诊断的难度，发病时间可能在数到数月不等，病程可持续数周或数十年，病情严重程度可从轻度关节炎到严重畸形。值得注意的是，RA 的病变可能在任何临床症状出现的数年前就已开始。认识到这一点十分重要，因为及早转诊至风湿科治疗可以极大地改善长期预后。

类风湿关节炎是一种自身免疫性疾病，70% ～ 80% 的患者血清中存在一种免疫复合物——类风湿因子（RF）。RF 并非类风湿关节炎（RA）所特有，也可见于其他疾病。类风湿关节炎患者中也可发现抗瓜氨酸蛋白抗体（ACPA）。

类风湿关节炎的诊断仍以临床诊断为主。ACR 评分系统包括：累及关节数量，存在 RF 和（或）ACPA、CRP 和（或）ESR，以及症状的持续时间。评分越高，患者患有类风湿关节炎的可能性越大。该评分系统需要在一段时间内（至少 6 周）持续对患者进行观察，因此，不太可能用于急诊对 RA 的初步诊断。因此，急诊的目标是发现类风湿性疾病的疑似症状，缓解任何出现的急性症状，排除其他紧急情况（如化脓性关节炎），然后将患者转诊到合适的科室进行明确诊断和长期治疗。

治疗

可用于治疗该病的药物种类繁多，治疗效果和副作用各不相同，必须联合使用才能获得最佳效果，应为每个患者制订个性化治疗方案。只有在患者长期的主治医师协商后才能给予非甾体抗炎药以外的药物治疗，如短期类固醇治疗。

非甾体抗炎药可用于缓解类风湿关节炎的疼痛和炎症，有多种药物可供选择，但用药剂量和成本各不相同，此外，患者对每种药物的治疗效果和副作用也是无法预测的。

改善病情的抗风湿药物（DMARD）是类风湿关节炎（RA）的主要治疗药物。DMARD 可缓解 RA 的破坏性病变。因此，尽管存在潜在药物毒性，仍建议在 RA 的早期使用这些药物。在治疗初期，最常用的 DMARD 为甲氨蝶呤。DMARD 价格昂贵，用药数周才能获得最大疗效。DMARD 通常与非甾体抗炎药联合使用，而很少与类固醇类药物联用。1/3 的患者需服用 1 种以上的 DMARD。

DMARD 可能会产生严重的不良反应，需要对患者密切随访并谨慎选择用药剂量。急诊情况下，未经会诊不能给予 DMARD。因为患者可能会出现医源性并发症，急诊医师应该熟悉主要药物及其不良反应。

全身性使用类固醇药物可以改善急性类风湿关节炎的症状，最新的 ACR 指南建议，应以最低的剂量和最短的疗程使用该药。全身性使用类固醇药物不能阻止关节破坏，也无法改变 RA 患者远期预后。该类药物（如泼尼松 5 ～ 7.5mg/d）应在专科医师的指导下使用，仅限用于严重的顽固性类风湿关节炎。

类风湿关节炎的其他治疗方式如下。

● 关节制动和（或）卧床休息：对急性类风湿关节炎发作的患者可能有效，但需要权衡关节制动和关节活动的利弊。

● 物理疗法。

● 重建手术：有时是必要的，可以矫正畸形，尤其是手部。

既往存在的类风湿关节炎

急诊治疗的目标为减轻患者的疼痛和炎症，延缓组织破坏并改善日常活动功能。此类患者常服用免疫抑制剂（表 3-7），易发生感染，并可能掩盖严重感染的表现。类风湿关节炎和治疗所使用的药物都可能会导致全身性并发症。

关节病变

关节病变通常呈对称性和进行性加重，病程中可出现加重和缓解（图 3-11，图 3-12）。在休息或睡眠后，关节功能变差，活动后功能可改善。患者常有关节晨僵现象，持续 30min 以上。

临床表现包括受累关节静止和运动时疼痛，伴有关节肿胀、皮温升高和压痛（表 3-8）。急性发作或进展期可出现红斑，提示可能存在感染。疼痛、炎症和失用性肌肉萎缩会导致进行性的功能障碍和关节活动度的减小。影像学可见关节软组织肿胀、对称性关节间隙狭窄和关节周围骨量减少。

手部类风湿关节炎特征包括近端指间关节、掌指关节和腕关节出现炎症，而不累及远端指间关节。早期可采取非甾体抗炎药和调整活动作为治疗。休息，夹板固定，多活动较大关节而非小关节（如把袋子扛在肩上而不是用手拎着）可以延缓关节破坏。

在疾病的进展期，患者须在专科医师的指导下使用 DMARD。

表 3-7　治疗类风湿关节炎的药物

药物	主要不良反应
羟氯喹	视网膜病变
柳氮磺吡啶	胃肠道不适、皮疹
甲氨蝶呤	皮疹、胃肠道不适、肺毒性、肝炎、免疫抑制、致畸
硫唑嘌呤	胃肠道不适、腹痛、白细胞减少、免疫抑制、肝炎
来氟米特	骨髓抑制、肝纤维化、致畸
环孢素	肾功能不全、贫血、高血压
肿瘤坏死因子（TNF）抑制剂：	
英夫利昔	感染
依那西普	感染
阿达木单抗	感染
白细胞介素 1 抑制剂：	
阿那白滞素	肺炎、中性粒细胞减少症

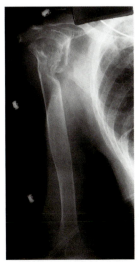
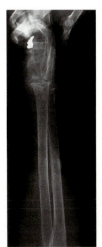
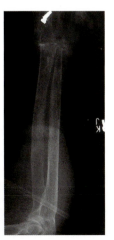

图 3-11　腕、肘和肩关节的类风湿关节炎

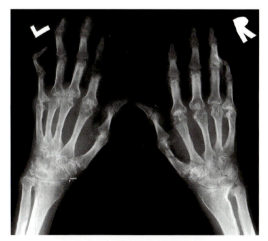

图 3-12　手部类风湿关节炎

表 3-8　各部位类风湿关节炎的特点

部位	表现	发病频率	治疗建议
上肢：			
手部屈肌腱	关节活动度降低、肌腱断裂、扳机指、腕管综合征	常见	关节制动 2～3 周
手部伸肌腱	手背肿块、肌腱断裂	常见	药物、夹板、理疗、重建手术
近端指间关节	梭形肿胀、纽扣花畸形、天鹅颈畸形、连枷关节	常见，早期出现	有时需重建手术
远端指间关节	肿胀	罕见，不是首发症状，不会单独出现	
掌指关节	肿胀、尺偏畸形、掌侧半脱位（固定）	常见，早期出现	
拇指	纽扣花畸形、腕掌关节脱位（鸭嘴拇指）、连枷关节	常见（除鸭嘴拇指）	
腕关节	腕骨间关节半脱位、桡腕关节脱位、滑膜囊肿、腕管综合征、骨质疏松性骨折	很普遍，早期腕管综合征可能是最初主诉	
肘关节	皮下结节、滑膜囊肿、肘管综合征、骨质疏松性骨折	常见，晚期出现	同上，肘部神经压迫可能需要减压
肩关节	滑膜炎、滑囊炎、肩袖炎、肩锁关节疼痛、肱二头肌腱断裂	不确定，晚期出现	关节腔注射
下肢：			
足	滑膜炎、骨侵蚀、蹰外翻畸形、"爪形足"、跖趾关节皮肤溃疡或瘘管	常见（90%），特别是第一和第五跖趾关节	固定 6～8 周，局部伤口护理
踝关节	肌腱炎，可能出现跟腱断裂或胫后神经卡压	常见，与其他关节伴发	药物治疗，休息
膝关节	关节积液、韧带损伤，可导致关节不稳；外翻畸形；腘窝囊肿形成和破裂（囊肿破裂时可出现踝部新月形血肿）	常见于疾病早期，单发	药物、卧床休息、关节腔注射。警惕韧带松弛。囊肿破裂：与深静脉血栓形成相鉴别，偶尔需要减压
髋关节	滑膜炎、滑囊炎	少见	药物治疗，卧床休息，关节注射
脊柱：			
颈椎	寰枢椎半脱位：寰齿间距＞3 mm（可导致脊髓受压和椎基底动脉供血不足）；椎间盘炎；神经根受压	脊柱受累在病情严重的患者中很常见。但实际上只有 5% 的患者有半脱位，且罕有神经、血管压迫	在进行气道操作时要小心，必要时可行脊柱固定和融合
胸椎	滑膜炎、椎管狭窄、骨质疏松症	罕见，应考虑其他诊断	
颞下颌关节	咀嚼疼痛、开口受限、后半脱位	常见	

急性类风湿关节炎进展期

在此阶段，患者的滑膜炎症急剧加重，并伴有全身症状。关节呈对称性发病，通常有 6 个或更多的关节出现疼痛、压痛、肿胀。关节晨僵严重，常持续 1h 以上。红细胞沉降率＞30mm/h，C 反应蛋白升高。

治疗的直接目标是减轻急性疼痛和炎症，然后迅速转诊至风湿免疫科。务必时刻警惕关节感染，特别是单关节或少数关节出现红斑时。

有些患者卧床休息即可缓解症状。除非有禁忌证，否则都应给予非甾体抗炎药，然后请风湿免疫科会诊，行 DMARD 治疗。

会诊后给予全身性类固醇药物可以帮助控制严重的全身性红斑。一些患者可能需要每天低剂量使用全身性类固醇激素治疗，并持续 1 个月。排除感染后，受累关节内注射类固醇激素可减轻局部炎症，可由患者的风湿病医师或初级保健医师给予此类注射。

在治疗期间，急诊医师也要警惕风湿性或医源性的新发系统性疾病的发生。

化脓性类风湿关节炎

由于炎症反应和免疫抑制，RA 患者关节感染的风险增加。此外，抗炎药和免疫抑制剂可能会掩盖感染的临床表现，延误诊断。

单发性类风湿关节炎和化脓性关节炎可以出现非常类似的临床表现，鉴于化脓性关节炎的发病率较高，应放宽关节穿刺术的指征。许多临床表现可以指导临床医师做出诊断和治疗决策。

类风湿关节炎合并感染通常发生在单个关节。如果多个关节出现感染，诊断则比较困难。合并感染者疼痛症状比以往更加严重。由于血行传播，多关节感染者通常是不对称的。

诊断需要与关节穿刺液的结果相结合，如细菌培养、革兰氏染色和细胞计数等。在开始使用抗生素之前，应该对关节穿刺液进行培养。

如果临床高度怀疑感染或关节液呈革兰氏染色阳性，白细胞计数 > 50 000/mm^3（在类风湿关节炎中不常见，但也有可能），或中性粒细胞 > 90%，应开始经验性抗生素治疗。血液和其他标本（如尿液），也应进行培养以寻找感染的证据，并确定感染的原发部位。没有明确诊断证据的经验性治疗可能会导致患者接受不必要的抗生素，而延误适当的抗感染治疗。

腘窝（baker）囊肿

滑膜增生是类风湿关节炎（RA）的典型特征，因此腘窝囊肿十分常见。囊肿可能自发破裂或因体力劳动而发生破裂，导致小腿急性疼痛和肿胀。此时，排除急性深静脉血栓形成（deep venous thrombosis，DVT）是最重要的任务。误诊为 DVT 并使用肝素治疗可能导致小腿持续出血，并发生骨筋膜室综合征。超声是诊断腘窝囊肿创伤最小的检查方式，应用广泛。囊肿破裂时通常会在小腿下部出现新月形血肿。

寰枢椎半脱位

虽然脊柱关节炎在类风湿关节炎中很常见，但真正的寰枢椎半脱位并不常见，发病率随患者病情严重程度而增加。真正的神经或血管损伤罕见，可能是由医源性原因所造成的，如气管插管。

脊髓受压的症状和体征包括严重的颈部疼痛，通常放射至枕部；四肢无力，可能是上肢无力或下肢无力，或两者兼有（由于患者长期患有严重的关节炎，通常难以评估）；手指或足趾麻木或刺痛；振动觉丧失而本体感觉保留；"跳跃腿"，脊髓反射去抑制引起膝

跳反射增强；膀胱功能障碍。患者也可出现椎动脉供血不足，导致晕厥或眩晕。

成人的寰齿间距 > 2.5mm，儿童寰齿间距 > 5mm 时可以明确诊断。对于怀疑脊髓受压者，首选 MRI 检查。

寰枢椎半脱位通常采用保守治疗，对于脊髓受压者，则主要选择手术治疗。对于急诊医师来说，气道管理尤为重要。临床医师应该避免对有类风湿关节炎症状或病史的患者进行任何侵入性的气道操作。

全身性病变

RA 几乎可以累及所有器官。RA 全身性发病十分常见，可能会危及生命。全身并发症可能由原发性风湿病的进展和药物，或两者共同引起。最常累及的器官包括肺、心、肝和脾。血管受累也很常见。

肺部病变。轻度和无症状的肺部疾病在类风湿关节炎患者中十分常见。患者可能存在肺结节、胸腔积液或肺纤维化。偶尔也会出现限制性通气障碍或慢性阻塞性肺病的症状。急性闭塞性毛细支气管炎并不常见，但可能会致命。目前尚不清楚肺部病变是由 RA 本身还是治疗 RA 的药物（DMARD）引起。

心脏病变。心包炎是最常见的心脏病变。无症状的慢性炎症通常只有在尸检时才会发现，但也可发生急性缩窄性心包炎。风湿性心肌炎和心内膜炎偶有发生。对心内膜炎患者，须排除感染性病因，因为 RA 患者由于开放伤口和使用免疫抑制剂而易发生菌血症。

肝部病变。肝炎通常无症状，但也可能有明显症状，肝功能异常通常是药物所致。

脾病变。费尔蒂（Felty）综合征是指合并脾大和白细胞减少的类风湿关节炎。患者易患中性粒细胞减少症和严重的细菌感染，以及血小板减少症。任何疑似有费尔蒂综合征的患者都需要紧急会诊，住院治疗，并积极治疗任何疑似细菌感染。费尔蒂综合征的临床表现可通过类风湿关节炎的治疗缓解，或需要行血浆置换术或脾切除术。

血管病变。小血管炎是类风湿关节炎病理生理学的重要组成部分。临床可表现为慢性或急性血管炎。在发生慢性血管炎时，腿部溃疡、甲襞坏死、远端感觉神经病变比较常见。急性全身性血管炎比较罕见，通常发生在长期患病的患者之中。

幼年型特发性关节炎

幼年型特发性关节炎（juvenile idiopathic arthritis，JIA），旧称幼年型类风湿关节炎（或 Still 病），此病可以在任何年龄阶段发病，其特征是不明原因的慢性滑膜炎症，无特异的实验室检查。临床表现包括持续

3d 或更长时间的高热，橙红色皮疹，全身淋巴结肿大，肝脾大。50% 的患者体温高于 40℃，并出现多个关节受累。可有一过性橙红色皮疹，并伴有瘙痒，常误认为药物过敏反应。多发性关节炎早期呈游走性，最终发展为持续性关节炎（图 3-13）。此病诊断十分困难，急诊医师应该首先排除更紧急的关节炎病因（如莱姆病、感染、缺血性坏死、骨髓炎、肿瘤、川崎病），然后将患者转诊至风湿科治疗。

JIA 的治疗已经取得了诸多进展。甲氨蝶呤、关节内注射类固醇激素、生物调节剂依那西普（Enbrel）都已被用于治疗 JIA。急诊情况下可首先给予 NSAID 治疗。

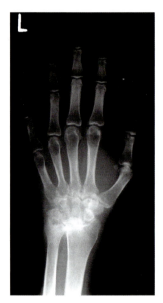
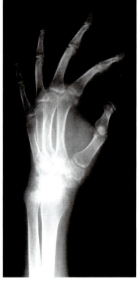

图 3-13　腕部幼年型特发性关节炎

系统性红斑狼疮

尽管 SLE 通常不属于关节疾病，但大多数患者会发生炎性关节炎。SLE 与 RA 类似，都是一种自身免疫性疾病，可以产生致病性的自身抗体，破坏自身组织。SLE 可累及几乎所有系统和器官，所以其表现形式多种多样。

临床表现

SLE 的病程反复无常，可以在不同的时间内影响多个器官或系统。越早发病的患者病情更严重。

在 SLE 发作时，50% 的患者将出现关节炎，75% 的患者伴有关节疼痛。在整个疾病过程中，超过 90% 的患者出现肌肉骨骼病变。典型病变为手、腕和膝关节处出现的对称性滑膜炎，与 RA 滑膜炎类似。关节炎的持续时间从几天到几个月不等。与 RA 不同的是，SLE 通常不存在骨质破坏。滑膜炎和肌腱炎及长

期使用糖皮质激素可导致肌腱和韧带损伤。表 3-9 和 3-10 总结了典型的 SLE 肌肉骨骼畸形。

表 3-9　与系统性红斑狼疮相关的关节畸形

受累关节[a]	畸形	要点
指关节	半脱位、天鹅颈畸形、挛缩畸形	半脱位常为尺偏，早期可复位，晚期畸形固定
拇指	关节过度伸展（搭便车拇指）	见于 30% 的患者
肘关节	屈曲挛缩	
髋关节	缺血性坏死（骨坏死）	见于约 10% 的患者，可能为长期使用类固醇激素所致
膝关节	髌腱松弛	
足部关节	足趾坏疽（血管炎）、关节炎畸形	

a. 非侵蚀性关节炎和滑膜炎

表 3-10　与系统性红斑狼疮相关的其他肌肉骨骼表现

受累组织	表现	要点
肌肉	肌炎、肌痛、萎缩（可能包括膈肌）	5% ～ 10% 的 SLE 患者会发生肌炎
肌腱	腱鞘炎、肌腱断裂	常见于疾病早期；肌腱断裂可能是由于 SLE 或类固醇激素的使用
皮肤	类风湿结节，其他表现（见正文讨论）	见于约 10% 的 SLE 患者

尽管 SLE 的肌肉骨骼病变通常呈对称性，但也有例外。如果只有一个关节受累，或是某一关节发病程度远大于其他关节，就要首先排除关节内感染。约 5% 的 SLE 患者将出现血管坏死，须引起重视。

SLE 可以累及身体的任何器官。尽管其详细内容已超出了本章的讨论范围，但是对于任何有炎症性关节炎的患者而言，都应警惕是否存在全身性疾病。

SLE 患者可以出现许多异常实验室检查结果，包括自身抗体，但大多数检查无法急诊进行，且没有一种抗体对 SLE 完全敏感或者特异。关节穿刺抽液分析与炎症表现一致。ESR 通常会升高，但与疾病的活动性无关。

治疗

建议对大多数患者给予羟氯喹，该药为治疗 SLE 的首选药物。也可使用低剂量的类固醇激素（如泼尼松 5 ～ 7.5mg/d），但最新的治疗观点建议尽可能地减

少使用或不使用类固醇激素。全身性糖皮质激素是治疗 SLE 的主要方法，如低剂量 [< 0.5mg/（kg·d）] 和高剂量 [1.0mg/（kg·d）] 的泼尼松短期疗程（3～4d）应用。急诊条件下，NSAID 可用于缓解疼痛。与 RA 一样，抗疟疾药物和免疫抑制剂均应在专科医师的指导下应用。

病毒性关节炎

病毒性关节炎属于几种常见病毒感染的后遗症。以下将对肝炎病毒、人类免疫缺陷病毒、风疹病毒和细小病毒继发的关节炎进行讨论。

肝炎病毒

在乙型肝炎病毒感染后 1～3 周的潜伏期内，可出现多发性关节炎并伴有中度发热，有时还会伴有荨麻疹或斑丘疹。小关节疼痛和炎症通常呈对称性，且伴有转氨酶水平升高和乙肝表面抗原阳性。

丙型肝炎病毒也可能引起风湿病症状。一项研究发现，4%～9% 的丙型肝炎病毒感染者出现关节痛和关节炎，表现为对称性多发性关节炎（与类风湿关节炎非常相似）或寡关节炎。糖皮质激素和非甾体抗炎药可能会使感染加重或引起肝毒性，通常不建议选用。

人类免疫缺陷病毒

人类免疫缺陷病毒（human immunodeficiency virus，HIV）感染者中存在几种类型的关节疾病，包括一过性的关节剧烈疼痛、急性发作性寡关节炎和持续的对称性多发关节炎。关节炎可能是艾滋病的早期特征。与艾滋病相关的关节炎很少出现发热，但在合并其他感染时可出现发热，不能明确诊断时，应放宽行关节穿刺术的指征。随病程进展，赖特（Reiter）综合征和干燥综合征发生率逐渐增加。

大多数有风湿性疾病症状的艾滋病患者具有其他严重的 HIV 感染的临床特征。一般来说，大多数患者表现出轻度至重度风湿性疾病，且具有自限性，联合使用镇痛药和非甾体抗炎药治疗效果良好。

风疹病毒

据报道，多达 70% 的女性风疹病毒感染者会出现关节痛和关节炎。在自然病程中，关节症状通常在皮疹出现后 1 周内发生，或是接种风疹疫苗后的 10～28d 内出现。手部关节、腕关节、肘关节、髋关节、膝关节和足趾关节最常受累，通常呈不对称性，可出现关节痛、关节僵硬以及关节炎症状，并可伴有腱鞘炎、腕管综合征。关节炎通常会在 30d 内消退，但是也有一些患者会经历 2 年或更长时间的关节炎和关节痛的反复发作。关节液分析结果无异常表现。

细小病毒

细小病毒 B19 常与儿童传染性红斑（五号病）或再生障碍性贫血相关。在感染细小病毒 B19 的儿童和成年人中，关节炎的发病率分别高达 8% 和 50%。

成年感染者可能会出现与类风湿多发性关节炎相似的表现，其特点为对称性多关节疼痛、肿胀和晨僵，指关节、腕关节和膝关节最常受累。症状的平均持续时间约为 10d，且大多数症状都会自行消失，少数患者的疼痛和晨僵症状会持续更长时间。

据报道，免疫球蛋白制剂对于治疗细小病毒 B19 引起的红细胞发育不全效果良好。非甾体抗炎药可用于治疗肌痛和关节痛。

莱姆病

莱姆病由伯氏疏螺旋体感染引起，该病原体由硬蜱传播，流行于北大西洋沿岸各州、北中西部及太平洋西北地区。与其他形式的关节炎不同，莱姆病具有特征性的关节病变，几乎均与免疫反应相关。

临床表现

临床上通常将莱姆病分为三期。该病随伯氏疏螺旋体的播散而出现发热和游走性关节痛，伴轻度或无关节肿胀，数周或数月后出现明显的关节炎症状。关节炎通常呈间歇性发作，主要累及大关节，某些小关节也可受累。

Ⅰ 期（感染早期）

此阶段开始于蜱虫叮咬后 3～30d 内，特点是慢性迁移性红斑，可见于 60%～80% 的患者，通常在 3～4 周消退，消退后可能会复发。其他表现包括乏力、发热、关节痛、头痛、咽痛和淋巴结肿大。

Ⅱ 期（感染播散期）

此阶段始于感染的数周到数月后，出现心脏、神经、皮肤和肌肉骨骼的病变，主要症状为乏力、疲惫和不适。常见形式为脑膜炎的波动性症状合并面瘫和周围神经根病。在此阶段常出现肌肉骨骼游走性疼痛，疼痛可发生在关节、滑膜囊、肌腱、肌肉和骨骼等部位。若出现关节疼痛则不伴关节肿胀，疼痛可持续数小时或数天。

约 70% 的患者会在此阶段出现短暂的不对称性单关节或寡关节炎，且主要发生在大关节。这些患者中约有 80% 为膝关节受累。此类关节炎通常发生在发病后的 2 周至 2 年（平均 6 个月）内，通常伴随间歇性的关节疼痛或迁移性肌肉骨骼疼痛。

Ⅲ 期（感染晚期）

约 60% 的未经治疗的患者可进展至此期，其中只有 10% 的患者出现关节炎。关节炎的发作将持续至数月，也有个别患者发作期间会有数月至数年的缓解期。慢性关节炎会导致软骨破坏、软骨下骨硬化、关节周围软组织骨化、骨质侵蚀、骨量减少、骨赘形成，甚至永久性关节残疾。在此阶段，关节液、滑膜组织和血管中可以发现伯氏疏螺旋体。

诊断

该病在血清学改变出现前的早期或播散期诊断较为困难，除非发现特征性的游走性红斑。由于还未出现免疫反应，有游走性红斑的患者血清检查可呈阴性。因此，有莱姆病流行区旅行史和游走性红斑的患者，即可诊断莱姆病。对于此类患者，需在 2 ~ 4 周内重复进行血清学检查并开始治疗。首先需要进行酶联免疫吸附试验，如果结果呈阴性，则不需要进一步检测；如果呈阳性，还需进行蛋白质印迹法检测进一步确认。患者在治疗成功后，血清中可持续存在 IgG 抗体。

治疗

对于生活在莱姆病流行地区，蜱虫附着时间≥ 36h 的患者，可在去除蜱虫后 72h 内给予预防性治疗，方法为一次性给予多西环素 200mg。在莱姆病早期，可给予多西环素 100mg，2 次 / 天，共 14d。除早期症状轻微者，治疗莱姆病所用抗生素和治疗时间差别较大，其取决于疾病所处的阶段和受累器官。因此，强烈建议请传染病专家会诊，以确保适当的检查和治疗。

血清阴性脊柱关节病

血清阴性脊柱关节病（SNS）是一组相关疾病的统称，可导致骶髂关节炎症和融合，某些情况下，还会累及周围关节。"血清阴性"是指患者血清中缺少 IgM-RF。与类风湿关节炎相似，该病以晨僵为主要特征，但缺乏血清 RF 和类风湿结节，而且主要累及中轴骨，而非四肢远端的小关节。此类疾病的比较如表 3-11 所示。

虽然每种疾病都具有各自的特点，但疾病之间也有很大的相似性。除赖特综合征外，SNS 患者通常呈亚急性表现。急诊医师无须对 SNS 做出明确的诊断，应及时将患者转诊至专科治疗。

强直性脊柱炎

强直性脊柱炎的特点是骶髂关节和椎间关节发生炎症。韧带附着点的炎症（韧带附着端病）会导致关节钙化和活动能力丧失。炎症性背痛和机械性背痛的鉴别十分重要，炎症性背痛无法在休息后改善，而在运动后减轻；而机械性背痛则可以在休息后缓解，在运动后加剧。

临床表现

强直性脊柱炎表现为 40 岁前逐渐发作的难以定位的背部不适，可持续 3 个月或更长时间，伴有随着运动改善的晨僵。如果没有证据表明患有赖特综合征、银屑病或炎性肠病（IBD，见后文），则考虑强直性脊柱炎。骶髂关节 X 线片可以提供炎症证据，脊柱 X 线片显示进行性韧带骨化和脊柱后凸。

表 3-11　血清阴性脊柱关节病的对比

	强直性脊柱炎	反应性关节炎（赖特综合征）	肠病性脊柱关节病（IBD）	银屑病关节病
发病年龄	20 ~ 40 岁（平均 25 岁）	20 岁及以上	成年人	任何年龄
发病方式	渐进性发病	急性发病	通常为渐进性	不确定
骶髂关节 / 脊柱炎	呈对称性分布（几乎全部）	非对称性分布（常见）	对称性分布（< 20%）	不对称性（20%）
外周关节炎	下肢，髋关节（约 25%）	下肢（90%）	下肢 > 上肢（< 20%）	上肢 > 下肢（> 90%）
主动脉瓣关闭不全	< 5%	5% ~ 10%	罕见	罕见
眼（结膜炎、葡萄膜炎）	主要是葡萄膜炎（25%）	结膜炎 > 葡萄膜炎（50%）	葡萄膜炎（< 20%）	结膜炎
皮肤或指甲受累	无	常见（< 40%）	不常见	几乎全部（约 100%）
HLA-B27	90%	75% ~ 90%	伴骶髂关节炎或脊柱炎者 50%，不伴者 5%	伴骶髂关节炎或脊柱炎者 50%，不伴者 20%

IBD. 炎性肠病；HLA. 人类白细胞抗原

背部炎性症状是强直性脊柱炎的主要特点。有些患者只存在骶髂关节炎所致的下腰痛，有些则由于腰椎、胸椎、颈椎发病而逐渐表现出更广泛的背部疼痛和活动受限。很少有患者疾病会进展到典型的"竹节征"。外周关节受累常与腰背痛伴发，常见于髋、肩关节，其他如腕关节、掌指关节和距趾关节也可受累。典型的关节病变呈非对称性，但有些多发性关节炎呈对称性，难以与类风湿关节炎相鉴别。

强直性脊柱炎的其他表现包括疲劳和体重减轻，有 25% 的患者会出现虹膜炎。发生急性虹膜炎的患者须转诊至眼科进行糖皮质激素治疗。肺纤维化，尤其是上叶纤维化，与咳嗽、咳痰、呼吸困难有关。晚期患者可能会因其脊柱后凸畸形而出现限制性通气障碍。累及主动脉瓣环和瓣膜的纤维化可导致主动脉瓣关闭不全。HLA-B27 阳性的脊柱关节病可合并严重的缓慢性心律失常，此类患者可能会出现症状性的完全性房室传导阻滞。只有不到 10% 的严重强直性脊柱炎患者会发展为心脏疾病（即主动脉瓣关闭不全和传导阻滞）。

早期查体通常无明显异常。随着疾病的进展，腰椎生理性前凸消失，并可能出现明显的后凸畸形。在疾病晚期，患者会出现严重的腰椎后凸畸形，伴有髋、膝关节的代偿性屈曲。

强直性脊柱炎的诊断主要基于病史，典型特征为炎性背痛和前述的其他表现，诊断标准中包括骶髂关节炎。强直性脊柱炎无特异性的实验室检查结果。血清学检查通常可见 HLA-B27，但急诊难以获取。X线可见骶髂关节边缘模糊、轻微硬化或明显硬化、骨质破坏及关节融合。其他检查如放射性核素骨扫描、CT 扫描和 MRI 有助于明确诊断。该病也无须急诊做出诊断。

治疗

强直性脊柱炎最有效的治疗方法为物理疗法，目的是减轻疼痛，改善功能，防止进行性脊柱后凸。镇痛药和抗炎药可以增加患者参与理疗的依从性。可选择的非甾体抗炎药包括吲哚美辛和萘普生，这些药物都可以有效地减轻晨僵症状并改善活动。未经物理治疗直接使用非甾体抗炎药疗效甚微。也有一部分患者需要在风湿科医师的指导下进行糖皮质激素治疗。自从抗肿瘤坏死因子疗法出现以来，此病的治疗有了很大进展。部分患者可能需要进行手术治疗，如关节置换或关节融合术。

反应性关节炎

反应性关节炎是由远处部位感染引起，发生在感染的数周内。在关节炎进展时，关节中无病原体存在，因此，关节炎呈反应性而非传染性（如播散性淋病）。健康人群在发生感染性肠炎、宫颈炎、尿道炎，或者不太常见的肺炎或支气管炎后，即可能出现反应性关节炎。

以往认为反应性关节炎与伴有关节炎、尿道炎和结膜炎的赖特综合征密切相关。如今，我们认识到赖特综合征只是反应性关节炎的一种。

反应性关节炎的发病机制尚不明确，可能与微生物感染有关，包括沙眼衣原体、肺炎链球菌、沙门氏菌、志贺菌、弯曲杆菌和小肠结肠炎耶尔森菌。此外，艾滋病毒感染者也可发生此病。在机体发生感染后，反应性关节炎的发病率各不相同，一般为 1% ～ 2% 或更低。

临床表现

年轻人出现膝关节和踝关节急性关节炎（上肢受累不常见）时，反应性关节炎是鉴别诊断的重点。反应性关节炎通常伴有不适、发热和体重减轻。

关节炎的急性发作在前驱感染后 2 ～ 6 周，呈不对称性，主要累及膝关节和足部关节，炎症集中在韧带和肌腱附着处（韧带附着端病），如跟腱和足底筋膜附着处。

本病可出现全手指或足趾肿胀，导致指（趾）炎或"香肠指"。与其他 SNS 疾病一样，可能会出现骶髂关节炎导致的下腰痛。

肌肉骨骼外的表现包括无菌性结膜炎，可见于约 40% 的患者。5% 的患者会出现虹膜炎，并可能引起永久性视力障碍。黏膜受累发生在疾病早期，可出现口腔和生殖器溃疡，通常无疼痛感。疼痛性溃疡通常为其他疾病或感染所致。心脏（传导系统和主动脉瓣）和神经（中枢或外周）也可受累，但并不常见。

诊断

反应性关节炎的诊断大多是临床诊断。关节液分析显示白细胞计数 500 ～ 75 000/mm³，主要为中性粒细胞。人类白细胞抗原检测有助于明确诊断，但在急诊不适用。X 线片显示肌腱和筋膜附着处有骨质侵蚀。骶髂关节炎常呈不对称性，但可能无法与强直性脊柱炎的病变相鉴别。

治疗

抗生素对此病收效甚微，这表明该病是一种自行持续的炎症反应所引起。可采用非甾体抗炎药治疗，效果不佳时可选用类固醇激素。一些患者使用硫唑嘌呤和甲氨蝶呤等改善病情抗风湿病药，也可获得较好的疗效。对于关节症状严重者，在排除感染后可由专科医师行关节腔糖皮质激素注射。

肠病性脊柱关节病

高达 20% 的炎性肠病（inflammatory bowel disease, IBD)(包括克罗恩病和溃疡性结肠炎)患者会出现关节炎。这种关节炎可能为外周性分布,主要累及踝关节和膝关节;也可在中轴骨发病,影响骶髂关节。

IBD 相关性脊柱炎与患者的 IBD 分期或病程无关,可能发生在 IBD 症状出现之前。大、小关节均可受累,主要见于下肢。炎症通常发生在肌腱附着处,此为该疾病的标志性特点。在 17% ～ 20% 的 IBD 病例表现为外周关节炎,多呈非对称性。

过去 30 年中,克罗恩病的患病率已经上升到约 75/10 万人。如前所述,外周关节炎主要呈不对称性分布,男女发病率相等,大、小关节均可发病,主要在下肢关节（最常见的是膝关节和踝关节,也包括掌指关节和跖趾关节）中发病;炎症呈游走性和一过性特点,通常在 6 周内消退,但也可能发展为慢性破坏性关节炎。

溃疡性结肠炎患者的周围性关节炎的发病形式与克罗恩病相同,但其患病率较低（5% ～ 10%）。原发病的主要症状通常先于关节症状,但关节和腹部症状也可同时发作,症状出现的时间间隔比克罗恩病更加短。手术切除发病肠段可以对关节症状有治疗作用。

肠病性脊柱关节病的治疗包括全身糖皮质激素和（或）DMARD。这些药物可以改善症状,但无法阻止关节破坏。治疗应在风湿科和胃肠内科医师的共同指导下进行。

银屑病关节病

约 3% 的美国人患有银屑病,其中 1% ～ 39% 患者会出现不同部位的银屑病关节炎（差异很大可能是由于缺乏明确的诊断标准）。此病的临床表现多种多样,可能表现为少关节或多关节受累,呈外周性或中轴性,难以量化。

银屑病关节炎的初始治疗可采用非甾体抗炎药,也可以在风湿科医师的指导下给予 DMARD 和抗肿瘤坏死因子药物。

结节病性关节炎

结节病是一种以非干酪样肉芽肿为特征的慢性全身性炎症性疾病。虽然肺部表现最常见,但急性关节炎也可能为最初表现,难以与其他形式的关节炎相鉴别。

继发于结节病的关节炎通常为寡关节炎,也呈多关节性,单关节炎少见。急性结节病最常累及踝关节和膝关节。对称性踝关节炎为急性结节病性关节

炎具有高敏感度和特异度的诊断依据。最常见发病形式是关节炎合并双侧肺门淋巴结病变和结节性红斑（图 3-14）,这种三联征被称为 Löfgren 综合征。患者通常有非创伤性的关节压痛、肿胀、皮温升高、皮色变红,通常累及关节周围非滑膜组织。症状通常会在数周至数月内缓解,慢性关节炎罕见。

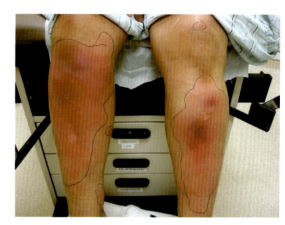

图 3-14　结节性红斑

诊断

患者具有以下 4 种临床特点中的 3 条即可诊断：①对称性踝关节炎；②症状持续时间 < 2 个月；③结节性红斑；④年龄 < 40 岁。X 线只显示软组织肿胀。关节抽液检查可见白细胞计数 < 1000/mm³,细菌培养阴性,显微镜下无晶体。

治疗

非甾体抗炎药为急性结节病性关节炎首选的治疗方法。顽固性结节病性关节炎也可加用类固醇激素。其他治疗方法包括抗疟药、甲氨蝶呤、硫唑嘌呤、环孢素、环磷酰胺和肿瘤坏死因子抑制剂。该病为典型的自限性疾病。

风湿性多肌痛

风湿性多肌痛和颞动脉炎是同一疾病过程的不同表现形式,故两者症状多有重叠。50% 以上的颞动脉炎患者有风湿性多肌痛；相反,1/3 的风湿性多肌痛患者活检中可见颞动脉炎的证据,两者在女性中发病率为男性的两倍,发病年龄 > 50 岁,北欧裔高加索地人中更为常见。最常见的全身症状是发热,其他症状包括乏力、厌食和体重减轻。ESR 通常 > 50mm/h,4% ～ 13% 患者的 ESR 在正常范围。

诊断

风湿性多肌痛的患者年龄常在 50 岁以上,并伴有

肩部、颈部和骨盆周围的疼痛和僵硬。患者主诉下床、穿衣或梳头困难，受累肌肉压痛明显。该病主要依靠临床诊断。

治疗

泼尼松初始口服剂量为 20 ～ 40mg，之后逐渐减药。风湿性多肌痛通常呈自限性，但复发率可能高达 25%。

神经性关节病

神经性（Charcot，夏科氏）关节病神经病变患者的进行性关节病变。Charcot 在 1868 年描述了脊髓结核患者出现此病的情况。其他相关的神经系统疾病包括脑瘫、麻风病、脊髓空洞症、脊髓脊膜膨出和酒精性神经病。糖尿病神经病变为当前最主要的致病原因。据报道，糖尿病人群中该病的发病率为 0.1% ～ 0.4%。神经性关节病好发于足、踝关节，距跗关节为最常发病的部位。

此病的确切机制还存在争议，可能与创伤有关。创伤会引发自主神经功能障碍，导致骨血流量增加和炎症，炎症刺激破骨细胞对骨进行破坏。异常负重也将进一步对骨骼造成损伤。

在病程早期，关节可出现发热、充血，红斑。随着时间推移，足部继而出现肿胀、畸形和关节不稳，感觉丧失和深部肌腱反射消失也较常见。

放射学检查可见两种类型的神经性关节病——萎缩型和肥厚型。萎缩型关节病表现为快速发生的关节破坏和吸收，通常局限于前足，并引起距骨远端骨溶解。随着时间的推移，中足、后足或踝部会出现肥厚型关节病。在肥厚型关节病中，关节周围发生大量炎性细胞反应和骨碎片形成，伴有关节畸形和半脱位。

治疗包括制动和限制负重，以避免进一步的关节损伤。可以使用一些减缓骨破坏的辅助机械装置。必要时也可行关节置换术，但效果往往不理想。急诊的诊疗重点为保护关节，避免进一步的损伤，并转诊至专科接受治疗。

第 4 章
并 发 症

Erik K. Nordquist, MD

骨筋膜室综合征

在美国，每年有近 20 万的骨筋膜室综合征患者。虽然病因很多，但其病程是相同的。

人体中的肌群被筋膜鞘包裹在一个限定的空间或间室内。若间室内的肌肉受伤，随之就会发生肿胀。由于坚韧的筋膜鞘几乎没有扩张的空间，间室内的压力开始增加，最终影响血流灌注，出现不可逆转的肌肉损伤。为了避免肌肉和神经坏死引起的挛缩畸形（如 Volkmann 缺血性挛缩），必须及早发现疑似骨筋膜室综合征的患者。

骨筋膜室综合征最常发生部位是前臂和小腿，其他部位包括手、肩部、背部、臀部、大腿、腹部和足也可受累。

约 70% 的病例发生在骨折之后，其中一半由胫骨骨折引起。其他常见的相关骨折还包括肱骨干骨折、前臂骨折和儿童肱骨髁上骨折。引起急性骨筋膜室综合征的其他原因包括挤压伤、敷料或石膏过紧、癫痫发作、静脉渗液、蛇咬伤、感染、长时间制动、烧伤、急性动脉闭塞或损伤、肌肉过度使用。静脉止血带如果未及时松开，短短 90min 即可造成骨筋膜室综合征。凝血障碍（如口服抗凝剂使用、血友病）的患者患此病的风险增加，并可在轻微创伤后发展为骨筋膜室综合征。

临床特点

骨筋膜室综合征的诊断主要基于临床表现。患者表现出与潜在损伤不成比例的疼痛、感觉异常和肌肉无力。疼痛是最早出现且持续时间最长的症状，无法通过肢体固定缓解。急诊医师要在骨筋膜室综合征其他症状和体征出现之前，通过早期特征及时诊断并采取措施，以防止永久性损伤，这一点至关重要。

被动牵拉患肢疼痛加重是骨筋膜室综合征最可靠的征象。感觉减退是此病第二敏感的体征。对经过受累筋膜室的神经进行的查体显示两点辨识觉或轻触觉减弱。这两种检查方法都比针刺法更敏感。触诊筋膜室可发现缺血节段的压痛和紧张。对于严重肌肉缺血者，远端脉搏和毛细血管充盈度可完全正常，故不能以此排除骨筋膜室综合征的存在。

综上所述，与损伤不成比例的疼痛是最早出现的症状，而受累肌肉被动牵拉痛是最敏感的体征。经过筋膜室的神经感觉异常或感觉减退，也是骨筋膜室综合征发展的重要迹象。任何受伤肢体都应该进行全面的神经检查。一旦考虑骨筋膜室综合征，要立即请骨科会诊。

筋膜室压力测量

筋膜切开术的指征基于相关的临床表现和筋膜室内压力测量。如果怀疑是骨筋膜室综合征，必须进行手术评估，并考虑测量筋膜间室的压力。筋膜室内压力的测量通常使用 Stryker STIC 装置（图 4-1）。

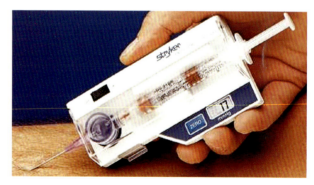

图 4-1 用于测量筋膜室压力的 Stryker STIC 装置
经许可转载自：Reichman EF，Simon RR：Emergency Medicine Procedures. New York：McGraw-Hill；2004.

正常的筋膜室压力低于 10mmHg。当压力 > 20mmHg 时，室内的毛细血管血流会受到影响。传统观点认为当室内压力 > 30mmHg 时，应行筋膜切开术。然而在实验研究中，舒张压较高的患者由于灌注压较高，缺血性坏死的可能性降低。为此，许多专家建议当筋膜室内压力低于舒张压 20～30mmHg（灌注压 =

舒张压 - 室内压）时行筋膜切开术。最近，灌注压 < 30 mmHg 这一标准也因缺乏特异性而受到质疑，假阳性率为 18% ～ 84%。

如果骨科医师建议测量筋膜室内的压力，则应测量患肢所有筋膜室内压力。有时也需多次测量某一筋膜室内的压力，因为有证据表明，同一筋膜室内的不同位置，压力并不相同。仅相隔 5cm 就可出现明显不同的压力读数，故要依据测得的最高压力进行决策。室内压峰值通常在伤后 12 ～ 36h 后出现，因此可能需要在一段时间内进行多次测量。

现正在研究几种非侵入性测量室内压力的方法，包括脉搏锁相环超声、激光多普勒流量测量和近红外光谱分析。

总之，骨筋膜室综合征的诊断具有挑战性。室内压力测量可以作为临床检查的辅助手段，目前筋膜切开术的室内压阈值存在一定争议，人们担心传统观点会造成不必要的筋膜切开。因此，有疑似症状的患者应及时请骨科会诊，进行进一步的检查和临床观察。

治疗

骨筋膜室综合征需要立即行筋膜切开术。延误手术时机会对肌肉和神经造成不可逆损害。一般来说，神经和肌肉可以耐受长达 4h 的完全缺血，而 8h 后就会出现不可逆转的损伤。但有证据表明，延迟接受手术的儿童患者，仍可能获得满意的治疗效果。

除术前准备外，急诊医师必须拆除所有包裹患肢的敷料和夹板，恢复肘部和前臂的伸展体位。患肢应置于心脏水平，以避免因水肿导致的动脉血流量减少和筋膜室内压力增高。也要积极预防和治疗低血压。若是部分移位的肱骨髁上骨折，建议进行骨牵引，如果在 30min 内症状未能缓解，则行手术治疗。医师不能 "观望和等待"，力争在出现不可逆损伤之前恢复血流灌注。患者可能会伴有横纹肌溶解症，从而使筋膜室综合征病情更加复杂，此时应大量补液以维持尿量。

骨髓炎

骨髓炎是由化脓性微生物引起的骨组织化脓过程，好发于 20 岁以下或 50 岁以上的人群。骨感染可继发于以下情况：①血源性播散；②邻近病灶扩散；③血供不足继发感染。骨髓炎伴有骨质破坏，可局限在骨的某一部位，也可累及多个区域，包括骨髓、骨皮质、骨膜和周围软组织。

血源性骨髓炎最常见于儿童，呈急性发作，病灶局限于干骺端，随后可扩散至骨膜下间隙。最常见的受累部位是胫骨近端和股骨远端。成人患者中，最

常见的感染部位是脊柱，多为细菌经血源播散感染所致。

由邻近感染源扩散而来的骨髓炎常发生在创伤 (如开放性骨折或刺伤) 或手术 (如关节置换术或骨折固定术) 之后，常见于手和足。血供不足也是骨髓炎的原因之一，多由糖尿病导致。细菌可由糖尿病患者的足部软组织感染扩散到骨中。成人中，由邻近病灶扩散或血供血不足引起的骨髓炎多呈亚急性或慢性病程。

细菌学

骨髓炎最常见的致病菌是金黄色葡萄球菌 (S Aureus)。病原体因患者年龄而异。新生儿骨髓炎的常见病原体是金黄色葡萄球菌和链球菌，或是流感嗜血杆菌和大肠埃希菌；老年患者多为革兰氏阴性杆菌感染；免疫功能受损的患者可并发真菌性骨髓炎；镰状细胞病患者常由金黄色葡萄球菌或沙门氏菌感染导致骨髓炎。当骨髓炎继发于邻近伤口的细菌直接扩散时，可能存在混合菌群感染 (金黄色葡萄球菌、链球菌和厌氧菌)，如糖尿病患者的足部溃疡。

临床表现

所有形式的骨髓炎的典型临床特征是发热、寒战、局部疼痛和肿胀。儿童患者常出现全身症状，慢性骨髓炎全身症状少见。在病情发展时，伤口周围会出现疼痛、水肿和红斑，大多数出现破溃。患肢呈轻度屈曲体位，被动活动因疼痛而受限。早期患肢无肿胀，随着骨膜下脓肿的发展，出现软组织水肿。最终发展成慢性骨髓炎，皮肤窦道形成，脓性分泌物流出。

对于糖尿病足部溃疡感染者，只要骨显露在溃疡灶上，或无菌棉签轻微探查就可接触到骨，即可认为存在骨髓炎。用棉签探查的方法在糖尿病足部溃疡患者中诊断骨髓炎的敏感度为 87%，特异度为 83%。

诊断

在诊断和治疗骨髓炎时，分离并确定出致病微生物最为重要，但在急诊难以获取这些信息。血源性骨髓炎须做血培养，50% 的病例呈阳性。也可行伤口或窦道的分泌物培养，但由于培养结果多显示定植菌，有时会造成误导。对于糖尿病足患者，表面拭子的微生物培养对诊断无价值。

实验室检查对诊断通常没有帮助，因为白细胞计数不是骨髓炎的敏感指标。90% 的骨髓炎患者红细胞沉降率 (ESR) 增快，但该试验缺乏特异性。若临床上低度怀疑骨髓炎的诊断，红细胞沉降率正常有助于排除骨髓炎。C 反应蛋白 (CRP) 是另一种非特异性炎症标志物，优点是在病程的前 24h 内升高，并在有

效治疗后 1 周内恢复正常。最终，近 90% 的病例需要行骨穿抽液检查才能发现病原体。有时需要进行切开活检才能获得足够的培养组织。

骨髓炎首选的检查是 X 线，但对于骨髓炎早期诊断价值不大，X 线结果阴性不能排除骨髓炎。只有不到 1/3 的出现骨髓炎症状的患者在发病 7 ～ 10d 内存在影像学表现。当患处骨质出现 30% ～ 50% 的钙质流失时，X 线上可见骨质疏松。在感染后 10 ～ 21d 罕有脱钙和骨膜隆起、硬化现象。感染 28d 后，90% 的患者 X 线会出现异常（图 4-2）。感染早期最常见的表现是软组织肿胀，其次是骨膜隆起。成人的骨膜与骨骼黏附得更紧密，因而骨膜隆起在成人中较少见。骨髓炎后期在 X 线上表现为由硬化骨包围的骨溶解区域。

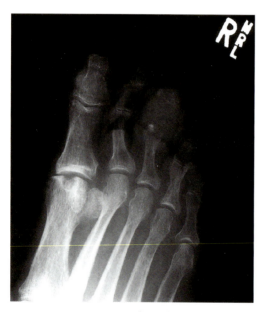

图 4-2　足部骨髓炎

其他诊断骨髓炎的方法包括放射性核素骨扫描、计算机断层扫描（CT）和磁共振成像（MRI）。骨扫描通常在症状出现后 24 ～ 48h 内呈阳性。若骨扫描未见异常，则可排除骨髓炎。CT 比 X 线更敏感，可发现慢性骨髓炎的坏死骨，有助于制订治疗计划。在所有影像学检查中，MRI 诊断骨髓炎的敏感度最高。MRI 也适用于怀疑存在脊柱骨髓炎的患者。

治疗

单独使用抗生素仅能治疗血源性骨髓炎。急诊医师在以下情况下应给予经验性静脉注射抗生素治疗：①血源性骨髓炎；②出现中毒症状；③疑似脊柱骨髓炎；④应骨科医师要求给予部分治疗或骨髓炎复发。抗生素的治疗方案要根据细菌培养的结果调整。甲氧西林敏感的金黄色葡萄球菌可用耐青霉素酶的青霉素治疗，如萘夫西林；耐甲氧西林的金黄色葡萄球菌和凝固酶

阴性葡萄球菌感染者应采用万古霉素治疗。对于包括假单胞菌在内的革兰氏阴性菌感染者或镰状细胞病患者的骨髓炎，可以用氟喹诺酮或第三代头孢菌素治疗。经典的经验用药为万古霉素联合针对革兰氏阴性菌的抗生素。

对于感染扩散或供血不足的成年患者（如糖尿病足），治愈骨髓炎的前提是清除感染骨。患者体内若存在假体或其他外来物，通常需要将其取出。在最后一次清创手术后，患者应接受 4 ～ 6 周的抗生素治疗。

预防

在对创伤患者的治疗中，急诊医师重要的任务是预防可能出现的并发症，如骨髓炎。所以要对开放性骨折进行彻底的冲洗和清创，且通常在手术室进行。应在发生开放性创伤 6h 内及时给予预防性抗生素治疗，抗菌谱需覆盖革兰氏阳性和革兰氏阴性菌，以降低骨髓炎的风险，还要预防性注射破伤风抗毒素。

软组织感染

蜂窝织炎

这种感染发生在皮肤和皮下组织，最常由金黄色葡萄球菌和 β- 溶血性链球菌引起。混合感染在糖尿病患者中尤为常见。因足部刺伤发生感染的患者，致病菌可能是假单胞菌。

此病的临床特征包括感染部位的疼痛、压痛、皮温高、出现硬结和红斑（图 4-3）。淋巴管炎和淋巴结肿大通常也与感染有关（图 4-4）。查体时应触诊有无波动感，以检查是否有脓腔形成。如果怀疑有脓肿形成，则需要进一步完善超声检查或穿刺（图 4-5）。

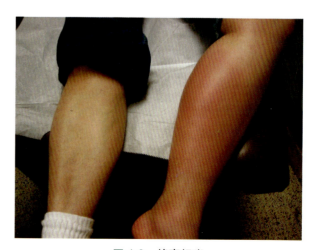

图 4-3　蜂窝织炎

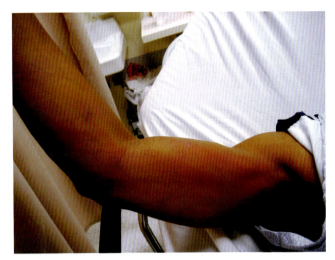

图 4-4 淋巴管炎

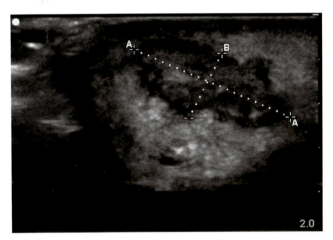

图 4-5 超声显示脓腔形成

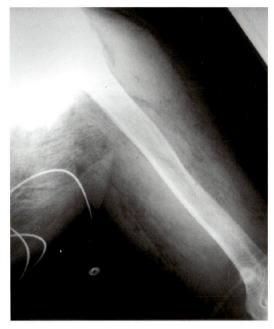

图 4-6 左肩部坏死性软组织感染的 X 线

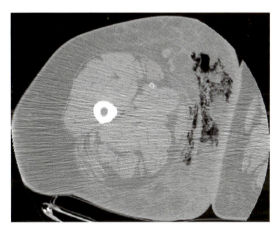

图 4-7 大腿坏死性软组织感染患者的 CT 扫描，可见软组织内出现气体

耐甲氧西林金黄色葡萄球菌和 β- 溶血性链球菌感染的患者，若感染轻微，无中毒症状，且没有免疫功能低下，口服抗生素 7 ～ 10d 即可。对于动物或人咬伤造成的蜂窝织炎，阿莫西林克拉维酸是门诊治疗的首选药物。足部穿刺伤引起的蜂窝织炎应使用环丙沙星或头孢他啶进行治疗。

坏死性感染

坏死性软组织感染的患者通常临床病程较短，如果不及时治疗，病情会迅速恶化为感染性休克，甚至死亡。所有坏死性软组织感染的早期治疗相似，主要原则是早期诊断，早期清创和使用广谱抗生素。X 线可以显示有气体存在（图 4-6）。CT 能更好地明确感染范围（图 4-7），但要避免因检查而延误治疗。

下面介绍两种坏死性软组织感染，即坏死性筋膜炎和梭状芽孢杆菌性肌坏死。两者在感染深度和致病微生物方面有所不同。

坏死性筋膜炎

该病是一种罕见的、极为严重的软组织感染，可发生于四肢、腹部或会阴的浅筋膜。危险因素包括免疫功能低下（如糖尿病）、外周血管疾病、静脉注射毒品、高龄，以及近期发生的创伤或手术。根据病原体不同，可分为两种类型。

I 型坏死性筋膜炎由多种细菌感染导致，占坏死性筋膜炎的大多数。革兰氏阳性菌、革兰氏阴性菌和厌氧菌的共同作用造成广泛的组织破坏。该型早期可被误诊为单纯性蜂窝织炎或脓肿。皮肤表现从早期的轻度红斑，发展为伴有恶臭的、出现水样分泌物的红紫色水疱。与皮肤感染程度不成正比的疼痛十分常见。皮下组织中有时也会有气体存在。会阴部的坏死性筋膜炎称为"富尼埃坏疽"（图 4-8）。

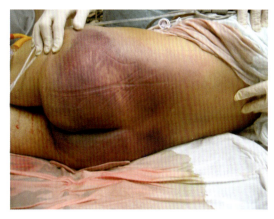

图 4-8 Fournier 坏疽

Ⅱ型坏死性筋膜炎由单一致病菌引起，最常见的是 A 组链球菌。该型占坏死性筋膜炎的 25%～45%。一些链球菌的亚型毒力很强，有学者将其称之为"肉食性细菌"。Ⅱ型坏死性筋膜炎更多发生在较年轻、健康、没有易感性疾病的患者中。超过 1/3 的患者无法确定感染途径。该型的特征性表现包括进展迅速的软组织坏死，皮下积气罕见，以及常伴有链球菌中毒性休克综合征。

坏死性筋膜炎的诊断主要基于临床表现。要保持对此病的高度警惕性，以避免延误治疗时机。辅助检查可以提供一定的诊断支持。但目前唯一确诊坏死性筋膜炎的方法是手术探查。CT 能够发现坏死性筋膜炎的一些征象，如深筋膜增厚、强化、浅筋膜内及周围软组织出现液体和气体。虽然 CT 的诊断价值远高于X 线，但是其敏感度也低于 80%。最新数据显示，新一代 CT 扫描仪诊断坏死性筋膜炎的敏感度有很大提高。MRI 诊断此病的敏感度相当高，但受限于完成检查、获得结果所需时间较长，诊断的特异度低，所以并不适用。超声对于诊断坏死性筋膜炎的价值还有待进一步研究。目前有一个评分系统（坏死性筋膜炎实验室风险指标，LRINEC），根据坏死性筋膜炎的发生风险将患者分为的低、中、高风险三类。评分包括 C反应蛋白、白细胞计数、血红蛋白、血清钠浓度、血清肌酐和血糖水平。该评分在早期研究中显示出较大价值，但随后的数据显示其敏感性不足，限制了临床应用。

对坏死性筋膜炎的治疗包括早期清创和应用抗生素。可选的抗生素包括碳青霉烯类或 β- 内酰胺类（β-内酰胺酶抑制剂和克林霉素），联合针对耐甲氧西林的金黄色葡萄球菌的药物，直到获得细菌培养结果。

梭状芽孢杆菌性肌坏死（气性坏疽）

该病是由产气荚膜梭菌或败血症引起的严重的肌肉坏死性感染。最常见的诱因包括创伤和手术。此病的突出特征是皮下积气和捻发音，这在其他坏死性软组织感染中也可出现。此病的专有特征包括皮肤呈棕红色，有大疱形成，产生大量恶臭分泌物。梭状芽孢杆菌性肌坏死发展迅速，细菌潜伏时间少于 24h。

早期治疗是及时进行手术减压和清创，并使用广谱抗生素。在明确病原体后，选用青霉素和克林霉素治疗。尽管缺乏随机对照试验，但相比于其他形式的坏死性软组织感染，应用高压氧舱治疗此病更为有效。

复杂性局部疼痛综合征

复杂性局部疼痛综合征（complex regional pain syndrome，CRPS）旧称反射性交感神经营养不良，是一种创伤、感染或手术后出现的肢体疼痛现象。此病的高发年龄在 55～75 岁，女性发病率与男性之比为 3.5∶1。该病常见于上肢。有时在发生轻微创伤后也会发生此病，例如静脉穿刺或肌内注射。10% 的患者无明确诱因。

CRPS 的病理生理学机制尚不完全清楚。目前已确定 3 条主要的病理生理途径：异常的炎症机制、神经源性炎症和中枢神经系统异常的痛觉适应性改变。本书不对以上途径做详细阐述。

CRPS 的诊断主要基于病史和体格检查。远期或近期的外伤史及随后出现的特征性三联征提示存在复杂性局部疼痛综合征（CRPS）。三联征包括自主神经、感觉和运动功能障碍。在急性期，患肢出现"灼烧"或"撕裂"样疼痛，患处皮肤呈红色，皮温高（偶尔无变化），伴有肿胀，出现皮肤触痛和痛觉过敏，汗腺分泌功能异常，皮肤、头发和指甲生长速度改变，也有可能出现肌无力。随着病情发展，症状可出现改变，但疼痛始终存在，范围可能向周围扩散。患者还可能会出现麻木感、自主运动障碍、四肢发冷、肌张力障碍、肌肉震颤和肌阵挛。布达佩斯标准可用于评估症状和体征，以确定 CRPS 的诊断。X 线通常显示骨密度降低。

在受伤后 1 年内开始治疗的 CRPS 患者中，症状有显著改善者约占 80%，但在 1 年后接受治疗的患者中，只有约 50% 的患者症状得到显著改善。早期治疗对于改善此病预后至关重要。

对 CRPS 的治疗可采用多种方法。物理治疗是主要的治疗手段，比药物治疗更重要。通常用于治疗CRPS 的药物包括非甾体抗炎药、抗惊厥药物（加巴喷丁、普瑞巴林）、双膦酸盐（降钙素）、口服糖皮质激素、三环类抗抑郁药（阿米替林、去甲替林）、α 肾上腺素能阻滞剂和钙通道阻滞剂。但阿片类药物减轻疼痛的作用微乎其微。对早期治疗无效的患者须采取侵入性治疗，如鞘内注射、交感神经切除和脊髓刺激。

也可应用认知行为疗法。此病虽不需要紧急治疗，但急诊医师有责任关注此病，并将患者转诊到相关科室，使患者能够早期接受治疗。

急诊医师在预防 CRPS 方面具有重要作用。研究表明，早期制动可以降低 CRPS 的风险。此外应用高剂量的维生素 C（500mg/d，持续 50d）可以降低桡骨远端骨折患者发生 CRPS 的风险。

脂肪栓塞综合征

几乎所有骨盆或长骨骨折的患者都会发生脂肪栓塞。然而，仅有 0.5% ～ 10% 的患者出现脂肪栓塞综合征（fat embolism syndrome，FES）的症状和体征。目前认为 FES 的死亡率约为 10%。FES 的典型特征是呼吸功能不全、大脑受累和点状皮疹，通常在受伤后 72h 内出现。这种情况好发于年轻的多发伤患者，在儿童或上肢骨折患者中罕见。与闭合性骨折相比，开放性骨折不太可能发生 FES，因为前者在骨折部位更有可能出现较高的压力。

关于 FES 的病因主要有两种理论。骨折后，骨髓内的脂肪释放到静脉循环中，这些脂肪滴最终栓塞到末梢器官，如肺、脑和皮肤。末梢毛细血管床的机械性阻塞，是 FES 的一个潜在的损伤原因。然而，从受伤到出现症状存在 24 ～ 72h 的延迟，不能单纯用机械性阻塞来解释。因此出现了第二种假说，即脂肪栓子引起炎性级联反应，对末梢器官组织造成损伤。在这一理论中，脂肪栓子被代谢成游离脂肪酸，脂肪酸浓度较高时，就会引发炎症反应，损害末梢器官。尽管严重骨折患者似乎更容易出现该综合征，但是目前尚不清楚为什么 FES 只发生在部分患者中。

临床表现

该病的潜伏期为伤后的 12 ～ 48h。肺部受累是最早出现的特征，有 75% 的患者存在肺部受累的现象，主要表现为呼吸急促和呼吸困难，易与肺栓塞相混淆。患者会出现缺氧表现，PaO_2 常 < 60mmHg。查体可闻及肺部湿啰音。病情为轻、中度的患者的胸部 X 线片正常，但病情严重者会出现双侧弥漫性肺水肿。轻度 FES 的高分辨率 CT 表现为磨玻璃样影。在 FES 患者中，10% 的患者需要机械通气。多数 FES 患者的肺功能在 1 周内可以完全恢复。

烦躁、神志不清、抽搐等神经系统症状可能出现。脑部的脂肪栓塞引起的长时间昏迷也有报道，但在大多数病例中，症状会自动缓解。但大脑高级皮质功能的恢复较慢。颅脑 CT 扫描可见脑水肿表现，也可能完全正常。MRI 通过显示分水岭区域的异常高信号对脑部的脂肪栓塞的诊断有很大帮助。

在 20% ～ 50% 的 FES 患者中可见皮肤瘀点。一般认为，由于脂肪的密度低，更容易栓塞到非负重部位，因此瘀点最早见于腋窝前褶皱处、颈部、胸部的前表面，也可出现在颊黏膜和结膜中。FES 患者皮疹的分布和严重程度也不相同，通常在 1 周内就可消退。

FES 的诊断基于临床表现。具有相关病史者出现缺氧和神经系统症状，并伴或不伴有较少见的点状皮疹时，应怀疑是 FES。鉴于 FES 的症状和体征是非特异性的，在治疗疑似 FES 患者的同时，要考虑并排除其他可能的诊断。现有的几个诊断标准，如 Gurd 和 Wilson 标准，由于缺乏相关的验证研究，还没有得到广泛应用。该病的实验室检查结果可显示为非特异性的贫血、血小板减少或红细胞沉降率增快。

治疗

治疗原则是预防和早期发现。近年来，早期复苏、患肢制动和手术治疗降低了 FES 的发生率。在伤后 24 ～ 48h 内，对骨折行切开复位内固定术可减少脂肪栓塞的发生。在 FES 患者中，仅须支持性治疗的轻症占 1/3。对于脂肪栓塞继发的呼吸衰竭的处理与成人呼吸窘迫综合征类似。给予吸氧治疗，使 PaO_2 保持在 70mmHg 以上。无足够的证据表明类固醇激素对治疗该病有效，但一些专家仍建议对于危重患者给予全身性糖皮质激素。治疗的主要方法是尽早给予呼吸支持和液体复苏。

第 5 章
影 像 技 术

Joy L. English, MD

在评估大多数的急性肢体损伤时，除病史和体格检查外，X 线片是重要辅助手段，但前提是保证拍片质量。在拍摄 X 线时，至少需要拍摄两个垂直视图，才能充分地观察和描述骨折。在对腕部、手、踝和足的小关节显像时，常须拍摄斜位。X 线摄片范围还应覆盖骨折上方和下方邻近关节，这样才能排除脱位、半脱位或其他骨折的存在。

另外包括超声、计算机断层扫描（CT）、磁共振成像（MRI）和 X 线透视检查等几种影像技术可提供 X 线片难以获得的信息，可以与 X 线片结合应用，并且对于某些肌肉骨骼疾病的作用优于 X 线片。本章将阐述这些技术及其适用情况。

超声

超声在急诊医学领域发挥着越来越大的作用，对于骨科方面的作用也在不断增加。软组织和肌肉骨骼的超声是目前公认的 11 个主要的急诊超声应用之一。与传统的成像方法相比，超声具有几个优势，包括便携性、能够对患处进行动态成像、易于将患侧发现与健侧进行比较、无辐射。对于易受辐射影响的儿科患者，相较于 CT 检查时的大剂量电离辐射，超声就显得更加重要了。

急诊科常见的肌肉骨骼系统超声的应用为评估肌腱、肌肉、关节积液、识别异物和手术指导。有几项研究证明了超声在创伤中的作用，特别是评估骨创伤。在评估骨折时，超声可与 X 线检查结合应用，甚至对于某些类型的骨折超声的诊断作用优于 X 线，如肋骨骨折和舟状骨骨折（图 5-1）。最近的研究表明，在缺乏其他影像技术的情况下，如在战场或偏远地区，超声对于诊断四肢骨折具有很大作用。急诊条件下超声的作用也越来越大，可用于对肌肉骨骼感染的评估。超声对软组织层次的定位能力有助于鉴别真皮、关节、滑囊或肌肉中出现液体的疾病状况。因此，超声可用于鉴别单纯性脓肿、化脓性肌炎、化脓性滑囊炎、腱鞘炎、关节积液和骨髓炎相关的骨膜下积液。

肌肉骨骼的超声成像技术

以下是对肌肉骨骼系统的超声成像技术的概述，此项技术很有价值，并且易于在急诊操作。这里重点关注正常的影像表现，如何获取图像及识别异常表现。如果

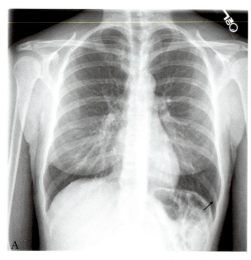
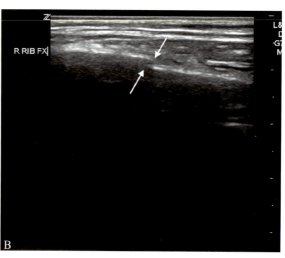

图 5-1　肋骨骨折 X 线片与超声的比较

A. 外伤后左侧胸膜疼痛患者的胸部 X 线片未见异常（箭头指向隐匿性肋骨骨折的位置）；B. 超声显示肋骨骨皮质断裂（箭头）

超声检查时发现了异常，则应行病理学检查，并进一步采取其他成像技术、实验室检查或邀请专家会诊。

大多数急诊科采用的是带有 7 ～ 12MHz 的高频线性探头的超声成像系统。该探头是浅表（深度＜ 3 ～ 4cm）肌肉骨骼成像的理想选择，能够提供良好的近场分辨率，较少穿透到更深层次的结构（图 5-2A、B）。如果需要对深部组织（深度＞ 3 ～ 4cm，如髋部）进行成像，则应使用 2 ～ 5MHz 的低频弧形探头（图 5-2C、D）。典型的超声束宽度为 0.2 ～ 1mm，因此，必须仔细检查肌肉骨骼的结构，以免忽略微小的异常。无论评估何种结构，都应在该结构的纵轴和短轴上分别进行观察。当评估的部位较小或具有异常轮廓时，采用支撑垫或水浴的方法能够增强超声波的穿透力，从而提高成像质量（图 5-3）。

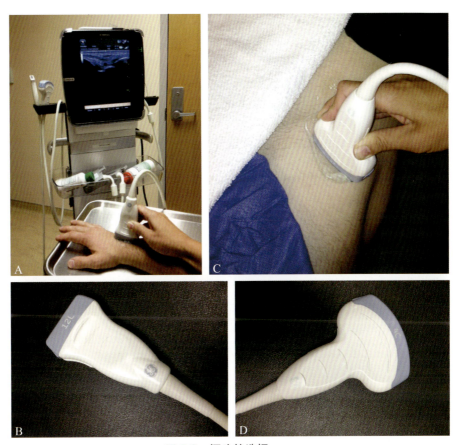

图 5-2　探头的选择
A，B. 用于浅表成像的线性探头；C，D. 用于深部成像的弧形探头

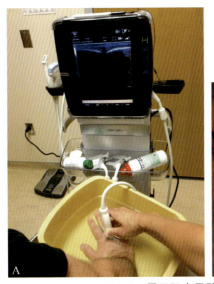
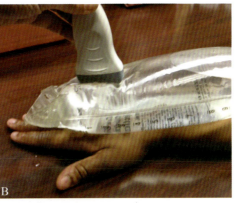

图 5-3　用于肌肉骨骼超声检查的辅助设备
A. 借助水浴行超声检查显示掌指关节；B. 防护垫内含有 1L 的生理盐水

肌腱评估

超声可用于检查外伤性肌腱断裂及肌腱和腱鞘感染。检查时最好选用线性探头，并在肌腱的长轴和短轴上进行综合评估。在长轴上，肌腱表现为线性纤维样的回声，连续性完整（图5-4A）。正常线性结构的破坏通常表现为低回声区，提示需要进一步考虑急性断裂（图5-4B）。针对肌腱的超声动态成像检查可以发现静态成像时难以辨认的血肿或断裂部位，故更具价值。

因为肌腱表现出的各向异性，所以要保证超声波束与肌腱垂直，也就是超声探头的移动轨迹应平行于目标结构。当超声波束和肌腱彼此不垂直时，就会产生伪影，表现为肌腱内的暗区，很容易被误诊为病理结构（图5-4C）。

怀疑肌腱感染时，腱鞘内任何＞2mm的液体都是异常表象，提示存在腱鞘炎（图5-5）。

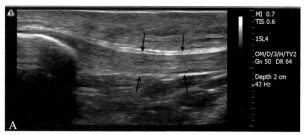

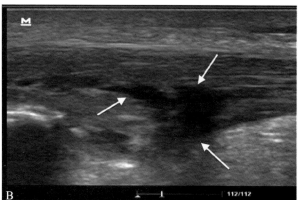

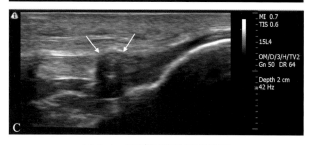

图5-4 肌腱损伤的超声检查

A.正常的髌腱长轴；B.髌腱长轴可见较大的撕裂（50%～60%）；C.髌腱完全伸展时显示的各向异性

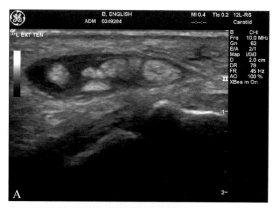

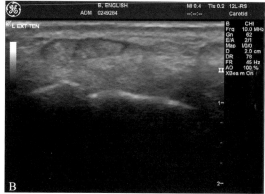

图5-5 肌腱感染的超声检查

A.腕部伸肌腱鞘炎，单个伸肌腱周围存在无回声液性暗区；B.对侧正常的肌腱作为对比

肌肉评估

超声可用于检查肌肉撕裂及肌炎、脓肿等感染。检查时，需要根据受累肌肉的深度选择线性或弧形探头，并在肌肉的长轴和短轴上综合评估。肌肉的形态在超声下呈低回声到中性回声不等，并且由高回声的筋膜鞘包裹（图5-6）。超声动态成像能提供关于肌肉结构和功能的重要信息。超声显示正常肌纤维组织被破坏或肌肉收缩不良时，提示存在肌肉撕裂（图5-7）。与对侧肌肉相比，肌腹整体扩大，失去正常结构并且呈弥漫性低回声提示存在肌炎（图5-8A）。当肌腹内出现界限分明的无回声或低回声区域，并且存在相关病史时，应考虑肌肉脓肿或血肿形成（图5-8B）。

关节评估

超声有助于诊断关节积液。线性探头适用于大多数关节，但髋关节需要采用弧形探头。正常的关节均含有少量的生理性关节液。任何超出生理量的关节液应通过关节穿刺及关节液分析进行评估，以排除感染或其他炎症（图5-9）。表5-1为超声下关节液的正常标准（以mm为单位）。超声还可用于关节积液与其他软组织异常的鉴别诊断。

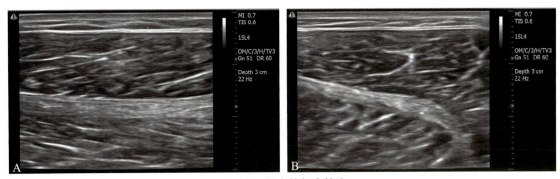

图 5-6　肌肉的超声检查

A. 长轴上的正常肌肉组织；B. 短轴上的正常肌肉组织

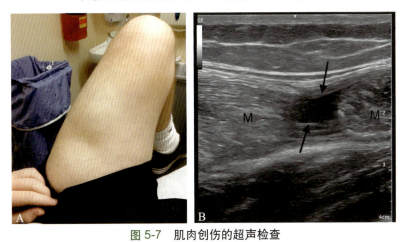

图 5-7　肌肉创伤的超声检查

A. 查体提示肌肉撕裂；B. 慢性肌肉撕裂，肌腹（M）位于外侧，血肿（箭头）位于内侧

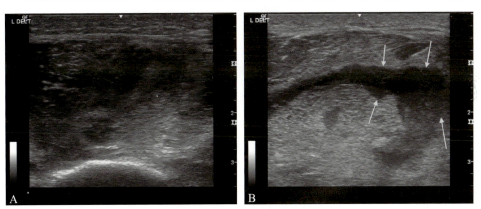

图 5-8　肌肉感染的超声检查

A. 在短轴上可见肱二头肌边缘模糊和大片低回声区域，提示存在肌炎；B. 肱二头肌炎伴脓肿形成（箭头）

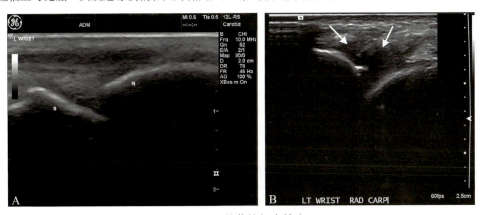

图 5-9　关节的超声检查

A. 正常的腕关节超声（S. 舟骨；R. 桡骨）；B. 腕关节积液表现为关节间隙无回声扩张（箭头）

表 5-1　超声下正常的关节间隙

关节	正常关节间隙（mm）[a]
上肢	
肩关节，后方关节间隙	2～5
肘关节，前方或后方关节间隙	1～2
腕关节，掌侧或背侧关节间隙	＜1
下肢	
髋关节，前方关节间隙	5（或比对侧相差＜2mm）
膝关节，髌骨上方关节间隙	1～2
踝关节，前方关节间隙	1.8～3.5

a. 高于正常值表明存在积液

骨骼评估

超声可用于检查骨折或骨折的继发征象。操作时使用高频线性探头，在长轴和短轴上对骨骼进行综合评估。骨皮质显示为连续的线性高回声，并伴有后方声影（图 5-10）。当骨皮质有任何断裂或弯曲时，应怀疑存在骨折。超声也可用于识别 X 线中不明显的骨折继发征象，如骨周围的软组织水肿或骨折邻近部位的血肿形成（图 5-11）。

异物检测

超声可用于识别软组织内的异物。对于传统的 X 线及透视不易观察的异物（塑料和木头），超声可借助高频探头更好地进行识别。在一个实验模型中，超声识别出木头和塑料异物的敏感度为 83%，特异度为 59%。急诊医师经过培训后，可达到与超声技师及影像科医师相似的诊断率。

手术指导

超声对于肌肉骨骼系统操作的作用越来越大，适用于骨折复位、关节穿刺抽液、关节注射、血肿及周围神经阻滞等。最近的研究表明，超声有助于儿童前臂骨折的复位。对于血肿阻滞，超声引导也被证明优于依据解剖标志确定入路的方法，更有利于骨折复位。超声引导下的膝关节穿刺抽液可以减少疼痛，提高医师对操作的信心，还能抽取更多的关节液用以进一步分析。超声引导下的周围神经阻滞目前广泛应用于急性骨外伤和关节脱位等情况，与上肢损伤的程序性镇静相比，这项技术可以减少患者的急诊住院时间。

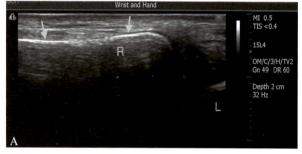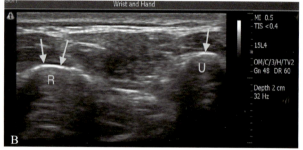

图 5-10　骨的超声检查
A. 长轴上的正常骨皮质（R. 桡骨）；B. 短轴上的正常骨皮质（R. 桡骨；U. 尺骨）

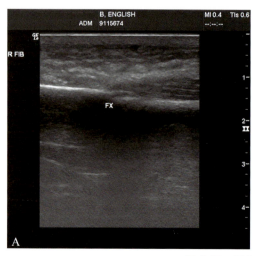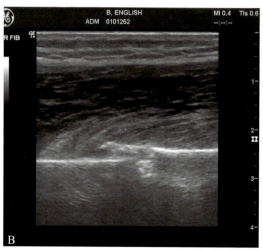

图 5-11　骨创伤的超声检查
A. 腓骨骨折伴骨皮质中断及软组织肿胀（FX. 骨折）；B. 腓骨骨折伴骨皮质中断、软组织肿胀

计算机断层扫描

计算机断层扫描（CT）的进步扩大了其在骨骼和软组织损伤方面的应用。随着多排螺旋CT扫描的出现，CT的拍摄速度和分辨率都得以提高，此外计算机三维重建技术也有助于诊断。CT在骨科急诊中的主要作用是评估创伤、软组织感染和肿瘤。

创伤

CT评估肢体创伤有两个主要作用。一是检查临床可疑但X线片阴性的骨折，二是确定已发现骨折的严重程度。表5-2概述了螺旋CT在创伤骨科的优势。此外，CT还有助于检查四肢软组织内的异物（图5-12）。

表 5-2　CT 在特殊部位创伤中的应用价值

应用部位	使用优势
肩部	提高与肩关节脱位合并骨折的诊断率 用于肩胛骨细微骨折的检查 确定肱骨近端骨折块的旋转和移位，利于手术决策
胸锁关节	发生后脱位时对于大血管损伤的检查诊断常见的合并损伤，如肋骨和肩部骨折[a]
肘部	有助于隐匿性骨折的诊断
腕部	发现手舟骨和月骨隐匿性骨折的效果优于X线片
骨盆	髋臼隐匿性骨折的检查 检查合并的血管损伤（诊断出活动性出血的敏感度为84%，特异度为85%）更好地显示骨盆后部的损伤[a]
髋部	关节内骨折块和股骨头表面病变的诊断 隐匿性无移位骨折的诊断
膝	能够更好地确定骨折塌陷（如胫骨平台、股骨髁部） 有多达50%的患者，在行CT检查后改变了治疗计划
踝和跟骨	检查关节间隙是否增宽比X线片更敏感 用以明确特定病例的手术适应证和手术计划[a]
颈椎	对于临床上重要的骨折，与X线片相比，极大地提高了诊断的灵敏度

CT. 计算机断层扫描

a. 可使用静脉造影剂

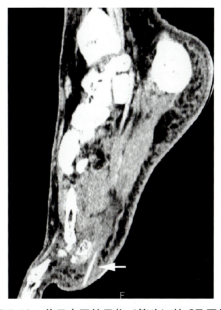

图 5-12　前足内牙签异物（箭头）的 CT 图像

CT可用于骨盆骨折的评估。与普通的X线相比，轴向显像的CT可以更好地显示骨折的前后移位。CT还可很好地观察髋臼，从而指导骨折切开复位的手术方式。但是，考虑到辐射暴露和成本，不应在所有骨盆骨折中常规使用CT。不涉及髋臼的简单骨折和稳定性骨折通过X线片即可充分评估。

CT还可用来评估无移位的股骨头和股骨颈骨折。轴位图像能很好地显示股骨头及其与髋臼的关系。使用高分辨率CT可以发现X线片上不可见的关节面骨折块或移位。

CT和MRI能更好地对骨骺、骺板和干骺端骨折进行Salter分型，也使得对于以上结构的生长障碍和损伤的评估更为容易。

软组织感染与肿瘤

通过静脉注射造影剂，螺旋CT提高了检查软组织炎症和感染的敏感度。CT能显示病变所涉及的范围，帮助临床医师制订手术与治疗方案。CT还可以协助诊断坏死性筋膜炎、肌内脓肿、肌炎、化脓性肌炎和骨髓炎。

CT已被证实是评估四肢骨和软组织肿瘤的非常有价值的手段。此前，急诊医师需要转诊疑似的骨肿瘤患者，随着CT的普及，在初步评估中就可对肿瘤进行常规的CT检查。CT虽然无法明确诊断，但可提供肿块的密度，肿块与正常骨、神经和血管的关系以及术后患者是否复发等重要信息。在检查四肢肿瘤时，放射性核素扫描和MRI更为灵敏，而CT在发现骨皮质破坏和钙化方面更具优势。

磁共振成像

急诊很少对四肢损伤的患者行 MRI 检查，但是在评估急性肌肉骨骼创伤时，MRI 的应用日益增多。

相较其他成像技术，MRI 可以识别骨的隐匿性创伤，如舟状骨骨折和股骨颈骨折。MRI 检查可以发现骨挫伤、应力性或不完全性骨折以及骨软骨骨折等。越来越多的证据表明，MRI 能够比骨扫描更快地发现隐匿性骨折，且特异性更高。

MRI 对于许多软组织损伤的诊断也是必不可少的。MRI 能够敏感地发现膝关节外伤后韧带及半月板的损伤。在肩部，MRI 可评估肩袖、关节盂上唇及肱二头肌腱的完整性。在踝部，MRI 可以评估韧带及韧带联合损伤，这些损伤在 X 线及超声下往往不易发现。然而，急诊对上述损伤行 MRI 检查并不常见，除非存在明显的诊断困难，怀疑存在其他的病理情况（如血管或神经损伤）。

X 线透视检查

X 线透视检查通过 X 射线束照射连接图像增强器和监视器的荧光板而完成显像。急诊适用的 X 线透视机，也就是"C"形臂，价值 30 000 ～ 60 000 美元（图 5-13）。X 线透视检查的主要优点是能够实时观察解剖结构。在评估骨损伤时能达到与 X 线片相同的作用，除此之外还可以帮助医师从多个视角观测骨折断端的移动。此外，通过消除了科室外 X 线检查的需要，缩短了患者的急诊诊疗时间。

X 线透视检查能够实时观测的优势适用于异物取出、骨折复位及复杂关节穿刺。与常规 X 线片相似，X 线透视检查可以有效识别砾石、金属和玻璃，但难以发现塑料和木头。该技术易于临床医师学习，并且不易遗忘。对于不透射线的异物，医师可以通过观察透视下异物与器械的关系来取出异物，也可以通过摆放患肢的位置进行透视，获得三维图像，从而定位和取出异物。

X 线透视检查同样适用于骨折的复位。使用便携式 X 线透视检查设备，可以立即确认骨折是否充分复位，而无须再次前往放射科拍片，减少了 30% 不必要的放射检查。该技术提高了骨折复位的成功率，减少了对程序性镇静的需求。

X 线透视检查也存在一定的辐射量，但要比传统的 X 线少得多，仅为其 1/2。辐射测量表明，使用便携式急诊 X 线透视仪的临床医师每天在距离设备 1m 处连续工作 2h，受到的辐射量仍低于规定的放射科技师辐射暴露的最大剂量。虽然这一结果令人欣慰，但大多数操作是在 1m 内的距离进行的，因此建议穿戴防辐射服，可减少 85% 的辐射暴露。

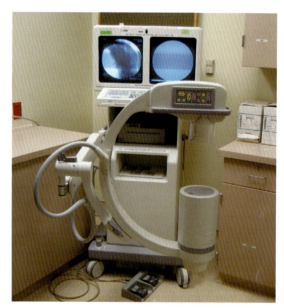

图 5-13 急诊使用的便携式透视机（"C"形臂）

第 6 章
儿 童 骨 科

Ghazala Q. Sharieff, MD

总论

儿童常见的肌肉骨骼损伤与成人不同。由于儿童的韧带较骨骼更为坚韧，骨折比扭伤、脱位和拉伤更常见。本章将讨论儿童特有的骨与软组织损伤。

以下是常用于儿童骨科的专业术语：
- 骺板：在 X 线片上呈透明的软骨性生长板。
- 骨骺：长骨末端的次级骨化中心，由骺板将其与骨的其余部分分开。
- 骨突骨骺：肌腱附着点处的次级骨化中心。
- 骨干：长骨的皮质骨轴。
- 干骺端：骨干与骨骺连接处增宽的部分。

对患儿病情的评估

首先要仔细触诊未受伤的肢体，获取患儿的信任。还要确认父母或监护人所叙述的病史是否与观察到的损伤一致，判断是否有虐待儿童的迹象。

当患儿哭闹时，很难发现细微的骨折。查体时，触诊未骨折部位相较患处对患儿的刺激小。医师在触诊时动作要轻柔，但也要有足够的触诊压力，以便发现异常。

肢体神经功能往往难以评估。可以用针刺法来评估神经是否完全损伤。两点辨别试验有助于评估手和手指的远端神经功能。此外，当手指在温水中浸泡约 10min 后，皮肤出现皱纹说明神经功能完好。评估肢体的血管状态时，由于皮下脂肪的存在，脉搏可能难以触诊，故应重视评估和记录毛细血管再充盈的时间。

放射学检查

必须拍摄至少 2 个相互垂直角度的 X 线片，图像应包括长骨两端两个关节的完整肢体全长，才能满足评估病情的需要。尤其是在寻找细微的骨折时，相同受伤部位的双侧对比 X 线片也十分重要，应仔细评估

对比 X 线片中的骺板。此外，前后脂肪垫征象也有助于识别细微骨折（图 6-1）。评估骨化中心难度较大，医师必须了解这些骨化中心出现的时间（图 6-2）。

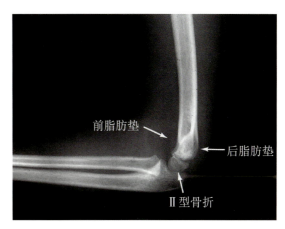

前脂肪垫

后脂肪垫

Ⅱ型骨折

图 6-1　X 线侧位图上的肘部细微的 Salter Ⅲ 型骨折。注意前、后方的脂肪垫

Salter-Harris 分型

Salter-Harris 分型是针对骨骺骨折的分型（图 6-3，图 6-4）。这是一个放射学分型，与组织结构无关，也与骨折损伤机制或严重程度无关。

Salter Ⅰ 型是指经骺板的骨折。骨折移位可大可小，但骨折线没有向近端或远端延伸。无移位的 Salter Ⅰ 型骨折在急诊 X 线上表现不明显，因此密切关注可疑的临床表现是诊断的关键。患者通常会出现沿骨骺环形分布的压痛。此型骨折常发生在胫骨和腓骨的远端，受伤机制可能与踝关节扭伤相同，但无任何韧带压痛。儿童的手和手指也可发生此型骨折。

Salter Ⅱ 型是指经过骺板并继续延伸至干骺端的骨折。大部分骨骺骨折为此型，无移位者一般不会影响骨的生长。

Salter Ⅲ 型是指骨折经过骺板延伸至骨骺，常见于骨骺已部分闭合的较年长儿童。这类骨折应及早就诊，以便仔细、精确地复位。

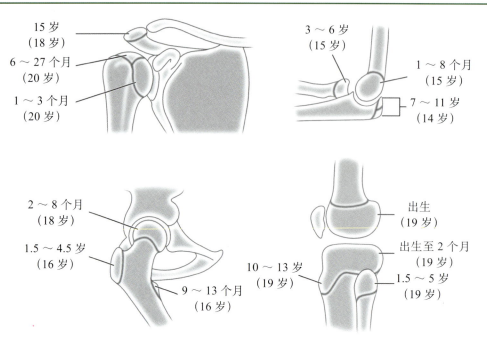

图 6-2　人体主要关节的骨骺区。在 X 线片上出现骨化中心的年龄，以月或年为单位。括号中为骨化中心闭合时的年龄

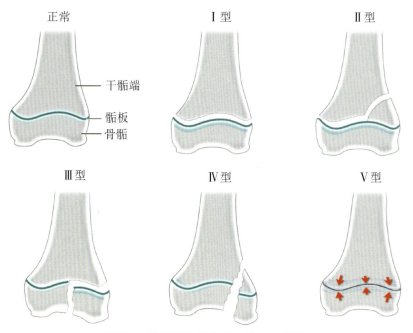

图 6-3　骨骺损伤的 Salter-Harris 分型

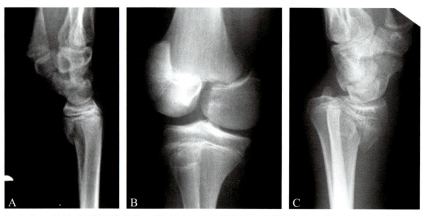

图 6-4　A. Salter Ⅱ 型桡骨远端骨折；B. Salter Ⅲ 型股骨内侧髁骨折；C. Salter Ⅳ 型桡骨远端骨折

Salter Ⅳ型是指骨折线穿过干骺端、骺板和骨骺的骨折。此型骨折需要解剖复位，以避免形成骨骺和干骺端之间的骨桥。骨折和随后出现的骨桥可能会导致部分或完全的骨生长停滞。

Salter Ⅴ型是指骺板的压缩性骨折，是最严重的骨折类型。幸运的是，Salter Ⅴ型骨折仅占全部骨骺骨折的 1%。此型骨折往往在受伤时不易被察觉，直至骨生长停滞才得以诊断。患侧与健侧肢体的比较有助于明确诊断。

涉及骺板的骨折主要风险是骨生长延迟，甚至停滞。Salter Ⅰ型和Ⅱ型骨折出现骨生长障碍的风险最低，但是Ⅳ、Ⅴ型骨折很有可能影响骨骼的生长。儿童骨折后的骨生长障碍并不局限于骨骺骨折。一般来说，无论哪种类型的骨折，受伤时暴力越大，影响骨生长的可能性就越大。

儿童特有的骨折

儿童的骨骼比成人更有韧性，可经受更大的弹性形变，因此不容易发生骨折，但会出现成人中不存在的微小骨折。这些微小骨折在 X 线上常难以发现，但患儿可有疼痛表现，这表明骨或关节受到了严重的创伤。

环（扣）状骨折是压缩暴力造成的骨损伤，发生在干骺端附近（图 6-5）。环状（扣状）骨折非常常见，属稳定性骨折，固定后很容易愈合，并发症罕见。

青枝骨折是一种不完全性骨折，是骨的张力侧受到形变压力而导致的骨折（图 6-6、图 6-7），常出现成角畸形，可能需转化成完全骨折以纠正畸形。

弯曲形变是骨在受伤后发生的塑性形变，不能自行复原，最常发生的部位是腓骨和尺骨。如果邻近骨存在骨折，弯曲形变会增加骨折复位的难度。

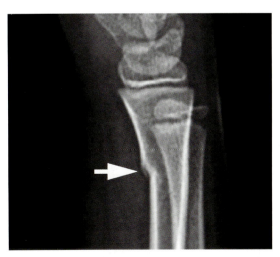

图 6-5　环状（扣状）骨折

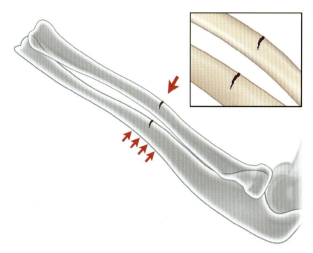

图 6-6　青枝骨折的损伤机制

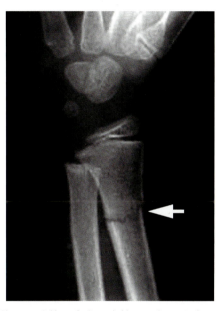

图 6-7　桡骨远端的不完全（青枝）骨折。注意尺骨的弯曲形变

根据骨折的受伤机制，有时轻微的骨折移位也会导致严重的软组织损伤和内脏损伤。因此，与成人相比，儿童轻度移位的骨盆骨折可能会合并更严重的膀胱、骶丛神经或尿道损伤。

儿童的关节损伤

儿童创伤性关节脱位罕见，但髋股关节除外。儿童的韧带附着在骨骺上，而且比骨更坚韧，过度用力常会造成骨骺损伤，而非韧带损伤或脱位。

脊柱

颈部损伤

由于儿童头部相对较大且韧带松弛，颈椎损伤的程度随年龄而变化。因此当幼儿受伤时通常会对 C_1 到 C_3 施加高扭矩和剪切力。儿童中，最常见的致伤原因是摔伤；而在青少年中，运动损伤和机动车事故则更为常见。Leonard 等发现了 8 个与颈椎损伤相关的因素，包括精神状态改变、局灶性神经病变、颈部疼痛、斜颈、躯干严重损伤、易致颈椎损伤的条件、跳水和严重的机动车事故。若存在 1 个或数个因素，诊断颈椎损伤的敏感度为 98%（95% 可信区间，96% ～ 99%），特异度为 26%（95% 可信区间，23% ～ 29%）。虽然颈椎损伤在急诊（ED）创伤病例中所占的比例不到 1%，但 8 岁以下儿童的死亡率高达 60%。

假性半脱位

在 8 岁以下儿童中，颈椎韧带极度松弛会使相邻椎体的位置不稳定，从而发生假性半脱位，最常见于 $C_2 \sim C_3$ 节段（图 6-8）。为了区分假性半脱位和真性半脱位，Swischuk 定义了"颈后线"这个概念（图 6-9）。这条线是通过 C_1 和 C_3 棘突的前部的一条直线。如果 C_2 棘突前部偏离这条线 2mm 及以上，则怀疑 C_2 椎体真性半脱位或发生 Hangman 骨折。

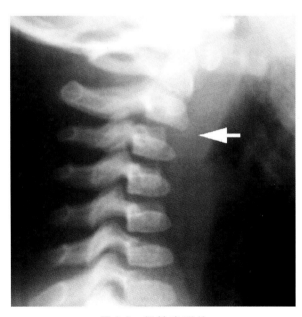

图 6-8　假性半脱位

图 6-8 和图 6-9 经许可引自 Yamamoto LG. Cervical spine malalignment—true or pseudo-subluxation? In: Yamamoto LG, Inaba AS, DiMauro R, eds. Radiology Cases in Pediatric Emergency Medicine. Vol. 1, Case 5. Honolulu: University of Hawaii John A. Burns School of Medicine, Department of Pediatrics, 1994. http://www.hawaii.edu/medicine/pediatrics/pemxray/v1c05.html. Accessed March 28, 2018.

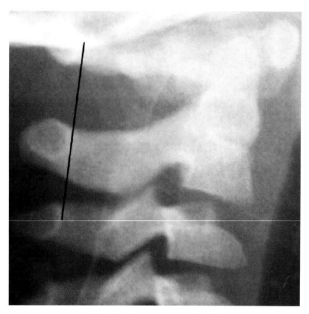

图 6-9　Swischuk 颈后线

无放射学异常的脊髓损伤

除了 X 线上可见的脊椎损伤外，儿童还可存在无放射学异常的脊髓损伤（SCIWORA）。这些损伤致使脊髓受到牵拉或缺血，而无解剖结构的异常。SCIWORA 的损伤机制包括脊髓牵引、脊髓震荡、椎动脉痉挛、脊柱过伸时椎间的韧带向内膨出及脊柱屈曲时脊髓受压。

在 Cirek 等的一项研究中，SCIWORA 的发生率为 6%。但其他研究表明，SCIWORA 发生率为 18% ～ 38%，且大多数病例是 8 岁以下的儿童。有高达 80% 的病例累及上颈椎。大多数 SCIWORA 病例都存在神经系统症状，最常见的是感觉异常和部分脊髓损伤综合征。迟发性神经功能受损和完全性脊髓横断也有可能发生。

不推荐使用泼尼松龙治疗疑似脊髓损伤。

椎间盘炎

椎间盘炎是椎间盘间隙或椎体终板发生的炎症或感染，好发于腰椎，常见的发病年龄为 4 ～ 10 岁。患者有非特异性的主诉，如拒绝行走或腰部疼痛，下背部无法弯曲。只有不到 50% 的病例出现发热。查体时，受累椎间盘的叩击痛有助于定位诊断。实验室检查对诊断有一定帮助，但有时白细胞（WBC）计数和血培养结果可能正常，通常 C 反应蛋白（CRP）升高和红细胞沉降率增快。此病最常见的病原体是金黄色葡萄球菌。发病初期的 X 线检查无异常表现，但病情发展后可见受累椎间盘的间隙变窄的特征性表现（图 6-10）。如果 X 线不能确诊，可进一步 MRI 检查以明确病变部位。椎间盘炎的治疗包括静脉应用抗生素和卧床休息。有专家建议脊柱制动。

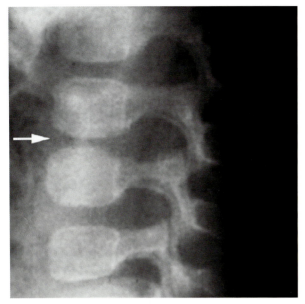

图 6-10　椎间盘炎。L$_3$ 和 L$_4$ 的椎间隙变窄（箭头）
经 Michael P D'Alessandro，MD. 许可使用

上肢

锁骨骨折

锁骨骨折是分娩过程中新生儿最常见的骨折（图 6-11）。锁骨骨折常见于分娩时使用催产素、钳夹助产、难产助产手法或延长第二产程等情况，但在正常分娩和剖宫产时也可能发生。较年长儿童的锁骨骨折通常是由于跌倒或直接击打造成的，最常见的骨折部位是锁骨的中 1/3。此类骨折中的大多数都可以急诊处理。前臂悬吊带可用于治疗锁骨骨折，较八字绷带更为舒适。

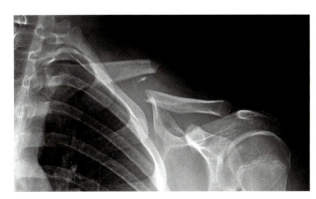

图 6-11　锁骨骨折

肘部

肘部是儿童常见的骨折部位。典型病史是患儿跌倒时手臂伸直，肘部过度伸展，导致肱骨远端损伤。

由于肘部周围的 6 个骨化中心于不同的年龄出现，因此增加了放射学评估肘部损伤的难度。如果怀疑肘部骨折，可以拍摄对侧肘部的 X 线，进行对比分析。了解肘部骨化中心出现的时间有助于判断 X 线上的小骨块是撕脱性骨折还是骨化中心（图 6-12，图 6-13）。

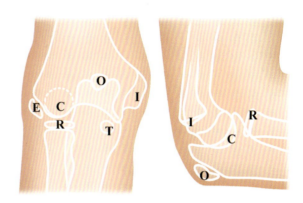

图 6-12　肘部的骨化中心及出现时间
C. 肱骨小头（1 ～ 8 个月）；R. 桡骨头（3 ～ 5 岁）；I. 肱骨内上髁（5 ～ 7 岁）；T. 肱骨滑车（7 ～ 9 岁）；O. 尺骨鹰嘴（8 ～ 11 岁）；E. 肱骨外上髁（11 ～ 14 岁）

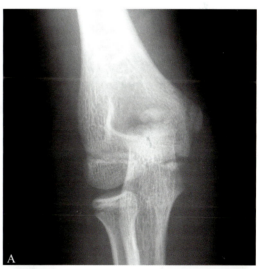

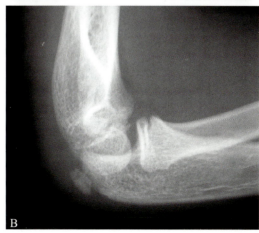

图 6-13　一名 10 岁儿童的正常肘关节 X 线片
A. 正位片；B. 侧位片。可以发现，除了肱骨外上髁骨化中心以外，其他骨化中心均已出现

通常，为了准确评估儿童的肘部，应拍摄 4 张 X
线片，即前臂的正、侧位和肱骨的正、侧位。

肱骨髁上骨折

肱骨远端骨折分为两大类，即肱骨髁上骨折和肱
骨髁间骨折。肱骨髁上骨折根据远端骨折块的位置以
及损伤的类型进一步分为伸直型（向后移位）肱骨髁
上骨折和屈曲型（向前移位）肱骨髁上骨折（图 6-14）。
肱骨髁间骨折累及关节囊，也可分为伸直型和屈曲型。

肱骨髁上骨折一般为关节外骨折，占所有肘部骨
折的 50% ～ 70%，好发于 3 ～ 11 岁的儿童。肱骨髁
上骨折最常见的受伤机制是摔倒时患儿的肘关节伸直，
手臂伸展与地面接触（图 6-15）。儿童肘关节前方的
关节囊和韧带比骨骼更坚韧，故常出现骨折而不是韧
带撕裂。伸直型肱骨髁上骨折占全部肱骨髁上骨折的
95% ～ 98%，其中 20% ～ 30% 几乎没有或很少移位。
25% 的肱骨髁上骨折为青枝骨折，因此 X 线诊断较为
困难。

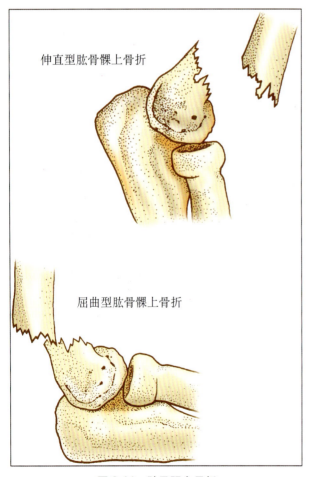

图 6-14　肱骨髁上骨折

肘关节周围骨化中心	
骨化中心	出现年龄
肱骨小头	1 ～ 8 个月
桡骨头	3 ～ 5 岁
肱骨内上髁	5 ～ 7 岁
肱骨滑车	7 ～ 9 岁
尺骨鹰嘴	8 ～ 11 岁
肱骨外上髁	11 ～ 14 岁

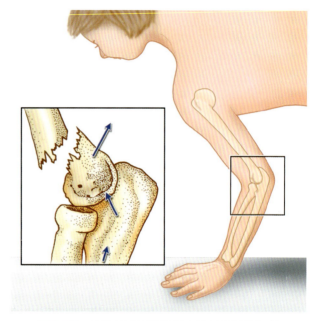

图 6-15　儿童伸直型肱骨髁上骨折的损伤机制

肱骨髁上骨折可分为 3 种类型。Ⅰ型：骨折无移
位或轻度移位。Ⅱ型：远端骨折块成角，伸直型骨折
远端向后方移位，屈曲型骨折远端向前移位。Ⅲ型：
完全移位的粉碎性骨折。

● 体格检查。骨折无移位者常无明显肿胀（图
6-16A）。骨折移位时畸形更明显，由于肱三头肌的牵
拉，通常可以在肘后上方触及远折端（图 6-17A）。随
着肿胀的增加，由于凸出的尺骨鹰嘴和肘后方凹陷，
此种损伤易与肘关节后脱位相混淆。此外，与健侧相
比，患侧前臂显得更短。

● 影像学检查。常规检查包括肘关节正、侧位 X
线片，必要时同时拍摄健侧 X 线片并做比较。斜位片
也可能对诊断有所帮助（图 6-17B）。

X 线片上细微的变化可能是骨折的唯一影像学表
现，如出现后方脂肪垫或肱骨前缘线的异常（图 6-16B，
图 6-18）。肱骨前缘线（图 6-18）是在侧位 X 线片上
沿着肱骨前表面向下延长经过肘部的线，通常这条线
穿过肱骨小头的中 1/3。在伸直型肱骨髁上骨折患者中，
肱骨前缘线经过肱骨小头的前 1/3 或完全从肱骨小头

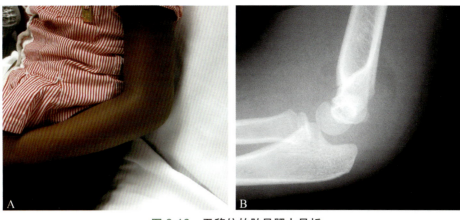

图 6-16　无移位的肱骨髁上骨折
A. 肘部肿胀而无畸形；B. 侧位 X 线显示存在脂肪垫征和正常的肱骨前缘线

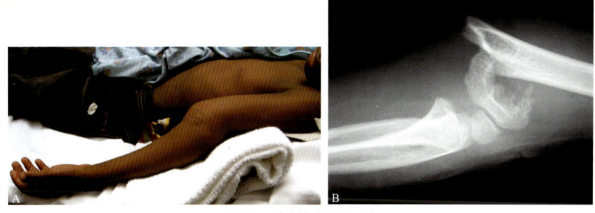

图 6-17　移位的肱骨髁上骨折
A. 肘部严重畸形；B. 侧位 X 线上可见骨折移位明显

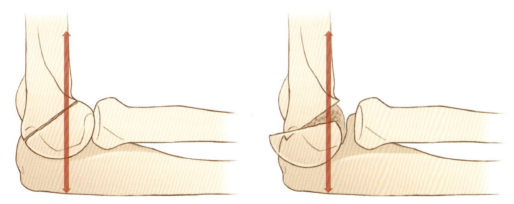

图 6-18　肱骨前缘线是在侧位 X 线上，沿着肱骨的前表面向下延伸经过肘部的直线。通常，这条线横穿肱骨小头的中央。若存在伸直型肱骨髁上骨折，这条线将经过肱骨小头的前 1/3 或完全从其前方经过

前方经过（图 6-19A）；在屈曲型骨折中，此线经过肱骨小头后部（图 6-19B）。

对疑似肱骨髁上骨折的另一种 X 线检查方法是测量提携角。在肘关节正位片上，经过肱骨中轴、尺骨中轴的两条线的交点形成的角即为提携角（图 6-20），正常为 0°～12°，存在肘关节创伤病史或单侧角度 > 12°时，常提示骨折。

创伤或感染引起的积液会使冠状窝（前脂肪垫征）和鹰嘴窝（后脂肪垫征）中的脂肪垫升高，这是重要的影像学特征。后脂肪垫征多为病理性，提示骨折可能性大。前脂肪垫移位，即"帆船征"提示存在隐匿性骨折。

注意：儿童或青少年中出现后脂肪垫征象表明肘部骨折或脱位，应在完全排除骨折或脱位的可能性之前开始及时治疗。

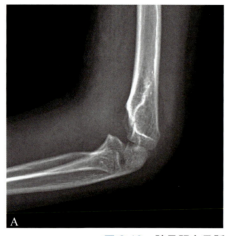 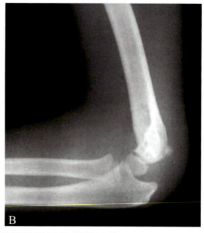

图 6-19　肱骨髁上骨骺骨折的肱骨前缘线异常
A. 伸直型；B. 屈曲型

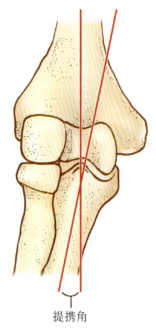

提携角

图 6-20　尺骨中轴线和肱骨中轴线所成夹角即为提携角，正常值为 0°～12°，当提携角＞12° 时，常提示肱骨远端骨折

相关损伤。肱骨远端骨折即使没有移位，也易合并相关的神经血管并发症。正中神经和肱动脉损伤最为常见。查体时首先就要检查并记录桡动脉、尺动脉和肱动脉的搏动及其强度，即使可触及脉搏也并不能排除存在严重动脉损伤的可能。还要检查并记录桡神经、尺神经和正中神经的运动、感觉功能。神经的损伤程度分为 3 种：神经挫伤、神经部分离断、神经完全离断。必须注意后续操作可能导致严重的神经血管损害。

肱骨髁上骨折合并肱动脉损伤并不少见，可导致骨筋膜室综合征，造成前臂肌肉血流灌注减少和功能丧失。腕部触及桡动脉搏动对于提示前臂的灌注情况以及排除骨筋膜室综合征的存在没有价值。

● 治疗。无移位（Ⅰ型）骨折采用石膏固定。患肢通过长臂后夹板固定，固定长度从腋下到掌骨头稍

近端，夹板应环绕肢体周长的 3/4（附 9），肘关节屈曲 90°～100°。注意远端脉搏搏动，如果未触及脉搏，则将肘关节伸展 5°～15°，或伸直至脉搏恢复为止。石膏固定后用悬吊带支撑，辅以冰敷以减少组织肿胀。

虽然无移位骨折很少出现并发症，但即使是隐匿性骨折，也可能导致骨筋膜室综合征、脉搏减弱或神经损伤。经过 6～12h 的观察后，只有在骨折很稳定且无肿胀的情况下患者才能离院。离院前应征询骨科医师的意见。

所有移位的骨折都需要骨科医师紧急会诊，并入院进行神经血管监测。手法复位有时难以实现，且并发症风险高。只有在骨折移位伤及血管时，才需要急诊复位，因为血管损伤在短时间内会严重威胁肢体的存活。

屈曲型Ⅱ型骨折的治疗可选择手法复位和石膏固定，必要时可采取经皮穿针固定。现已证实儿童肱骨髁上骨折闭合复位穿针固定对于Ⅱ型骨折是有效的方法。

Ⅲ型骨折通常需要切开复位穿针固定，闭合复位难度大。

切开复位内固定的指征包括：闭合复位效果不满意；合并前臂骨折；闭合复位后骨折不稳定；合并血管损伤。

注意：任何肱骨髁上骨折最初都不应该使用管型石膏固定。

移位性肱骨髁上骨折常出现迟发性肿胀和神经、血管损伤，因此建议入院治疗，密切监测病情变化。

● 并发症。包括神经血管损伤、骨筋膜室综合征、尺神经麻痹、关节僵硬、肘内翻和外翻畸形（由于复位后骨折远端仍存在移位）。关节内骨折复位不充分或骨痂形成可能是肘关节活动度减小的原因。常

见的神经损伤是正中神经损伤和桡神经损伤。当骨间前神经损伤时，拇指指间关节和示指远端指间关节的屈曲功能丧失。

肱骨内上髁骨折

肱骨内上髁骨折最常见于儿童（图6-21），且比肱骨外上髁骨折更常见。

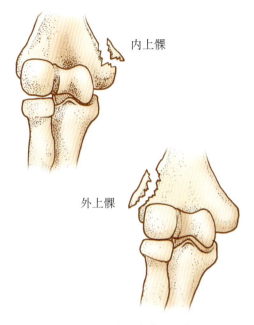

内上髁

外上髁

图 6-21　肱骨内上髁骨折

肱骨内上髁的骨化中心在 5～7 岁时出现，20 岁时与肱骨远端融合。单纯的肱骨内上髁移位性骨折并不常见，更多是内上髁撕脱骨折合并肘关节后外侧脱位（图6-22）。肱骨内上髁骨折占儿童肘部骨折的 10%，发病年龄多为 7～15 岁。

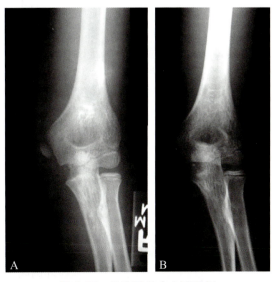

图 6-22　儿童肱骨内上髁骨折

注意 A 中移位的内上髁，如果没有健侧肘部（B）的对比则难发现骨折

肱骨内上髁骨折的损伤机制主要有 3 种：

（1）常见的撕脱骨折伴发儿童或青少年的肘关节后脱位，这种情况在 20 岁以上的患者中少见。

（2）旋前圆肌腱附着于肱骨髁上内侧的骨化中心。肘关节反复的外翻力可致骨折，骨折块向远端移位。这种现象在青少年棒球运动员中很常见，故被称为"小联盟肘"。

（3）成人孤立的肱骨内上髁骨折通常是由直接打击造成的。

当骨折合并后脱位时，肘部处于屈曲位且尺骨鹰嘴突出，此时要对脱位的肘关节进行复位（见第14章）并评估骨折块。如果内上髁骨块在关节内，则须切开复位。单纯的骨折会出现肱骨内上髁的局部疼痛。肘、腕关节的屈曲或前臂旋前会加剧疼痛。在治疗前，医师必须检查并记录尺神经功能。撕脱的骨折块可能会发生移位进入关节内。必须注意，若 X 线上发现骨折块已经移位到了关节线水平，则可认为是关节内骨折。

治疗方案可根据 X 线上骨折块与肱骨之间的间隙确定。移位小于 5mm 的骨折块可使用长臂后夹板固定（附9）。患肢固定于肘关节屈曲、前臂旋前、腕关节屈曲体位。对移位 5mm 以上的骨折的处理存在争议，有专家主张行切开复位内固定术，还有专家则提倡先尝试闭合复位，观察效果。因此，具体病例的治疗方案应在骨科会诊后确定。

肱骨内侧髁骨折

幼儿肱骨内侧髁骨折通常很难通过放射学诊断，特别是损伤发生在肱骨滑车骨化之前。因此，很容易将肱骨内侧髁骨折误认为是肱骨内上髁骨折。在年龄较大的儿童中，X 线上可以显示干骺端的骨折块，这有助于辨别是否为肱骨内侧髁骨折。双侧肘关节 X 线对比有助于骨折与次级骨化中心的鉴别。

肱骨内侧髁骨折最严重的并发症之一是密闭的筋膜间室内的出血和肿胀，从而导致骨筋膜室综合征。移位超过 2mm 的肱骨内侧髁骨折一般需要手术固定。

肱骨外上髁骨折

肱骨外上髁骨折属经骨骺的关节内骨折，会造成骺板损伤，常需要切开复位固定。致伤原因通常为患儿在臂伸直时摔倒。肘关节斜位片有助于确定骨折是否发生移位。肱骨外上髁是最后出现的骨化中心。一种肱骨外上髁骨折的分类方法将其分为 3 类，包括无移位（＜2mm）、轻度移位（2～4mm）或移位（＞4mm）。

对于轻度移位的肱骨外上髁骨折的治疗存在争议，石膏、经皮固定和切开复位都可获得满意的疗效。但是移位的肱骨外上髁骨折应行切开复位穿针固定。肱骨外上髁骨折的并发症包括肘外翻畸形、前臂向外侧移位、关节囊和关节内损伤引发的关节炎、尺神经麻痹、外上髁过度生长并继发肘内翻畸形。

桡骨头、颈骨折

桡骨颈骨骺骨折可根据移位角度进行分类（图6-23）。在骨骺尚未骨化，怀疑是无移位的桡骨头骨折时，可参考肱桡关系进行判断（图6-24）。肱桡关系指肘关节侧位X线片上经过桡骨长轴中心的直线通常穿过肱骨小头的中心。当桡骨头骨骺发生细微骨折时，这条线会偏离肱骨小头的中心，这可能是唯一提示儿童桡骨头或桡骨颈骨折的征象。

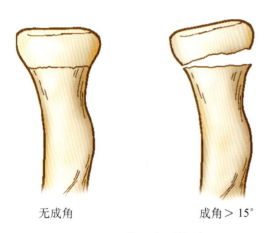

无成角　　　　　　成角 > 15°

图 6-23　桡骨头骨骺骨折

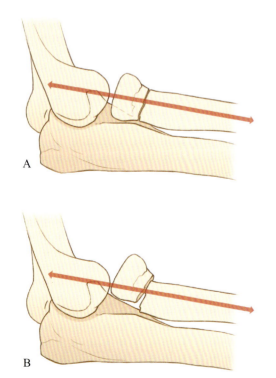

A

B

图 6-24　A.肱桡关系是指侧位X线上通过桡骨纵轴中心的直线应通过肱骨小头的中心；B.该线对于骨骺尚未闭合的桡骨颈骨折有一定的诊断价值

通常需要拍摄斜位X线片才能发现桡骨头和桡骨颈骨折，桡骨颈骨折在侧位上最为明显。前脂肪垫移位或后脂肪垫征提示关节囊明显肿胀。

移位角度 < 15°的骨折建议采用长臂后夹板固定患肢2周（附9）。随后辅以悬吊带进行主动活动锻炼。成角畸形常会在骨折愈合重塑期得以纠正。成角 > 15°时，应先用石膏将患肢临时固定，入院后全身麻醉下复位。在没有良好麻醉的情况下尝试对骨折进行复位存在相当大的困难，且容易出现并发症。

骨折成角 > 60°即完全移位，此时须切开复位固定，手法复位的成功率很低。

剥脱性骨软骨炎

剥脱性骨软骨炎见于肘关节过度负荷和过度伸展的年轻运动员。由于体操运动员在单杠和吊环上保持平衡时需要肘关节受到持续性负荷，特别容易发生此种损伤。患者可出现肘关节的交锁、无力及关节活动时的弹响。X线可发现关节内游离体的存在或明显的剥脱性骨软骨炎。X线阴性的可疑病例应进一步完善MRI检查，以明确诊断。

对于此病可采取保守治疗，除非关节内存在影响功能的游离体。急性期保守治疗包括肘关节夹板固定3～4d，应用抗感染药物和热敷。如果出现交锁、卡顿症状并持续存在，则须行关节镜手术以清除游离体。

小联盟肘

该病见于年轻的投球手人群，年龄通常为9～11岁，由桡骨头骨化中心受到反复的轻微创伤导致。表现为桡骨头骨软骨损伤、桡骨近端骨骺早闭和肱骨内上髁骨折。致伤机制主要是患者在投球的后期作用于肘关节的外翻力。双侧X线对比可发现骨突骨骺已分离。骨折块最终会进入关节内，需要切开复位并取出。因为尺侧副韧带紧张，肘部伸展受限，从而出现肘部内翻应力和疼痛。有时筋膜受压或桡骨头半脱位会造成尺神经炎，此时常须进行关节镜检查，特别是在发现游离骨折块的情况下。治疗方法包括休息、冰敷、在投球前进行常规的伸展等热身活动。

桡骨头半脱位（保姆肘）

桡骨头半脱位（保姆肘）是一种幼儿常见骨科损伤，最常发生于1～4岁的儿童，但也有1岁以下的婴儿和31岁的成人发生桡骨头半脱位的报道。环状韧带围绕并支持桡骨头，维持其与肱骨和尺骨的正常解剖关系。在儿童时期，桡骨和肱骨之间几乎没有结构性支撑。父母为了避免儿童跌倒，突然牵拉儿童的手或前臂，就会导致桡骨头半脱位，此时环状韧带被拉出桡骨头，卡在桡骨和肱骨小头之间（图6-25）。

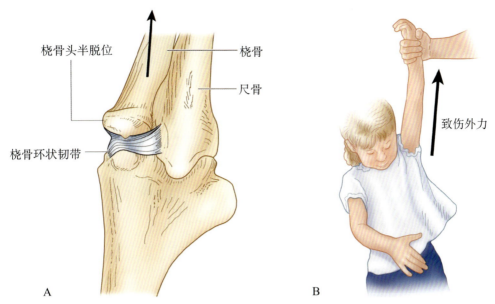

图 6-25 桡骨头半脱位（保姆肘）
A. 解剖学示意图；B. 受伤机制

保姆肘患儿因拒绝活动患侧前臂而就诊，前臂旋前固定于身体的一侧（图 6-26）。须注意的是保姆肘患儿肘部无肿胀、发热或瘀斑。如果病史（如上肢直接损伤）和体格检查（如肿胀、瘀伤、关节发热）提示感染或骨折可能性大，应在复位前进行 X 线检查；病史和体格检查和保姆肘一致时，复位前无须 X 线检查。

● 治疗。有两种可供选择的手法复位方法。两者的前瞻性对比研究显示，极度旋前法的初次成功率（95%）高于旋后（屈曲法）（77%）。

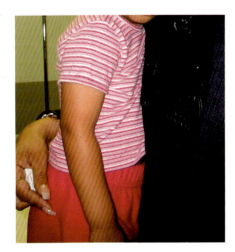

图 6-26 桡骨头半脱位。患儿手臂呈轻度屈曲内旋，拒绝任何前臂活动

极度旋前法。检查者用一只手将患儿的肘部托住（拇指或示指按住桡骨头），而另一只手将患儿的手握住进行极度旋前，并将其维持在前臂过度旋前的位置。检查者感觉到患儿肘部出现"咔嚓"声，则提示复位成功（图 6-27）。

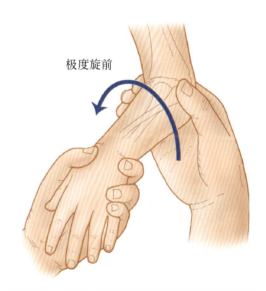

图 6-27 旋前 / 屈曲法将桡骨头半脱位进行复位

旋后（屈曲）法。检查者用一只手托住患儿肘部（再次使用拇指或示指按住桡骨头）并使患儿的手部完全旋后。然后，检查者使患儿旋后的手向上朝向肩部，并将患儿的肘部完全屈曲。肘部感觉到"喀哒"声，则提示成功复位（图 6-28）。

无论使用哪种复位技术，患儿的手臂通常会在 10 ～ 15min 恢复正常。复位失败一次后，应该使用相同或另一种方法进行第二次复位。第二次尝试往往可以成功。如果两次或三次尝试后复位仍不成功，应拍摄上肢的 X 线片，以排除骨折或其他病理因素。

除非症状（手臂疼痛或失用）复发，否则患有保姆肘的儿童在成功复位后不需要医护人员进行特别随访。因为有 25% 的患儿会复发，所以父母和医护人员应避免任何涉及牵拉孩子手臂的活动。

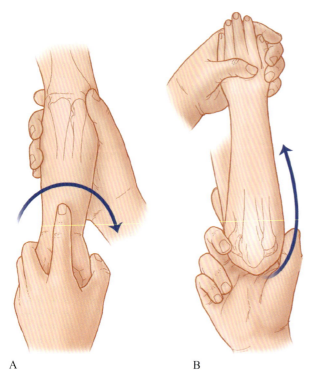

A   B

图 6-28 旋后或屈曲法将桡骨头半脱位进行复位
A.旋后；B.屈曲

如果患儿对保姆肘的复位无任何反应，则需要密切的基本护理随访和骨科会诊。

前臂

桡骨和尺骨干骨折

桡骨和尺骨骨折为最常见的小儿骨折（图 6-29）。大多数儿童前臂骨折累及桡骨和尺骨。当仅有一根前臂骨发生骨折时，急诊医师应该检查上、下尺桡关节是否脱位。Monteggia 骨折为尺骨近端骨折合并桡骨头脱位，有时会被漏诊。桡骨头应始终与肱骨小头保持良好的力线关系。Galeazzi 骨折为桡骨远端骨折并伴有下尺桡关节脱位。关于这些骨折的详细信息，请参阅第 13 章。

腕部

桡骨和尺骨远端骨折

桡骨远端骨骺骨折为最常见的生长板骨折。其中 Salter Ⅱ 型损伤最为常见，占骨折总数的 58%。尺骨生长板损伤比较少见，在前臂远端骨折中的发生率为 5%。较厚的三角形纤维软骨复合体保护着尺骨远端，但会使力量集中在与桡骨茎突的连接处。

不幸的是，约 55% 的尺骨远端停止生长与桡骨远端骨折有关。Salter Ⅰ 型损伤为最常见的损伤类型，约占患者数量的 50%。尺骨纵向生长 70%～80% 来自骨骺远端。因此，停止生长会导致肢体明显短缩。

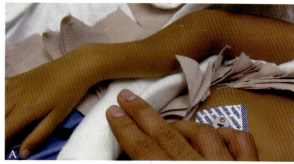

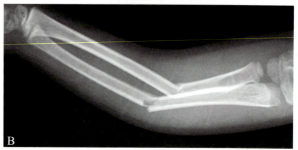

图 6-29 前臂双骨折
A.临床照片；B.X 线片

儿童前臂远端骨折移位或成角与成年人不同。儿童有很强的重塑能力，很少发生功能障碍。因此，对于年龄较小的儿童，尤其是 10 岁以下的儿童，前臂远端骨折角度小于 20° 是可以接受的。Boutis 等发现，在桡骨远端骨折轻微成角的儿童中，与石膏一样，使用可移动夹板可以有效地使患儿的身体功能得到恢复。此外，这些工具在维持骨折稳定性和控制并发症发生的方面具有一定效果。

桡骨远端骨骺分离 - 延伸型。这种损伤通常是由于跌倒时手部伸出，骺板被迫处在背屈位置所致。典型的后果为骨骺的 Salter Ⅰ 型或 Salter Ⅱ 型骨折（图 6-30）。骨停止生长并不常见，但也有可能发生，因此这类损伤仍需要骨科治疗。由于该类骨折需要急诊复位，所以排除骨骺脱位的诊断十分重要（图 6-31）。

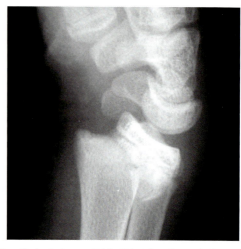

图 6-30 儿童 Salter Ⅱ 型桡骨远端骨折。这种骨折需要在急诊科复位

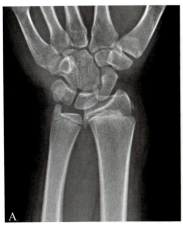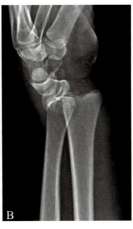

图 6-31 桡骨骨骺骨折伴移位
A. 前后位；B. 侧位

在对这类损伤进行治疗时，可接受更多的成角和移位。成角大于 25° 或位移大于直径的 25% 时，建议复位。固定方法分为两种：对于稳定性骨折，使用短臂前后夹板，维持前臂旋后和手腕轻微背伸位。对于不稳定性骨折，使用长臂夹板进行固定，维持前臂旋后和手腕屈曲位。一些学者还提出将手腕维持在伸展位。（附 10）还有一些学者认为应该避免使手腕伸展，因为这对骨折部位可产生掌侧的分应力。因此，建议骨科医师会诊。如果闭合复位后骨折仍不稳定，建议使用经皮克氏针固定或切开复位内固定。

下肢

骨盆

髂嵴骨突炎

髂嵴骨突炎是一种过度使用所造成的损伤，常见于跑步、曲棍球、足球和橄榄球运动员。主要症状为髂嵴疼痛，并随跑步而加重。X 线片提示正常。通常进行保守治疗，如使用抗菌药物。

髋部

发育性（先天性）髋关节脱位

发育性髋关节脱位，以前也称为先天性髋关节脱位，是指股骨头在髋臼内的正常位置发生改变，出现关节内移位，导致关节在出生前或出生后不久终止发育。出生时，髋臼窝较浅，髋臼上部发育不良，肌肉拉伤或负重，股骨头向上活动时，几乎没有阻力，导致出现先天性股骨头半脱位。在这种情况下，股骨头向外侧和近端发生移位，并与髋臼外侧部相连接。髋关节完全脱位时，股骨头完全位于髋臼以外，并依靠在髂骨外侧壁上。之后形成假性髋臼，并在股骨头和髂骨

之间形成关节囊。

在正常的婴儿中，腹股沟、臀部以下和大腿上部可以看到多个对称的褶皱。当发生半脱位或脱位时，这些褶皱变得不对称。当检查者将婴儿放置在桌上时，可见患侧骨盆和肢体通过肌肉牵拉向近端移动，肢体向近端发生移位使肢体明显短缩。

Ortolani click 试验是一岁以下婴儿所进行的部分常规检查。正常婴儿髋关节屈曲 90° 且大腿外展时，大腿外侧可以与桌面接触。在半脱位或脱位时，髋关节外展动作受限，患侧髋关节无法和对侧髋关节一样外展。当股骨头滑过髋臼边缘时，将会发出"咔嚓"声，也可触及"咔嚓"感。（图 6-32）

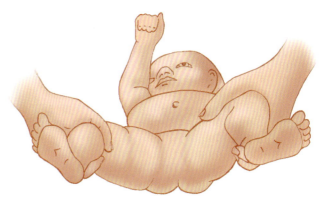

图 6-32 Ortolani click 试验
髋关节半脱位或脱位时，髋关节外展功能受限，患侧髋关节无法像对侧髋关节一样外展，当股骨头滑过髋臼边缘时，会发出"咔嚓"声，也可触及"咔嚓"感

Barlow 激惹试验是将新生儿置于仰卧位并使其髋关节屈曲至 90°，将腿轻轻内收，同时在膝部定向施加压力。当股骨头从髋臼后方移出时，可触及或感觉到"咔哒"声和活动感。Ortolani 和 Barlow 试验只能对单侧髋关节进行检查。由于许多婴儿没有症状或症状轻微，使得早期诊断比较困难。所以，婴儿开始行走之前，必须进行重复检查。晚期髋关节发育不良患者（DDH）的典型表现为无痛性跛行。

患儿通常有行走迟缓病史，发病年龄为 14～15 个月，而不是 12 个月的月龄。患肢可能会发生短缩，如果 DDH 累及双侧髋关节，也可能会出现摇摆步态。出生 4 个月后的骨盆 X 线检查将有助于明确诊断。（图 6-33）超声检查对 4～6 个月龄以下婴幼儿的早期诊断较为有效。然而，并不建议使用超声进行筛查。对疑似病例宜行体格检查并请骨科会诊。

Legg-Calvé-Perthes 病（扁平髋）

Legg-Calvé-Perthes 病（LCPD）是小儿股骨头缺血性坏死的一种特发性形式（图 6-34）。男孩发病率为女孩的 3～5 倍，最常在 4～9 岁的儿童中发生。

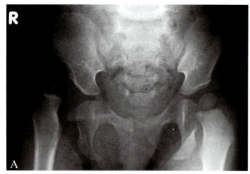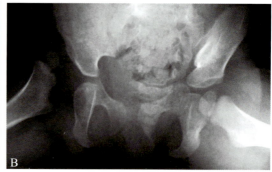

图 6-33   右侧发育性髋关节脱位

A. 前后位；B. 蛙式侧位

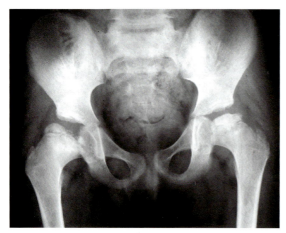

图 6-34   双侧 Legg-Calvé-Perthes 病

血管紊乱所引起的 LCPD 病因尚不明确。LCPD 将会引起股骨头全部或部分骨骺坏死。早期表现为跛行，且髋关节外展、屈伸时，内旋动作受限。患者主诉腹股沟隐痛并向大腿内侧和膝关节内部放射。活动后症状加剧，休息后可缓解。患者也可能主诉关节僵硬和关节前方压痛。肌肉痉挛为该病早期的另一常见主诉。

X 线早期征象为髋关节间隙增宽、关节囊上方软组织突出并有少量关节积液。股骨头在髋臼处稍向外侧发生移位。股骨头的骨组织在几周后，将比其他部位骨组织更加密集。之后，在 X 线片上可见骨碎片出现，为发生坏死的重要证据。由于血管增生可致干骺端近端骨密度降低，将开始启动骨的重新吸收过程。骨发生坏死时，可见股骨颈增宽、短缩和股骨头的密度增加。最终，将发展为骨关节炎。

最初的治疗方法为通过减少负重和保护关节来维持股骨外展和内旋，使股骨头较好地维持在髋臼窝内部。股骨外展和旋转可以通过骨科装置（支撑）或手术（截骨术）来完成。

Scottish Rite 支具可以控制关节的外展，同时允许膝关节自由运动。该支具可以使髋关节屈曲达 90°，但无法控制其旋转。对于股骨头病变较严重的老年患者，手术修复比非手术治疗效果更好。

股骨头骨骺滑脱

股骨头骨骺滑脱（SCFE）是股骨近端骨骺向后滑动，股骨颈干骺端向内侧滑动的一种骨骺损伤。该病好发于 10 ～ 16 岁的儿童，男性居多。患儿通常体重超重，80% 的患儿身体质量指数高于第 95 个百分位。

约 1/4 的病例累及双髋。对于甲状腺功能减退、生长激素缺乏和性腺功能减退等内分泌紊乱患者的发病率将会增加。如果不进行治疗，最终将导致下肢严重外旋畸形，随后将发展为退行性关节炎和髋关节缺血性坏死。

根据负重能力将 SCFE 进行分类，包括时间和影像学的分类（根据滑脱的百分比）。稳定的 SCFE 患者可以负重，而不稳定的 SCFE 患者甚至不能依靠拐杖行走。该分类对预后具有明确意义，因为不稳定的 SCFE 患者发生股骨头坏死的概率较高。根据时间分类，急性 SCFE 患者 3 周内即可出现症状，慢性 SCFE 则大于 3 周，当慢性 SCFE 的急性期超过 3 周时，急性症状将会加重。根据时间分类对判断预后没有意义，现在已很少使用。根据影像学分类，将滑脱 0 ～ 33% 归为 SCFE Ⅰ 级，滑脱 33% ～ 50% 为 2 级，滑脱 > 50% 为 3 级。

急诊患者会感到疼痛和步态改变。患者可有轻微外伤或扭伤病史，症状持续存在常发生腹股沟疼痛，但也有一些儿童将出现大腿或膝关节疼痛，8 ～ 12 岁的年轻运动员尤为明显。当出现无积液膝关节不适时，应进行 SCFE 的相关检查。

体格检查可见，髋关节外旋疼痛，内旋、外展和屈曲的活动范围缩小，便可做出明确诊断。该病的临床表现通常比较轻微，可能会被漏诊。

SCFE 在临床上存在 3 个阶段。在滑脱前期，患者腹股沟部有轻微不适，症状通常在活动后出现，休息后缓解。患者可能主诉身体僵硬，偶尔跛行。不适可放射至大腿的前侧及内侧，也可放射到膝关节内部。症状通常不典型，体格检查也无客观表现。第二个阶段称为慢性滑脱期，X 线片可见骨骺分离并逐渐向后方移动。在此阶段，患者的髋关节周围压痛及活动受限（特别是外展和内旋）。肢体内收、外旋发育畸形。当髋关节屈曲和外旋时，滑脱加剧，引起臀中肌不适，Trendelenburg 试验阳性。当病变累及双侧时，患者出现摇摆步态。随后是畸形固定期，疼痛和肌肉痉挛消失。跛行、外旋和内收畸形依然存在，内旋和外展活动依然受限。

应拍摄正位和侧位的双髋关节 X 线片（图 6-35）。髋关节屈曲 90°和外展 45°（蛙式侧位）的侧位片最能显示出股骨骨骺移位的情况（图 6-36）。但对于急性不稳定型滑脱患者是否应拍摄蛙式侧位 X 线片，存有争议，因为该体位可能会使滑脱加重。可对这类患者拍摄髋关节穿桌（侧位）X 线片。

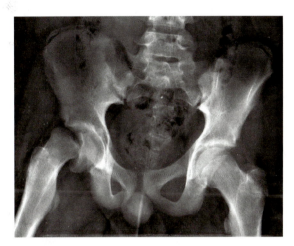

图 6-35　滑脱的股骨骨骺。前后位 X 线片表现出明显的右髋关节滑脱

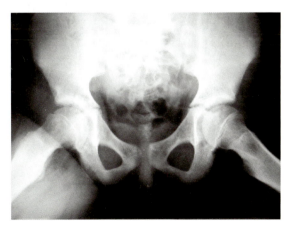

图 6-36　X 线蛙式侧位片显示右侧髋关节较轻微的滑脱。在标准的 X 线片上，从这个角度可以通过股骨颈画线将股骨头一分为二

在滑脱前期，骨骺增宽和干骺端脱钙为较突出的影像学特征。在这一时期，MRI 也可以辅助诊断。当骨骺开始滑脱时，最初的滑脱方向通常为向后，故早期 SCFE 在 X 线侧位片上可更清晰地显示。X 线侧位

片上，在股骨颈中心画一条线，将患者没有发生滑脱的股骨头一分为二。再沿股骨颈下缘画一条线应该可以平滑地通向股骨头，不会发生中断。

随着骨骺滑脱而发展，并发生内侧移位。在前后位 X 线片上，通过股骨干骺端近端上缘画一条直线应与股近端骨骺部分相交，称之为 Klein 线。如果不相交，则怀疑 SCFE（图 6-37）。Klein 线的敏感度只有 40%。改良 Klein 线提出与对侧髋 Klein 线外侧骨骺宽度进行对比。通过双侧髋部进行对比，相差 2mm 可诊断为骨骺滑脱，使敏感度增加至 79%。

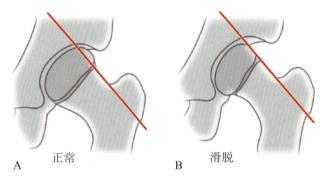

　　A　正常　　　　　　　　　B　滑脱

图 6-37　Klein 线。正常的 Klein 线应与股骨头骨骺相交
A. 正常的髋关节；B. SCFE

SCFE 患者应该避免负重并请骨科医师会诊。急性或不稳定型 SCFE 患者通常需住院治疗，应与会诊骨科医师一起进行决策。确诊 SCFE 后，应在几天内（尽快）实行治疗，防止发生进一步滑脱，即使患者不负重也可能发生滑脱加重。患者最常用的治疗方法为经皮单中心螺钉原位固定，偶尔也可以使用 2 枚螺钉。对于严重不稳定型骨骺滑脱，在螺钉置入前可以进行切开复位，但这种方法仍然存在争议。治疗不稳定（急性）滑脱的首要任务为避免缺血性坏死和软骨溶解（关节间隙狭窄和关节软骨丢失），防止进一步滑脱发生，并纠正畸形。由于该病往往累及双侧，因此也可将对侧髋关节进行螺钉固定，但该方法也存在争议。

　　提示：如果对膝关节疼痛的儿童进行体格检查提示阴性，则必须对其髋部进行检查以明确是否存在其他病因。

一过性滑膜炎

一过性滑膜炎为 3 ～ 10 岁儿童急性髋关节疼痛的最常见原因。典型表现为髋部持续性疼痛 1 ～ 3d，并伴有跛行或拒绝负重。肢体常保持屈曲、内收和内旋，患儿拒绝一切肌肉痉挛所致的被动活动。通常皮温正常，偶见轻微升高。该病的病因尚不明确，常为排除性诊断。报告常提示，患者之前有病毒或细菌感染病史。

该疾病常累及单侧，也可双侧发病。一过性滑膜炎的治疗方法为休息和抗炎药物治疗并密切随访。

首先，必须排除化脓性关节炎。因为，如果不及时治疗化脓性关节炎，将会迅速引起股骨头破坏，发生退行性关节炎。这类患者的关节具有毒性，通常伴有高热，与一过性滑膜炎明显不同，患者拒绝任何范围的活动。当无法明确诊断时（体温 < 102°F，活动范围受限，超声检查提示阴性），服用布洛芬后，短暂观察有助于将两种疾病进行区分，一过性滑膜炎的症状将会得到改善。

然而，如果对疼痛的病因存在任何疑问，则必须进行血液培养、抗生素药物敏感试验、髋关节穿刺和滑膜液培养。

化脓性关节炎和骨髓炎

化脓性关节炎和骨髓炎在儿童中并不少见。其病理来源为血行播散、局部连续性感染侵袭和手术、外伤后在骨组织直接接种。

化脓性关节炎通常表现为低热和假性麻痹。假性麻痹其本质为患儿的患侧肢体拒绝活动，然而，患儿通常能够进行某些轻柔缓慢的被动动作。新生儿的症状通常不明确，如易怒、发热或喂养不良。触诊有压痛，常提示干骺端发病。当髋部和肩部发生骨髓炎时，脓液可经干骺端骨膜下方进入邻近关节，因此患儿可同时表现为骨髓炎和化脓性关节炎。骨髓炎可通过下列诊断标准中的任意两个来进行诊断：

- 骨组织出现脓液
- 骨组织或血液培养阳性
- 局部红斑、水肿或两者皆有
- X 线、放射性核素骨显像或 MRI 表现阳性

通过骨组织培养可对 80% 患者明确诊断。其阳性率超过 50%，则应对所有疑似骨髓炎的患者进行血液培养。在新生儿中最常见的微生物包括葡萄球菌、流感嗜血杆菌和革兰氏阴性杆菌。

婴儿和儿童中最常见的微生物为金黄色葡萄球菌。然而，Goergens 等学者发现耐甲氧西林金黄色葡萄球菌（MRSA）为一种新兴的微生物，可引起 6% 的化脓性关节炎发生。当今的儿童普遍接种疫苗，使流感嗜血杆菌不再是一种威胁，但新生儿和未接种疫苗的儿童除外。对于性行为活跃的青少年应怀疑感染淋病奈瑟菌。镰状细胞病患者存在患有沙门氏菌相关骨髓炎的风险。

在一项单变量分析研究中，Jung 等提出化脓性关节炎患者与一过性滑膜患者在体温、血清白细胞计数、红细胞沉降率（ESR）和 C 反应蛋白（CRP）水平上存在显著差异。X 线片可见急性化脓性关节炎患者存在移位或模糊的关节脂肪垫。多元回归分析显示：发热、ESR 大于 20mm/h，C 反应蛋白大于 1mg/dl，

白细胞大于 11 000/ml，髋关节间隙大于 2mm 都是急性化脓性关节炎的独立预测指标。Caird 等在一项对患者的检查结果产生怀疑的前瞻性研究中发现，发热（口腔温度 > 38.5℃）为化脓性关节炎的最佳预测因子，其次是 C 反应蛋白升高、红细胞沉降率水平增快，再次是拒绝负重和血清白细胞计数升高。在他们的研究中，C 反应蛋白水平超过 2mg/dl（> 20mg/L）为患化脓性髋关节炎较关键独立危险因素。

目前，股骨和胫骨发病者最为常见，X 线片常显示阴性。无论是骨髓炎还是化脓性关节炎，都需要 7 ~ 10d 才出现影像学改变。然而，软组织可以更早地发生变化。儿童年龄越小，越有可能出现关节间隙增大。最常见的 X 线表现为非正常性髋关节半脱位伴关节间隙增宽。由于普通 X 线片对该病的早期诊断没有帮助，所以早期多采用较低阈值的放射性核素骨显像协助诊断。髋部引导穿刺排出脓液可以减少关节表面周围的损伤，将关节脓液与其他积液相鉴别可帮助指导抗生素的使用。CT 扫描对诊断急性骨骼与肌肉的化脓性疾病没有帮助。

治疗骨髓炎和化脓性关节炎的儿童时，特别是在考虑 MRSA 流行的情况下，应该使用 β 内酰胺酶抑制剂类抗生素。对于青霉素过敏者，建议在 24h 内分次给予克林霉素 24mg/kg 或万古霉素。

膝关节与腿部

Osgood-Schlatter 病

Osgood-Schlatter 病为股四头肌在胫骨结节的肌腱嵌入点处反复快速施加张力而引起的胫骨结节发育紊乱。Osgood-Schlatter 病最广为接受的病因是在成熟的胫骨近端生长板的前方出现慢性重复创伤。

该病主要见于 8 ~ 13 岁女孩和 10 ~ 15 岁的男孩，与股四头肌缺乏弹性有关。通常单侧发病，但也有 35% ~ 56% 的男孩和约 18% 的女孩累及双侧。男孩比女孩更容易患病。

通过检查可以发现，胫骨结节处有典型的疼痛、肿胀和压痛，但无关节积液出现。股四头肌在对抗阻力时，可出现疼痛加重，在攀爬、蹲坐或跪坐时更甚。这些症状是由于髌韧带和胫骨之间的软骨连接不完全分离所产生的。这种分离使血液供应发生中断，导致无菌性坏死、碎裂，最终形成新骨（图 6-38）。胫骨结节与胫骨的融合发生在 18 岁，在此之后，任何进一步的症状都会消失。膝关节 MRI 和超声在诊断 Osgood-Schlatter 病方面优于 X 线片。然而，这两项检查都无须在急诊科立即进行。

治疗方法包括，2 ~ 4 个月内减少活动（短跑、跳跃、踢腿），运动后冰敷以及短期内使用非甾体抗炎药

物治疗。症状消失需要 12 ～ 18 个月。股四头肌和腿部肌腱拉伸练习也对治疗有所帮助。通常没有必要对所有体育活动进行完全限制。由于存在皮下萎缩和退行性改变的风险，不推荐使用皮质类固醇注射治疗。

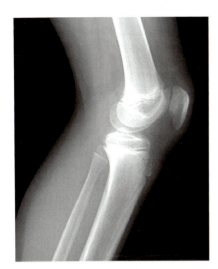

图 6-38　Osgood-Schlatter 病

由于髌韧带内的小骨块发生分离，有些患者将出现慢性疼痛的症状。手术治疗可使痛苦减轻。除非是严重或持续性疼痛，一般不推荐固定治疗。

髌骨骨突炎

髌骨下极骨突炎也被称为 Sinding-Larsen-Johansson 病。该病还被称为髌骨下极骨软骨病，10 ～ 14 岁男孩的发病率是同龄女孩的 9 倍。患者在跑步或跪姿时，髌骨下极疼痛加重。检查可发现，伸膝对抗阻力时出现疼痛，并伴有髌骨下极的局部压痛。随着症状的持续时间延长，髌骨下极的发病范围将会扩大。漏诊可能发展为应力性骨折，并最终发生撕脱性骨折。慢性病例的髌骨两极模糊不清，但 X 线片通常显示正常。其治疗方法与 Osgood-Schlatter 病相似，建议使用非甾体类药物和进行休息。该病为自限性疾病，通常在 12 ～ 18 个月内症状可完全消失。在极少数情况下，需要拄拐杖行走 2 ～ 3 周。

髌股关节高压综合征

髌股关节高压综合征最常见于年轻女运动员。常常表现为膝关节疼痛，跳跃或攀登时疼痛加剧。阳性体征通常为髌骨区域性压痛，但关节积液和肿胀较为少见。X 线片表现正常。治疗方法包括相对休息和物理治疗。

韧带损伤

由于骨骼比韧带更脆弱，儿童发生膝关节韧带损伤并不常见。当膝关节受到外伤，成年人会发生距腓韧带断裂，而儿童更容易出现胫骨近端或股骨远端 Salter Ⅰ 型或 Ⅱ 型骨折。当膝关节受到旋转或内翻应力

后，儿童胫骨棘撕脱性骨折比前交叉韧带断裂更容易发生；对成人而言，伸直性股四头肌损伤导致的髌韧带或股四头肌断裂更为常见，儿童则更容易发生胫骨结节撕脱微小骨折和隐匿性骨折在儿童中也十分常见。因此，儿童膝关节受伤后将会产生积液，X 线片无异常，则应该将患肢制动并进行转诊。

在处理髌骨损伤或髌股关节脱位时，注意检查髌骨的下表面，儿童骨软骨骨折碎片比成人更为常见。

Toddler's 骨折

Toddler's 骨折为胫骨下 1/3 无移位螺旋形或斜形骨折。此类骨折多发生在出生 9 个月至 3 岁之间的儿童之中。通常因下肢受到扭转暴力发生损伤（图 6-39），腓骨无骨折发生。父母通常不记得患儿发生过任何外伤，患儿主诉行走困难或拒绝负重。体格检查常无肿胀，但可触及胫骨下 1/3 处发热和疼痛加重。

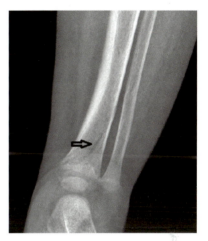

图 6-39　胫骨 Toddler 骨折。注意斜行的微小骨折线（箭头）

X 线正侧位片显示骨折明显，斜位片也可帮助确诊。最初拍摄的 X 线片可表现正常，2 ～ 3 周后可看到骨膜下骨的形成。

影像学对 Toddler 骨折确诊后，使用膝下可行走式石膏进行约 3 周固定治疗。对于最初拍摄 X 线片未见 Toddler 骨折的治疗存在一定的争议。一些学者主张使用夹板固定，使患者感觉舒适，并在 10d 内复查 X 线片。而有些医师则建议存在急性损伤病史、无法行走或跛行、无阳性体征、X 线片提示阴性的儿童都应采用石膏固定以免延误治疗。

踝与足

踝关节骨折

儿童不会出现"扭伤"，如果存在相关表现，则应谨慎诊断。Salter Ⅰ 型和 Salter Ⅱ 型骨折通常可以采用保守治疗，即闭合复位后短腿夹板固定 3 ～ 4 周。无移位的腓骨远端骨折也可采用活动支具治疗，其功能

恢复或许更快。

Salter Ⅲ型、Salter Ⅳ型和 Salter Ⅴ型可能需要手术干预。X 线片正常的儿童，发生腓骨远端疼痛应按 Salter Ⅰ型骨折处理。

骨折类型随年龄的变化而改变。例如，胫骨远端骨折，称为青少年特发性"Tillaux 骨折"（图 6-40）。随着儿童骨骼发育成熟，生长板开始闭合，胫骨远端内侧骨骺先于外侧发生闭合，使融合点的外侧形成了一个支点，通过这个支点可以发生 Salter Ⅲ型骨折。由于骨折累及生长板并可能需要行切开固定手术，故需及时请骨科会诊，发生关节内损伤十分常见。CT 扫描对评估骨折复杂类型十分有效，不同视角进行比较可以对疑难病例的诊断提供帮助。距骨穹窿骨折在儿童比在成人中更为常见。当儿童发生不愈合的"踝关节扭伤"或踝关节扭伤后出现复发性积液时，应高度怀疑距骨穹窿的骨软骨骨折。

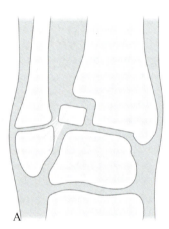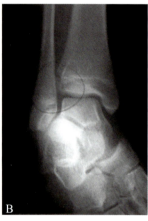

图 6-40　Tillaux 骨折。距腓前韧带牵拉未愈合的胫骨骨骺导致 Salter Ⅲ型骨折

A. 示意图；B. 影像学图片

跗骨融合

体格检查提示距下关节僵硬且有多处踝关节扭伤史的儿童都应怀疑患有跗骨融合。跗骨融合是指后足和中足有两个或两个以上骨发生异常融合。该病可能由先天性或后天性感染、创伤或关节紊乱所致。患者年龄通常在 8～16 岁，可能有跗骨融合的家族病史。距骨-跟骨和跟骨-舟骨为融合综合征中最常见的类型。患者最初应进行保守治疗，包括休息和短腿石膏固定 2～4 周，使用塑形良好的矫正器以及物理治疗。此类患者应进行转诊以接受适当的护理和随访。

平足

平足是一种比较常见的疾病，大多数患者无症状发生。治疗有症状的平足包括使用矫形器和进行有计划的锻炼，加强胫骨后肌和足部腓骨肌腱的强度。有些病例还须进行手术治疗。

Freiberg 病

Freiberg 病为可能由血管损伤所引起的第 2 跖骨关节面和软骨下骨塌陷。最常见于第 2 跖骨，也可在第 3 跖骨发生。症状为跖骨头出现疼痛和压痛，临床检查可见该区肿胀，X 线片可明确诊断。治疗包括减轻该区域负重、使用跖骨垫或矫正器。如果跖骨头发生碎裂，有时须手术将游离体摘除。

剥脱性距骨骨软骨炎

大部分剥脱性距骨骨软骨炎的病变部位发生在距骨外侧缘的中间 1/3 处。病变可分为 4 个不同阶段。

- 阶段 1：软骨下骨小面积受压
- 阶段 2：骨软骨碎片部分脱落
- 阶段 3：病损处骨软骨碎片完全脱落
- 阶段 4：骨软骨碎片发生移位

第 1 阶段和第 2 阶段的病变无须手术治疗，仅需使用石膏、支具或捆绑固定进行治疗。第 3 阶段的距骨内侧损伤最初应选择非手术治疗，但如果症状持续，建议手术刮除病灶。第 3 阶段距骨外侧部损伤和所有第 4 阶段的损伤均应行手术切除。

Sever 病

Sever 病，又称跟骨骨突炎，是一种发生在 9～11 岁患者中的常见疾病。患儿表现为足跟疼痛，特别是在跑步时，可能出现脚尖步态或跛行步态。X 线片通常无诊断价值，触诊患者跟骨骨突时可发生触痛。根据症状的严重程度而选择治疗方法，主要目的为使足跟获得休息。对于症状非常严重的患者，应该进行 10～14d 的短腿行走石膏固定治疗。

虐待儿童

如果发生骨科损伤后出现治疗延误，则应怀疑为发生虐待儿童。如果病史与体格检查结果不一致，更应怀疑。

虐待儿童的影像学证据

肋骨或胸骨骨折提示为虐待儿童。在 3 岁以下儿童中发现的任何骨折都应予以怀疑，特别是残疾或早产儿中发现骨折。干骺端（桶柄）骨折也同样值得怀疑，这类骨折很少偶然发生，通常为肢体牵拉或骨末端的剪切力所造成（图 6-41）。3 岁以下儿童肱骨骨折，特别是螺旋形骨折高度提示为虐待儿童，因为螺旋形骨折是在扭转力作用下产生的。肩胛骨骨折发生较难，也应该被怀疑为虐待。股骨骨折特别是在无行走能力的儿童中发生股骨远端骨折，应予以高度怀疑。然而，在恰当的机制条件下，股骨螺旋形骨折也可能在无行走能力的患者身上意外发生。

在对可能受到虐待的儿童进行 X 线检查时，需要寻找的最关键特征如下：

- 双侧骨折

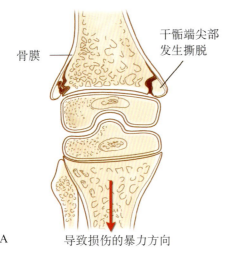

骨膜

干骺端尖部
发生撕脱

A

导致损伤的暴力方向

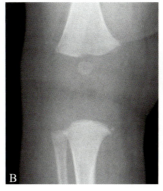
B

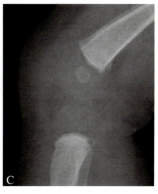
C

图 6-41　由于牵引力或剪切力造成的干骺端骨折，应高度怀疑虐待儿童
A. 示意图；B. 前后位像；C. 侧位像（X 线片经 Robert Tubbs 博士许可使用）

- 多发骨折
- 干骺端骨折
- 肋骨骨折
- 肩胛骨骨折
- 锁骨远端骨折
- 发生于不同年龄的骨折
- 颅骨骨折

医师在对急诊儿童进行治疗时，可以通过影像学检查基本了解骨折愈合的阶段。表 6-1 提供了各阶段骨折愈合的一般时间表。表中内容为估计值，年龄非常小的婴儿愈合速度可能极快。

急诊医师在对儿童进行检查时，特别是 3 岁以下的儿童骨折，必须首要考虑虐待儿童问题。

表 6-1　小儿骨折影像学改变时间表

阶段时期	影像学改变	时间线
第一阶段：诱导期	骨折间隙增宽	0 ～ 3 周
第二阶段：炎症期		
第三阶段：软骨痂形成期	骨膜反应	2 ～ 6 周
第四阶段：硬骨痂形成期	结痂组织的密度大于骨皮质	2 ～ 13 周
第五阶段：重新塑形期	重新塑形发生	3 个月至 2 年

儿童骨与软组织肿瘤

儿童发生恶性肿瘤最为常见的部位是膝关节周围。儿童无任何外伤史的单侧膝关节疼痛必须受到怀疑。将其怀疑为病理性骨折，特别是当骨质变脆弱时，可能为骨囊肿形成。许多儿童的良性肿瘤为偶然发现，包括骨软骨瘤和纤维性皮质缺损（FCD）。

纤维黄色素瘤

纤维黄色素瘤、非骨化性纤维瘤（NOF）、纤维性皮质缺损（FCD）、良性纤维组织细胞瘤在影像学文献中常被交替使用。其中，良性纤维组织细胞瘤较不常用。然而，就大小和自然发展过程而言，NOF 和 FCD 常被认为是两个不同的病变。纤维黄色素瘤在 NOF 类病变中最为常见。FCD 常没有症状，尺寸较小（<3cm），位置偏心，存在干骺端皮质缺损。大多数 FCD 会自发消失。一些 FCD 也可能进展和扩大形成纤维性坏死。

相反，纤维黄色素瘤（> 3cm）为较大的偏心性髓内病变。病变发生在邻近的浅表皮层，形成典型的扇贝图案（图 6-42）。这两种病变都在发育的骨组织中产生，约 90% 都涉及长管状骨，最常见的部位为股骨（特别是股骨远端）、胫骨近端和远端及膝关节。FCD 常在较年轻的患者（4 ～ 8 岁）中发生，往往是由于其他原因拍摄 X 线片时偶然发现。纤维性黄色素瘤的发病高峰期为 10 ～ 15 岁。

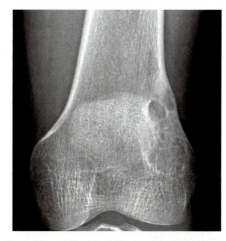

图 6-42　纤维黄色素瘤（非骨化性纤维瘤）

纤维性黄色素瘤通常无特征性表现。影像学无法发现的微小骨折可出现轻微疼痛，最终将引起疼痛和明显的病理性骨折。随着病灶增大，需对影像学进行仔细观察并建议患者减少剧烈活动。

手术治疗一般由以下4个标准决定，包括：患者的骨骼成熟度，骨折部位，初始诊断，股骨颈和股骨近端外侧的骨丢失量。手术步骤包括病灶刮除、骨移植和必要时进行内固定治疗。

尤文肉瘤

尤文肉瘤又称骨周围原始外胚层神经肿瘤。该肿瘤常在儿童和年轻人中发现，发病高峰在10～20岁。5岁以下儿童或30岁以上的成年人中较少发生。肉瘤可在任何骨和骨附近的软组织上发生。

最常见的症状为肿瘤部位的骨组织疼痛，该区域也可出现肿胀和触痛，儿童患者也可出现发热。尤文肉瘤可分为1～3级。1级表示低级的恶性肿瘤，2～3级表示高级恶性肿瘤。高级肿瘤生长迅速，更容易扩散尤文肉瘤往往为高级恶性肿瘤。

尤文肉瘤分期如下：

1A期：低级恶性肿瘤，只在骨骼坚硬的外层中发现。

1B期：低级恶性肿瘤，可蔓延至骨组织外部并进入软组织。

2A期：高级恶性肿瘤，只在骨骼坚硬的外层中发现。

2B期：高级恶性肿瘤，可蔓延至骨组织外部并进入软组织。

3期：低级或高级恶性肿瘤，存在于骨内或骨外。恶性肿瘤细胞已经扩散到身体的其他部位或者扩散到与原发肿瘤无直接连接的其他骨骼上。

在X线片上，高级尤文肉瘤伴有明显的骨膜反应（图6-43）。

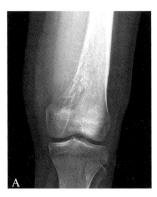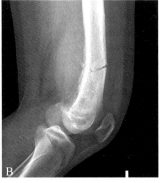

图6-43　尤文肉瘤。16岁男孩在踢足球后出现膝关节疼痛2周A. 前后位X线片；B. 侧位X线显示骨膜恶性反应与"日光征"。注意股骨远端病理性骨折

"日光征"为与骨垂直并具有中断线的多个骨膜反应区域。当骨膜反应中的线与骨平行时，则会出现"洋葱皮"样外观。Codman三角为病灶边缘的短针状物和从骨皮质面上剥离的骨膜。CT可以显示骨皮质的受累程度，并提供有关软组织成分的相关信息。MRI则显示广泛弥散于髓内的较高大血管性软组织团块。

尤文肉瘤可发生于身体的任何骨组织上；然而，最常见的发病部位为骨盆、大腿、小腿、上臂和肋骨。治疗方法包括化疗、放疗和可能的保肢手术或截肢。

骨样骨瘤

骨样骨瘤是一种良性的骨源性病变，常见于5岁以上的儿童。最常见的主诉为跛行和局部疼痛。X线片显示为小于1cm的透明病变，并在病变周围出现反应性硬化（图6-44）。

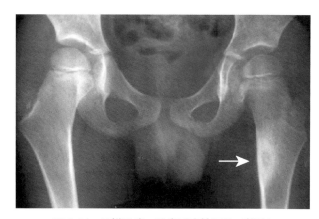

图6-44　骨样骨瘤。注意反应性硬化（箭头）

经许可引自 Yamamoto LG. Osteoid osteoma. In: Yamamoto LG, Inaba AS, DiMauro+H32 R, eds. Radiology Cases in Pediatric Emergency Medicine. Vol. 4, Case 15. Honolulu: University of Hawaii John A. Burns School of Medicine, Department of Pediatrics, 1994. http://www.hawaii.edu/medicine/pediatrics/pemxray/v4c15.html. Accessed March 28, 2018.

骨样骨瘤占所有肿瘤的3%，在良性肿瘤中占12%。最好发于长骨干骺端或骨干，73%的患者在这些部位发病。10%～14%的患者在脊柱发病。典型的表现包括局灶性骨骼疼痛并在夜间加重，使用小剂量抗感染药物可缓解。大多数脊柱肿瘤患者随着活动的增加而疼痛加重，疼痛常在夜间发作。发病部位可能存在触压痛，且通常无其他阳性体征。可经皮肤射频消融，乙醇，激光或CT引导下对肿瘤进行热凝治疗。

致谢

特别感谢 Mariyah S. Shad 在对本章进行修改时所提供的帮助。

第二部分

脊　柱

第 7 章
颈部和下腰部疼痛

Zheng Ben Ma, MD；Emily Senecal Miller, MD

引言

急诊患者最常见的主诉为颈部和下腰部疼痛。尽管医学文献中所引用的终身性下腰部疼痛的发病率各不相同，但综合发病率约为84%，这表明大多数人在一生中的某个阶段都会经历下腰部疼痛。1990～2015年，颈部和下腰部疼痛仍然是全球范围内导致残疾的主要原因。美国一项涉及31 000多人的调查报告显示，26.4%的受访者在过去3个月内存在至少一天的下腰痛，13.8%的受访者表示曾患有颈部疼痛。

腰部疼痛十分常见且花费高昂。在美国，每年因此产生的总支出费用超过1000亿美元。这些支出的2/3为间接产生的，归因于工资损失和工作生产率的降低。在所有因工作而致残的疾病中，腰痛占肌肉骨骼损伤性疾病的1/3。2/3的下腰痛患者可以在1个月内返回工作岗位，但17%的患者在1～6个月仍存在工作障碍，7%的患者需要超过6个月才能重返工作岗位。

文献报道，约85%的患者存在继发于肌肉或韧带损伤的腰痛，只有少数患者患有神经根源性（如椎间盘突出）、关节性（如关节炎）或骨性（如骨髓炎）疼痛。本章旨在为读者提供参考以证实这些疾病之间所存在的差异。在第8章将会对每种疾病进行更深入的研究，而第9章和第10章则分别着重于颈椎和胸腰椎的创伤性损伤。

无论是否可以确定患者疼痛的病因，对急诊医师而言，将良性腰部疼痛与危及生命的腰痛病因进行区分十分重要。在对腰痛患者进行评估时，常常需要考虑两个重要问题：

● 是否存在一种引起疼痛发生的严重潜在性的系统性疾病？

● 是否有神经系统损害证据证明患有脊髓损伤，需要紧急进行影像学检查和外科会诊？

解剖

脊柱由33节椎骨组成：7节颈椎，12节胸椎，5节腰椎（图7-1）。骶骨由5节融合的椎骨和尾骨组成。前两节颈椎，寰椎（C_1）和枢椎（C_2）在颈椎中是独一无二的。

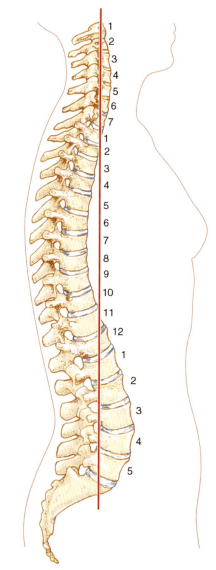

图7-1 脊柱由7节颈椎、12节胸椎和5节腰椎组成

寰椎是一个与颅骨相连的环状骨性结构，负责50%的颈部屈伸活动。枢椎的齿状突固定在寰椎的前部，使颅骨旋转运动。

随着脊柱节段下降，椎体的大小也逐渐增大。椎骨由宽阔的椎弓根、扁平的椎板和尖尖的棘突组成（图 7-2），椎体的后弓包绕着脊髓。靠近椎弓根和椎板的交界处，横突向外侧延伸。后弓有 4 个关节面，分别与上、下椎体相连，形成滑膜关节。在某些节段位置，横突也可能与肋骨相连。

韧带所组成的网状结构将脊柱包围。前、后纵韧带与椎体连接并贯穿脊柱全长。黄韧带、棘间韧带和棘上韧带在脊柱后方，可提供进一步的稳定性。

椎骨为脊髓提供支撑和保护，韧带和椎间盘为脊柱提供灵活性。颈椎和腰椎的活动度最大，而与肋骨相连接的胸椎活动度比较受限。具有最大活动度的脊柱最容易受伤。最常见的脊髓损伤部位是 C_5 和 C_6 之间。

椎间盘为位于相邻椎体之间的纤维软骨结构，可缓冲应力，对脊柱的柔韧性至关重要。椎间盘由中央的髓核组成并被纤维环所包围。位于颈椎和腰椎的椎间盘比胸椎椎间盘更厚，其可以进一步提升这些区域的灵活性。随着患者年龄的增长和椎间盘的反复使用，纤维环将会出现小的撕裂，并从中心开始向外侧辐射。当压力突然增加时，纤维环会完全撕裂导致髓核突出。50 岁以上人群的髓核将会变干以及发生纤维化，故很少发生椎间盘突出。

颈段椎管和脊髓的直径最宽，胸段椎管则比较狭窄，较小的移位也可导致明显的神经损伤（如脊髓横断）。

脊髓神经根从椎孔穿出后，向外侧延伸。颈神经根在相应的椎骨节段上出现，而胸、腰椎神经根则相反。这是因为颈神经根共有 8 根，而颈椎只有 7 节。成年人的脊髓止于 $L_1 \sim L_2$ 间隙（图 7-3），其余的神经根在该部位形成束状物，称之为马尾，松散地填充在剩余的椎管内。马尾比脊髓能承受更多的压力。

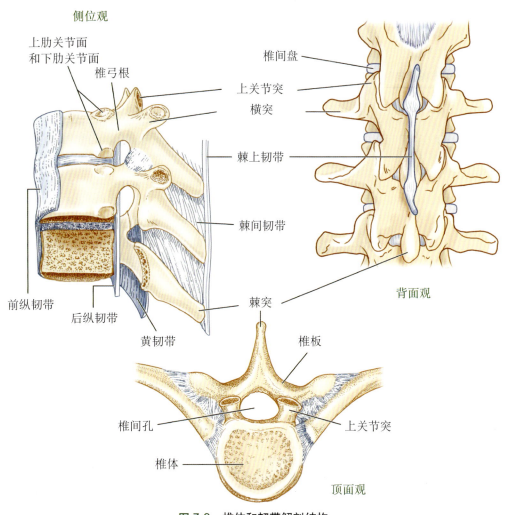

图 7-2　椎体和韧带解剖结构

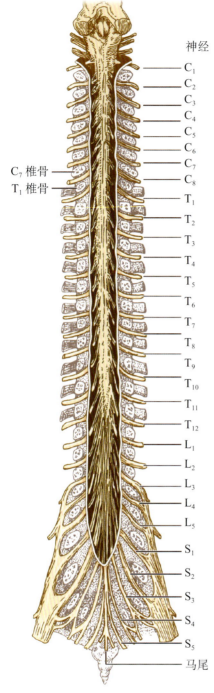

神经

C₁
C₂
C₃
C₄
C₅
C₆
C₇ 椎骨
T₁ 椎骨
C₇
C₈
T₁
T₂
T₃
T₄
T₅
T₆
T₇
T₈
T₉
T₁₀
T₁₁
T₁₂
L₁
L₂
L₃
L₄
L₅
S₁
S₂
S₃
S₄
S₅
马尾

图 7-3　椎管和脊髓

病史

腰背痛的鉴别诊断十分广泛，最重要的是对发病率和死亡率较高的疾病进行鉴别。脊柱硬脑膜外脓肿、硬脑膜外血肿、脊髓恶性肿瘤转移、脊柱骨折、主动脉夹层、主动脉瘤、脊髓压迫和马尾综合征等疾病虽然不常见，但经常需要紧急治疗。系统的诊断方法有助于避免漏诊，其中一种诊断方法是将疼痛的来源分为血管性、内源性、感染性、机械性或风湿性，延误诊断可能会带来诸多问题。

85% ～ 90% 腰痛患者最终会被诊断为非特异性腰痛，即并非由特定的疾病或脊柱异常所引起的腰痛。因此，高"噪信比"使得临床医师在鉴别危及生命的腰痛和良性腰痛时更加困难。本节讨论常规的诊断方法来帮助临床医师对这类潜在威胁生命的情况进行诊断。对需要紧急诊断和治疗的某些现存疾病的"危险信号"的重要性进行强调（表 7-1）。

表 7-1　引起严重腰痛的根本原因及症状和危险信号

诊断	危险信号和症状
感染	免疫功能不全（例如，糖尿病，艾滋病，类固醇疾病，器官移植），发热，神经功能障碍，持续静息痛伴夜间加重，静脉药物注射史，近期感染
恶性肿瘤	老年人恶性肿瘤病史，神经功能障碍，体重减轻，持续静息痛伴夜间加重 > 6 周
骨折	老年，创伤，使用激素，骨质疏松病史
马尾综合征	肠道或膀胱疾病，伴随双下肢症状，鞍区麻木，多节段运动功能障碍
腹主动脉瘤	年龄 > 60 岁，腹部搏动性肿块，血管病变的危险因素

由于每种腰痛的自然病史都倾向发生在特定年龄，所以鉴别腰痛病因的首要线索为患者的年龄。20岁以下没有受到过外伤的腰部疼痛患者，提示为脊椎滑脱或峡部裂。40 岁之前出现腰部疼痛，则应该考虑炎症和风湿性疾病，如脊柱关节炎和强直性脊柱炎。随着年龄的增长，椎间盘突出的发生率也随之增加，20 岁人群发病率为 30%，而 80 岁时则高达 84%，但并不一定会出现症状。老年患者患恶性肿瘤、动脉瘤和骨折的风险将会增加。在以恶性肿瘤为腰痛病因的患者中，年龄超过 50 岁者占 3/4 以上。65岁以上的腰痛患者，发生椎体压缩性骨折的风险也会增加。

临床医师应询问患者疼痛的起始时间和持续时间以及发作时的活动情况，还要询问是否有过类似的疼痛发作及疼痛复发史。发生过激事件，如举重、扭伤、久坐、汽车碰撞或跌倒等都提示有肌肉拉伤、椎间盘突出或椎体骨折。特别是老年患者跌倒后产生的疼痛，需考虑可能发生骨折。对于受到外伤的患者，在有证据证明其他病因之前，应首先考虑骨折。在某些患者群体中（如老年人），即使没有外伤，也应考虑骨质疏松症、使用激素、恶性肿瘤或患有多种合并症及椎体压缩性骨折。

疼痛的起病速度较慢且在较长时间内逐渐加重时，应考虑感染性疾病或恶性肿瘤。大多数腰痛患者在 4～6 周后症状会有所好转，如果疼痛持续超过 6 周，则应该考虑为恶性肿瘤或其他系统性疾病。

疼痛的位置也十分重要。椎旁疼痛提示为肌肉损伤，而脊柱中线位置疼痛多见于骨折、恶性肿瘤或感染。然而，由于严重的非肌肉性疾病也可能表现为椎旁肌肉痉挛，故在诊断时应尽量仔细谨慎。腰部疼痛最为常见，但胸背部疼痛更值得关注。胸背部疼痛的病因可能为主动脉夹层、主动脉瘤扩张、腹膜后出血、原发或转移性恶性肿瘤或脊柱感染。

从病史中发现危险信号十分重要，可以借此对需要行急诊手术的腰痛病因进行风险分层，特别是脊髓压迫或马尾综合征。检查肠道或膀胱是否发生功能障碍具有重要意义，其可能为肿瘤、脓肿、出血或椎间盘突出严重压迫脊髓所引起的症状。典型表现为尿潴留和溢出性尿失禁（90% 敏感度），其常与鞍区麻木、双侧坐骨神经痛或下肢无力有关。多项研究对这种外科急症的症状和体征的不同预测值进行引用。然而，由于此类疾病存在较高风险，任何怀疑患有马尾综合征的患者都应该紧急进行 MRI 检查来评估诊断。

> 提示：夜间疼痛、休息时疼痛或与患者体位无关的疼痛为提示肿瘤、感染或其他疼痛来源的关键"危险信号"。

症状的加重和减轻也为病因学提供了线索。在休息后骨骼肌肉疼痛将会缓解，所有持续性静息痛或夜间加重性疼痛都可能提示存在恶性肿瘤或脊柱发生感染。引起疼痛的特定体位也可以提示病因。脊柱关节综合征、中央椎管狭窄或外侧椎间盘突出症可表现为在俯卧位或伸直位疼痛加重。坐位疼痛加剧通常提示患有椎间盘的环状撕裂或腰椎间盘突出。患者从坐位到站立位疼痛加重通常为椎间盘源性疼痛。下床活动通常会使椎管狭窄所引起的疼痛加重，而屈曲或弯曲位则可使疼痛减轻。如果咳嗽或其他 Valsalva 试验使疼痛加重，则还要考虑为椎间盘突出。

肢体放射性疼痛伴麻木或刺痛提示为神经根病变，即沿脊柱的神经或神经根受压。最常见的原因为椎间盘突出压迫神经根，但椎管狭窄、恶性肿瘤和感染同样也可引起神经根压迫性病变。腰椎神经根性疾病常因坐位、咳嗽或肌肉拉紧而使疼痛加重，平躺则可缓解疼痛。

大多数有症状的腰椎间盘突出发生在 $L_4 \sim L_5$ 节段和 $L_5 \sim S_1$ 节段，使疼痛放射到腿部并经过膝部（坐骨神经痛）。尽管只有少数腰背痛患者存在神经根病变，但如果无神经根病变发生，则不太可能会产生具有临床意义的椎间盘突出症。应对单侧下肢无力的患者予以特别关注。鉴别真正的肌肉力量丧失和疼痛导致的肌肉功能下降比较困难，但是至关重要。其鉴别应该从病史开始，但同样也需观察患者的活动情况。确定患者是否可以步行到急诊室或者洗手间。

在对患者检查症状和既往史时，医师应特别注意可能引起重大系统性疾病的症状和诱发条件。体重减轻、发热、免疫功能状态低下（如艾滋病、长期使用类固醇类药物）或者有静脉注射毒品史的患者，应该同时关注病灶和全身性感染的病因。

高达 51% 的脊柱骨髓炎的主要感染位置在身体的其他部位，如泌尿道、皮肤、软组织、血管、心内膜或关节感染。脊柱是骨恶性肿瘤最常见的转移部位，高达 40% 的恶性肿瘤患者都可发生脊柱转移。脊柱转移性肿瘤占每年新诊断恶性肿瘤的 10%～30%。最常见的脊柱转移癌包括乳腺癌、肺癌、前列腺癌、肾癌和甲状腺癌。因此，对于存在这些恶性肿瘤病史的患者，应对其腰背痛的非机械性病因提高警惕。

临床医师还应该考虑腹腔和腹膜后因素所引起的腰背痛（表 7-2，表 7-3）。机敏的临床医师必须保持高度警惕，通过从患者的病史中找出关键线索来对这些疾病进行鉴别。

表 7-2　腰背部疼痛的非骨骼肌肉性因素

肿瘤
- 肺癌
- 肝转移癌
- 胰腺癌
- 肾癌
- 前列腺癌
- 睾丸癌
- 卵巢肿瘤
- 子宫肌瘤

感染
- 肺炎
- 胸腔积液
- 慢性前列腺炎
- 肾盂肾炎
- 盆腔炎

血管因素
- 胸或腹主动脉瘤
- 主动脉夹层
- 心包炎
- 肺栓塞
- 肾梗死
- 心肌缺血
- 腹膜后出血

续表

其他原因
- 肾结石
- 糖尿病性神经根病变
- 骨质疏松症
- 骨质软化症
- 痛风和假性痛风
- 子宫脱垂
- 子宫内膜异位
- 卵巢扭转
- 胰腺炎
- 胆囊炎
- 消化性溃疡
- 带状疱疹
- 髋关节疾病

表 7-3　颈部疼痛的非骨骼肌肉性因素

心脏性因素
- 心肌梗死
- 心绞痛

胃肠性因素
- 食管裂孔疝
- 食管痉挛
- 胆道绞痛、胆囊炎和胆总管结石
- 胰腺炎

胸部因素
- 纵隔病变
- 肺尖病变（Pancoast 瘤）

其他原因
- 带状疱疹
- 颞下颌关节综合征
- 肋软骨炎

体格检查

提示：在受到外伤或神经功能缺失的情况下，对脊柱稳定性进行影像学评估之前应避免脊柱的任何活动。

与所有急诊患者一样，对腰背痛患者的体格检查首先要对其生命体征进行评估，尤其要注意急性危及生命的病因。应怀疑高血压患者是否存在主动脉夹层，而腰痛所引起的低血压则提示腹主动脉瘤，除非另有证据。在有潜在脊髓外伤的情况下，一旦排除出血，引起低血压的原因可能为神经源性休克并重点关注是否存在发热。然而，无发热并不能将严重的感染排除，只有 35% ～ 60% 的脊柱骨髓炎患者会出现发热。不发热的原因可能为使用镇痛药物，而这类药物可能有解热作用。

应进行全面的体格检查，特别注意心脏、周围血管搏动、肺部、腹部和皮肤情况，然后再进行详细的骨骼肌肉和神经学检查。呼吸音减弱则提示存在恶性肿瘤相关积液的可能，而干啰音或湿啰音提示肺炎或其他活动性感染。心血管检查包括检查周围血管搏动，以评估周围脉搏是否为不对称，或进行上肢血压测量，关注主动脉夹层是否存在。腹部检查应评估是否存在搏动性肿块，如果存在则提示可能为腹主动脉瘤。对于怀疑出现脊髓受压或马尾综合征的患者，为评估直肠丧失张力或肛周麻木，进行直肠检查十分重要。对皮肤彻底检查可以发现早期带状疱疹或其他潜在的疼痛性皮肤病。

神经检查包括对患者的力量、感觉和反射及直肠张力和肛周感觉的全面评估。除此之外，还应进行步态评估。

颈椎检查

先检查患者是否存有瘢痕、瘀斑或红斑。在未受外伤患者的侧面可以看到其正常的颈椎前凸。如进行 Valsalva 试验或对头顶施加轴向压力可使患者出现疼痛，则考虑为椎间盘突出或椎管狭窄使椎管或椎间孔的直径减少所导致的。

仰卧位时，颈椎肌肉处于放松状态，此体位更容易触及深层的骨和韧带结构。对于入院前使用颈椎固定颈托的外伤患者，小心取下颈托，检查颈椎中线是否出现移位或压痛，注意其内部连接的稳定性。检查者首先沿中线触诊枕骨和颅底。如果检查者站在患者头部的后方，需将双手置于颈部下面，使指尖在颈正中线相交，触诊后方的骨质结构（图 7-4）。第一个触及的结构是枢椎棘突，但无法触及枢椎后弓。对于较瘦的患者，检查者应可触到颈椎所有的棘突。发生单侧小关节脱位或骨折时，可见正常的力线消失。

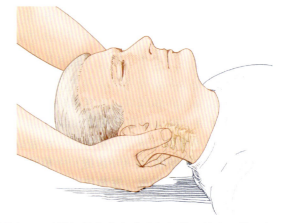

图 7-4　双手呈杯状将患者头后部托住，检查颈椎后部，使指尖在颈后中线相交

在所有的脊椎节段中，C_7（有时可能为 T_1）的棘突最大，为十分实用的解剖标志。颈椎的其他标志包括：覆盖在 C_4 和 C_5 上的甲状软骨和 C_6 上的环状软骨。在每侧棘突的外侧和棘突之间可以触诊到小关节的关节突。当颈部放松时，它们就像一个小的圆形穹隆。小关节的压痛提示为关节炎、骨折或韧带损伤。神经检查包括运动强度、感觉和双上肢反射试验。通过对每个颈神经根的运动功能和感觉水平的了解，可以确定脊髓损伤的位置。多达 20% 的脊柱损伤会影响到一个层面以上。由于颈椎缺乏胸腔的支撑，关节突形成的关节也相对较小，所以颈椎比胸腰椎更容易发生移位。发生在 $C_5 \sim C_8$ 的创伤性颈椎损伤最为常见（表 7-4，图 7-5 ～图 7-8）。

表 7-4　颈椎神经根的体格检查

	C_5	C_6	C_7	C_8
感觉	上臂外侧	前臂和拇指的外侧	中指	尺侧前臂或小指
运动	肩外展和屈肘	屈肘和伸腕	伸肘和屈腕	手指屈曲
反射	肱二头肌反射	肱桡肌反射	肱三头肌反射	无

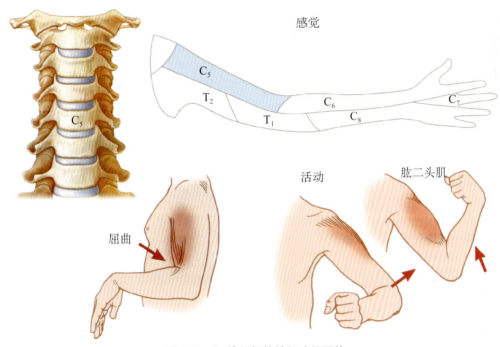

图 7-5　C_5 神经根的神经功能评估

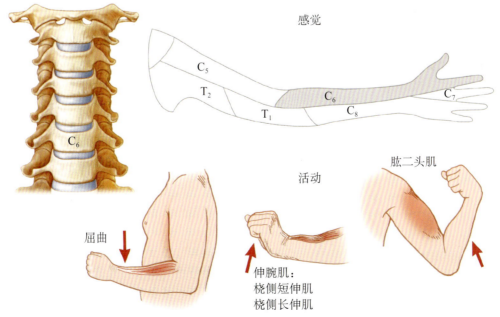

图 7-6　C_6 神经根的神经功能评估

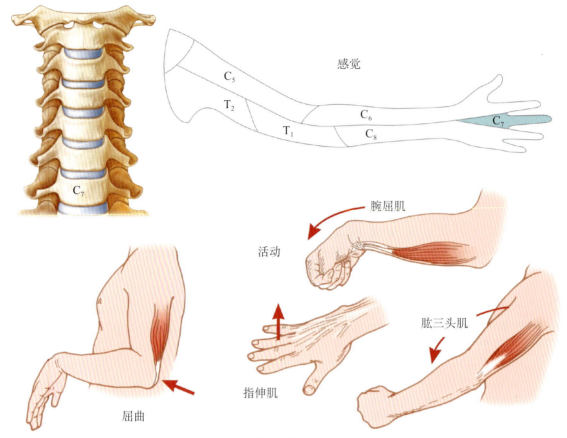

图 7-7   C$_7$ 神经根的神经功能评估

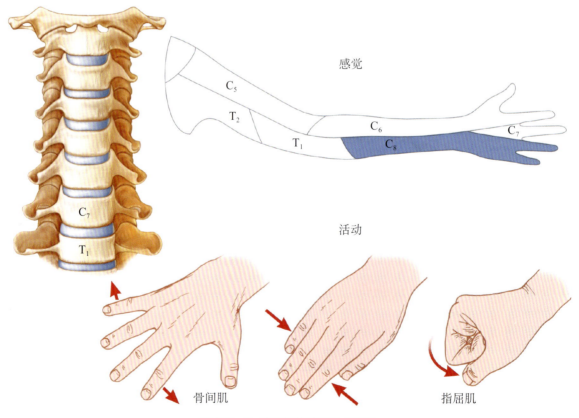

图 7-8   C$_8$ 神经根的神经功能评估

胸腰椎检查

系统的胸腰椎检查方法应当高效且完整。本章节对非创伤性脊柱损伤患者的完整检查进行回顾，根据临床情况采用不同的检查方法。

站立位

如果患者能够站立，检查就从站立位开始。需要注意正常腰椎前凸。腰椎伸直困难提示可能患有强直性脊柱炎或椎旁肌肉痉挛。随后从患者后方进行背侧脊柱的排列的检查。超过 50% 的患者将会出现排列异常，其可能会引起患者背部紧张。

第 1 胸椎位于骶骨中央的上方，骶骨与髂后上棘（PSIS）处于同一高度。

将一拇指放置在髂后上棘，另一拇指放在骶骨嵴来评估骶髂（S_1）关节。嘱患者将同侧腿抬离地面，确定 PSIS 为正常向下移动还是向上移动，判断潜在的骶髂关节病变。除评估骶髂关节外，让小关节疾病或脊椎滑脱的患者将腰背部伸直的同时，抬高腿部可使腰背部疼痛加重。如果患者在站立时，髋关节和膝关节发生弯曲且身体稍偏向一侧倾斜，则表明坐骨神经受到刺激，通常为椎间盘突出所造成。

屈伸活动范围不能可靠地判断病因，但可以作为评估治疗的基线。正常的腰背部活动范围为屈曲 40°～60°。患者前屈时，腰椎相对于髋部保持前凸和屈曲状态，则应怀疑腰椎病变发生在 L_4～L_5 或 L_5～S_1 间隙。屈曲时发生疼痛往往提示坐骨神经痛、椎间盘突出或腰椎劳损。正常的腰椎背伸角度为 20°～35°。脊柱背伸使小关节受压，并使椎间孔变窄。因此，背伸性疼痛是小关节病变和关节炎的典型特征。

最好在脊柱屈曲时进行触诊。除非是极度肥胖的患者，在脊柱屈曲时很容易触及胸腰椎棘突。棘突向外侧发生任何移位都将提示旋转畸形，例如脊柱侧凸或骨折。相邻椎间隙的棘突之间的距离应该是相等的。在棘突间的凹陷处可触诊到棘上韧带和棘间韧带（图 7-9）。应牢记具有帮助意义的解剖标志，包括与 L_4 和 L_5 间隙相平的髂嵴和与 S_2 棘突相平的髂后上棘（图 7-10）。

棘突上的压力可以向前传递至椎弓和椎体。因此，使用反射锤敲击棘突可以帮助对脊柱疼痛和更深层的腹膜后侧结构疼痛进行辨别。沿着脊柱进行叩诊是常见的检查脊柱、防止漏诊的方法，其有助于发现转移性疾病、隐匿性骨折或感染。

小关节位于胸腰椎棘突外侧约 3cm 处。其与颈椎相同，小关节位于棘突外侧和棘突之间。由于胸腰椎小关节在椎旁肌肉深层，所以无法直接触诊到胸腰椎的小关节。

最后嘱患者继续保持站立位，让患者用足跟站立以测试 L_5 神经根的运动功能，踮起足尖以测试 S_1 神经根功能。

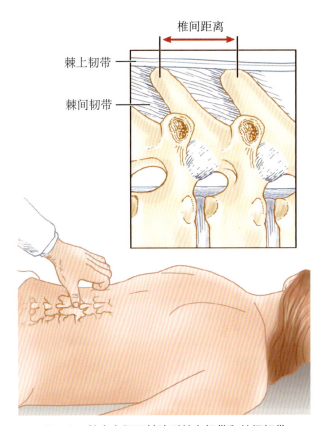

图 7-9　棘突之间可触诊到棘上韧带和棘间韧带

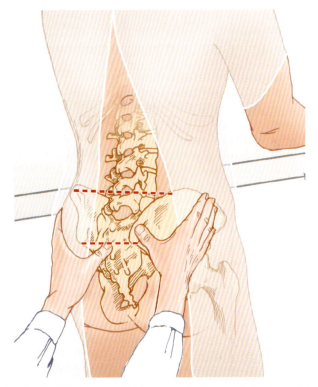

图 7-10　髂嵴之间可以触及 L_4～L_5 间隙，S_2 则在髂后上棘水平

仰卧位

可对处仰卧位的患者进行直腿抬高试验和交叉直腿抬高试验。患者保持膝关节伸直并将腿部逐渐抬高。在直腿抬高试验中，腿抬高30°之前的疼痛只涉及硬脑膜病变，故此类疼痛与神经根刺激症状不一致。当出现椎间盘突出时，腿抬高30°～60°使神经根受到牵拉并产生疼痛（Laseguè征）。无论哪种测试出现阳性，其必须存在膝关节以外的放射性疼痛。直腿抬高试验阳性对诊断椎间盘突出十分敏感，但其并非具有特异度。交叉直腿抬高试验对诊断椎间盘突出较不敏感，但其特异度为90%。Valsalva试验引起的疼痛感增加也对诊断坐骨神经刺激症状十分敏感。

在患者仰卧时，也可以进行4字（髋关节屈曲、外展和外旋）试验，对髋关节和骶髂关节进行病理检查。将患侧的足部放在健侧的膝关节上，若腹股沟出现疼痛，则提示髋部发生病变，而非脊柱病变。在关节病患者中，对屈曲的膝关节和对侧髂前上棘施加轻柔、稳定向下的压力可使骶髂关节产生疼痛。

大部分神经系统检查可以在患者仰卧时进行。神经系统检查应包括运动强度、感觉和反射试验。和颈椎神经检查相似，通过对特定神经根的运动和感觉功能进行检测，可以确定腰骶脊髓损伤的位置。在腰椎中，应对L_3、L_4、L_5和S_1神经根进行检查（表7-5，图7-11～图7-14）。

L_5的运动神经根试验用于评估踝关节和蹞趾背屈的运动强度。L_5感觉神经根损伤可引起足内侧及第一、二趾间趾蹼区域麻木。S_1神经根试验可用于评估踝反射和小腿后侧及足外侧的感觉。S_1神经根病变可导致跖屈无力。S_1神经根支配的另一个可靠运动功能为挤压臀部的能力（即臀大肌）。

振动感觉是一种经常被忽视的神经试验，但其通常具有诊断性。该试验将音叉放置在由神经根支配的骨性突起处（例如，L_4支配的内踝区域，L_3支配的髌骨区域）。振动将会引起患者的不适，这种不适感在受刺激的神经根感觉的支配下，向上辐射至背部。振动感处于神经感觉最浅层，因此对早期压迫最为敏感。

当尝试对神经损伤进行定位时，有几个一般原则比较实用。单侧肢体无力提示为神经根性疾病，而双侧肢体无力或痉挛则为脊髓内病变的特征（如脊髓病）。当患者出现下运动神经元疾病、双下肢无力、直肠张力丧失、鞍区麻木和尿潴留时，应考虑为马尾综合征。单个皮节感觉障碍源于神经根性病变，而脊髓内的病变可累及多个皮节。

俯卧位

通过臀大肌的功能评估可以对S_1神经根进行检查。嘱患者收紧臀部，如果一侧力量较弱，则可能存在S_1神经根功能障碍。俯卧位下将髋关节伸展，可进行股神经牵拉试验。对小关节病变的患者行该试验将会产生中线外侧部位的疼痛。然而，大腿前部出现疼痛则提示L_2～L_3神经根受到刺激。

表7-5 腰骶部神经根的体格检查

	L_3	L_4	L_5	S_1
感觉	大腿的前侧和内侧	足内侧	第一、二足趾和趾间区域	足外侧
运动	髋关节的屈曲	膝关节的伸直	第一足趾和踝关节背屈	踝、跖屈曲

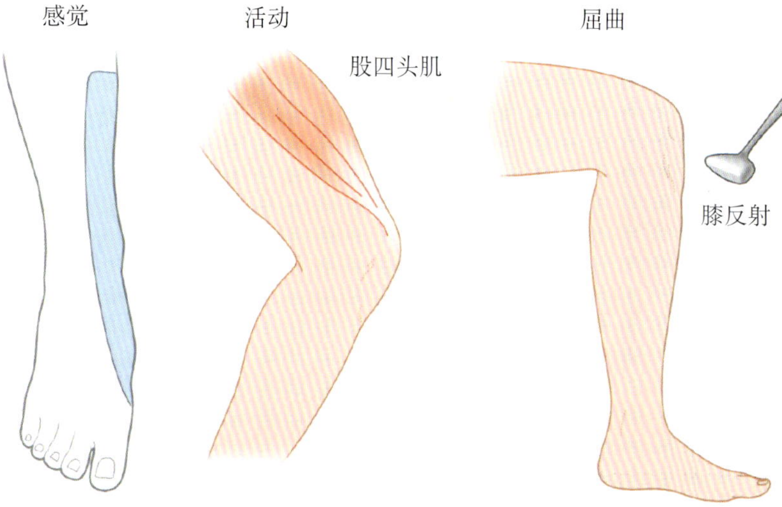

感觉　活动
股四头肌
屈曲　感觉　活动
膝反射
足趾和足的跖屈
腿外侧和蹞趾趾蹼

图7-11 L_4神经根的神经功能评估 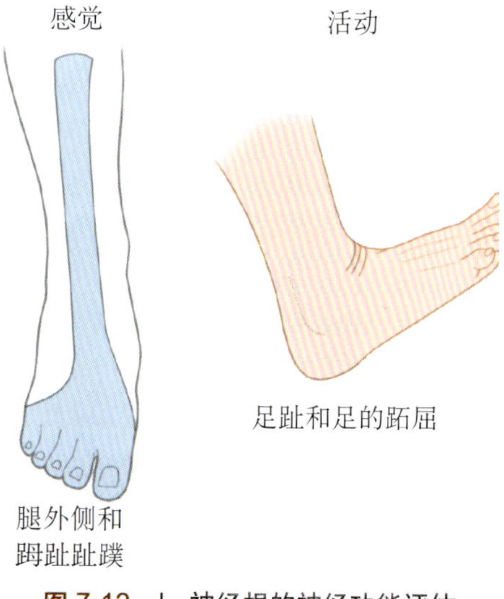　　**图7-12 L_5神经根的神经功能评估**

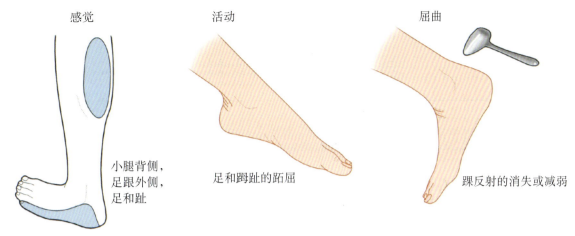

感觉　　　　活动　　　　屈曲

小腿背侧，
足跟外侧，
足和趾

足和踇趾的跖屈

踝反射的消失或减弱

图 7-13　S_1 神经根的神经功能评估

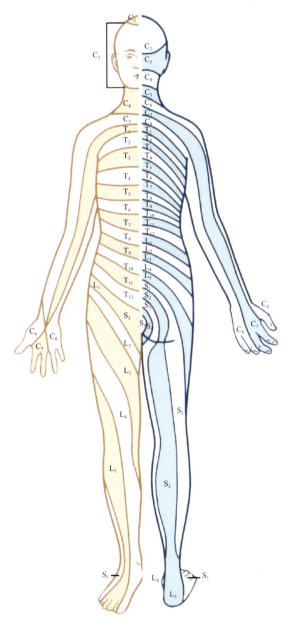

图 7-14　脊神经的皮节分布

检查者可以触诊到坐骨粗隆和大转子之间走行的坐骨神经。如果此处有压痛，则应怀疑该处神经受到刺激，而非腰背部。梨状肌综合征是坐骨神经受到刺激的原因之一，在第 17 章将会做出详细的介绍。

嘱患者保持俯卧位，并在患者脐下放一张薄板，使其腰椎弯曲，小关节更加突显。此时，棘突间的距离应该保持相等，$L_5 \sim S_1$ 和 $L_4 \sim L_5$ 棘突间的距离不等则提示脊椎前移。与站立位的患者相同，棘突外侧 3cm 出现压痛则提示小关节病变。

影像学

大部分腰背痛患者都能顺利恢复，因此不推荐常规进行影像学检查。美国医师学会（ACP）在 2011 年提供了一份指南，建议只有在腰痛患者患有"严重的进行性神经功能缺陷以及出现严重或特异性潜在疾病的症状"时，才可以使用影像学辅助诊断。此外，ACP 指南同样建议，对非复杂性腰背痛患者常规进行影像学检查对临床不存在益处，且可能有害。

表 7-6 确定了 8 个"危险信号"，其可能对确定哪些患者应考虑进行影像学检查提供帮助。

表 7-6　需要考虑影像学检查的危险信号

近期有创伤史
年龄 < 18 岁或 > 50 岁
恶性肿瘤病史
夜间疼痛
发热，免疫缺陷，静脉注射毒品
症状超过 4 ~ 6 周
神经系统不适或尿失禁
检查发现神经系统障碍

对于怀疑有病理性或椎体压缩性骨折的骨质疏松患者或使用类固醇药物的患者，可进行 X 线片检查来对下腰痛进行评估。

通常需要常规拍摄脊柱 X 线正位、侧位和斜位片。齿状突（张口）位为颈椎所特有，虽然其并不常用，但能更好地看到 C_1 和 C_2 的情况。对存在外伤性椎体损伤风险较高的任何患者都应该进行 CT 检查，因为 CT 可以为延续到后柱的骨折提供清晰成像，可发现细微的骨折并对椎弓根和后皮质的完整性进行评估。

对于患有严重的或进展性神经功能障碍，以及怀疑患有严重的潜在性疾病，如椎体感染、马尾综合征或恶性肿瘤伴脊髓压迫的患者，建议进行 MRI 或 CT 检查。虽然 CT 对诊断脊髓恶性肿瘤并不敏感，但其仍可显示出椎间盘病变或巨大的肿瘤。MRI 是一种可以显示出脊髓、脊椎骨髓和软组织的诊断性检查方法，当怀疑出现脊髓受压时，可紧急进行 MRI 检查。MRI 能清楚地显示出椎间盘、脊髓和神经根情况，诊断脊柱骨髓炎的灵敏度达 97%，特异度达 93%，精确度达 94%。

治疗

2017 年美国医师学会的临床指南强调，对急性、亚急性和慢性下腰痛使用非药物疗法，包括浅表热敷、按摩、多学科康复、针灸和锻炼等。对于使用非药物治疗方法无效的患者，建议临床医师考虑使用非甾体抗炎药作为一线治疗用药。

任何患有严重创伤、意识受损或神经功能障碍的患者都应该在住院前，在急诊室安装颈托作为预防措施。在进行明确的影像学检查和重复评估以排除明显骨折或结构不稳定之前，应持续使用颈托固定。

对于非外伤所引起的腰背部疼痛，其紧急治疗方法，具体请参阅第 8 章。关于颈椎和胸腰椎外伤患者的进一步治疗指南，将会在第 9 章和第 10 章中做出介绍。

第 8 章
脊柱的特异性疾病

Andrew D. Perron, MD；Carl A. Germann, MD

引言

第 7 章涵盖了腰背痛或颈椎痛患者的一般治疗方法和详细体格检查。在本章中，将对脊柱的具体情况进行更广泛的讨论。关于血清学检查阴性的脊柱关节病（如强直性脊柱炎）的综述，可参阅第 3 章。在第 9 章和第 10 章，将对脊柱骨折进行讨论。

值得注意的是，在未经筛选的急诊腰背痛人群中，约每 200 位患者中有 1～5 位患者将会有一个特定的诊断，其中有 1 位患者需要手术治疗。临床医师所面临的挑战是从主诉"腰背痛"的广大人群中将这些小群体进行识别。

临床医师在询问病史和体格检查时，必须确定哪些人需要进一步地进行紧急检查，哪些人可以进行安全的观察。临床医师所面临的进一步挑战为脊柱综合征可能表现轻微，而且在许多病理生理过程中存在大量重叠。

大部分脊柱疾病患者进行影像学检查是由于其病史或体格检查中出现的"危险信号"。人们一般对小于 18 岁和大于 50 岁的人群关注度较高，因此，对这类人群进行影像学检查的阈值更低。这一群体还包括免疫功能低下者、静脉注射药物者、已知原发恶性肿瘤转移至脊柱者、反复感染（如泌尿生殖系统感染）者、严重创伤者和神经功能障碍者。近期，有文献在系统回顾中发现，目前，所提及的不同"危险信号"共有 26 种，然而，除了常识之外，没有证据可将其中任何一种进行证实。在文献综述中指出，在 26 个可能的危险信号中，最有可能预测病情的 3 个因素分别为老年、长期使用类固醇和恶性肿瘤病史。如果没有发现危险信号，一般不建议在首次发现腰背痛综合征 4～6 周内进行影像学检查，因为大多数患者会在这个时间范围内痊愈。

马尾综合征

马尾综合征是指在脊髓终止部位的下方，在 L_1～L_2 间隙发生的椎管内神经压迫。临床表现为下运动神经元损伤伴虚弱或瘫痪、直肠张力丧失、皮肤感觉丧失、深肌腱反射减弱和膀胱功能障碍。经典的感觉功能症状为"鞍区"麻木，即在臀部和会阴部产生感觉丧失。值得注意的是，完全性脊髓综合征在最初的几天内也可能会出现类似症状，直至上运动神经元也出现症状。

马尾综合征最常见的病因为腰椎间盘突出，通常发生在 L_4～L_5 或 L_5～S_1 间隙。其他原因包括脊柱转移癌、脊柱血肿、硬膜外脓肿、椎体骨折或横贯性脊髓炎。虽然患者肛门括约肌张力下降到 80%，但在进行诊断时，最一致的发现为尿排空残余量增多。对于疑似马尾综合征的患者，尿残余量超过 100～200ml 对诊断的敏感度为 90%，特异度为 95%。通常通过急查 MRI 检查来明确诊断，对于不能进行 MRI 检查的患者，则应进行 CT 检查。治疗包括大剂量静脉注射类固醇药物（推荐使用 4～100mg 地塞米松）和外科会诊。建议尽早手术干预以增加神经系统恢复的可能性。

椎间盘突出症

随着年龄的增长，椎间盘纤维环将发生退变，椎间盘内压力的急剧增加可导致髓核突出。由于后纵韧带对髓核具有限制作用，腰椎间盘突出症通常是逐渐发展的。最终，随着韧带强度减弱，髓核将移入椎管内，最常见于后外侧方向（即正中旁的椎间盘）突出。椎间盘在这个位置与神经根接触，引起疼痛并潜在发展为神经根性病变。较大的中央型椎间盘突出可压迫脊髓或马尾神经。

4%～6% 的人会患具有临床意义的椎间盘突出。绝大多数椎间盘突出发生在腰椎并引起腰痛和腿痛。90% 的坐骨神经痛患者的疼痛症状是由椎间盘突出所引起，其他可能存在的因素包括腰椎管狭窄和肿瘤，但十分少见。约98%临床症状较重的腰椎间盘突出发生在$L_4 \sim L_5$或$L_5 \sim S_1$椎间隙水平。颈椎间盘突出发生在$C_6 \sim C_7$和$C_5 \sim C_6$椎间隙者分别占70%和20%。

由退行性改变引起的神经根型颈椎病比椎间盘突出症的可能性更大，比例为3∶1。

临床特征

患者最常见的发病年龄在30～50岁，因为老年人的髓核较干燥并且已经发生纤维化，不太可能出现突出。男性的发病率是女性的3倍。

疼痛通常起源于椎间盘突出的一般部位（即下腰部），常以神经根病（即坐骨神经痛）所引起的疼痛为主。坐骨神经痛对腰椎间盘突出的诊断敏感度高达95%，故无坐骨神经痛者在临床上不太可能出现严重的椎间盘突出，估计每1000名患者中就会有1名可能出现椎间盘突出。

患者可能会有腰背痛的反复发作史，但可自行缓解。发生急性椎间盘突出时，会在受伤（如举重）后即刻或数小时内发生严重的下腰痛。进行任何运动都会使疼痛加剧，坐位往往比站立位更加疼痛。从坐位起身将会明显使疼痛加重。醒后的前30min疼痛最为剧烈，之后疼痛将有所缓解。长时间驾驶车辆会使这种疼痛加剧，在咳嗽或打喷嚏（如Valsalva动作）后，疼痛将会大大加重。

腰背部体格检查可见明显的肌肉痉挛和腰椎前凸变平。中央旁型椎间盘突出患者（最常见）通常取侧卧位，腰椎、髋关节和膝关节都处屈曲位。该体位实际上是椎间盘病变的特异性体征，可以使患者感觉更加舒适。体格检查应包含腿部神经功能检查。每条神经根都应按第7章所述进行检查。感觉障碍按皮节分布是定位受累神经根最可靠的方法。

直腿抬高试验[拉塞格（Lasègue）征]通过牵拉使神经受到压迫，突出的椎间盘在L_5或S_1神经根处使疼痛加重。这项检查需患者在仰卧位下进行，检查者用手握住足跟，保持膝关节伸直并缓慢将患腿抬起（图8-1）。如果将腿抬高至30°～60°坐骨神经疼痛复发，则提示阳性。在越低的角度出现阳性体征，检查越具有特异性，越有可能在手术中发现明显的椎间盘突出。足背屈可能会使疼痛进一步加剧，需要强调的是腰背部疼痛复发不能证明检查呈阳性。直腿抬高试验阳性对腰椎间盘突出症的敏感度达80%，特异度达40%。交叉直腿抬高试验对无症状的一侧进行同样的动作，其灵敏度为25%，特异度达90%。

直腿抬高试验也可以在坐姿下进行（图8-2）。理论上应该产生相同的结果，故可以用此试验将非器质性疼痛进行辨别。不过，与仰卧位方法相比，坐位直腿抬高试验的敏感度较低，所以常以MRI作为诊断的金标准。

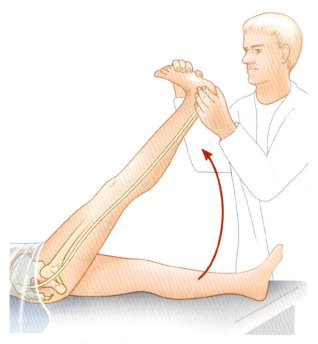

图8-1　仰卧位的直腿抬高试验

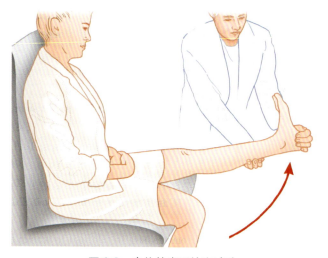

图8-2　坐位的直腿抬高试验

在发生颈椎间盘突出的情况下，疼痛感位于颈部并可能放射到相应脊柱神经根所支配的肩部和手臂区域。头痛可能与$C_3 \sim C_4$和$C_4 \sim C_5$椎间盘突出有关。颈部活动范围将明显减小，受累椎间盘的脊柱平面存在压痛。

发生放射性疼痛的位置取决于神经根的受压情况。C_4神经根受压所引起的疼痛放射至肩胛区，C_5神经根受压将放射至肩部引起疼痛。

C_4和C_5神经根受压都可引起胸前区放射痛，常与心肌缺血症状相混淆。当 C_6 或 C_7 神经根受压时，疼痛将放射至上臂外侧和前臂背侧。C_8 神经根受压则使疼痛放射至前臂内侧。当疼痛放射至双臂（± 腿部）时，则考虑颈椎病是由椎间盘中央突出所引起的。

颈椎间盘突出且颈部过伸并向有症状侧屈曲而引起疼痛，则提示 Spurling 征阳性。肩部外展试验是将有症状的手放置在头顶上，如果做此动作可使疼痛症状减轻，则提示试验阳性。

影像学

对于由椎间盘突出压迫神经根所引起的腰背痛，只有当影像学检查结果可以改变治疗方法时，诊断性影像学检查才有效果。因此，如果在急诊科根据病史和体格检查提示存在感染或恶性肿瘤等替代诊断，则需要进行影像学检查。对于症状严重且保守治疗失败达到 6～8 周的患者，也适合进行影像学检查。在这些可能考虑手术的患者中，确认椎间盘突出的位置十分必要，但并不需要急诊进行。马尾综合征或急性严重（进行性加重）的患者则应进行急诊影像学检查。

由于 X 线片无法对椎间盘突出进行确诊，故不推荐使用 X 线片进行检查。CT 和 MRI 可同样准确地诊断出椎间盘突出。MRI 通常为首选方法，因为其没有电离辐射且有更好的软组织成像效果（图 8-3）。MRI 最主要的缺点为可用性较低，特别是在急诊。值得注意的是，20%～36% 的无症状患者在 CT 或 MRI 上具有腰椎间盘突出的影像学证据。

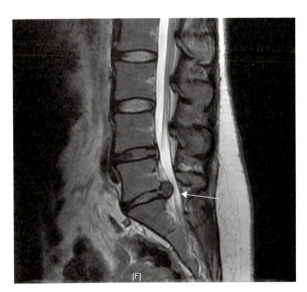

图 8-3 MRI 显示在 L_5～S_1 间隙存在巨大椎间盘突出

治疗

颈椎和腰椎神经根性疾病通常采用非甾体抗炎药和对乙酰氨基酚进行保守治疗。临床医师通常使用肌松药，但其效果并不比非甾体抗炎药好。麻醉药无法使患者更快地恢复正常活动，但可在剧烈疼痛时短期使用。对于该病，并不建议卧床休息治疗。物理疗法、针灸和脊柱推拿的效果尚不明确。

不同学者关于是否全身性使用皮质类固醇存在争议。近期的随机对照试验表明，经静脉注射糖皮质激素治疗神经根性疼痛可以暂时使症状减轻，而口服糖皮质激素则无明显的优势。实际上，许多医师治疗神经根症状时，仍然倾向于短疗程使用类固醇药物并逐渐递减。多项研究表明，对于无神经根疾病的腰背痛患者，该疗法并未产生特别的益处。

硬膜外注射类固醇药物对于治疗早期（在 3 个月内）症状有时有效，但在使用 1 年后将没有明显效果。重复注射治疗较为常见，但目前的文献并不支持这一做法。硬膜外注射虽然可以在短期内缓解患者的坐骨神经痛症状，但其无法使患者功能发生改善，也不能改变手术需求。对于无神经根症状的患者，这些方法并不能带来任何益处。

腰椎间盘切除术是最常见的择期性手术；然而，对于手术的必要性和最佳时机都存在很大的争议。大部分急性发作的坐骨神经痛都可以通过非手术治疗自行缓解。约 50% 的患者在 10d 内开始症状好转，3 个月内恢复 60%，12 个月内恢复 70%。在接受专科治疗的患者中，约 15% 在 6 个月内进行了手术治疗。

对于恢复缓慢或过于虚弱的患者，手术为一种快速缓解症状的选择。这类患者通常可以更快速地恢复工作，使手术的花费与保守治疗的社会成本相等。一般情况下，除非在 6～8 周内症状没有得到改善或者运动功能障碍快速进展，否则不考虑手术治疗。如果出现马尾综合征，则应立即进行手术治疗。

开放显微椎间盘切除术是最常见的手术方式。由于微创内镜椎间盘切除术在临床上应用广泛，理论上可使组织损伤减少。但其优势仍然缺乏证据。虽然进行手术治疗的患者在术后 1 年和 2 年的功能有所改善且症状减少，但术后 4 年的预后与之类似。

坐骨神经病变

对于坐骨神经痛（L_5～S_1 分布区域的神经性疼痛）患者，通常认为其病因为椎间盘突出或椎管狭窄，而不考虑其他诊断。然而，钝性创伤或肿瘤可直接压迫坐骨神经，也可以引起坐骨神经病变。

另一种坐骨神经病变发生在梨状肌损伤之后，血肿和瘢痕的形成对附近的坐骨神经造成机械性刺激。患者可表现为下腰部、臀部或大腿后部疼痛。髋关节屈曲、内收和内旋时间过长将会导致疼痛加重。患者仰卧时会将腿外旋，大腿屈曲再用力内旋将会产生症状（Freiberg 征）。抵抗外展和外旋时，将会出现力量减弱和疼痛症状。更多关于梨状肌综合征的内容，请参阅第 17 章。

在这种情况下，神经性主诉比疼痛更为常见。由于坐骨神经的腓神经分支在此处周围分布，所以其最容易受到损伤。在体位改变时，更容易发生坐骨神经病变，Valsalva 试验则不会引起症状的加重。

椎管狭窄症

椎管狭窄症是指椎管发生缩小变窄。在中央管或神经孔区域发生缩窄，并压迫神经根导致疼痛和神经根病变。年龄相关性的腰椎间盘和小关节退变为其最常见病因。病理性特征包括椎间盘正常高度消失、椎间盘突出、黄韧带肥厚、小关节骨赘形成和关节囊增厚（图 8-4）。既往手术（如脊柱融合或椎板切除术）引起的狭窄也可能作为其病因。狭窄也可能由脊椎滑脱、Paget 病、肢端肥大症和皮质类固醇增多所引起。发育性椎弓根缩短和先天性椎管狭窄患者将在 20 ～ 40 岁起病。

临床特点

由于椎管狭窄症的主要病因为退行性改变，故该病多在老年人中发生。手术治疗椎管狭窄症适应证为患者年龄在 65 岁以上。约 85% 的患者都存在臀部、大腿和腿部的放射性疼痛。腿部可能会出现麻木、刺

痛或肌肉痉挛等症状。肠道或膀胱功能障碍比较少见。症状可出现在单侧或双侧。

椎管狭窄症与血管性间歇跛行的症状相似，因此也被称为神经性跛行或假性跛行。在这两种情况下，行走将会使疼痛加剧。当患者保持站立时，椎管狭窄症所引起的疼痛仍然存在。坐姿和其他使腰椎曲度增加的姿势可使症状发生缓解。在一项系统回顾性研究中，82% 的腰椎管狭窄患者都存在神经性间歇跛行。最特异性的表现为坐位、蹲位或身体前倾时疼痛感消失。

许多患者可以耐受剧烈活动，如骑自行车或步行登山，但对简单的站立却无法耐受。与椎间盘突出相似，也可能随着咳嗽、打喷嚏或其他形式的 Valsalva 试验而使疼痛加重。

体格检查时，由于脊柱伸展使椎管横截面积进一步缩小，故伸展时使疼痛加剧。因此，椎管狭窄的患者在走路时会稍微驼背。椎管狭窄与椎间盘突出相比，椎间盘突出患者做屈曲动作时通常疼痛尤甚。如果脊柱后柱的本体感受纤维受累，闭眼将会产生不稳定感觉（Romberg 试验）。因此，椎管狭窄的患者经常采用宽步态行走。宽步态或 Romberg 试验阳性对存在下腰痛的腰椎管狭窄症的诊断特异度大于 90%。短暂的腰椎伸展也可能产生大腿疼痛。约 60% 的患者将会出现双侧或多根性的神经功能障碍。最常发病的神经根为 L_5（75%），其次是 L_4（15%）。在大多数情况下，该病变对运动影响轻微，而使运动功能出现无力的表现较为少见。

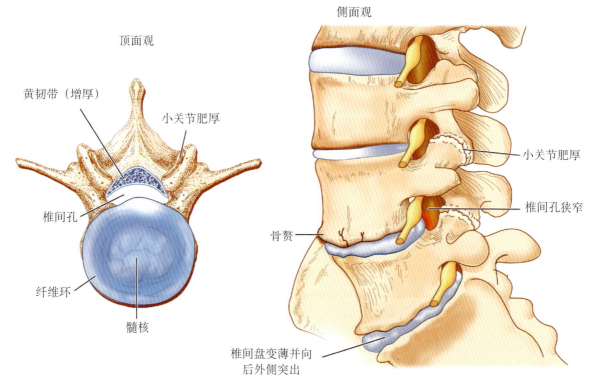

顶面观

黄韧带（增厚）

小关节肥厚

椎间孔

纤维环

髓核

侧面观

小关节肥厚

椎间孔狭窄

骨赘

椎间盘变薄并向后外侧突出

图 8-4　椎管狭窄的病理特征

影像学

如果有证据表明患者患有脊柱退行性疾病或脊椎滑脱，拍摄 X 线片可对其诊断提供帮助，但其并不推荐作为常规的检查方法。CT 或 MRI 可以显示出 70% 以上椎管狭窄患者的病理特征。先进的影像方法通常只有在考虑手术时才能使用。有趣的是，20% 的 60 岁以上无症状患者的 CT 和 MRI 表现与椎管狭窄相一致。此外，MRI 对椎管狭窄程度的实际测量值与椎管狭窄的临床综合症状的相关性不强。也就是说，患者即使受到最低程度的压迫也可能发生症状，相反，其他受到高度压迫的患者也可能无症状发生。

其他非常规性的诊断检查包括脊髓 CT 造影、肌电图 （EMG） 和神经传导功能检查 （NCS）。相对于单独的 CT，脊髓 CT 造影使神经根压迫的可视性得到提高，但该检查是有创性的，只有在 MRI 存在禁忌时才可进行。肌电图和神经传导功能检查有助于临床医师对其他形式的周围神经病变进行识别，使腰椎管狭窄症的整体诊断特异性得到增加。其中双侧多节段神经根病变最为常见。

治疗

非手术治疗可以持久地使疼痛减轻并提高生活质量。最初使用对乙酰氨基酚对椎管狭窄引起的疼痛进行处理，然后使用非甾体抗炎药。轻度镇静镇痛药物不作为常规使用，但必要时也应使用。降钙素对许多神经性间歇跛行和疼痛的患者有所帮助。北美脊柱协会最新指南表明，没有证据可以支持证明药物治疗具有长期益处。

物理治疗是保守治疗的主要方法，其目的为加强核心肌肉组织功能和纠正姿势。通常可以使患者较好地耐受有氧运动，如骑自行车，额外的好处是可以使体重减轻，减少腰椎前凸。腰椎支撑（即"束腰"）可以帮助患者将腰椎保持弯曲姿势。当椎间孔受压时，牵引可使相应脊柱节段放松并减少负荷。硬膜外糖皮质激素注射的使用日益普遍，但关于其有效性的数据十分有限。

保守治疗失败时，应考虑进行手术治疗。对中央型椎管和神经孔减压可进行椎板切除术或部分椎板切除术。微创手术技术也已得到发展并被证实有效。

手术和保守治疗的对比研究表明，手术组的症状改善可持续数年。目前，建议对严重或症状迅速进展的患者进行手术治疗。与非手术治疗相比，手术对中度疼痛症状的患者治疗后症状减轻，功能也得以改善。10 年内需要再次手术的患者仅不到 1/4。

脊椎滑脱

椎弓峡部为椎弓后部的一部分，位于上、下关节突之间。椎弓峡部断裂称为峡部裂。通常累及双侧，90% 的病例在 L_5 椎体发生。

当出现峡部裂时，椎体可发生移位，最常见的是上方椎体相对于下方椎体的向前移位。椎体的向前移位被称为脊椎滑脱，希腊语的意思是"椎体沿斜坡滑动"（图 8-5）。峡部裂为发生脊椎滑脱最常见的病因，占 80%。其他脊柱滑脱病因见表 8-1。

表 8-1　脊椎滑脱的 5 种类型

类型	名称	标准
I	发育不良型	先天性畸形的小关节移动
II	峡部裂型	峡部裂的三种原因：应力性骨折（断裂），应力性骨折愈合导致的峡部延伸
III	退变型	骨关节炎和椎间盘退变导致小关节功能不全
IV	创伤型	不同于峡部骨折的后部骨折
V	病理型	继发于恶性肿瘤或原发性骨性疾病的后侧骨的改变

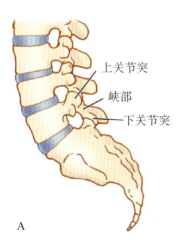
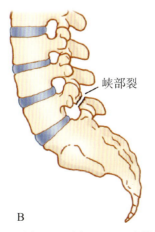
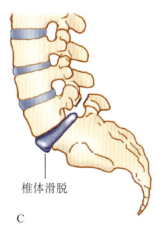

图 8-5　A.峡部；B.峡部裂；C.脊椎前移

应力性骨折为峡部裂的最常见原因，通常发生在常进行伸展运动（如体操）或旋转运动（如网球）的年轻患者身上。腰椎伸展导致上方椎体的下关节突与下方椎体的峡部接触。通常认为发生骨折的原因为其反复撞击。

峡部裂具有遗传倾向。峡部裂患者的一级亲属 15%～70% 也会发病。3%～6% 的白种人将患有峡部裂，这个概率比非裔美国人高出 2～3 倍。峡部裂在男性人群中的发生率较高，但滑脱在女性中更为常见。将有 15% 的峡部裂患者进展为脊椎滑脱，通常在 16 岁时出现。

在美国，14 岁患有脊椎滑脱的青少年高达 6%。

脊柱滑脱的严重程度是根据上方椎体相对于下椎体的移位百分比来进行分级（图 8-6）。移位 < 25% 为Ⅰ级，移位 26%～50% 为Ⅱ级，移位 51%～75% 为Ⅲ级，移位 76%～100% 为Ⅳ级。当移位大于 100% 时就会出现Ⅴ级脊椎滑脱，也被称为脊椎前移。小于 50% 的移位被认为是轻度脊柱滑脱且稳定。滑动超过 50% 则被认为是不稳定的。

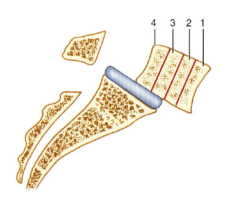

图 8-6　脊椎滑脱的分级是通过上方椎体相对于下椎体移位的百分比来计算的

临床特点

虽然许多脊椎滑脱患者没有症状发生，但患者最常见的主诉为下腰痛并放射至臀部或大腿后部。脊椎滑脱可急性发病，但是逐渐发病更为常见。脊柱过伸和旋转时疼痛往往加重，休息时疼痛可好转。如果脊椎滑脱严重，查体可发现典型的腰椎区域压痛，也可触及相关的骤降感（图 8-7）。其特点为步行步幅缩短，严重时可为蹲伏姿势。当发生严重脊椎滑脱时，神经根或马尾神经受压可能引起神经功能缺损。

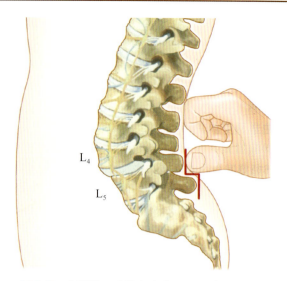

L_4

L_5

图 8-7　在脊椎滑脱的患者中，可以触及骤降感

影像学

X 线平片是一种很好的筛选检查方法。腰椎斜位 X 线片可显示出 "Scotty 犬" 样外观（图 8-8）。犬的颈部对应峡部，破损的颈部或出现项圈代表峡部裂。X 线片的灵敏度为 84%。在斜位 X 线片上，可能无法看到应力性骨折，在门诊可能需要做进一步的影像学检查。诊断脊柱滑脱最佳的方法为 X 线侧位片（图 8-9）。

CT 扫描也可能将峡部的应力性骨折漏诊，但其敏感度高于 X 线片，尤其是在使用 SPECT 成像时。MRI 的敏感度最高。高度滑脱和有神经系统症状（如神经根病变）的患者可以使用 MRI 进行检查。

治疗方法

峡部裂和轻度脊椎滑脱可以使用物理治疗和镇痛药保守治疗。背部锻炼可以使脊柱的稳定性增加，以减少疼痛和致残。在神经根或峡部注射类固醇药物可用于诊断和治疗。儿童适合使用硬性或弹性矫正支具以减少腰椎前凸，不建议参加体育活动。90% 以上的峡部裂患儿接受非手术治疗后症状将会缓解。

除非患者已经表现出神经功能障碍症状，否则对退行性脊椎滑脱的成年患者行保守治疗也可取得满意效果。轻度脊椎滑脱患者的手术适应证包括明显的下腰背痛或非手术治疗无法解决的神经根性疼痛。减压（神经压迫患者）和脊柱融合术是手术治疗的选择术式。

重度脊椎滑脱的最终治疗方法取决于患者的年龄。对儿童进行手术治疗应考虑手术获得的稳定性，因为儿童发生进一步滑脱的风险较高，而成年人只有在保守治疗无效后才选择手术治疗。

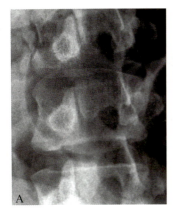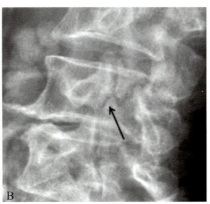

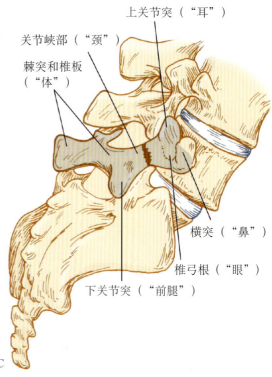

上关节突（"耳"）

关节峡部（"颈"）

棘突和椎板
（"体"）

横突（"鼻"）

椎弓根（"眼"）

下关节突（"前腿"）

图 8-8　腰椎斜位 X 线片上可见后部的 "Scotty 犬" 样外观

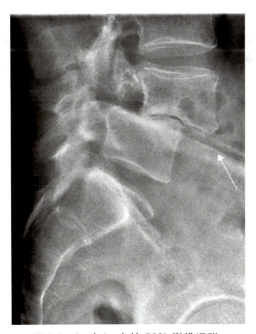

图 8-9　L₄ 在 L₅ 上的 50% 脊椎滑脱

骶髂关节疾病

在腰部以下发生腰背疼痛的患者中，40% 将会诊断为骶髂关节疾病。疼痛往往局限于关节和臀部区域，不同于椎间盘突出呈放射状。疼痛逐渐发展且通常发生在单侧，也可放射到腹股沟部。大多数患者平躺时感到轻松。该病在类风湿关节炎、妊娠、炎性肠病或

骨盆创伤后的患者中尤为常见。骶髂关节病的检查方法为"站立前屈试验"。检查者拇指相对，放在髂后下棘的下方。患者最大限度地弯腰，骶髂关节发生病变侧的活动较少并向头侧移位。在"Gillet 试验"中，将拇指移动到骶骨而另一拇指按住髂后下棘，嘱患者将同侧髋关节屈曲，髂后下棘上的拇指未向头侧移动则提示检查呈阳性。

骶髂关节疾病的治疗包括支具、抗炎药物和物理治疗的相互结合。患者应避免一般竞技运动。类固醇药物注射也对该病有益。

脊髓感染

脊髓硬膜外脓肿

脊髓硬膜外脓肿（SEA）是一种较罕见的感染疾病，最初可能存在非特异性表现。这些特征表现导致约 50% 的病例（11% ~ 75%）在最初发生误诊。由于早期治疗可能影响预后，所以应快速做出诊断。如果治疗不及时，4% ~ 22% 的患者将会出现不可逆转的瘫痪。

虽然 SEA 是一种较罕见的疾病（每 1 万例住院患者中发生 1 例），但在过去 20 年间，由于患病人数增加，该病的发病率有所上升（如脊柱手术率的增加）。发病诱因包括免疫缺陷（如糖尿病、艾滋病、老年人）、脊柱畸形（如关节炎、创伤、手术）和外部感

染源（如使用注射药物、留置导管）。

大部分病例是由感染的血液播散所引起，而接触性感染并不常见。金黄色葡萄球菌（S.aureus）感染占病例的2/3。凝固酶阴性的葡萄球菌和革兰氏阴性细菌作为病原体的情况较为少见。由于物理压迫和局部缺血，硬膜外间隙脓肿对脊髓具有潜在的危害。

脓肿常见于硬膜外腔后方和胸腰椎内，因为这些部位脂肪组织更多，更易于感染（图8-10）。

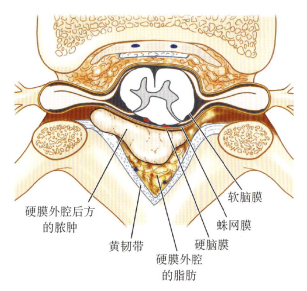

图8-10　脊髓硬膜外脓肿

临床特点

SEA的症状有4个经典阶段。开始时，受累及的脊髓平面将出现腰背部疼痛伴随神经根疼痛。脊髓功能障碍表现为运动无力、感觉丧失和肠道/膀胱功能障碍。未给予治疗者最后将发展为瘫痪。从一个阶段进展到下一个阶段的速度可以短到几个小时，也可以长达几天，几周，甚至几个月不等。

诊断中最常见的症状为腰背部疼痛（75%）、发热（50%）和神经功能障碍（33%）。在诊断该病时，这些症状只在13%的患者中联合出现。感染的早期征兆为夜间疼痛。症状出现前持续时间从1天到数月不等。

体格检查发现棘突上方压痛十分常见，也可出现棘突旁肌痉挛和压痛。由于反复出现肌肉压痛和痉挛，临床医师应小心谨慎，不要诊断为简单的肌肉拉伤。

实验室和影像学检查

2/3的病例白细胞计数将会升高。在许多病例中，C反应蛋白（CRP）升高和红细胞沉降率（ESR）也会增快，但这些异常往往是非特异性的，通常不能用于诊断或排除该种疾病，因为这些标志物在许多其他疾病中也可能会升高。在一项2011年的研究中，验证了CRP和ESR在急诊SEA人群中的联合敏感度和特

异度，并对其有效性进行研究。86名腰背痛患者，同时伴有发热、危险因素、神经系统障碍或神经根性疼痛，这两项检查联合使用将有100%的敏感度和67%的特异度。然而，该项研究尚未在更大范围内得到重复验证。因为60%的病例血液培养呈阳性，所以应对该病的患者进行血液培养检查。

在对SEA进行鉴别诊断时，腰椎穿刺为其相对禁忌证。钆造影MRI的敏感度大于90%，为首选的诊断性试验（图8-11）。CT可以显示出椎间盘变窄（如椎间盘炎症）和骨松解（如骨髓炎），但无法代替MRI的作用。SEA侵犯范围通常累及3～5节椎体，但有些患者也会累及整个脊柱。

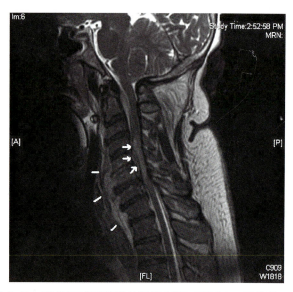

图8-11　颈椎区域硬脊膜外脓肿MRI（箭头）。画线处可见一个较大的椎前脓肿

治疗

SEA的治疗包括手术引流和全身使用抗生素。椎板切除减压术和清创最好在24h内进行。对抗金黄色葡萄球菌（万古霉素）和革兰氏阴性杆菌（第三代头孢菌素），应该经验性使用抗生素。不需要手术治疗的几种情况包括：患者拒绝手术或手术风险高，患者已经瘫痪24～36h或有全脊髓发生感染时。如果患者神经系统功能完好，已确定病原微生物并对患者进行密切监护时，也可以选择非手术治疗。如果脓肿较小，有时仅需CT引导下穿刺即可。

脊柱骨髓炎

由于脊柱骨髓炎的亚急性症状和非特异性的实验室及影像学表现与SEA相似，故诊断该病也比较困难，并且经常发生延误诊断。导致脊柱感染进展的危险因素（如老年人、免疫功能低下）可能是指导机敏的临床医师做出正确诊断的最重要线索。

由于椎体周围的静脉系统有广泛的静脉丛且没有瓣膜，故脊柱椎体容易受到感染。这些特征都将有助于血液的汇集，增加其在骨骼中形成菌血症的机会。最常受累的部位依次为腰椎、胸椎和颈椎。通常会影响到相邻的两个椎体和椎间盘（即椎间盘炎），但也可能会累及范围更广的椎骨。

脊柱骨髓炎可发展为硬膜外脓肿、腰肌脓肿、脓胸、椎骨旁脓肿或咽后脓肿。脓肿扩散到硬膜外腔并不常见，但也有 15% 的病例将会发生这种情况。

临床特征

患者通常会出现因活动而加重的腰背部隐痛。患者自诉钝痛或疼痛。相关症状可能包括精神萎靡、体重减轻和低热。询问病史可知患者近期患有其他部位（如尿道、肺部或皮肤）的感染。危险因素与 SEA 类似，包括免疫功能低下、老年和使用注射药物。

只有少数脊柱骨髓炎患者表现出不适症状，而大多数患者都无症状出现或为全身症状轻微的亚急性表现。而事实上，脊柱骨髓炎患者在发病前几个月就可以出现症状。

体格检查可见受累的椎体常有压痛。脊椎旁肌肉痉挛和活动能力下降也比较常见。脊柱骨髓炎患者神经功能障碍的发生率比 SEA 要低得多，如果存在神经功能障碍，则应怀疑为硬膜外脓肿。

实验室和影像学检查

实验室检查结果通常都不明显。白细胞计数可轻度升高或是正常。C 反应蛋白升高和红细胞沉降率常增快，但出现这些异常都是非特异性的。40% 的患者血液培养呈阳性。金黄色葡萄球菌为最常见的致病菌，其次是来自胃肠道和尿道的革兰氏阴性杆菌。

在骨组织从 2 周到 2 个月左右发生脱钙前，X 线片都可显示正常。X 线片可见影像学异常，最常见的表现为骨质破坏、脊椎终板不规则变化和椎间盘间隙狭窄。一项研究显示，X 线片的敏感度为 82%，特异度为 57%。脊柱骨髓炎有时在 X 线片上表现为椎体压缩性骨折而常被漏诊（图 8-12）。CT 扫描有助于确定骨质破坏的情况，也可用于引导对致病菌进行穿刺抽吸（图 8-13）。与 SEA 一样，MRI 为诊断脊柱骨髓炎的影像学金标准。MRI 比 CT 更加敏感，可以更早发现疾病，更好地评估脊髓情况。

治疗

治疗脊柱骨髓炎通常包括静脉注射抗生素 6 周，之后口服抗生素 1～2 个月。经验性选择使用抗生素类似于 SEA。对核心病变部位的骨取活检，在确定病原体后，应该请外科进行会诊。

转移性硬膜外脊髓压迫

约 10% 的恶性肿瘤患者在其患病过程中将会出现硬膜外脊髓压迫。如果不进行治疗，患者将会发生瘫痪。对于急诊医师来说，及早诊断可阻止病情发展并改善预后。不幸的是，诊断延误达几个月的情况并不罕见，也预示着更坏的预后。

发生脊柱转移性肿瘤是原发性骨肿瘤的 25 倍。最常见转移至脊柱的肿瘤来源为乳腺（15%）和肺（15%）、前列腺（10%）、淋巴瘤（10%）、肾（5%）、多发性骨髓瘤（5%）和胃肠道（5%）肿瘤。在尸体解剖研究中，前列腺癌和乳腺癌患者的脊柱转移率超过 75%。

脊柱转移瘤的分布取决于该区域骨的数量。12 节胸椎椎体占转移病灶的 70%。腰骶椎的体积较大，占转移灶的 20%。其次是颈椎，占转移灶的 10%。

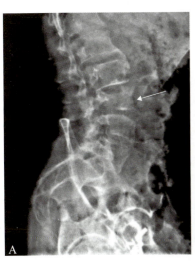
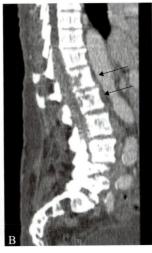

图 8-12　脊柱骨髓炎

A. 最初的 X 线片被误诊为 L_3 压缩性骨折；B. 2 个月后的 CT 扫描显示 L_3 和 L_4 的骨破坏与感染相一致

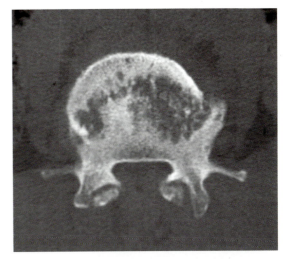

图 8-13　CT 扫描显示腰椎骨髓炎骨质破坏

临床特征

脊柱转移瘤最早和最常见的症状为，强度逐渐增加并在局部发生的严重腰背部疼痛。患者躺下时，疼痛将会加重并伴有腹内压增高。根据脊柱转移肿瘤的原发部位，也可能发生牵涉性疼痛或神经根性疼痛（例如，颈受压通常引起肩胛中区牵涉性疼痛）。夜间疼痛常使患者从睡梦中惊醒，任何体位都无法改善疼痛症状则表明患有肿瘤。疼痛平均发生在神经功能障碍前的 4 ～ 8 周。如果肿瘤局限于失活的骨髓内，则常为无症状表现。

体格检查应包括全面的腰背部和神经系统检查。未被诊断为恶性肿瘤的患者，若有疑似脊柱转移症状，也应检查是否存在原发性肿瘤（如乳腺、肺、前列腺）。在检查患者腰背部时，叩诊棘突将会增加转移瘤相关的疼痛症状。发病时的神经功能为最重要的预后因素。在大多数情况下，就诊时无法行走的患者，短期内仍然无法行走。然而，如果已经出现下肢轻度截瘫，只有 30% ～ 40% 的患者在治疗后可恢复行走能力。如果在最初评估时已经出现截瘫，这个数字将下降到 10%。然而，由于延误诊断经常发生，2/3 的脊髓受压患者将因虚弱无力而无法活动。

影像学

X 线片对脊髓转移瘤的检查并不敏感，因为骨小梁遭到破坏约 50% 才可看到溶解性病变。X 线片对检查脊柱转移瘤有 60% 的敏感度和 99.5% 的特异度。使用 CT 的效果也尚无充分的数据支持（图 8-14）。CT 可能比 X 线片的效果更好，但几乎所有的病例都会推

迟进行 MRI 检查。

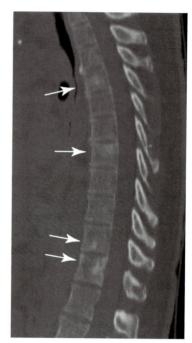

图 8-14　肺癌患者转移至 T_5、T_8、T_{11}、T_{12}（箭头）椎体的 CT 扫描图像

对疑似脊柱恶性肿瘤和神经功能障碍的患者应紧急进行 MRI 检查（图 8-15）。已知的恶性肿瘤患者新发腰背痛也应紧急进行 MRI 检查。在这种情况下，超过 50% 的患者会发现脊柱恶性肿瘤转移。由于 50% 的患者发生多节段的病变，所以需要对整个脊柱进行影像学检查，其导致 45% 的患者对原计划拍片范围发生改变。MRI 的敏感度和特异度分别为 83% 和 92%。

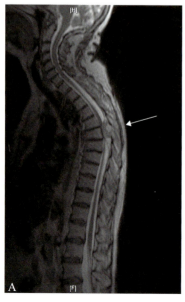
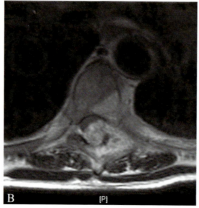
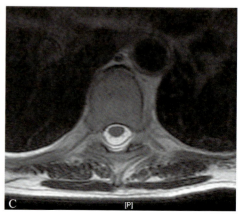

图 8-15　MRI 显示脊髓硬膜外发生肿瘤转移压迫
A. 矢状面图像；B. 轴位图像显示病灶位于 T_6；C. 同一患者无脊髓压迫的 T_8 正常外观

治疗

当怀疑存在肿瘤转移性硬膜外压迫时，应急诊使用类固醇药物进行治疗。等待 MRI 结果会对治疗时间产生延误，及时治疗将减少血管源性水肿和脊髓压迫。推荐静脉注射地塞米松，尽管给药方案差异很大，但最常见的初始剂量为 10mg。研究报道了一种使用大剂量地塞米松的治疗方案，最初注射量为 100mg，随后口服 24mg，每天 4 次，连续使用 3d。由于类固醇药物的不良反应，并不是所有的专家都支持大剂量的治疗方案，可惜现有的文献并没有明确指出最佳的使用剂量。

几乎所有病例都需要进行放疗以使肿瘤缩小并减少其对脊髓压迫。当出现脊髓压迫时，最好在急诊科请放疗医师会诊并尽早开始放射治疗。

在某些病例中，将周围的肿瘤切除，以完成脊髓减压和维持脊柱稳定。手术适应证包括预期生存时间超过 3 个月的顽固性疼痛、脊柱不稳定或对放疗敏感性较差的肿瘤（如肾细胞癌）。使用类固醇药物和放疗后，神经系统症状有所恶化的患者也应考虑手术干预。

原发性骨肿瘤

虽然转移性骨肿瘤比原发性骨肿瘤常见得多，但在脊柱也可能发生多种原发性骨肿瘤。最常见的良性肿瘤为骨样骨瘤和成骨细胞瘤。这些肿瘤在年轻男性患者中最为常见。骨样骨瘤常伴有夜间深部疼痛且无放射性疼痛。

成骨细胞瘤的临床表现为隐痛，可放射至大腿后侧。在骨样骨瘤和成骨细胞瘤中，发病的骨组织可能会有局部压痛。骨样骨瘤在 X 线片上的表现为出现被硬化骨包围的溶解区。成骨细胞瘤通常出现在椎体后方，是一种膨胀性轮廓清晰的具有骨膜新生骨形成的病变。对这两种肿瘤的治疗方法通常是手术切除。其他脊柱良性肿瘤包括骨软骨瘤、骨巨细胞瘤、动脉瘤性骨囊肿、血管瘤和嗜酸性肉芽肿。

原发性恶性肿瘤包括多发性骨髓瘤、软骨肉瘤和脊索瘤。年龄超过 40 岁的腰背部疼痛患者应考虑可能患有多发性骨髓瘤。多发性骨髓瘤的症状通常较轻，但患者发生骨折的可能性较大。除有骨骼疼痛，通常还会有全身疲劳、恶心和呕吐等表现。X 线片显示椎体骨质弥漫性溶解，后部无反应性硬化。CT 比 X 线片更加敏感。任何怀疑有多发性骨髓瘤的患者都需要及时转诊。

软骨肉瘤是第二常见的原发性恶性骨肿瘤，占25%。软骨肉瘤或脊索瘤好发于 40～60 岁患者，受累部位骨骼会出现轻微不适。查体时，软骨肉瘤患者可能会有无痛性肿胀。软骨肉瘤的 X 线片显示在骨髓中出现膨胀的绒毛状物或小叶钙化，并伴有皮质增厚。CT 扫描更为敏感，并且可以显示出软组织增生。脊索瘤的 X 线片表现为钙化性软组织肿块累及椎体，但未累及椎间盘发生骨质溶解。

硬脊膜外血肿

硬脊膜外血肿（SEH）是一种较罕见的疾病，其病因为后方的硬膜外静脉丛血管破裂。当血液积聚到一定程度，脊髓将受到压迫。其发病机制与肿瘤、脓肿或中央型椎间盘突出类似。在所有的脊柱占位性病变中，硬膜外血肿占比不足 1%。50% 的 SEH 病例为自发性的。这类患者存在出血相关的危险因素，如使用抗凝剂和凝血功能障碍（如血友病）。轻微的创伤（如打喷嚏或脊柱按摩）也可导致高危个体发生 SEH。自发性 SEH 的其他病因包括血管畸形和妊娠。其余的病例发生在使用器械或手术之后。发生该病与脊柱手术相关的情况最为常见，但也有报道称脊髓麻醉甚至针灸后也会发生 SEH。

临床特征

SEH 患者的年龄通常超过 50 岁，但任何年龄的患者都可能发病。经典的临床表现为突然出现严重的腰背部或颈部疼痛并经常伴有神经根症状。从几分钟到几小时（很少是几天）内出现神经系统症状为脊髓压迫的先兆。颈段和胸段的硬膜外间隙最为狭窄，因此当这些部位发生血肿时，引起疼痛和神经症状较快。

影像学

MRI 可作为影像学诊断方法的一种选择。在症状出现后的 24h 之内，血肿在 T_2 加权像上表现为高强度信号。在周围进行钆造影剂强化，将有助于在硬膜外区域将血肿和其他带有肿块的病变进行区分。

CT 可以显示出血肿的存在，但无法显示病变的范围，所以 CT 不如 MRI 敏感度高。然而，任何原因无法及时进行 MRI 检查的情况下，都可以使用 CT 辅助诊断。

治疗

椎板切除减压术作为早期的手术干预方案，为主要的治疗方法。患者出现症状到进行手术的时间越短，越可以获得更好的神经系统功能恢复效果。如果手术时间少于 6～8h，则功能可能完全恢复。凝血功能障碍的患者应根据需要使用血液制品进行治疗（如新鲜冷冻血浆、维生素 K 因子）。神经症状较轻或无症状的患者可采取保守治疗。

横贯性脊髓炎

横贯性脊髓炎是一种急性的脊髓炎症性疾病。其病因很难确定，但近期感染（如病毒或支原体）或接种疫苗都可能成为该病的病因。大多数患者表现为局灶性颈部或腰背部疼痛，其次为神经功能障碍。根据脊髓的受累区域不同，将发生不同形式的运动、感觉和自主神经功能障碍。因此，横贯性脊髓炎可误诊为脊髓受压（如血肿、转移、椎间盘突出），主动脉夹层引起的脊髓缺血、吉兰 - 巴雷综合征和神经肌肉紊乱。MRI 可作为诊断性检查方法，横贯性脊髓炎的典型表现为，受累脊髓的纵向 T_2 加权像上出现高强度信号。腰椎穿刺检查通常表现为淋巴细胞增多和蛋白升高。应对患者主要进行支持性治疗。尽管类固醇药物和血浆置换治疗的效果尚不明确，但也可以考虑使用。由于要首先考虑其他可治性腰背痛和神经功能障碍性疾病，故急诊医师应将横贯性脊髓炎作为排除性诊断。

肌肉拉伤

腰背部肌肉拉伤通常发生在腰骶部，该病在临床中较常见。即使在检查中触诊到肌肉痉挛，也常继发于椎体后方小关节综合征或椎间盘环状撕裂。然而，对突然受到过腰背部压力或拉力的患者，则支持诊断为肌肉或韧带损伤。疼痛常常非常剧烈，在最初的几天时间内，疼痛可能会持续加重，而且隐痛可能会持续几周。在体检时，触诊脊椎旁肌肉可产生明显疼痛。患者通常存在肌肉痉挛，但 X 线片并未发现异常。治疗方法包括避免搬运重物和使用肌肉松弛剂及非甾体抗炎药。

因轻微的外伤发生颈部肌肉拉伤的情况并不少见。如第 9 章所述，首先要排除骨折或不稳定性韧带损伤。治疗颈部肌肉拉伤的主要药物为非甾体抗炎药镇痛药（肌肉松弛药）。睡觉时，在颈部下方放置圆轴可以缓解肌肉紧张，患者会更加舒适。阻力练习也可以帮助放松肌肉。在进行这些练习时，嘱患者把头轻轻地转向未受伤（无痛）侧，同时用手搁住面部提供一些阻力。这将使未受伤的肌肉发生收缩，紧张肌肉出现反射性放松，从而减轻疼痛。建议每天进行 2 ～ 3 次上述练习，每次重复做 20 遍。

椎体后方小关节综合征

椎体后方小关节综合征是用来描述小关节的关节囊损伤或关节炎性退变的专业术语。小关节是相邻椎体上、下关节突之间的真实的滑膜关节。关节被韧带关节囊所包围。突然运动，特别是过伸或手持重物将会导致关节囊受伤，关节也可能会因此发生半脱位。在没有发生外伤的情况下，关节炎性退变也将会引起类似症状。

患者主诉疼痛且脊椎伸展和同向侧弯使疼痛加重。站立位往往比坐位疼痛更加严重。然而疼痛仅局限于腰背部，不会类似椎间盘突出放射到臀部或腿部。

患者神经系统检查正常。但会经常发生严重的肌肉痉挛，如果能触诊到小关节突（棘突外侧到棘突之间两指宽距离处），往往会有局部压痛。如第 7 章所述，当患者俯卧位时，在脐下放置毛巾或小枕头，更容易触及关节。脊椎过伸同样会使疼痛加重。对于该病常常无须进行影像学检查。治疗方法包括避免举重物和使用肌肉松弛剂及非甾体抗炎药。在关节处进行局部麻醉注射也可快速缓解症状，有助于诊断和治疗（图 8-16）。患者应该尽量避免过伸（如保持卧位）活动。

不建议让患者卧床休息，患者应该根据疼痛情况调整活动。在发生关节半脱位的急性情况时，脊柱推拿可能对患者有所帮助。接下来进行腹部和臀部肌肉的强化锻炼可以减少该病复发。

髂腰韧带扭伤

髂骨腰椎韧带延伸到腰 5 横突和髂嵴后壁之间（图 8-17）。该条韧带发生扭伤为腰背部骨骼肌疼痛患者至急诊就诊的常见原因。事实上，当患者出现"腰背部扭伤"病史并处于极度疼痛时，通常是由这类损伤所造成的。幸运的是，对于该病进行诊断和治疗比较容易。查体时，先触诊棘突并逐渐向下移至 L_5。然后，在患侧外部移动至髂嵴处。在这两个结构之间为髂腰韧带，此位置将会出现很深的压痛。对此类损伤的治疗为，注射 80mg 曲安奈德溶于 3ml 1% 的布比卡因溶液。用脊椎针向下方 20° 倾斜瞄准，注射药物前将针插入约 3cm 深。注射时将针前后移动，以确保药物可以到达整条髂腰韧带。注射治疗通常可以至少持续一周时间，使疼痛完全缓解，在此期间拉伤的韧带通常将会痊愈。

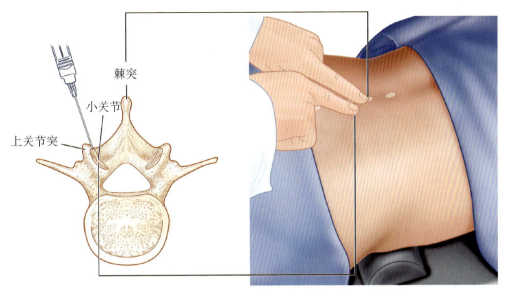

图 8-16 对椎体后方小关节综合征患者进行注射治疗

一旦确定小关节突的位置（棘突外侧到棘突之间的两指宽距离处），在这个标志处画 X 形。对于较瘦的患者，可以触诊到关节突的骨性突起，但由于竖脊肌的存在，这种情况并不常见。接着拿一根不带注射器的 22 号脊髓针头，对准标记的 X 形，针头部向头侧倾斜 20° 刺入，如图所示。一般情况下，需要将针刺进几厘米（就像做脊椎穿刺一样）深，直到针头与骨皮质接触。在关节内或关节附近注射溶入 2 ~ 3ml 布比卡因的 80mg 曲安奈德混合液。除非是非常肥胖的患者才需要在透视下完成这一操作

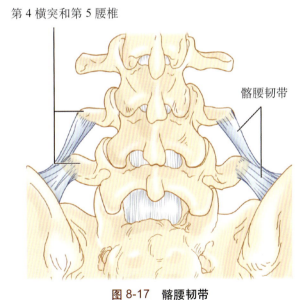

图 8-17 髂腰韧带

第 9 章

颈椎创伤

Michael E. Nelson, MD

引言

及时地诊断颈椎（C-spine）损伤对早期治疗和预防发生继发性脊髓损伤至关重要。自 2010 年以来，机动车碰撞（MVC）成为脊髓损伤的第一原因（38%），其次是跌倒（30.5%）、暴力行为（即枪伤 13.5%）和运动伤（9%）。在使用影像学进行检查的钝器伤患者中，颈椎损伤占 2% ～ 4%。颈椎为脊柱中最常见的受伤部位，占所有脊椎损伤的 50% ～ 60% 或以上。不幸的是，1/4 的病例将会发生误诊。脊髓损伤将会导致预期寿命明显减少，同时产生高昂护理费用，根据受伤时的年龄，从 210 万美元到 470 万美元不等。

上颈椎由枕骨、C_1（寰椎）和 C_2（枢椎）组成，与其余颈椎相比，这些椎体是独一无二的。上颈椎主要负责头部旋转。C_1 是一个与枕骨相连的环状结构。C_2 椎骨由一个突出的骨块组成（齿状突）并穿过 C_1 环的前部。横韧带和翼状韧带为齿突凹提供稳定性（图 9-1）。横韧带位于齿突凹的后表面，附着在 C_1 的两侧。对于寰枢椎不稳和颈髓高位病变患者，这条韧带发生损伤可能将导致灾难性后果。

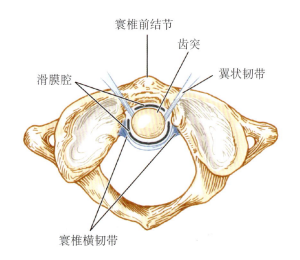

图 9-1 横韧带和翼状韧带及其在 C_1 和 C_2 椎体中维持稳定重要性

下颈椎可被分为两柱，整个柱状结构遭到破坏才会改变其稳定性。前柱由前、后纵韧带和椎体组成。后柱包括椎弓根、椎板、关节突和黄韧带。

脊柱的固定

在患者受到外伤后和入院前，应持续进行颈椎固定，其可防止神经系统的进一步恶化。患者通常应戴着坚硬的颈托送往急诊科（ED）进行评估。有证据表明进行常规颈椎固定也存在风险，包括皮肤缺血和压疮，也会使呼吸困难加重，引起疼痛，颅内高压和误吸。颈椎固定还能使牵引时间延长，降低气道安全性。没有一项研究发现脊柱固定存有益处或可以改善患者预后并预防神经系统恶化。因此，对于不需要进行颈椎固定的患者，及时清理颈椎并摘除颈托至关重要。

影像学

并不是所有存在创伤性颈部疼痛的患者都需要进行影像学检查。由于缺乏高风险评价标准，现在已经安全地尝试将两组颈椎创伤患者的影像学检查比例降低。美国国家急诊 X 线片应用研究（NEXUS）纳入了 34 069 例患者，确定了 5 条 99.6% 敏感度且对排除颈椎损伤具有重要临床意义的评价标准（表 9-1）。加拿大颈椎评判规则（CCR）发现在 8924 例患者中的 151 例存在有重大临床意义的颈椎损伤。

表 9-1 排除颈椎骨折的临床标准

- 中线无压痛
- 无局灶性神经功能障碍
- 警觉性正常
- 没有中毒
- 没有伴随疼痛的分散性损伤

注：如果全部满足这五个标准，则无须进行影像学检查

在本项标准中，患者的 Glasgow 昏迷评分必须达到 15 分且无高危特征（年龄 65 岁以上，危险的损伤机制或肢体感觉异常）才可以考虑不进行颈椎的 X 线

检查。接下来，再进行低风险因素的评估。低风险因素患者（单纯追尾的 MVC，在急诊科可以坐下，随时可走动，颈部疼痛延迟发作或颈椎中线无压痛）可以测试其颈部的旋转范围。如果患者可以使颈部左右主动旋转各 45°，则无须拍片检查（表 9-2）。

表 9-2 加拿大颈椎评判规则

GCS 15 分

病情稳定

年龄大于 16 岁

没有妊娠

既往无颈椎手术史或脊椎疾病

无高风险特征
- 年龄大于 65 岁
- 四肢感觉异常
- 危险的损伤机制 [跌落≥ 3ft（1ft=0.3048m）或 5 级楼梯，轴向载荷，翻转 / 弹射，MVC ＞ 100km/h（约 62mph）]

存在低风险因素时，可对活动范围进行评估
- 单纯追尾的 MVC
- 在急诊科可以坐下
- 随时可走动
- 颈部疼痛延迟发作
- 颈椎中线无压痛

可向左右 45° 旋转颈部

GCS. Glasgow 昏迷量表；MVC. 机动车碰撞
如果满足所有上述标准，则可以不进行影像学检查

将 NEXUS 标准在 CCR 资料组中应用时，NEXUS 标准的灵敏度为 92.7%。尽管两项评价标准研究的患者群体不同，但在一项前瞻性队列研究（加拿大急诊）中，与 NEXUS 标准相比，CCR 具有更高的敏感度（99.4% vs. 90.7%）和特异度（45.1% vs. 36.8%），并降低了使用 X 线进行检查的比例。

X 线片一直被用作颈椎损伤的筛查方法。经典的创伤系列平片包括前后位（AP）、开口位（齿状突）和侧位片。X 线片可以检查出 65% ~ 75% 的颈椎损伤。由于 C_7 连接处发生损伤较多，X 线检查也可包含 C_7 ~ T_1 的连接处。在发生昏迷的多发伤患者中，X 线片几乎无任何作用，其敏感性和充分性较低，CT 为首选的影像学检查方法。拍摄屈曲位和伸直位 X 线片存有争议，特别是在可以拍摄 CT 和 MRI 时，其并不作为常规拍摄方案。

本章节在对每一种损伤进行讨论时，都将进行平片解读；然而，临床医师应该具有系统的方法来避免将重要的损伤漏诊。在诊断开始之前，应该对影像学检查的拍摄范围进行评估，以确定其范围是否足够，

特别是张口位能否看到齿突凹以及侧块，侧位 X 线片能否显示出所有颈椎和 T_1 的顶部。接下来，在侧位 X 线片对椎体的排列情况进行评估（图 9-2）。密切观察椎体以及后方骨性结构是否发生骨折。椎体失去高度提示压缩性骨折。椎体间角度异常，则提示不稳定性骨折。最后，再对椎前软组织和齿状突前间隙进行评估（图 9-3）。

X 线片对诊断不太敏感，常不能充分显示颈椎的整体情况，颈椎 CT 可作为创伤患者的首选影像学检查方法。

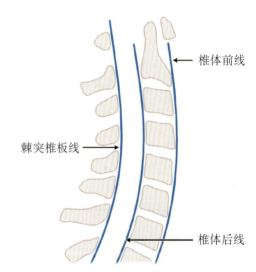

图 9-2 失去正常排列的椎体前 - 后线或棘突椎板线提示不稳定损伤

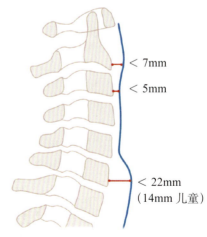

图 9-3 在成人中，C_2 椎前软组织应＜ 7mm；C_3 椎前软组织应＜ 5mm；C_6 椎前软组织应＜ 22mm。在儿童中，C_6 可接受的极限距离为 14mm

此外，当在 X 线片上看到骨折时，CT 将对明确创伤性损伤提供进一步的帮助。CT 检测受伤的灵敏度为 97% ~ 100%，特异度为 99.5%。进行矢状面重建 CT 扫描，即使其结果为阴性，也可以对临床症状显著的骨折及韧带损伤进行排除，甚至对持续性颈部疼痛

的患者也是如此。医师可根据正常 CT 扫描，判断是否对患者停止使用颈椎固定。事实上，美国东部创伤外科协会最新的实践管理指南建议，在对钝性挫伤患者，进行高质量颈椎 CT 检查提示阴性结果时，可停止使用颈托。其他研究表明，醉酒患者在发生钝性创伤后，当 CT 扫描显示正常且无运动障碍时，应保持颈椎清洁。MRI 对检查软组织、韧带、椎间盘或脊髓损伤很有帮助，但对骨性损伤的成像效果很差。MRI 的缺点包括对创伤的诊断有较高的假阳性率和在紧急情况下消耗过多时间以及患者使用存在限制。在神经功能障碍的患者中，尽管高清晰度 CT 显示阴性，但对于脊髓损伤，如脊髓中央管综合征，应考虑进行 MRI 检查。仅存在临床症状而 CT 结果为阴性且运动功能正常的颈椎或韧带损伤罕见。椎动脉损伤也可能会发生，尤其常继发于完全性脊髓损伤、经椎间孔骨折、椎体半脱位或颈椎关节突脱位的患者。在这种情况下，如果患者表现为头部 CT 无法解释的侧偏性神经功能缺陷，则应进行血管造影检查。

脊髓损伤

神经源性休克最常见于颈椎损伤（19% 的患者）之后，其次是胸椎损伤（7%）和腰椎损伤（3%）。生命体征表现为收缩压降低（< 100mmHg）和心动过缓（< 60 ~ 80 次 / 分）。这些异常改变通常发生在脊髓损伤的几小时之后。其发病机制与交感神经张力丧失和周围血管阻力降低有关。心脏交感神经活动中断将引起无阻抗的迷走神经活动，进而将发生心动过缓。神经源性休克应与"脊髓休克"进行区分，后者是指在发生脊髓损伤后的初期，患者出现神经功能丧失，然后逐渐恢复。

对脊髓内神经束的位置进行了解，有助于临床医师预测损伤后将出现的临床症状（图 9-4）。完全性脊髓综合征的患者，将在损伤早期出现弛缓性麻痹和感觉丧失。这类患者的各种反射将会消失且巴宾斯基征

阴性。也可能会出现阴茎勃起，症状通常持续一天。在 1 ~ 3d 内，反射过度活跃、巴宾斯基征阳性和痉挛都将提示上肢运动神经元发生损伤。

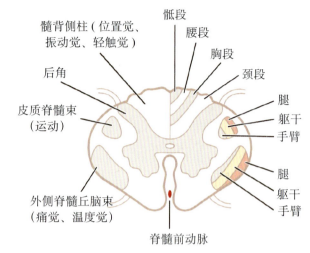

图 9-4　颈椎脊髓横截面解剖

诊断不完全性脊髓损伤通常更具挑战性。该病存在多个经典的变异，但在表现上又有显著的差异。前脊髓综合征多在颈椎过屈时发生。前 2/3 的脊髓将受到累及，但控制浅感觉、本体感觉和振动感觉的脊髓背侧柱，在不同程度上未受影响（图 9-5A）。脊髓中央管综合征是由颈椎过伸性损伤所引起的，且通常发生在已有颈椎退行性关节疾病的患者中。

在这种情况下，脊髓中央部被黄韧带和骨赘所压迫。在临床上，患者表现为严重的运动功能损伤，即上肢不同程度的感觉丧失和膀胱功能障碍（图 9-5B）。脊髓半切综合征是一种较为罕见的疾病，该病将导致单侧脊髓功能丧失（图 9-5C）。患者将会表现为瘫痪，伤侧的本体感觉、振动感觉和轻触觉丧失，健侧的痛觉、温觉丧失。

治疗

在排除其他导致神经源性休克的病因后，患有低

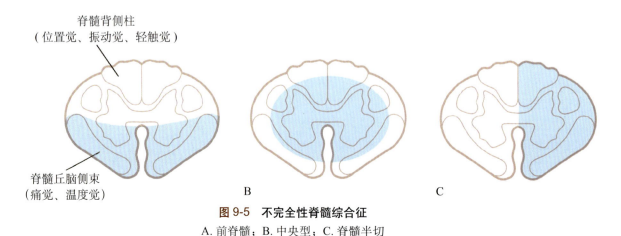

图 9-5　不完全性脊髓综合征
A. 前脊髓；B. 中央型；C. 脊髓半切

血压、心动过缓和外伤性脊髓损伤的患者应考虑是否存在神经源性休克。关于神经源性休克的最佳治疗方案尚未达成共识。对轻症患者注射晶体液使颈椎获得稳定是十分必要的。如果持续存在血流不稳定，则提示应使用血管升压素和收缩素。对于钝性脊髓创伤患者，在受伤后早期应加大使用剂量。即使在 8h 的时间窗内，使用类固醇药物也将增加（如脓毒症、胃肠出血和肺炎等）并发症的发生率。此外，在治疗后的分析中发现，类固醇药物在提高整体运动和感觉评分方面，并没有长期的效果，仅获得较小的疗效。这一结果使在差异无统计学意义的情况下，发现差异的可能性得到增加，并且排除将结果用于改变临床实践的可能性。因此，在无令人信服的证据证明大剂量类固醇药物疗法有效的情况下，应该谨慎使用或完全不使用类固醇药物。许多医学协会已经声明，这种治疗方案并不是"标准的治疗方法"，并且近期的文献也建议，禁止在脊髓损伤患者中使用类固醇药物，因为产生伤害的风险将大于潜在的好处。

其他治疗方法如 GM-1 神经节苷脂、纳洛酮、促甲状腺激素释放激素和替拉扎特对神经功能不具有任何有意义的影响。一项小型研究表明，低温治疗具有改善临床症状的趋势，但并不提倡作为常规使用。

分类

在本章中，颈椎将分为两个部分进行介绍。高位颈椎损伤是指累及枕骨、C_1 和 C_2 的损伤。本章的其余部分将对第 3 ～ 7 节颈椎损伤做出重点介绍。本文根据损伤机制将对损伤进行分类并对各种损伤的临床稳定性进行讨论。稳定性缺失是指脊柱在正常生理负荷下，无法维持对位关系。伴随颈椎不稳可存在继发脊髓损伤的风险。

高位颈椎损伤

寰枕关节脱位

寰枕关节分离（也称为体内斩首）为枕骨和寰椎之间所有的韧带连接中断（图 9-6）。颅骨可能向前方和后方与颈椎偏离。由于头部和颈部承受巨大的暴力，这种损伤通常是致命的。X 线提示枕骨髁从寰椎的上关节面发生移位。斜面顶端（即颅底）与 C_2 后皮质（颅底与枢椎间隙）连线距离应小于 12mm。再次对颅底和齿突凹上表面之间的距离（颅底 - 齿突凹）进行测量，其距离也小于 12mm。对该病患者应立即转诊至神经外科且避免进行任何种类的轴向牵引，因为轴向牵引很可能会使这类高度不稳定性损伤的移位加重。

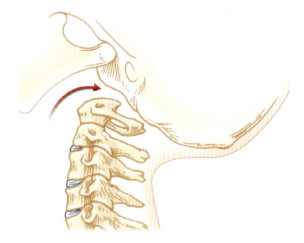

图 9-6　寰枕关节脱位

寰枢椎脱位

寰枢关节脱位最常见的原因为前方的横韧带断裂或齿状突骨折。后方损伤和旋转损伤较为少见。老年人单纯的横韧带断裂更为常见，但也可以在受到车祸等创伤后的年轻患者中发现。其临床表现各不相同，常见的致死原因为齿状突和寰椎后弓所引起的高位脊髓压迫。X 线则显示寰枢关节异常。发生前脱位时，寰椎前弓后部与齿状突之间的距离将会增加（> 3mm）。当其距离达到 3 ～ 5mm，则提示横韧带断裂，距离大于 5mm 则为横韧带和翼状韧带断裂（图 9-7）。

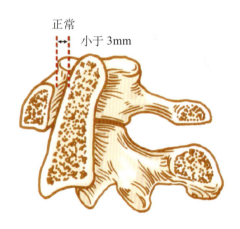

正常
小于 3mm

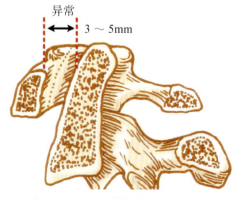

异常
3 ～ 5mm

图 9-7　寰齿前间隙增宽是横韧带和翼状韧带断裂的证据

张口位 X 线片或 CT 扫描可以更好地显示出齿状突骨折。请脊柱外科医师会诊，帮助患者的颈椎获得稳定和复位。

C₁ 爆裂骨折（Jefferson 骨折）

Jefferson 爆裂骨折为脊柱在不弯曲也不伸展的情况下，受到轴向载荷所引起的。导致 C₁ 椎体左、右侧的前、后弓发生骨折（图 9-8A）。在 X 线侧位片上，椎体前侧软组织发生肿胀十分明显，但是骨折本身很难鉴别。张口位 X 线片可显示出寰椎侧块发生移位（图 9-8B）。而 CT 扫描则为对骨折形态充分了解的必要手段（图 9-8C）。

寰椎骨折是否稳定，取决于其自身韧带支撑的完整性，特别是横韧带和翼状韧带。在张口位 X 线片中，常可见到寰椎侧块移位 7mm 或更多，是为横韧带断裂的重要证据（图 9-8D）。这种情况为齿状突压迫脊髓的不稳定性损伤。

Jefferson 爆裂性骨折伴有其他颈椎骨折的发生率为 50%。最终的治疗方法包括硬颈托固定或使用 Halo 式牵引架（图 9-9）。治疗与寰椎横韧带断裂相关的骨折可采用坚硬的颈托固定和手术来使稳定性得到恢复。

C₁ 椎弓骨折

除了轴向载荷（即 Jefferson 爆裂性骨折）之外，其他机制也会导致 C₁ 椎弓断裂。过伸暴力可引起寰椎前结节发生撕脱（图 9-10）。在 X 线侧位片或 CT 上可以看到这类损伤常伴有软组织肿胀出现。如果撕脱伤累及全部前弓，那么这类损伤也会引起不稳定。

过度伸展而产生的压缩力将会使直接暴力穿过寰枢椎后弓，导致后弓与侧块连接处发生骨折。X 线侧位片可以很好地显示出该处骨折情况，其表现为较少或无移位的垂直型骨折且椎体前无肿胀发生。在张口位 X 线片上，正如爆裂性骨折所示，C₁ 关节的骨折块不会发生横向移位。该类骨折常与其他颈椎骨折有关，特别是齿突凹骨折。即使发生分离，骨折也可能是稳定的。

建议请脊柱外科医师对 C₁ 椎弓骨折的患者进行会诊以使其椎体保持固定。

齿状突骨折

齿状突骨折主要分为 3 种类型（图 9-11）。Ⅰ 型为翼状韧带在齿突凹尖部的附着处发生撕脱，横韧带保持完整，此型损伤比较少见，骨折依然稳定。如果

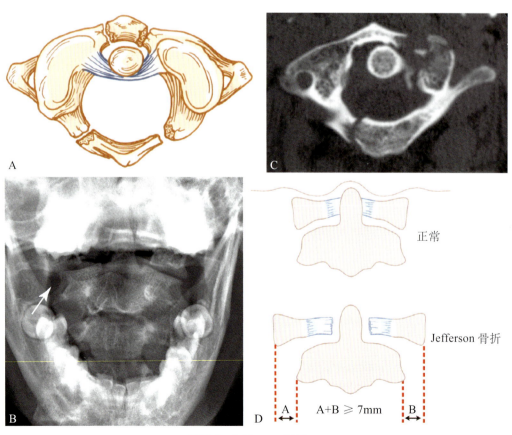

正常

Jefferson 骨折

A　A+B ≥ 7mm　B

图 9-8　Jefferson 骨折

A. 如图所示，C₁ Jefferson 骨折完整的横韧带；B. X 线开口位片可见异常增宽（箭头）；C. CT 扫描；D. X 线开口位片上可见 C₂ 侧块移位的不稳定性 Jefferson 骨折

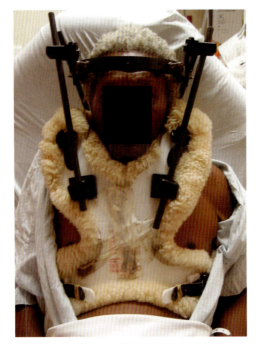

图 9-9　Halo 式装置使颈椎保持稳定

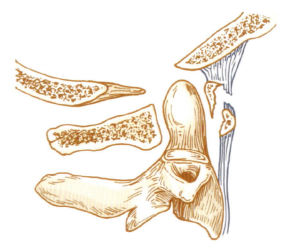

图 9-10　C_1 前块撕脱性骨折

Ⅰ型　　　　　　　　　Ⅱ型　　　　　　　　　Ⅲ型

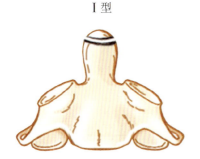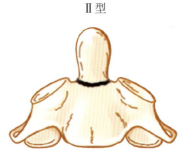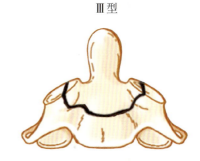

图 9-11　齿状突骨折

患者有神经系统症状，那么应该怀疑为另一种损伤或横韧带发生断裂。Ⅱ型齿突凹骨折可能与寰枕分离有关。

Ⅱ型骨折为齿状突基底部的横向骨折，该骨折为不稳定性骨折。Ⅲ型骨折穿过枢椎体部，常累及关节突。如果这种骨折发生移位，通常是不稳定的。

1/4 的患者表现为神经功能缺失，而大多数患者则报告存在严重的高位颈部疼痛和肌肉痉挛，并在尝试任何活动时都会使症状加重。

在影像学上，虽然张口位 X 线片是做出诊断的最佳 X 线片检查方法，但这些损伤在 CT 扫描中表现最佳（图 9-12）。屈伸位 X 线片为诊断该病的禁忌，因为骨折移位可能存有潜在的致命风险。Ⅱ型和Ⅲ型骨折需要立即转诊以维持骨折稳定。

绞刑骨折

绞刑骨折，又称为外伤性枢椎滑脱，是一种过伸性高位颈椎损伤，C_2 椎弓根发生骨折并在 C_3 椎体上向前移位（图 9-13）。

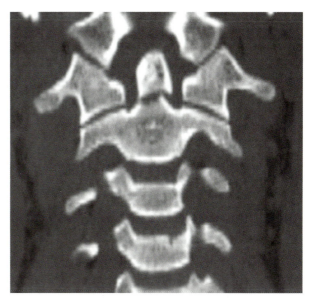

图 9-12　Ⅱ型齿状突骨折的 CT 扫描

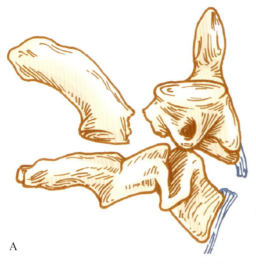

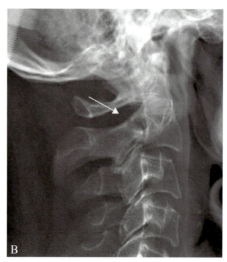

图 9-13　绞刑骨折

A. 示意图；B. 侧位 X 线片

以前，这类骨折常见于司法绞刑，但现在更常见于机动车碰撞和潜水事故。虽然这类损伤极其不稳定，但由于该高度椎管平面的直径较大，患者可能无明显的神经功能障碍出现。许多患者使用外固定装置进行治疗且疗效满意。

C₃～C₇ 损伤

根据导致下颈椎发生损伤的力将该病进行分类，有助于对存在的韧带和骨损伤进行理解。屈曲、屈曲 - 旋转、伸展 - 旋转、伸展和垂直压缩都将产生不同的损伤模式，我们将分别在本节中进行讨论。

屈曲

屈曲型泪滴状骨折

屈曲型泪滴状骨折为一种极度不稳定的损伤类型，由严重的过度屈曲压力所引起。损伤机制类似于在水池的浅水区进行跳水。该损伤常会出现完全性韧带断裂并伴有关节突破裂和椎体粉碎性骨折，经常将骨碎片推入椎管以内（图 9-14）。这些合力在椎体前部形成一个较大的三角形碎片，呈泪滴状。

患者发生神经系统功能缺陷十分常见，其表现为脊髓完全性损伤或前脊髓综合征。X 线侧位片可明显地显示出椎体前下方存在骨折。上颈椎受到屈曲力使受累椎体发生移位并向前旋转。

当该损伤发生在 C₃～C₅ 水平时，呼吸肌麻痹可导致呼吸暂停。在这种情况下，对患者进行插管并持续固定十分必要。请脊柱外科医师会诊以明确治疗方案。

Clay Shoveler 骨折

当头部和上颈椎受冈上韧带和竖脊肌的作用被迫屈曲时，将会发生 Clay shoveler 骨折，导致 C₇、C₆ 和 T₁ 的一个或多个棘突发生撕脱骨折（按发生频率排序）（图 9-15）。该骨折得名于 20 世纪 30 年代澳大利亚的黏土矿工。

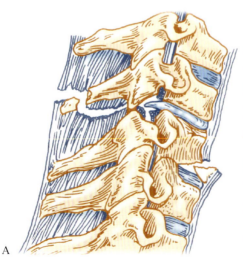

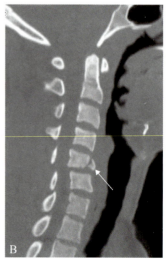

图 9-14　屈曲型泪滴状骨折

A. 示意图；B. CT 显示 C₅ 屈曲型泪滴状骨折

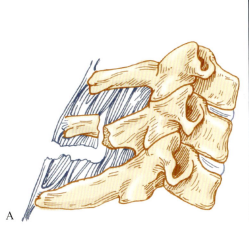
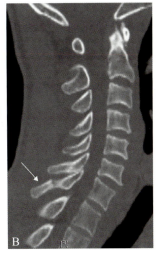

图 9-15 Clay shoveler 骨折
A. 示意图；B. X 线侧位片

当今，这种损伤更经常发生在棘突直接受到创伤或发生在撞车减速之后。患者常诉受伤部位有触痛。该损伤为稳定型损伤，需要使用镇痛药和及早进行转诊。

双侧小关节脱位

严重的过度屈曲将导致后韧带复合体发生断裂，使上关节面向上越过下关节面，并在椎间孔处停止，造成非常不稳定的损伤。大部分损伤发生在 C_5 和 C_7 之间。患者出现颈部疼痛，无法将头从中线处移动。体检时，常可明显地检查到下方椎骨棘突。发生脊髓或神经根受压可导致神经功能缺损。X 线片表现为上方椎体向前方发生移位，移位幅度至少为其宽度的 50%（图 9-16）。发生不完全性双侧脱位时，即上方小关节的下表面静止于下方小关节的上表面。紧急复位可使神经功能缺陷得到显著恢复。

楔形压缩性骨折

在椎体受到屈曲力合并与轴向压缩力发生撞击时，将发生楔形压缩性骨折（图 9-17）。骨折部位发生在椎体上终板前部。大多数情况下，后方结构依然保持完整，但损伤将使骨折存在不稳定。椎体前部高度丧失超过一半或多个相邻的楔形骨折也可能导致不稳定发生。因此，在有其他证据证明这类骨折稳定之前，应该认为其是不稳定的。

过屈型损伤

过屈型损伤也称为前方半脱位。过度屈曲暴力导致后韧带结构发生破裂，而未发生相关骨折（图 9-18）。在 X 线片上，韧带断裂的平面可见棘突增宽。X 线侧位片上，两个椎体之间的角度超过 11°且相邻颈椎节段的水平移位超过 3.5mm 则提示异常，则表明颈椎不稳定并与该类损伤一致（图 9-19）。

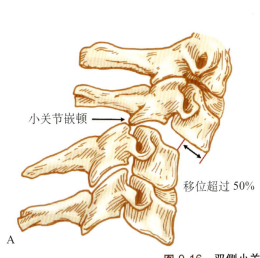
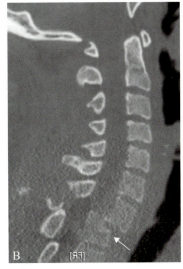

小关节嵌顿

移位超过 50%

图 9-16 双侧小关节脱位
A. 示意图；B. X 线侧位片提示超过 50% 的半脱位发生在 T_1 上的 C_7

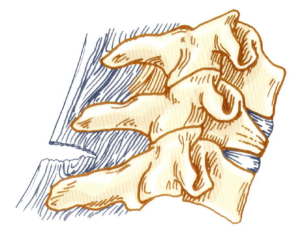

图 9-17　楔形压缩骨折。后韧带损伤可引起此型骨折不稳定

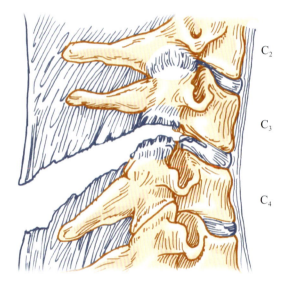

图 9-18　过屈型损伤

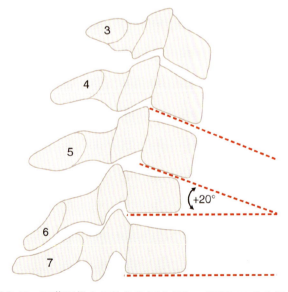

图 9-19　两节颈椎之间的角度超过 11°，则提示不稳定损伤

屈曲 - 旋转型损伤

单侧小关节脱位

在结合屈曲力和旋转力的作用下，可能发生单侧小关节脱位。当上面的小关节在下面的小关节的上方和下方发生移位时，与旋转方向相反的关节将发生脱位。

在未伴发骨折的情况下，由于对侧关节依然保持完整，其结构仍然可维持稳定性。在临床上，患侧颈部通常存在疼痛，并且头部发生旋转以远离伤处。神经根常常受到撞击，但撞击很少累及脊髓。X 线侧位片显示椎体向前方发生移位，移位距离约为椎体直径的 25%（图 9-20）。此类损伤很难通过牵引来进行缓解，通常需进行切开复位内固定手术治疗，并且可能伴有不同程度的韧带损伤发生。

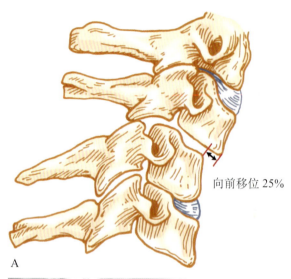

向前移位 25%

A

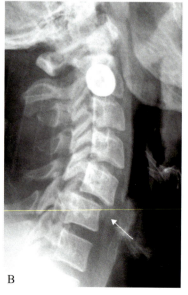

B

图 9-20　单侧小关节脱位
A. 示意图；B. X 线侧位片

伸展 - 旋转型损伤

Pillar 骨折

发生在椎间关节的 Pillar 骨折是由过伸和旋转机制所引起的损伤（图 9-21）。颈椎过伸使小关节的骨发生聚集，当头部旋转时，力直接作用在柱状结构之上，导致其骨折发生。X 线正位片显示外侧柱出现异常，其骨折线通常是垂直的。很难从 X 线侧位片上对该损伤进行识别。当骨折向后发生移位时，将产生两个放射影像，出现"双轮廓"征。前纵韧带撕裂可能与骨折同时发生。通常认为柱状结构单发骨折可保持稳定。

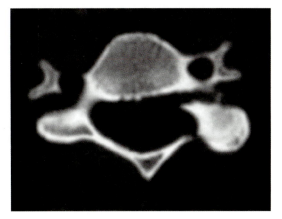

图 9-22　椎弓根椎板骨折的 CT 扫描图像

伸展型损伤

过伸型损伤

当面部或前额受到打击时，可能发生过伸型损伤，其也可能由机动车追尾所导致。该类损伤以后方结构作为支点，前纵韧带和椎间盘发生破裂（图 9-23）。韧带发生严重断裂时，上方椎体将会向后方移动并压迫脊髓。如果后方韧带复合体也发生断裂，则可能发生脱位。查体时，前方肌肉（即胸锁乳突肌和斜角肌）通常存在疼痛和压痛感。咽喉和食管损伤可继发吞咽困难和声音嘶哑。后脊髓损伤最常见的表现为损伤处远端的运动功能丧失。X 线片将显示出软组织肿胀和椎间盘前部距离增宽。如果疑似发生损伤，应使用 CT 或 MRI 明确韧带是否发生断裂。神经系统检查和影像学检查正常的患者可以使用镇痛药治疗并及早转诊。如果发生其他情况，则需要立即请脊柱外科医师进行会诊。

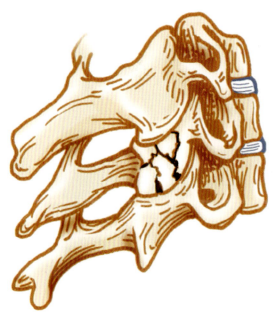

图 9-21　Pillar 骨折

椎弓根椎板骨折分离

该类损伤主要涉及单侧椎弓根和椎板发生骨折，并伴有不同程度的前纵韧带和椎间盘发生移位和断裂。"分离"是指当同侧椎弓根和椎板发生骨折时，关节柱（即小关节面）将成为自由漂浮的碎片。如果发生骨折的椎体的上方和下方椎间盘都受到损伤，就将引起不稳定性损伤。在 X 线正位片上，外侧柱的破坏与 Pillar 骨折的外观相似。在 X 线侧位片上，这类损伤类似于椎板或关节柱骨折。偶尔也将出现受累的椎体前移约 3mm。CT 将对确定损伤的全部范围提供帮助（图 9-22）。

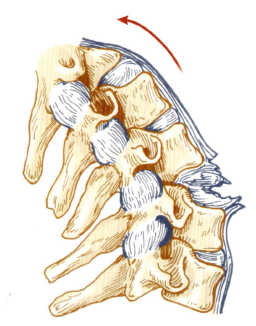

图 9-23　过伸型损伤

伸直型泪滴状骨折

伸直型泪滴状骨折与过伸型损伤相似，但前纵韧带使骨从椎体前下部发生撕脱（图9-24）。三角形碎片的高比其宽度更长。伸直型泪滴状骨折在老年骨质疏松患者中较为常见。该损伤为不稳定性损伤，高达80%的患者将会出现中央脊髓综合征。需要使用高级的影像学（CT、MRI）检查方法来对椎管的情况进行评估。请脊柱外科医师会诊并将颈椎进行固定。

椎板骨折

单独的椎板骨折并不常见，但在颈椎管狭窄的老年患者中最常发生。过度伸展和受到压力可引起椎板发生骨折（图9-25）。然而，更为常见的是椎板骨折可作为爆裂性骨折、屈曲型泪滴状骨折或椎弓根椎板骨折分离等损伤的一部分发生。X线侧位片可见存在垂直的骨折线，但CT检查更为敏感。单独的椎板骨折比较稳定，但碎片可能进入椎管并引起神经系统表现。这类损伤同样需要颈椎固定和转诊治疗。

垂直压缩

爆裂骨折

爆裂骨折是由轴向载荷所导致的椎体粉碎性骨折（图9-26），C_5水平最为常见。骨折碎片通常会移位进入椎管，后方韧带复合体将保持完整，但会经常出现后弓骨折。爆裂骨折与屈曲型泪滴状骨折相似，但椎体前方的碎片体积通常较大。对于这类潜在的不稳定性骨折，应立即邀请脊柱外科医师进行会诊。

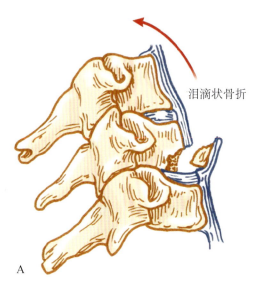

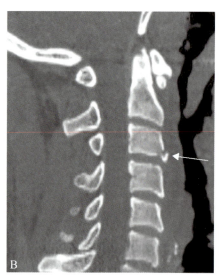

图 9-24　伸直型泪滴状骨折
A. 示意图；B. CT 扫描图像

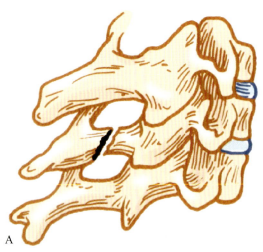

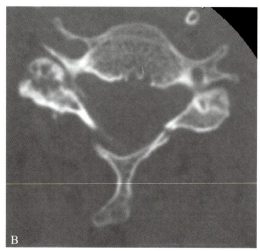

图 9-25　椎板骨折
A. 示意图；B. CT 扫描显示双侧椎板骨折

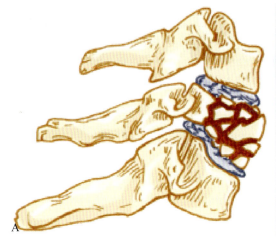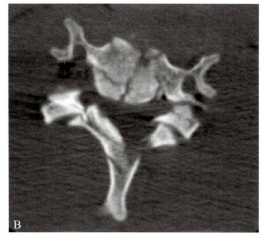

图 9-26　爆裂骨折
A. 示意图；B.CT 扫描

小结

　　颈椎损伤对患者是一种潜在的毁灭性伤害，也会给社会造成经济负担。早期诊断和对颈椎损伤患者进行合适的固定至关重要。CT 为颈椎外伤患者的影像学首选检查方法，对诊断骨性损伤十分有效。对骨折和损伤模式的认知，将有助于早期做出决策、进行合适的会诊或转诊以及完成最终处理方案。

第 10 章
胸腰椎创伤

Sean Dyer, MD

引言

本章所讨论的内容为创伤性胸腰椎（TL）骨折和脱位。除了椎体压缩性骨折以外，胸腰椎损伤并不常见，发生时其往往受到忽视。这可能是由于在发生创伤的患者中，其他更严重的损伤使临床医师的注意力发生分散，且脊椎损伤的体征和症状往往比较轻微。及早进行诊断和治疗将会使神经系统的预后得到改善。

影像学

在接受胸部和（或）腰椎 X 线检查的钝性创伤受害者中，约有 6% 会发现骨折。出现下列情况之一，则建议进行影像学检查：

- 腰背部疼痛或腰背部正中线压痛
- 神经系统检查异常
- 其他任何部位发生脊柱骨折
- Glasgow 昏迷评分 < 15 分
- 主要的分散注意力的伤害
- 酒精或药物中毒
- 高能量机制损伤 [跌落高度 > 10ft（1ft=0.3048m），机动车碰撞（MVC）]
- 颈椎骨折

关于进行影像学检查的基本方针存有争议，但是计算机断层扫描（CT）在检测骨折方面比 X 线片更加敏感。腹部和胸部脊柱的多层 CT 重建在检查胸腰椎骨折方面与脊柱专用 CT 一样准确。这项技术还可以使时间和成本得以节省。

如果患者精神状态正常，无中毒症状，体格检查和神经系统检查正常，无高能量机制损伤，无主诉胸腰椎疼痛，则可以将胸腰椎损伤排除，无须进行影像学评估。

分类

在刚性固定的胸椎和柔性的腰椎之间的交界处，胸腰椎骨折最为常见。约 50% 的胸腰椎骨折发生在 T_{11} 和 L_3 之间。然而，由于该部位的椎管较颈椎更宽，完全性脊髓损伤较为少见。

存在多种分类方法试图将骨和神经系统的稳定性与损伤情况进行预测。在 2005 年，胸腰椎损伤分型和严重程度评分（TLICS）发展并应用了骨折形态 [挤压、旋转（移位）或牵引]、患者的神经功能状态和后方韧带复合体的完整性（在高级影像片中可见）来对骨折稳定性和手术干预的必要性进行预测。

根据 Denis 自主研发出的三柱分型将脊柱分成三个部分：前柱、中柱、后柱（图 10-1）。前柱由前纵韧带和前 1/2 的椎体及椎间盘组成。中柱由后纵韧带和后 1/2 的椎体及椎间盘组成。后柱由棘上韧带、棘间韧带和小关节组成。如果两个或三个柱保持完整，则仍存在机械稳定性。虽然该分型方案简单易懂，但多项研究表明非手术治疗双柱损伤也可取得满意的效果。

这类损伤存在其复杂性，需要频繁地使用影像学检查来进行诊断并通常邀请专家会诊，急诊医师不应依赖任何一种分型系统。在能证明其稳定性之前，胸腰椎骨折应被视为不稳定性骨折。

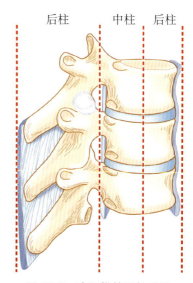

图 10-1 胸腰椎的三柱分型

压缩性损伤

压缩性骨折

椎体压缩性骨折（VCF）为老年骨质疏松人群中的常见损伤类型，胸椎和腰椎骨折最为常见（图 10-2）。患者年龄达 80 岁时，其中 50% 患者将会患有椎体压缩性骨折。该类骨折是由轴向力和脊柱弯曲所造成的，但最常见于跌倒后发生。然而，骨质疏松症患者在任何类型的创伤后都可能会发生腰椎压缩性骨折，即使是微不足道的一个喷嚏。椎体压缩性骨折还与癫痫发作引起的肌肉收缩有关，据报道，患者乘坐的车辆经过减速带也会导致骨折发生。

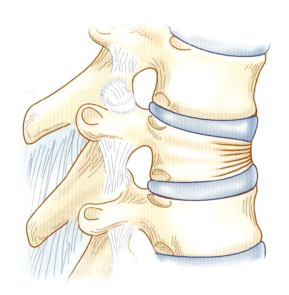

图 10-2　椎体前柱的楔形压缩骨折是一种稳定性骨折，因为只累及椎体前柱

清醒的患者发生骨折的部位存在疼痛和压痛，最常见于胸椎上段或腰椎上段。神经系统损伤与此类骨折无关，因此，主诉或检查发现神经异常则提醒临床医师应考虑其他更严重的损伤存在。此外，年轻健康患者一般不会发生这种类型的骨折，所以应仔细考虑是否为其他更严重的损伤。在受到高能量创伤后尤其如此。

X 线侧位片上骨折最为明显，椎体呈楔形改变（图 10-3）。椎体的前部发生压缩，椎体后部骨皮质正常，需要注意将该类骨折与爆裂性骨折进行区分。由于 X 线平片无法对后方椎体骨皮质的情况做出充分评价，当对后方椎体和后柱结构是否完整存有疑问时，建议进行 CT 扫描检查。在对仅前部椎体存有骨折确定之前，应认为该患者的损伤为不稳定性骨折。

假如确定椎体压缩性骨折的中柱和后柱依然完整，那么将其看作一种稳定性损伤，且无造成脊髓损伤的风险。

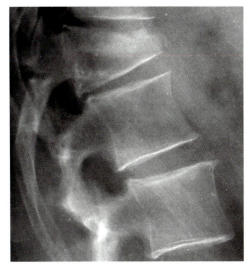

图 10-3　T$_{12}$ 前柱楔形压缩骨折

对于简单的椎体楔形压缩骨折的处理方法为，使疼痛得到缓解，并在疼痛消退时，嘱患者增加活动量。物理治疗也可作为合适的治疗方案，在受伤后的 3 ～ 4 个月，很少有患者将被限制活动。

严重的压缩骨折（椎体高度丧失＞ 50%）或出现多个相邻的楔形骨折时，将会发生脊柱的长期不稳定。

爆裂性骨折

爆裂性骨折为椎体受到轴向压缩而发生的粉碎性骨折（图 10-4）。在某些情况下，后柱也会遭到破坏。爆裂性骨折与单纯骨质疏松性压缩骨折的区别在于后方椎体的骨皮质是否发生骨折。

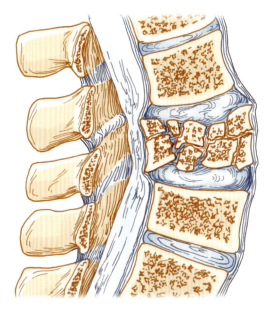

图 10-4　爆裂性骨折的矢状面。粉碎性骨折由轴向压缩所引起

椎体后部骨折对脊髓存在额外的风险，因为骨碎片通常会逆行进入椎管（图 10-5）。

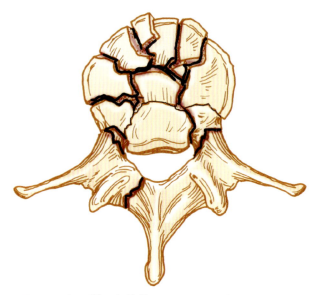

图 10-5　爆裂性骨折的横断面显示骨碎片逆行进入椎管

爆裂性骨折最常见于摔伤，但车祸伤也占很大一部分。在非创伤性癫痫发作之后，也可能发生爆裂性骨折。大部分爆裂性骨折发生在 T_{12} 或 L_3 处。10% 的病例将发生一次以上的爆裂性骨折。该类骨折约占所有脊椎骨折的 15%。脊柱检查可见骨折水平处有压痛，但脊椎间的距离未发生改变。约 50% 的患者存在神经功能障碍。1/3 的患者完全丧失运动功能。

X 线片显示椎体前、后皮质的高度发生降低。这些表现在侧位片上最为明显。脊柱依然保持良好的排列关系。虽然 2/3 的病例都存在后方结构骨折，但在 X 线片上很难看到。

在 X 线片上，椎体后皮质高度的降低往往难以察觉，其导致这种损伤被误诊为简单的压缩性骨折。在一项研究中表明，X 线片可错误地将其他骨折误诊为爆裂性骨折，其误诊率为 25%。

CT 可详细地显示出后柱骨折形态和骨折片逆行进入椎管的程度，同时也对治疗计划的制订产生影响。患者的椎管正中矢状径减少 50%，将导致其发生进行性神经功能障碍的风险增加。

如果怀疑存在韧带损伤，这类骨折则存在不稳定的风险。应对棘突之间的间隙特别注意，因为其距离扩大的迹象将提示不稳定性骨折。此外，轻微的椎体移位也可能发生，提示多节脊柱破裂和骨折脱位。

应该对患者进行牢固的脊柱固定，并邀请骨科或脊柱神经外科专家进行会诊。应该反复对神经系统进行重新评估以确保可以发现其状态改变。无神经功能障碍的单纯压缩性骨折或稳定的爆裂性骨折患者可以佩戴支具以进行早期活动。在出院前，患者应在佩戴支具的情况下进行直立位 X 线检查，这是因为患者病情有时会稳定一段时间后，再回到受伤时的损伤状态。

屈曲 - 牵张损伤

屈曲 - 牵张损伤为围绕椎体内的一个支点发生旋转所造成的损伤类型。前柱由于受到压缩力而变得失效，中柱和后柱则因分散力或拉力发生中断（图 10-6）。影像学表现包括椎体前缘的嵌入和棘突向后呈扇形张开。如果仅骨性结构发生损伤，通常采用腰背过伸型石膏或支具治疗，但更严重的骨折和腹部内损伤则可能需要手术进行干预。下面所描述的 Chance 骨折是屈曲 - 牵张损伤的一种特殊形态，且为不稳定性骨折。所有此类骨折都应该请脊柱专家会诊。

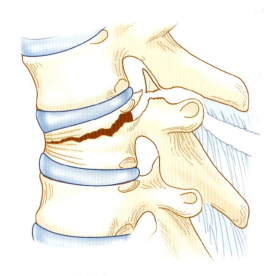

图 10-6　屈曲 - 牵张型损伤

Chance 骨折

G.Q.Chance 在 1948 年首次提出了 Chance 骨折。该型骨折为脊柱围绕前纵韧带前方的轴受到屈曲暴力后所发生，在张力作用下脊椎 3 个柱体全部受到破坏。该型损伤所出现的水平状裂隙将通过脊椎所有的 3 个柱体，因此，其也是一种不稳定性损伤（图 10-7）。

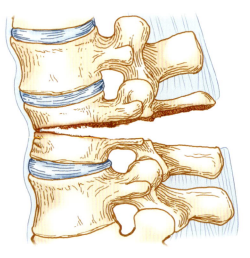

图 10-7　Chance 骨折

该损伤起始于棘突或椎板后部并向前延伸至椎弓根和椎体方向。由于几乎无水平作用力或旋转力发生，故移位并不常见。

这类损伤在腰部使用安全带时最为常见，突然产生减速力将会导致严重的脊柱过屈和撑开损伤。目前，大部分 Chance 骨折发生在跌倒或挤压伤之后。该骨折最常在 T_{12}、L_1 或 L_2 发生，且受伤的椎骨上存在压痛。Chance 骨折与明显的腹腔内损伤相关，发生率接近 50%。

在前后位 X 线片上可以看到椎弓根断裂、椎体高度下降或横突发生骨折。X 线侧位片可见骨折线贯穿棘突、椎板或椎弓根。更细微的表现包括相邻棘突间的距离增大或椎体后方的高度增大。

应对受伤患者进行 CT 扫描检查，以确定其损伤程度和椎管受影响的程度并对腹腔内损伤进行诊断。由于断裂的方向朝向相同的水平面，如果轴位图像没有矢状面图像作为补充，在 CT 上也可能发生漏诊。

由于这类损伤并不稳定，应该对患者的脊柱进行固定并请骨科或脊柱神经外科专家进行会诊。

骨折 - 脱位损伤

骨折 - 脱位或平移性损伤发生在遭受剪切力作用之后。该类损伤比较少见，在胸 - 腰 - 骶椎（TLS）骨折中占比不足 2%。脊椎的 3 个柱全部都发生损伤，椎管在横切面上的排列受到影响（图 10-8）。由于该损伤中的骨和韧带均遭受破坏，故其本质为一种不稳定性损伤，而且几乎总是伴有相关的神经和（或）肌肉骨骼损伤。由后向前方向的剪切力为腰背部直接受到创伤的最常见诱因。

显示出上椎体向前方发生移位。椎体结构基本保持完整，但上节椎体的棘突和下节椎体的关节突将会发生骨折。骨折发生移位的方向在腰段是相反的，上方椎体向更靠后的方向发生移位。

此类脱位一般比较轻微，移位距离不超过椎体宽度的 1/3。上节椎体的下半部分可以发生撕脱，小关节或椎弓根骨折也可常发生。CT 扫描对确定骨的损伤范围十分有价值并可提供更详细的信息。

由于此类损伤并不稳定，所以应将患者的脊柱保持固定并请骨科或脊柱神经外科专家进行会诊。由于几乎所有患者都存有脊髓损伤，故应及早决定是否使用类固醇类药物。关于进一步对类固醇药物在急性创伤性脊髓损伤中应用的相关讨论内容，请参阅第 9 章。

轻度损伤

根据以往被人们所接受的"Denis 系统"分型，横突骨折、棘突骨折和关节间骨折属于轻度损伤，在没有神经功能缺失出现的情况下，均应保持稳定。大多数情况下，这些骨折由直接暴力所引起，但也可能来源于肌肉剧烈的收缩。该类损伤在腰椎范围内较为常见。

横突骨折在全部 TLS 脊柱损伤占 14%，而其他损伤约占 1%。即使被 X 线片诊断为横突骨折的患者，也应进行 CT 扫描（图 10-9）。在一项研究中发现，28 名患者中的 3 名患者（11%）患有另外一种脊柱损伤，且该损伤仅在 CT 中可见。神经系统并发症并不常见。治疗方法主要包括休息、止痛和转诊治疗。

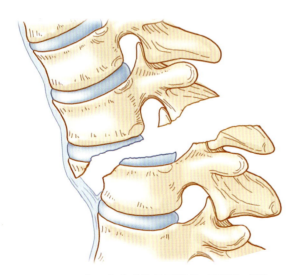

图 10-8　剪切力造成的骨折脱位（平移）损伤

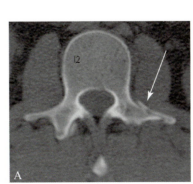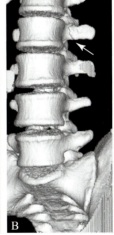

图 10-9　L_1 横突骨折
A. CT 轴向图像（箭头）；B. CT 三维重建（箭头）

X 线片可以显示出该类损伤，并可以看到多种不同的变化。在胸段发生平移性损伤时，X 线侧位片可

第三部分

上　肢

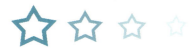

第 11 章
手　部

David E. Manthey, MD；Kim L. Askew, MD

引言

在急诊科的创伤患者中，手外伤占 15%。手部的解剖结构复杂，具有执行精细动作的能力，在日常生活中十分重要。如果发生误诊将引起严重的后果。

专业名词

在对手部进行讨论时，可将手分为背侧和掌侧。此外，每根手指都有桡侧和尺侧，拇指基底部的肌肉群称之为大鱼际，手部尺侧缘的肌肉群为小鱼际。

腕关节的运动包括桡偏、尺偏、背伸和掌屈。拇指的动作包括屈曲、伸展、外展、内收和对掌。（图 11-1）。手指依次被命名为拇指、示指、中指、环指和小指。拇指为第 1 根手指，小指为第 5 根手指。

病史

当患者因手外伤至急诊室就诊时，医师首先应确定其是否存在外伤史，因为手是否遭受过外伤的治疗方法和鉴别诊断截然不同。在对手部创伤进行评估时，需要注意如下病史特点：

（1）受伤时间。

（2）受伤时的环境（污染程度）。

（3）受伤机制（挤压伤、撕裂伤等）。

（4）手部受伤姿势（尤其撕裂伤患者）。

针对无外伤的患者，病史询问要点包括：

（1）症状何时开始？

（2）包括哪些功能障碍？

（3）哪些动作使症状加重？

专科检查

从解剖学上讲，手是由肌腱和韧带将一组高度可移动的骨块连接到一个"固定的中心"。此固定中心由第二、三掌骨所组成。

手的其余部分悬挂在这两块相对静止的骨头上。手的所有内在运动都与这两块骨的稳定性和静止有关。

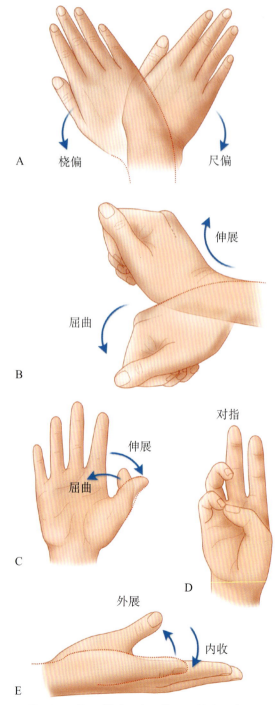

图 11-1　用于描述手和手指运动的专科名词

手掌和手指掌侧的皮肤通过纤维隔在骨的下方固定，纤维隔的存在有助于手的抓握功能，还可以限制手指的过度活动，并且可以防止软组织出现过度肿胀。手背部的皮肤相对松薄，这一特点给创伤、感染而引起的肿胀提供了广泛空间。手背部为主要淋巴及静脉的回流路径。任何引起手部炎症和肿胀的情况，都可能导致手背部淋巴堵塞和出现非凹陷性水肿。

指尖是指在指骨远端上的屈肌腱和伸肌腱在其远端嵌入的结构。指尖包括甲板、甲床、浆膜和远端指骨（图 11-2）。指甲复合体由指甲上皮（角质层或背顶侧）、甲周膜（指甲边缘）、指甲下皮（附着在指甲尖端甲床上的指甲）和甲床或指甲基质（甲板之下）组成。甲床包括生发基质和非生发基质。生发基质起始于近端，止于甲半月的远端，决定着约 90% 的指甲生长。非生发基质从生发基质继续延伸，构成大部分的甲床，使指甲紧紧附着在手指之上。

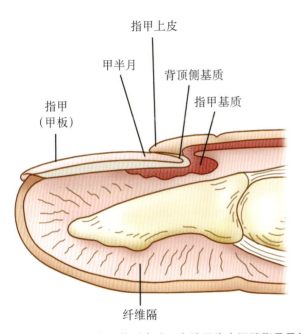

图 11-2　纤维隔从骨延伸到皮肤，有助于稳定远端指骨骨折

肌腱及肌肉评价

手部肌肉和肌腱可分为：①外在屈肌；②外在伸肌；③固有肌。

前臂掌侧筋膜室有 12 条屈肌腱，它们控制着腕、手和手指的屈曲功能并驱动桡偏和尺偏运动。其中包括桡侧腕屈肌、尺侧腕屈肌、掌长肌、拇长屈肌、4 条指浅屈肌（FDS）和 4 条指深屈肌（FDP）。

前臂及手腕背侧包含 9 条伸肌腱。伸肌腱包括拇桡侧腕长伸肌、桡侧腕短伸肌、尺侧腕伸肌、拇长展肌、拇长伸肌、拇短伸肌、指总伸肌、小指伸肌、示指伸肌。肌腱损伤最常发生于手背部。此处的伸肌腱较表浅，容易受伤。

手部的固有肌由 20 块独立的肌肉组成，负责手部的精细运动，可以分为 4 组：大鱼际肌、小鱼际肌、骨间肌（掌侧和背侧）和蚓状肌。鱼际肌负责控制拇指的精细运动，该肌肉由拇指底部的 3 条短肌组成。3 块控制小指运动的肌肉组成掌心与鱼际尺侧的小鱼际。

当肌腱处于拉伸状态时，其功能最好。桡侧腕短伸肌为最重要的腕部伸肌，其作用为将屈肌伸展使抓握有力。可以将手腕弯曲和伸展约 15°，进行握力比较可证明其功能。

手的肌腱可以完全滑动，滑车固定于某处以防止肌腱从其正常位置上移出。屈肌腱由滑膜所包裹，滑膜作为润滑剂可使肌腱正常滑动。成人的肌腱几乎没有血管，其血液供应来自近端肌肉和远端嵌入处。

屈肌腱

指深屈肌：四条指深屈肌（FDP）腱止于各手指的远节指骨掌侧，医师通过将患者远端指间关节（DIP）弯曲，同时将近端关节保持伸直姿势便可测试深屈肌腱的功能（图 11-3A）。

指浅屈肌：检查 4 条指浅屈肌腱功能的方法为将患者所有手指完全伸展并使手指弯曲，如果远端指间关节处于放松状态，那么近端指间关节发生屈曲，远端指间关节则不然（图 11-3B）。

拇长屈肌：肌腱在拇指远节指骨的掌侧嵌入。医师通过将指间关节（IP）弯曲进行测试，同时控制掌指关节（MCP）处于伸展位。

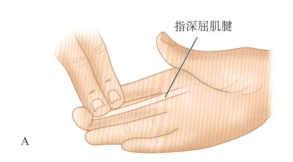

指深屈肌腱

A

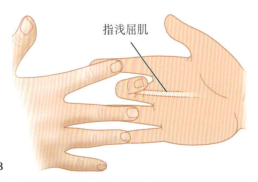

指浅屈肌

B

图 11-3　测试指深屈肌功能（A）；测试指浅屈肌功能（B）

桡侧腕屈肌：桡侧腕屈肌在示指掌骨的掌侧面嵌入。触诊可发现，此肌腱在正中线呈放射状，使手腕弯曲以抵抗阻力。

尺侧腕屈肌：当手腕因受到阻力而弯曲且拇指和小指相对时，在张力作用下可触诊到尺侧屈腕肌。其止于豌豆骨，在体表即可触及。

掌长肌：掌长肌通过使手腕弯曲以抵抗阻力，并与拇指和小指相对。肌腱位于正中线，与掌筋膜相连。约 1/5 的人群此肌腱先天性缺失。

伸肌腱

伸肌腱在腕部伸肌支持带的下方通过，在腕部背侧面分为 6 个伸肌腱间隔（图 11-4）。背侧筋膜室和支持带起到稳定伸肌腱和防止肌腱松弛作用。6 个伸肌腱间隔内包含了 9 条伸肌腱，将在下文中进行介绍。

拇长展肌和拇短伸肌：拇长展肌止于拇指掌骨掌侧的基底部，拇短伸肌止于拇指近节指骨的基底部。嘱患者用力外展拇指可对这组肌腱的功能进行测试。在桡骨茎突远端可触及拇长展肌。拇指向背侧保持一定张力时，可触及拇短伸肌。

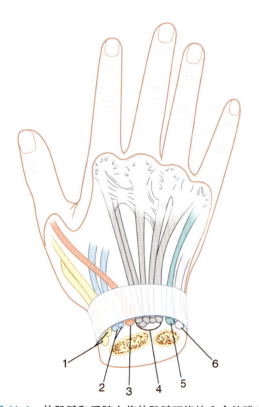

图 11-4　伸肌腱和手腕上将伸肌腱环绕的 6 个筋膜室
1. 拇长展肌和拇短伸肌；2. 桡侧腕长伸肌和桡侧腕短伸肌；3. 拇长伸肌腱；4. 指总伸肌和示指伸肌；5. 小指伸肌；6. 尺侧伸腕肌

桡侧腕长、短伸肌：这组肌腱分别止于示指和掌骨中部的背侧基底。通过握拳和手腕用力伸展可以对

其功能进行评估（图 11-5A）。该组肌腱负责伸腕活动，其对于手部的功能和力量至关重要。

拇长伸肌：拇长伸肌绕过桡骨背侧的 Lister 结节止于远节拇指。拇长伸肌形成鼻烟窝的尺侧缘，在拇指伸展时显而易见（图 11-5B）。只有拇长伸肌可以使拇指伸展，并使拇指远端关节有力地过伸。嘱患者拇指远节过伸并对抗阻力，以对其功能进行检查。

指总伸肌与示指固有伸肌：测试这组肌腱功能的方法为嘱患者将近端指间关节弯曲成爪状，并将远端指间关节用力伸展（图 11-5C）。如此，便使检查者看到指总伸肌。嘱患者首先握拳再单独伸出示指，同时其他手指保持屈曲来对示指固有伸肌进行测试。

小指伸肌：小指伸肌在下一个间隔内，可以与示指固有伸肌同时进行测试。嘱患者首先握拳，之后将示指固有伸肌和小指伸肌伸直，同时中指和环指保持弯曲（图 11-5D）。

尺侧腕伸肌：该肌腱止于第五掌骨的基底背侧。功能测试时，嘱患者将手向尺侧偏离，检查者在腕尺侧的尺骨头远端可以触诊到紧绷的肌腱（图 11-5E）。

手部内在肌群

手内在肌群包括 3 块骨间掌侧肌与 4 块骨间背侧肌（图 11-6A、B）。这些肌肉起于掌骨干，止于近端指骨和延伸的伸肌腱（图 11-6A、B）。肌肉沿掌骨长轴起于近节指骨和伸肌的扩张部（图 11-6C）。骨间背侧肌负责手指的外展功能，用力摊开手指对抗阻力（图 11-7A）便可对其功能进行检查。

骨间掌侧肌起到夹合手指的作用。通过在张开的手指间放一张纸，嘱患者对将纸从手指间抽出的力量进行对抗（图 11-7B）以检查其功能。

四块蚓状肌的功能为伸指间关节，屈掌指关节。

蚓状肌起于指深屈肌腱，止于伸肌腱的外侧束和中央束。骨间肌还可以协助蚓状肌的功能，即掌指关节（MCP）的屈曲和伸直。

大鱼际肌包括拇短展肌、拇短屈肌和拇对掌肌。小鱼际肌包括小指展肌、小指短屈肌、小指对掌肌。在对大小鱼际功能进行检查时，嘱患者手掌呈杯状，用力将拇指和小指尖对捏。检查者可以对这些肌肉的张力进行检查，将它们与正常侧进行比较。

神经系统评估

两点感觉对比是最敏感的感觉功能测试方法。最佳的测试方法为用两端相隔约 5mm 的回形针进行测试（图 11-8）。正常人在指尖能够分辨出 2～5mm 的距离，在手掌的底部能够分辨出 7～10mm。手背的敏感度较低，正常值为 7～12mm。

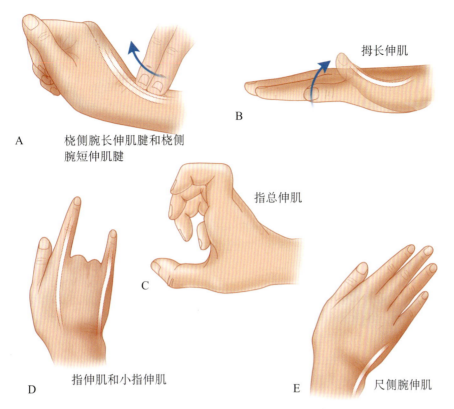

图 11-5　伸肌腱的检查

A. 桡侧腕长伸肌腱和桡侧腕短伸肌腱；B. 拇长伸肌，手在桌子上放平，拇指在桌面上伸展；C. 指总伸肌，掌指关节（MCP）应保持伸展，指间关节（IP）应保持屈曲。与对侧手比较掌指关节（MCP）的伸展强度；D. 指伸肌和小指伸肌，将相邻的手指屈曲以抵消总肌腱对检查结果所产生的影响；E. 尺侧腕伸肌

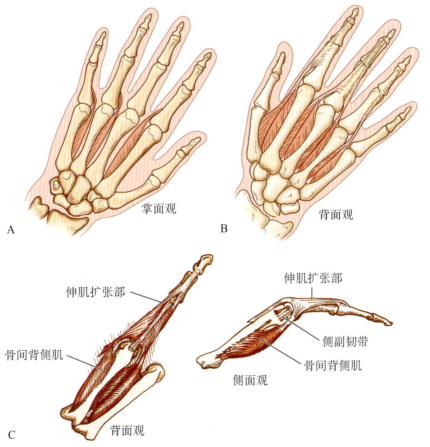

图 11-6　骨间掌侧肌（A）；骨间背侧肌（B）；骨间肌与伸肌扩张部的关系（C）

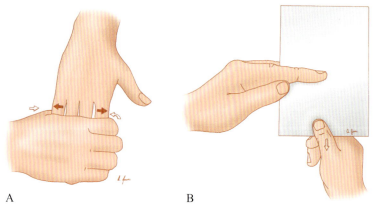

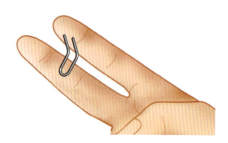

图 11-8　两点感觉对比为手部感觉神经分支支配手部发生神经缺陷最敏感的指标

图 11-7　测试骨间背侧肌可将手指用力伸展对抗阻力（A）；将一张纸放在手指之间并嘱患者与将纸抽出的力进行对抗，来测试骨间掌侧肌张力（B）

对手指神经进行评估，首先要对未受伤侧的手指功能进行检查。从 1cm 开始，逐渐使距离缩短，直至患者无法感觉到为明显的两点。由于如此操作实际上是检查了两根单独的指神经，所以要将回形针的两个点同时放置在指尖的同侧，而非跨越手指的两边。一次只检查一根指神经，这一点十分重要。

桡神经感觉测试是通过针刺拇指背侧和进行两点感觉对比来评定的。通过腕关节和掌指关节（MCP）伸展来对桡神经的运动支进行检查。

在小指上检查尺神经感觉的效果最好。多种检查可以对尺神经的运动支进行评估。包括：

● 嘱患者用力地展开手指并与健侧进行力量比较。

● 嘱患者环指和小指远端指间关节（DIP）屈曲并对抗阻力。

● 通过让患者在拇指和示指指骨区之间夹一张纸来测试拇指的内收功能。当拇内收肌无力时，拇指的指间关节就会伴随这种动作而发生弯曲，被称为 Froment 征阳性（图 11-9）。

● 嘱患者将手的尺侧缘放在检查台上，然后尝试示指外展并对抗阻力。

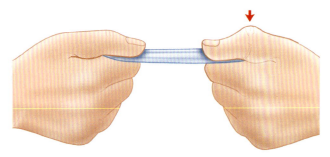

图 11-9　Froment 征阳性。注意屈曲的指间关节（箭头）

检查正中神经是通过对示指和中指远端针刺觉和两点感觉对比来进行评估。通过拇指外展对运动强度进行评估（让患者手背部平放在检查台上的同时将拇

指朝向天花板）。该操作可以测试由正中神经运动分支支配的拇外展肌的功能。或者使腕关节和拇指、示指的指间关节在弯曲时进行阻力对抗。嘱患者将小指和拇指对捏，以检测正中神经的运动功能，但也会有假阴性出现，因此不宜使用。

血管评估

手部的血供主要由桡动脉和尺动脉组成的掌浅弓和掌深弓供应。这些血管的完整性可以通过 Allen 试验进行检查，通过在腕部压迫桡动脉和尺动脉，同时让患者多次握拳放血，然后松开桡动脉，如果血可以流到所有手指，则桡动脉通畅，表明侧支循环良好、桡动脉通畅（图 11-10）。同样的方法对尺动脉进行检查。如果双侧血管发生损伤，则必须至少修复一侧血管，通常选择修复尺动脉。

由于存在广泛大量的吻合支循环，血管结构损伤通常不会影响手部血供。如果初步检查发现手指或手部变暗或发冷，应迅速进行干预。毛细血管再充盈试验和脉搏血氧仪可显示出受伤手指的血流情况。

影像学

所有严重的手部损伤，包括发生任何程度的肿胀，即使骨折的可能性较低，都应该进行影像学检查。通过临床检查，小的骨折碎片或撕脱骨折不容易被医师所怀疑，如果未发现骨折，可能将导致严重残疾。当怀疑手部发生骨折时，至少要拍摄三个角度（正位、侧位和斜位）的 X 线片（图 11-11）。对于掌骨损伤可能需要拍摄特殊位置的 X 线片，以获得充分的影像学检查结果，例如，第四和第五掌骨骨折通常需要倾斜 10°的侧位片才可以发现；第二和第三掌骨损伤常在 10°内翻的侧位片中可以发现；手指损伤需要检查与其他手指未发生重叠的 X 线侧位片来进行诊断。不能根据未明确的 X 线片对手外伤进行诊断。

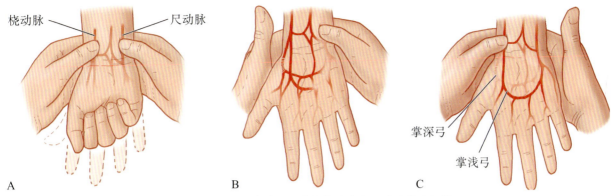

桡动脉　　　尺动脉

掌深弓

掌浅弓

A　　　　　　　　　　B　　　　　　　　　　C

图 11-10　Allen 试验可以确定桡动脉和尺动脉的通畅性

A. 当检查者压迫桡动脉和尺动脉时，嘱患者反复多次握拳。然后患者将手张开，检查者从其中一条动脉释放压力；B. 对于血管通畅的患者，当解除压力时，手部会出现红斑性潮红；C. 用相同的操作将对侧的手部血管进行检查

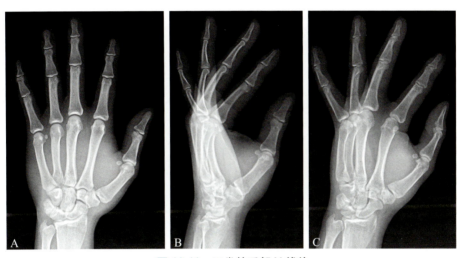

图 11-11　正常的手部 X 线片

A. 正位；B. 侧位；C. 斜位

手部骨折

　　手部骨折的急诊处理并不复杂，但需要了解骨组织和软组织的解剖结构，才能合理地进行临床诊断并实施治疗。如果治疗不当，这些骨折将会导致严重残疾。如果不进行矫正，则会出现轻微的掌骨或近端指骨旋转移位而引起手部的部分残疾。只有深入了解手部的基本解剖结构，才能对手外伤进行正确诊断并开展合适的治疗。

治疗

　　临床医师应该意识到骨折部位的伤口可能与骨折碎片相连。虽然长骨的开放性（如胫骨）骨折通常需要手术冲洗，但相关文献表明，手部骨骼与其不同。开放性掌骨和指骨骨折分为清洁骨折（无明显污染）和污染骨折（严重污染或延误治疗超过 24h）。无明显

的软组织损伤或手部开放性清洁小伤口（＜ 1cm）的粉碎性骨折，其感染发生率较低（1.5%），在急诊中，彻底冲洗伤口并将伤口关闭已得到广泛应用。然而，在所有情况下，都应进行会诊并使用抗生素治疗。污染较重的手部开放性骨折，其感染率较高（15%），因此需要手术清创。

　　在对骨折进行治疗时，手部的灵活性为重要的考虑因素。具有高度灵活性的骨常常需要获得更大限度的角度变化以使功能保持正常。对于活动度较差的骨（第二和第三掌骨）则需要复位更加精确，以确保功能得到完全恢复。

　　于部骨折的另一重要概念为旋转。为了使手的功能平稳恢复，所有部位必须作为一个整体一起进行工作。当患者握拳时，所有手指应指向同一个方向（图 11-12A）。中节、近节指骨或掌骨骨折造成的旋转

畸形会使整体功能结构遭到破坏，进而导致定位错误或手指重叠（图 11-12B）。诊断旋转畸形的另一种方法为对每个手指指甲的平面进行比较，该方法在急诊外伤中更为适用。正常的手指甲板平面与另一只手相似。当发生旋转时，这些平面之间将会产生差异（图 11-13）。

公理：掌骨或指骨发生骨折后，旋转移位的出现是无法接受的。在活动度较大的骨中，可以接受发生成角，但在固定的骨（如第二和第三掌骨）中，不可接受。

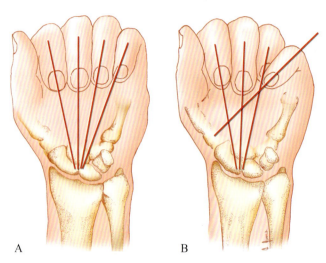

图 11-12　正常手的手指指向手腕部相同的位置（A）；骨折后发生旋转移位将会导致受累的手指指向错误的方向（B）

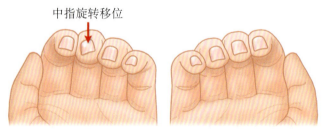

图 11-13　当发生旋转移位时，将受伤的指甲与另一只手的正常指甲进行对比，受伤指甲的平面与其他指甲平面不平行

对手部损伤的手术治疗，通常需要在手腕处进行神经阻滞麻醉。掌骨处进行神经阻滞可用于治疗指骨骨折。关于对手部的局部神经阻滞的进一步描述，请参阅第 2 章。

治疗手部骨折时，需强调两项原则：

第一，禁止将手指在完全伸直位固定。手指应在掌指关节屈曲 50°～90° 和指间关节屈曲 15°～20° 的功能位进行固定，以防止手指发生僵硬和挛缩。如果在手指完全伸展时，才能获得稳定复位，则需在手指屈曲前进行内固定治疗。手指屈曲时，侧副韧带保持绷紧将有助于维持骨折复位（图 11-14）。将拇指保持轻微外展，既不屈曲也不伸直的姿势进行固定

（图 11-15）。

第二，禁止在掌侧远端横纹以远使用石膏或夹板进行固定。如果需要使用远端石膏固定，如近、中节指骨骨折，则应当使用沟形夹板（桡侧或尺侧）将受伤的手指和相邻的正常手指进行固定（图 11-16，附 3）。

约 85% 的手部骨折采用固定作为保守治疗方法，本章将对其进行详细介绍。反向牵引（夹板）或经皮克氏针固定常用于治疗手部不稳定性骨折。

最常见的手部骨折并发症为畸形和慢性关节僵硬。

手部骨折早期有发生淋巴淤滞和水肿的倾向。富含蛋白质的体液将组成渗出液，渗出液可以对肌腱、滑膜鞘和关节间产生刺激，发展为粘连。该并发症常导致发生纤维化和僵硬。早期使手部抬高、轻柔按压和早期活动都有助于水肿消退。

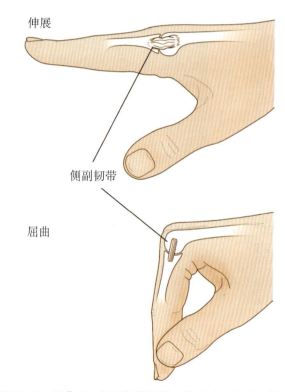

图 11-14　屈曲时，侧副韧带绷紧；伸展时，侧副韧带松弛

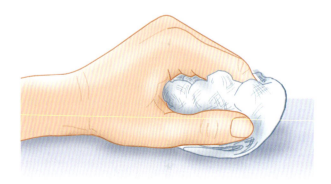

图 11-15　将手在合适的位置进行固定。将拇指保持轻微外展，既不屈曲也不伸直的姿势下进行固定

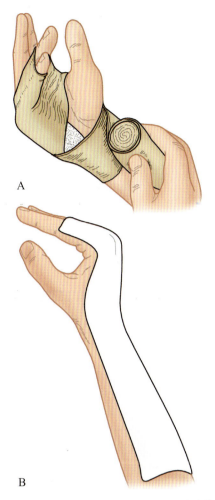

A

B

图 11-16　沟形夹板，使用沟形夹板时，需将掌指关节屈曲50°～90°（A）；沟形夹板的替代物为背侧夹板，背侧夹板延伸到近端指间关节并将其覆盖（B）

远节指骨骨折

远节指骨骨折占所有手部骨折的 15%～30%。在对这些损伤进行诊断和治疗时，了解远节指骨的解剖十分重要。在远节指骨远端，纤维隔延伸至皮肤，具有对远节指骨骨折维持稳定的作用。在膈膜之间可形成创伤性血肿，并可在这些封闭空间内导致压力升高，从而引起严重的疼痛。

屈肌腱和伸肌腱分别附着在每根远节指骨的掌侧和背侧。第 2～5 指的指深屈肌腱与指骨掌侧相连，指伸肌腱的末端腱束与指骨背侧相连（图 11-17）。拇长屈肌嵌入在拇指远节指骨的基底掌侧，拇长伸肌嵌入在拇指远节指骨的基底背侧。

当肌腱受到过大的压力时，这些肌腱将使骨发生撕脱。在临床上，将会出现功能丧失。然而，在影像学上，常可见到沿指骨基底部发生的轻微撕脱骨折。这些骨折被判定为关节内骨折。

远节指骨骨折分为关节外骨折和关节内骨折。

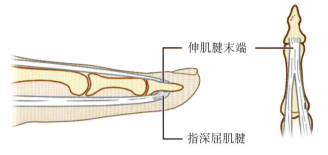

伸肌腱末端

指深屈肌腱

图 11-17　指深屈肌腱附着在远节指骨掌侧，而伸肌腱的末端腱束附着在远节指骨背侧表面

远节指骨骨折：关节外骨折

远节指骨的关节外骨折可为纵向骨折、横向骨折、粉碎性骨折或横向移位性骨折（图 11-18）。其中，粉碎性骨折最为常见。当骨折发生在纤维隔附着处的远端，则被称为粗隆骨折。

远节指骨骨折的损伤机制为受到直接暴力打击。打击力量的大小将决定骨折的严重程度。检查结果提示为典型的远节指骨压痛和肿胀，并累及甲髓。经常可见甲下出现血肿，则表明甲床已发生撕裂（图 11-19）。

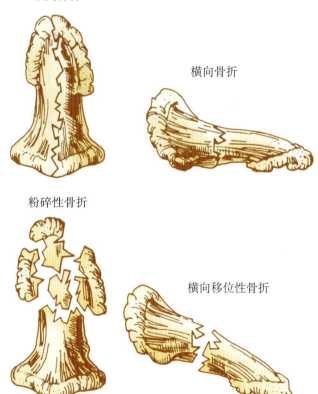

纵向骨折

横向骨折

粉碎性骨折

横向移位性骨折

图 11-18　指骨的关节外骨折

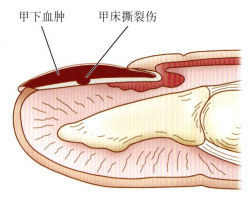

甲下血肿　　甲床撕裂伤

图 11-19　甲床撕裂引起的甲下血肿示意图

X 线正侧位片通常足以显示出骨折和些许移位（图 11-20）。甲床撕裂所引起的甲下血肿是比较常见的外伤。不完全性甲板撕脱常伴有远节指骨的横行骨折。

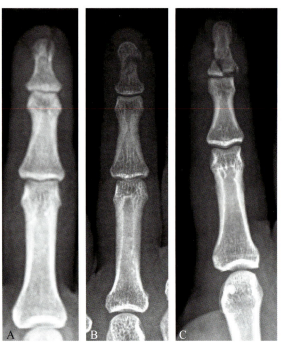

图 11-20　远节指骨骨折
A. 簇状骨折；B. 轴状骨折；C. 关节内骨折

治疗

未发生移位的骨折可采用保护性夹板、抬高肢体和镇痛药来治疗。可以使用合适的单掌夹板或发夹夹板对肿胀的手指进行固定（图 11-21，附 2）。需要使用夹板对该类骨折固定 3～4 周。粉碎性骨折引起的疼痛可能将会持续数月。

发生移位的横行骨折需要通过对远端骨片进行背侧牵引来实现复位，然后使用掌侧夹板固定，复查 X 线片并记录位置。但是，由于软组织可能在骨折片之间嵌入，所以完成上述操作比较困难。如果无法将骨折进行复位并且不给予其他治疗，可能将引起骨折片

不愈合。因此，建议转诊至骨科使用克氏针进行手术治疗。

无论甲下血肿的大小，只要甲板完好无损，都无须拔甲。为使患者感觉舒适，建议使用电钻、电凝或 18 号针进行穿刺（图 11-22）。

远节指骨开放性骨折常伴有甲板破裂和撕裂伤。与其他开放性骨折不同，对这类损伤进行急诊处理时，可以参照下列指南进行治疗（图 11-23）。

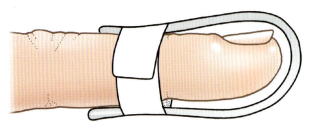

图 11-21　发夹夹板

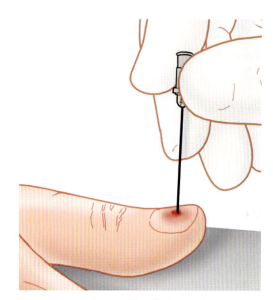

图 11-22　甲下血肿引流术

1. 对手指进行局部麻醉后，将手部消毒。

2. 用手术剪或止血钳将甲板从甲床上钝性分离，注意不要使甲床和顶背部基质发生进一步损伤。

3. 指甲拔除后，对甲床裂伤情况进行探查，并使用生理盐水彻底底冲洗，然后掀开甲床将骨折复位。

4. 使用 5-0 最小号的可吸收缝线缝合甲床。由于甲床在远节指骨的背侧附着，缝合甲床有助于将骨折进行复位。两项前瞻性试验推荐使用组织黏合剂进行甲床修复。

5. 应将非黏性纱布（三溴苯酚铋）或患者近期拔下的指甲回植到甲襞处（在背侧顶部的基质下方，其与甲床分开），并用组织胶或两根简易缝线进行固定；将甲床与甲襞顶部分开，以防止粘连发生，粘连将会导致指甲产生再生畸形。

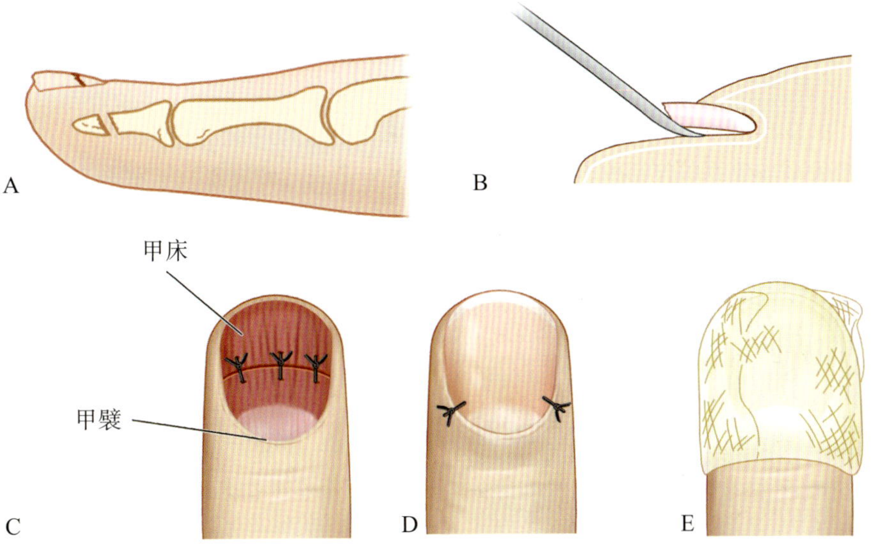

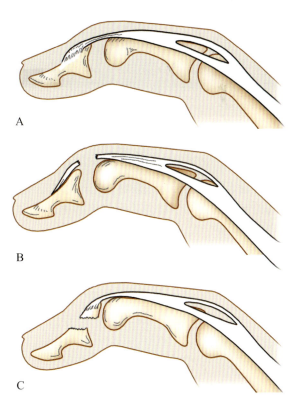

图 11-23 远节指骨骨折伴指甲断裂（A）；拔除指甲（B）；可吸收缝线修复甲床（C）；识别甲襞（即背侧顶部基质）并将指甲回植到甲襞中（D）；将无黏性纱布放置在甲床上方（E）

6. 用纱布和夹板将手指整体包裹并保护手指。根据需要可以将外敷料进行更换，但是，将甲床从顶部基质分离的材料应保留 10d。

7. 抗生素需使用 7 ～ 10d。

8. 复查 X 线片，记录复位情况。如果骨折仍然不稳定，骨科医师可以使用针头插入固定。

远节指骨骨折：关节内，背侧面骨折（锤状指）

根据关节面的受伤和移位程度对这些骨折进行分类（图 11-24）。

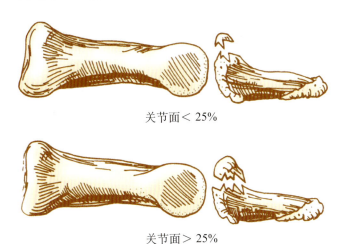

关节面＜ 25%

关节面＞ 25%

图 11-24　远节指骨关节内撕脱性骨折 - 背侧面

锤状指是此类损伤的常用专业名词。其受伤机制为：手指在伸直拉紧状态下，远节指骨被迫发生屈曲。骨折在篮球、棒球和垒球运动员中比较常见，当球意外击中指尖造成远节指骨被迫屈曲后将会发生。当

这类情况发生时，肌腱可能会被拉伸，导致手指远节 15°～ 20°的伸直缺失；肌腱也可能发生断裂，导致相当于 45°的伸直功能缺失（腱性锤状指）；或者肌腱从远节指骨上将骨片撕脱，导致高达 45°的伸直功能缺失（骨性锤状指）（图 11-25）。

图 11-25　伸肌腱损伤的三种形式

A. 肌腱发生拉伸，但未发生断裂；B. 肌腱从远节指骨的附着点处断裂并出现 40°屈曲畸形，患者无法使近端指间关节（DIP）处的肌腱主动伸直；C. 肌腱将远节指骨的骨碎片撕脱下来

检查可发现远端指间关节的背侧存在肿胀和压痛，近端指间关节无法主动伸直（图 11-26A）。对撕脱性骨折拍摄标准侧位 X 线片十分必要，可以确定骨折碎片是否发生移位，以及是否累及超过关节面的 25%（图 11-26B）。这类骨折可能伴有甲板损伤。

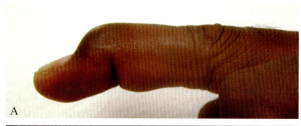

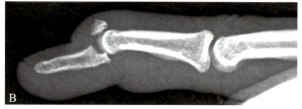

图 11-26　"锤状指"屈曲畸形（A）；X 线片显示大块骨性撕脱合并发生关节半脱位（B）

治疗

治疗方案的选择取决于三个条件：患者的依从性，撕脱骨碎片的大小和移位的程度。

无移位骨折：对于依从性良好的患者，可使用掌侧或背侧夹板进行保守治疗。由于夹板和骨折之间的软组织较少，背侧夹板可以提供更好的固定效果（图 11-27）。

将远端指间关节伸直，近端指间关节屈曲。必须将手指保持此姿势 6～8 周。在此期间的任何时候，远端指间关节发生弯曲都可能导致屈曲畸形发生。在医师指导患者更换夹板时，需将指尖对准桌子顶部伸直。同时，提醒患者 4 周内手指不可屈曲，6～8 周后可将夹板拆除。

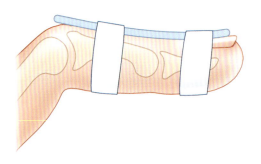

图 11-27　远端指间关节（DIP）使用背侧夹板

发生移位、骨折累及关节面超过 25%。此类骨折常伴有远端指间关节一定程度半脱位的发生。其治疗方法为转诊至骨科进行背侧夹板固定（图 11-27）。目

前，对于持久固定和手术治疗存有争议，但通常需要使用克氏针进行闭合复位内固定手术。

如果骨折未得到合适的治疗，断裂的伸肌腱和未断裂的远端屈肌腱之间将出现不平衡，导致远端指间关节出现过伸畸形（天鹅颈畸形）（图 11-28）。

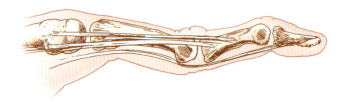

图 11-28　如果对锤状骨折处理不当，近端指间关节（PIP）将会发生过伸畸形。这是由发生断裂的伸肌腱和未发生断裂的远端屈肌腱之间的不平衡所引起的

远节指骨骨折：掌侧关节内骨折

指深屈肌腱止于远节指骨基底部。肌腱受到张力所引起的撕脱伤被归为此类关节内骨折（图 11-29）。

这类罕见的损伤来源于指深屈肌腱在紧张收缩时受到强烈的过伸力所导致。患者无法将远节指骨进行弯曲。肌腱发生断裂后，肌腱回缩，远节指骨或手掌掌侧将出现压痛。拍摄 X 线侧位片为诊断骨折的最佳方法。这类骨折很少出现其他合并损伤。

掌侧撕脱性骨折

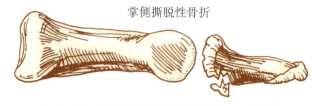

图 11-29　远节指骨关节内撕脱骨折——掌侧面

公理：患者外伤后出现远节指骨掌侧肿胀和压痛，并伴有掌部疼痛，其指深屈肌腱往往发生断裂，除有其他证据可证明肌腱未发生断裂。

治疗

急诊治疗包括掌指夹板（附 2）固定和转诊至骨科行早期手术固定治疗。

中节指骨骨折

中节指骨与近节指骨骨折在解剖、损伤机制和治疗方法上存在许多相似之处。中节指骨骨折比近节指骨骨折更为少见。由于所施加的轴向力大部分被近节指骨吸收，因此近节指骨骨折和近端指间关节脱位的发生率要高于中节指骨骨折。中节指骨骨折通常发生

在骨干的狭窄处。

伸肌腱的附着处在中节指骨近端的背侧部受到限制。指浅屈肌腱在此处分叉，沿着几乎整个掌骨的外侧边缘广泛地嵌入，并在中节指骨发生骨折时产生明显的变力（图 11-30）。

因此，中节指骨基底部骨折将会导致远节指骨向掌侧发生移位，而中节指骨头骨折通常会导致近节指骨向掌侧发生移位。

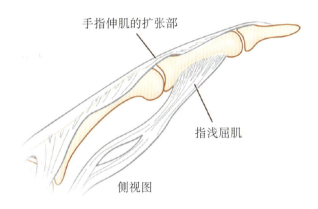

图 11-30 与中节指骨相连的肌腱

最后需要注意的解剖部位为中节指骨基底部的掌板。掌板损伤可能会合并发生关节内骨折。

必须要尽早发现旋转移位并尽早治疗（图 11-31）。如前所述，在握紧拳头时，如果所有手指无法指向手腕上的同一点或指甲面的方向各不相同，则应怀疑出现旋转畸形。

可以在影像学中，通过比较指骨碎片的直径大小来检查是否存在旋转畸形。出现不对称则提示存在旋转畸形（图 11-32）。

治疗中节指骨骨折有三种方法：动态夹板、沟形夹板、内固定治疗。治疗方案的选择取决于骨折的类型、骨折的稳定性和医师的经验。

动态夹板：将受伤的手指与相邻的未受伤的手指绑在一起，并在允许手部活动的早期，进行最大限度的活动以防止发生僵硬。这种治疗方法仅适用于未发生移位的稳定性嵌插骨折或横行骨折（附 2）。

沟形夹板：桡侧和尺侧沟形夹板用于治疗未发生旋转或成角的稳定性骨折（附 3）。沟形夹板比动态夹板更加稳定。桡侧沟形夹板可用于治疗第 2、3 指中节指骨骨折，尺侧沟形夹板可用于治疗第 4、5 指中节指骨骨折。这些夹板的使用方法详见第 1 章和附 3。

内固定：通常使用克氏针作为内固定材料对不稳定性骨折或需要精确复位的关节内撕脱骨折进行治疗。

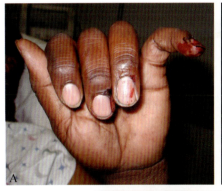

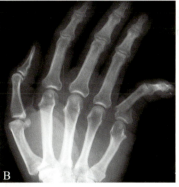

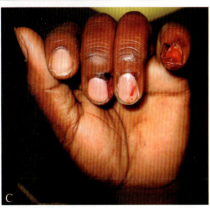

图 11-31 近节指骨骨折的患者合并发生成角和旋转畸形

A. 临床检查；B. 影像学检查；C. 应该在使用夹板前将骨折复位以纠正畸形

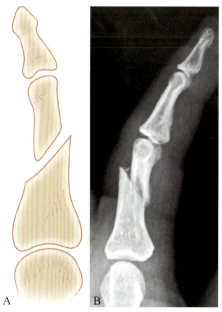

图 11-32 在旋转对位不良的情况下，骨折部位截面的直径并不对称

A. 中节指骨骨折存在旋转畸形的示意图；

B. 近节指骨骨折发生旋转畸形的影像图片

中节指骨骨折：关节外骨折

这类骨折的外形取决于屈肌腱和伸肌腱的牵引力（图11-33）。屈肌腱对骨产生主要作用，使较大的骨折片具有向掌侧方向发生移位的趋势。

发生骨折最常见的机制为中节指骨受到直接暴力。虽然近端指间关节脱位更为常见，但间接创伤（如沿纵轴发生的扭伤）可导致中节指骨发生螺旋形骨折。检查可见骨折区域存在局限性疼痛和肿胀。应该注意旋转畸形在临床和影像学上的诊断。X线正位、侧位和斜位片对于确定骨折线、骨折成角和骨折旋转畸形至关重要。相关损伤包括指神经与血管发生损伤或肌腱断裂（急性或迟发性）。

未发生移位的横行骨折

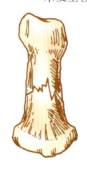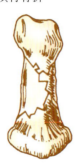

发生移位或成角的骨折

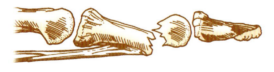

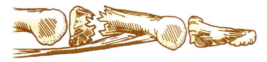

螺旋形骨折

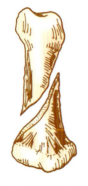

图 11-33 中节指骨关节外骨折

治疗

未发生移位的横行骨折：此类骨折可使用动态固定或沟形夹板固定（附2、附3）10～14d，随后，复查X线片以确保骨折正常愈合。

发生移位或成角的横行骨折：此类骨折为不稳定性骨折，即使骨折复位后仍然可能不稳定。对此类骨折进行急诊治疗包括使用沟形夹板固定（附3），冰敷，抬高患指和转诊骨科。如果没有邀请骨科医师进行会诊，急诊医师可以尝试对骨折进行复位。复位方法包括轻柔的纵向牵引，同时将远端的骨碎片进行弯曲和控制。如果骨折不稳定并存在轻微伸展，内固定治疗则十分必要。如果骨折复位后保持稳定，则使用沟形夹板固定4～6周（附3）。建议在骨折复位后，使用X线片记录位置，随后转诊至骨科。

螺旋形骨折或斜行骨折：骨折的紧急处理包括使用沟形夹板固定（附3）、冰敷、抬高患肢和转诊骨科。

如果存在旋转畸形，应立即转诊、及早进行矫正、以避免发生畸形愈合。

中节指骨骨折：关节内骨折

中节指骨关节内骨折可分为三型：①未发生移位的指骨髁骨折；②发生移位的指骨髁骨折；③基底粉碎性骨折（图11-34）。由于关节内撕脱骨折与前三种骨折的治疗原则不同，故将其进行单独讨论。

通常存在两种机制导致中节指骨关节内骨折。直接创伤很少导致这种骨折发生。最常见的受伤机制为由远节指骨传递的纵向暴力。检查可见受累及的关节出现梭形肿胀和压痛。正位、侧位和斜位X线片通常可以对此类骨折充分显示（图11-35）。最常见的并发症包括关节僵硬和关节退变，即使采用最佳的治疗方法，也仍然有可能发生。

未发生移位　　发生移位的　　指骨基底
的指骨髁骨折　　指骨髁骨折　　粉碎性骨折

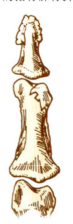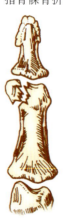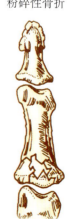

图 11-34 中节指骨关节内骨折

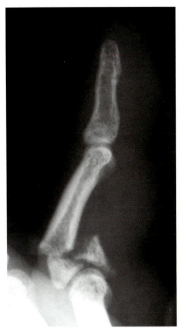

图 11-35 中节指骨关节内粉碎性骨折

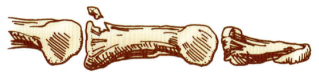

伸肌面撕脱性骨折

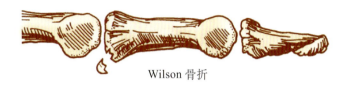

Wilson 骨折

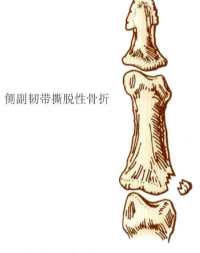

侧副韧带撕脱性骨折

治疗

未发生移位的指骨髁骨折：推荐使用动态夹板（附2）治疗，可以进行早期的运动练习。

发生移位的指骨髁骨折：急诊处理包括使用沟形夹板固定（附3）、冰敷、抬高患肢和转诊手术固定。

基底粉碎性骨折：急诊处理包括使用沟形夹板固定（附3）、冰敷、抬高患肢和转诊行牵引夹板治疗。

图 11-36 中节指骨撕脱性骨折

中节指骨骨折：撕脱性骨折

中节指骨撕脱性骨折的发生源于：①伸肌腱中央腱束；②掌板（Wilson骨折）；③侧副韧带撕脱所导致（图11-36）。

指伸肌腱的中心腱发生撕脱骨折，其原因为手指在伸展时，被迫屈曲所引起的。若未发生撕脱骨折，指伸肌腱的中央腱则会发生完全撕裂。如果不及时治疗，此类损伤将导致手指纽扣花样畸形。近端指间关节过伸将会导致掌板撕脱性骨折发生（图11-37）。

近端指间关节常伴有半脱位或脱位发生。当存在极度内、外侧应力作用在手指的近端指间关节时，将会导致侧副韧带牵拉而引起撕脱。

在临床上，如果未进行影像学检查，很难诊断为撕脱性骨折。最初，在近端指间关节上的一点将会存在压痛，且关节处无肿胀或畸形产生。随后，近端指间关节将会出现肿胀和压痛。可在手指进行麻醉后，对其活动范围和关节的稳定性进行检查来做出早期诊断。手指背侧撕脱性骨折将阻止手指的完全伸直，而近端指间关节松弛则提示侧副韧带损伤。侧副韧带发生骨性撕脱后，将会出现侧方关节的不稳定。

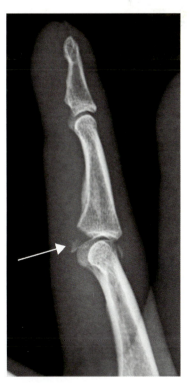

图 11-37 Wilson 骨折

治疗

应对发生撕脱性骨折的部位进行一段时间的固定，减少出现关节僵硬的发生率。在骨折愈合的过程中，需复查 X 线片，确保骨折复位的位置正确，并根据需要尽早转诊。

伸肌腱撕脱性骨折：手指背侧面发生的撕脱性骨折需内固定治疗；因此，需要紧急转诊。未发生骨折的肌腱撕脱可以通过使用夹板治疗，将近端指间关节在完全伸直状态下，固定 5～6 周。远端指间关节不应该持续使用夹板固定，应在夹板固定期间进行主动和被动活动练习。

掌板撕脱性骨折（Wilson 骨折）：如果骨碎片小于关节面积的 30%，建议进行闭合复位治疗。半脱位或脱位得到纠正后，近端指间关节保持 40°～50° 的屈曲，并使用夹板固定 4 周。但这种处理方法存在争议，因为一部分手外科医师将会选择内固定手术来修复该类骨折的掌板。对于无关节半脱位的骨折应采取保守治疗。并建议尽早至骨科转诊。

侧副韧带撕脱性骨折：大多数外科医师推荐手术固定治疗，而且强烈建议尽早会诊，以便选择合适的治疗方案。

近节指骨骨折

在近节指骨上无肌腱附着。然而，其附近的肌腱将会使骨折的处理更为复杂。近端指骨骨折发生掌侧成角常继发于骨间肌和指伸肌腱牵引。

与中节指骨骨折相同，对旋转畸形的诊断和治疗十分重要。对于近节指骨骨折的治疗方法，共有三种：动态夹板、沟形夹板和内固定治疗。这些技术与上述中节指骨骨折的治疗技术基本相似。

近节指骨骨折：关节外骨折

近节指骨关节外骨折存在两种常见的损伤机制。对近节指骨作用的直接暴力可导致横行骨折或粉碎性骨折（图 11-38）发生。间接暴力，即沿手指纵轴施加的扭转力经常可导致螺旋形骨折发生。检查可见骨折部位存在局限性疼痛和肿胀发生。手指的纵向压缩将引起骨折部位发生疼痛。旋转畸形通常与近节指骨骨折有关。任何手指存有旋转畸形都是无法接受的，故临床对手指旋转畸形做出诊断十分必要。需拍摄正位、斜位和标准侧位的 X 线片（图 11-39）以辅助诊断。当指骨骨折截面的径长存在差异时，则应怀疑存在旋转畸形。相关损伤包括指神经挫伤或神经离断。偶尔，也将发生急性肌腱断裂。如果发生部分肌腱断裂，肌腱粘连将导致手指的运动发生延迟和受限。

此类并发症通常发生在骨折移位和螺旋形骨折之后，将会导致活动障碍，可能需要手术进行干预。

未发生移位的骨折

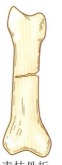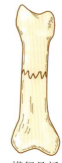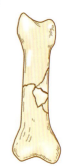

青枝骨折　　横行骨折　　粉碎性骨折

发生移位 / 成角骨折

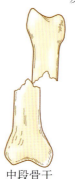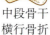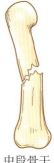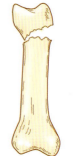

中段骨干　　中段骨干　　颈部横行骨折
横行骨折　　横行骨折

螺旋形骨折

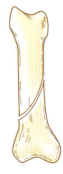

图 11-38　近节指骨关节外骨折

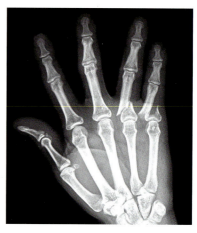

图 11-39　第 4、第 5 近节指骨关节外骨折

治疗

人们往往低估近节指骨骨折可能导致的残疾。在大多数情况下，通过全面的体格检查，对骨折成角和旋转畸形进行矫正，使功能得到完全恢复。

在临床上，骨折的旋转畸形并不明显，通过使用以下三种检查方法中的一种，可使诊断率得到提高：

- 手指聚合试验全部朝向舟状骨
- 对比手指和指甲的平面
- 对骨折截面的径长进行影像学测量

未发生移位的横行骨折：未发生移位的近节指骨干骨折包括青枝骨折、横行骨折和粉碎性骨折。由于骨膜完整，青枝骨折不存在移位或成角的趋势，故青枝骨折为一种稳定性骨折。青枝骨折通常采用动态夹板治疗，可早期进行运动锻炼（附 2）。应在 7 ～ 10d 内复查 X 线片，排除延迟性移位或旋转畸形发生。如果骨膜不完整，未发生移位的粉碎性骨折或横行骨折是不稳定的。根据骨折的稳定性情况，两种治疗方法如下：

- 推荐使用沟形夹板（附 3）。在 10 ～ 14d 内复查 X 线片。如果骨折碎片位置合适，可以使用动态夹板。
- 使用动态夹板（附 2）可进行早期运动练习，5 ～ 7d 内复查 X 线片以确保骨块位置正确。

发生移位或成角的横行骨折：常见的发生移位的近节指骨关节外骨折包括，发生移位和成角的骨干或颈部横行骨折。此类骨折不稳定，有时甚至在复位后仍然发生移位。对此类骨折的紧急处理包括沟形夹板固定（附 3）、冰敷、抬高和转诊至骨科治疗。如果无法转诊骨科，急诊医师应将骨折进行复位。骨折复位方法如下：

1. 在腕部或掌骨进行麻醉阻滞。

2. 将掌指关节屈曲至 90°，侧副韧带绷紧并使内在肌的牵拉力减小。当掌指关节屈曲时，施加纵向牵引使其长度得到恢复。

3. 近端指间关节屈曲至 90° 并持续牵引。骨折将于此位置进行复位。如果近端指间关节在伸直时，骨折没有复位，则提示骨折不稳定并需要进行内固定治疗。如果这种方法无法将骨折复位，则应怀疑有软组织嵌入。

4. 如果复位稳定，可将短臂石膏在掌侧皱褶处（使近端指间关节向背侧伸展）进行固定，或使用沟形夹板将掌指关节在屈曲位固定。必须将掌指关节过度屈曲，使其接近解剖复位。推荐复位后使用 X 线片来对其位置进行记录。

5. 转诊至骨科随访。

螺旋形骨折或斜行骨折。螺旋形骨折的急诊处理方法包括，沟形夹板固定（附 3）、冰敷、抬高和骨科

转诊。在大多数情况下，内固定治疗较为必要。

近节指骨骨折：关节内骨折

近节指骨关节内骨折分为两种类型：①累及关节面 < 20% 的未发生移位性骨折；②发生移位的粉碎性骨折或未发生移位的骨折，骨折部位累及关节面 > 20%（图 11-40）。未发生移位的小块骨折并不常见，通常采用闭合性方法治疗，而发生移位的粉碎性骨折或大块骨折更为常见，常需要手术固定治疗。

无移位性骨折

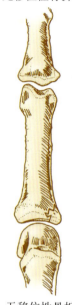

无移位性骨折

移位性骨折或粉碎性骨折

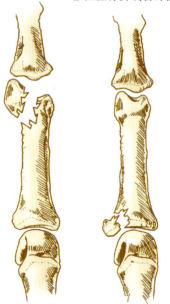
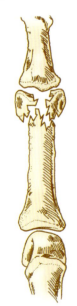

指骨髁部骨折　　发生移位的指　　粉碎性骨折
　　　　　　　　骨边缘骨折

图 11-40　近节指骨关节内骨折

最常见的受伤机制为侧副韧带牵引所导致的撕脱伤。然而，纵向暴力间接传导也可能会导致指骨髁部发生骨折。检查可见受累的关节出现肿胀和压痛。关节出现不稳定则提示侧副韧带发生撕裂。正位、侧位和斜位X线片通常可以对这些骨折进行充分显示（图11-41）。撕脱性骨折将会引起侧副韧带分离和关节不稳定的发生。

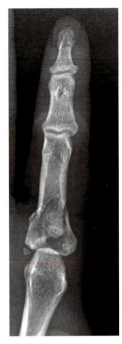

图 11-41   近节指骨基底部的关节内粉碎性骨折

治疗

小块（＜20% 关节面）骨折和未发生移位的骨折。第2到第5近节指骨的基底部发生关节内撕脱性骨折，如果骨碎片保持稳定且累及部位小于关节面的20%，可采用保守治疗。推荐使用动态夹板并进行主动活动锻炼，及早转诊进行密切监测（附2）。

大块（＞20% 关节面）骨折，移位性骨折或粉碎性骨折。紧急处理包括沟形夹板固定（附3）、冰敷、抬高和转诊后使用克氏针固定或进行切开复位内固定手术。

掌骨骨折（第二掌骨至第五掌骨）

掌骨骨折占手部骨折的1/3。这些骨折分为两组：第一掌骨和第二至第五掌骨。这样分组是由于第一掌骨的功能与其他掌骨不同。

第二至第五掌骨骨折将以四个部分作为基础，进行分别描述——掌骨头（最远端部分）、掌骨颈、掌骨干和掌骨基底。

掌骨间韧带与掌骨头紧密连接，而其在掌骨基底

的活动度变化较大。第四和第五掌指关节间存在前后方向15°～25°的活动度。手的固定中心位于第二和第三掌指基底，其余骨将悬挂在固定中心之上，故第二和第三掌指基底几乎不发生活动。在对掌骨骨折进行复位时，注意其正常的"活动范围"最为重要。第四和第五掌骨骨折发生成角并不需要精确复位，因为其正常活动功能可以通过其他部位进行代偿。然而，第二和第三掌骨骨折成角需要复位更加精确，残余的成角畸形会抑制其正常的功能。

此外，越严重的掌骨远端骨折，可接受的成角角度将会越大。换而言之，骨折越靠近掌骨近端，掌骨远端部分发生的畸形就会越发严重。例如，如果在掌骨颈部发生骨折，可以接受第五掌骨存在30°掌侧成角畸形。如果骨折发生在掌骨干中间水平，同样的掌侧30°成角畸形则无法接受，因为其将会引起掌指关节异常过伸和近端指间关节屈曲（图11-42）畸形。

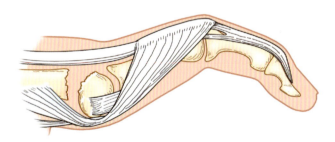

图 11-42   掌骨骨折复位不当将发展为代偿性掌指关节过伸和近端指间关节屈曲，即假性爪形手畸形

掌骨头骨折

掌骨头骨折并不常见，即使获得最佳的治疗，也会有许多致残的并发症发生。掌骨骨折通常发生在侧副韧带附着处的远端（图11-43）。最常见的损伤机制为直接打击或挤压伤，通常会导致粉碎性骨折发生。检查可见受累及的掌指关节存在压痛和肿胀。对伸直的手指进行轴向按压，局限于掌指关节处的疼痛感将会增加。

正位和侧位X线片可以对掌骨头骨折（图11-44）进行诊断。拍摄X线斜位片偶尔也作为需要，以充分观察骨折碎片。将手掌旋前10°所拍摄的侧位片将有助于对示指和中指掌骨骨折进行评估。将手掌向上10°所拍摄的侧位片则有助于对环指、小指掌骨骨折进行评估。在 Brewerton 位 X 线片中，使掌指关节屈曲65°且掌板的背侧面与X线的投照方向成15°时，可以看到侧副韧带撕裂。与掌骨头骨折相关的损伤包括：①伸肌腱损伤；②骨间肌挤压伤导致纤维化；③侧副韧带撕裂。

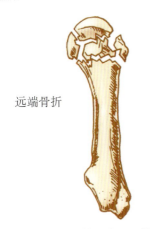

远端骨折

图 11-43　掌骨头骨折（第二掌骨至第五掌骨）

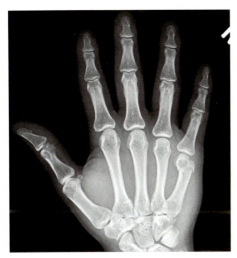

图 11-44　第五掌骨头骨折的 X 线片

并发症包括旋转移位、慢性关节炎或伸肌腱损伤、纤维化。

治疗

急诊处理应包括将手部抬高、冰敷、镇痛药和使用柔软的厚敷料将手部固定（附 5）。也可选择使用沟形夹板。

所有掌骨骨折都需要转诊治疗。掌骨头骨折合并关节内大块骨缺损通常需要手术固定治疗，以恢复重建其接近正常的关节对位关系。对于关节内的小块骨折碎片，大多数会诊医师选择将手进行短期固定，然后开始进行运动练习。一项研究表明，骨折累及小于关节宽度 25% 的未发生移位的撕脱性骨折，可以进行早期主动活动，而无须固定治疗。但在此类骨折中，有许多患者需要在日后行关节成形手术。

推荐在骨折合并有邻近组织发生撕裂时，应考虑是否行开放手术治疗，是否紧急邀请骨科会诊进行手术探查、冲洗和修复。

掌骨颈骨折

发生在第四和（或）第五掌骨的掌骨颈骨折又被

称为"拳击者骨折"。拳击者骨折较为常见，占所有上肢骨折的 5%，手部骨折的 20%。几乎所有掌骨颈骨折都是不稳定的，都有一定程度的向掌侧成角（图 11-45）。即使在复位后，正常的掌侧方向对位关系发生消失也十分常见。

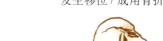

骨颈骨折

无移位性骨折　　　　　　　发生移位 / 成角骨折

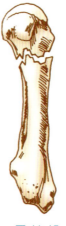

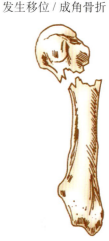

图 11-45　掌骨颈骨折（第二掌骨至第五掌骨）

成功复位的标准取决于掌骨骨折的解剖学活动性。第五掌骨的正常偏移范围为 15°～ 25°，在不影响正常功能的情况下，可以接受高达 40°的成角畸形。第四掌骨可接受的成角高达 30°。第四掌骨骨折与第二掌骨和第三掌骨骨折相比有所不同，需要解剖复位（不超过 10°的成角）更加精确，对正常的功能恢复至关重要。

直接暴力撞击，例如握紧拳头进行猛击，经常导致掌骨颈发生骨折。检查发现受伤的掌骨关节处存有压痛和肿胀。骨折可能伴有旋转畸形，必须及早进行诊断和矫正。

X 线正位、侧位和斜位片通常足以将骨折进行确诊并可以对骨折成角角度和移位距离进行明确（图 11-46）。手掌内翻 10°侧位片有助于对第二、三掌骨骨折情况进行评估。掌面朝上 10°的侧位片有助于对第四、五掌骨骨折进行评估。

掌骨颈骨折的合并损伤并不常见。掌骨颈骨折有时会伴有指神经损伤发生。掌骨颈骨折的长期并发症包括：骨折对位不良而导致的侧副韧带损伤、伸肌腱损伤、旋转移位、影响伸肌功能的背侧骨性突出、假性爪形手或掌骨头发生成角畸形而引起的抓握疼痛。

治疗

必须对旋转畸形及早进行诊断和治疗。骨折合并邻近组织发生撕裂时，应考虑是否行开放手术治疗，并建议请骨科紧急会诊。

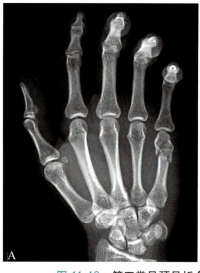
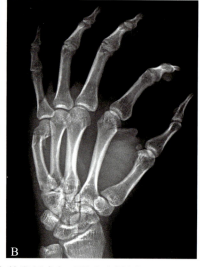

图 11-46　第五掌骨颈骨折合并掌侧成角（拳击者骨折）
A. 正位 X 线片；B. 斜位 X 线片

将掌骨颈骨折分为两个治疗组：伤及第四、五掌骨的骨折和伤及第二、三掌骨的骨折。

掌骨颈骨折：第四、第五掌骨

未发生位移和成角的骨折。其治疗方法包括冰敷、抬高和固定。尺侧沟形夹板常用作临时固定，但长期的过度固定也将导致手部活动范围减小。另一种方法为使用掌侧夹板固定至掌皱褶处，将掌背侧夹板延伸到（但不包括）近端指间关节，使掌指关节保持 90°屈曲。近端指间关节和远端指间关节可以立即进行活动，可以将此看作是尺侧沟形夹板的改良固定。保护性掌指关节活动可以在 3 ～ 4 周开始。然而，最新证据支持，仅仅使用 buddy taping（防止旋转畸形）便可以使第五掌骨颈骨折立即进行单独的活动。此方法一般可在骨科会诊后使用。

发生成角的骨折：以往观点认为，第五掌骨颈骨折成角＞ 40°和第四掌骨颈骨折成角＞ 30°都需要对骨折进行复位。部分证据表明，高达 70°的骨折成角有助于骨折的愈合。虽然此类骨折存在争议，但骨折成角＞ 70°应遵循以下步骤进行复位：

1. 使用尺神经阻滞获得合适的麻醉效果。

2. 在受伤的手指上放置手指容器 10 ～ 15min，解除骨折嵌插。

3. 骨折嵌插解除后，掌指关节和近端指间关节屈曲至 90°（图 11-47）。

4. 医师在掌骨干上施加掌侧方向的力量，同时对弯曲的近端指间关节施加背侧方向压力，可使骨折完成复位。

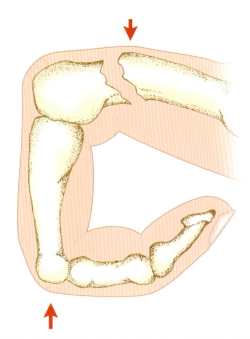

图 11-47　掌骨骨折的 90- 90 复位法。使用近节指骨将掌骨骨折端推到一个良好的位置

5. 将掌侧夹板在掌皱褶处进行固定，背侧夹板延伸至近端指间关节处（但不包含近端指间关节），手腕保持 30°伸展和掌指关节保持 90°屈曲。也可使用尺侧沟形夹板进行固定。

6. 建议复位后行 X 线检查，确保骨折的位置合适。为确保复位的稳定性，应在一周后复查 X 线片。

尽管骨折已做固定处理，但其依然具有向掌侧成角的复发趋势，仍需密切随访。如果复位不稳定，则有必要进行克氏针固定治疗并及早转诊。

掌骨颈骨折：第二或第三掌骨

未发生移位和成角的骨折：对于未发生移位和成角的第二、三掌骨颈骨折，推荐的治疗方法包括冰敷、抬高患肢和使用桡骨沟形夹板（附3）从肘关节远端向近端延伸至近端指间关节进行固定。应保持腕部伸展20°，掌部关节屈曲50°～60°。强烈要求对该伤进行密切随访，确定是否存在成角或旋转畸形。注意：如果1周后发现存有移位，则很难将骨折畸形进行纠正。骨折需要在受伤后的4～5d进行随访并拍摄X线片，并将延迟性移位进行排除。

发生移位或成角大于10°的骨折：对于第2、3指的掌骨颈发生移位或成角的骨折，急诊处理包括冰敷、抬高患肢和转诊时，使用掌侧或桡骨沟形夹板进行固定（附3）。将此类骨折准确复位十分必要，通常使用钢针对骨的位置进行维持。

掌骨干骨折

掌骨干骨折存有四种类型：无移位的横行骨折、移位的横行骨折、斜行骨折或螺旋形骨折和粉碎性骨折（图11-48）。临床医师应该意识到掌骨干骨折比掌骨颈骨折所能接受的成角更小。每种骨折都将在治疗部分进行单独讨论。

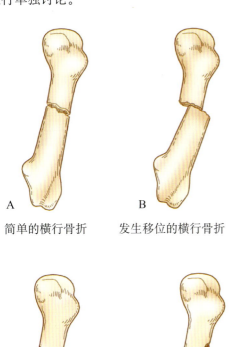

A 简单的横行骨折　　　B 发生移位的横行骨折

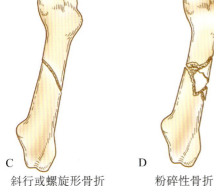

C 斜行或螺旋形骨折　　　D 粉碎性骨折

图 11-48　掌骨干骨折（第二掌骨至第五掌骨）

导致掌骨干发生骨折的机制分为两种。对手部作用的直接暴力可能导致粉碎性骨折、横行骨折或短斜行骨折发生，由于骨间肌的牵拉作用而使骨折在背侧成角。对手指施加旋转方向的间接暴力经常将导致螺旋形骨折发生。掌骨深部横韧带可使骨折出现缩短和发生旋转，故存在成角的螺旋形骨折并不常见。

检查可发现手背侧存在压痛和肿胀。大多数情况下，活动可引起疼痛加剧，患者无法进行握拳动作。掌骨干骨折常伴有旋转移位发生。临床上可以根据夹纸试验、甲板所在的平面或注意骨折碎片的X线片直径来对旋转畸形进行识别。在对这些骨折进行治疗时，必须尽早排除旋转畸形。例如，掌骨干仅仅旋转5°就可导致指尖相对正常位置移动1.5cm。

正位、侧位和斜位X线通常可以对骨折进行准确诊断（图11-49）。手掌内翻10°的侧位X线片有助于对第二、三掌骨骨折进行评估。手掌朝上的10°侧位X线片有助于对第四、五的掌骨骨折进行评估。越靠近近端的掌骨干骨折，其发生背侧成角的趋势就越大。当掌骨干骨折的截面径长不一致或掌骨发生缩短时，则应怀疑发生旋转移位。

骨折相关的长期并发症包括手指旋转畸形、手背侧骨性突出伴伸肌功能损害，或远端骨片在掌侧发生成角而引起的抓握疼痛。

治疗

第二、三掌骨干骨折发生骨折成角是无法被接受的，然而，第四掌骨干骨折成角可接受高达10°，第五骨干骨折可接受20°的成角。

未发生移位的横行骨折：使用沟形夹板对未发生移位的横行骨折治疗时，夹板从前臂近端延伸至指尖（附3）进行固定。需将腕部伸展30°，掌指关节屈曲90°，且近端指间关节和远端指间关节保持伸直。建议及早转诊和复查X线片。

发生移位的横行骨折：对于发生移位或成角的横行骨折的治疗方法包括抬高患肢、冰敷、固定、会诊后进行复位和密切随访。如果无法进行会诊，急诊复位可参考下列方法：

1. 腕部神经阻滞以获得合适的麻醉。

2. 持续牵引并对背侧成角的骨碎片施加掌侧方向的压力，将骨折碎片向背侧推至原来位置。必须在此时对旋转畸形进行纠正。

3. 使用塑形良好的掌背侧夹板将整个掌骨干进行覆盖，但并不包含掌指关节。手腕保持在30°的伸直位。

4. 需要将患者转诊随访和定期进行X线检查，包括拍摄复位后的X线片，确保骨处于正确的位置。

斜行骨折或螺旋形骨折。需要对骨折进行冰敷、抬高患肢、使用大块加压敷料或沟形夹板固定并转诊进行复位和使用钢针进行手术固定（附5）。

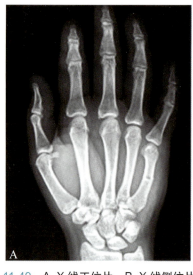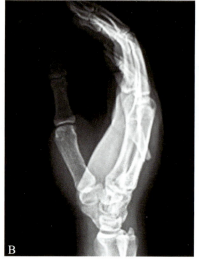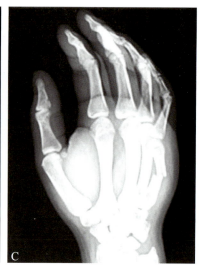

图 11-49　A. X 线正位片；B. X 线侧位片；C. 第五掌骨干骨折的 X 线斜位片，骨折端向背侧发生移位且掌侧成角约 30°

掌骨干粉碎性骨折的急诊处理包括冰敷、抬高患肢和使用大块加压敷料或及早转诊，使用掌侧夹板固定（附 5）。

掌骨基底骨折

掌骨基底骨折通常为稳定性损伤（图 11-50）。掌骨基底发生旋转移位表现为手指尖部放大。两种机制将可以导致掌骨基底发生骨折。直接暴力作用于掌骨基底可能将导致骨折发生。在手指上作用的间接扭转暴力并不常见，但也可作为损伤机制的其中一种。检查可发现掌骨基底处存在压痛和肿胀。屈腕、伸腕或施加纵向压力都会使疼痛加重。

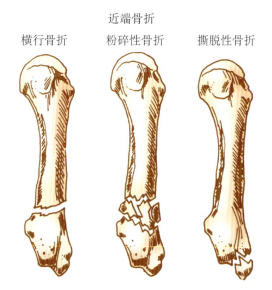

近端骨折

横行骨折　　粉碎性骨折　　撕脱性骨折

图 11-50　掌骨基底骨折（第二掌骨至第五掌骨）

X 线正位和侧位片通常足以对这类骨折做出诊断（图 11-51A）。发生关节内的基底骨折通常需要 CT 扫描来对腕掌关节进行全面评估。当发现掌骨基底出现骨折时，一定要对腕骨骨折进行排除。

有一种发生在第五掌骨基底十分独特的骨折，指伸肌将原本由掌骨间韧带固定的骨碎片分离撕脱。损伤通常会导致关节内出现台阶。由于此类损伤具有相似性，则将这种骨折伴随半脱位的情况称为反 Bennett 骨折。如果发生粉碎性骨折，则称之为"反 Rolando 骨折"，其表现为第五腕掌关节处出现肿胀和压痛。常规拍摄掌骨颈 X 线片便可做出诊断（图 11-51B）。

第四掌骨和第五掌骨基底骨折可引起尺神经运动支发生损伤，导致除小鱼际外的手部内在肌肉麻痹。该类神经损伤通常与挤压伤有关。神经损伤常继发于肿胀和疼痛，其最初症状可能并不明显。掌骨基底骨折也可能与肌腱损伤和慢性腕掌关节僵硬的出现有关。

治疗

掌骨基底骨折的急诊治疗方法包括冰敷、抬高患肢和转诊后使用大号敷料加压固定（附 5）。许多骨科医师在对这些骨折进行处理时，更偏爱使用掌侧夹板。如果发现关节内出现骨折，则需进行关节成形手术较为必要。

应使用尺侧沟形夹板对反 Bennett 骨折和 Rolando 骨折进行治疗（附 3）。如果关节内出现台阶，则应使用钢针固定治疗。

第一掌骨骨折

第一掌骨活动范围较大，故其在生物力学上与其余掌骨不同。因此，第一掌骨发生骨折并不常见，无功能障碍的成角畸形可被接受。

第一掌骨骨折可分为 3 种类型：关节外骨折、关节内骨折、拇指籽骨骨折。

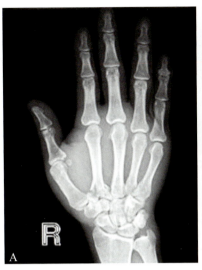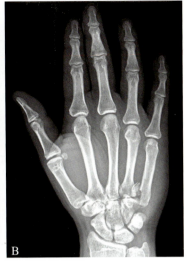

图 11-51　A. 第二掌骨基底部骨折；B. 反 Bennett 骨折

第一掌骨骨折：关节外骨折

第一掌骨关节外骨折比关节内骨折更为常见。其中，关节外骨折有 3 种类型：横行骨折、斜行骨折、儿童骨骺骨折（图 11-52）。

近端横行骨折

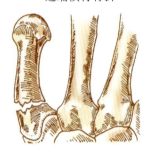

掌骨干横行骨折　　　　儿童骨骺骨折

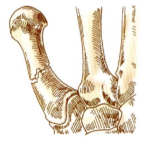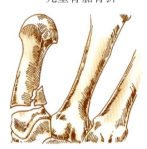

图 11-52　第一掌骨关节外骨折

第一掌骨骨折通常是由直接暴力或撞击所造成。纵向扭转暴力或远端成角暴力将导致典型的掌骨脱位发生，而非骨折。纵向扭转力联合直接暴力打击常导致斜行骨折发生。检查可以发现骨折部位存在疼痛和压痛，并随活动而加重。

正位和侧位 X 线片足以确定是否存在骨干骨折。关节内骨折或骨骺骨折通常需要拍摄斜位 X 线片，才能将骨折线和移位情况进行准确确定。

治疗

第一掌骨的正常活动范围较大，在保证后期无功能障碍的前提下，30° 的成角畸形也是可以被接受的。急诊医师应该使用短臂拇指人字形夹板将肢体进行固定（附 7），并使用拇指人字形石膏（附 6）固定 4 周作为最终的治疗方法。

局部麻醉后，需对成角 > 30° 的骨折进行闭合复位，并在复位后进行 X 线检查。斜行骨折通常不稳定，常会合并有旋转畸形发生，通常需要经皮穿针固定。骨骺损伤需要转诊进行最后的处理和随访。

第一掌骨骨折：基底关节内骨折

第一掌骨基底关节内骨折有两种类型（图 11-53）。第一种类型为 Bennett 骨折，即在掌骨关节发生半脱位或脱位的骨折。另一种类型为 Rolando 骨折，为累及关节面的粉碎性 "T" 或 "Y" 形骨折。

最常见的损伤机制为轴向暴力直接作用在屈曲状态的掌骨，比如握紧拳头击打坚硬物体。拇长展肌提供主要的间接扭转暴力，与非固有伸肌相连接导致掌骨干近端发生半脱位。

前斜韧带（起于大多角骨）和尺深韧带（起于尺骨）止于第一掌骨基底，通常可将近端的骨折碎片固定到合适位置。

常规进行拇指 X 线检查通常足以明确骨折碎片（图 11-54）存在。掌骨基底的关节内骨折则通常需要 CT 扫描来对腕掌关节进行全面评估。

最常见的并发症是进展成为创伤性关节炎。其可能继发于对 Bennett 骨折的复位不足。然而，即使对 Rolando 骨折进行最佳的治疗方法，仍可能将发展为创伤性关节炎。

掌骨近端关节内骨折
Bennett 骨折伴关节脱位

Rolando 骨折

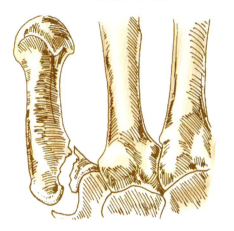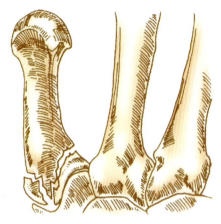

图 11-53 第一掌骨关节内骨折

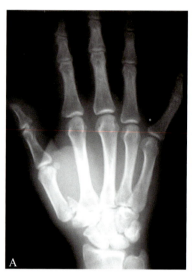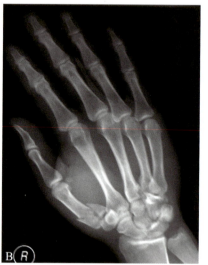

图 11-54 A. Bennett 骨折；B. Rolando 骨折

治疗

Bennett 骨折伴关节脱位。这类骨折的急诊处理包括冰敷、抬高患肢、使用拇指人字形石膏夹板固定（附7），以及紧急骨科会诊或者转诊。在某些情况下，骨折复位后应非常仔细地使用石膏固定，然后通过影像学检查确认其解剖位置，以选择最终的治疗方案。应保持拇指外展，掌指关节不应过伸。对这种骨折进行非手术治疗时，复位必须保持稳定。当受累及的关节面大于 25% 且骨折移位超过 1 ～ 2mm 时，应进行手术治疗。在大多数情况下，无法获得并且保持满意的复位位置，建议使用经皮克氏针内固定治疗。

Rolando 骨折的紧急治疗方法包括冰敷、抬高患肢、拇指人字形石膏夹板固定（附 7）和转诊。这种骨折的预后主要取决于骨折的粉碎程度，往往提示预后不佳。骨折最终的治疗方法包括切开复位、内固定或外固定治疗。具体选择何种治疗方法，则取决于骨碎片的大小。

第一掌骨籽骨骨折

60% ～ 80% 的拇指存在三个籽骨，其中两个籽骨出现在掌指关节，第三个则出现在指间关节（图 11-55）。尺侧的籽骨位于第一掌骨远端的尺侧髁上。桡侧籽骨则位于第一掌骨头桡侧髁的狭窄部。拇指籽骨嵌于掌指关节的纤维板内。侧副韧带嵌入掌指关节籽骨的外侧边缘。拇内收肌腱嵌入尺侧籽骨，拇短屈肌嵌入桡侧籽骨。

籽骨骨折发生于掌指关节过伸之后。检查可见掌指关节掌侧存有压痛和肿胀。对侧副韧带施加应力，可以对其完整性进行评估。掌板损伤可明显表现为过伸不稳定或掌指关节过伸时出现绞锁，对于上述情况应仔细评估和进行记录。

对手部进行常规 X 线检查，可以证明骨折存在。侧位 X 线片比正位更加准确，正位很少可以看出籽骨骨折发生。如果存在疑问，拍摄拇指桡侧、尺侧斜位片并进行比较，可能会对诊断有所帮助。二分籽骨为一种较罕见的临床现象（0.6%），可以根据其边界光滑与骨折进行区分。

拇指掌指关节出现过伸畸形可使不稳定的掌板损伤更加复杂。如果发生慢性创伤后关节炎，治疗方法应包括手术切除籽骨。

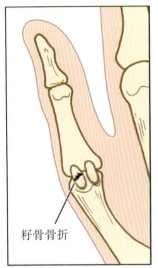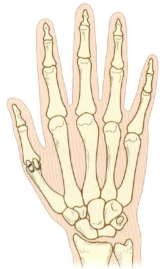

籽骨骨折

图 11-55　拇指籽骨骨折

治疗

无过伸不稳定的闭合性籽骨骨折可以使用拇指人字形夹板（附 7）进行治疗，拇指掌指关节保持屈曲 30° 并固定 2～3 周。临床上，当籽骨骨折导致掌指关节在过伸状态出现绞锁或引起掌指关节出现不稳时，建议会诊并进行手术治疗。

手部软组织损伤和脱位

下面将对创伤性和非创伤性的手部情况进行讨论。创伤性疾病包括软组织损伤、肌腱损伤、神经损伤、血管损伤及韧带和关节损伤。非创伤性疾病包括非感染性炎症、狭窄性损伤或压缩性损伤及手部感染。

创伤性手外伤

戒指伤

检查者必须注意到伤侧手部的任何手指上是否戴有戒指并将其摘下（图 11-56）。如果未进行处理，则可能会造成静脉回流受阻和肿胀加重，最终导致动脉血流不畅。

摘除肿胀手指上戒指的多种技术已被介绍，一般来说越早摘除戒指越好。

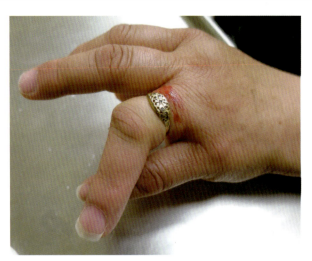

图 11-56　受伤手指上的戒指应被摘除

伤口类型

对患者完整的病史进行了解，确定损伤如何发生十分重要。伤口的类型经常对医师制订治疗方案产生影响。切割伤是由锋利的物体如刀或玻璃所造成的。虽然这些通常为清洁伤口且可以基本愈合。但在某些职业中，如处理鱼类时，也可能发生伤口感染。

医务人员必须对穿刺伤进行仔细评估和处理。当怀疑伤口有异物存在并且认为有较高的感染风险，特别是当刺穿伤继发于人或动物咬伤时，伤口往往很难愈合。作战咬伤（人群中）和动物咬伤部分在本章中将进一步做出阐明。

冲击伤是由于物体产生强烈的穿透力造成的非常严重的伤害。早期将伤口闭合，会使坏死组织和异物在组织内封闭。治疗的第一步是通过仔细的书面记录和局部清创来对神经和肌腱的功能进行评估。在临床表现出现之前，冲击力对血液循环产生的影响存有潜伏期，因此在受伤后的 36～72h 内，应再次对手部检查，以便在手术室进行最后的清创和伤口缝合。

挤压伤、截肢和高压注射伤将在后文中进行讨论。

控制出血

为评估伤口情况，必须先对出血进行控制。通常使用无菌压力敷料来控制出血。当无法使用敷料时，肢体近端控制使用充气止血带可获得最好的效果（图 11-57A）。如果没有止血带，可以使用放置在手臂正常位置的血压袖带，但在手术过程中血压袖带可能发生漏气。在安装止血带之前，要对神经和肌腱的功能进行预评估。需在止血带袖口下放置医用衬垫，还可以使用布料绷带将手臂抬高并加压以改善肢体的静脉回流，之后将袖带迅速充气至 250～300mmHg 或收缩压 100mmHg 以上。这种方法可以很好地控制出血，可维持 20～30min，有足够的时间对伤口进行清洗和对出血的血管进行结扎。

如果只有一根手指受伤，需伤口止血修复，可以将无菌手套的一根乳胶"手指"剪下，将其环绕在患者的手指根部。使用止血钳将乳胶手套固定（图11-57B）。或者让患者戴一只比自己的手小一个号码尺寸的外科手套。将受伤手指所戴手套的指尖部剪掉，并把手套卷向近端。当手指发生出血时，手套将会在手指底部收紧成为止血带。此外，也可以使用市面上出售的止血带。使用止血带的时间应该限制在30min内。

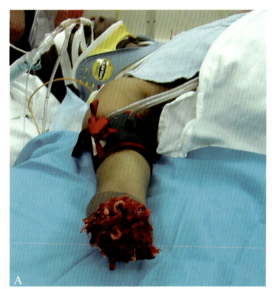

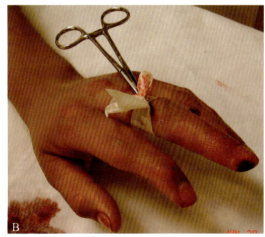

图 11-57　A. 为手部截肢患者止血的充气止血带；B. 使用乳胶手套和止血钳组成的手指止血带

局部麻醉时，在手部和手指部注射肾上腺素也可使出血减少。自20世纪50年代以来，这种使用肾上腺素的方式一直被视为禁忌。最近研究发现，尽管数以千计地将市面上的局部麻醉药与经典浓度的肾上腺素（1∶10万）混合使用，但手指缺血的案例尚未出现。根据这些资料显示，手指内使用适当浓度的肾上腺素比较安全。

污染与伤口愈合

对伤口的初步治疗包括，仔细地对伤口和损伤程度进行评估，随后进行加压冲洗。除了将肌腱或受累及的关节进行直接检查外，还应对神经和肌腱功能进行检查（图11-58）。使用抗菌液如聚维酮碘（倍他定）或氯己定对伤口周围的皮肤进行清洁，判断伤口情况，正确地进行清创、将异物及任何不能成活的组织清除。若检查患者的手指或手部时，存在异物感，即使在X线片上未发现异物，也表明异物存在。

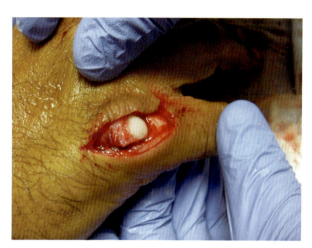

图 11-58　累及关节的手部撕裂伤

然后根据患者因素（如年龄、糖尿病）、损伤时间、损伤机制和污染程度来决定是否闭合伤口。在急诊科，可以通过简单的护理，将清洁伤口转变为污染伤口，而污染伤口也可以通过小心的清创和冲洗转变为清洁伤口。违法犯罪性质的损伤也必须加以考虑。刀或玻璃造成的伤口通常清洁，而动物咬伤造成的伤口则不然。挤压伤使组织变得腐烂，发生感染的风险更高。

清洁伤口的污染程度较小，使用生理盐水冲洗后即可关闭。污染伤口则应进行彻底清洗和清创，如果污染持续存在，最好延迟伤口缝合。由于延误治疗为伤口感染的危险因素，故需确保受伤到治疗间隔的时间尽量缩短。

不建议在手部清洁软组织伤口中，预防性使用抗生素。无论是否使用抗生素，其感染率并无差异。在污染伤口中，使用抗生素存有争议，而在被动物咬伤的伤口中使用抗生素为标准的治疗方法。

异物

玻璃、金属和木制品都是手部伤口中最常见的异物（图11-59）。虽然有些异物几乎不会造成任何反应，但其他异物也可能会导致严重问题发生。检查时，可能会发现微小撕裂伤或穿刺伤并伴有局部出血。异物通常位于触痛最为剧烈的区域。所有的伤口（特别是手部伤口）在被证实无异物存在之前，都应被认为存有异物。

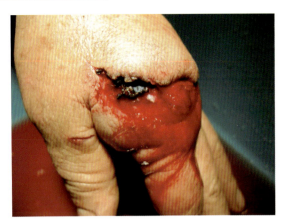

图 11-59 有金属异物的手部撕裂伤

对异物进行检查，从 X 线片开始。透视检查对异物的定位和清除均有帮助。超声、CT 和 MRI 都是确定异物的先进检查技术。相关完整内容，请参阅第 5 章。

X 线无法穿透玻璃。小块玻璃可能不需要进行清除，而较大块的玻璃容易发生移动且在纤维性反应围绕异物后出现症状。金属微粒也可能保持惰性，如果无症状发生也不需要将其清除。引起症状发生的金属碎片也可保留，直到异物周围形成包膜以便进行清除。

X 线可以穿透木制品和塑料。超声波和 CT 也可以将这些物质进行显示。最难发现的物质为塑料，通常需要使用磁共振检查以协助诊断。木制品也可能保持惰性，但其经常被有毒的染料或油脂污染而引起炎症反应。

如果急诊医师无法将异物取出，则应该使用夹板将受伤的手进行固定，并将患者转诊。通常情况下，等待数日，再对受伤区域进行重新探查，将对患者有益，因为小碎片可能已被包裹，并逐渐移至表面。

甲下血肿和甲床损伤

指尖的定义：指骨远端屈肌腱和伸肌腱附着点远侧的区域。指尖损伤在此处分为甲下血肿、甲床损伤和指尖离断。为了对伤后的指尖进行评估，必须首先或在分诊时，将患者所使用的纱布取下。当纱布在指尖或甲床上发生黏附时，使用 1% 的利多卡因溶液将指尖浸泡 20min 即可轻松去除。

无论甲下血肿大小，只要甲板完好就无须将指甲拔除。建议使用电凝或 18 号针头对有症状的甲下血肿进行钻孔治疗（图 11-22）。

如果甲板遭到划破或发生撕脱，则需将指甲拔除并对甲床上发生的任何撕裂伤口进行修复（图 11-60）。如果远端指骨发生骨折并伴有甲板破裂或撕裂，则将其认为开放性骨折并可在急诊进行治疗。

甲床撕裂的修复技术包括：

1. 使用手指神经阻滞进行区域麻醉。然后，用无菌巾将手部覆盖并做操作准备。

2. 用手术剪刀将指甲从甲床上钝性分离。

3. 将指甲去除后，对甲床裂伤进行探查并使用生理盐水彻底冲洗（图 11-60A）。然后使用 5-0 可吸收缝线，以最少的针数对甲床间断缝合（图 11-60B）。或者也可以使用组织黏合剂（如 Dermabond）。

4. 将一块防粘纱布（如 Xeroform）或患者刚摘除的指甲放回甲襞内，以分离指背基质与甲床（图 11-60C）。在任何一边，使用两根普通缝线，将材料进行缝合以确保其不会发生移动。组织黏合剂（如 Dermabond）的成功应用，使指甲固定并防止其发生移动。将甲床从顶部分开，可以防止粘连（黏合）继续发展，而粘连最终将会导致指甲再生畸形。

5. 应该使用纱布和夹板来对整个手指进行保护。可以根据需要，对外部的敷料进行更换，但甲床与顶部基质分离的材料需要保留 10d。

6. 当发生指骨远端骨折并伴有严重的伤口污染时，建议预防性使用抗生素。

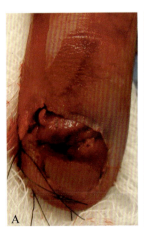
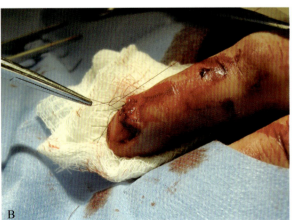
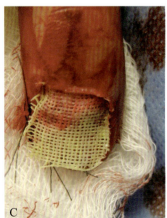

图 11-60 A. 甲床撕裂伤；B. 在接近伤口边缘使用 5-0 可吸收缝线；C. 如果没有甲板，可使用单层无黏性纱布，将甲床和指甲上皮分隔开

指尖离断伤

指尖离断伤根据是否有骨外露进行分类。无骨外露的离断伤可通过中等愈合使伤口修复（图 11-61）。急诊处理包括清洗伤口和使用非黏附性（如三溴苯酚铋或凡士林）敷料。远端指骨外露的治疗比较复杂，可能需要使用咬骨钳将骨修剪还纳。随后，将软组织缝合使骨不再发生外露并放置非黏附性敷料，通过中等愈合使伤口修复。如果急诊医师对这些步骤所获得的效果不满意，建议邀请手外科医师进行会诊。对于严重污染伤口，可以预防性使用抗生素。使用发生严重离断的清洁末端手指，进行非显微回贴手术，也可被作为一种"生物"敷料。但是医师应告知患者，指尖部可能将无法存活。

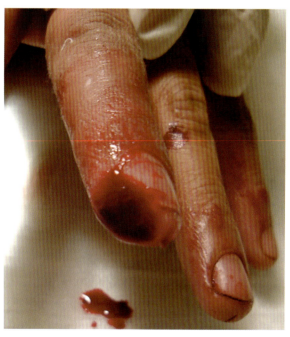

图 11-61　指尖损伤

儿童的治疗方案与成人相似，但非显微手术的效果比成人更加成功。

其他治疗方法包括植皮手术、再植术和皮瓣手术。断指再植术花费昂贵且需要具有显微血管技术的外科医师进行手术。然而，在手术成功以后，患侧手指的感觉、长度、外观和关节活动范围（ROM）得以保留，慢性疼痛的发生率也较低。儿童的恢复情况尤为良好，且成功率达 70% ～ 90%。如果离断伤发生在甲弧影近端，再植术将是保留指甲的唯一方法。因为手指尖部发生离断并未发生肌肉损伤，使得成功再植所允许的缺血时间发生延长（暖时 8h；冷时 30h）。

尽管如此，在大多数情况下，保守治疗（即二期愈合治疗）也可以产生良好的结果。对使用该方法表示支持的学者，对指尖的自然再生特性进行了评价，其优势为：简单，低成本，保留长度，美观，疼痛性神经瘤和僵硬的发生率低，以及感觉恢复良好。缺点包括，指甲畸形的发生率高和敷料更换较频繁。创面面积大于 1 ～ 1.5cm² 的患者，可能需要进行刃厚皮片移植。

高压注射伤

高压注射伤属于外科急诊损伤，常发生在使用高压液体喷射器的人群中。这些机器包括油漆枪、油脂枪、混凝土注射器、塑料注射器和柴油喷射器。当患者试图清洗仍在工作的喷射枪喷嘴时，非惯用手最容易受到损伤（图 11-62）。

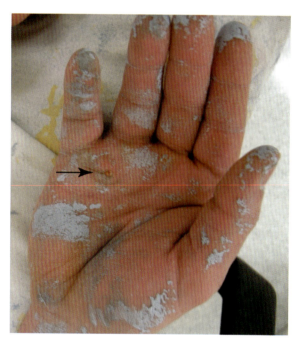

图 11-62　油漆枪对手部造成的高压注射伤。注意小的射入伤口（箭头）。需要对患者进行手术清创

注射伤可引起广泛的组织缺损，具有很高的感染率和截肢率。使截肢风险增加的因素包括材料种类、注射量和注射压力。其中，油性涂料的危害性特别严重。在医院还可以见到被高压水注射的患者。当注射压力 > 7000lb/in² 时，截肢率为 100%。此外，治疗的时间也十分重要，一些学者认为，伤后 10h 内进行治疗的患者比延迟治疗的情况要好。应该对肢体经常进行 X 线片检查，可以帮助确定异物的扩散程度和手术探查的范围及清创的必要性。在 X 线检查中，油脂将出现透明表现。急诊科的治疗方法包括，预防性使用广谱抗生素和必要时进行破伤风免疫注射。在许多情况下，继发于水的高压注射伤可以进行保守治疗而无须手术清创。然而，高压注射含有机溶剂的物质是组织受到刺激的主要来源。

并不是所有的损伤都将导致严重的异物注入。如果在伤后的数小时内，患者被注射的部位或周围组织没有压痛，则说明没有发生明显的注射，无须手术干预。然而，注射部位的近端和远端存在压痛时，通常需要进行手术治疗。这些情况都需要邀请外科进行会诊，通常需要在手术室进行冲洗并将坏死组织清除。

挤压伤

手部挤压伤比较常见。受伤部位下方的组织常发生充血和缺血，而体表的损伤往往看起来比较简单，这可能会使急诊医师对损伤完整程度的评估产生误导。如果存在广泛的软组织损伤（主要为闭合性撕裂伤），则感染发生率较高。潜在的隐匿性软组织损伤包括，闭合性肌腱断裂和手指损伤病例中的指动脉损伤。应使用普通敷料将手部覆盖（附 5），抬高患肢并转诊至手外科医师。

手部毁损伤

手部毁损伤常继发于使用农业设备、工业设备（如冲床）、枪伤、机动车碰撞、鞭炮和使用家用设备（如割草机）（图 11-63）。治疗这类损伤十分困难。在急诊中，对患者的肢体循环和总体神经功能仅进行初步评估。将等待处理的患者转诊或邀请手外科医师进行会诊时，应先拍摄 X 线片并使用无菌敷料将手部覆盖及进行固定。

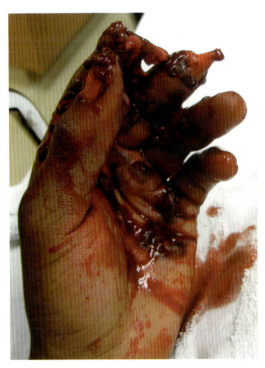

图 11-63　爆竹在手中爆炸造成的手部毁损伤

绝对不能为止血而盲目地使用钳子将血管夹闭。如果直接压迫对止血没有效果，应将手部抬高并将血压袖带缠在受伤部位的近端，充气至大于收缩压 100mmHg 的压力。当体外出血无法受到控制时，需要立即手术。

通常需要使用麻醉注射或区域麻醉对疼痛进行控制。同时，预防性静脉注射使用广谱抗生素也十分必要。并根据需要，对预防破伤风的药物进行使用。随着手术技术和医疗器械的发展，再植术已日益成功。医师可以尝试对患者进行再植手术，对离断的手指进行抢救。

使用吹雪机和割草机而导致的手外伤通常并不严重，但更为常见。几乎所有病例的损伤部位都发生在手和手指背侧，并伴有广泛的撕裂和挫伤。中指和环指通常会受到损伤。这些损伤大部分都可以在急诊科处理，尽管一些损伤需要手术干预，进行清创和修复。

脱套伤指的是手或手指的软组织与下方的骨发生分离。在"单纯的"脱套伤中，肌腱、骨和关节都将保持完整，只有皮肤发生脱离。当戒指上的珠宝被钩住，并从手指撕下时，环指最常受到损伤，故通常被称为戒指损伤。治疗包括，将可以保留的脱套皮肤和未受损的血管进行再植。如果手术不成功，则需要使用皮瓣进行二期重建。

断肢（指）

手或手指的完全离断并不常见。处理残肢首先要进行止血，最初的治疗方法为使用压力敷料对血管的出血点进行控制。除非，在临时控制或处理危及生命的出血时，否则，不建议对患者使用近端止血带。使用止血带 3h 以上可导致发生不可逆性缺血。盲目地结扎或钳夹可能会对神经或血管造成不必要的损伤。需常规预防性使用抗生素和注射破伤风疫苗。

如果断肢污染严重，其护理包括，轻柔地清洗，使用盐水浸过的纱布将断肢包裹并在密封的塑料袋中保存。然后将此袋子放入另一个装满冰水的袋子里（图 11-64）。手指恰当保存，可存活约 12h。

再植手术经典的手术指征包括，发生在近端指间关节和远端指间关节之间的截断；拇指截断、多根手指截断、腕部或前臂截断（图 11-65）；儿童截肢及掌中截断。然而，所有发生在指尖近端部位的断指都应考虑进行再植，并请手外科医师会诊。再植手术是否成功不仅与手的生存能力有关，还与其功能恢复相关。需要强调的是，再植后的手指将永远无法正常工作，手指可能会存在一些感觉障碍及慢性僵硬和无力。

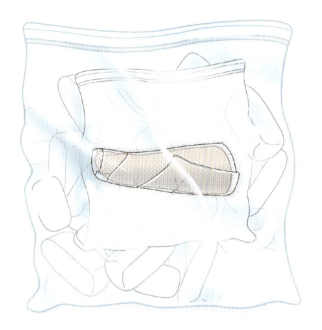

图 11-64　将截断部分正确地保存，需要使用湿纱布将组织包裹起来并放在一个袋子内，随后再放入另一个装满冰水的袋子里

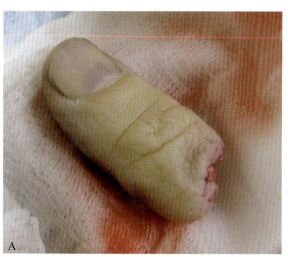

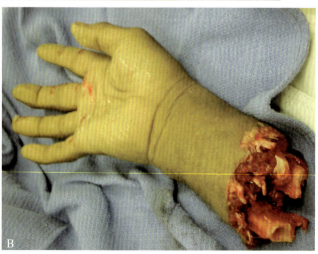

图 11-65　A. 拇指掌指关节和指间关节之间的截断伤；B. 手部截断伤。两处截断伤都需要进行再植手术

手部筋膜室综合征

急性手部筋膜室综合征是一种相对少见的现象。封闭空间内的组织压力升高，当压力升高到一定程度时，将导致空间内血流减少和组织氧合降低，最终导致该病发生。此综合征通常由创伤所引起，但非创伤性疾病，如感染，也可能成为其病因。最常见的病因包括骨折、挤压伤、烧伤、重要血管损伤、手部持续受压和医源性损伤，例如石膏或加压敷料。

手部共有 10 个筋膜室（图 11-66）。骨间掌侧肌和骨间背侧肌围绕在掌骨之间的筋膜内。这些筋膜室组成全部 10 个手部筋膜室中的 7 个，即 4 个骨间背侧筋膜室和 3 个骨间掌侧筋膜室。剩余的 3 个筋膜室由大鱼际肌、小鱼际肌和拇收肌组成。

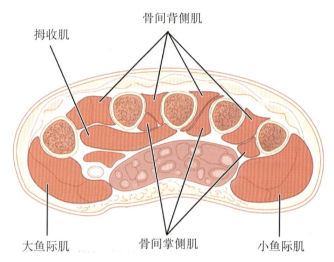

图 11-66　穿过掌骨横轴的手掌横截面，可以对手部筋膜室进行显示

手部筋膜室综合征的临床表现与身体其他部位的筋膜室综合征相类似——肌肉在被动拉伸时，将会出现与损伤不成比例的疼痛加重，且进行固定后无法缓解。对手部固有的筋膜室进行分别检查，以充分对局限性骨筋膜室综合征进行排除。肌肉被动拉伸的方向应与肌肉正常活动的方向相反。通过将第 2、4、5 指被动外展，对骨间掌侧肌进行检查。除了对第 3 指的向内和向外活动进行检查外，还通过第 2 指和第 4 指的被动内收来对骨间背侧肌进行检查。当对这些骨间筋膜室进行检查时，掌指关节处于完全伸展状态，近端指间关节处于屈曲状态。通过拇指外展将拇内收肌拉长，对内收肌筋膜室进行检查。使用相似的方式继续进行检查，当检查者将患者的拇指（大鱼际）向桡侧外展并使小指（小鱼际）伸展和内收时，大鱼际和小鱼际的筋膜室将被拉伸。

筋膜室压力的测量可以提供更客观的患者信息并

与临床表现结合使用。可以使用 Stryker 的设备或者使用灌注技术对筋膜室压力进行测量。将针插在掌骨之间的手背表面处，对骨间筋膜室压力进行测量。对于其他的 3 个筋膜室，最好使用掌侧插针的方法。手部筋膜室压力的测量比较困难，最好请手外科医师会诊后进行。

如果未对手部筋膜室综合征进行治疗，将会导致肌肉坏死和纤维化的发生。手部功能将受到严重限制，在近端指间关节和掌指关节处都会出现严重的挛缩畸形。有关于筋膜室综合征的诊断和治疗的更多详细信息，请参阅第 4 章。

肌腱撕裂伤

开放性肌腱损伤通常是由锋利的物体将皮肤和下方的肌腱划破所造成的。在这种情况下，对肌腱损伤的评估应该包括对肌腱的功能进行检查和对伤口内肌腱的外观进行肉眼观察。在诊断开放性肌腱损伤时，存在诸多陷阱。

功能检查

对指屈肌腱和指伸肌腱的功能评估，已在本章的开始部分进行介绍。在处理皮肤撕裂伤时，如何对肌腱损伤做出正确诊断，将在下文做出进一步阐明。

在检查肌腱时，一定要对肌腱的主动运动情况和肌腱的强度（抵抗阻力）同时进行检查。肌腱发生部分撕裂和完全撕裂时，可能会保留肌腱的运动功能，其诊断的唯一线索是运动无力。对于部分肌腱撕裂而言，即使肌腱有 90% 的宽度被切断，仍然可以正常运动。因此，为了充分评估肌腱是否发生损伤，必须对肌腱的运动阻力进行测试。

若在手背表面发生裂伤，则可能出现诸多陷阱：

1. 撕裂伤若发生在近端指间关节和掌指关节上，伸肌腱的中央腱束则可能将被横切，腱帽机制失去代偿并导致手指畸形出现时，方可作出诊断。

2. 由于指共伸肌腱的自身功能，即使指共伸肌腱在联合腱近端发生断裂，仍可保留手指部分伸展功能。

3. 示指和小指各有两根伸肌腱组成。当仅有一根肌腱发生撕裂时，依然可以保留手指的伸展功能。

4. 尽管伸肌腱发生撕裂，手内在肌仍然可以使近端指间关节和远端指间关节进行伸展。

对于手部屈肌的浅表撕裂，尽管指浅屈肌发生完全断裂，只要指深屈肌仍然保持完整，手指的屈曲功能依然可以保留。在这种情况下，手指的力量将会受到限制。

外观检查

控制出血和良好照明为获得充分检查的必要条件。当皮肤上的伤口长度较小时，可能很难找到肌腱，所以必须使用止血钳将皮肤拉伸，使其正常显露。当发生较大的撕裂伤时，面对其他更加明显的损伤，肌腱损伤可能会被忽略。最后，患者的配合度对检查也十分重要，但是患者往往缺少合作，特别是对于醉酒的患者。

开放性伤口发生不完全性肌腱损伤比较常见，但往往很难进行评估。手在受伤时的姿势十分重要。当手指屈曲时，手掌侧发生撕裂。如果在手部伸直情况下进行检查，屈肌腱发生损伤的部位，将在皮肤伤口的远端出现。然而，如果手在受伤时处于伸直状态，肌腱发生损伤的部位，将会在手伸直时，在伤口边缘出现。因此，当检查者看到撕裂伤底部的肌腱时，应将手指进行全方位活动的同时，对肌腱的表面进行检查。

> **公理**：医师应反复对疑似肌腱发生损伤，且检查呈阴性的患者进行评估以明确诊断，特别是对于不合作的患者。

治疗

对于手部肌腱被切断的撕裂伤，其预后效果很大程度上取决于伤口的污染程度和复杂程度。肌腱与其他组织接触，甚至是肌腱周围的血液渗出都会导致粘连加重。因此，尽量避免使肌腱发生不必要损伤的操作出现。

一般而言，对开放性肌腱完全损伤的最终修复可在一期、延迟一期或二期进行。自 20 世纪 80 年代以来，允许肌腱进行一期修复的时间逐渐延长。无确切的证据表明，立即修复比延迟一期修复（损伤 7d 内）的临床效果更好。通常在发生损伤后的 4 周以上，待水肿消退和瘢痕软化之后，再进行二期修复。肌腱的二期修复将造成患者的功能效果不佳。

当手部存在其他创伤且必须推迟修复，或伤口因感染或肿胀而不适合进行修复时，可延迟进行一期修复。当相关损伤危及患者或可能导致伤口出现并发症时，可进行二期修复。

部分肌腱撕裂伤。开放性部分肌腱损伤可以使用夹板固定而无须进行手术修复。关于肌腱部分损伤的最佳治疗方法存有争议，因此建议请手外科医师进行会诊。尽管缺乏证据支持，但是，许多手外科医师选择对屈肌腱表面发生大于 50% 的损伤进行修复。其优点包括：避免出现肌腱卡压、肌腱断裂或扳机指。关于伸肌腱部分损伤的最佳治疗方法的相关依据较少；因此，许多医师采用与屈肌腱损伤相同的治疗原则——对伸肌腱表面发生大于 50% 的撕裂进行修复。一些证据表明，无论肌腱出现部分撕裂的比例为多少，只要还有部分肌腱与之并行，则无须缝合即可愈合良好。

对于部分伸肌腱损伤，手部夹板的固定位置十分重要，其与常规做法相反。对于此类损伤，要在掌指关节保持完全伸直的状态下，使用夹板将手进行固定，避免夹板对受伤的肌腱产生额外的压力。手指应将此姿势保持3～4周。然后，逐渐缓慢地将手指恢复至完全屈曲。再使用夹板将患者的手部在功能位进行固定，使掌指关节屈曲至50°，指间关节屈曲至20°，并维持3～4周。

屈肌腱撕裂伤。将屈肌腱损伤分为五个区域，协助规划治疗（图11-67）。

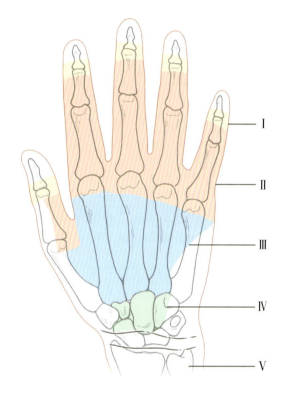

图 11-67　屈肌腱撕裂伤的分区

Ⅰ区为指深屈肌腱末端的嵌入点延伸至指浅屈肌腱的嵌入点。此部位发生损伤通常将导致近端肌腱出现回缩。

Ⅱ区损伤的范围通常被称为"无人区"。因为将这些损伤进行修复十分困难，所以以往常常采用二期移植治疗。遗憾的是，在急诊医学和相关技术方面，屈肌腱发生撕裂最为常见且最难修复。由于深肌腱和浅肌腱交织紧密，在此处发生的损伤可能会使肌腱的供血血管遭到破坏。对此部位发生的损伤进行修复相当复杂，只有经验丰富的手外科医师才可以进行尝试。

Ⅲ区损伤范围为腕管远端边缘延续至屈肌腱鞘近端边缘的区域。该区发生损伤，在进行一期修复后，一般预后良好。

Ⅳ区损伤包括腕管及其相关结构。需要对此类损伤进行仔细检查，检查是否存有其他合并损伤。

Ⅴ区屈肌腱损伤发生在腕管近端。外科医师务必对Ⅴ区损伤进行充分显露并对其主要结构发生的任何损伤进行详尽探查。

发生屈肌腱完全损伤的患者需请手外科医师进行会诊，在手术室进行修复手术（图11-68）。屈肌腱完全撕裂通常在12～24h内进行修复。此时间范围可能发生延长，取决于所处医疗机构或个别外科医师的习惯。在完成修复后，使用夹板将手部在伸直位进行固定。

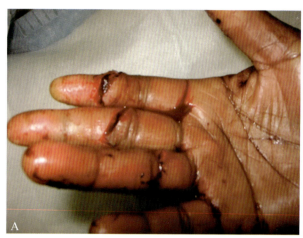

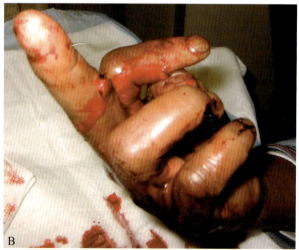

图 11-68　屈肌腱Ⅰ区（第2指）和Ⅱ区（第3指）损伤（A）；在检查屈肌腱时，可以很明显地发现，患者第2指的指深屈肌腱（近端指间关节保持屈曲的情况下，远端指间关节无法屈曲）和第3指的指深屈肌、指浅屈肌都发生了撕裂伤（B）

伸肌腱撕裂伤。Kleinert 和 Verdan 提出了一种将伸肌腱损伤分为8个区域的分型系统。并且，该分型系统可以对治疗方案的制订有所帮助（图11-69）。如果医师从远端指间关节（Ⅰ区）算起，关节上为奇数区，骨骼上为偶数区，那么此损伤分区方法则非常易于记忆。拇指也可以使用类似的方法被划分为五个区域。

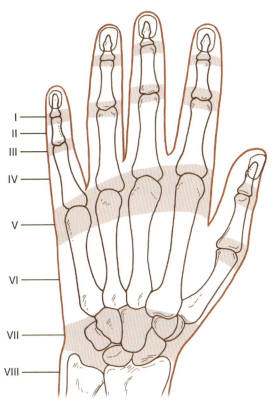

图 11-69　伸肌腱撕裂伤的分区

固定手指。

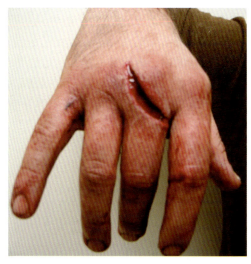

图 11-70　伸肌腱 V 区撕裂伤。在休息位时，注意将该手指的屈曲位置与其他手指进行对比

Ⅰ区损伤发生在远节指骨之上。如果开放性Ⅰ区损伤在远端指间关节处存在伸直功能缺失，那么，其治疗方法为将肌腱撕裂伤进行修复并在手背侧使用夹板进行固定，使近端指间关节在伸直姿势保持 6 周。在这段时间内，近端指间关节和掌指关节都可以进行自由活动。

Ⅱ区损伤位于中节指骨上，该区损伤和Ⅰ区损伤的治疗方法相同。

Ⅲ区损伤位于近端指间关节上。此类损伤可为开放性或闭合性损伤，在这两种情况下，中心腱都是最常见的损伤结构。如果不采取治疗，该区损伤通常会导致钮孔畸形。开放性损伤的治疗方法是一期修复，并行石膏固定使腕关节背伸 30°，掌指关节屈曲 15°～ 30°，近端指间关节处于中立位。Ⅲ区损伤的合并损伤发生率很高（80%），通常预后较差。Ⅲ区损伤应由手外科医师进行一期修复。

Ⅳ区损伤位于近端指骨上。对该区损伤可行一期修复或延迟修复，并以Ⅲ区损伤所述方法，行 3 ～ 6 周的掌侧石膏固定。Ⅳ区肌腱撕裂是该区损伤常见的并发症和合并损伤。

Ⅴ区损伤位于掌指关节上（图 11-70）。若损伤原因是人咬伤，必须探查伤口，彻底冲洗，并保持伤口开放。如果关节囊没有损伤，且损伤原因不是人咬伤，可采用 4-0 或 5-0 可吸收缝线进行修复。修复后，应在腕关节背伸 45°，掌指关节处于中立位的状态下行石膏

Ⅵ区损伤涉及手背部的伸肌腱。伸肌腱在该区非常表浅，即使是表浅的小伤口也可能损伤肌腱。损伤修复后，需使腕关节背伸 30°，掌指关节处于中立位，近端、远端指间关节可处于任意位置，固定 4 周。该区肌腱损伤后往往不会回缩，因为它们与邻近的结构和肌腱相连。在手背，撕裂伤引起的伸肌腱断裂往往会导致肌腱粘连。

Ⅶ区损伤位于腕骨上，较为罕见。此区域的撕裂伤常累及伸肌支持带，修复后有发生粘连的风险。应使腕关节背伸 20°，掌指关节中立位掌侧石膏固定。该区损伤应由手外科医师进行一期修复。

Ⅷ区损伤累及前臂远端水平的伸肌腱，常为深层撕裂伤所致。由于肌肉与肌腱交界处弹性较强，该区的伸肌腱可能会回缩。该区损伤应由手外科医师进行一期修复。腕关节背伸 20°，掌指关节中立位，行掌侧石膏固定。

大多数开放性伸肌腱撕裂伤的修复应由经验丰富的手外科医师进行。一期修复或损伤后 7d 内的延迟修复均可取得满意效果。损伤 7d 后，肌腱末端会回缩或软化。如果肌腱损伤当天不能修复，则应冲洗伤口并进行消毒，皮肤用单纯间断缝合无张力闭合，手部用上述方式行石膏固定，并预防性应用抗生素。

如果急诊医师掌握了修复肌腱撕裂伤的技术且经验丰富，他们可能会选择性地修复某些伸肌腱撕裂伤。无关节受累、骨折或人为咬伤的Ⅳ区、Ⅴ区和Ⅵ区肌腱撕裂伤可采用 4-0 或 5-0 不可吸收缝线行褥式缝合、八字缝合、改良 Kessler 或 Bunnell 缝合进行修复。在修复和石膏固定治疗之后，由手外科医师对患者进行康复治疗。

闭合性肌腱损伤

闭合性损伤需要巨大的暴力才能导致肌腱断裂。闭合性肌腱损伤是由于钝性冲击或收缩的肌腱单位承受反向作用力造成的。当肌腱收缩时，反向作用于肌腱的力可能使肌腱附着点处的骨质撕裂或使肌腱断裂而不造成骨骼损伤。闭合性肌腱损伤很容易被忽略，如果不进行治疗，经常会导致慢性畸形。

球衣指损伤

指深屈肌腱的撕裂伤称为球衣损伤，该损伤因好发于运动员抓住对手球衣的时候而得名。该损伤的机制是弯曲的远端指间关节被强力伸展。该损伤虽然罕见，但却是最常见的闭合性屈肌腱损伤。75% 的球衣指损伤涉及示指，但任何手指都可发生球衣指损伤。体格检查可见远端指间关节轻微屈曲畸形，当近端指间关节伸展时，患者的远端指间关节无法屈曲（图 11-71）。若未经治疗，近端指间关节可发生屈曲挛缩，或患者主诉无法完成握拳动作。X 线片可用于评估是否存在撕脱骨折。在急诊科处理时应使腕关节屈曲 30°，掌指关节屈曲 70°，指间关节屈曲 30° 行背侧石膏固定。球衣指损伤首选手术治疗，患者需要在 7 ~ 10d 内转诊至手外科。

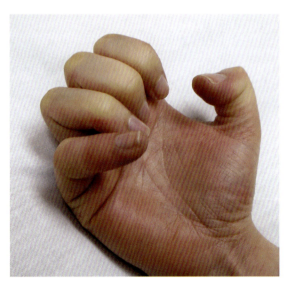

图 11-71　球衣指

正常的屈曲结构被破坏。该患者的小指远端指间关节无法屈曲

锤状指

锤状指是指因远端指间关节无法完全主动伸直所致的远端指间关节屈曲畸形（图 11-72）。

此类损伤通常是由处于伸直状态的手指末端受到突然的打击所致。这可能造成伸肌腱止点撕脱，或远端指骨发生撕脱骨折而肌腱仍附着在骨折碎片上。因

此，应对手指行 X 线检查。急性期患者会出现轻微疼痛和轻度功能障碍。典型的屈曲畸形可能在受伤后几天才出现。

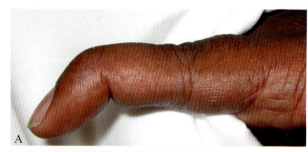

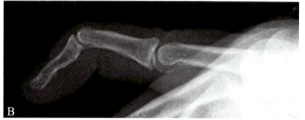

图 11-72　锤状指畸形（A），未合并骨折（B）

治疗方法为远端指间关节背伸位石膏固定（图 11-27）。如前所述，应避免其过度伸直。此外，应保证患者近端指间关节有正常的活动范围。石膏固定可以维持 6 周。如果在治疗中的任何阶段去除了石膏，并且任由远端指间关节屈曲活动，则需要重新进行 6 周的固定。对于经常使用手并依赖手指指尖活动的患者，可行石膏固定。如果不进行治疗，当近端指间关节背伸时，远端指间关节会出现屈曲畸形，称为锤状指。慢性锤状指可能会发展为天鹅颈样畸形。

中央腱束断裂

医师应能够判断出中节指骨基底部背侧伸肌腱中央腱束发生的断裂，因为一旦漏诊可能导致手指钮孔畸形（图 11-73）。三种闭合损伤机制可引起中央腱束断裂：近端指间关节的深层挫伤、背伸状态下的近端指间关节发生急性强力屈曲或近端指间关节的掌侧脱位。因此，当遇到与上述任何一种机制有关的近端指间关节肿胀伴疼痛时，都应该怀疑这种损伤。

在查体时，应检查近端指间关节的背伸能力。当其背伸程度下降 15°~ 25° 且抗阻力能力下降时，应怀疑其为中央腱束损伤。压痛点在近端指间关节背侧的中央腱束上方最强烈。Elson 试验已被提出并加以改良，用于检查中央腱束断裂。在这个试验中，将伤指的近端指间关节弯曲至 90°，并将其固定在另一只手同一手指的中节指骨上。嘱患者尝试背伸近端指间关节以抵抗对侧手指的阻力。如果存在中央腱束断裂，远端指间关节会背伸并变得僵硬。这是因为在中央腱束断裂的情况下，侧腱束被过度拉伸，不允许远端指

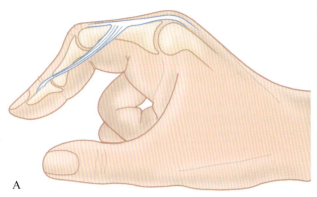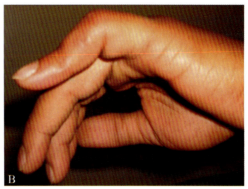

图 11-73 钮孔畸形

A. 伸肌腱的侧腱束滑向掌侧，导致近端指间关节屈曲和远端指间关节背伸；B. 临床照片

间关节有过度活动。

钮孔畸形（近端指间关节屈曲和远端指间关节过伸）可能会急性出现，但通常在损伤后 7～14d 内不会表现出来。侧腱束逐渐拉紧并向掌侧滑动至近端指间关节的轴线，成为近端指间关节的屈肌。

由经验丰富的医师进行的超声检查对诊断这些损伤很有帮助。

治疗方法是使近端指间关节完全背伸固定，同时允许远端指间关节和掌指关节自由活动。由于某些病例须行手术修复，建议将中央腱束损伤患者转诊至手外科。

拳击手手指

掌指关节背侧遭受的创伤性打击可能导致伸肌腱帽断裂。这种损伤也被称为"拳击者关节"或"拳击者手指"，因为它通常与拳击行为造成的钝性损伤有关。伸肌腱损伤是指支撑纵向中央腱束周围的矢状带断裂。当这些腱束断裂时，伸肌腱会发生尺侧或桡侧半脱位，其中，尺侧半脱位更常见（图 11-74）。

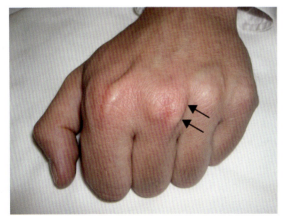

图 11-74 拳击者手指。注意伸肌腱通过掌指关节时位于其尺侧

查体可见掌指关节明显肿胀、关节活动度下降和伸肌迟滞。伸肌腱半脱位会因关节屈曲而加重，在矢状带断裂的位置可触及缺损。当手指伸直时，肌腱可能会复位，导致掌指关节疼痛。

手术治疗往往效果显著，但也可尝试用石膏进行保守治疗。急诊医师应使掌指关节背伸直到肌腱复位，然后石膏将手固定于该位置。掌指关节的其他损伤包括肌腱挫伤、滑膜炎、侧副韧带断裂、关节端骨折和关节囊撕裂。

神经、血管损伤

手受 3 条神经支配其感觉和运动：桡神经、尺神经和正中神经。尺神经的感觉神经支配是非常固定的，而其他神经的感觉神经支配存在不同。在所有感觉神经中，正中神经对维持手的正常功能最重要，桡神经在感觉分布方面的作用最小。

神经损伤有不同程度。发生神经断伤时，神经被完全破坏。这是由穿透性创伤或骨折碎片造成的。轴突断伤时会有复杂的运动和感觉功能障碍。在这些患者中，神经的近端和远端分离，而施万细胞（Schwann 细胞）维持原状。神经传导功能障碍时，神经连续性没有丧失，功能障碍只是暂时的。

神经损伤可由挫伤、撕裂伤和手部穿刺伤造成。对每位手部创伤患者都应检查神经功能，以避免延误诊断。挫伤通常会导致神经传导功能障碍，但不会造成神经连续性的丧失，在这种情况下，功能通常可以恢复，随访观察即可。撕裂伤可导致轴突断伤或神经断伤。

尺神经损伤

前臂远端和手腕水平的尺神经撕裂伤将导致小鱼际肌无力，手指外展、内收（骨间肌）、屈曲以及拇指内收功能丧失。第 5 指末端感觉缺失是尺神经功能障碍的典型表现。在拇指、环指、中指掌指关节附近的尺神经撕裂，导致手指外展、内收功能丧失，拇指屈曲、内收无力，而小鱼际肌和尺侧感觉完好。手掌深层的掌指关节撕裂伤可导致指神经孤立性损伤和远端感觉丧失、但运动功能正常。

尺神经损伤的具体表现如下：
- 第 5 指末端感觉丧失
- 手部畸形，如 Duchenne 征（环指和小指呈爪状）
- 小指内收功能障碍
- 用力捏持时拇指指间关节过度屈曲（Froment 征）（图 11-9）

也可能出现手内在肌和小鱼际肌瘫痪，伴有肌肉萎缩和手指外展、内收功能丧失。Bouvier 征，即在掌指关节被动屈曲时无法主动伸展指间关节。

在自行车骑行者中，尺神经病变是一种常见的过劳性损伤。通常在骑行数天后，患者出现单手或双手的麻木、无力和协调性丧失。最常见的部位是环指和小指的尺侧。为避免这种情况，骑自行车时应戴上有衬垫的手套，并在车把手上加上衬垫。此外，车把的顶杆应该与车座的顶部位于同一水平。如果症状持续存在，应停止骑行。

桡神经损伤

桡神经对手部的感觉支配很少，其支配的运动功能主要是腕部的背伸。对桡神经损伤的进一步讨论，请参阅第 8 章。

正中神经损伤

正中神经运动分支的损伤需要手外科医师进行修复。正中神经损伤常发生在腕部。对正中神经损伤的进一步讨论，请参阅第 8 章。

神经瘤

神经瘤是由散乱的轴突与瘢痕组织交织而成，可导致剧烈疼痛，尤其是当其发病于压力点时。神经瘤通常发生于神经损伤之后，损伤时神经的连续性完整。神经瘤可能在受伤数年后出现。当神经瘤累及神经的感觉分支时，会产生剧烈疼痛，疼痛范围会逐渐扩大。

神经瘤好发于前臂远端 1/3 和腕部的桡神经感觉分支。这个区域的神经瘤可因患者忽略的小创伤引起。

其他常见部位有正中神经主干和腕部的掌皮支以及尺神经主干和其走行至腕部的背侧感觉支。治疗方法通常取决于患者的症状，可能行外科手术治疗。

血管损伤

血管损伤常由反复性创伤引起。位于 Guyon 通道远端边缘和掌浅弓起始点处的掌腱膜之间的尺动脉节段容易损伤。棒球捕手、越野自行车手和手球运动员的手部承受的反复撞击可能会导致伴有血栓形成或血管痉挛的动脉瘤。血管损伤的症状包括一个或多个手指冰凉、疼痛、间歇性瘀斑和僵硬。动脉瘤可伴有肿块。

韧带损伤和脱位

手部韧带损伤是很常见的，而且经常容易漏诊。这些损伤造成的结果是慢性关节僵硬、疼痛和肿胀。

侧副韧带损伤

侧副韧带对手指关节提供保护以防止其侧向移位。查体可见指间关节单侧或双侧有瘀斑或局部压痛。指间关节稳定性检查的一个重要部分是通过侧方应力试验（图 11-75）以及手指指间关节和掌指关节的主动运动完成。在侧方应力试验中稳定的关节感到疼痛表明存在支撑关节的侧副韧带部分的撕裂或扭伤。

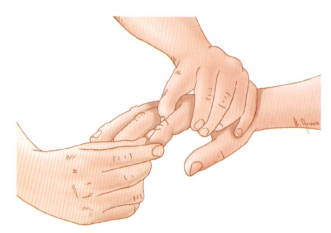

图 11-75　侧方应力试验是通过握住关节两侧的指骨并试图打开指间关节来进行的。若关节间隙轻微张开，表明侧副韧带断裂

在进行手指侧副韧带的应力试验时，必须与另一只手的同一关节进行比较。应力试验过程中如果指间关节轻微张开数毫米且附着点良好，表明侧副韧带断裂，但掌侧板完好无损。如果指间关节张开程度较大，则表明侧副韧带和掌侧纤维板均发生了断裂，因为侧副韧带和掌侧板在关节周围形成了盒状的支撑结构（图 11-76）。因此，如果指间关节侧向不稳较重应该行管形石膏治疗，并由手外科医师评估是否需要手术治疗。功能稳定性通过手指的主动活动来评估。如果患者因疼痛无法活动，或应力试验因疼痛无法进行，手指固定装置将有助于查体。应力位 X 线有助于诊断疑难病例。

如前所述，如果通过应力试验发现侧副韧带部分撕裂，可使用手指可伸缩夹板固定 10 ～ 14d（附 2）。固定方式为石膏固定近端指间关节弯曲 30°，掌指关节弯曲 45°。如果损伤涉及拇指掌指关节时，应将其屈曲 30°石膏固定。患指固定后，其余手指应积极进行主动活动。

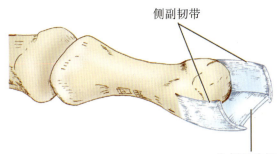

图 11-76　关节两侧的侧副韧带和掌侧板在关节周围形成一个盒状的支撑结构

石膏固定治疗结束时，若发现受累关节囊增厚及慢性肿胀，提示手指承受的原始损伤比最初认为的更严重，需要更多的保护。可采用联结（可活动）夹板将其固定于相邻的正常手指上 5 ～ 7d（附 2）。此时要解决的问题不再是关节不稳定，而是受累关节的僵硬、活动范围减小和疼痛。手指关节扭伤后，肿胀可能会持续数周。

侧副韧带急性完全性断裂需要将关节屈曲 35°，行 3 ～ 5 周夹板固定，然后再用联结夹板固定进行保护性主动活动 3 周。一些学者倾向于手术修复不稳定性损伤，这需要咨询骨科医师。

远端指间关节损伤

远端指间关节稳定性依靠强大的侧副韧带和掌侧纤维板来维持。其背侧的支持力量是微小的，包括与背侧关节囊融合的伸肌装置。侧副韧带是粗大的长方形带状韧带，起自指骨侧面骨突，向远端和掌侧走行，附着于掌侧关节缘和掌侧纤维板。掌侧纤维板为远端关节提供支撑，呈方形，厚 2 ～ 3mm。

这些韧带结构的损伤只有在造成关节不稳定时才具有临床意义，关节稳定性可以通过手指主动活动和侧方应力试验评估。复位指间关节脱位后，在指神经阻滞麻醉下进行上述试验最为有效。如果各个方向活动手指指间关节仍可保持正常状态，则证明指间韧带可以提供足够的支撑，只需进行 10 ～ 14d 的手指固定。但是，如果关节伸直至最后 15° 时发生脱位，则证明韧带严重受损，应使其屈曲 30° 固定 3 周。

指间关节脱位最常见的是向背侧脱位（图 11-77）。复位是通过简单的纵向牵引可使其回到正常位置。复位一般不会出现并发症；然而，由于软组织嵌入引起的难复位性脱位也有报道。

近端指间关节损伤

近端指间关节的完整性由两侧的侧副韧带和掌侧的纤维板维持，它们共同在关节周围形成一个盒状支撑结构（图 11-76）。当关节失去稳定时，这三个支撑结构中的两个必然会受到损伤。即使固定良好，近端

指间关节在损伤后也容易发生僵硬，这一并发症应告知患者。

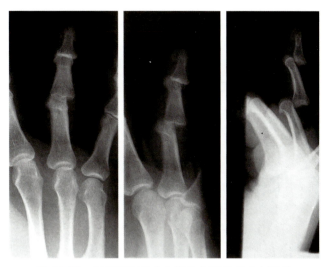

图 11-77　近端指间关节和远端指间关节背侧脱位

近端指间关节损伤分三类：
- 脱位：背侧（常见）、掌侧（罕见）和侧向
- 掌侧纤维板损伤
- 骨折伴脱位

近端指间关节脱位。侧向脱位被归类于侧副韧带损伤（断裂），因为此型脱位通常会自发复位。近端指间关节的背侧脱位常见，而掌侧脱位则少见（图 11-78）。掌侧脱位总是与伸肌腱中央腱束自中节指骨基底附着点处断裂相关。

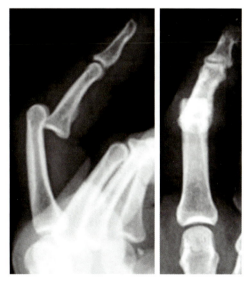

图 11-78　近端指间关节掌侧脱位

背侧脱位是由于近端指间关节过度背伸造成的。例如，当伸展的手指被球击中时就可发生背侧脱位。只有侧副韧带或掌侧纤维板断裂才能引起背侧脱位。侧向脱位是由手指的外展或内收应力引起的，常发生

于手指伸直时。桡侧副韧带损伤比尺侧副韧带损伤更常见。掌侧脱位是由以下两种因素共同造成的：①内翻或外翻力量导致侧副韧带和掌侧纤维板断裂；②向前的应力使中节指骨基底向前脱位，造成伸肌腱中央腱束断裂。

急性肿胀和疼痛可掩盖指间关节脱位，然而这种情况并不常见，脱位后，手指畸形通常很明显。复位前应拍手指的 X 线片。复位后，急诊医师应通过侧向应力试验检查侧副韧带和掌侧纤维板，以全面评估损伤程度。

如果怀疑侧副韧带断裂或查体怀疑损伤，可进行侧向应力试验，并与健侧对比。

通过纵向牵引可使背侧脱位复位（图 11-79）。复位时可能需要先使手指过伸，以避免撕裂的掌侧纤维板在关节内嵌顿。如果复位后关节是稳定的，在经过一段时间的初期固定后即可进行早期活动（可活动夹板）。如果关节不稳定，则需要将近端指间关节屈曲 15°夹板固定 3 周，再用限制伸直的夹板固定 3 周。

掌侧脱位通常容易复位，但常因中央腱束断裂引起钮孔畸形，掌侧纤维板或侧副韧带也可能受损。此类损伤可能需要手术治疗，因此建议转诊。

难复性脱位并不常见，但可能发生于上述任何一种脱位。大多数情况下，软组织或骨碎片会嵌入关节间隙阻碍复位。任何情况下，如果尝试复位一或两次仍不成功，都应怀疑难复性脱位。这些病例可能需要切开复位取出和修复嵌入关节间隙的韧带、肌腱或掌侧纤维板。

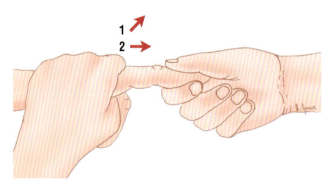

图 11-79　指间关节复位时，先进行轻度的过伸（箭头 1），然后进行纵向牵引（箭头 2）。过伸有助于复位，防止掌侧纤维板嵌顿

开放性脱位需要抗生素治疗和彻底清创（图 11-80）。一项关于 18 例开放性近端指间关节脱位的研究表明，此类损伤治疗最好在手术室进行，因为在急诊科治疗预后较差。根据需要进行侧副韧带和掌侧纤维板修复。

近端指间关节损伤和脱位的并发症及常见的后遗症是关节活动受限。最常见的并发症是近端指间关节的

持续增厚。后期可出现掌侧纤维板和侧副韧带不稳定。

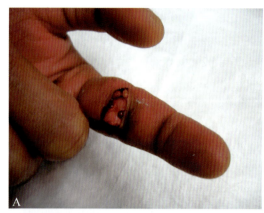

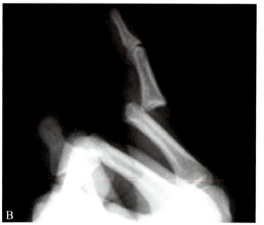

图 11-80　近端指间关节开放性背侧脱位

近端指间关节掌侧纤维板损伤。当手指末端受到击打时，近端指间关节的掌侧纤维板可发生断裂，导致手指过伸。掌侧纤维板可从中节指骨基底远端附着点撕裂，甚至可造成撕脱骨折。

掌侧纤维板的损伤会导致手指伸直时近端指间关节过伸畸形，而手指屈曲时出现疼痛、卡顿或交锁。如果过伸畸形严重，患者可能会有继发于指深屈肌腱作用的远端指间关节代偿性屈曲畸形（天鹅颈畸形）。压痛点位于指关节掌侧，被动过伸时疼痛加重，被动屈曲时疼痛减轻。此外，完整的掌侧纤维板提供的手指伸直的正常止点也会丢失。为了检查充分，通常需要行手指或手掌神经阻滞麻醉。

掌侧纤维板撕脱伤患者的 X 线片可显示中节指骨基底部撕脱的小骨碎片。

掌侧纤维板损伤采用近端指间关节屈曲 30°夹板固定，维持 3 ～ 5 周。

近端指间关节骨折脱位。近端指间关节骨折脱位发生于手指伸直时遭受纵向压缩和过伸的暴力。最终的结果是中节指骨掌侧缘骨折，中节指骨和手指远节背侧脱位。手指伸展时被球击中易造成此类损伤。

骨折脱位的患者无法弯曲近端指间关节，并伴有

肿胀、疼痛和畸形。X 线片显示中节指骨背侧半脱位，中节指骨掌侧缘骨折，骨折可累及 1/3 的关节面。

骨折脱位可采用常规方法复位。如果骨折碎片较大或关节不稳定，需要切开复位固定。上述所有损伤都应转诊至手外科治疗。

掌指关节损伤

掌指关节为球窝关节，除了屈伸活动外，关节伸展时还可进行多达 30°的侧向移动。由于掌指关节的形状，当侧副韧带受到拉伸时，关节屈曲位比伸直位更稳定。

掌指关节的侧副韧带和掌侧纤维板损伤通常由于手指伸直时掌指关节受到过伸应力所致。患者表现为关节大面积瘀斑和肿胀。X 线检查通常为阴性，但可能出现撕脱性骨折。这种损伤的治疗方法是轻柔的加压包扎和轻型石膏加固。根据损伤程度，这些患者可能需要长时间的固定，并需要进行后续护理。侧副韧带损伤引起的无移位撕脱骨折，如果骨折碎片累及关节面小于 25%，可行保守治疗。

脱位

掌指关节脱位通常为背侧脱位（图 11-81）。掌指关节的复杂解剖结构可以防止脱位，但也导致脱位后难以复位的发生率升高。掌指关节背侧脱位有两种类型：单纯性脱位和复杂性脱位。

单纯背侧脱位临床上外观畸形明显，掌指关节 60°～90°过伸，手指尺偏。示指最常受累，掌骨头突出。这种脱位通常行闭合复位。复位是通过进一步过伸掌指关节，然后在近节指骨基底部施加背侧压力来实现的。纵向牵引可将单纯脱位转变为复杂脱位。复位成功后，掌指关节屈曲 60°固定。

复杂的背侧脱位临床表现不典型，近节指骨几乎平行于掌骨。其他表现包括手掌侧面可触及掌骨头、掌侧皮肤凹陷。由于掌侧纤维板的嵌入及掌骨头周围的韧带和蚓状肌的存在，往往难以闭合复位。因为进行牵引复位时，实际上这些韧带和蚓状肌会在掌骨头周围收紧，影响复位。

掌指关节发生半脱位时，近节指骨过伸，关节面部分接触。复位方法是通过指套进行 5 磅力量纵向牵引松弛近节指骨，再屈曲手指完成复位。

腕掌关节损伤

这些罕见的损伤是由于腕关节过度背伸受到纵向撞击引起的。背侧脱位最常见（图 11-82、图 11-83）。此种损伤是一类高能量损伤，多见于拳击运动中或摩托车车祸后。查体可见手背肿胀明显，可能导致漏诊。当肿胀消退时，可触及掌骨近端向背侧移位。治疗包括通过牵引将近节掌骨复位至正常位置、手部固定制动（附 11）、转诊手外科。如果闭合复位失败或复位后不稳定，需要切开复位固定。并发症包括手部筋膜室综合征、慢性僵硬和神经损伤。

拇指韧带损伤和脱位

拇指指间关节损伤的处理方式与手指远端指间关节损伤的处理方式类似。背侧脱位最常见，通常为开放性损伤。正中神经阻滞后通常易复位。由于掌侧纤维板仍然与远端指骨相连，关节通常可保持稳定，需轻度屈曲位固定 3 周。

拇指的掌指关节活动非常灵活，此处的脱位很常见（图 11-84）。此处侧副韧带较厚，为关节提供了良好的支撑。掌侧纤维板包含两块籽骨，分别为拇短屈

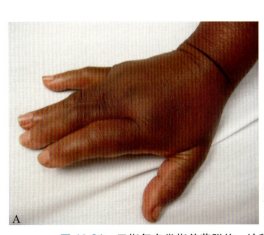
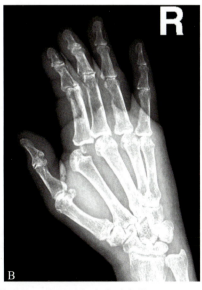

图 11-81 示指复杂掌指关节脱位。这种脱位不能通过闭合方法复位
A.注意此类脱位外观畸形不明显；B.X 线片

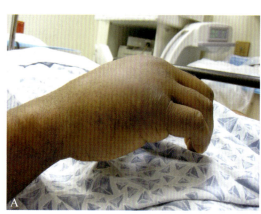
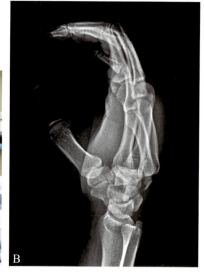

图 11-82　第四、第五掌骨腕掌关节脱位

A. 急性肿胀影响此类损伤诊断；B. 侧位 X 线片诊断此类脱位最明确

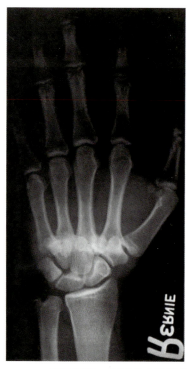
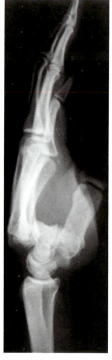

图 11-83　罕见的全腕掌关节背侧脱位

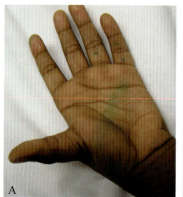
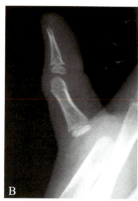

图 11-84　拇指掌指关节脱位

A. 临床照片；B. X 线片

牵引直到关节分离，屈曲掌指关节完成复位。复位后，屈指夹板固定 3 周。如果侧向不稳定超过 40°，可能需要手术修复。复位后，必须评估关节不稳定的程度。

　　拇指掌指关节的侧向脱位仅表现为局部疼痛和肿胀，因为通常可以自行复位。为了明确诊断，应对拇指的尺侧和桡侧副韧带进行侧向应力试验。

大多角骨 - 拇指掌骨关节损伤

　　大多角骨 - 拇指掌骨关节脱位是一种罕见的损伤（图 11-85）。其发生机制为：当关节处于屈曲状态时，纵向应力沿拇指轴线方向传导引发损伤，通常是间接损伤。合并损伤包括腕骨和掌骨骨折。治疗方法是立即复位，短臂拇指人字石膏固定（附 7），然后管形石膏（附 6）固定 6 周。不能维持闭合复位或出现延迟复位时，需要经皮穿针固定。

猎人拇指

　　尺侧副韧带断裂比桡侧副韧带损伤常见 10 倍。这种损伤可使患者握力减弱，无法克服内收力，从而导致严重残疾。因为苏格兰猎人折断受伤的野兔脖子的

肌（桡侧籽骨）和拇收肌（尺侧籽骨）的附着点。由于拇指关节相较于其他手指活动灵活，发生于此处的脱位更加常见，有背侧脱位和外侧脱位两种类型，这两种脱位的发生率相同。

　　拇指掌指关节背侧脱位发生于极度过伸或剪切力的作用下，掌侧支撑结构通常发生断裂。脱位范围从指骨半脱位到完全脱位不同程度。完全脱位时，近节指骨位于掌骨上方。掌侧纤维板和侧副韧带必须完全断裂才能造成完全脱位。当脱位合并相关支撑结构完全损伤时，通常容易复位，操作过程如下：屈曲掌骨放松肌肉，背伸指间关节收紧屈肌腱，然后施加纵向

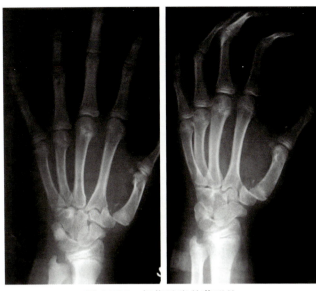

图 11-85　拇指腕掌关节脱位

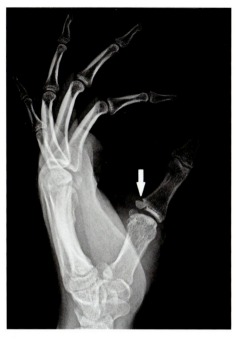

图 11-87　猎人拇指伴撕脱骨折

方法会造成尺侧副韧带松弛，这种损伤因此得名。这种损伤在滑雪者（滑雪者拇指）中也很常见，他们摔倒时，滑雪杆造成拇指掌指关节外展。如果漏诊了这一损伤，可能会导致严重的残疾。

为诊断尺侧副韧带损伤，检查者在掌指关节屈曲状态下对其施加桡侧方向应力（图 11-86）。屈曲可以使掌侧纤维板放松，提高试验敏感性。将关节松弛程度与健侧对比。无论怀疑患者是部分撕裂还是完全撕裂，都应对患者行拇指人字石膏固定。还应对患者行 X 线片检查，尤其是在急性损伤后，以排除近节指骨基底部的撕脱骨折，即"猎人骨折"（图 11-87）。

最终的治疗方法取决于关节松弛程度。如果关节张开角度小于 20°，则不需要手术矫正，只需要石膏固定拇指在功能位 3 周。如果关节侧向不稳大于20°，应手术修复韧带。当关节侧向不稳大于 20° 时，2/3 的病例单纯行石膏固定是无效的，因为拇收肌腱膜可能嵌入韧带断端之间，影响韧带愈合（图 11-88）。

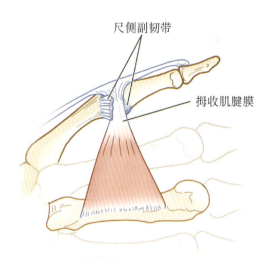

尺侧副韧带

拇收肌腱膜

图 11-88　如果拇收肌腱膜嵌入尺侧副韧带断端之间，则断裂韧带无法愈合

虽然一些外科医师认为侧向不稳 40° 无须手术治疗，但我们建议所有关节侧向不稳大于 20° 的患者都要手术治疗。一种特殊的拇指人字石膏已经被成功应用于治疗猎人拇指，这种石膏旨在减少造成此类损伤的动作。手术韧带重建已被证明在实现无痛稳定方面是有效的，即使受伤后数年进行该手术亦有效。

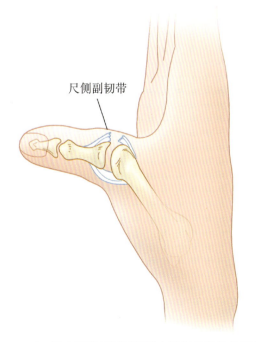

尺侧副韧带

图 11-86　检查拇指尺侧副韧带在掌指关节处的断裂

过劳损伤

肌炎

肌炎患者只有在手部活动时才会出现肌肉酸痛。治疗一般包括休息，非甾体抗炎药，以及减少诱发肌肉酸痛的活动。如果疼痛和酸痛持续存在，则考虑其他病因，如拉伤、扭伤、应力性骨折或慢性劳累性筋膜室综合征。

肌腱炎

肌腱炎表现为主动和被动的肌腱牵拉疼痛加重。压痛通常位于受累肌腱上。肌腱炎可以为原发性，但通常出现在受累肌腱受到反复的应力作用之后。单纯性肌腱炎很少出现肿胀和瘀斑。当手指屈肌腱受累时，压痛最常出现在掌指关节区域。治疗方法为局部注射类固醇，可很大程度上缓解症状。

腱鞘炎的发生通常没有明确的诱因，但患者常有肌腱承受过度应力的病史。腱鞘炎最常见的发生部位是伸肌腱鞘。体格检查可见患者手背柔软的、无痛的、弥漫性皮下肿胀，局限于伸肌支持带近端。有时可能会在伸肌支持带两侧触及肿胀，即哑铃状畸形。屈肌腱鞘也可发生腱鞘炎，但由于手掌侧脂肪和皮肤较厚，不易被发现。查体容易发现掌指关节远端的屈肌腱鞘炎。治疗方法是休息及注射类固醇。注射类固醇通常能迅速缓解症状，同时应建议患者避免剧烈活动。

伸肌腱的肌腱炎通常会累及 6 个伸肌腱鞘之一。发生于第一伸肌腱鞘，累及拇长展肌和拇短伸肌的肌腱炎，称为 De Quervain 腱鞘炎。详见第 8 章。交叉综合征是一种多发于第二伸肌腱鞘近端的肌腱炎，常见于赛艇运动员及举重运动员。发生于第三伸肌腱鞘的肌腱炎较为罕见，可发生于 Colles（柯莱斯）骨折后，此型肌腱炎累及拇长伸肌，好发于 Lister（李斯特）结节处。指伸肌腱（第四伸肌腱鞘）或小指伸肌腱（第五伸肌腱鞘）腱鞘炎表现为腕关节疼痛，疼痛可由腕关节过度被动屈曲引起。患者出现尺侧腕伸肌腱狭窄性腱鞘炎时需要手术松解。

尺侧腕屈肌腱炎可发生于双侧，可能需要手术切除豌豆骨。桡侧腕屈肌腱炎表现为大鱼际近端局部压痛和腕关节桡偏时疼痛。指屈肌腱炎患者会出现类似腕管综合征的症状，表现为腕管近端刺痛或烧灼痛。

投球手拇指

本病是由于拇指尺侧指神经受压引起的周围神经纤维化所致，其经典病因是保龄球手抓保龄球时，拇指插入球中造成尺侧指神经受压而产生的慢性适应性变化。其他病因还包括棒球运动和职业伤害。急性保龄球手拇指损伤也有报道。患者会感到拇指指腹有麻刺感和感觉过敏。通常，在拇指尺侧可触及一压痛性肿块。

扳机指

本病也被称为狭窄性腱鞘炎，是一种特发性疾病，多见于中年女性，还可见于结缔组织疾病患者。临床表现包括当屈肌腱结节卡在掌指关节肌腱滑车时，出现手指屈伸疼痛、活动受限。有时，患者只表现为近端指间关节疼痛，这是由于近端屈肌腱鞘滑车牵涉引起。

扳机指好发于环指和中指，但任何手指都可能受累，包括拇指。握拳动作会使肌腱通过滑车时发生交锁或断裂（图 11-89）。如果肿胀发生于滑车近端，那么手指可以屈曲，但不易背伸。相反，如果肿胀发生于滑车远端，那么手指可以被动屈曲，而不能主动

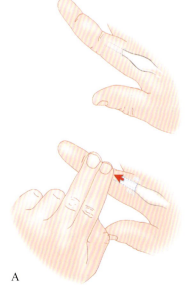

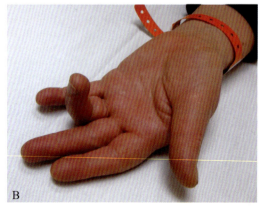

图 11-89　A. 当肌腱的纤维增厚不能通过滑车时，就会发生扳机指；B. 扳机指造成手指交锁的临床照片

屈曲。

扳机指有两种类型：弥漫型和结节型。根据体格检查结果进行分型。结节型更常见，局部注射类固醇有效率约93%。而局部注射类固醇对弥漫型有效率较低，只有50%的患者症状有所改善。

患者无须拍摄 X 线片，因为其结果与治疗方案的选择无关。治疗方法包括按摩、冰敷、非甾体抗炎药和石膏固定。如果手指出现交锁，通常需要手术治疗。对于病情较轻者，建议腱鞘内注射利多卡因（1ml）和曲安奈德40mg/ml（0.5ml）。一些学者更倾向于使用倍他米松，因为倍他米松是水溶性激素，不易引起腱鞘炎或在腱鞘中残留。最常用的注射部位是掌骨头掌侧可触及的结节上方。插入 25 号针头后，要求患者活动手指，患者会感觉到针头的轻微摩擦。如果针和注射器发生反常运动，则表明针在肌腱中，应该将其拔出。也可以选择掌侧近端入路，但此进针点疼痛感更强烈，因此不推荐使用。超声引导注射已被证实非常有效。

通常注射后，手指即可伸直。石膏固定掌指关节于背伸位，近端和远端指间关节可自由活动。这会使屈肌腱结节位于屈肌腱鞘滑车下方。可拆卸石膏固定7～10d（附2）。

化脓性肉芽肿

这类病变是一种良性的肉芽肿性血管瘤，经常发生在指掌侧或手指末端甲周区域（图 11-90）。它是一种单发的、带蒂或无蒂的肿物，轻触易出血，伴有轻微疼痛。化脓性肉芽肿通常由 1 ～ 3 个月前的损伤或异物穿入发展而成。肉芽肿直径可达2cm，但通常3 ～ 5mm。化脓性肉芽肿的病因尚不明确，研究认为其与血管生成障碍有关。

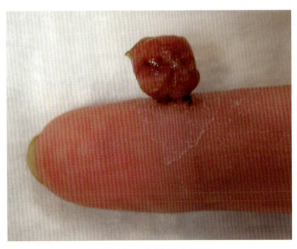

图 11-90 化脓性肉芽肿

首选治疗是切除较大的病灶。其他治疗方法包括外敷硝酸银、电灼烧、肿物撕脱和手术切除。下述为一种切除方法：

1. 使用手指止血带。
2. 切除病灶直至与皮肤表面平齐。
3. 硝酸银敷料烧灼病灶基底部。
4. 术后 2 周保持创面干燥。创面可二期愈合。

一项研究表明此方法一次有效率约85%，但大多数病例需要多次治疗。若手术完全切除肿物至正常组织边缘，则复发率较低。

感染

多种因素会造成手部感染，包括异物残留，伤口周围敷料过紧，或者骨折后瘀血。50%的手部感染中可分离出金黄色葡萄球菌，其次是 β 溶血性链球菌，占15%（表 11-1）。其他常见微生物包括产气杆菌、肠道球菌和大肠埃希菌。约1/3的人咬伤伤口中可以分离出艾肯菌。巴氏杆菌是一种兼性厌氧菌，存在于约2/3的家猫和1/2的犬的口腔菌群中。这些微生物的感染进展迅速，并与严重的蜂窝织炎和淋巴管炎相关。然而，70%的手部感染中可分离出多种微生物。链球菌几小时内就可发展成感染，而金黄色葡萄球菌通常需要几天时间才能发展成感染。手部感染的特征是发热、红肿和疼痛。其他症状包括肿胀和压痛。感染累及肌腱时导致受累肌腱压痛和活动受限。

表 11-1 手部感染的常见病原体

感染类型	可能致病微生物
化脓性指头炎	金黄色葡萄球菌、口腔厌氧菌
屈肌腱鞘炎	金黄色葡萄球菌、链球菌、革兰氏阴性菌
疱疹性甲沟炎、深部感染	1 型和 2 型单纯疱疹病毒、金黄色葡萄球菌、厌氧菌、革兰氏阴性菌
蜂窝织炎、静脉注射吸毒者	链球菌属、革兰氏阳性和阴性菌、厌氧菌、金黄色葡萄球菌
人咬伤	金黄色葡萄球菌、艾肯菌、厌氧菌
动物咬伤	巴氏杆菌、革兰氏阳性球菌、厌氧菌

所有手部感染的治疗方法主要包括夹板固定和患肢抬高，以及合理使用抗生素。随着近期社区获得性的耐甲氧西林金黄色葡萄球菌（MRSA）病例激增，抗生素的选择也随之发生了变化。克林霉素或复方新诺明（复方磺胺甲噁唑）对可能出院的患者来说是有效的初始治疗方案。对更严重的感染患者应考虑应用

万古霉素。阿莫西林克拉维酸钾仍然是人咬伤和动物咬伤的首选抗生素。临床医师应熟悉其所在社区和医疗机构内的敏感致病菌。所有患者只要伤口有渗液，都应进行细菌培养。

可以通过弹力织物抬高手部（图 11-91）。弹力织物价格低廉，但效果比吊带抬高效果好得多。未接种破伤风疫苗的患者出现任何伤口时，都必须注射破伤风疫苗预防。夹板放置位置应能最大程度地引流所有手部感染（附 5）。

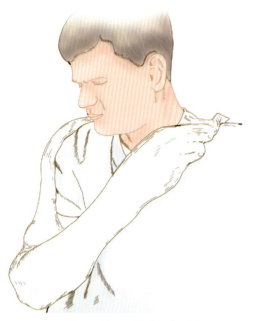

图 11-91   一种用于抬高手部的敷料
弹力织物应用于整个上肢，两端剪成"Y"字形。弹力织物套在整个上肢上，然后两端绑在一起

疖或痈

手部的疖或痈很常见，发生于有毛发区域（图 11-92A）。这些感染通常由金黄色葡萄球菌引起，早期发现后，可以通过休息、固定、抬高患肢和全身应用抗生素治疗。如果脓肿位置良好，可自行引流，也可使用 11 号手术刀片在波动最大处做小切口引流。热敷有助于引流，如果治疗不彻底，可能会导致手部蜂窝织炎。

蜂窝织炎

蜂窝织炎可发生于擦伤和（或）针刺伤后，也可发生于手部任何伤口未经充分固定或处理（图 11-92B），常见于静脉注射药物者。蜂窝织炎发展快慢取决于致病因素。治疗包括患肢固定、抬高，防止肿胀、瘀血。如果蜂窝织炎进展迅速，则可能存在软组织坏死感染的风险，必须考虑手术治疗。软组织坏死感染需要立即减压和清创及静脉注射抗生素。蜂窝织炎造成手指功能损害的患者应住院治疗。

甲沟炎和甲床炎

甲沟炎是指桡侧或尺侧甲后皱襞的感染（图 11-93A）。当指甲的基底皱襞受累时，称为"甲床炎"（图 11-93B）。当蜂窝织炎感染向近端蔓延至甲后皱襞周围时可引起甲沟炎或甲床炎。典型临床表现为在甲后皱襞周围或指甲基底部形成脓肿，大部分由葡萄球菌感染引起，通过切开引流治疗。使用 11 号手术刀片，将刀片紧贴指甲，切开甲后皱襞进行脓肿引流（图 11-93C）。将甲后皱襞从指甲上剥离即可引流。还应建议患者进行热敷。如果近端存在蜂窝织炎，则应嘱患者口服抗生素。

如果这种情况没有得到合适治疗，可能发展为甲下脓肿或脓性指头炎。甲下脓肿使甲板与甲床分离，需在手指神经阻滞麻醉下切除甲板基底部进行脓肿引流，远端甲板通常不需要切除。在甲根与甲后皱襞之间留置细纱布条引流数日。

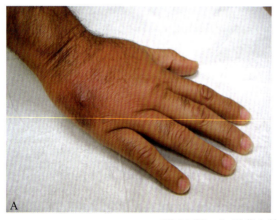
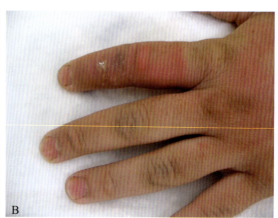

图 11-92   A. 手背上的痈；B. 示指蜂窝织炎

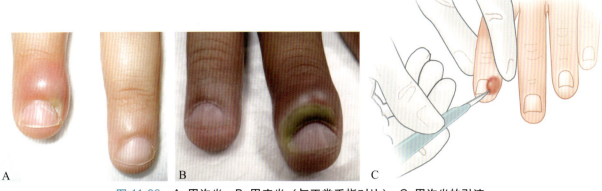

图 11-93　A. 甲沟炎；B. 甲床炎（与正常手指对比）；C. 甲沟炎的引流

脓性指头炎

脓性指头炎是手指远端的指髓间隙皮下脓肿（图 11-94A），存在于垂直走行的纤维间隔内，这些纤维间隔起源于骨膜连接皮肤。如果治疗不及时，感染可能会扩散至远节指骨或屈肌腱鞘。临床表现为远端指间关节急性搏动性疼痛和肿胀。

早期感染可通过抬高患肢、口服抗生素和热敷治疗。然而大多数患者感染发现较晚，需要切开引流，切开引流应选取压痛最明显的位置。关于治疗脓性指头炎的最佳切口位置存在争议。纵向正中切口既可避开屈曲皱褶（图 11-94B）也可避免损伤血管和指神经。手术刀刺穿真皮，蚊式止血钳分离软组织，直至脓肿完全引流。由于指腹遗留痛性瘢痕，此切口仍然存在争议。如果手指侧方出现波动，也可采用单侧纵行切口（高侧切口），需小心操作，避免伤及指神经末梢。根据经验，屈曲远端指间关节，屈曲褶皱的顶端决定切口范围。低于这个范围可能会伤及神经血管。其他切口包括鱼口式切口、贯通切口、掌横纹切口、曲棍球棒式切口，所有这些切口都会引起坏死和局部缺血，指端麻木，而且会造成比正中切口更痛的瘢痕。

切开引流后，手指包扎并行夹板固定，抗生素治

疗 10d。患指抬高 48h 后打开敷料，检查伤口，生理盐水冲洗及每日 2 次换药。伤口可二期愈合。

深部间隙感染

手的深层有 5 个潜在间隙，是潜在的感染部位（图 11-95）。这些感染被称为深筋膜下间隙感染，占所有手部感染的 5%～15%。急诊医师应区分指蹼间隙、掌中间隙、背侧腱膜下间隙、大鱼际间隙和小鱼际间隙的感染。

指蹼间隙感染

指蹼间隙感染表现为指蹼间隙和手掌远端区域疼痛肿胀（图 11-96A）。脓肿呈沙漏状，背侧和掌侧可及疼痛和肿胀，但通常背侧更明显。肿胀程度不同，手指外展程度不同。这些感染也被称为领扣状脓肿，最常见的病因是伤及指蹼间隙的穿刺伤。

治疗方法包括在脓肿的背侧和掌侧切开引流，确保切口未穿过手指之间的指蹼间隙，以免将来出现功能障碍（图 11-97）。切口分类包括：背侧纵行切口、掌侧纵行切口以及背侧纵行切口结合掌侧"X"形切口。此类感染应早期切开引流、抬高患肢和抗生素治疗，否则会导致掌指关节僵硬。一旦发生指蹼间隙感染，应请手外科医师会诊。

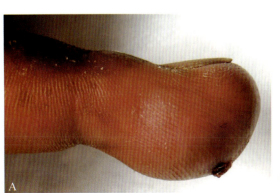
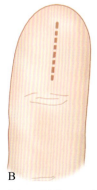
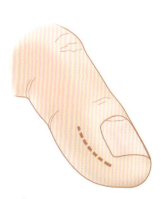

图 11-94　A. 脓性指头炎；B. 经正中切口引流；C. 经高侧切口引流

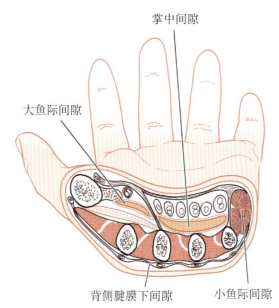

图 11-95 手的横断面解剖，显示出大鱼际间隙、掌中间隙、小鱼际间隙和背侧腱膜下间隙

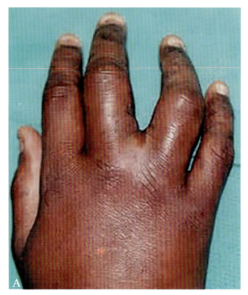

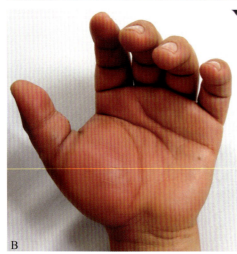

图 11-96 A. 指蹼间隙（领扣状）脓肿（经 Kyle Jeray, MD 授权使用）；B. 大鱼际间隙感染

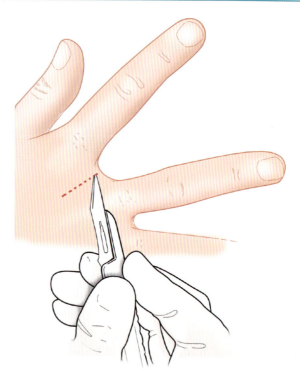

图 11-97 指蹼间隙感染应通过背侧指间纵行切口引流

掌中间隙感染

掌中间隙感染继发于邻近屈肌腱鞘的感染或手掌穿刺伤。掌腱膜张力较大，手背侧肿胀最明显，但是压痛最明显的部位是掌心。掌中间隙感染时，手掌的凹陷消失，需要立即在手术室切开引流。

背侧腱膜下间隙感染

手背皮肤松弛且冗余，导致手部其他部位感染的水肿容易在手背积聚。手背肿胀必须与手背感染相鉴别，手背侧感染也称为腱膜下间隙感染，该间隙包含指伸肌腱和掌骨。由皮下脓肿或腱膜下间隙感染引起的手背感染伴有压痛，而非单纯表现为手背肿胀。此型感染通常需要通过多个切口进行引流并请手外科医师会诊。

大鱼际间隙感染

此型感染是根据查体所见大鱼际间隙和第一指蹼间隙肿胀和压痛诊断（图 11-96B）。患者拇指处于外展位，因为此时大鱼际间隙的容积最大。被动内收或外展也会引起疼痛。此型感染通常需要通过多个切口进行引流并请手外科医师会诊。

小鱼际间隙感染

此型感染罕见。查体可见小鱼际肿胀和压痛。此型感染最好由会诊的手外科医师行手掌尺侧纵向切口引流。

屈肌腱鞘炎

屈肌腱被封闭的腱鞘和滑囊所覆盖，可因穿刺伤或撕裂伤引发感染（图11-98）。肌腱及其周围的腱鞘邻近皮肤，因此关节处的皮肤褶皱易受累。链球菌和金黄色葡萄球菌是最常见的致病菌。对于无创伤史的性活跃患者应考虑播散性淋病。由于没有屏障可以阻隔感染蔓延，通常整个腱鞘都会受累。

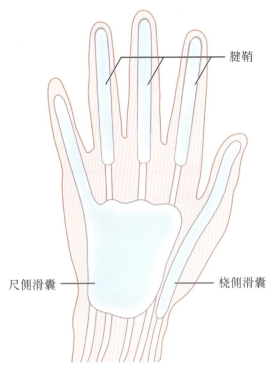

图 11-98　手部屈肌腱鞘。注意拇长屈肌的腱鞘与桡侧滑囊相通，小指的腱鞘与尺侧滑囊相通

Kanavel 描述了急性屈肌腱腱鞘炎的 4 个主要常见症状（图11-99）：

- 局限于腱鞘内的剧烈压痛
- 全指对称性肿胀
- 被动背伸手指时，出现沿整个腱鞘的剧烈疼痛
- 手指呈屈曲中立位

手指被动背伸拉伸滑囊引起疼痛。尽量避免直接触诊手指，应仅通过抬起指甲来使手指背伸（图11-100）。

治疗应行夹板固定，患肢抬高，在急诊科静脉输注抗生素。如果处于感染早期（24h 内），请手外科会诊后，单纯静脉输注抗生素即可。如果感染明显或抗生素治疗无改善，需行手术治疗。小切口和导管冲洗治疗作为避免更具侵入性的手术治疗手段越来越普遍。如果治疗不当，这些感染可能导致慢性肌腱瘢痕或发展为手的深部感染。

打斗咬伤

人咬伤是一种非常严重的损伤，尤其是当其发生在手部的韧带、关节或肌腱等血供较差的组织上时。人咬伤的整体感染率为 10%。人咬伤的感染与多种微生物有关，但主要致病菌是厌氧链球菌和金黄色葡萄

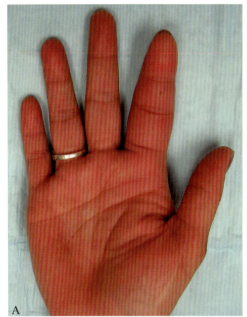

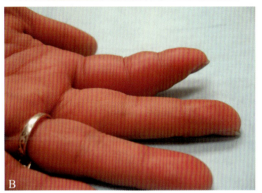

图 11-99　示指屈肌腱鞘炎
A. 手指对称性肿胀；B. 屈曲中立位

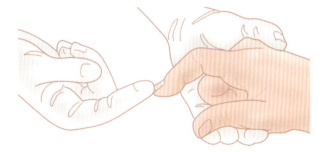

图 11-100　急性化脓性屈肌腱鞘炎查体。在不触碰肌腱的情况下抬起患指的指甲会引起剧烈的疼痛

球菌。

拳击比赛引起的手部损伤，特别是掌指关节的损伤，通常被称为"握拳"伤或"打斗撕咬"伤。打斗咬伤的伤口易自动愈合，容易造成软组织、关节间隙和腱鞘感染。急诊医师面临的另一个问题是伤口很小（3～5mm），可能看起来损害不大（图11-101），但如果这些伤口未予有效处理，可能导致其无法愈合。

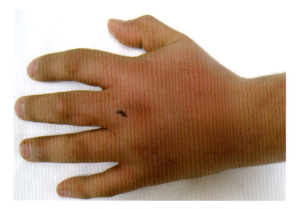

图 11-101　打斗中咬伤引起中指掌指关节感染

X 线片检查有助于诊断是否存在骨折、牙齿碎片或骨髓炎。打斗咬伤引起的感染正确治疗包括清创、彻底冲洗、固定制动（附 5）、抬高患肢和全身应用抗生素。推荐抗生素包括 β- 内酰胺酶抑制剂（氨苄西林舒巴坦钠）或第二代头孢菌素（头孢西丁）。如果伤口感染，需要住院行手术清创治疗。

如果伤口目前没有感染迹象，应在急诊室仔细探查伤口。必须仔细扩创和探查伤口，以排除肌腱损伤或关节损伤。如果排除上述损伤，患者可在门诊保守治疗。包括冲洗伤口，预防性应用抗生素，1 ～ 2d 后复诊，伤口可二期愈合。

动物咬伤

在美国，约 50% 的人在一生中发生过动物咬伤（图 11-102）。犬类咬伤是最常见的动物咬伤，占咬伤总数的 80%，占所有急诊患者的 1.5%。15% ～ 20% 的犬类咬伤伤口会发生感染。深部伤口、挤压伤口、穿刺伤口和手背伤口更容易发生感染。大多数感染的致病菌为多杀性巴氏杆菌、金黄色葡萄球菌和厌氧菌。首选抗生素是阿莫西林克拉维酸钾，若为高危伤口，应

预防性应用 3 ～ 7d，如果出现蜂窝织炎则应预防性应用 2 周。预防破伤风的方法与处理其他伤口相同。建议蜂窝织炎迅速蔓延者或骨、关节、肌腱受累的全身性感染患者建议住院治疗。

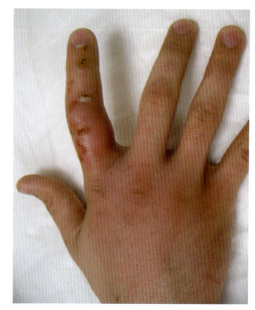

图 11-102　动物咬伤引起手指感染

家猫咬伤只占所有动物咬伤的 5%，因为猫的牙齿又细又尖，会把细菌带入深部组织，所以 50% 的患者会发生感染。建议冲洗和清创伤口，但不要一期闭合伤口。猫咬伤最常见的致病菌是多杀性巴氏杆菌，也可见葡萄球菌、链球菌和厌氧菌。最常用于预防和治疗感染的抗生素是阿莫西林克拉维酸钾。

无故被动物咬伤后应考虑接种狂犬疫苗或行动物检疫以进行狂犬病评估。

第 12 章
腕 关 节

Andrea L. Blome, MD, Megan E. Healy, MD

概述

腕关节由 8 块腕骨组成，近端与桡骨相连，远端与掌骨相连。腕关节运动方式包括屈曲、背伸、桡偏和尺偏。腕骨被分为近端排列 4 块、远端排列 4 块（图 12-1）。近端骨排列，从桡侧到尺侧分别为手舟骨、月骨和三角骨。远端骨排列，从桡侧到尺侧，分别为大多角骨、小多角骨、头状骨和钩骨。豌豆骨是包裹在尺侧腕屈肌腱鞘内的籽骨，与三角骨的掌侧面相邻，与前臂骨或其他腕骨都不相连。

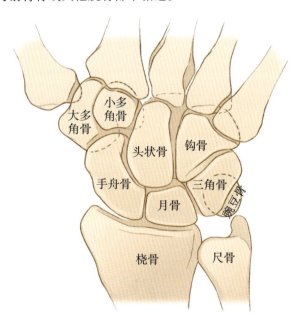

图 12-1 腕部的骨性解剖

在前臂骨中，只有桡骨与腕骨相连。尺骨与三角骨和桡骨间存在非骨性纤维软骨连接，称为三角纤维软骨复合体（triangular fibrocartilage complex，TFCC）。尺骨与桡骨通过远端尺桡关节（DRUJ）相连。骨间膜、桡尺背侧韧带和桡尺掌侧韧带，以及三角纤维软骨复合体对远端尺桡关节起到稳定作用。远端尺桡关节的骨骼或韧带损伤可能会严重影响手腕力学结构，导致半脱位或脱位。如果治疗不当，这些结构的

损伤可能导致长期的活动受限、关节炎或关节活动时出现疼痛。

将腕骨与桡骨、尺骨或掌骨相连的韧带称为非固有韧带，而将腕骨彼此相连的韧带称为固有韧带。腕部韧带也可分为背侧韧带、掌侧韧带或骨间韧带。掌侧韧带比背侧韧带更强壮，并提供最大的稳定性。这些韧带的损伤会导致腕关节不稳，本章后面将对此进行讨论。

许多重要的神经血管结构都自由豌豆骨和钩骨形成的 Guyon 管中穿过（图 12-2）。尺动脉和尺神经的深支支配三块小鱼际肌、骨间肌、两块尺侧蚓状肌和拇内收肌。钩骨或头状骨骨折可能导致神经血管束损伤，进而使功能受损。正中神经位于月骨和头状骨的掌侧面，骨折或脱位可能使其损伤。

认识肌腱和腕骨之间的关系至关重要。豌豆骨几乎完全被尺侧腕屈肌腱附着点包裹，桡侧腕屈肌与大多角骨结节邻近。大多角骨骨折可能导致肌腱损伤，进而导致活动时出现疼痛。

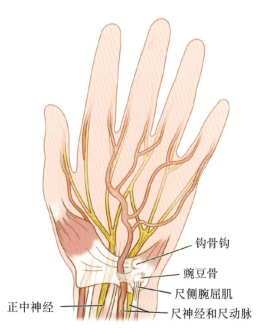

钩骨钩
豌豆骨
尺侧腕屈肌
正中神经
尺神经和尺动脉

图 12-2 腕部存在的重要神经血管结构。尺神经和尺动脉处于 Guyon 管内

体格检查

仔细的体格检查及对腕部解剖的深入理解有助于准确诊断腕关节损伤。骨或关节的局部压痛通常表明该结构存在病变。

腕关节桡侧有几个明显可触及的骨性结构。手掌朝下略偏向桡侧，拇指背伸，可见解剖鼻烟壶（图 12-3）。解剖鼻烟壶的背侧是由拇长伸肌组成，掌侧缘由拇短伸肌和拇长展肌的肌腱构成。解剖鼻烟壶的近端边缘是由桡骨茎突、手舟骨近端和大多角骨远端组成。拇指屈曲时，可于大多角骨远端触及第一腕掌关节（图 12-4）。

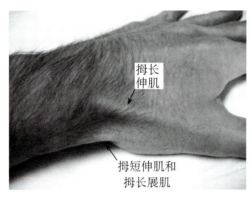

图 12-3　解剖鼻烟壶

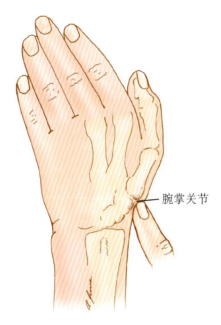

图 12-4　拇指屈曲时，视诊及触诊可见第一腕掌关节

腕关节背侧查体可触及桡骨远端 Lister 结节（图 12-5），该结节是定位月骨和头状骨的标志。手处于中立位时，头状骨皮肤投影处可见一个小凹痕（图 12-6A）。手屈曲时，在 Lister 结节远端易触及月骨（图 12-6B）。Lister 结节和头状骨连成的直线横穿第三掌骨（图 12-7）。在尺骨茎突远端可触及三角骨（图 12-8）。

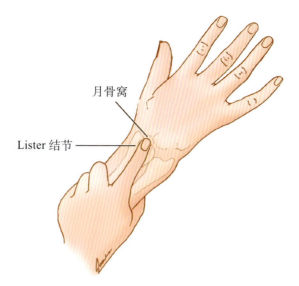

图 12-5　在桡骨背侧可触及 Lister 结节

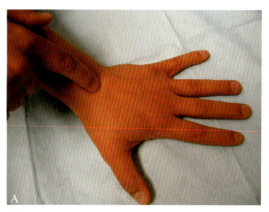

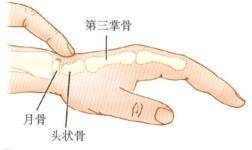

B

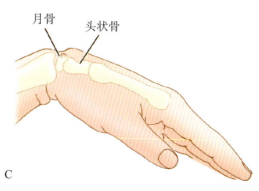

C

图 12-6　月骨窝

A. 触诊；B. 当手处于中立位时，头状骨皮肤投影处可见一个小凹痕；C. 当手屈曲时，在 Lister 结节远端易触及月骨

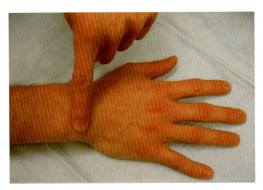

第三掌骨

头状骨

月骨

Lister 结节

图 12-7　Lister 结节和头状骨连成的直线横穿第三掌骨

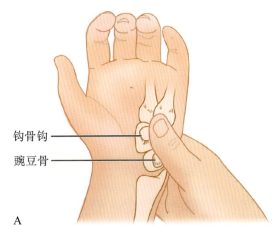

图 12-8　触诊可发现三角骨的背侧面恰处于尺骨茎突的远端

在腕关节掌面的小鱼际基底部易触及豌豆骨（图12-9A）。尺侧腕屈肌腱止于豌豆骨，查体时需握拳、屈腕。检查者将拇指的指间关节置于患者豌豆骨上，远端指骨指向患者拇指和示指之间的指蹼，即可触及钩骨钩。深部触诊检查者拇指尖可触及钩骨钩（图12-9B）。

掌侧和桡侧结构包括手舟骨结节和大多角骨结节。腕关节桡偏时，触诊到的最突出的结构即为手舟骨结节。与示指同一轴线上触诊手舟骨远端可触及大多角骨结节。

影像学检查

标准 X 线片是诊断腕关节可疑损伤的首选方法。至少需要拍摄腕关节中立位时的腕关节正位（PA）、侧位和斜位（图 12-10）。根据可疑骨折部位不同，可能还需要拍摄其他角度 X 线片。

腕骨在正位片显示效果最佳，可识别出 3 条腕骨弧线（图 12-11A）。第 1 条弧线由手舟骨、月骨和三角骨的近侧关节面组成。第 2 条弧线由近端腕骨的远侧关节面组成。第 3 条弧线由钩骨和月骨的近侧关节面组成。这些弧线任何形式的断裂都表明发生了骨折、脱位或两者皆有。此外，腕骨之间的间距通常是恒定的，与手腕的姿势无关，若间距发生变化，提示可能存在半脱位、关节炎或陈旧骨折。X 线正位片上手舟骨与月骨的间距正常宽度为 1～2mm。若手舟骨和月骨之间的距离 ≥ 3mm 提示腕关节不稳定（月舟骨分离）。

斜位片可以更好显示桡侧结构，实用性很强。斜位片是在腕关节旋前 45° 拍摄的。斜位能比正位更清楚地显示手舟骨远端、大多角骨、小多角骨、第一和第二腕掌关节。

阅侧位片时，首先应评估其成像是否标准。标准的侧位片，尺骨向桡骨背侧突出不应 > 2mm。标准的侧位片，临床医师应该注意观察三角骨的背侧。在侧位片上，尺骨茎突指向三角骨的背侧。三角骨背侧撕脱骨折只能在侧位片上发现。

侧位片也可评估腕骨排列。腕骨排列异常提示韧带损伤导致腕关节不稳定。临床医师应首先注意桡骨、月骨和头状骨连成一条直线，此直线有助于在水平面查看腕关节侧位片。手舟骨近端投影到月骨上方，向远端延伸时，其位于掌侧。通过月骨的中心和手舟骨的中心画一条线，其与垂直线夹角应该在 30°～60°。这个角称为舟月角（图 12-11B）。头月角的测量方法与舟月角类似，即绘制一条穿过头状骨和月骨中心的线。其和垂直线夹角应小于 30°（图 12-11C）。

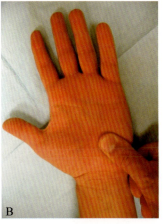

钩骨钩

豌豆骨

A　　　　　　　　　B

图 12-9　A. 在手掌面的小鱼际基底部易触及豌豆骨；B. 深部触诊检查者拇指尖可触及钩骨钩

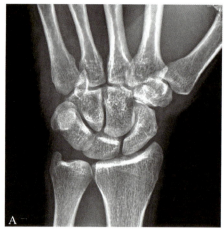
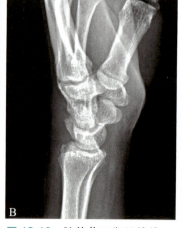
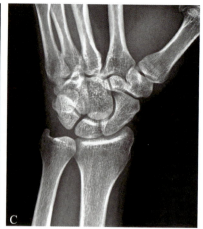

图 12-10　腕关节正常 X 线片
A. 正位；B. 侧位；C. 斜位

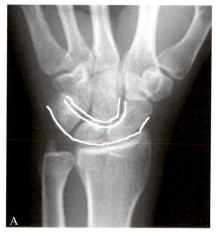
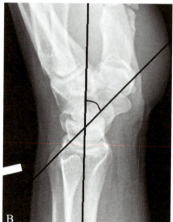
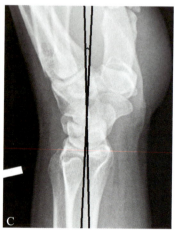

图 12-11　A. 三条腕骨弧线；B. 正常舟月角为 30°～60°；C. 正常头月角＜30°

拍摄其他角度的 X 线片可更好地显示可疑骨折。腕关节尺偏最大时的正位（手舟骨位）X 线片可以更好地显示手舟骨。腕管位用于检查钩骨钩和豌豆骨的骨折。拍摄腕管位时，手腕过度背伸，X 线朝向腕关节掌侧。此外，手旋后 45° 的斜位片可更好地显示豌豆骨和三角骨及钩骨的掌侧。

90% 的腕关节骨折可以通过标准的 X 线片显示。

压缩骨折或轻度移位的腕关节骨折在 X 线上表现可能不太明显。可能有必要采取其他成像技术，包括计算机断层扫描（CT）、骨扫描和磁共振成像（MRI），但在初次就诊时并不常规使用。超声仔细检查骨表面可能会发现 X 线上未显示的骨折。此外，超声已被用于检查隐匿性手舟骨骨折和钩骨钩部骨折。一旦超声检查到骨折，应进行 CT 检查以更准确地确定骨折类型。

腕 部 骨 折

腕骨骨折

腕骨包含多块骨，这些腕骨彼此形成多个关节。由于腕骨在 X 线上通常存在重叠，因此要准确诊断腕骨骨折，需要仔细采集病史和体格检查。手舟骨骨折不仅是最常见的腕骨骨折，也是最常见的漏诊腕骨骨折之一。三角骨骨折是第二常见的腕骨骨折，月骨骨折是第三常见的腕骨骨折。腕骨骨折伴有几种常见的并发症。

- 其他损伤。患者经常发生二次骨折或韧带损伤。
- 神经损伤。许多腕骨骨折可引起一过性正中神经病变。钩骨钩或豌豆骨骨折可并发尺神经损伤。
- 愈合不良。腕骨骨折，特别是手舟骨骨折可能会引起骨不连或缺血性坏死（AVN）。在许多患者中，愈合不良是固定不足引起的。

手舟骨骨折

手舟骨骨折是最常见的腕骨骨折，占腕骨损伤的 60% ～ 70%。手舟骨骨折的高发生率与其大小和位置有关。手舟骨属于近端腕骨，但是从解剖学上看，它可以延伸到远端腕骨区域。手的桡偏或背伸会因桡骨撞击手舟骨而受限。应力作用经常会导致骨折。

手舟骨的血液供应来自于自背侧穿入舟骨腰部、结节附近的滋养血管。因此，手舟骨的近端没有直接的血液供应。由于手舟骨血供较少，因此该部位骨折有延迟愈合或缺血性坏死的风险。

> **公理**：手舟骨骨折发生部位越靠近近端，发生缺血性坏死的可能性越大。

临床医师必须认识到，腕关节扭伤患者可能存在隐匿性手舟骨骨折，这种骨折经体格检查可以迅速排除。正如本章后文所述，X 线片结果阴性并不能排除这种骨折。

> **公理**：出现症状的腕关节扭伤患者必须排除急性手舟骨骨折。

手舟骨骨折分为以下四种类型，按发生率高低排列如下：中间 1/3（腰部）骨折、近端 1/3 骨折、远端 1/3 骨折和结节骨折（图 12-12）。手舟骨腰部骨折占所有手舟骨骨折的 50% 以上。骨折线越靠近近端，并发症的发生率越高（近端＞腰部＞远端＞结节）。手舟骨应力性骨折也有报道。

损伤机制

手舟骨骨折通常是由腕部用力过伸造成的。单纯站立时摔倒和运动损伤是最常见的损伤机制。具体的骨折类型取决于受伤时手和前臂的姿势。腕部桡偏时，过度背伸导致桡骨茎突撞击手舟骨腰部，造成手舟骨中 1/3 骨折。

体格检查

体格检查可发现压痛最强点位于解剖鼻烟壶基底部。解剖鼻烟壶压痛对手舟骨骨折的诊断灵敏度为 90%，特异度为 40%。手舟骨结节触诊有无压痛的诊断灵敏度与之类似（87%），特异度较高（57%）。手舟骨结节触诊即在腕关节桡偏时，触诊手舟骨的掌侧。拇指与第一掌骨的轴向挤压和抗阻力后旋也可能引起手舟骨骨折的疼痛。诊断隐匿性手舟骨骨折最准确的检查是患者将其拇指和示指尖捏住或前臂旋前时出现的疼痛。此外，手舟骨骨折的患者手腕旋前并且尺偏时，解剖鼻烟壶会出现疼痛。根据一项小型研究，如果查体时患者没有该体征，可 100% 排除手舟骨骨折。

影像学检查

常规的腕部正位、侧位和斜位 X 线均可显示骨折（图 12-13）。如果临床怀疑手舟骨骨折，则应拍摄尺偏位的手舟骨 X 线。尽管如此，仍有高达 30% 的手舟骨骨折在早期 X 线上不能显示出来，这些骨折可能需

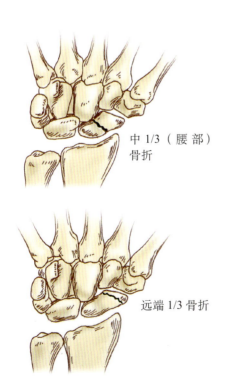

中 1/3（腰部）骨折

远端 1/3 骨折

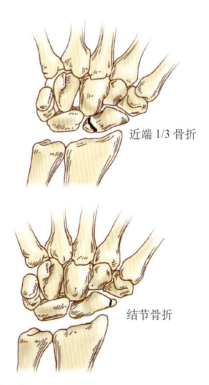

近端 1/3 骨折

结节骨折

图 12-12　手舟骨骨折

要长达 1 ~ 2 周的时间才能在 X 线显示明显。急性手舟骨骨折的一个间接征象是手舟骨脂肪垫移位。然而，一项研究发现这一表现仅在 50% 隐匿性手舟骨骨折的影像学中出现。在某些情况下，患侧与健侧对比检查可有助于诊断。

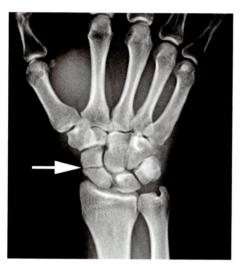

图 12-13 手舟骨腰部骨折（箭头所示）

尽管 X 线是常规首选的影像学检查，但还应考虑其他检查手段。CT 是评估复杂手舟骨骨折的首选方法，可评估骨折位置和畸形情况。当初始 X 线片为阴性时，MRI 可以有效检查出临床可疑的手舟骨骨折。多项研究表明，腕关节 MRI 诊断手舟骨骨折敏感度可达 100%，即使是在骨折急性期。超声显示手舟骨皮质连续性中断和桡腕关节积液可诊断手舟骨骨折。

骨折诊断明确后，在不同角度的 X 线下，骨折碎块的移位或骨折碎块之间位置变化都表明骨折不稳定。骨折伴脱位通常表现为远端骨折碎片和腕骨的背侧脱位。近端骨折碎片和月骨一般与桡骨维持正常位置关系。

手舟骨骨折有时会与二分舟骨混淆。后者是一种罕见的先天性异常（发病率 < 0.5%），可能被误诊为手舟骨腰部骨折。二分舟骨的边缘光滑。

切勿混淆未正常愈合的陈旧性手舟骨骨折与手舟骨急性损伤。影像学上，骨不连显示骨折断端边缘硬化。还可见骨折断端间距与其他腕骨之间的距离相似（图 12-14）。

合并损伤

大多数（90%）手舟骨骨折没有合并损伤。与手舟骨骨折相关的损伤包括：

- 桡腕关节脱位
- 腕骨远、近列分离
- 桡骨远端骨折
- 拇指 Bennett 骨折
- 月骨骨折或脱位
- 月舟骨分离脱位

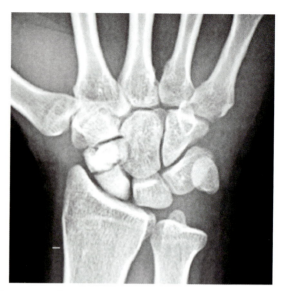

图 12-14 手舟骨骨折骨不连。注意骨折断端边缘硬化和骨折断端间距

治疗

手舟骨骨折的治疗方法存在争议，并存在并发症。一般来说，远端骨折和横断骨折与近端或斜行骨折相比，愈合后的并发症较少，建议固定患肢，然而最佳疗法尚不明确。关于拇指人字石膏的合适长度（短臂还是长臂）一直存在争议。在一项前瞻性的随机研究中，短臂拇指人字石膏固定治疗的患者愈合时间更长（12.7 周 vs 9.5 周），不愈合率更高。最近的一项随机试验系统性回顾研究表明，不同类型的石膏治疗的不愈合率和功能恢复情况没有差异。另一项对 292 名患者的随机研究表明，固定拇指无益于骨折治疗。尽管如此，许多骨科医师仍然倾向于行拇指固定。

与其他骨折一样，在手舟骨骨折的初期治疗中，冰敷和抬高患肢是重要的治疗手段。根据治疗方法，将手舟骨骨折分为：①临床怀疑但无影像学证据的手舟骨骨折；②无移位的手舟骨骨折；③移位的手舟骨骨折。

临床怀疑但无影像学证据的手舟骨骨折。高达 30% 的临床怀疑但无影像学证据的手舟骨骨折患者，最终被诊断为手舟骨骨折。因此，我们认为这类患者应视为无移位的手舟骨骨折，应用拇指人字石膏固定腕部和前臂。拇指固定于功能位。手腕应轻微屈曲石膏固定，避免尺偏或桡偏（附 7）。

7 ~ 10d 后再行体格检查和 X 线检查。如果确诊骨折，应再使用长臂拇指人字石膏固定 4 ~ 5 周（总共 6 周）。然后使用短臂拇指人字石膏继续固定，直至临床和影像学上出现愈合迹象。如果没有发现骨折，但是查体仍然怀疑骨折，应该继续使用石膏固定，每隔 7 ～ 10d 再重新检查一次。

早期发现隐匿性骨折的方法包括骨扫描、CT 和 MRI。损伤后 4d 的骨扫描对诊断隐匿性手舟骨骨折的敏感性很高，但假阳性率也很高。对于大多数急诊医师来说，CT 扫描很方便，其灵敏度比 X 线高，而且比骨扫描更灵敏、更具体。CT 扫描仍可能出现假阴性。MRI 对发现隐匿性手舟骨骨折非常灵敏。然而临床操作不方便。在一项对临床怀疑手舟骨骨折且 X 线阴性的患者的研究中，损伤 2 周内的 MRI 发现 20% 的患者存在隐匿性手舟骨骨折，另有 20% 的患者发现桡骨远端或其他腕骨骨折。MRI 用于评估手舟骨的另一个显著优势是其可以显示骨折碎片的活性。

无移位的手舟骨骨折。应该使用拇指人字石膏（附 7）。短臂拇指人字石膏用于固定远端无移位骨折。长臂拇指人字石膏用于固定无移位的腰部或近端骨折。患者应在 5 ～ 7d 内去手外科复诊，以接受正规的治疗。

大多数骨折都要通过 CT 检查明确骨折位置、类型和移位情况，这些因素在 X 线上有时难以明确。如果 CT 证实骨折无移位，则采用长臂拇指人字石膏固定。6 周后，更换为短臂拇指人字石膏固定，共固定 8 ～ 12 周。此时，通常会出现骨折愈合的临床和影像学征象，可停止行石膏固定。由于手舟骨近端 1/3 骨折并发症较高，其固定的时间（12 ～ 16 周）长于腰部或远端骨折（8 ～ 12 周）。

一直以来，石膏固定是针对无移位的手舟骨骨折的常规治疗。但最近发现，手术治疗有助于早期恢复其功能锻炼。手术可使患者提前结束石膏固定，进而恢复工作或运动。然而，手术不愈合风险必须与 95% 以上的石膏固定治愈率进行比较。由于手舟骨近端骨折不愈合率较高，一些学者建议无论骨折是否移位都应手术治疗。

移位的手舟骨骨折。移位骨折不愈合率为 50% ～ 55%（完全固定的无移位骨折不愈合率为 5% ～ 15%），因此需要更积极地进行早期治疗。如有骨折出现明显移位、成角或粉碎性骨折，应请手外科医师会诊。首先拇指人字石膏固定患肢，再由手外科医师行切开复位内固定术。内固定的绝对适应证包括移位 1mm 或成角 15°。

并发症

尽管选择了最佳治疗方法，手舟骨骨折仍可能发生以下并发症：

● 手舟骨近端 1/3 骨折、骨折移位、粉碎性骨折或未充分固定的骨折可发生缺血性坏死。缺血性坏死发生率约为 30%。近端骨折发生率最高。

● 延迟愈合、畸形愈合或骨不连。骨不连的发生率为 5% ～ 10%。骨不连相关的危险因素包括近端骨折、骨折不稳定和延迟治疗。

● 桡腕关节炎伴腕部疼痛和（或）僵硬三角骨骨折

三角骨骨折是第二常见的腕骨骨折，占所有腕骨骨折的 3% ～ 5%。三角骨骨折可分为两种类型：背侧骨折（撕脱骨折）和横行骨折（图 12-15）。背侧骨折更为常见，占所有三角骨骨折的 93%。

损伤机制

背侧骨折通常继发于腕关节尺偏时发生过伸损伤。在这个姿势下，钩骨迫使三角骨抵住桡骨的背侧缘，发生骨折。如果跌倒过程中腕关节处于屈曲位，撕脱骨折可发生于强壮的背侧韧带的附着点。

三角骨横行骨折继发于手背的直接打击，常伴有月骨周围脱位。

体格检查

在三角骨区域（尺骨茎突的远侧）会有背侧肿胀和压痛。手腕背伸时出现疼痛或疼痛加重。

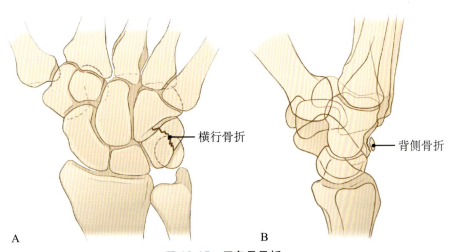

图 12-15　三角骨骨折
A. 横行骨折；B. 背侧撕脱骨折

影像学检查

侧位 X 线片上可见背侧撕脱骨折（图 12-16）。从侧位片上看，尺骨茎突通常"指向"三角骨的背侧。横断骨折在正位和斜位 X 线片上成像效果最好。

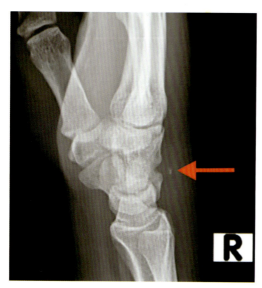

图 12-16　三角骨骨折。背侧撕脱骨折只能在侧位 X 线片上看到（箭头所示）

合并损伤

三角骨损伤常合并手舟骨骨折、月舟骨不稳、桡骨远端和尺骨茎突骨折及尺神经损伤。尺神经的深支（运动支）毗邻三角骨，可能会受到损伤。

治疗

背侧撕脱骨折。手腕略微伸直后行掌侧石膏固定，以对患肢进行保护，同时冰敷和抬高患肢。消肿后的 3～4d 内行短臂石膏固定。大多数撕脱骨折为无症状纤维愈合，一般预后良好，但其表明周围存在潜在的软组织损伤，必须通过 4～6 周的石膏固定才能愈合。

横行骨折。三角骨横行骨折的治疗指南尚不明确。在治疗前，必须通过 X 线检查排除骨折移位和其他腕部损伤。无移位的体部骨折可用短臂石膏固定 4～6 周。如果移位 > 1mm 或合并其他腕骨韧带损伤，应考虑手术修复。

并发症

如前所述，三角骨骨折可导致尺神经深支损伤及其带来的运动功能障碍。三角骨血供丰富，因此，背侧撕脱骨折和横行骨折均不会并发缺血性坏死。

月骨骨折

月骨骨折很少见，仅占所有腕骨骨折的 0.5%～6.5%，通常是由高能量损伤引起，往往与其他腕骨和韧带损伤相关。最常见的月骨骨折是月骨体骨折（图 12-17）和背侧撕脱骨折。月骨体骨折可发生在任何

平面，粉碎程度各不相同。正如手舟骨骨折，临床可疑的月骨骨折必须治疗，以免发生月骨坏死（也称为 Kienböck 病）。

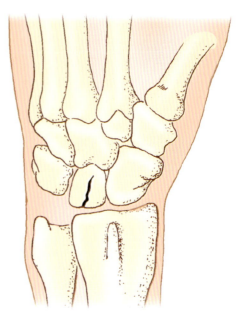

图 12-17　月骨骨折

损伤机制

月骨骨折通常由间接暴力引起，如过度背伸（背侧撕脱骨折）。月骨体骨折由直接轴向挤压造成。尽管 75% 的 Kienböck 病患者既往有严重的腕部外伤史，但慢性重复性损伤也可能导致该病。

体格检查

月骨背侧区域（即 Lister 结节的远侧）出现疼痛和压痛。此外，对第三掌骨的轴向挤压会加重疼痛。由于月骨位于关节囊内，肿胀可能表现不明显。

影像学检查

常规腕部 X 线上通常很难发现骨折线。如果临床上怀疑骨折，通常需要根据 CT 和 MRI 检查来作出诊断这两者都比 X 线更容易发现月骨骨折。Kienböck 病在影像学上有四个不同的阶段。Ⅰ期，X 线基本正常；Ⅱ期，可见月骨硬化；Ⅲ期，月骨明显塌陷（图 12-18）；Ⅳ期，严重的月骨塌陷并伴有周围关节的关节内退行性改变。早期 MRI 检查可以发现月骨的血流减少及 Kienböck 病的早期迹象。

合并损伤

其他腕关节骨折和腕关节不稳常合并月骨骨折，因此排除这些损伤有重要意义。

治疗

与手舟骨骨折一样，治疗方法的选择应参考临床或影像学依据。一般建议屈曲掌指关节行长臂拇指人字石膏（附 7）固定，以减轻月骨压力。强烈建议行一期固定后转诊至骨科。最终治疗包括对无移位骨折

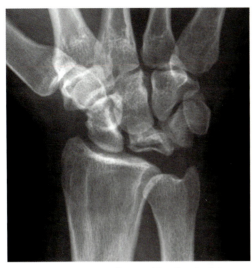

图 12-18　月骨坏死（Kienböck 病）

的患者行 6～8 周的石膏固定。移位（＞1mm）或不稳定骨折需要手术治疗。手术治疗包括克氏针、空芯螺钉或骨内缝合锚钉。Kienböck 病的治疗尚无定论，不在本章进行讨论。

并发症

未经恰当治疗的月骨骨折容易发生近端骨块坏死。随着时间的推移，骨折碎块会发生压缩和坍塌。然而，即使经恰当治疗也可能会发生骨坏死。

头状骨骨折

头状骨在 8 块腕骨中体积最大，其在近端与手舟骨和月骨相连，在外侧与小多角骨和钩骨相连，在远端与第二、第三和第四掌骨相连。单纯头状骨骨折极为罕见，仅占所有腕骨骨折的 1.3%。由于腕骨间韧带的稳定性，骨折通常呈横行，且无移位（图 12-19）。

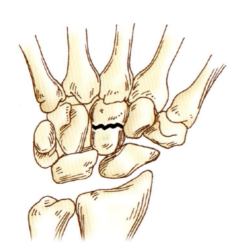

图 12-19　头状骨骨折

损伤机制

两种损伤机制可导致头状骨骨折。直接打击或挤压手腕背侧可能导致骨折。跌倒时，间接暴力作用于伸直的手上也可能导致骨折。头状骨处在腕部中心位置，受到周围组织的有效保护，因此高能量损伤才能导致其骨折。

体格检查

头状骨对应的手背区域出现压痛和肿胀。轴向挤压第三掌骨或发生运动时加重疼痛。

影像学检查

骨折无移位患者，早期 X 线片结果通常为阴性。在一项研究中，57% 的早期 X 线片未能显示骨折或被视为正常。如果早期 X 线片为阴性，但临床高度怀疑骨折，应考虑行 CT 或 MRI 检查。

合并损伤

大多数头状骨骨折与其他腕部损伤相关，包括手舟骨骨折、桡骨远端骨折、月骨脱位或半脱位及腕掌关节脱位。舟头骨综合征是一种特殊的损伤，可导致手舟骨腰部骨折和头状骨近端骨折。

治疗

腕关节轻度背伸且拇指指间关节处于功能位行短臂拇指人字石膏（附 7）固定。对于无移位骨折，须进行石膏固定 8 周。如果存在明显移位，应行切开复位内固定，术后早期活动。

并发症

头状骨骨折可能存在以下几种并发症：

- 畸形愈合或缺血性坏死
- 创伤性关节炎，尤其常见于头状骨粉碎性骨折
- 正中神经病变或腕管综合征

钩骨骨折

钩骨的体部远端与第四和第五掌骨的基底部相连，桡侧与头状骨相连，近端与三角骨和月骨相连。钩骨钩是 Guyon 管的远端边界，管内走行尺动脉和尺神经。钩骨骨折占所有腕骨骨折的 1%～4%。这些骨折按发生部位可分为四种类型，其中钩骨钩骨折最为常见（图 12-20）：

- 远端关节面骨折
- 钩骨钩骨折
- 钩骨体粉碎骨折
- 近端关节面骨折

损伤机制

不同类型的钩骨骨折通常由特定的损伤机制造成。远端关节面骨折通常是在第五掌骨背伸和尺偏时跌倒或外力撞击造成的。钩骨钩骨折常见于从事挥拍运动的球类运动员中。用力挥拍时，球拍（高尔夫球杆、球棒等）的底座撞击钩骨钩导致骨折。此外，跌倒时手掌撑地也可能导致钩骨钩骨折。直接暴力挤压会造成钩骨体粉碎骨折。钩骨近端骨折或骨软骨骨折属于压缩性损伤，通常发生在手背伸和尺偏时。

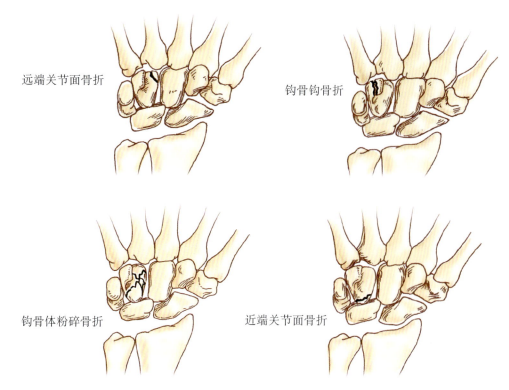

远端关节面骨折

钩骨钩骨折

钩骨体粉碎骨折

近端关节面骨折

图 12-20 钩骨骨折

体格检查

压痛通常局限于小鱼际，无肿胀或轻微肿胀。轴向挤压第五掌骨，远端关节骨折疼痛加重。钩骨钩骨折时，钩骨钩区域（豌豆骨远端和桡侧 2cm 范围）的手掌侧压痛（图 12-9）。腕关节轻度尺偏，环指与小指抗阻力背伸时出现疼痛。通过这种被称为"钩骨钩牵拉试验"的检查，屈肌腱将断裂的钩骨钩绷紧，引起疼痛。钩骨体和近端关节面骨折时，腕关节活动会加剧疼痛。

影像学检查

常规 X 线片，包括斜位片，可能不足以显示钩骨骨折。标准的腕关节 X 线可以显示钩骨体骨折（图 12-21）。腕管位 X 线或 CT 对钩骨钩的显像效果最佳（图 12-22）。通过 CT 检查钩骨钩骨折的灵敏度为 100%，特异度为 94%。值得注意的是，钩骨钩由不同的骨化中心发育而来，在某些成人中，可能作为单独的圆形小骨（原始钩骨）存在。这种正常的变异可能被误诊为钩骨钩骨折。

合并损伤

钩骨骨折常合并尺神经或尺动脉损伤，也有报道会合并屈肌腱断裂（指深屈肌腱）。

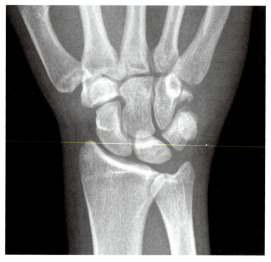

图 12-21 钩骨体部的骨折延伸至远端关节面

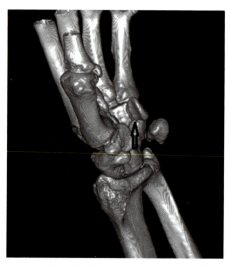

图 12-22 CT 示钩骨钩骨折（箭头所示）。X 线结果为阴性

治疗

无移位的钩骨骨折应使用尺侧半管形石膏固定腕关节（附3），然后行短臂石膏固定6～8周。对于所有移位的体部骨折和钩骨钩骨折，如果患者不能忍受长时间的固定，应该在行患肢石膏固定后转诊行手术治疗。移位或不愈合的钩骨钩骨折需手术切除。

并发症

钩骨骨折，特别是钩骨钩骨折可损伤尺动脉和尺神经的分支。因此，确保环指和小指血供和感觉完好是至关重要的。尺神经损伤可能会导致骨间肌萎缩，并可能使患者握力丧失。此外，钩骨骨折可能会导致第五腕掌关节发生关节炎。

大多角骨骨折

大多角骨骨折占所有腕骨骨折的1%～5%。单纯大多角骨骨折罕见，常合并其他损伤，如第一掌骨骨折或移位、手舟骨骨折和桡骨远端骨折。大多角骨骨折可分为三种类型（图12-23）。

- 垂直骨折
- 粉碎性骨折
- 撕脱骨折（大多角结节骨折）

损伤机制

大多角骨骨折的损伤机制通常分以下3种。拇指内收暴力挤压大多角骨关节面导致垂直骨折和粉碎性骨折。桡骨茎突和第一掌骨之间的骨发生粉碎性骨折。大多角结节是大多角骨上的纵向掌侧嵴状隆起，是腕横韧带的桡侧附着点。大多角骨结节在直接暴力作用下发生骨折，如跌倒时手掌撑地，或腕横韧带引起撕脱骨折。

体格检查

大多角骨骨折的患者大鱼际基底部疼痛，典型表现为轻微肿胀，伴明显不适（与其他腕骨骨折相比）。此外，拇指活动或对拇指的轴向挤压会加重疼痛，尤其是当患者做捏持动作时可能会感到疼痛和无力（例如，做出"OK"的手势或将拇指触摸小指尖时）。

影像学检查

常规的X线上很难发现大多角骨骨折。常规检查能够发现垂直骨折和粉碎性骨折（图12-24A）。腕管位或CT扫描可显示大多角结节骨折（图12-24B）。

合并损伤

大多角骨骨折可能合并桡动脉损伤、第一掌骨骨折、桡骨远端骨折和第一掌骨脱位。桡侧腕屈肌沿大多角结节的基底部走行，因此大多角骨结节骨折后使其发生损伤。

治疗

大多角骨骨折的急症处理包括患肢抬高和冰敷。建议使用短臂拇指人字石膏固定（附7）。无移位骨折和撕脱骨折可行石膏固定，而移位骨折（移位＞1mm）则须手术修复。

并发症

大多角骨骨折可并发第一腕掌关节炎、肌腱炎，或桡侧腕屈肌断裂。

豌豆骨骨折

豌豆骨是位于腕部掌侧面的籽骨，其特殊之处在于只与三角骨相连。豌豆骨很少发生骨折，发生率仅占所有腕骨骨折的1%。解剖学上，尺动脉和尺神经的深支在 Guyon 管内紧邻豌豆骨桡侧面，尺侧腕屈肌的肌腱附着在豌豆骨的掌侧面。

豌豆骨骨折的分类如下（图12-25）：

- 撕脱骨折
- 体部横行骨折
- 粉碎性骨折

损伤机制

豌豆骨骨折的常见损伤机制分两种。直接暴力或摔倒时手掌撑地可能会导致体部横行骨折或粉碎性骨折。此外，跌倒时手掌撑地，牵拉尺侧腕屈肌间接导致撕脱骨折。

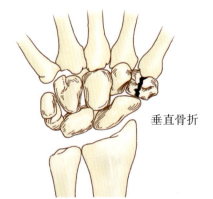
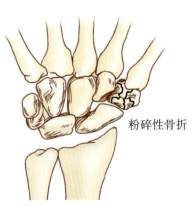
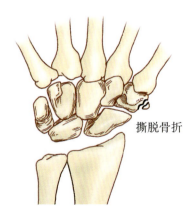

垂直骨折　　　粉碎性骨折　　　撕脱骨折

图 12-23　**大多角骨骨折**

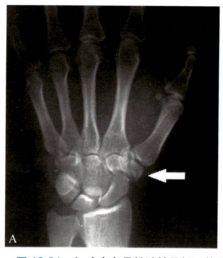
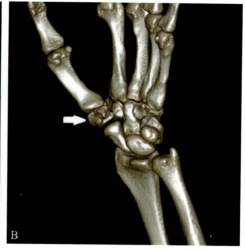

图 12-24　A.大多角骨粉碎性骨折（箭头所示）；B.CT 扫描可见大多角骨结节骨折

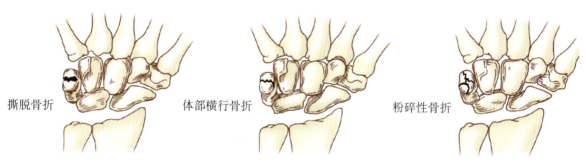

撕脱骨折　　　　　　　　体部横行骨折　　　　　　　　粉碎性骨折

图 12-25　豌豆骨骨折

体格检查

豌豆骨区域（小鱼际基底部）压痛。腕关节抗阻屈曲引起腕部尺侧疼痛。豌豆骨可疑骨折时，检查和记录尺神经运动支的功能具有重要意义。

影像学检查

通过常规 X 线诊断豌豆骨骨折较困难，因为豌豆骨与其他腕骨重叠导致显示不清。如果常规 X 线显示不清，可通过手腕旋后 30°～45°斜位或腕管位检查豌豆骨，或行 CT 扫描。

合并损伤

豌豆骨骨折可能合并以下损伤：

- 尺神经运动支损伤
- 三角骨骨折
- 钩骨骨折
- 桡骨远端骨折

治疗

初期治疗包括尺侧半管形石膏固定（附 3）。最终治疗包括短臂石膏固定 6 周，积极活动尺侧腕屈肌。若发生骨不连，需切除豌豆骨。

并发症

豌豆骨骨折漏诊相关的并发症包括豌豆骨 - 三角骨软骨软化或半脱位，骨折碎块进入关节间隙，以及退行性关节炎。豌豆骨骨折可能并发尺神经深支损伤。

然而，大多数骨折初期出现的尺神经麻痹将在 8～12 周内痊愈，只需密切观察即可。

小多角骨骨折

小多角骨骨折罕见（占腕骨骨折的 1% 以下），这是因为其通过坚强的韧带附着在毗邻的腕骨上（图 12-26）。其特殊的楔形形状和所处位置对其提供了保护。因此，小多角骨背侧脱位比骨折更常见。

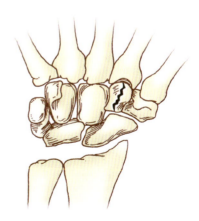

图 12-26　小多角骨骨折

损伤机制

骨折最常见的原因是挤压伤（直接背侧暴力）或

高能量轴向暴力使第二掌骨撞击小多角骨。

体格检查

腕关节背侧第二掌骨基底近端压痛，合并损伤可能掩盖压痛。轻微活动第二掌骨引起疼痛。

影像学检查

常规的腕部 X 线很难发现小多角骨骨折。X 线上多种组织结构相互重叠，因此小多角骨高度可疑骨折时，CT 扫描是最佳影像学检查方法。小多角骨脱位时第二掌骨近端关节面失去了正常的线性关系，因此在正位 X 线中最易发现。

合并损伤

小多角骨骨折很少单独发生，常合并邻近掌骨基底骨折或脱位，可能合并小多角骨背侧脱位。复位方法先行纵向牵引，然后腕关节掌屈并挤压小多角骨背侧。

治疗

初期治疗包括冰敷和患肢抬高，拇指人字石膏（附7）固定。根据骨折稳定性的程度，选择行石膏固定或手术治疗。

并发症

小多角骨骨折不愈合和缺血性坏死的发生率很高。由于小多角骨的血供 70% 来自骨间血管的背侧支，背侧骨折或脱位易破坏血供增加缺血性坏死的风险。

桡骨远端骨折

桡骨远端骨折是急诊科最常见的长骨骨折之一，其发生呈双峰分布，主要见于儿童、青少年和老年人。可分为伸直型骨折（Colles 骨折）、屈曲型骨折（Smith 骨折）和骨折脱位（Hutchinson 骨折和 Barton 骨折）。桡骨远端骨折分型的依据是其基础解剖。桡骨远端骨折分型系统复杂，我们只讨论了分型中一种，旨在为急诊医师治疗这类骨折提供临床指导。

基础解剖

急诊医师应了解桡骨远端的基本解剖结构，以评估腕部 X 线上的 3 个重要测量值：掌倾角、尺偏角和桡骨茎突长度。闭合复位和（或）切开复位内固定恢复正常解剖结构，确保功能正常。若未能纠正畸形，可能导致腕部生物力学和运动功能的异常及创伤性关节炎。

掌倾角。正常腕关节侧位片，向掌侧成角（掌倾角）的范围为 1°～23°（平均 11°，图 12-27A）。合并掌侧成角的骨折通常功能恢复良好，而合并桡腕关节背侧成角的骨折如果复位不良，则功能恢复较差。

尺偏角。腕关节正位测量远端尺桡关节尺侧偏斜角度正常值是 15°～30°（尺偏角，图 12-27B）。治疗过程中，尺偏角的角度对桡骨远端骨折治疗效果评估非常重要，如果复位不良造成尺偏角的丧失将导致手部尺侧运动功能下降。

桡骨茎突长度。该值也可以在腕部的 X 线正位上测量。它是这两条线之间的距离：一条线垂直于桡骨长轴穿过桡骨茎突远端，另一条线与尺骨远端关节面相交（图 12-27C）。正常桡骨茎突长度约 12mm。如果闭合复位桡骨茎突长度无法恢复，可能需要行手术固定。一项关于桡骨关节内移位骨折的研究发现：相对于恢复尺偏角或掌倾角来说，手术治疗恢复桡骨茎突长度对功能改善影响更大。

分型

桡骨远端骨折有许多种分型方式。理想的分型方式有助于医师制订治疗方案、预测治疗效果。然而，由于分型方式众多，并没有一种分型方式是最佳的，有些分型方式更适用于临床。最近，Fernández 提出了一种基于损伤机制的分型方式，并提出了治疗指南。该分型方式如下：

- Ⅰ型：关节外干骺端骨折
Colles 骨折（背侧成角）和 Smith 骨折（掌侧成角）
- Ⅱ型：关节内剪切骨折
Barton 骨折（背侧缘和掌侧缘骨折）
- Ⅲ型：关节内压缩骨折

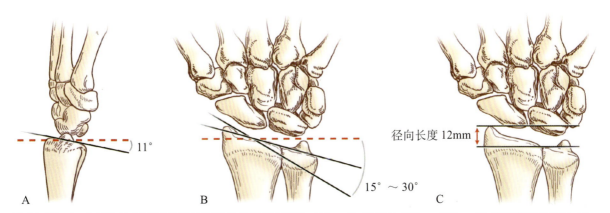

图 12-27　A. 在侧位片上可见正常的桡腕关节掌倾角平均 11°；B. 尺偏角 15°～30°；C. 桡骨茎突长度约 12mm

复杂的关节内骨折和桡骨 Pilon 骨折
- Ⅳ型：撕脱骨折

桡腕关节骨折伴脱位
- Ⅴ型：高能量损伤机制导致的粉碎性骨折

急诊医师可以复位Ⅰ型骨折。Ⅱ～Ⅴ型骨折可在急诊行初步闭合复位，但由于这些骨折易出现并发症，且其中许多患者需要手术治疗，建议骨科对其进行密切随访。

大多数桡骨远端Ⅰ型骨折在成功闭合复位后（对于移位骨折）可以行非手术治疗。大部分情况下，由于Ⅱ～Ⅴ型骨折不稳定，最终需要手术治疗。

即使初始复位后适当的石膏固定，不稳定骨折仍面临有二次移位的风险。不稳定骨折包括：早期 X 线显示存在超过 20° 的背侧或掌侧成角、骨折断端向任何方向移位超过骨干宽度的 2/3、干骺端粉碎性骨折、短缩超过 5mm、关节内骨折、合并尺骨骨折，或老年骨质疏松骨折。

大多数桡骨远端骨折分型方法的主要缺点之一是骨折的影像学表现不能明确地对应特定的治疗方法。患者的年龄及身体状况、职业、骨密度、周围软组织损伤情况、闭合复位后的稳定性等诸多因素对骨科医师考虑是否需手术固定具有重要意义。骨质疏松患者闭合复位很难维持稳定，增加了手术固定的可能性。

合并尺骨骨折

桡骨远端骨折常合并尺骨远端骨折，此类患者可能需要行手术治疗。约 60% 的伸直型桡骨远端骨折合并尺骨茎突骨折，60% 的尺骨茎突骨折合并尺骨头部或颈部骨折。尺骨茎突骨折提示尺侧韧带复合体发生撕裂。然而这类损伤并不严重，仅治疗桡骨远端骨折即可。尺骨头部或颈部骨折可能造成远端尺桡关节不稳定，因此应转诊至骨科治疗。

伸直型骨折（Colles 骨折）

桡骨远端骨折是最常见的长骨骨折之一，伸直型骨折（Colles 骨折）是成人最常见的腕部骨折（图 12-28）。

损伤机制

大多数桡骨远端骨折是由于跌倒时手掌撑地造成的。粉碎程度和骨折线位置取决于摔倒的力量和骨骼的脆性（年龄）。旋后暴力常合并尺骨骨折。

体格检查

体格检查通常发现前臂远端疼痛、肿胀和压痛。骨折成角移位，呈"餐叉样"畸形（图 12-29）。需着重检查并记录正中神经功能。肘部或前臂近端压痛提示桡骨头半脱位或脱位。

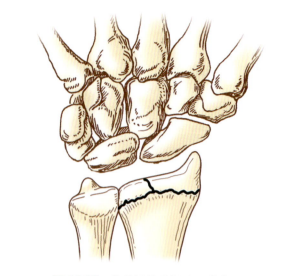

图 12-28 桡骨远端骨折累及关节面

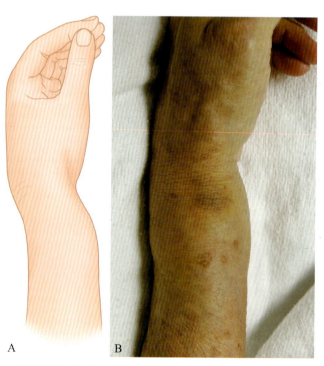

图 12-29 Colles 骨折时桡骨远端出现"餐叉样"畸形
A. 示意图；B. 临床图片

影像学检查

腕关节正位和侧位 X 线通常足以显示骨折（图 12-30）。Colles 骨折的特点是桡骨远端背侧成角或移位（图 12-31），常见背侧皮质嵌插。当暴力较大时，可见远端骨皮质粉碎，骨折累及关节面。

评估这些骨折时，医师应该解决以下问题：
- 是否合并尺骨茎突或尺骨颈骨折（图 12-32）？这类骨折可能造成远端尺桡关节不稳，需要紧急转诊至骨科。
- 骨折是否累及桡尺关节或桡腕关节？累及关节面越多，尤其是关节面存在台阶，创伤性关节炎发生

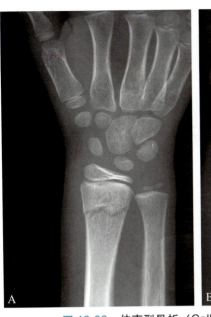
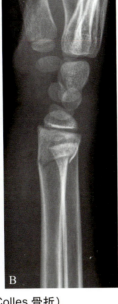

图 12-30　伸直型骨折（Colles 骨折）
A.. 正位；B. 侧位

的可能性越大。门诊进行 CT 或 MRI 检查，有助于判断桡腕或桡尺关节受累范围。

● 掌倾角（侧位）、尺偏角（正位）和桡骨茎突长度（正位）的测量值是多少？正常解剖关系紊乱增加并发症风险。

● 侧位片上有远端尺桡关节半脱位的证据吗？在合格的侧位片上，尺骨不应向桡骨背侧突出超过 2mm，若超过这一范围提示远端尺桡关节半脱位。

合并损伤

桡骨远端伸直型骨折可合并一些严重损伤，包括尺骨茎突和尺骨颈骨折、腕骨骨折、远端尺桡关节半脱位、韧带损伤、屈肌腱损伤以及正中神经和尺神经损伤。

治疗

无成角移位的 Colles 骨折，且尺偏角、掌倾角和桡骨茎突长度接近正常，可以行背侧石膏或石膏夹板

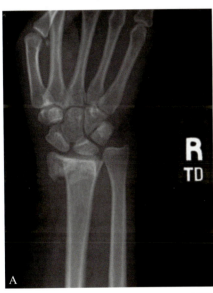
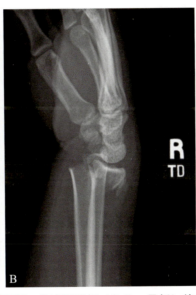
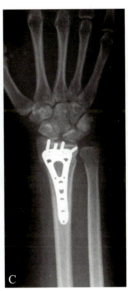
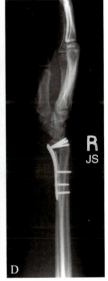

图 12-31　伸直型骨折（Colles 骨折）伴背侧移位
A. 正位；B. 侧位；C. 术后正位；D. 术后侧位

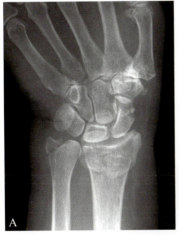
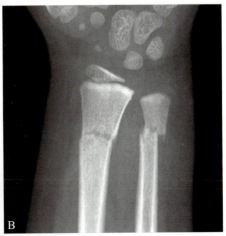

图 12-32　桡骨远端骨折合并尺骨远端骨折
A. 尺骨茎突骨折；B. 尺骨颈骨折

固定（附11）。其他无移位的桡骨远端骨折也可采用同样的方法治疗。如果患者可以耐受闭合复位，对于移位或成角畸形的骨折，可以由骨科医师或急诊医师进行闭合复位。

Colles骨折闭合复位的方法如下（图12-33）：

1. 血肿区域局部麻醉或镇静麻醉（参见第2章）。

2. 骨折牵引：将手指置于手指夹中，肘部屈曲90°。胶带加固手指四周防止手指从手指夹滑出。5～10磅的重物悬挂在肘部5～15min，或者直至骨折断端分离。4袋生理盐水重约9磅置于悬吊带或弹力织物中，可替代常规重物（图12-34）。或者用双向牵引使断端分离。

3. 分离断端：将拇指放在远端骨折块的背侧，其余手指握紧手腕，通过轻度背伸远端骨折块使骨折块分离。

4. 复位骨折：牵引持续，用拇指对远端骨折块向掌侧施压，用其余手指对近端骨折块向背侧施压。

5. 放松牵引：复位完成后，移除牵引。通过X线检查，立即对复位情况评估。

复位完成后，固定前臂，重新检查并记录正中神经功能。复位前准备好石膏等固定所用的材料，复位完成后可以迅速固定。前臂使用薄衬垫包裹，然后石膏夹板固定（附11）。不推荐使用过厚的衬垫或市面上销售的玻璃纤维材料的夹板，因为这两者难以维持复位。Colles骨折的常规固定位置是轻度旋前（25°），腕关节掌屈15°，尺偏10°～15°。复位后行X线检查，以确保复位满意。复位后，患肢应保持抬高72h以利于消肿。手指和肩关节即刻开始功能锻炼。

桡骨远端骨折复位时，应记住以下原则：第一，延迟就诊（即受伤几天后）骨折难以复位，仅进行血肿部位局麻往往不能有效镇痛。第二，避免背侧成角（倾斜），因为手指伸肌牵拉骨折端，掌倾角难以维持。此外，通过复位很容易恢复正常的尺偏角，但在愈合过程中往往难以维持。伤后3d和2周时复查X线查看复位情况，如果复位难以维持，可能需要内固定。复位满意的标准如下：

● 尺偏角：正位片上≥15°；

● 桡骨茎突长度：正位片上短缩≤5mm；

● 掌倾角：侧位片上背侧＜15°或掌侧小于20°；

● 关节稳：脱位≤2mm。

Colles骨折即使处理得当也可能导致远期并发症。因此，建议1周内骨科复诊，尤其是在急诊科骨折复

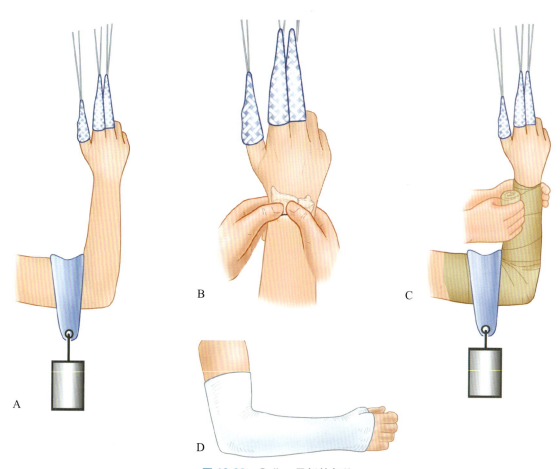

图 12-33　Colles 骨折的复位

A. 手指夹牵引10min，重量10磅；B. 拇指置于远端骨块，其余手指握紧前臂，分离骨折端并复位；C. 衬垫包裹手臂，石膏固定；D. 前臂处于中立位，腕部轻度弯曲并尺偏

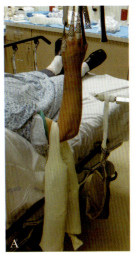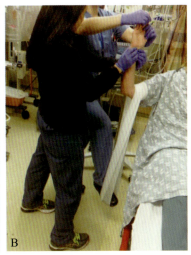

图 12-34　A. 用手指夹和置于弹力织物中的 4 袋生理盐水牵引 Colles 骨折断端；B. 或者将一条纱布绷带系成一个圈，缠绕在患者的手臂上。用临床医师的脚提供牵引力量

位后。无移位骨折应石膏固定 4～6 周，而移位的骨折如果复位满意，则需要 6～12 周的固定。

不稳定性骨折可能需要经皮固定、内固定或外固定。其他手术适应证包括开放性骨折、严重粉碎性骨折或移位（＞2mm）的关节内骨折，以及尝试闭合复位后，背侧移位＞3mm 或背侧成角＞10°的骨折。骨折延迟治疗超过 2～3 周会增加手术治疗的难度，因为骨折块难以复位。

并发症

Colles 骨折的并发症常有报道。这些并发症包括神经病变、退行性关节炎、畸形愈合、肌腱损伤、骨筋膜室综合征和反射性交感神经营养不良。据报道，Colles 骨折后发生腕关节功能障碍的患者高达 90%。骨折早期满意复位是最重要的减少并发症的处理措施。Colles 骨折的并发症通常分为直接并发症、早期（＜6周）和晚期（＞6 周）并发症。

直接并发症包括神经损伤，其中正中神经损伤最常见。急性腕管综合征在严重的粉碎性骨折和多次闭合复位的患者中更为常见。其他直接并发症包括骨折处理或开放性骨折造成的皮肤损伤、骨筋膜室综合征（罕见）或漏诊相关损伤。

早期并发症包括正中神经功能障碍、肌腱损伤、尺神经损伤、骨筋膜室综合征和骨折块移位。正中神经受压的患者常存在正中神经支配区域的疼痛和感觉异常。如果行石膏固定，注意石膏和皮肤之间衬垫隔开，患肢需抬高 48～72h。如果症状持续存在，应怀疑腕管综合征。注意：前臂远端骨折时，应连续记录正中神经功能。在无法确定其他病因时，持续性疼痛应归结于正中神经压迫所致。另一个早期并发症是开

放性骨折或手术固定（经皮固定或钢板内固定）引起的感染。

晚期并发症包括手指、肩部或桡腕关节僵硬，反射性交感神经营养不良，骨折移位导致的外观畸形；拇长伸肌腱断裂；畸形愈合或不愈合；屈肌腱粘连；尺桡关节旋后慢性疼痛。

屈曲型骨折（Smith 骨折）

屈曲型骨折常被称为反 Colles 骨折。这是一种不常见的骨折，发生率与 Colles 骨折相比是 1∶10。Smith 骨折很少累及远端尺桡关节。Thomas 分型对其治疗及预后均有指导意义。

损伤机制

前臂远端屈曲型骨折，即 Smith 骨折，损伤机制分以下几种。包括摔倒时前臂旋后时手背着地、腕关节轻度屈曲时遭受重击，或前臂旋前时直接暴力作用于手背或桡骨远端。

体格检查

手腕掌侧明显疼痛肿胀。该骨折的临床表现称为铲状手畸形（图 12-35A）。注意检查并记录桡动脉和正中神经的完整性和功能性。

影像学检查

常规 X 线正位和侧位片足够诊断 Smith 骨折（图 12-35B）。Smith 骨折的特点是桡骨远端掌侧成角和移位。

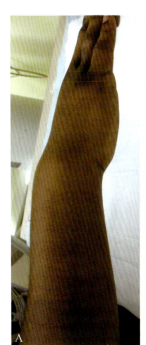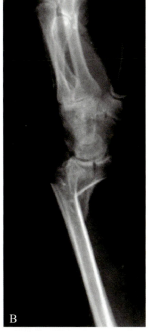

图 12-35　A. Smith 骨折的临床照片；B. 侧位片可见 Smith 骨折移位

合并损伤

Smith 骨折通常不合并腕骨骨折或脱位。

治疗

Smith 骨折需要骨科急诊复位。如果无法转诊至骨科，骨折可按如下方式复位。肘关节屈曲手指夹牵引，牵引重量 8 ～ 10 磅。然后腕关节屈曲，直到骨折断端分离。拇指抵住骨折远端，背侧施压，直到骨折复位满意。前臂石膏夹板固定（附 11）。复位后行 X 线检查，了解复位情况。尽管 Smith 骨折通常需要手术治疗，但如果复位后骨折断端稳定，可以行石膏固定。不稳定骨折需要克氏针或钢板固定。关节内骨折的患者需要紧急转诊骨科以固定骨折碎块。

并发症

Smith 骨折的并发症包括肌腱损伤、神经受压和创伤性关节炎。

背侧缘和掌侧缘骨折（Barton 骨折）

Barton 骨折是关节内骨折，累及桡骨远端的背侧或掌侧缘（图 12-36）。根据 Fernández 提出的分型，Barton 骨折属于 II 型关节内剪切骨折。如果骨折碎块较大或不稳定，需要行手术治疗。Barton 骨折最常累及桡骨远端的背侧缘（典型的 Barton 骨折），在腕部侧位 X 线片上通常可见三角形的骨块。

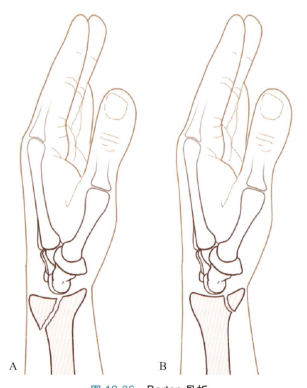

图 12-36　Barton 骨折
A. 背侧缘骨折；B. 掌侧缘骨折

损伤机制

腕关节极度背屈并旋前时可能会导致背侧缘骨折。

体格检查

桡骨远端背侧压痛、肿胀。桡神经感觉支可能受损并出现其支配区感觉异常。

影像学检查

X 线侧位片可以充分显示骨折碎块和移位程度（图 12-37）。

相关损伤

可能发生腕骨损伤或脱位，以及桡神经感觉支损伤。

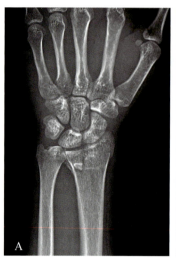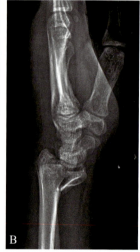

图 12-37　Barton 骨折
A. 正位；B. 侧位片显示桡骨掌侧缘骨折伴腕关节半脱位

治疗

根据骨折碎块的大小和移位程度选择治疗方式。无移位的 Barton 骨折应行前臂中立位石膏夹板固定（附 11）。合并腕关节半脱位或脱位的大块移位骨折，需要麻醉镇静下闭合复位。复位后如果骨折稳定且位置良好，行前臂中立位石膏夹板固定（附 11）。如果骨折不稳定或复位不满意，建议行切开复位内固定。经皮穿针复位固定小骨折块。

并发症

常见的并发症包括继发于关节内骨折的关节炎以及 Colles 骨折导致的并发症。

桡骨茎突骨折（Hutchinson 骨折）

这种骨折也被称为 chauffeur 骨折或 backfire 骨折，这些名称起源于手摇汽车时代。最初桡骨茎突骨折是操作汽车摇把时，其后坐力造成的损伤（图 12-38）。

损伤机制

损伤机制与手舟骨骨折类似。桡骨茎突骨折时，力量从手舟骨传递到桡骨茎突。

体格检查

桡骨茎突可及疼痛、压痛和肿胀。

影像学检查

最佳检查方法是拍摄腕关节 X 线正位片。

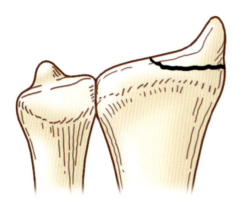

图 12-38 桡骨茎突骨折（Hutchinson 骨折）

合并损伤

可能合并手舟骨骨折和舟月骨分离骨折。高达 70% 的桡骨茎突骨折合并舟月骨间韧带损伤。

治疗

行前臂石膏夹板固定（附 11），冰敷并抬高患肢。

因为不稳定骨折需要经皮固定，因此应转诊骨科紧急治疗。

并发症

并发症包括舟月骨间韧带断裂和退行性关节炎。

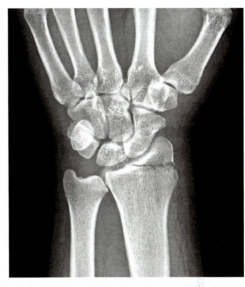

图 12-39 桡骨茎突骨折（Hutchinson 骨折）的 X 线片

腕关节软组织损伤和脱位

韧带损伤

　　腕关节的稳定性是由一系列连接腕骨的复杂的韧带来维持的，这些韧带位于腕骨的掌侧、背侧以及腕骨之间。掌侧韧带比背侧韧带更坚韧，但除外 Poirier 间隙，此间隙是月骨和头状骨之间的一个掌侧间隙，常发生腕关节脱位。腕部韧带损伤可能导致腕骨正常位置关系紊乱、腕关节脱位或两者兼而有之。如果暴力足够强大，可合并相关骨折（手舟骨、头状骨、三角骨、桡骨或尺骨茎突）。此类损伤最常见的机制是跌倒时手掌撑地，还可见于直接暴力、牵拉和扭伤。

　　腕关节不稳定和相关的腕骨脱位可能很难充分评估，影像学表现可能不明显。只有在受到应力（如握紧的拳头）后，才会出现放射学异常，这被称为动态不稳定。动态不稳定可见于韧带部分断裂，随着时间的推移，韧带部分断裂经常发展为完全断裂。初次查体时检查不充分或误诊可能导致活动范围逐渐丧失、退行性关节炎、慢性疼痛和残疾。

　　为了对腕部韧带损伤有一个全面的了解，我们简要回顾 Mayfield 的损伤分期理论。具体的损伤分期详见后文。

　　Mayfield 描述了腕关节进行性不稳的四个分期。他发现韧带损伤呈连续性、进行性加重。Ⅰ 期损伤与舟月骨间韧带撕裂和桡侧舟月韧带撕裂有关。当这些韧带撕裂时，可能会出现舟月骨分离或背伸不稳定（DISI）。Ⅱ 期损伤发生于合并掌侧头月韧带损伤，这将导致手舟骨和头状骨的不稳定。Ⅲ 期损伤包括月三角骨间韧带和掌侧月三角韧带的损伤。当这些韧带断裂时，手舟骨、头状骨和三角骨相对于月骨不稳定。此期可能发生月骨周围背侧脱位。Ⅳ 期损伤，背侧桡月韧带断裂，可能出现月骨脱位或掌屈不稳定（VISI）。在这种情况下，因为掌侧桡月韧带完好，月骨通常更易向背侧移位。

背伸不稳定

　　这种情况可以视为腕关节中部塌陷。X 线侧位片上，正常的月骨位置是由周围腕骨韧带维持的。手舟骨通过舟月韧带使月骨屈曲，而三角骨通过月三角韧带使月骨伸直。当舟月韧带断裂时，月三角韧带失去阻力，导致月骨向背侧倾斜，称为 DISI。在 X 线侧位片上，月骨的远端关节面向背侧倾斜，手舟骨的倾斜更明显（图 12-40），最终表现为头月角（＞30°）和舟月角（＞60°）增加。DISI 是最常见的背伸不稳定类型，可见于舟月骨分离或手舟骨骨折。

　　月三角韧带断裂时会出现 VISI。月骨的远端关节面向掌侧倾斜，导致头月角度增加（＞30°）和舟月角度减少（＜30°）。查体可见月三角关节有压痛。

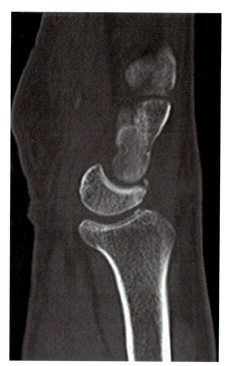

图 12-40　背伸不稳定。注意月骨的背侧倾斜

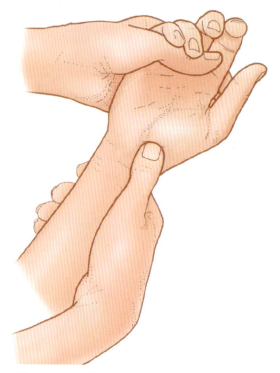

图 12-41　手舟骨脱位试验评估手舟骨稳定性
患者的前臂轻度内旋。检查者从桡侧握住患者的手腕，将拇指放在手舟骨突起上，其余手指握紧前臂远端。拇指挤压手舟骨，而其余手指则提供反向作用力。检查者的另一只手握住患者的掌骨头水平，将患者的手尺偏并轻微背伸，然后将患者的手腕屈曲桡偏，同时保持拇指对手舟骨的压力。如果手舟骨向背侧移动，则该试验结果为阳性

背伸不稳定提示韧带断裂，最好的治疗方法是手术将韧带重新建立并修复。无法手术时，需要采取其他治疗措施，防止进行性受力不均引起腕关节退行性关节炎。舟月骨间韧带断裂后，随之而来的退行性疾病包括舟月骨晚期塌陷。

舟月骨分离

舟月骨分离的特点是手舟骨脱位到腕骨近端更垂直的位置。舟月骨间韧带断裂时，月骨和手舟骨近端之间会出现一个间隙。桡侧舟月韧带断裂时可发生手舟骨的掌侧旋转，称为手舟骨旋转性半脱位。在一项研究中，5% 的急性舟月骨分离患者的腕部 X 线上没有异常表现。由于桡骨远端骨折或腕骨骨折均伴有疼痛和肿胀，舟月骨分离合并上述损伤时，诊断困难。

损伤机制

舟月骨分离通常是由摔倒时手掌撑地，使腕关节过度背伸造成的。

体格检查

患者通常表现为腕关节疼痛和肿胀。剧烈运动会引起腕关节疼痛加重。患者还可发现关节活动时的骨擦音或"咔"声。"Watson 征"用于评估手舟骨的稳定性。此检查应将患侧与健侧对比。手舟骨的脱位程度轻重不同。挤压拇指再放松，手舟骨突然回到正常位置，有时会伴有响亮的"砰"声或"咔嗒"声（图 12-41）。在这项检查中，患者出现疼痛比出现"咔嗒"声更能体现舟月关节的不稳定。

影像学检查

舟月骨分离在 X 线上显示为舟月关节间隙的增大。任何腕部受伤的患者，都应注意这个关节间隙，其测量值 ≥ 3mm 为异常，可称为"Terry Thomas 征"或"David Letterman 征"。握拳时，正位 X 线可见头状骨头部进入舟月关节，证明韧带松弛，更易发现舟月骨分离。当发生手舟骨旋转半脱位时，影像学上还可见皮质环征（或印戒征）。这一发现提示手舟骨发生了旋转，使其远端在影像学上可见。侧位片上，手舟骨的掌侧旋转使舟月角 > 60°（图 12-42）。

合并损伤

舟月骨分离可合并月骨周围脱位或月骨脱位，也可合并手舟骨骨折或桡骨远端骨折，也可单独发生。

治疗

所有可疑舟月骨分离的患者都应该行拇指人字石膏（附 7）固定，并转诊至手外科进行治疗。治疗通常包括关节镜下修复韧带或切开修复断裂韧带。

并发症

舟月骨分离时可出现退行性关节炎伴活动范围受限和慢性疼痛。

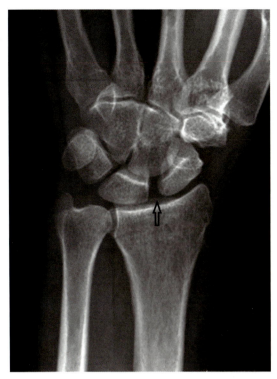

图 12-42 舟月体分离。在正位 X 线上，注意手舟骨和月骨间隙增宽（≥3mm），即 Terry Thomas 征（箭头所示）

月骨周围脱位和月骨脱位

尽管如前所述，月骨周围脱位（Ⅲ期）和月骨脱位（Ⅳ期）通常同时发生，代表了进行性损伤的程度。正常情况下，桡骨、月骨、头状骨和第三掌骨位于一条直线上，腕关节 X 线侧位片可清晰显示这条直线（图 12-43）。月骨周围脱位时，头状骨相对于月骨向背侧脱位。月骨脱位时，月骨相对于正常的桡骨远端和头状骨向掌侧脱位（最常见）（图 12-44）。

损伤机制
损伤机制包括过度背伸、尺偏和腕关节旋后。

体格检查
体格检查可见腕部背侧肿胀，腕关节活动度降低，屈曲时尤为明显。月骨周围向背侧脱位时，腕部背侧可见明显肿胀；月骨掌侧脱位时，腕部掌侧可见明显肿胀。月骨于腕管内压迫正中神经时，患者可能会出现急性正中神经损伤现象。

影像学检查
腕关节 X 线正位和侧位上可见影像学异常。腕关节 X 线侧位阅片，应沿桡骨远端中心画一条假想线，此直线应穿过月骨和头状骨中心。腕关节 X 线侧位是确定腕骨正确排列的最重要的影像学检查。旋转图像有助于在水平面上观察腕关节。

月骨周围脱位时，X 线正位显示头状骨和月骨重叠，腕骨弧在舟月骨间关节和三角月骨间关节处断裂。在 X 线侧位上，头状骨相对于月骨脱位（图 12-45）。月骨脱位时，X 线正位显示月骨成三角形。X 线侧位可见月骨脱位并向掌侧倾斜，即所谓的"溢杯征"（图 12-46）。月骨和头状骨同时脱位，称为"腕中脱位"。

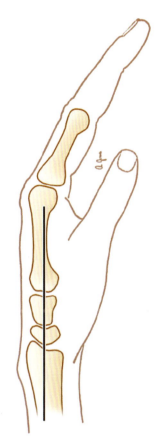

图 12-43 在腕部侧位 X 线上通过桡骨远端和头状骨的中心绘制一条中心线，此线穿过月骨中心。如果月骨脱位或半脱位时，此线将只穿过月骨的小部分或不穿过月骨

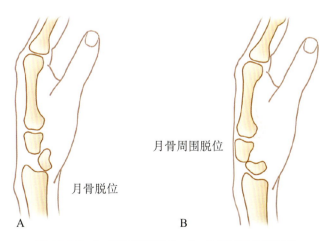

图 12-44 A.月骨掌侧脱位；B.月骨周围背侧脱位

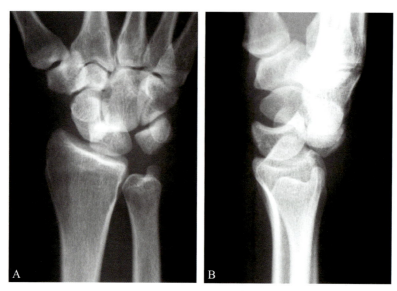

图 12-45　月骨周围背侧脱位

A. 正位 X 线上，注意腕骨相互重叠；B. 侧位 X 线显示头状骨和其他腕骨向背侧脱位，月骨与桡骨正常连接

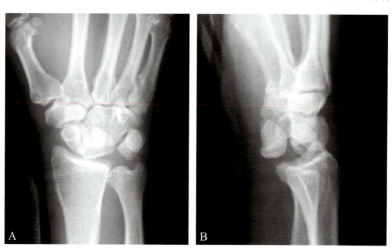

图 12-46　月骨掌侧脱位

A. 正位；B. 侧位

这种情况下，月骨和头状骨都没有位于桡骨远端的中心线上（图 12-47）。当腕骨也出现骨折时，正确的命名方式是"经某腕骨骨折脱位"（图 12-48）。

合并损伤

月骨周围脱位和月骨脱位常伴有手舟骨骨折，头状骨骨折相对少见。

治疗

所有月骨脱位和月骨周围脱位均应行掌侧石膏固定腕关节于中立位，并立即转诊骨科进行复位和最终治疗。

对月骨脱位和月骨周围脱位行闭合复位前需进行腕关节局部阻滞或麻醉镇静，以使肌肉放松并有效镇痛。复位前，手指夹牵引至少 10min，重量约 10 磅。一些学者倾向于通过手术复位治疗复杂的月骨周围脱位。

闭合或切开复位经皮固定适用于急性损伤者。月骨脱位和月骨周围脱位通常合并手舟骨骨折或手舟骨旋转半脱位。

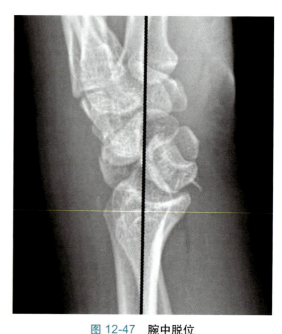

图 12-47　腕中脱位

注意：月骨和头状骨均不位于桡骨远端中心线上

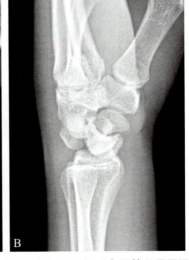

图 12-48　正位（A）和侧位（B）X 线片（箭头所示为手舟骨骨折）显示经手舟骨的月骨周围背侧脱位

三角纤维软骨复合体撕裂

三角纤维软骨复合体（triangular fibrocartilage complex，TFCC）是远端尺桡关节和腕关节尺侧的主要韧带稳定结构。这一结构的损伤通常是由跌倒造成的，也可见于重复性创伤或过劳性损伤。压痛点位于腕部尺侧的豆状骨和尺骨茎突之间的凹陷处。可以通过"旋后抬高试验"来诊断背侧韧带撕裂。"旋后抬高试验"要求患者将手掌平放于检查台下，并尝试将其抬起，若出现疼痛或抬起无力即可明确诊断。治疗以保守治疗为主，腕关节轻度屈曲、尺偏固定，然后进行物理治疗。因为可能需要行关节镜修复，所以建议当怀疑这种损伤时应转诊骨科。

桡腕关节脱位

据估计，桡腕关节脱位占所有脱位的 0.2%（图 12-49）。背侧脱位比掌侧脱位更常见。桡腕关节脱位通常是由高能量剪切力和旋转暴力造成的，因此可合并多种损伤，包括开放性和闭合性骨折、腕关节不稳、肌腱断裂和神经血管损伤。损伤机制通常是腕关节被迫过伸、旋前和桡偏。此损伤应与桡骨远端末端或边缘骨折（Barton 骨折）相鉴别，后者视为压缩性损伤。桡骨远端关节内无骨折时，桡腕关节脱位很少单独出现。

桡腕关节脱位应及时请骨科会诊。闭合复位后，背侧脱位者需腕关节背伸固定，掌侧脱位者需行腕关节屈曲固定。闭合复位可治疗桡腕关节脱位，但大多数患者仍需要手术治疗。

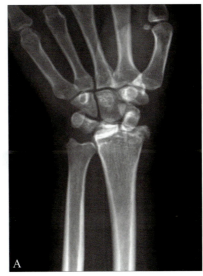
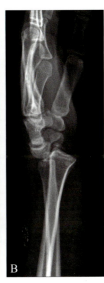

图 12-49　桡腕关节脱位

A. 正位 X 线片；B. 侧位 X 线片。此外需注意桡骨远端关节内粉碎性骨折

神经压迫

腕管综合征（正中神经压迫）

腕管综合征（carpal tunnel syndrome，CTS）是最常见的累及上肢的压迫性神经病变。腕管是位于腕骨和腕横韧带之间的狭窄空间（图 12-50）。急性 CTS 可见于桡骨远端或腕骨的骨折或脱位，或见于腕关节反复劳损而导致的慢性腕管正中神经受压。此外，几种非创伤性疾病与 CTS 的发展有关，包括甲状腺疾病、妊娠、糖尿病、系统性淀粉样变性、狼疮、莱姆病和多发性骨髓瘤。

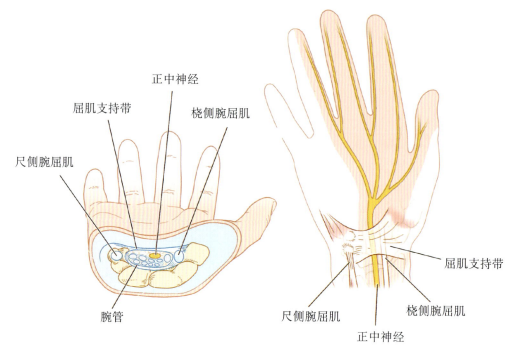

正中神经

屈肌支持带

桡侧腕屈肌

尺侧腕屈肌

腕管

屈肌支持带

尺侧腕屈肌

桡侧腕屈肌

正中神经

图 12-50　腕横韧带下的腕管与正中神经

患者的典型表现是逐渐出现的麻木或刺痛，并伴有拇指、示指和中指的疼痛，通常发生于双侧，在夜间或手部剧烈活动时加重。有时，这种强烈的感觉异常被认为疼痛。症状可能会辐射到前臂、肘部，甚至肩部，但不会累及小指。有时患者会在晨起时出现这些症状。

CTS 最早的客观感觉是音叉测试时发现振动感觉减弱，更严重的正中神经受累会导致两点辨别感觉异常。

典型的体格检查结果包括 Tinel 征和 Phalen 试验。轻叩手腕掌侧可诱发 Tinel 征。当患者出现正中神经支配区域感觉异常时，查体即为阳性（图 12-51A）。进行 Phalen 试验时，嘱患者腕关节屈曲 1min，如果手部正中神经支配区域出现感觉异常，则查体为阳性（图 12-51B）。止血带充气至 200mmHg，维持 2min 出现手部感觉异常，称为止血带试验阳性。患者主诉甩

手可缓解感觉异常。这些查体通常有助于临床诊断疑似 CTS 的患者。但是，没有一项试验可以用于诊断所有患者。目前，肌电图检查是公认的 CTS 诊断标准。

保守治疗包括避免重复的腕部和手部运动、腕部石膏固定、非甾体抗炎药（NSAID）和口服或局部注射皮质类固醇。口服皮质类固醇比非甾体抗炎药更有效，目前的推荐剂量为泼尼松每天 20mg，连续使用 2 周。尽管 80% 的保守治疗患者在 1 年后复发，但保守治疗对大多数患者有效。如果保守治疗无效，则可能需要手术减压。

联合注射皮质类固醇（甲泼尼龙 40mg）和局部麻醉剂可以同时起到诊断和治疗的作用。最佳的注射部位是腕横韧带的近端，因为此处注射可降低正中神经损伤的风险。针尖倾斜 20°，自腕关节近端约 4cm 处穿入掌长肌腱和桡侧腕屈肌之间 。进针至腕横韧带下

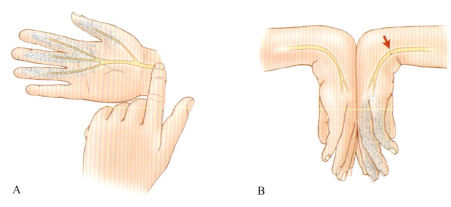

A　　　　　　　　　　　　　　　B

图 12-51　腕管综合征的查体

A. Tinel 征是通过敲击正中神经上方的腕部掌侧面来进行的；B. 如图所示，Phalen 试验是通过手背相对并相互挤压，使腕关节屈曲。这会引起正中神经支配区域的刺痛感

方后，注射药物。操作者使用针头刺激正中神经引起所支配区域感觉异常，以确定针尖的位置合适。然后将针尖退出 1 ～ 2mm 后，注射药物。

尺神经卡压

尺管综合征是指尺神经在腕部水平受到压迫，当尺神经进入尺管或尺神经深支通过钩骨钩时发生弯曲就会出现这种情况。因为尺管综合征主要发病机制是直接压迫，因此其发生可能与反复创伤、关节炎及腱鞘囊肿或其他良性肿瘤的压迫有关，见于骑自行车的人群和该区域反复受压的人群。尺神经在肘部也可受到外部压迫（肘管综合征）。有关肘管综合征的进一步讨论，请参阅第 14 章。

腕部尺神经病变症状与肘部尺神经病变症状相似，但手背区域除外。由于该区域的皮支在腕部近端发出，因此当尺神经在腕部受压时，小指背侧感觉得以保留。

建议治疗初期行保守治疗，包括对患肢进行恰当的石膏固定及避免剧烈活动。如果在 3 ～ 4 个月后症状无改善，则需要行手术治疗。

桡神经卡压

桡神经卡压比正中神经或尺神经的病变少见。桡神经功能障碍的患者可能出现腕部无法背伸。桡神经最常见的受压部位是腋窝和肘部的桡管，腋窝受压者通常继发于拐杖使用不正确。桡神经于桡神经沟处卡压时，称为"周六夜间麻痹"，因为该病常见于手臂放在椅背上睡觉的醉酒患者。主要引起运动功能障碍，如拇指外展（拇长展肌）无力、示指伸直（示指伸肌）无力和腕关节背伸无力，因为上述症状由神经卡压麻痹所致，大部分患者可自愈。治疗方法包括石膏固定防止腕关节下垂。桡神经病变将在第 14 章进一步阐述。

腱鞘囊肿

腱鞘囊肿是一种滑膜囊肿，起源于关节或肌腱滑膜内（图 12-52），是手部和腕部最常见的肿瘤。腱鞘囊肿包含凝胶状的液体，液体可能完全封闭在囊肿内或与滑膜腔相连。最多发的 3 个部位是腕关节背侧腱鞘、腕关节掌侧腱鞘和屈肌腱鞘。腕关节背侧腱鞘起源于舟月关节，发生于该部位的腱鞘囊肿占所有腕部软组织肿瘤的 60% ～ 70%。腱鞘囊肿如果较小，查体时很难发现，并且可能只有在腕关节极度屈曲时才能触及。某些隐匿性腕关节背侧腱鞘囊肿患者可出现腕关节慢性疼痛。

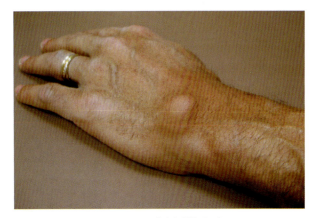

图 12-52　背侧腱鞘囊肿

只有 15% 的患者有确切的腕部创伤史，大多数患者存在慢性重复损伤。患者诉腱鞘隐痛或轻微疼痛。较大的腱鞘囊肿比小的腱鞘囊肿疼痛程度轻，囊肿破裂后疼痛减轻。尽管部分患者主诉几天前刚发现囊肿，但其起病大都是隐匿性的。囊内容物在滑膜间隙充盈及排空引起囊肿体积改变。查体可触及皮下有一坚硬、无痛、触感像珠子的囊性病变，穿刺抽吸出胶状内容物可确诊。该病需与第二和第三掌骨基底的腕骨隆突（又称腕掌骨隆突）进行鉴别。

大多数腱鞘囊肿可自行吸收，只有出现疼痛时才需要治疗。急症处理包括对有症状的患者用大口径针头穿刺抽吸，初期治疗包括囊肿背侧注射类固醇，患肢固定。应告知患者此治疗方法复发率很高。约 65% 的患者在注射皮质类固醇和（或）囊肿破裂后痊愈。

若保守治疗失败，需要手术切除囊肿，推荐手术切除背侧腱鞘和部分囊壁。94% 的患者在术后痊愈，可以告知患者此手术方案并转诊治疗。

De Quervain 腱鞘炎

De Quervain 狭窄性腱鞘炎累及第一腕背筋膜室的拇长展肌和拇短伸肌（图 12-53）。患者主诉手腕桡侧疼痛，近端和远端均有放射痛。桡骨茎突处局部压痛，视诊和触诊关节滑车增厚。查体时，嘱患者握住拇指，手腕尺偏，此时出现疼痛，即为 Finkelstein 试验阳性（图 12-54）。虽然该试验灵敏度较高，并被认为是 De Quervain 腱鞘炎的诊断标准，但由于该试验可能会引起隐匿性腕关节炎患者疼痛，所以该试验的准确性有限。文献中，该试验有时被误称为 Eichoff 试验。Finkelstein 试验的另一检查种方式是腕关节尺偏的同时查体医师握住患者的拇指纵向牵拉，另一只手在尺侧固定患者的前臂远端。

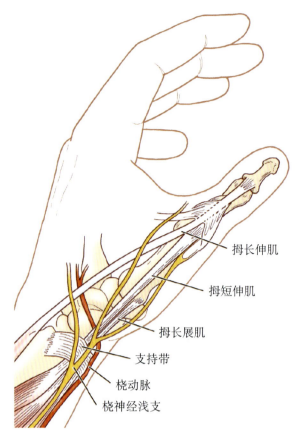

图 12-53   第一腕背筋膜室的解剖结构

拇长伸肌
拇短伸肌
拇长展肌
支持带
桡动脉
桡神经浅支

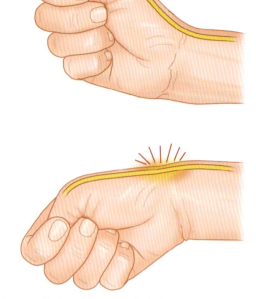

图 12-54   通过 Finkelstein 试验检查疑似 De Quervain 腱鞘炎的患者。患者用手握住拇指（如图所示），手腕尺偏时，出现肌腱疼痛

De Quervain 腱鞘炎的病因包括过劳性损伤或类风湿关节炎、妊娠等。女性比男性发病率更高，女性与男性发病率为 10 ： 1。保守治疗方法包括冰敷桡骨茎突，使用非甾体抗炎药，拇指人字石膏限制拇指和手腕的活动（附 7）。局部注射类固醇也有效（图 12-55）。注射药物时，伸肌支持带近端可见肿胀，此为进针点。超声引导下于拇长展肌和拇短伸肌处注射药物可改善症状。注射完成后，对患者行简单的拇指人字石膏固定 10d，石膏应从拇指尖延伸至前臂桡侧 2/3 处。

如果症状在封闭治疗后（1 年内 2 次）复发或持续存在，建议行手术治疗。通常情况下，先行封闭疗法，再使用非甾体抗炎药，并行拇指人字石膏固定 7 ～ 10d。

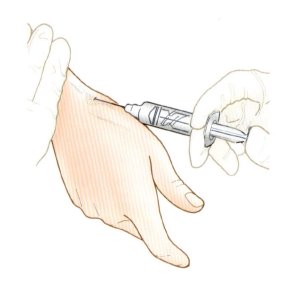

图 12-55   封闭治疗 De Quervain 狭窄性腱鞘炎。将针头插入肌腱和腱鞘之间。如果针头位置正确，在注入液体时，会在第一腕背筋膜室出现香肠样肿胀

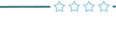

第 13 章
前 臂

Eric Toth, DO; James Webley, MD

概述

桡骨和尺骨平行排列,在其近端有较大的肌群覆盖。由于距离很近,暴力通常会同时损伤桡骨和尺骨及韧带等附着物。理论上,可以将它们视为两个彼此相邻的,方向相反的锥体(图 13-1)。

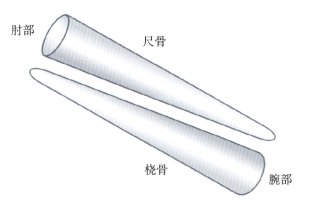

肘部 尺骨

桡骨 腕部

图 13-1 桡骨和尺骨可以被理解为两端连在一起的两个锥体,因此当桡骨绕尺骨旋转时,前臂发生旋后和旋前

公理:尺桡骨之一骨折时,特别是发生成角或移位时,通常伴随着另一前臂骨的骨折或移位。

前臂由几个基本的韧带结构维系在一起(图 13-2)。在两端,肘关节和腕关节的关节囊将桡骨和尺骨固定在一起。前方和后方桡尺韧带进一步加强了桡尺关节近端。远端尺桡关节存在纤维软骨关节盘,它可以对压缩应力起到缓冲作用。第三个重要结构是骨间膜,具有维持桡尺骨间纵向稳定性和传递负荷的双重作用。

前臂骨上的肌肉附着点对骨折片移位具有重要意义。简单地说,桡骨和尺骨的骨干被四组主要肌群包围,它们的牵拉力量经常导致骨折移位或造成复位后再次移位(图 13-3)。这些肌群如下:

● 近端:肱二头肌和旋后肌附着于桡骨近端,提供旋后力。

● 骨干:旋前圆肌附着于桡骨轴上,提供旋前力。

● 远端:两个肌群附着于桡骨远端。旋前方肌提供旋前力。根据骨折位置的不同,肱桡肌和拇外展肌也会施加不同的力。其中,肱桡肌是导致移位的主要力量。

假设尺骨是一个固定的直骨,桡骨围绕其旋转。与之对应,桡骨有一个侧弓,术中必须将其保留,以便愈合后能够充分旋前和旋后(图 13-4)。前臂在日常生活中发挥着重要作用,注意其长度和力线才能获得最好的预后。

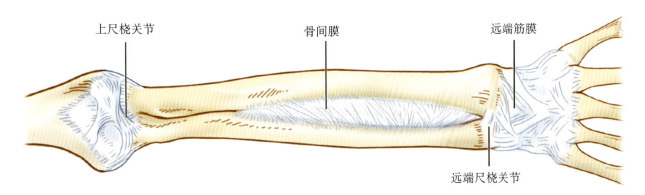

上尺桡关节 骨间膜 远端筋膜

远端尺桡关节

图 13-2 由腕关节和肘关节的关节囊将桡骨和尺骨的两端连接在一起。骨间膜将尺骨和桡骨骨干连接在一起

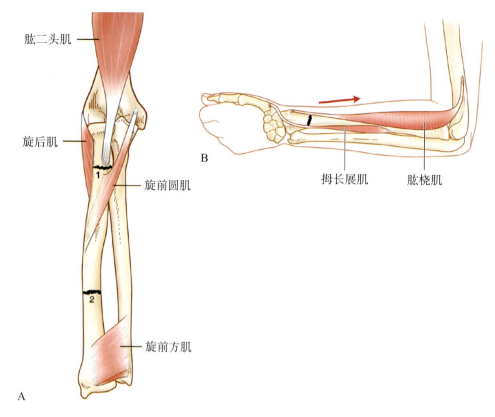

图 13-3　前臂的肌肉附着点可以预测桡骨骨折时的移位情况

A. 旋后肌负责旋后，肱二头肌负责屈曲，旋前圆肌和旋前方肌负责旋前。发生于位置 1 的桡骨近端骨折将导致近端骨折块旋后屈曲，远端骨折块旋前。当骨折发生于位置 2，即旋前圆肌附着点的远端时，近端的骨块将处于中立屈曲位，而远端的骨块则处于旋前位并向尺侧移位。B. 肱桡肌和拇长展肌的作用是将骨折远端向近端牵拉，导致骨折断端重叠

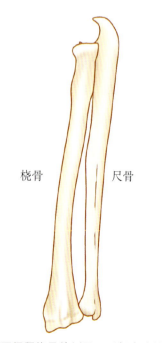

图 13-4　必须保留桡骨外侧弓，以便充分旋前和旋后

分型

　　这一章将论述桡骨和尺骨干的骨折。桡骨和尺骨的骨干属于无关节囊或韧带包围的长骨骨干。可参考第 12 章关于桡骨远端骨折的讨论，以及第 14 章关于桡骨头、鹰嘴和冠状突等近端结构骨折的讨论。本章所使用的桡骨和尺骨骨干骨折分类系统是基于对解剖学和治疗方面综合考量的。

　　骨折可以发生在桡骨或尺骨骨干的任何部位。骨折可分为三类：①桡骨干骨折；②尺骨干骨折；③尺桡骨联合骨折。Monteggia 骨折（尺骨骨折伴桡骨头脱位）和 Galeazzi 骨折（桡骨骨折伴远端尺桡关节脱位）被分别归为单一骨骨折，应特别注意。

前 臂 骨 折

桡骨干骨折

桡骨干骨折可分为近端骨折、中段骨折和远端骨折（图 13-5）。由于桡骨近端 2/3 受到前臂肌肉系统的良好保护，单纯桡骨干骨折在成人中并不常见。导致桡骨骨折的暴力通常也导致尺骨骨折。

Galeazzi 骨折伴脱位包括在临床和影像学上都很明显的桡骨远端骨折（通常距离远端关节 5～7.5cm）。和相对隐蔽的远端尺桡关节脱位（DRUJ）脱位。Galeazzi 骨折是较为常见的前臂损伤，在前臂骨折中的发生率，儿童高达 3%，成人高达 7%。

损伤机制

常见的成人单纯桡骨干骨折的损伤机制是暴力直接作用于桡骨远端。桡骨远端处的桡骨被肌肉包裹最少，因此更容易受到直接损伤。

Galeazzi 骨折伴脱位通常是由轴向暴力（跌倒）和直接暴力（特别是机动车事故）引起。

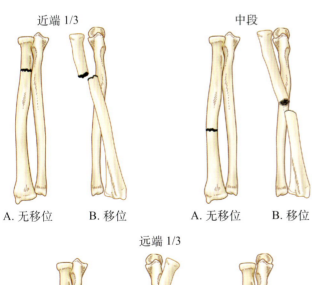

近端 1/3　　　　　　　　中段

A. 无移位　　B. 移位　　A. 无移位　　B. 移位

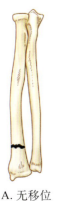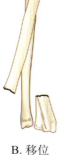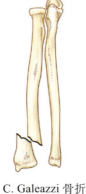

远端 1/3

A. 无移位　　B. 移位　　C. Galeazzi 骨折

图 13-5　桡骨干骨折

体格检查

骨折部位压痛，并可由直接触诊或纵向挤压受伤骨骼引起。

Galeazzi 骨折伴脱位时，在桡骨骨折处和远端尺桡关节处存在压痛。通常可扪及尺骨头向掌侧或背侧移位。

影像学检查

常规拍摄前臂 X 线正位和侧位片。桡骨干骨折经常伴有严重肘部和腕部损伤，容易漏诊，因此拍摄 X 线片时应该包括这两个关节。桡骨干远端成角或移位的单纯骨折提示存在远端尺桡关节半脱位或脱位。

以下 X 线征象提示远端尺桡关节的不稳定性损伤（图 13-6，图 13-7）。

- 尺骨茎突基底部骨折
- 正位：远端尺桡关节间隙增宽
- 侧位：桡骨远端相对尺骨脱位
- 桡骨短缩超过 5mm
- 桡骨骨折部位距腕关节 7.5cm 以上

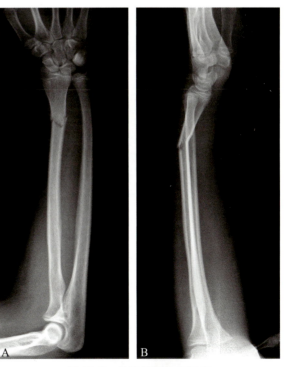

图 13-6　单纯的桡骨干骨折

A. 正位 X 线片；B. 侧位 X 线片。这种类型的桡骨远端 1/3 成角骨折应怀疑骨折伴脱位。然而，影像学和临床表现并不支持这一诊断。此骨折经闭合复位和石膏固定愈合良好

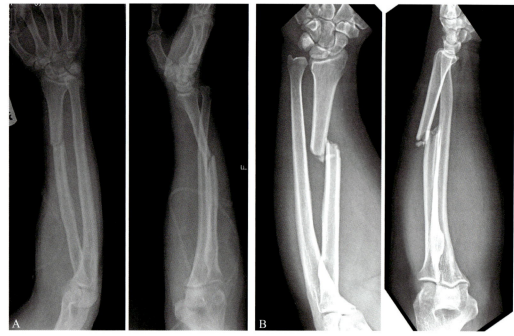

图 13-7 Galeazzi 骨折伴脱位

A. 桡骨成角骨折。侧位上可见远端尺桡关节脱位，正位片可见桡骨短缩。B. 桡骨骨折脱位。注意正位片可见桡尺关节间距增宽和桡骨短缩

合并损伤

桡骨远端骨折常伴有远端尺桡关节脱位（Galeazzi 骨折伴脱位）。引起广泛软组织损伤的高能量伤可能与急性骨筋膜室综合征有关。

治疗

桡骨近端 1/3 骨折

无移位。急诊科（ED）处理应包括使肘关节屈曲 90°，行前臂旋后石膏夹板（附 10）固定。为防止附着于桡骨近端的旋后肌和肱二头肌的旋后力量造成移位，需要求前臂旋后。必须随访拍摄 X 线片检查是否再发生移位。此类骨折罕见，应紧急转诊骨科。

移位。急诊科（ED）处理应包括肘关节屈曲 90°，前臂旋后行后侧长臂石膏托（附 9）固定。因为治疗方式通常为切开复位内固定，所以应请骨科医师会诊。

桡骨近端 1/5 骨折的治疗方式存在争议。由于骨折近端体积较小，内固定较为困难，对大多数患者应行手法复位并使肘关节屈曲 90°，前臂旋后行石膏夹板（附 10）固定。

桡骨中段骨折

无移位。使肘关节屈曲 90°，前臂旋后行石膏夹板（附 10）固定后转诊。强烈建议随访进行 X 线片检查。

移位。因为治疗方式通常为切开复位内固定，所

以应请骨科医师会诊。初步可将肘关节屈曲 90°，前臂适度旋后固定（附 10）。

桡骨远端 1/3 骨折

无移位。使肘关节屈曲 90°，前臂旋后行石膏夹板（附 10）固定后转诊。成角的无移位骨折可能与远端尺桡关节半脱位有关。

移位。Galeazzi 骨折伴脱位的治疗方法因年龄而异。对成人行手法复位、石膏固定治疗的预后很差。因此，Galeazzi 骨折伴脱位被学者们称为"必须手术的骨折"，他们认为只有手术治疗才能使患者获得良好的预后。治疗首选手术复位内固定。

此型骨折在骨科常见于儿童，保守治疗预后良好。通常行手法复位及长臂石膏固定。

无论桡骨远端骨折脱位患者的年龄大小，治疗早期应请骨科医师会诊。

并发症

桡骨干骨折可能有以下并发症：

● 无移位骨折可能会因肌肉牵拉而发生迟发性移位，从而导致功能恢复较差。必须随访并行 X 线片检查以确保骨折断端位置满意。

● 畸形愈合或不愈合可能继发于不充分的复位或固定。

● 必须及早发现和治疗旋转畸形。

● 远端尺桡关节半脱位或脱位（Galeazzi 骨折）可能未被发现，患者最终功能恢复可能较差。

● 合并神经血管损伤，但并不常见。

尺骨干骨折

尺骨干骨折可分为三类：①无移位；②移位（＞5mm）；③ Monteggia 骨折伴脱位（图 13-8）。骨折好发于尺骨中段（图 13-9）。

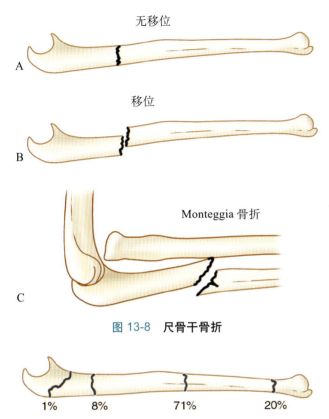

图 13-8 尺骨干骨折

图 13-9 尺骨中段是最常见的骨折部位，通常是由于"警棍"损伤机制造成的

Monteggia 骨折伴脱位是指尺骨干近端 1/3 骨折伴桡骨头脱位。只有在环状韧带完全破裂时才会发生桡骨头脱位。Monteggia 骨折伴脱位占所有前臂骨折的 1% ～ 2%。常用 Bado 分型系统，下文括号中为不同受伤类型的发生率：

- Ⅰ型：尺骨干骨折伴桡骨头前脱位（60%）。这是儿童和青年最常见的骨折类型。
- Ⅱ型：尺骨干骨折伴桡骨头后脱位或后外侧脱位（15%）。一些研究显示这是成年人最常见的骨折类型。
- Ⅲ型：尺骨干骺端骨折伴桡骨头外侧或前外侧脱位（20%）。这是由肘关节内侧受到直接暴力造成的一种常见儿童骨折。
- Ⅳ型：尺骨和桡骨干骨折（近 1/3）伴桡骨头前脱位（5%）。

损伤机制

尺骨受到直接暴力是最常见的损伤机制，由此导致的骨折通常被称为"警棍骨折"，因其损伤机制就像在 19 世纪警察的警棍向下击打时，为了保护脸部而举起手臂一样。手臂以这种方式抬起时，尺骨显露在外，软组织没有很好地将其保护。这种损伤机制在车祸或打斗中很常见。过度旋前或旋后也可能导致尺骨干骨折。

Monteggia 骨折伴脱位有许多损伤机制，可以通过桡骨头脱位的方向进行推测。可能的损伤机制包括：跌倒时伸手撑地、肘部撑地和直接暴力于尺骨上。桡骨头后脱位（Bado Ⅱ型）通常与桡骨头或冠状突骨折相关，最常见于中老年患者。这些患者与肘关节脱位导致骨折的骨质疏松患者具有相同的损伤机制。

体格检查

骨折部位有明显的肿胀和压痛。触诊会引起骨折部位的疼痛。

Monteggia 骨折伴脱位的特点是前臂因成角而短缩。前脱位后，可在肘前窝触及桡骨头。尺骨近端会出现疼痛和压痛，任何活动都使其加剧。活动时关节经常会有刺痛感。

Monteggia 骨折伴脱位的特点是旋前和旋后时比单纯的尺骨干骨折疼痛更加剧烈。

影像学检查

X 线正位和侧位片一般足以显示损伤情况（图 13-10，图 13-11）。如果有明显的移位，应加拍肘关节和腕关节 X 线片，以排除关节损伤、半脱位或脱位。对于任何部位的尺骨骨折，特别是近端骨折，急诊医师都应评估 X 线侧位片上的肱桡线，即沿桡骨颈和桡骨头中心画出的一条直线。这条直线应与肱骨小头中心相交。若没有相交，表明上尺桡关节遭到了破坏。详情请参阅第 6 章。

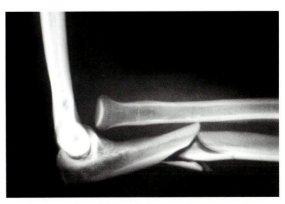

图 13-10 Monteggia 骨折伴桡骨头前脱位。穿过桡骨颈的中心线（肱桡线）未通过肱骨小头的中心

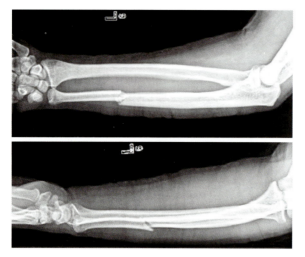

图 13-11 微小移位（＜5mm）的尺骨骨折（警棍骨折）

合并损伤

尺骨干远端 2/3 的骨折很少伴有关节损伤。然而，尺骨近端 1/3 骨折时应该评估是否合并桡骨头脱位。当桡骨头仅发生半脱位或尺骨产生畸形时，如果未拍摄整根尺骨的 X 线片，就不一定能发现这些问题。

　　公理：移位的尺骨骨折通常合并桡骨头骨折或脱位。

偶尔会发生桡神经深支麻痹，然而其功能通常可以自行恢复。伴有广泛软组织损伤的高能量伤可能合并急性骨筋膜室综合征。

治疗

无移位。无移位或微小移位（＜5mm）的尺骨干骨折通常可以行长臂石膏固定治疗（附 9），建议转诊骨科。

移位（＞5mm）。通过尸体研究证实，尺骨移位达到其宽度的 50% 会导致骨间膜严重破坏。移位的尺骨近端 1/3 骨折更有可能伴随着环状韧带损伤。

建议使用长臂石膏（附 9）固定后进行转诊。2012 年的 Cochrane 回顾性研究发现无法评估手术是否可以带来更好的预后。因此，如何治疗仍然是外科医师的难题。大多数骨科医师在处理这些骨折时更喜欢切开复位内固定，特别是发生高能量损伤时。老年人的低能量损伤可以用功能支具治疗。

Monteggia 骨折伴脱位。对于成人，应对患肢行后侧长臂石膏托（附 9）固定。手术治疗是常用的治疗方法。

对于儿童，紧急处理为使用后侧长臂石膏固定（附 9）。通常在全身麻醉下进行闭合复位。

无论患者的年龄大小，都应及早请骨科医师进行会诊。

并发症

- 桡神经深支麻痹，常继发于挫伤，通常可自愈
- 因复位或固定不充分导致骨不连
- 未及时发现桡骨头脱位，导致患者预后较差

尺桡骨双骨折

尺桡骨双骨折，又称为前臂双骨折，好发于儿童，占儿童所有骨折的 45%，也可见于成人。但二者的治疗方法差别很大。在成人骨折中，无移位的尺桡骨双骨折罕见，因为导致尺桡骨双骨折的暴力通常引起骨折移位。

尺桡骨双骨折的分型基于骨折移位和成角（图 13-12）。还包括可塑性变形和青枝骨折，即两种不完全骨折。关于儿童骨折的进一步讨论，可以参考第 6 章。

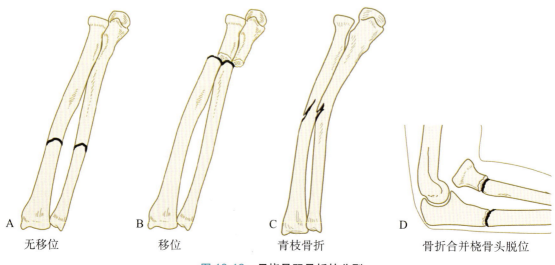

A 无移位　　B 移位　　C 青枝骨折　　D 骨折合并桡骨头脱位

图 13-12 尺桡骨双骨折的分型

损伤机制

两种损伤机制可导致尺桡骨双骨折。成人骨折，直接暴力是最常见的损伤机制，如车祸伤。儿童骨折，最常见的损伤机制是前臂伸直摔倒。

体格检查

查体通常出现手和前臂疼痛、肿胀和功能障碍。对肘关节和腕关节的查体至关重要，有助于发现前臂近端或远端的韧带损伤。前臂可能出现明显畸形（图13-13）。桡神经、正中神经和尺神经的损伤并不常见，但必须评估神经功能。

影像学检查

X线正位和侧位片足以明确骨折情况（图13-14，图13-15）。腕关节和肘关节X线，有助于评估骨折、脱位或半脱位情况。远端尺桡关节轻微半脱位可能只能显示在CT上。通过桡骨颈和桡骨头的直线应该穿过肱骨小头的中心（肱桡线）。如果没有，应该怀疑上尺桡关节损伤。

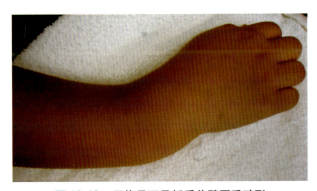

图 13-13　尺桡骨双骨折后前臂严重畸形

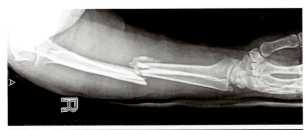
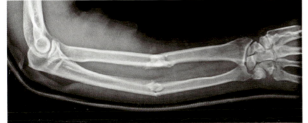

图 13-14　移位的成人尺桡骨双骨折正位和侧位X线片。这种骨折需要手术固定

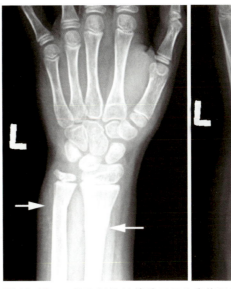
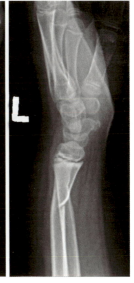

图 13-15　正位和侧位X线片显示儿童桡骨远端青枝骨折和尺骨膨隆骨折（箭头所示）

相关损伤

尺桡骨双骨折可能合并上下尺桡关节损伤。神经血管损伤在前臂闭合性损伤中并不常见。伴有广泛软组织损伤的高能量伤可能并发急性骨筋膜室综合征。

治疗

无移位

无移位骨折并不常见，因为导致尺桡骨双骨折的暴力通常引起骨折移位。然而，如果前臂骨折既没有移位也没有成角，可以对患者肘关节屈曲90°，行前臂中立位石膏夹板（附10）固定治疗。最终的治疗是塑形良好的长臂石膏固定。注意：由于迟发性移位很常见，因此需要重复X线检查。所有患者均需及时进行骨科随诊。

移位

成人骨折闭合复位一般不能达到并维持良好对位，从而导致预后很差。急诊治疗包括行长臂石膏固定和骨科医师会诊行手术复位内固定（图13-16）。如第1章所述，开放性骨折需要及时手术治疗。

儿童移位的前臂双骨折通常采用闭合复位治疗和长臂石膏固定治疗，其中85%的患者预后良好。手术指征包括骨折复位不良、随访中复位失效、开放性骨折以及骨骺1年内即将闭合的骨折。然而，越来越多的青春期儿童接受手术治疗，儿童骨折需要像成人骨折一样解剖复位。复位过程存在细微差别，因此通常由骨科医师进行复位和固定。常见于在手术室或急诊室行镇静复位。闭合复位的方法如图13-17所示。

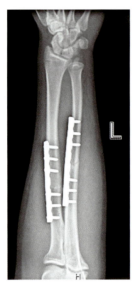

图 13-16　成人移位尺桡骨双骨折加压钢板固定

桡骨近端 1/3 骨折伴桡骨头脱位。此型骨折属于 Monteggia 骨折（Bado Ⅳ 型，如前所述）的变异，需要切开复位内固定。

公理：尺桡骨干近端 1/3 骨折通常合并桡骨头前脱位。

急性可塑性变形

这种相对罕见的骨折通常发生在前臂。由于幼儿的骨骼很柔韧，因此好发于幼儿。当纵向变形力导致微骨折而骨皮质没有完全断裂时，就会发生这种骨折情况。变形力作用停止后，微骨折的骨骼弯曲状态会持续存在。

急性可塑性变形（APDF）可包括桡骨明显骨折合并尺骨急性可塑性变形，尺骨明显骨折合并桡骨急性可塑性变形，或同时发生尺桡骨急性可塑性变形。

通常情况下，可塑性变形发生于幼儿跌倒时手掌撑地。骨折明显畸形处有压痛，由于骨皮质广泛的轻微骨折，发生可塑性变形的骨存在广泛压痛。旋前和旋后因骨弯曲变形而受限。

由于可塑性变形时骨质无缺损和长骨轻微弯曲，因此临床中易漏诊。然而，正如公理所示，当前臂其中一根骨发生骨折移位时，需要警惕另一根骨的潜在损伤情况。急性可塑性变形可能是明显移位的前臂骨折的伴发损伤。

良好的 X 线正位和侧位片有助于发现这种骨折。如果 X 线片上发现可疑损伤，应与健侧前臂 X 线片对比，可能有助于诊断（图 13-18）。

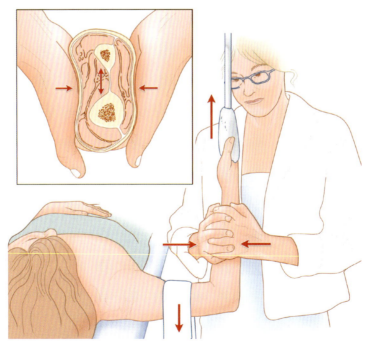

图 13-17　患者手指夹牵引，肘关节屈曲 90°，前臂旋后。重物牵引 5～10min，恢复尺桡骨长度，纠正成角畸形。在麻醉镇静下，压迫掌侧和背侧肌群将桡骨和尺骨分离，此时骨间膜张力最大。这一动作有助于复位骨折碎块。通过旋转前臂纠正骨折旋转畸形

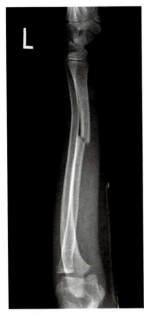

图 13-18 桡骨骨折移位伴尺骨可塑性变形

这种骨折的并发症是众所周知的。自然重塑可能不足以纠正年龄较大的儿童的畸形。前臂骨弯曲变形导致骨间隙异常，引起前臂旋前和旋后障碍，从而导致患者预后较差。如果骨弯曲不恢复正常，就不可能将骨折复位。

治疗包括使肘关节屈曲 90°，前臂旋后行长臂石膏固定，并立即转诊至骨科。通常在麻醉下进行复位。

成人可塑性变形被越来越多地提及。Tianhao 描述的 30 例患者中有 29 例手臂被机器夹伤。其中 1/3 的患者有近端或远端桡尺关节损伤。为了与年轻患者中急性可塑性变形的概念一致，这 30 名患者的年龄在 17 ～ 24 岁。

青枝骨折。这是一种常见的介于完全性骨折和可塑性变形之间的骨折。一个是骨皮质明显骨折，但另一个是可塑性变形（图 13-15）。因此，青枝骨折只发生于儿童柔韧的骨骼。

首先应行长臂石膏固定治疗（附 9），通常应转诊至骨外科。当青枝骨折成角过大时，可能需要对其进行复位。

并发症

尺桡骨双骨折有许多并发症：

- 神经损伤在闭合性损伤中并不常见，但常见于开放性骨折。桡神经、尺神经和正中神经受累的概率相等。
- 因为存在侧支循环，所以血管损伤比较罕见。
- 可能并发骨折不愈合或畸形愈合。
- 尺桡骨双骨折后可能会出现骨筋膜室综合征。应该认识到，尽管骨筋膜室压力升高、毛细血管血流受损，但是远端动脉搏动可仍然正常。治疗方法是紧急转诊评估损伤，可能需要行筋膜室切开减压术。
- 桡骨和尺骨的骨性连接可能会使尺桡骨双骨折的治疗复杂化。
- 旋前功能和旋后功能可能会永久受损。

前臂软组织损伤

挫伤

前臂下部的肌腱位于皮下，直接暴力可导致创伤性腱鞘炎。治疗方法为对患肢进行简单固定。非甾体抗炎药可以有效镇痛。前臂上部的挫伤与其他部位的挫伤治疗方法一样。

拉伤

前臂的肌肉在同一鞘内紧密相连，其中一块肌肉的拉伤常会引起附近其他肌肉活动不适。因此很难判断具体哪一块肌肉发生了拉伤。最常见的损伤机制的是过劳性损伤。体格检查时，患者的肌腱和肌肉出现肿胀和炎症，活动时疼痛和压痛。治疗方法包括冰敷、然后局部热敷和制动，也可使用非甾体抗炎药。

前臂骨筋膜室综合征

急性骨筋膜室综合征是由封闭的骨筋膜室内液体压力升高引起的。骨筋膜室内压力的增加抑制了小静脉和毛细血管的血流，导致骨筋膜室内的肌肉和神经缺血。6 ～ 12h 即可出现肌肉坏死导致肌肉功能障碍和挛缩。前臂是上肢骨筋膜室综合征最多发的部位。骨筋膜室综合征的误诊甚至是延迟诊断都可能会导致永久性的肌肉功能障碍和挛缩，急诊医师应充分了解骨筋膜室综合征。

前臂有三个主要的骨筋膜室。骨筋膜室综合征最好发于掌侧骨筋膜室，也可发生于背侧或外侧骨筋膜室，也就是所谓的"活动肌群"所在部位。外侧活动肌群包括肱桡肌、桡侧腕长伸肌和桡侧腕短伸肌。

前臂骨筋膜室综合征最常发生于骨折后，继发于单纯的软组织损伤者约占25%。尽管肱骨髁上骨折与骨筋膜室综合征（Volkmann挛缩）有关，但桡骨远端骨折始终是前臂骨筋膜室综合征的最常见病因。其他较少见的病因包括医源性事件，如CT造影剂静脉导管浸润、气压止血带使用不当和溶栓并发症时。

临床表现

骨筋膜室综合征的临床表现包括以下几种，可参阅第4章：

● 剧烈疼痛是第一个出现也是最主要的症状。疼痛通常与受伤的严重程度不成比例。

● 查体可见随着骨筋膜室内压力增加，筋膜张力明显增大。

● 被动牵拉筋膜室内的肌肉会加重疼痛。但通常很难与损伤后活动引起的隐匿性疼痛进行区分。

● 麻痹和感觉异常出现较晚。这一时期，肌肉已经开始出现坏死。

● 动脉搏动可能减弱或消失。这通常预示预后不佳，因为只有造成了广泛的、不可逆的损伤之后才会出现（临床中不能等到动脉搏动减弱或消失）。

虽然骨筋膜室综合征的诊断主要依赖于临床表现，但对筋膜间室内压力的测量可能有助于诊断。使用市面上销售的设备测量前臂每个骨筋膜室的压力。有关骨筋膜室综合征的详细讨论见第4章。

测量掌侧骨筋膜室压力的方法，将针头于前臂中央垂线中间1.5cm处插入，测量压力（图13-19）。同一骨筋膜室内不同部位测得的压力可能有显著差异，所以应进行多次测量。测量背侧骨筋膜室的方法，将针头于尺骨后侧面1.5cm处插入至桡骨外侧的肌肉内测量外侧活动肌群的压力。每种测量方式均要求针头插入的深度约为1.5cm。

正常的骨筋膜室内压力为0～8mmHg。关于骨筋膜室内压力危险阈值的研究很多。有一些共识认为，舒张压和骨筋膜室内压之间的差值是最重要的测量值（ΔP）（代表毛细血管灌注压）。大多数学者认为，急性骨筋膜室综合征是通过临床表现诊断的，必要时可通过压力测量来帮助诊断。

当患者不能提供病史时，如患者在使用呼吸机，在手术中，或年幼的孩子，或许多其他可能的情况，压力测量可能是最有用的诊断手法。一些最近的研究表明，持续性骨筋膜室内压力监测是帮助骨科医师评估可能或潜在存在的急性骨筋膜室综合征的一种方法。

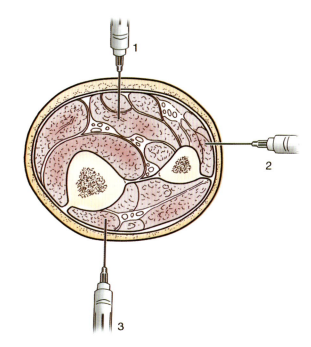

图 13-19　前臂三个主要骨筋膜室的横断面图

1. 掌侧骨筋膜室；2. 外侧骨筋膜室（活动肌群）；3. 背侧骨筋膜室（经 Reichman EF 许可修改：Emergency Medicine Procedures, 2nd eD.New York: McGraw-Hill; 2013.）

治疗

治疗方法包括保持患肢与心脏同一水平，以保证患肢动脉血供和静脉回流。石膏固定的患者出现骨筋膜室综合征的症状时，可通过简单地移除或拆除石膏和衬垫来缓解症状。去除束紧的石膏和衬垫可使骨筋膜室内压力降低85%。

如果去除束紧的石膏或绷带后症状仍然存在，通常需要行筋膜室切开减压术。强烈怀疑骨筋膜室综合征时，应立即请骨科会诊。及时干预可能会避免其对骨筋膜室内的肌肉和神经造成不可逆的损伤。这是为数不多的需要紧急干预的骨科疾病之一。骨筋膜室切开减压术是首选的治疗方法。

第 14 章

肘 关 节

Carl A. Germann, MD; Brook M. Goddard, MD

概述

肘关节是一个铰链关节，由三个关节组成：肱尺关节、肱桡关节和上尺桡关节。这些关节为肘关节提供了高度的内在稳定性。以下几种韧带结构为肘关节提供了支撑——桡侧副韧带、尺侧副韧带、环状韧带和前侧关节囊（图 14-1）。肱二头肌、肱三头肌、肱肌、肱桡肌和肘肌提供肌肉动力稳定性。

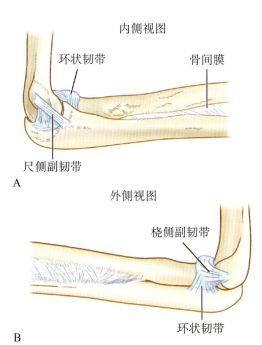

图 14-1　肘关节的重要韧带结构

环状韧带维持桡骨头正常位置。桡侧副韧带较宽，与环状韧带融合。A. 内侧视图；B. 外侧视图

肘部损伤可由直接暴力、外翻应力或轴向压缩力引起。急性创伤可导致桡骨、尺骨或肱骨远端骨折。反复外翻应力，如投掷，患者可出现关节软骨软化、关节后间室或侧间室内游离体、尺侧副韧带损伤、旋

前屈肌群损伤、剥脱性骨软骨炎或尺神经炎。

肱骨远端分为两个髁（图 14-2）。冠突窝的骨质较薄，肘关节完全屈曲时，与尺骨鹰嘴冠状突相接触。内侧髁的关节面称为滑车，与尺骨鹰嘴构成关节。肱骨远端的外侧关节面为肱骨小头，与桡骨小头构成关节。

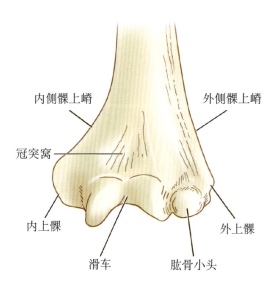

图 14-2　肱骨远端的重要骨性标志。肱骨髁之间的骨质很薄

肱骨髁的非关节部分称为肱骨上髁，是前臂肌肉的附着点，旋前肌 - 屈肌附着于内上髁，旋后肌 - 伸肌附着于外上髁。肱骨上髁近端为髁上嵴，髁上嵴也是前臂肌肉的附着点。肘关节周围的肌肉影响骨折碎块的移位（图 14-3，图 14-4）。骨折时，这些肌肉的持续牵拉会导致骨折碎块移位，有时会导致复位难以维持。

肘关节周围三个滑囊具有临床意义：一个位于尺骨鹰嘴和肱三头肌之间，另一个位于桡骨和肱二头肌腱止点之间，最后是位于皮肤和鹰嘴突之间的鹰嘴滑囊。肘关节滑囊炎最常累及鹰嘴滑囊（图 14-5）。

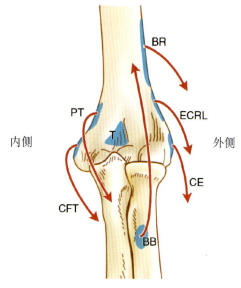

图 14-3　肘关节周围的肌肉

这些肌肉会使其附着点处的骨折碎块移位。BR. 肱桡肌；ECRL. 桡侧腕长伸肌；CE. 伸肌总腱；PT. 旋前圆肌；CFT. 屈肌总腱；BB. 肱二头肌；T. 肱三头肌

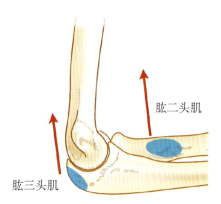

图 14-4　肱三头肌和肱二头肌向近端牵拉桡骨和尺骨，从而导致肘关节骨折脱位

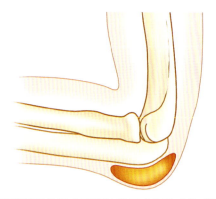

图 14-5　鹰嘴滑囊的炎症可能继发于感染性或非感染性因素

体格检查

肘关节查体可见几处明显的骨性标志。外侧，三个骨性突起组成一个三角形，对应尺骨鹰嘴、桡骨小头和外上髁。肘关节积液表现为外上髁和尺骨鹰嘴之间的肿胀和压痛。

肘关节的神经血管结构包括肱动脉、桡神经、尺神经和正中神经（图 14-6）。尺神经穿过肘管时，可于肘关节内侧面触及。在评估和治疗肘关节骨折时，评估神经血管结构完整性是至关重要的。骨折引起的水肿可能导致神经血管损伤，所以在手法复位或行石膏固定后，应定期复查。

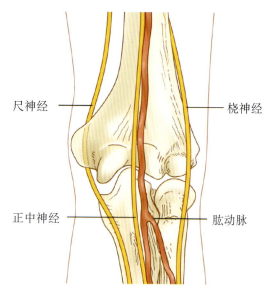

图 14-6　肘关节的神经血管结构

影像学检查

对肘关节行 X 线检查至少应拍摄 X 线正位片和侧位片（图 14-7）。X 线斜位片有助于诊断某些肘关节骨折。通常来说，在 X 线片排除明显的骨折和脱位之前，不应对受累关节进行大范围的活动。

正位

儿童可疑髁上骨折阅片时，一个辅助诊断的方法是测量提携角。X 线肘关节正位上，肱骨中心线和尺骨中心线形成的交角即为提携角（图 14-8）。正常的提携角在 0° ～ 12°。创伤后提携角 > 12° 或两侧不对称的提携角常提示骨折。

侧位片

肘关节屈曲 90° 的侧位片用于观察肱桡线和肱骨前线，以及评估脂肪垫，因而最为重要。

肱桡线。正常情况下，X 线侧位片上桡骨中心线通过肱骨小头的中心。儿童桡骨小头骨骺骨折时，这条线会偏离肱骨小头的中心。这可能是唯一一个提示儿童骨折的影像学表现。成人骨折，如 Monteggia 骨折发生桡骨头脱位时，也存在肱桡线异常（图 14-9）。

肱骨前线。肱骨前线是指在 X 线侧位片上沿肱骨前缘经肘关节绘制的一条直线（图 14-10）。正常情况下，这条线横穿肱骨小头的中间 1/3。发生伸直型肱骨髁上骨折时，这条线要么横穿肱骨小头前 1/3，要么完全从肱骨小头前方穿过。

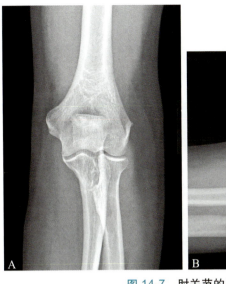
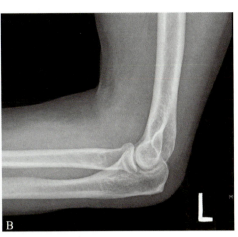
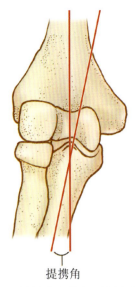

图 14-7　肘关节的正常 X 线表现
A. 正位；B. 侧位

提携角

图 14-8　肱骨中心线与尺骨中心线形成的交角即为提携角。正常的提携角在 0°～12°。提携角大于 12°常提示肱骨远端骨折

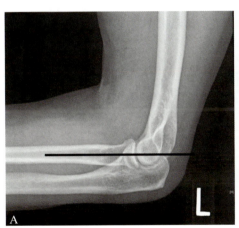
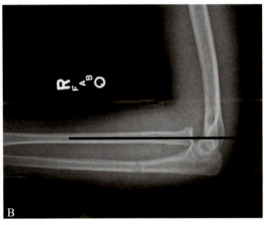

图 14-9　肱桡线

A. 正常情况下，侧位 X 线，桡骨中心线将肱骨小头一分为二；B. 不经过肱骨小头中心的异常肱桡线提示桡骨脱位（Monteggia 骨折脱位）

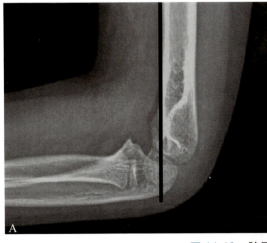
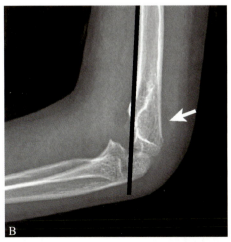

图 14-10　肱骨前线

A. 侧位 X 线，沿肱骨前缘绘制的直线通常横穿肱骨小头中部；B. 伸直型肱骨髁上骨折，这条线要么横穿肱骨小头前 1/3，要么完全从肱骨小头前方通过。这对诊断儿童骨折十分实用。箭头表示后脂肪垫
[经许可后转载自 Sherman SC. Supracondylar fractures, J Emerg Med 2011 Feb;40(2):e35-e37.]

脂肪垫。前脂肪垫隆起（帆船征）或后脂肪垫隆起表明关节囊肿胀（图 14-11）。前脂肪垫位于冠突窝的上方，正常 X 线片上，冠突窝前偶见一条透亮的窄线，即为前脂肪垫。骨折时，关节囊充血肿胀，前脂肪垫向前脱位，远离冠突窝。后脂肪垫位于鹰嘴窝上方。由于鹰嘴窝较深，正常的肘关节屈曲 90°时，X线侧位片上很少能看到后脂肪垫。只有关节囊肿胀时，X 线片才能显示后脂肪垫，如关节内骨折伴血肿时。由于儿童软骨生长、骨化中心的，存在使儿童骨折难以诊断。因此，除非确诊其他损伤，否则 X 线片上出现后脂肪垫即视为关节内骨折。

虽然急诊科行 X 线检查很方便，但床旁超声也可以通过"脂肪垫征"间接诊断隐匿性肘关节骨折。超声显示脂肪垫征象对诊断肘关节骨折的灵敏度为 98%，特异度为 70%，超声发现脂肪垫征象后应立即重阅 X线片、进行患肢固定并请骨科会诊。单纯肘关节骨折中脂肪垫发生率为 6%～76%。这类患者行 MRI 检查时，75% 的患者可见隐匿性骨折，其中桡骨头骨折最常见，占隐匿性骨折的 87%，尺骨鹰嘴骨折和肱骨外上髁骨

折占比相当。一项对 20 例患者的研究表明，骨折的诊断并不影响治疗方法的选择。

公理：肘关节创伤后，若 X 线未见骨折而可见后脂肪垫征，强烈提示隐匿性骨折。

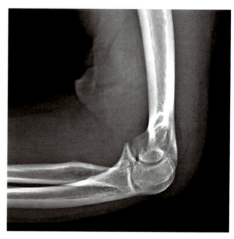

图 14-11　可见前、后脂肪垫隆起，提示关节积血。通常认为，后脂肪垫在异常情况下才可见。仔细检查 X 线片还可发现桡骨头边缘骨折

肘关节骨折

尺骨鹰嘴骨折

所有尺骨鹰嘴骨折都应视为关节内骨折（图 14-12）。尺骨鹰嘴骨折要求接近完美的解剖复位，以确保肘关节活动范围不受限。

损伤机制

尺骨鹰嘴骨折由以下两种机制之一引起。跌倒或直接暴力作用于尺骨鹰嘴都可能导致粉碎性骨折。肱三头肌张力的大小和肱三头肌腱膜的完整性决定了骨

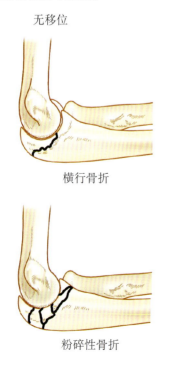

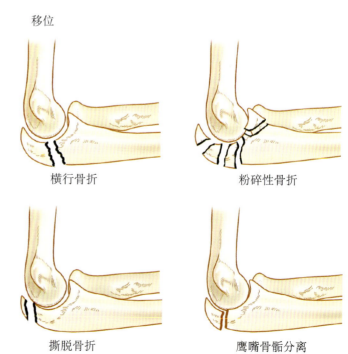

无移位　　　　　　　移位

横行骨折　　　　横行骨折　　　　粉碎性骨折

粉碎性骨折　　　　撕脱骨折　　　　鹰嘴骨骺分离

图 14-12　尺骨鹰嘴骨折

折是否移位。

跌倒时手掌撑地，肘关节弯曲，肱三头肌收缩，可能间接导致横行或斜行骨折。骨折移位的程度取决于肱三头肌的张力、肱三头肌腱膜的完整性和骨膜的完整性。

公理：所有移位的尺骨鹰嘴骨折都伴有肱三头肌腱膜或骨膜的断裂。

体格检查

尺骨鹰嘴骨折患者会出现鹰嘴处肿痛和血肿。由于肱三头肌肌力不足，患者无法对抗重力或阻力背伸前臂。粉碎性骨折导致尺神经功能损伤者并不少见。最初查体时，检查并记录尺神经的功能具有重要意义。

影像学检查

肘关节屈曲 90°时。X 线侧位片能清晰显示尺骨鹰嘴骨折和移位（图 14-13）。肘关节伸直位 X 线检查无法判断骨折是否存在移位，因为鹰嘴骨折只有在肘关节屈曲时才会移位。骨折断端分离或关节间隙不对称＞2mm 视为骨折移位。

儿童尺骨鹰嘴骨骺在 10 岁时出现，16 岁时融合。儿童尺骨鹰嘴骨折诊断困难，如果可疑骨折，应将双侧肘关节 X 线进行对比判断。此外，X 线片出现后脂肪垫或前脂肪垫隆起时应考虑骨折。

合并损伤

尺骨鹰嘴骨折常伴有尺神经损伤、肘关节脱位、桡尺关节前脱位及桡骨头、桡骨干和肱骨远端骨折。

治疗

无移位骨折。骨折断端分离＜2mm 或关节不对称视为无移位骨折。初步治疗为肘关节弯曲 50°～

90°，前臂中立位，长臂石膏（附 9）固定。此位置固定可减少肱三头肌的牵拉力量。最佳治疗为石膏固定于患肢后侧，颈腕悬吊带悬吊。尽早开始手指和肩关节功能锻炼，5～7d 内复查 X 线以防止骨折移位。骨折愈合需 6～8 周，但骨科医师需尽早（最少 1 周）去除石膏，以免肘关节慢性僵硬。

一些骨科医师治疗稳定性骨折的另一种方法是肘关节屈曲 90°行肘关节后侧长臂石膏托（附 9），而不进行石膏固定。前臂旋后和旋前锻炼在 3～5d 内开始，屈曲 - 伸直锻炼在 1～2 周时开始。石膏保护直至骨折完全愈合（通常为 6 周）。

移位骨折。急诊初步治疗包括肘关节屈曲 50°～90°，石膏固定，同时进行冰敷、镇痛并抬高患肢治疗。由于尺骨鹰嘴骨折是关节内骨折，因此必须通过手术达到解剖复位。移位的尺骨鹰嘴骨折包括横行骨折、粉碎性骨折、撕脱骨折或骨骺骨折，上述骨折属于关节内骨折，必须解剖复位手术固定，因此建议紧急转诊骨科治疗。

并发症

最常见的并发症是肩关节炎和肩关节活动受限。骨不连的发生率很低（为 5%）。

桡骨头和桡骨颈骨折

桡骨头和桡骨颈骨折在成人中相对常见，占所有肘关节骨折的 1/3（图 14-14）。桡骨头平滑的活动对于前臂旋前和旋后而不伴疼痛至关重要。桡骨头骨折会导致关节活动受限。治疗重点在于恢复并保留其完整的运动功能。下述分型方式以治疗为基础。桡骨头和桡骨颈骨折分为三型：①桡骨头边缘（关节内）骨折；②桡骨颈骨折；③粉碎性骨折。一般来说，无移位的骨折可以闭合复位（至少初期治疗如此），而移位

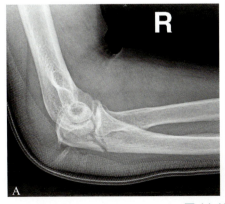
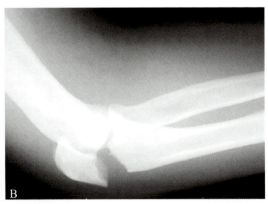

图 14-13　尺骨鹰嘴骨折

A. 无移位；B. 移位骨折；任何分离大于 2mm 的骨折都应视为移位骨折，需要手术治疗

的骨折一般需要切开复位。桡骨头和桡骨颈骨折的治疗存在争议，特别是损伤后活动阶段。如前几章所述，我们尽一切努力针对争论点提出两种观点。

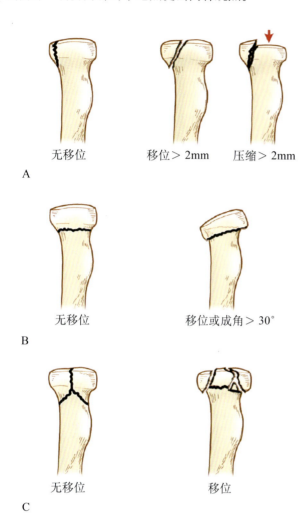

A

无移位　　　　移位＞2mm　　　压缩＞2mm

B

无移位　　　　移位或成角＞30°

C

无移位　　　　移位

图 14-14　桡骨头和桡骨颈骨折
A.桡骨头边缘骨折；B.桡骨颈骨折；C.粉碎性骨折

损伤机制

最常见的机制是跌倒时手掌撑地（间接损伤）。肘关节伸直时，外力沿桡骨传导撞击肱骨小头，导致桡骨头边缘骨折或桡骨颈骨折（图 14-15）。随着暴力增大，还会发生粉碎性骨折、脱位或骨折碎块移位。由于成人和儿童的桡骨近端生物力学强度不同，二者骨折类型也存在差异。成人骨折中，常见桡骨头边缘骨折或粉碎骨折，或桡骨颈骨折伴关节受累。儿童骨折中，桡骨骨骺分离常见，而关节受累罕见。

体格检查

桡骨头压痛伴关节血肿。前臂旋后时疼痛加剧，并伴有活动度下降。儿童骨骺损伤肿胀程度较轻，但触诊或活动会引起疼痛。如果患者伴有腕关节疼痛，应怀疑远端尺桡关节损伤，建议紧急转诊骨科。

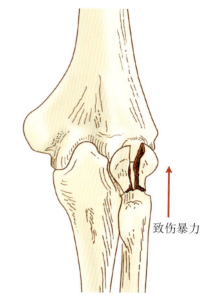

致伤暴力

图 14-15　桡骨头骨折继发于跌倒时手掌撑地

公理：桡骨头骨折伴腕关节疼痛表明远端尺桡关节和骨间膜破坏（Essex-Lopresti 骨折脱位）。

影像学检查

X 线斜位片有助于诊断桡骨头和桡骨颈骨折（图 14-16，图 14-17）。桡骨颈压缩骨折在 X 线侧位片上显示最佳。如果桡骨头可疑骨折，但影像学上无异常，应拍摄桡骨不同旋转角度 X 线。前脂肪垫隆起或后脂肪垫的出现提示存在关节积液，并强烈提示隐匿性骨折，以桡骨头骨折最常见。此外，在诊断儿童骨骺骨折或桡骨头脱位时，应评估肱桡关系。

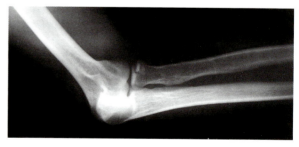

图 14-16　桡骨头边缘移位骨折

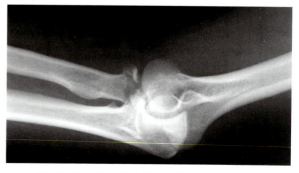

图 14-17　桡骨头和桡骨颈粉碎性移位骨折

治疗

关于骨骺骨折的进一步讨论可以参考第 6 章。一般来说，成角 < 15° 的桡骨头骨骺骨折最好用肘关节后侧长臂石膏（附 9）固定 2 周，然后悬吊固定。骨折重塑通常会纠正成角。成角 > 15° 时需要复位，所以应请骨科医师会诊。成角 > 60° 时往往需要切开复位。

关于桡骨头和桡骨颈骨折治疗的其余讨论主要针对成人骨折。

桡骨头边缘骨折（关节内）

无移位骨折：移位 < 2mm 的桡骨头边缘骨折（边缘骨折或轻微的压缩骨折）用悬吊带或肘关节后侧长臂石膏托治疗（附 9）。如果行石膏固定，固定时间不应大于 3 ~ 4d。如果患者可以忍受（疼痛），建议早期活动。

移位骨折：骨折移位或塌陷 > 2mm 伴 1/3 以上关节面受累时，需要手术治疗。初期急诊处理包括抽吸血肿以缓解疼痛，并肘关节屈曲 90°，保持前臂中立位，肘关节后侧长臂石膏托治疗（附 9）。关节面受累 < 1/3 时，复位后应早期活动。

上述骨折均需尽早转诊治疗。不推荐对年轻的桡骨头移位患者行桡骨头切除手术。桡骨头置换与切开复位内固定相比，预后更好，应作为治疗首选，但需要更精湛的手术技术和植入物位置的合适。

桡骨颈骨折

无移位骨折。无移位和成角 < 30° 的桡骨颈骨折采用悬吊带或肘关节后侧长臂石膏托治疗，并紧急转诊至骨科（附 9）。桡骨颈骨折的最佳治疗方法仍存在争议。

移位骨折。应行肘关节后侧长臂石膏托治疗（附 9）。成角 > 30° 或有明显移位时，建议手术固定。

粉碎性骨折

无移位骨折。可行肘关节后侧长臂石膏托保守治疗。（附 9）建议早期功能锻炼。

移位骨折。应行肘关节后侧长臂石膏托治疗（附 9）。对于严重的桡骨头粉碎性骨折，建议切除骨折碎块或行桡骨头置换术。

除了本节阐述的治疗外，对于桡骨头和桡骨颈骨折，应考虑早期关节穿刺抽吸，有助于减轻疼痛和促进早期活动。该技术如下所述：

（1）消毒肘外侧皮肤。

（2）连接桡骨头、肱骨外上髁和尺骨鹰嘴在肘关节外侧构建一个假想的三角形（图 14-18）。该区域仅有皮肤和肘肌覆盖，无重要的神经血管。

（3）利多卡因进行局部麻醉。

（4）准备 20ml 注射器和 18 号针头，针头朝向内侧并垂直于皮肤穿入关节囊，抽出积血（通常为 2 ~ 4ml）。

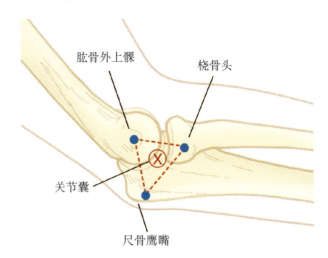

图 14-18 肘关节穿刺抽吸最安全的部位是在连接肱骨外上髁、尺骨鹰嘴和桡骨头所形成的三角形的中心。抽吸时，应将针头穿入这个三角形的中心

并发症

绝大多数无移位的桡骨头或桡骨颈骨折患者预后良好，但也可能出现并发症。桡骨头或桡骨颈骨折最常见的并发症是肘关节活动度降低。对于单纯的、无移位的桡骨头骨折，早期在活动范围内进行积极功能锻炼可以降低并发症的发生率。

冠状突骨折

冠状突骨折分为：①无移位骨折；②移位骨折；③骨折移位伴肘关节后脱位（图 14-19）。这些骨折很少单独发生，常伴肘关节后脱位。

损伤机制

通常认为，单纯的冠状突骨折是关节囊过伸撕脱所致。冠状突骨折合并肘关节后脱位的损伤机制是肱骨远端的"推出式"损伤。

体格检查

查体常见肘窝的压痛和肿胀。

影像学检查

冠状突骨折碎块在肘关节 X 线侧位片显示最佳，但可能需要拍摄肘关节 X 线斜位片。撕脱骨折或滑车撞击导致骨折块移位，也被视为骨折脱位。无移位的冠状突骨折在 X 线和 CT 上可能漏诊，因此应考虑行 MRI 检查排除微小骨折。

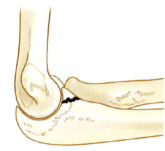

A. 无移位

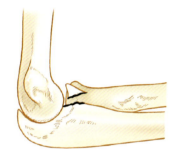

B. 移位

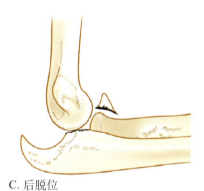

C. 后脱位

图 14-19 冠状突骨折
A. 无移位骨折；B. 移位骨折；C. 骨折移位伴肘关节后脱位

治疗

这种骨折通常合并肘关节脱位，治疗方式详见本章的肘关节脱位一节。

无移位骨折。单纯的无移位骨折应肘关节屈曲>90°，前臂旋后行后侧长臂石膏托治疗（附9）。然后在悬吊带悬吊下积极进行功能锻炼。无移位的冠状突骨折治疗存在争议，强烈建议尽早转诊至骨科。

移位骨折。移位的冠状突骨折需要紧急转诊至骨科，特别是当冠状突＞50% 受累或肘关节不稳定时。这两种情况下，都建议进行骨折碎块固定。如果骨折碎块较小，行后侧长臂石膏托治疗（附9），此方法适用于治疗无移位的冠状突骨折。冠状突移位骨折，但骨折碎块较小，应行非手术治疗。

骨折移位伴肘关节后脱位。骨折脱位将在本章的肘关节脱位一节中讨论。肘关节脱位复位后，冠状突骨折通常也会复位。

并发症

冠状突骨折很少合并骨关节炎。

肱骨髁上骨折

肱骨髁上骨折是指发生于肱骨远端关节囊上方的横行骨折，肱骨干与肱骨髁分离。儿童骨折中，肱骨髁上骨折占肘关节骨折的约60%。3 ～ 11 岁的儿童发病率最高。由于儿童此部位的周围韧带比骨骼更强壮，所以此骨折在儿童中更常见。随着年龄增长，韧带逐渐松弛，因此无骨折的韧带撕裂在成年人中更为常见。肱骨远端骨折仅占成人所有骨折的 0.5%，在 50 岁以上骨质疏松的成年人中最为常见。老年人中，肱骨髁上骨折通常是粉碎性骨折。肱骨髁上骨折详见第 6 章。

根据肱骨髁上骨折远端骨折块移位方向，肱骨髁上骨折分为①伸直型（向后方成角或移位）；②屈曲型（向前方成角或移位）骨折（图 14-20）。绝大多数（95%）发生移位的肱骨髁上骨折是伸直型骨折。

伸直型肱骨髁上骨折最常用的分型方式是 Gartland 在 1959 年提出的，他将伸直型肱骨髁上骨折分为三种类型。Ⅰ 型骨折是无移位骨折。Ⅱ 型骨折发生移位，但骨折碎块仍部分对位。Ⅱ 型骨折还可分为 Ⅱ A 型（后侧骨皮质成角完整的伸直型骨折）和 Ⅱ B 型（骨折向后部分移位）。Ⅲ 型骨折为骨折碎块完全移位的骨折。这些骨折的诊断和治疗取决于骨折类型。

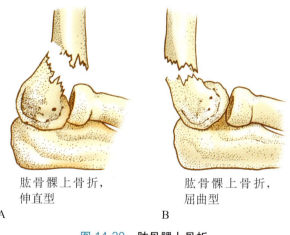

肱骨髁上骨折，
伸直型

肱骨髁上骨折，
屈曲型

A   B

图 14-20 肱骨髁上骨折
A. 伸直型；B. 屈曲型

损伤机制

两种机制可导致肱骨远端骨折。肘关节处于屈曲状态时，直接暴力作用于肱骨远端。骨折碎块的移位取决于暴力的大小和方向、肘关节和前臂的初始位置（如屈曲、旋后）和肌肉张力。

间接损伤机制主要是跌倒时手掌撑地（图 14-21）。骨折碎块的移位取决于暴力的大小和方向，以及肘关节的位置和肌肉张力。90% 以上的肱骨髁上骨折是由间接损伤造成的。通常情况下，肱骨髁上骨折是伸直型骨折，骨折远端向后移位。

屈曲型骨折，即肱骨远端骨折碎块向前移位，仅占 10%。通常是直接暴力作用于屈曲状态下的肘关节后方导致的（图 14-22）。间接损伤机制很少导致屈曲型骨折。

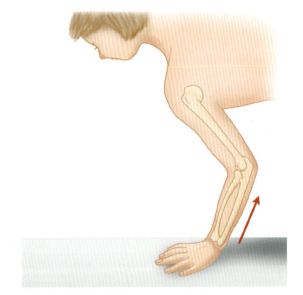

图 14-21　造成肱骨髁上骨折的间接损伤机制包括跌倒时手掌撑地

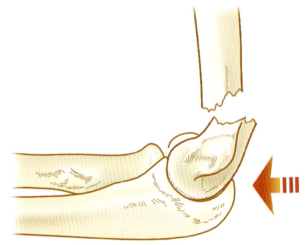

图 14-22　肘关节屈曲时，直接暴力作用于鹰嘴可导致肱骨远端骨折

体格检查

急诊医师必须仔细查体，应特别注意肱动脉、桡动脉和尺动脉搏动以及正中神经、桡神经和尺神经功能。查体时应常规与健侧肢体对比。肱骨髁上骨折通常伴有大面积血肿，有时可导致骨筋膜室综合征。

早期症状表现为轻度肿胀伴剧烈疼痛。由于肱三头肌的牵拉，骨折断端向肱骨远端后上方移位。随着肿胀加重，伸直型肱骨髁上骨折可与肘关节后脱位混淆，肘关节后脱位时尺骨鹰嘴隆起、局部凹陷（图 14-23）。此外，与健侧相比，患侧前臂可能会显得更短。屈曲型肱骨髁上骨折的患者肘关节通常呈屈曲状态，尺骨鹰嘴隆起消失。

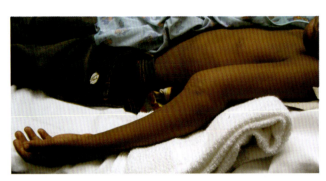

图 14-23　移位的儿童肱骨髁上骨折临床照片

图 14-23 和图 14-24 经许可转载自 Sherman SC. Supracondylar fractures, J Emerg Med 2011 Feb; 40(2):e35-e37.

影像学检查

初步 X 线检查应包括正位和侧位（图 14-24）。在 X 线正位片上，前臂旋后，肘部尽可能伸直。X 线侧位片应使肘关节屈曲 90°拍摄。肘关节伸直位的 X 线斜位片可有助于诊断隐匿性骨折。

远端骨折碎块可能相对于骨折近端发生移位、成角或旋转，导致各种畸形。约 25% 的肱骨髁上骨折不发生移位，这些病例通过 X 线检查难以诊断。X 线上细微的变化，如后脂肪垫的出现、异常的肱骨前线或提携角可能提示骨折。

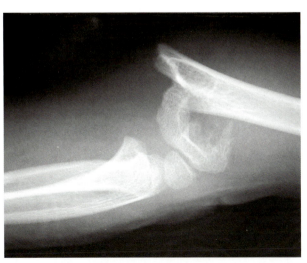

图 14-24　图 14-23 中儿童的 X 线片证实为 Ⅲ 型（完全移位）肱骨髁上骨折

合并损伤

肱骨髁上骨折常伴有神经血管并发症，尤其是发生移位时。

对所有肱骨髁上骨折患者，都应该评估患肢脉搏、颜色、温度和毛细血管充盈情况。Ⅲ型髁上骨折因骨折碎块压迫、肿胀或动脉撕裂而导致血管损伤的病例占5%～10%。查体时记录桡动脉、尺动脉和肱动脉搏动是否存在及强度。移位的肱骨髁上骨折，查体末梢血供良好但无动脉搏动，则证明其存在良好的侧支循环。骨折复位后根据患者动脉搏动及末梢循环情况决定是否需要手术探查。但是通常不需要动脉造影。

对于动脉搏动良好的患者，可以使用脉搏血氧仪监测脉率和血氧饱和度。动脉搏动的存在并不能排除严重的动脉损伤。

肱骨髁上骨折移位可能会使桡神经、正中神经和尺神经出现功能障碍，所以查体应注意这些神经的功能。Ⅲ型伸直型肱骨髁上骨折，神经损伤的发生率为10%～15%。断端向后移位的骨折中，神经损伤的可能性更大。因为神经走行在肘关节处较固定，骨折断端移位导致神经牵拉，所以这些损伤很常见。

最常见的神经损伤是骨间前神经损伤。此神经没有感觉支，损伤后只表现为细微的运动异常，因此容易被忽略。骨间前神经支配示指深屈肌（远端指间关节屈曲）和拇长屈肌（指间关节屈曲）。如果患者做"OK"手势时，这两个关节屈曲肌力减弱，可发现这一损伤。神经功能测试很重要，因为多次闭合复位或手术修复后可能发生医源性损伤。大多数神经损伤属于神经传导功能障碍，一般3～6个月后神经功能恢复，无须干预。

治疗

伸直型肱骨髁上骨折。Ⅰ型：无移位或成角的肱骨髁上骨折应使前臂保持中立位，肘部屈曲80°～90°，行肘关节后侧长臂石膏托治疗（附9），石膏长度自腋窝至掌骨头近端。石膏应能包裹患肢的3/4。注意检查远端动脉搏动，如果无搏动，应将肘关节伸直5°～15°，或伸直至可触及动脉搏动。悬吊带悬吊，冰敷患肢减轻肿胀。

此型骨折是稳定的，需行3周的固定，然后进行早期功能锻炼。Ⅱ型和Ⅲ型骨折常见的并发症在Ⅰ型骨折中很少见，如神经血管损伤和骨筋膜室综合征。一些学者建议在急诊科进行短暂的观察（6h），在没有明显肿胀、疼痛或无脉的情况下，可以出院并行骨科随诊，或继续急诊科留观。

公理：肱骨髁上骨折初期不应行石膏固定。

Ⅱ型和Ⅲ型骨折。在神经血管完好的情况下，这些骨折应该由经验丰富的骨科医师尝试复位。只有当骨折移位合并血管损伤且危及患者存活时，才需要急诊科专家急诊复位，此时无须等待骨科会诊（图14-25）：

（1）如第2章所述，第一步是准备和实施程序性镇静。

（2）助手固定患肢上臂，医师握住患肢手腕固定前臂，施加纵向牵引，恢复肢体长度（图14-25A）。

（3）医师轻微过伸肘关节使骨折断端分离，同时向前挤压骨折远端（图14-25B）。纠正内翻成角和外翻成角。助手同时轻柔地向后方挤压骨折近端。

（4）屈肘维持骨折对位，并向后挤压骨折远端完成复位（图14-25C）。肘关节屈曲至触诊动脉搏动减弱的位置，然后伸直5°～15°，并重新检查和记录动脉搏动。

注意：反复复位可能会导致邻近神经血管损伤，所以只能进行一次尝试。

患肢行肘关节后侧长臂石膏托（附9）。关于前臂的固定位置存在争议。对于儿童来说，如果骨折远端有内翻移位，应将前臂旋前固定。外翻移位时，应将前臂旋后固定。对于成年人，通常将前臂中立位或轻度旋前位固定。悬吊带悬吊，冰敷消肿。复位后必须复查X线了解复位情况。患者住院治疗，并对其神经血管状况进行密切随访。肱骨髁上骨折常并发延迟性肿胀、骨筋膜室综合征和神经血管损伤。

移位的肱骨髁上骨折最佳治疗方法是闭合复位内固定。少数病例需要切开复位。移位的肱骨髁上骨折是造成儿童骨筋膜室综合征的首要原因，因此需要急诊（＜8h）或紧急（24h内）复位以减轻肿胀并改善静脉回流。即使是最严重的肱骨髁上骨折，及时解剖复位并固定，也可降低前臂骨筋膜室综合征的发生率。

一些作者对Ⅱ型骨折采用闭合复位和石膏固定，并进行密切随访。研究发现患肢肿胀严重可能会影响闭合复位后的稳定性，约25%的患者石膏固定后发生再次移位，最终需克氏针固定。

屈曲型肱骨髁上骨折。移位的屈曲型肱骨髁上骨折需要骨科会诊复位，克氏针内固定是一种常用的治疗方法。如果存在危及肢体的神经血管损伤且无法紧急骨科会诊时，经验丰富的急诊专家可进行复位。肘关节屈曲，双向牵引。然后，医师向后方轻柔的挤压

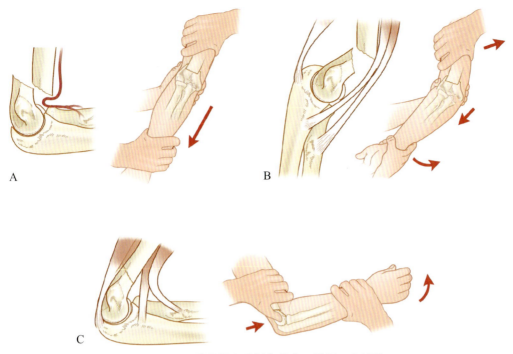

图 14-25 肱骨髁上骨折复位术。详见正文讨论

骨折远端，骨折复位后伸直肘关节并保持该状态。患肢用肘关节后侧长臂石膏托治疗（附 9）。肘关节固定于半伸直位 35°，防止出现慢性肘关节僵硬。一些学者建议行肘关节完全伸直石膏固定。患者应住院治疗，仰卧位，患肢冰敷、镇痛。当一次手法复位失败或骨折复位后不稳时，应手术复位屈曲型肱骨髁上骨折。

并发症

屈曲型肱骨髁上骨折与以下几种并发症有关：

● 神经血管损伤时，可能出现急性或迟发性症状。所有怀疑血管损伤的患者，都应与骨科医师讨论是否需要行紧急动脉造影。血管损伤和肿胀可在 12 ～ 24h 内引起骨筋膜室综合征。如果骨筋膜室综合征得不到及时治疗，与之相关的缺血和坏死可能进展为 Volkmann 缺血性肌挛缩。如果怀疑筋膜室综合征，应立即进行外科会诊，来评估是否需要切开减压。尺神经麻痹是一种迟发性并发症。

● 肘内翻和肘外翻畸形常见于儿童，肱骨髁上骨折复位后骨折远端复位不良是常见病因。

● 成人骨折长时间制动后常见的并发症是肘关节僵硬和活动障碍。骨折复位稳定后，应在 2 ～ 3d 内开始前臂旋前和旋后活动。2 ～ 3 周内，去除石膏，进行肘关节屈伸功能锻炼。

经髁骨折

经髁骨折骨折线呈横行，横断两侧髁突，但与髁

上骨折不同，经髁骨折属于关节内骨折（图 14-26）。经髁骨折好发于 50 岁以上的骨质疏松患者。骨折远端可以位于骨折近端的前方（屈曲型）或后方（伸直型）。因此，其损伤机制、影像学表现和治疗方法与肱骨髁上伸直型或屈曲型骨折完全相同。这种骨折经常导致尺骨鹰嘴和冠突窝内异位骨化，进而使肘关节活动范围受限。所有的经髁骨折都需要请骨科医师紧急会诊，最好进行住院治疗。Posadas 骨折属于屈曲型经髁骨折，这种骨折导致肱骨髁远端向前移位（图 14-27）。最常见的损伤机制是肘关节屈曲时遭受直接暴力，使肱骨髁向前移位。查体除了可见疼痛和肿胀外，还可见肘窝饱满和鹰嘴突消失。

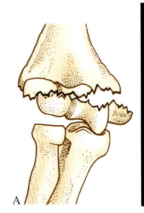
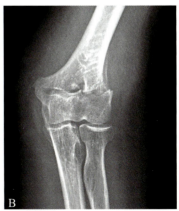

图 14-26 经髁骨折
A. 示意图；B. X 线片

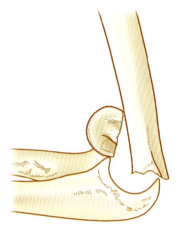

图 14-27　Posadas 骨折

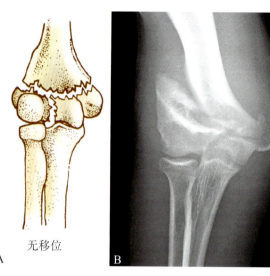

图 14-28　髁间骨折
A. 示意图；B. X 线片

Posadas 骨折可合并桡骨或尺骨后脱位。无移位的经髁骨折比移位的经髁骨折更常见。

急诊治疗方法是行肘关节后侧长臂石膏托原位固定（附 9），因为关节的屈曲或伸直可能会导致严重危及肢体存活的血管损伤。这种骨折很难治疗，需要请骨科紧急会诊。如果骨折初期存在血管损伤，应行尺骨鹰嘴骨牵引。

Posadas 骨折可合并多种并发症，包括急性或迟发性神经血管损伤。骨折未解剖复位或异位骨化可能导致关节活动受限。

髁间骨折

髁间骨折通常发生于 50 岁以上的患者。髁间骨折实际上是一种垂直的髁上骨折（图 14-28）。字母 "T" 和 "Y" 表示骨折线的走行。"T" 形骨折只有一条横行骨折线，而 "Y" 形骨折有两条穿过肱骨髁上的斜形骨折线。依据骨折碎块之间的分离程度分型，大致分为无移位性骨折和移位、旋转或粉碎性骨折。

无移位性骨折的肱骨小头和滑车未分离。移位骨折的肱骨小头和滑车分离，无法在冠状面旋转。这表明关节囊韧带完好，从而将骨折碎块维持在正常位置。肱骨小头和滑车发生分离，同时骨折碎块旋转时，说明存在旋转移位。髁上附着肌肉牵拉分离移位较旋转移位常见。关节面严重的粉碎性骨折和肱骨髁广泛分离也可发生。

损伤机制

最常见的损伤机制是直接暴力作用于尺骨鹰嘴，使其撞击肱骨远端滑车。撞击时，肘关节的姿势决定了骨折碎块伸直型还是屈曲型移位。骨折碎块的伸直型移位或后方移位更常见。因为肱骨髁上肌肉的牵拉，此类骨折经常发生旋转。肱骨髁可以彼此分离，也可

以与肱骨干分离。分离的程度取决于损伤的方向和强度以及肌肉牵拉力量。一般来说，暴力越强大，肱骨髁移位越明显。

体格检查

查体可见前臂短缩。伸直型骨折查体可见肱骨远端后侧凹陷，尺骨鹰嘴突出。

影像学检查

X 线正位和侧位上可显示粉碎性骨折，但骨折块间相互重叠影响骨折判断。对于 X 线片难以显示的粉碎性骨折，可行 CT 检查帮助外科医师制订手术方案。

合并损伤

髁间骨折很少合并神经血管损伤。

治疗

无移位的骨折。无移位的髁间骨折属于稳定性骨折，初期治疗，应保持前臂中立位行肘关节后侧长臂石膏托治疗（附 9）。尽早进行冰敷和患肢悬吊。2～3 周内开始主动功能锻炼。

移位的、旋转的或粉碎性的骨折。这些骨折罕见且治疗困难，需要请骨科紧急会诊。曾经认为对这些骨折手术治疗很危险，现在首选手术治疗。其他治疗方法适用于存在手术禁忌证患者，如尺骨鹰嘴骨牵引。选择何种治疗方法取决于骨折的类型和患者的活动水平，还应请骨科医师会诊并结合经验进行判断。急诊处理包括石膏固定骨折并冰敷。手术固定和牵引是两种最常用的治疗方式。对于严重粉碎性骨折的老年患者，可以考虑肘关节置换术。

并发症

肱骨远端的髁间骨折可能合并以下几种并发症：
- 肘关节功能减退（最常见）
- 创伤性关节炎
- 神经血管并发症（罕见）
- 畸形愈合和不愈合（罕见）

肱骨髁骨折

肱骨髁包括一个关节部分和一个非关节上髁部分。因此，肱骨髁骨折包含以上两个部分，可累及内侧（肱骨滑车和内上髁）或外侧（肱骨小头和外上髁）。

肱骨髁骨折是否累及肱骨滑车嵴至关重要。因为骨折远端累及外侧滑车嵴时，表示肘关节、桡骨和尺骨的内外侧不稳定。

外侧髁骨折

解剖学上外侧髁较表浅，因此更容易发生骨折（图 14-29）。

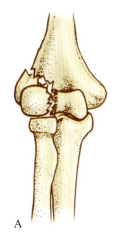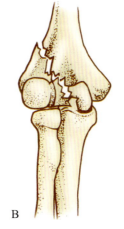

图 14-29　肱骨外侧髁骨折
A. 不累及外侧滑车嵴；B. 累及外侧滑车嵴

损伤机制

导致外侧髁骨折的机制有两种。第一种，肘关节屈曲时，作用于其后方的直接暴力可能会导致骨折。第二种，肘关节伸直时，内收和过伸的暴力可能导致骨折。儿童骨折中，伸肌的牵拉引起骨折碎块的旋转，这在成人骨折中并不常见。

体格检查
查体可及肱骨外侧髁压痛和肿胀。

影像学检查

X 线正位和侧位通常会显示肱骨髁间距离增宽。骨折断端可能会向近端移位，但通常会向后下方移位。

当外侧滑车嵴随骨折碎块移位时，尺骨可能会发生移位。对于骨骺未闭合的儿童，应拍摄健侧的 X 线进行对比。

合并损伤
没有常见的合并损伤。

治疗

由于外侧髁骨折并发症发生率较高，所有外侧髁骨折都需要请骨科紧急会诊，对患者进行评估和随访。

不累及外侧滑车嵴。无移位患者，应使其肘关节屈曲，前臂旋后，手腕背伸，对患肢行肘后侧长臂石膏托治疗（附 9），以尽量减少伸肌牵拉造成的骨折断端分离。固定后手臂悬吊，并在 2 天内再次复查 X 线片，以确保复位保持在正确位置。患肢逐渐消肿后可行长臂石膏固定。对于移位的外侧髁骨折，应请骨科紧急会诊。首选治疗方法为切开复位内固定。术前应行肘后侧长臂石膏托治疗（附 9）。

累及外侧滑车嵴。由于这种骨折更不稳定，初步治疗包括肘关节屈曲 ＞ 90°，前臂旋后，手腕背伸，行长臂石膏夹板固定（附 10）。2 ～ 3d 内复查 X 线片，以确保复位保持在正确位置，并使用长臂石膏固定。移位的外侧髁骨折应立即转诊给有经验的骨科医师。首选切开复位内固定。闭合复位常导致肘外翻畸形。

并发症

外侧髁骨折可合并以下几种并发症：
- 肘外翻畸形
- 前臂向外移位
- 关节囊和关节损伤所致关节炎
- 迟发性尺神经麻痹
- 儿童过度生长并发肘内翻畸形

内侧髁骨折

内侧髁骨折比外侧髁骨折少见（图 14-30）。

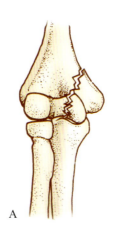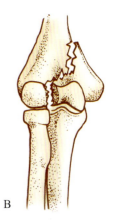

图 14-30　内侧髁骨折
A. 不累及外侧滑车嵴；B. 累及外侧滑车嵴

损伤机制

导致内侧髁骨折的机制有两种：①通过尺骨鹰嘴作用于内侧方向的直接暴力；②前臂伸直时外展。

体格检查

查体可及内侧髁压痛及腕关节抗阻力屈曲疼痛。

影像学表现

除了屈肌牵拉骨折远端向前下方移位，其他的影像学表现与外侧髁骨折相似。

合并损伤

没有常见的合并损伤。

治疗

不累及外侧滑车嵴。肘关节屈曲，前臂旋前，腕关节屈曲，行肘后侧长臂石膏托治疗（附9）。固定后必须复查X线片并进行骨科随访以排除迟发性骨折移位。移位的骨折需要临时固定、冰敷和患肢抬高，并紧急转诊行手术固定。

累及外侧滑车嵴。由于这种骨折更不稳定，所以初步治疗包括肘关节屈曲 > 90°，前臂旋后，手腕背伸，行长臂石膏夹板固定（附10）。2 ～ 3d 内复查X线片，以确保复位保持在正确位置，并使用长臂石膏固定。移位骨折的急诊治疗包括固定、冰敷、患肢抬高和紧急转诊行手术固定。

并发症

内侧髁骨折可合并以下几种并发症：

- 创伤性关节炎
- 畸形愈合继发肘内翻畸形
- 尺神经麻痹

肱骨小头骨折

关节面骨折包括肱骨小头骨折和肱骨滑车骨折，很少单独发生，可合并肘关节后脱位（图 14-31）。肱骨滑车骨折极为罕见，需要紧急转诊骨科进行评估和治疗。肱骨小头骨折只占所有肘关节损伤的0.5%～1%，占肱骨远端骨折的6%。

损伤机制

这种骨折通常是因为暴力作用于伸手时，然后力量沿着桡骨传递到肱骨小头所致。肱骨小头没有肌肉附着，因此骨折碎块可能移位。在某些情况下，肘关节活动可发生二次移位。

体格检查

关节面骨折初期可能无任何临床表现。之后，随着关节积血肿胀，患肢出现疼痛、肿胀。骨折块向前移位到桡骨窝时，可能导致肘关节屈曲受限疼痛。骨折块向后移位时，活动范围仍保持完整，但屈曲时会疼痛加重。

影像学表现

侧位片通常显示骨折碎块位于肱骨小头前方和近端。

合并损伤

常合并桡骨头骨折。肱骨小头骨折时还经常合并尺侧副韧带断裂。

治疗

传统的治疗方法是手术切除小的肱骨小头骨折碎块（关节软骨和软骨下骨），但随着手术技术的提高，越来越普遍地采取手术固定。急诊治疗包括后侧夹板固定、冰敷、抬高患肢和镇痛治疗。如果骨折块较大，或累及肱骨滑车，则需要请骨科医师紧急会诊并进行手术复位。手术复位分闭合复位和开放复位两种。满意的复位是保证肱桡关节正常活动的必要条件。

并发症

肱骨小头骨折常合并以下并发症：

- 创伤性关节炎
- 骨折碎块缺血性坏死
- 肘关节活动范围受限

肱骨上髁骨折

肱骨上髁骨折最常见于儿童（图 14-32）。

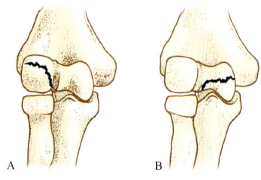

图 14-31　关节面骨折

A. 肱骨小头骨折；B. 肱骨滑车骨折

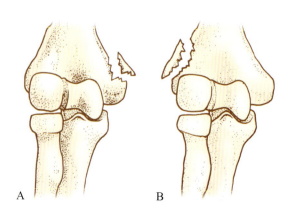

图 14-32　肱骨上髁骨折

A. 内上髁；B. 外上髁

内上髁骨折

内上髁骨折比外上髁骨折更常见（图 14-32A）。内上髁的骨化中心在 5 ～ 7 岁时出现，约在 20 岁时闭合。内上髁骨折很少单独出现，更常见的是内上髁撕脱骨折合并肘关节后脱位。

损伤机制

内上髁骨折通常有三种损伤机制：

● 撕脱骨折合并儿童或青少年后脱位者更常见。20 岁以上的患者中，这种骨折很少合并肘关节后脱位。

● 旋前屈肌腱附着在内上髁骨化中心。肘关节反复的外翻应力可导致其骨折，并合并远端骨折块移位。这在青少年棒球运动员中很常见，被称为"棒球肘"。

● 成人单纯内上髁骨折通常是由直接暴力造成的。

体格检查

内上髁骨折合并肘关节后脱位时，会发现肘关节屈曲，尺骨鹰嘴突出。单纯内上髁骨折会造成内上髁局部疼痛。肘关节和腕关节屈曲或前臂旋前会加重疼痛。

注意：评估骨折时，应在开始治疗前检查并记录尺神经功能。

影像学检查

对于儿童和青少年，必须拍摄健侧与患侧的 X 线进行对比。骨折碎块可能移位并进入关节内。

注意：如果内上髁骨折线累及关节面，则应视为关节内骨折。

诊断骨折前应考虑肱骨上髁骨化和闭合的年龄（图 14-33）。内上髁的骨化中心在 5 ～ 7 岁时出现，在 18 ～ 20 岁时闭合。外上髁的骨化中心在 9 ～ 13 岁时出现，在 14 ～ 16 岁时闭合。可以参考第 6 章进一步了解。

合并损伤

最常见的合并损伤是肘关节后脱位。

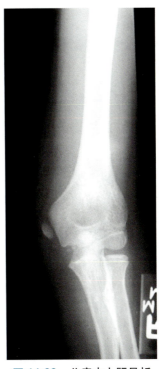

图 14-33　儿童内上髁骨折

治疗

通过测量骨折块与肱骨之间的间隙来确定骨折移位情况，< 4mm 的骨折块，可以通过肘关节和腕关节屈曲，前臂旋前，行肘关节后侧长臂石膏托治疗（附 9）。

如果骨折合并肘关节脱位，首先应复位脱位（参见肘关节脱位一节），然后对骨折碎块进行评估。如果肱骨内上髁骨折累及关节面，则应该切开复位。

并发症

如果肱骨内上髁骨折难以复位，可能存在尺神经卡压。其他并发症与肘关节后脱位有关，可参考该部分相关内容了解更多细节。

外上髁骨折

这是一种罕见的损伤，通常由直接暴力所致。肱骨髁骨折比肱骨外上髁骨折更常见。大多数骨折是无移位的，可以用与治疗外侧髁骨折相似的方法治疗（图 14-32B）。

肘关节软组织损伤和脱位

肘关节脱位

肘关节脱位是最常见的脱位之一，发生率仅次于肩关节脱位和手指脱位。最常见的肘关节脱位类型是后脱位，占 90%（图 14-34），其余的脱位包括前脱位、内侧脱位和外侧脱位。外侧脱位和内侧脱位可以单独发生，但合并后脱位、前脱位或骨折者更常见。肘关节前脱位通常合并骨折。

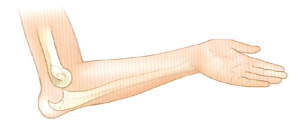

能和远端动脉搏动。

图 14-34 A. 肘关节后脱位；B. 肘关节前脱位

图 14-35 肘关节后脱位时尺骨鹰嘴后凸

后脱位

肘关节后脱位是指尺骨鹰嘴相对于肱骨远端向后移位，是肘关节脱位的主要类型（图 14-34A）。肘关节后脱位可分为单纯性脱位或复杂性脱位，这取决于脱位是否合并骨折。单纯性脱位比复杂性脱位更常见。

损伤机制

损伤机制是跌倒时手臂伸直外展撑地，外翻、旋后和轴向力的联合作用使肘关节周围附着韧带撕裂，发生关节脱位。

体格检查

急诊查体可见肘关节后脱位的患者患肢屈曲45°。尺骨鹰嘴向后方突出，关节通常有中度肿胀和畸形（图 14-35，图 14-36）。查体需注意周围神经功

肘关节后脱位或肱骨髁上骨折部位肿胀严重会增加诊断难度。触诊时，肱骨髁上骨折两个肱骨上髁和尺骨鹰嘴尖处在同一平面，而肘关节脱位，触诊可及尺骨鹰嘴从肱骨上髁平面移位。

影像学检查

X 线片具有诊断价值，X 线片显示肱骨远端后方鹰嘴窝空虚（图 14-37）。复位前和复位后都要拍摄 X 线片。脱位相关骨折包括冠状突骨折、桡骨头骨折，偶可伴肱骨上髁或肱骨小头骨折（图 14-38）。肘关节后脱位合并冠状突微小骨折常见，但不影响治疗方案的选择。肘关节后脱位合并冠状突和桡骨头骨折时，称为"肘关节恐怖三联征"。12% ～ 60% 的 X 线片中可见骨折。

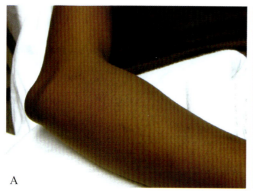
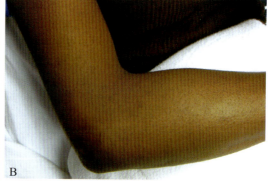

图 14-36 A. 肘关节后脱位；B. 同一患者复位后

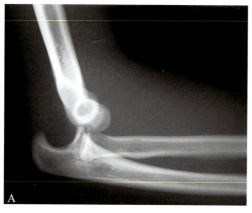
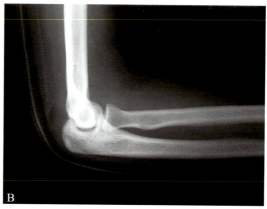

图 14-37 单纯性肘关节后脱位的 X 线表现
A. 复位前；B. 复位后

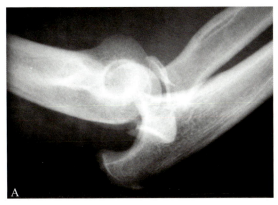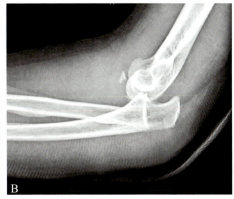

图 14-38　复杂性肘关节后脱位
A.合并桡骨小头骨折；B.合并冠状突骨折

合并损伤

通常合并周围神经损伤，尤其是尺神经损伤，复位前后应检查其功能。8% ～ 21% 的肘关节后脱位患者存在尺神经损伤，但保守治疗后通常可以自愈。肘关节后脱位很少合并肱动脉损伤。肘关节后脱位的患者也可能发生正中神经卡压。

复杂性肘关节脱位是指肘关节脱位合并严重的关节内骨折。最常合并桡骨头和冠状突骨折，发生率为12% ～ 60%。急性肘关节脱位手术探查多见骨软骨损伤。"肘关节恐怖三联征"（肘关节脱位伴桡骨头和冠状突骨折）患者，肘关节经常遗留明显的残疾。

肱骨内上髁骨折时，有时骨折块会卡在关节内，需要切开复位。冠状突骨折是常见的合并损伤，内上髁骨折复位后，冠状突骨折也基本解剖复位。移位的大骨折块通常需要手术固定。

不伴肘部骨折的肘关节脱位都合并肘内侧和外侧韧带断裂。尽管这些韧带是肘关节的主要稳定结构，但屈肌和伸肌作为次要稳定结构，作用强大，可防止肘关节再脱位，因此这些韧带断裂后很少需要手术修复。单纯性肘关节脱位的患者出现复发不稳定者仅占1% ～ 2%。

查体时需彻底检查患者的腕关节和肩关节，因为10% ～ 15% 的患者合并其他上肢损伤。

治疗

肘关节脱位治疗建议早期复位，因为延迟复位可能会损害关节软骨、导致过度肿胀或循环障碍。如果肘关节脱位后超过 7d 未复位，则闭合复位的效果会很差。如第 2 章所述，最好在麻醉镇静后复位。关节内局部麻醉也可用于辅助复位。下文阐述了几种复位肘关节后脱位的技术。以下技术适用于不合并内侧或外侧结构损伤的后脱位。复位方法首选 Stimson 技术，因为其造成的痛苦和相关损伤最少。无论采用何种技术，复位时宜缓慢、持续且轻柔，以减少额外的软组织损伤。

牵引 - 反牵引技术。前臂旋后，肘关节略微弯曲（大约 30°）。旋后用于减少对冠状突的进一步损伤。医师非惯用手固定肱骨远端，惯用手牵拉前臂。缓慢、持续、轻柔地纵向牵引，并逐渐屈曲肘关节完成复位。（图 14-39A）。如果有助手，助手可以握住肱骨远端，医师双手牵引。在尺骨鹰嘴上加压也有助于复位。复位过程中严禁过度背伸肘关节，因为这可能导致神经血管损伤（即正中神经卡压或肱动脉损伤），肌肉损伤会增加骨化性肌炎的风险，还可能会损伤关节面。

杠杆技术。患者仰卧，肘关节屈曲，前臂旋后，肩关节外展。医师将自己肘关节放在患者肱二头肌远端，双手交叉锁定患者的手指或握住患者的手腕。将患者的肘关节逐渐弯曲，而医师的肘关节提供反作用力（图 14-39B）。最终，杠杆提供足够的纵向牵引力，使肘关节复位。

Stimson 技术。这是一种改良的 Stimson 肩关节复位技术（图 14-39C）。患者俯卧位，将脱位的肘关节垂直于桌面悬吊。用一个小枕头或折叠的床单支撑肱骨近端。然后将重物悬吊在手腕上，肘关节从伸直逐渐弯曲约 30°。几分钟后，患者的肘关节完成复位。推荐初始牵引重量为 5 磅左右，必要时，可以增加重量。这项技术受到许多医师的青睐，整个操作过程需要轻柔，可以有效减少骨化性肌炎发生。

Kumar 技术。Kumar 技术方法是尺骨鹰嘴撞击肱骨远端时，轻柔地解锁鹰嘴与肱骨远端，而不应过度牵引和背伸，防止软组织损伤。复位时，急诊医师站在患肘对侧，用一只手握住患者的前臂（图 14-39D），另一只手握住肘关节，拇指放在尺骨鹰嘴上，其余手指放在前臂上。肘关节屈曲，轻柔牵引，使冠状突与肱骨远端分离，同时拇指复位尺骨鹰嘴。整个复位过程大约需要 5min，成功率 95%。

当关节恢复到正常位置，通常会发出"哐当"的

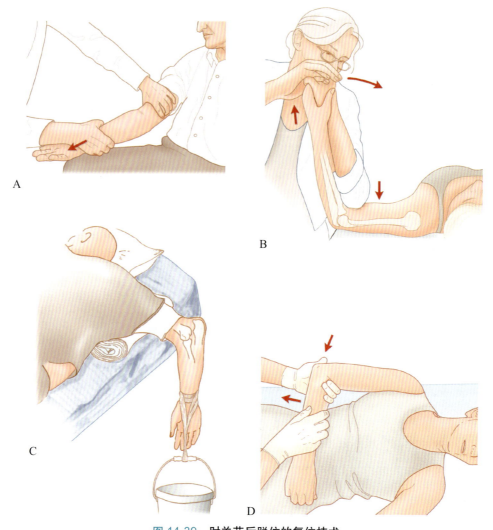

图 14-39　肘关节后脱位的复位技术
A. 牵引 - 反牵引技术；B. 杠杆技术；C. Stimson 技术；D. Kumar 技术

声音，预示复位成功。复位后，可以通过肘关节活动范围来判断肘关节的稳定性。如果肘关节伸直时再次脱位，则关节存在不稳。对肘关节进行内、外侧韧带应力试验。试验过程中如果肘关节仍能维持复位，则证明肘关节稳定，应将其屈曲 90° 行肘关节后侧长臂石膏托治疗（附 9）。如果患肢肿胀明显，应略 < 90° 屈曲固定。如果怀疑潜在的血管损伤或骨筋膜室综合征，需要请骨科会诊后住院治疗。

对于复位稳定即将出院的患者，固定时间为 5 ～ 7d，应在此时间范围内进行随访。同时，指导患者开始全范围的功能锻炼，间断使用石膏固定或悬吊带，以提升舒适度并维持复位。固定时间 > 3 周可能导致关节活动范围缩小。

手术治疗适用于闭合复位不成功、屈曲 50°～ 60° 时再脱位或关节周围存在不稳定骨折的患者。冠状突微小骨折不需要进一步处理。桡骨头骨折和冠状突大块骨折（至少累及冠状突的 50%）闭合复位后，通常需要手术治疗。

并发症

● 神经损伤发生率高达 20%。最常见的是尺神经和正中神经损伤，也可见桡神经和骨间前神经损伤。通常保守治疗。

● 创伤后关节僵硬。肘关节脱位后常出现伸直至最后 15° 受限。

● 异位骨化。这在肘关节后脱位中很常见（> 75% 的患者），但仅有 < 5% 的患者活动受限。

● 肘关节慢性不稳。

前脱位

肘关节前脱位在临床上少见，由于暴力作用于屈曲的肘关节使尺骨鹰嘴向前移位所致。肘关节前脱位常合并关节周围骨骼、血管和神经的损伤，这使得前脱位可能合并严重潜在损伤。

体格检查可见手臂短缩，前臂伸直旋后。肘关节完全伸直，鹰嘴窝于前方触及。

前脱位患者应行石膏固定，并评估血管和神经状态。请骨科医师会诊，立即进行复位。许多前脱位是开放性的，血管损伤常见。另一常见的相关软组织损伤是肱三头肌完全断裂。

尺骨鹰嘴滑囊炎

尺骨鹰嘴滑囊炎是急诊科最常见的肘关节滑囊炎，继发于创伤、过劳性损伤、结晶性疾病、自身免疫性疾病或感染。

1/3 的鹰嘴滑囊炎为感染性的（脓毒性），创伤可引起感染性和非感染性滑囊炎。在人体 150 多个滑囊中，鹰嘴滑囊是最常见的感染部位。金黄色葡萄球菌感染占 80%～90%。感染性鹰嘴滑囊炎的其他危险因素包括酒精中毒、免疫功能低下和滑囊疾病。约 1/3 的感染性鹰嘴滑囊炎患者既往存在鹰嘴滑囊炎病史。

体格检查

查体可见肘关节后方肿胀，以及滑囊炎所致肘关节屈曲轻微受限（图 14-40）。触诊滑囊有触痛。感染性滑囊炎和非感染性滑囊炎患者都可能出现红斑。感染性滑囊炎患者通常就诊更早，更容易出现发热。因痛风或感染引起的滑囊炎，查体会有周围组织的炎症反应和肘关节运动引起的疼痛。感染性滑囊炎和非感染性滑囊炎都可能出现患侧皮温升高，但感染性滑膜炎患者两侧皮温相差更大。

诊断

早期诊断感染性滑囊炎对预防严重并发症至关重要。因此，建议所有患者均抽取内容物送检，需要进行晶体分析、细胞计数、革兰氏染色涂片和细菌培养。脓性内容物抽取送检有助于诊断细菌性滑囊炎，但浆液性内容物可为细菌性或非细菌性。细菌性滑囊炎患者的白细胞计数通常 > 1000mm^3，以中性粒细胞为主。超过 50% 的细菌性滑囊炎患者的革兰氏染色呈阳性。通常情况下，抽取送检后不能明确排除感染时，必须在培养结果出来前进行经验性抗生素治疗。

治疗

非感染性尺骨鹰嘴滑囊炎的治疗方法是滑囊穿刺抽吸和加压包扎，局部热敷及针对病因采取预防措施。非甾体抗炎药（NSAID）可能有助于治疗。囊内注射醋酸甲泼尼龙可以减轻炎症缓解症状，但最近的研究表明，激素可导致并发症发生率升高，如高感染率和皮肤挛缩。需要注意的是，任何可疑细菌性滑囊炎的患者都应避免使用类固醇。如果保守治疗失败，可能需要手术治疗，但尺骨鹰嘴滑囊切除术可能并发伤口愈合不良，因此只有慢性尺骨鹰嘴滑囊炎并且影响功能的患者才进行手术治疗。

对疑似细菌性滑囊炎的患者应该进行滑囊穿刺抽吸，并给予抗生素治疗。鉴于产青霉素酶金黄色葡萄球菌引起的感染性滑囊炎的流行，应该选择对耐青霉素酶抗生素进行经验性治疗。大多数情况下，门诊选择口服抗生素治疗即可，广泛感染或免疫功能低下的患者可能会治疗失败。如果口服抗生素治疗无效，可能需要重复抽吸，少数患者需要在手术室切开引流。经皮置管引流对严重感染患者可能有效。严重感染患者可能需要静脉注射对产生青霉素酶的金黄色葡萄球菌感染有效的抗生素。

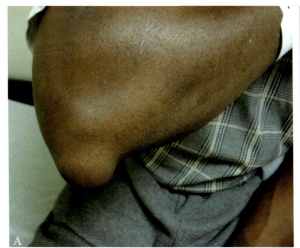
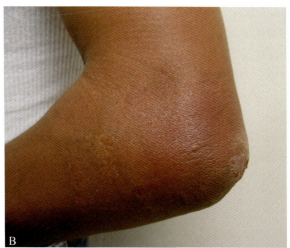

图 14-40　尺骨鹰嘴滑囊炎
A. 非感染性；B. 明显的肿胀和红斑提示为感染性

肘关节过劳性损伤

大多数肘关节损伤是因为长期使用造成的，尤其是运动员。评估患者肘关节疼痛的有效方法是以疼痛位置作为潜在病因。通过这些信息，结合相关损伤机制、体格检查结果和详细的病史，通常可以明确诊断。

肘关节前方疼痛是一种常见症状，尤其好发于年轻运动员，通常是由前关节囊、肱二头肌远端或肱肌腱牵拉或撕裂引起。这种损伤可能是由于跌倒时肘关节过度伸直造成的。"登山肘"是肱肌腱过劳性损伤所致。

前臂遭受创伤性损伤后，可能发生异位骨化，常见于受伤 3 周后的肱肌内。预防性使用非甾体抗炎药和早期功能锻炼至关重要。肘关节前方疼痛也可能是由于旋前圆肌综合征等引起的正中神经卡压。

肘关节内侧疼痛更为常见，可能由多种病因引起，如肱骨内上髁骨折或应力性骨折。肱骨内上髁炎是由屈肌或旋前圆肌腱炎导致的。"弹响肘综合征"是一种特殊情况，即尺神经自肘管内滑脱。肘关节内侧疼痛可能是由急性或慢性尺侧副韧带断裂引起的肘关节不稳造成的。尺神经炎是运动员肘关节内侧疼痛的常见原因，因为尺神经在肘管内位置表浅，对外翻应力敏感。由于肌内隔膜过紧，尺神经于肘管近端受压。最早的症状是内侧关节疼痛、动作笨拙、手和（或）手指沉重感。这与投掷或扣球动作有关，可因此加重，表现为小指和环指的麻木和刺痛。

肘关节后方疼痛没有肘关节内侧或外侧疼痛常见，但比肘关节前方疼痛常见。肘关节异常应力可能导致肱三头肌附着处或尺骨鹰嘴隆起处疼痛，其临床表现与 Osgood-Schlatter 病相似。肱三头肌腱炎是肘关节后方疼痛的罕见原因，治疗以休息为主。肱三头肌腱断裂是非常罕见的。伴有肘关节疼痛的投掷运动员中，尺骨鹰嘴应力性骨折十分罕见，而尺骨鹰嘴滑囊炎最为常见。

普通人群中，肘关节外侧疼痛是肘关节疼痛的最常见部位，随后讨论的肱骨外上髁炎是最常见的病因。肘关节桡神经卡压可单独发生，也可与肱骨外上髁炎同时发生。

肱骨外上髁炎（网球肘）

肱骨外上髁炎可发生于肱骨远端前臂肌腱起点的外侧或内侧，这两处损伤通常与日常休闲或职业活动中前臂反复旋转运动造成过劳性损伤有关。

肱骨外上髁炎好发于 40 ～ 50 岁的患者，通常称为"网球肘"，因为 10% ～ 50% 的网球运动员患有这种疾病。许多疾病都与其有关，包括肱桡关节炎、肱桡滑囊炎、创伤性肱桡关节滑膜炎和肱骨外上髁骨膜炎。目前，这些都不能被认为是造成肱骨外上髁炎的唯一病因。基本特征是伸肌腱腱膜撕裂。许多网球肘患者除了肌腱本身微小撕裂外，还有肱骨外上髁微小的撕脱骨折。

患者通常表现为沿前臂、肘关节外侧逐渐出现的钝痛。疼痛随着手指抓握和前臂旋转而加重。肱骨外上髁处存在压痛。检查网球肘的一项可靠试验是要求患者抗阻力主动背伸腕关节和前臂旋后（图 14-41）。对于网球肘的患者，这一试验会疼痛加重。网球肘患者的神经功能检查通常是正常的。MRI 有助于提示炎症区域。超声检查也可能有助于诊断。

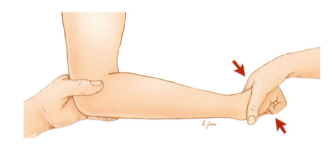

图 14-41 患者抗阻力背伸腕关节和肘关节，旋后前臂时，出现肱骨外上髁疼痛加重，可诊断为网球肘

尽管反力支撑或"网球肘束带"对减轻症状和维持正常活动方面非常有效，但传统治疗方法仍旧是行前臂旋后、手腕背伸、肘关节屈曲的石膏固定（图 14-42）。使用石膏治疗的患者比不使用石膏的患者需要更严格的限制性活动，更多的就医次数，更长的治疗时间。建议患者热敷肘关节并注意休息。布洛芬等非甾体抗炎药对治疗有效。

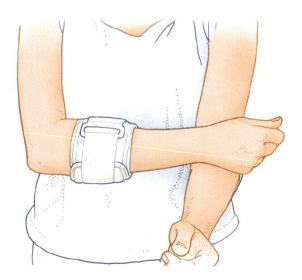

图 14-42 佩戴网球肘束带。束带近端放置于肱骨外上髁远端 2 ～ 3 cm 处，覆盖大部分伸肌

皮质类固醇注射已被证实对治疗安全有效，效果可持续 2～6 周。注射时要求肘关节屈曲 45°，确定压痛最显著的区域，针尖 90° 向下刺入，直达骨膜，然后退出 1～2mm 进行注射。

冲击治疗、超声波和激光治疗已证实对治疗没有任何价值。事实上，随着患者病情的好转，简单的拉伸和强化运动是最有效的辅助治疗手段。手术治疗对难治性肱骨外上髁炎可能有效。

高尔夫球肘

肱骨内上髁炎（高尔夫球肘）是指腕屈肌起点处的炎症，其特点是肱骨内上髁疼痛和手腕被动屈曲时内侧疼痛（图 14-43）。虽然这种损伤见于高尔夫球手，但更常发生于日常从事家务、体力劳动或其他重复性动作的人群中。肱骨内上髁炎的治疗方法与肱骨外上髁炎相似。尺神经距离肱骨内上髁很近，局部麻醉剂与皮质类固醇一起注射可能会导致尺神经一过性麻痹。大多数情况下，保守治疗有效，但可能需要数月时间。手术治疗作为最后的治疗手段。

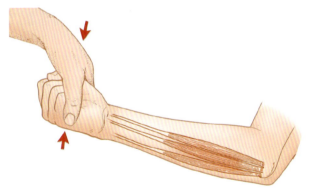

图 14-43 肱骨内上髁炎查体。手腕被动屈曲引起肱骨内上髁疼痛

剥脱性骨软骨炎

剥脱性骨软骨炎是指局部软骨下骨坏死导致的关节软骨破裂和骨碎块移位进入关节间隙。肘关节剥脱性骨软骨炎很少见，最常发生在膝关节的股骨髁部（见于 75% 的病例）。其他发病部位包括距骨顶和肱骨小头。肘关节剥脱性骨软骨炎好发于青少年（12～20 岁）运动员，由于他们的关节超负荷运动和过度伸展。一种成人型剥脱性骨软骨炎已被认可，但尚不清楚是否与儿童时期漏诊有关。

由于体操运动员的运动性质，特别易患剥脱性骨软骨炎，症状包括关节交锁、关节无力和关节活动时出现骨擦音。X 线可显示关节内游离体或明显的剥脱

性骨软骨炎。MRI 通常有助于诊断 X 线显示阴性的可疑病例。

保守治疗适用于所有患者，除非是关节内游离体需手术取出。已确诊该损伤的运动员 6～8 周内避免参加竞技运动。急性加重者的保守治疗包括肘关节石膏固定 3～4d，应用非甾体抗炎药和患处热敷。如果出现并持续存在机械性症状，则需要在关节镜下取出游离体。

更多信息，请参阅第 6 章。

韧带损伤

急性损伤或慢性过劳性损伤可导致肘关节尺侧和桡侧副韧带损伤。这些损伤可通过相应的侧方应力试验进行诊断（图 14-44）。应力试验过程中如果出现关节张开，此时必须评估患者的神经功能，以排除相关疾病。大多数情况下，屈肘固定是恰当的急诊处理方法。

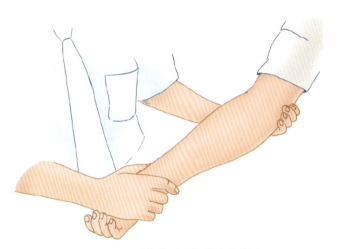

图 14-44 肘关节侧副韧带应力试验

尺侧副韧带损伤

尺侧副韧带损伤是高空投掷运动员的常见损伤。尺侧副韧带复合体由三部分组成：前束、后束和斜束。韧带扭伤或断裂会影响肘关节内翻和外翻的稳定性。因此，准确地诊断和评估撕裂程度对于确定适当的治疗很重要。

询问病史和体格检查是诊断尺侧副韧带功能不全的关键，通常在韧带内侧有压痛。肱骨内上髁的下端和远端存在压痛点，肘关节后内侧也有压痛，查体时需检查尺神经沟，因为有时损伤可涉及尺神经。常规 X 线可显示韧带内钙化或反复应力引起的骨刺。

主要治疗方法包括休息、冰敷和应用非甾体抗炎药。任何存在明显关节不稳的患者的治疗都应行肘关节屈曲 90° 后方支具固定。因为肘关节是铰链关节，所以

关节不稳表示关节囊严重损伤。内侧关节不稳时，可能伴有肱动脉损伤（伸直），因此应持续监测记录患者的动脉搏动。严重者需手术治疗恢复关节稳定性。首选进行关节镜检查。运动员发生该损伤可能导致职业生涯终结，因此需要行"Tommy John 手术"进行韧带重建。

神经病变

压迫性神经病变可能表现轻微，发生于上肢者常常被忽视。如第 1 章所述，这些神经损伤分为 3 类：神经传导功能障碍，轴突断裂和神经断裂。很少有病变完全符合某一种类型。

神经传导功能障碍是最温和的一种损伤类型，其特征是神经功能减退，但解剖连续性仍然存在，是由轴突兴奋性丧失或节段性脱髓鞘引起的，是最常见的神经损伤类型。轴突断裂时轴突发生损伤和远端变形，支撑神经结构的结缔组织保持完好。神经断裂是指神经完全损伤。

桡神经病变

肱骨桡神经沟或其远端发生桡神经病变时，肱三头肌的运动功能依旧可以保留。然而肱桡肌、旋后肌和前臂伸肌运动障碍、瘫痪，查体可见垂腕畸形（图 14-45）。感觉障碍包括拇指和示指之间的虎口区感觉丧失。

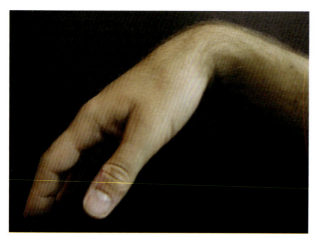

图 14-45　桡神经病变时出现垂腕

桡神经高位麻痹

发生于肘关节上方的桡神经损伤并不常见，通常继发于外伤，如使用拐杖或止血带等。这种损伤累及肱三头肌，因而不同于其他形式的桡神经损伤。

当桡神经沟内的桡神经受压时，这种损伤有时被称为"周六夜间麻痹"。这种损伤可能发生在肱骨骨折后或受压后（如醉酒的患者手臂靠在椅背上入睡）。

桡神经沟内的神经损伤也可见于体操或格斗时的损伤。神经压迫可发生于肱三头肌外侧头起点周围的纤维组织区或肌间隔处，这种压迫性损伤会使运动和感觉功能同时受累。

保守治疗方法是腕关节背伸 20° 后行掌侧石膏固定，患者通常会完全康复，但所需的时间各不相同。只有当症状持续发生或神经变性时，才需要对桡神经进行手术探查。

桡管综合征

桡管是从肘关节到旋后肌远端的解剖结构，是桡神经压迫性神经病变的最常见部位。通常来说压迫是由纤维带导致的，可发生于桡管内的许多部位。患者主诉伸肌群上方的肱骨外上髁远端疼痛。该病常与肱骨外上髁炎存在混淆，但查体可见压痛最突出的部位在桡骨颈前方。患者表现为慢性深部疼痛，并在夜间常见，不同于肱骨外上髁炎的尖锐疼痛。由于桡神经的感觉支表浅，不穿过桡管，所以感觉功能不受累。运动无力并不常见。桡管综合征患者经常表现为前臂伸直旋后疼痛，屈腕使疼痛加重。

治疗包括休息，应用非甾体抗炎药，手腕行石膏固定 3 ~ 6 个月。如果没有改善，可能需要手术治疗。

正中神经病变

肘关节近端正中神经损伤导致示指、中指和拇指掌侧的感觉丧失。运动障碍包括前臂旋前、手腕和手指屈曲及拇指外展功能丧失。神经慢性损伤导致鱼际肌萎缩。

有许多正中神经综合征发生在肘关节和前臂，这里只讨论其中的一部分。

旋前圆肌综合征

旋前圆肌综合征是一种正中神经压迫性神经病变，发生在肘关节和前臂近端任一位置。邻近旋前圆肌的部位包括：①肱二头肌腱膜下方；②旋前圆肌肱骨头和尺骨头之间正中神经穿行处。旋前圆肌综合征见于运动员的运动损伤，这类运动员运动中需要前臂反复用力旋前和握拳。

以下几个临床表现有助于确诊旋前圆肌综合征。当肘关节伸直、手腕屈曲时，前臂抗阻力旋前出现疼痛，提示旋前圆肌内局限性压迫。旋前圆肌综合征最敏感的试验之一是直接触诊旋前圆肌的前臂近端是否再次出现症状。

该病可能会与腕管综合征相混淆，因为两者都会导致正中神经支配区域的麻木、感觉异常和肌肉无力。这两者之间的显著差异包括旋前圆肌综合征并无夜间症状，且 Tinel 征为阴性。

旋前圆肌综合征须行 X 线和肌电图检查。初步治疗包括休息、应用非甾体抗炎药和临时性石膏固定。手术治疗适用于症状持续大于 6 个月者。

骨间前神经综合征

骨间前神经综合征并不常见，临床上可表现为定位不清的前臂疼痛或活动性疼痛。骨间前神经是正中神经的一个分支。与旋前圆肌综合征相反，骨间前神经综合征的疼痛在中指屈曲时出现。晚期出现肌肉萎缩不伴感觉障碍。通常在疼痛出现后 1d 内开始出现运动无力。

腕管综合征是正中神经受压最常见的类型，我们已在第 12 章进行讨论。

尺神经病变

尺神经病变会使骨间肌力量减弱，导致手指内收或外展功能障碍，出现小指感觉丧失等感觉障碍。尺神经病变固定位置的损伤较为罕见，但特征性病变为"爪形手"，即环指和小指掌指关节过伸，近端指间关节和远端指间关节屈曲（图 14-46）。

肘管综合征

肘管综合征是发生于肘关节附近的尺神经卡压综合征，是上肢第二常见的压迫性神经病变。尺神经沿手臂下行，穿过肱骨内上髁和鹰嘴之间的尺神经沟。这是一个潜在的尺神经受压或受牵拉的部位。然而，最常见的受压部位是在尺神经沟远端 1 ～ 2cm 处。在这个部位，尺神经进入肘管和尺侧腕屈肌两头之间。

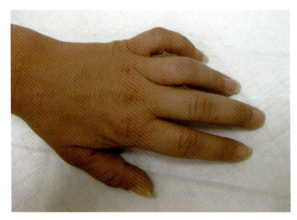

图 14-46　继发于尺神经麻痹的"爪形手"。这位患者被诊断为肘管综合征

投掷动作通常是运动员肘部尺神经牵拉的原因。用一固定姿势反复握持工具会导致尺神经卡压。在某些情况下，腱鞘囊肿也会压迫尺神经。

患者的典型表现为肘关节内侧和前臂疼痛，感觉异常放射至环指和小指，运动异常不明显。发生于肘关节部位的尺神经病变很难与其他部位引起的神经病变相鉴别。肘关节屈曲试验，即肘关节屈曲时引起疼痛，可能有助于鉴别。

非手术治疗包括休息、冰敷、应用非甾体抗炎药（NSAID）和夜间肘关节屈曲 45°，保持前臂中立位。肘部垫可以防止运动员发生尺神经损伤。肘管综合征，50% 以上的患者会在疾病自然发展中自愈。如果保守治疗无效或检查显示有明显的神经病变，则可能需要手术治疗。

Casey Glass, MD

上臂骨折

肱骨干骨折

肱骨骨折可分为近端骨折、骨干骨折和远端骨折。在本章中，我们将讨论肱骨干骨折和上臂肌肉损伤有关的问题。肱骨近端骨折和远端骨折分别在第 16 章和第 14 章讨论。肱骨干骨折相对少见，仅占所有骨折的 3%。每年急诊患者中有 37 000 例为肱骨骨折患者，其中肱骨干骨折患者约占 13%。肱骨干骨折的发病率呈双峰形分布，高峰分别为 10 岁和 80 岁左右。大多数肱骨干骨折好发于儿童，与 63 ~ 69/10 万的整体发病率相比，儿童肱骨干骨折发病率高达 290/10 万。在老年人群中，女性较男性更易发生肱骨干骨折，比例可达 2 ∶ 1。在发展中国家，有限的数据表明中年人群为发病率高峰，其主要致病因素为机动车事故。肱骨干由胸大肌止点位置延伸至肱骨髁上嵴。

肱骨干骨折可以使用 AO 骨折分型系统，根据骨折线的数量和骨折块的相对位置来进行描述。这些信息对骨科医师很有帮助，因为骨折的分型与判断是否需要手术修复骨折紧密相关。简单骨折（AO A 型）只有一条骨折线，可以是螺旋形、斜行或横行骨折线。楔形骨折（AO B 型）具有多条骨折线且肱骨干存在楔形缺损。近端和远端骨折块保持紧密接触。复杂骨折（AO C 型）通常有多条骨折线，近端和远端骨折块不再有紧密接触（图 15-1）。

基础解剖

骨折后，肱骨干周围广泛的肌肉组织可能导致骨折块的分离和移位。三角肌止于肱骨干前外侧，而胸大肌止于内侧结节间沟（图 15-2）。冈上肌附着于肱骨头的大结节，可使之外展和外旋。肱二头肌和肱三头肌附着于肱骨远端，容易使远端骨折块向近端移位。

由于冈上肌的作用，胸大肌止点近端骨折可能伴有肱骨头外展和外旋（图 15-2A）。胸大肌与三角肌

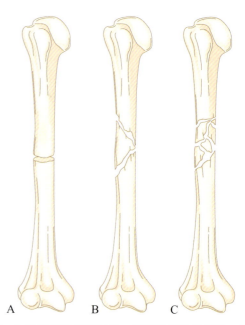

图 15-1 A 型骨折为简单骨折，不存在相关骨折块，骨折线可以是横行、斜行或螺旋形（A）。B 型骨折有一个游离的楔形骨折块。肱骨干骨折断端保持紧密接触（B）。C 型骨折为复杂（粉碎）骨折，肱骨干骨折断端存在多个骨折块，断端之间距离增加（C）

止点之间的骨折通常会导致近端骨块的内收，这是由胸大肌的牵拉引起的（图 15-2B）。三角肌止点以远骨折通常导致近端骨块外展，这是由于三角肌牵拉所致（图 15-2C）。

上肢神经血管束沿肱骨干的内缘走行。虽然任何组织结构在骨折时都可能会受到损伤，但最易受损的是桡神经。桡神经在肱骨干中下 1/3 交界处紧贴肱骨干，此区域的骨折通常导致桡神经受累（图 15-3）。

损伤机制

多种机制可导致肱骨干骨折。最常见的损伤机制是跌倒时，上臂受到的直接或间接创伤。对肱骨的直

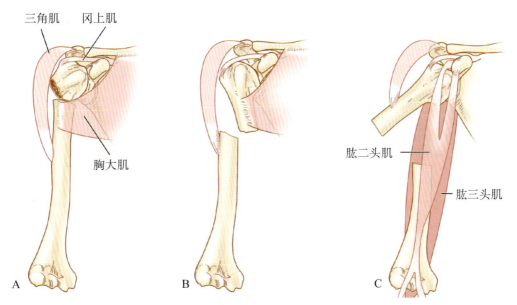

图 15-2　在肱骨干骨折中，肱骨近端肌肉引起骨折块移位。三角肌、冈上肌、胸大肌、肱二头肌和肱三头肌，这 5 块肌肉在骨折移位中起着重要作用

A. 发生在肩袖和胸大肌之间部位的骨折中，可发生近端骨块的外展和外旋；B. 发生在胸大肌和三角肌止点之间的骨折，伴有近端骨块的内收畸形；C. 三角肌止点下方发生的骨折伴有近端骨块的外展

接暴力通常会导致典型的横行骨折，而间接机制会导致螺旋形骨折。此外，肌肉强烈的收缩可引起病理性骨薄弱区的骨折。

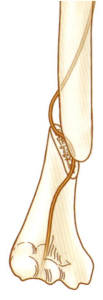

图 15-3　桡神经走行于肱骨外侧肌间隔中，可在肱骨干骨折时受累

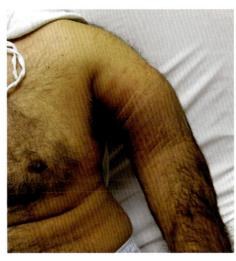

图 15-4　患者因肱骨干骨折出现畸形

体格检查

患者肱骨干区域会出现疼痛和肿胀。体格检查时，可发现患肢短缩、明显畸形或伴有骨擦音的反常活动（图 15-4）。所有的肱骨干骨折的初始评估，都必须包括对神经血管进行的全面、彻底的检查。

检查者应特别注意桡神经功能，并记录首次发现桡神经损伤的时间。这些信息非常重要，原因如下。

（1）在受伤初期的神经损害通常是神经受压导致的暂时性神经麻痹。

（2）在骨折整复或制动后发现的损害，若受压得不到解除，可能会导致轴索断裂。

（3）在愈合过程中发现到的损害通常是由于缓慢进展的轴索断裂所致。

桡神经检查应包括评估上臂外侧和三角肌区域的感觉、肱三头肌肌力、旋后肌肌力和腕关节主动背伸功能。检查者不应该依赖手指的伸展来作为评价桡神经功能的依据，因为手部的内在肌可以完成该动作。

影像学检查

完整肱骨的前后位和侧位影像非常重要（图 15-5）。

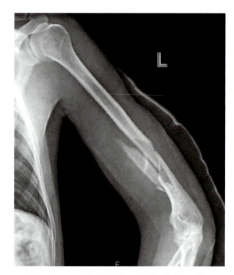

图 15-5   肱骨远端 1/3 复杂性骨折

合并损伤

肱骨干骨折可能合并一些严重的损伤，包括肱动脉损伤、神经损伤或合并肩部或肱骨远端骨折。在肱骨干骨折中，有 2% ～ 17% 的患者伴有桡神经损伤。肱骨中 1/3 和中下段骨折及横行或螺旋形骨折多合并桡神经损伤。该损伤可能是部分或完全损伤，可能涉及运动或感觉神经纤维。桡神经功能障碍多在受伤时即已发生，但也可发生在闭合复位或手术修复之后。骨折块移动可能导致桡神经损伤，因此在骨折整复或夹板固定后，应对患肢重新进行神经功能检查。

治疗

对于开放性骨折和合并血管损伤的骨折，需要急诊手术干预。若无此类情况，可给予肱骨干骨折患者冰敷、镇痛和夹板固定处理。在固定夹板前或固定过程中向下牵引患肢可有助于骨折复位（图 15-6，附 12）。然后应用颈腕吊带（或者吊带和绷带支持）固定（附 13）。由于肘部没有支撑，颈腕吊带允许夹板自身通过重力作用对骨折产生纵向线性牵引。

骨科随访的情况取决于骨折的基本对齐情况。在复位和夹板固定后仍然存在移位或成角的 A 型骨折，以及 B 型和 C 型骨折需要紧密随访，因为此类骨折很可能需要手术干预。无移位的 A 型骨折接近解剖复位（任何平面小于 15°），不需要太紧密的随访。

表 15-1 列出了肱骨干骨折手术治疗的适应证。大约 60% 的肱骨干骨折需要接受手术治疗，年轻及开放性骨折的患者更可能需要手术治疗。肱骨干骨折的手术修复可以通过开放或微创置入钢板或髓内钉来完成。

表 15-1   肱骨中段骨折的手术治疗指征

肱动脉损伤或开放性骨折（急诊）
无法维持低于 15° 成角的对位
合并同侧前臂骨折
多节段性骨折、病理性骨折或双侧肱骨干骨折
合并需要早期活动的骨折
软组织嵌入导致无法准确复位
臂丛神经损伤（将导致肱骨周围的软组织套丧失稳定性）
合并需要长时间躺卧的其他损伤（即失去间接牵引）
非手术治疗依从性差

非手术治疗可以通过使用接合夹板或佩戴合适的塑形支具（Sarmiento 支具）持续固定。这些方法通过周围软组织的挤压从而提供骨折所需的牵引和稳定。功能支具具有允许肘部和肩部在愈合过程中活动的优点，可以提高功能效果。在临床效果可接受的病例中，90% 以上的固定时是使用的功能性支具。患者伤后应立即开始手部锻炼，只要疼痛能忍受就应开始肩部环转运动。

肱骨干骨折一般需要 10 ～ 12 周的时间才能愈合。由于接触面积更大，螺旋形骨折比横行骨折愈合更快。而靠近肩肘关节的骨折愈合时间较长，骨折不愈合率也更高。

伴随桡神经损伤，特别是在尝试复位后出现的桡神经损伤的患者，应立即转诊给骨科医师。虽然手术探

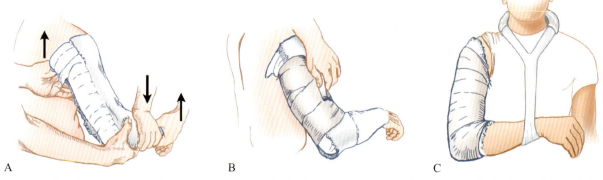

图 15-6   A，B. 一种 U 形接合夹板，有时被称为"糖钳"夹板，用于肱骨干骨折以维持复位；**C.** 借助手腕与颈部之间的颈腕悬吊装置悬吊手臂

查在历史上被证明是正确的，但最新文献表明对于大多数患者来说保守治疗更合适。然而，对于开放性骨折或高能量损伤（如枪伤后的高能量损伤）可考虑手术干预，因为这些损伤常合并神经横断性损害。采用保守治疗后，上肢功能在 10 周后开始恢复，直到 26 周后得到明显改善。经保守治疗后，多达 70% 的患者会痊愈。

并发症

肱骨干骨折可伴发一些严重的并发症。

- 迟发性桡神经麻痹
- 骨折不愈合或延迟愈合
- 肩部粘连性关节炎（可通过早期环转运动预防）
- 肘部骨化性肌炎（可以通过积极的常规锻炼来避免）
- 骨筋膜室综合征（罕见）

上臂软组织损伤和脱位

肱二头肌腱断裂

肱二头肌的主要功能是使前臂的屈曲和旋后。该肌肉近端有两个附着点，短头起源于喙突，长头位于肩胛盂上缘。远端止点附着于桡骨结节上（图 15-7）。由于其与腓肠肌和腘绳肌类似，横跨两个关节，易受到更多的潜在暴力损伤。肱二头肌断裂可能发生在肱二头肌腱长头、肌腱部分、肌腹或远端止点处。最常见的是肱二头肌长头肌腱断裂，而肌肉断裂较少见。

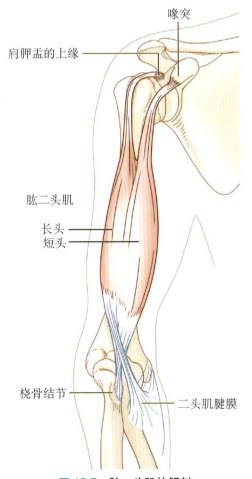

图 15-7　肱二头肌的解剖

无论是肱二头肌近端还是远端的断裂，上臂均表现为"大力水手"征（图 15-8）。

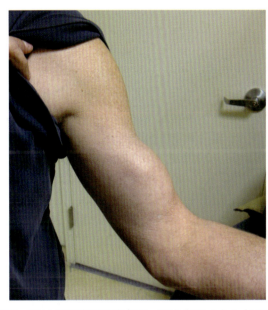

图 15-8　**肱二头肌腱断裂的患者。肌肉出现"大力水手"征**

肱二头肌长头肌腱断裂

肱二头肌长头的断裂可能发生在其走行的任何部位。六七十岁的男性常常患有慢性肱二头肌腱鞘炎，肌腱较为脆弱，因此断裂经常发生在此类人群。在年轻患者中，肱二头肌长头肌腱可能在上举重物及体育活动中由于突然强烈的肌肉收缩而发生断裂。

患者通常会立即感觉到肱二头肌沟处的剧烈疼痛，并注意到肱二头肌在上臂明显凸出。在二头肌沟内处触诊有压痛。可通过要求患者上臂外展、外旋 90° 时，收缩肱二头肌来确诊。

在此位置时，屈肘将使肱二头肌远离肩膀。关于确切性治疗，推荐大多数较活跃的患者进行手术治疗，重新将肌腱复位至肱二头肌沟。对于老年患者，并不推荐进行手术修复。若决定不修复肌腱，可能影响上臂的美观并降低10%～20%的屈肘肌力，这通常是可以接受的。

手术修复通常可以很好地解决畸形，并使约90%的患者恢复功能。肱二头肌肌腹急性断裂的患者可采用Velpeau绷带行保守治疗，使肘关节维持屈曲90°（附13）。

肱二头肌腱远端断裂

在美国，肱二头肌腱远端损伤的发病率为每10万人2.5例，患者的平均年龄为43岁。男性较女性高发，且易伤及主臂。通常情况下，该损伤是肘部弯曲时前臂突然承受偏心负荷导致的。这种损伤仅占肱二头肌腱损伤的3%，虽然不像近端断裂那么常见，但它似乎呈现增长趋势。这种趋势可能是由于五六十岁患者的活动水平增加所致。

患者常诉肘窝区域有撕裂感并伴有疼痛。与肱二头肌长头肌腱断裂的患者相似，肱二头肌腱远端断裂患者会出现明显的肌腹畸形、屈曲和旋后无力。部分撕裂的患者可能无肌肉回缩和畸形的表现，故此类损伤很难诊断。肱二头肌腱远端的完整性可以用"Hook试验"来评估，即检查者将示指钩在肱二头肌肌腱远端的外侧。挤压试验类似于跟腱断裂的汤普森试验。前臂轻微旋前，放在患者腿上，检查人员挤压肱二头肌，若肱二头肌腱远端完整，可观察到前臂轻微旋后。肱二头肌的旋后机制也可以通过旋后-旋前试验，即检查者观察患者前臂旋后和旋前时肱二头肌肌腹的运动情况进行评价。完整的肌肉会随着前臂旋后向肩部移动，而在旋前时向肘部移动。二头肌横纹间距，即肘横纹与肱二头肌远端之间的距离，也可以作为衡量指标。患肢的二头肌横纹间距超过6cm或增加20%以上为异常表现（图15-9）。若无法确诊，可行超声或磁共振成像（MRI）检查。

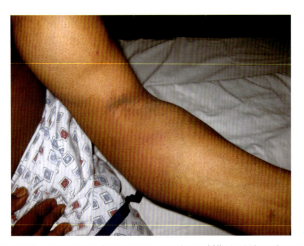

图 15-9　肱二头肌腱远端断裂。可发现肘横纹到肱二头肌远端边缘的距离增加

肱二头肌腱远端急性完全性断裂可通过早期手术修复来恢复强度。部分撕裂的患者首选保守治疗固定患肢；对于难以恢复的患肢功能障碍可行手术修复。

肱三头肌腱断裂

肱三头肌由共同止于尺骨鹰嘴上的3组肌群构成，能够伸肘，并协助上臂内收。肱三头肌的长头起自于肩胛骨的盂下结节。内侧头起自于肱骨后缘和桡神经沟。外侧头起自于肱骨后方桡神经沟的外侧（图15-10）。

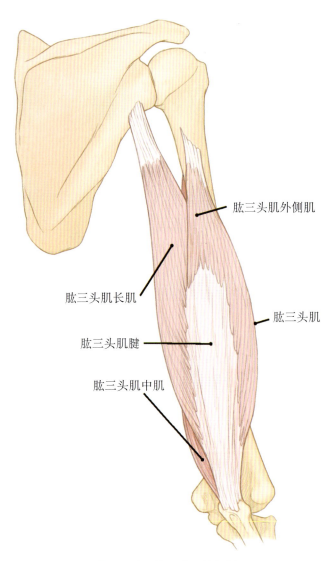

肱三头肌外侧肌

肱三头肌长肌

肱三头肌腱

肱三头肌中肌

肱三头肌

图 15-10　肱三头肌的解剖

肱三头肌腱断裂罕见，其占肌腱损伤的比例小于1%。肱三头肌腱断裂机制通常是由于跌倒时手臂伸展，肱三头肌收缩所致，无论肘部后方是否受到打击。继发于肾衰竭的甲状旁腺功能亢进、鹰嘴滑囊炎、合成代谢类固醇的使用及举重都可能是诱发因素。

肱三头肌腱通常在尺骨鹰嘴处断裂，并可伴有尺骨鹰嘴撕脱骨折，在肘关节侧位片上可见骨性"碎片"。患者表现为肘部后方肿胀和压痛，抗重力伸肘能力受限。由于肘后疼痛往往限制关节的活动，软组织肿胀妨碍对肌腱回缩引起的间隙的触诊，容易导致肱三头肌腱断裂被漏诊。

其治疗包括肘关节屈曲 30°时夹板固定和请骨科医师急会诊。大多数患者需要手术修复。

上臂骨筋膜室综合征

上臂有 3 个筋膜室。前屈肌筋膜室包含肱二头肌和肱肌，而后伸肌筋膜室包含肱三头肌。三角肌被其自身的筋膜包围，为第 3 个筋膜室。

上臂的骨筋膜室综合征并不常见，远少于前臂和腿部骨筋膜室综合征。低发病率的原因有以下几种解释。

首先，上臂肌肉组织的筋膜更薄，更容易扩张。此外，手臂的肌肉与肩部相通。尽管如此，有报道称在肌肉挫伤、肱骨骨折、皮下注射、肩关节脱位、肌腱断裂、类固醇使用、运动及溶栓治疗后的血压监测时可出现上臂骨筋膜室综合征。同时，其也是透析通路的并发症，并可继发于抗凝剂和止血带的应用。

由于上臂骨筋膜室综合征唯一可靠的表现是剧烈疼痛，因此该综合征很容易被忽略。当累及前骨筋膜室时，肘关节可轻度屈曲。诊断措施和治疗类似于其他位置的筋膜室综合征，读者可参阅第 4 章的讨论以获得更多信息。

上臂挫伤

上臂肌肉挫伤很常见，但通常不会致残，也没有严重并发症。治疗这些损伤的方法是用悬吊带进行保护。建议在 24h 内用冰敷，之后热敷。

医师应该排除潜在的骨折，并检查上臂远端外侧的挫伤是否造成桡神经的损伤。由于桡神经沿桡神经沟在接近肱骨处走行，因此不容易被挫伤。然而当神经继续向下走行时，它在外上髁嵴上方逐渐靠近上臂外侧，容易受到直接打击而挫伤。此时患者主诉有刺痛感从前臂向下延伸到手部桡神经支配区。

上臂被反复挫伤的患者可能会出现异位骨化。肱骨前外侧外生骨疣是三角肌在肱骨附着处的骨异常沉积。由于它与美式橄榄球前锋有关，也称为布洛克尔外生骨疣（Blocker's exostosis）。此类损伤最初是由于三角肌腱的附着处受到的直接打击而产生挫伤和骨膜炎症。随后，受伤部位出现隐痛和刺激性外生骨疣。当患者出现明显不适时，应建议考虑手术切除。

第 16 章

肩　部

Adnan Hussain,MD; Sanjeev Malik, MD

前言

肩部由肱骨近端、锁骨和肩胛骨组成。肩关节包括胸锁关节（SC）、肩锁关节（AC）和盂肱关节。肩胛骨和胸廓之间也有一个关节。图16-1～16-3提供了包括骨和韧带的基础解剖结构，必须理解这些解剖结构才能理解肩部相关疾病。韧带的浅层是为肩部提供支撑并参与关节全幅度活动的肌肉。肩袖围绕着盂肱关节，由冈上肌、冈下肌、小圆肌（止于大结节）和肩胛下肌（止于小结节）组成（图16-4）。这些肌肉的外层是三角肌，它起到外展肩部的作用。

锁骨为长骨，中部为管状，远端扁平。它的外侧通过肩锁韧带和喙锁韧带（CC）固定在肩胛骨上。锁骨内侧依靠胸锁关节和肋锁韧带固定（图16-3）。锁骨是胸锁乳突肌和锁骨下肌的附着点。韧带和肌肉共同发挥固定锁骨的作用，从而维持肩部的宽度，并作为肩与中轴骨的连接点。

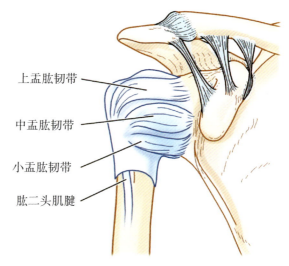

图 16-2　肩周围的韧带

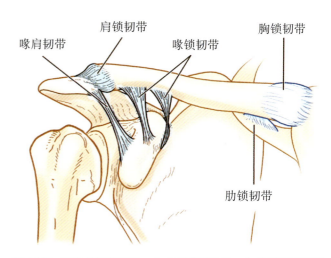

图 16-3　锁骨的韧带附着，向内附着于胸骨，向外附着于肩峰

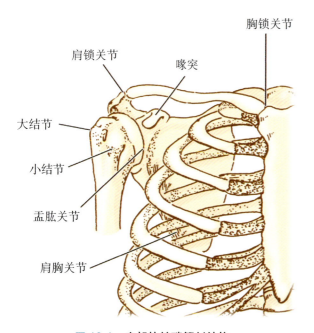

图 16-1　肩部的基础解剖结构

肩胛骨由肩胛体、肩胛冈、关节盂、肩峰和喙突组成。丰富的肌肉组织覆盖着整个肩胛体和肩胛冈。在后方表面，冈上肌覆盖着冈上窝，而冈下肌和小圆肌覆盖着冈下窝。肩胛骨前方表面通过肩胛下肌与胸廓分隔。这些肌肉为肩胛骨提供保护和支持。肩胛骨仅通过肩锁关节与中轴骨相连。肩胛骨其余部分的支持则来自其表面丰富的肌肉组织。

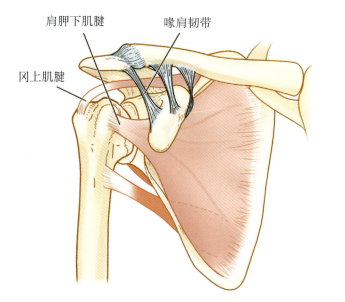

前面观

肩胛下肌腱　　喙肩韧带

冈上肌腱

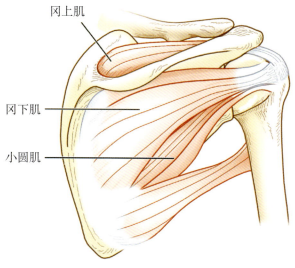

后面观

冈上肌

冈下肌

小圆肌

图 16-4　肩袖

体格检查

检查肩部时，首先应评估神经血管结构。神经血管损伤常常发生于创伤性肩部损伤。毗邻肩部的结构包括臂丛神经、腋神经和腋动脉（图 16-5）。

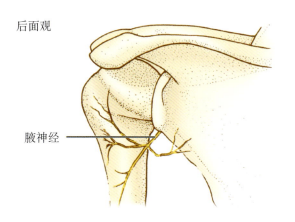

后面观

腋神经

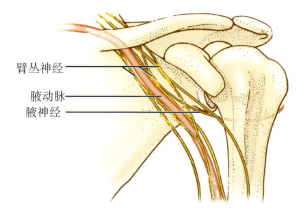

前面观

臂丛神经

腋动脉

腋神经

图 16-5　肩部周围重要神经血管结构的走行

肩关节的活动范围可以通过测量内旋和外旋及外展幅度来评估（图 16-6）。当上臂外展 90° 时，正常人通常可以内旋或外旋 90°。投掷运动员可能已经锻炼出更大幅度的外旋角度，而内旋活动则受到限制。此外，还可以通过让患者将手放在背部并逐渐沿脊柱上移来衡量内旋幅度。预期内旋幅度应使患者触到肩胛骨底部。正常的肩部可外展和前屈至 180°。

盂肱关节和肩胸关节在肱骨外展活动中作为整体而发挥作用。肩胛骨和盂肱的运动比例是 1∶2；因此，上臂每外展 30°，肩胛骨移动 10°，盂肱关节移动 20°（图 16-7）。若完全固定盂肱关节，肩胸关节本身可提供 65° 的外展。医师在评估发生某些实质性病变的肩关节的运动时，充分了解这种"耸肩"的机制是很重要的。

在胸锁关节处，肩关节每外展 10° 锁骨就升高 4°，直到肩关节外展 90°。肩锁关节的运动范围约为 20°。肩锁关节运动发生在肩部外展 30° 之前和外展 100° 之后。

在肩部周围可以触摸到诸多结构，这也是易发生病变之处。肩部的触诊应从胸骨上切迹开始。找到位于切迹侧面的胸锁关节。锁骨略高于胸骨柄，此时可以触摸到锁骨的近端。锁骨在整个过程中都很表浅，可以很容易地触摸到。

由于锁骨靠近扁平的肩峰，故可以通过确认锁骨外侧缘来触诊肩锁关节。检查时嘱患者活动肩关节，则可更容易触诊肩锁关节。肱骨大结节位于肩峰外侧，可以将手指循肩峰外侧缘滑向下方来触诊。肩峰外侧缘与大结节之间存在轻微落空感。

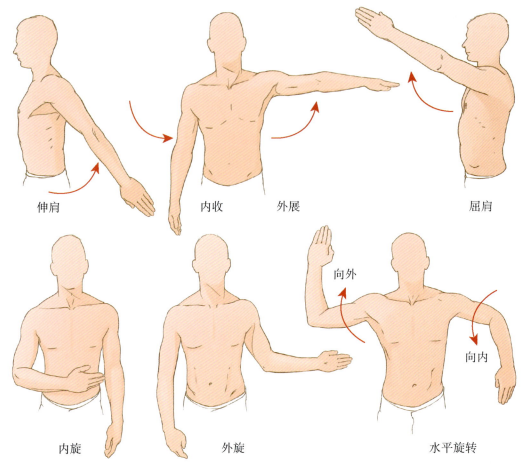

图 16-6　肩部的运动

肩关节伸展（直臂后举）、外展、肩关节屈曲、内旋、外旋、水平方向旋转（向外、向内）

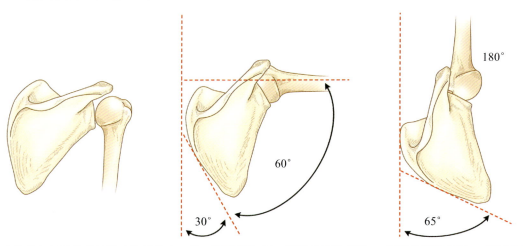

图 16-7　肩胸关节和盂肱关节的运动比例是 1：2。外展 90° 时，盂肱关节为 60°，肩胸关节为 30°。通过耸肩机制，即使盂肱关节没有活动，正常人也可以因肩胸关节运动而将肩关节外展 60°

二头肌沟外侧为大结节，内侧为小结节。当上臂外旋时，可以很容易地摸到二头肌沟。外旋时二头肌沟处于更加显露的位置便于触诊，因此检查者可以从外侧到内侧，首先触诊大结节，然后是二头肌沟，最后触诊小结节。肱二头肌的肌腱位于二头肌沟内。

嘱患者放松，观察位于锁骨外 1/3 的锁骨凹陷最深处，并将手指置于该处锁骨前缘下方 2～3cm 处，

即可触诊到喙突。此区域为胸三角肌三角，按压该三角，则可感觉到喙突。肩胛骨可在后方观察，其覆盖第二～七肋。

肩袖虽然不易触到，但必须进行识别，因为它是最常见的病变部位。肩袖周围肌肉可以通过评估肌力来检查（图 16-8）。冈上肌作用是外展肱骨头，可通过空罐试验（冈上肌试验），单独检查此肌肉。在肩胛骨

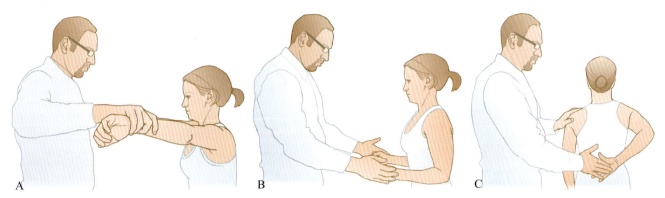

图 16-8 A.空罐试验（冈上肌试验）：手臂外展 90°，前屈 30°，内旋时抵抗阻力抬高；B.外旋试验：使手臂内收，肘部弯曲 90°时抵抗阻力向外旋转；C.抬离试验：患者将患臂置于背后，手背抵住腰部，然后抵抗阻力从背部抬起

平面伸直患肢，并使拇指向下，就像倒空罐子一样（外展 90°，前屈 30°，尽量内旋）。患者抵抗阻力抬起手臂。冈下肌和小圆肌均能使手臂外旋，但是 90% 的外旋力量来自冈下肌。为了评估冈下肌和小圆肌的力量，可以通过让患者将手臂内收到他（她）的一侧，肘部弯曲 90°时进行外旋试验。让患者尝试抵抗阻力向外旋转他（她）的前臂。肩胛下肌负责肩部的内旋，可以通过抬离试验进行评估。让患者将他（她）的手放在他（她）的背部与腰部齐平，并抵抗阻力将其抬离身体。

肩部周围有 5 个滑囊。最重要的是肩峰下（三角肌下）囊，因为它将肩袖肌肉与三角肌、肩峰和喙肩弓分开（图 16-9）。喙突下囊位于喙突下方。肩胛下囊位于肩胛下的肌腱交界处与小结节附近。肩胛囊位于肩胛骨的上、下内侧缘，并使肩胛骨与胸壁分离。

影像学检查

肩部 X 线片包括前后位（AP）、肩胛骨正位（Grashey 位）、肩胛骨"Y"位和经腋位（图 16-10）。前后位以外旋和内旋两种方式拍摄。当肱骨处于外旋状态时，大结节的显示效果最好，而在内旋的情况下，在盂肱关节附近可见小结节。一个肩胛骨正位片需将片匣与肩胛骨平行放置，并将 X 线从肩部内侧向外侧倾斜 45°投照。该位置有助于确认肱骨头与关节盂的正确连接关系。

肩胛"Y"位和经腋位有助于辨别盂肱关节脱位和肩胛骨骨折，以及肱骨近端骨折。"Y"是由肩胛骨的肩胛体、肩胛冈和喙突构成的。在正常的 X 线片中，肱骨头位于"Y"的交界处。经腋位需在手臂外展 90°时拍摄，但是由于疼痛，患者通常不能忍受。这些胶片在患者仰卧、站立或坐位时均可拍摄，但推荐坐位拍摄。

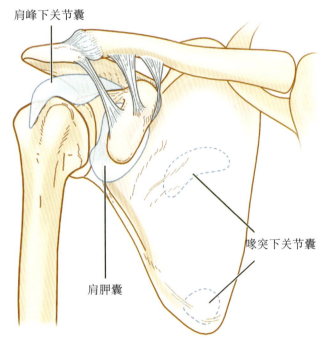

图 16-9 肩部重要的滑囊

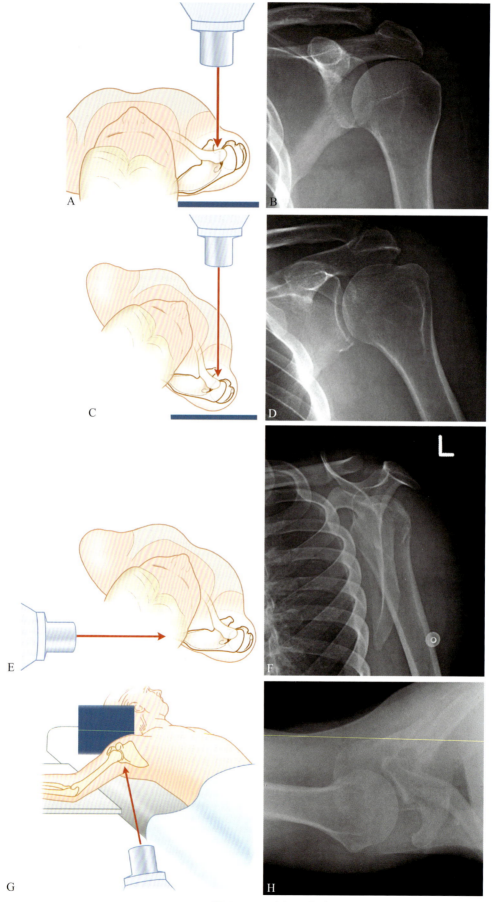

图 16-10　肩部 X 线片

A. 前后投射（AP）；B. 正常前后位；C. 肩胛骨正位（Grashey 位）投射；D. 肩胛骨正位 X 线片；E. 肩胛骨"Y"位投射；F. 正常肩胛骨"Y"位片。"Y"是由肩胛体、肩胛冈和喙突构成的。肱骨头位于"Y"字的交界处；G. 经腋位投射；H. 正常经腋位 X 线片

肩 部 骨 折

肱骨近端骨折

肱骨近端骨折占上肢骨折的 3%，最常见于老年患者。

肱骨近端是肱骨外科颈近端的部分（图 16-11）。外科颈为肱骨近端最窄处。解剖颈标志着肩关节关节面的末端。大结节和小结节是位于解剖颈远端的骨性隆起。

部分肌肉止于或围绕在肱骨近端。冈上肌、冈下肌和小圆肌止于大结节，可使上肢旋前，可将骨折块向上牵拉。肩胛下肌止于小结节，可使上肢旋后，易将骨折块向内侧牵拉。胸大肌止于结节间沟外侧唇，三角肌止于三角肌粗隆。肱骨近端骨折后，这些肌肉分别对肱骨干施加向内侧和向上的力。

Neer 提出了肱骨近端骨折的分型系统。肱骨近端分为四部分：解剖颈、大结节、小结节、外科颈（图16-11）。

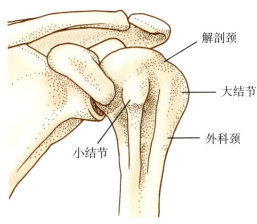

图 16-11　肱骨近端解剖

这种分型系统既有预后意义，也有治疗意义。分型只取决于所涉及的部位和位移情况。

受伤后，若所有肱骨近端骨折块都无移位及成角，则该损伤被归类为一部分骨折。若某一骨折块与其余完整的肱骨近端之间移位大于 1cm 或成角大于 45°，则该骨折被归类为两部分骨折。若有两个骨折块从肱骨近端移位，则骨折被归类为三部分骨折。最后，若所有四个骨折块都单独移位，则归为四部分骨折（图16-12）。需要注意的是，移位必须大于 1cm 或成角大于 45° 才能被认为是一个单独的"部分"（图16-13）。请注意，三部分和四部分骨折通常与脱位相关。关节面骨折不包括在 Neer 系统中，将在本章末尾单独讨论。

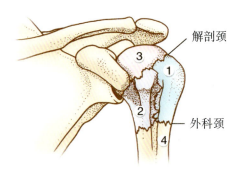

图 16-12　Neer 分类中所指的肱骨近端的 4 个部分：大结节（1）、小结节（2）、肱骨头（3）和肱骨干（4）。骨折根据这些部分中的 1 个或多个与剩余部分的位移进行分类。移位定义为与肱骨分离大于 1cm 或成角大于 45°

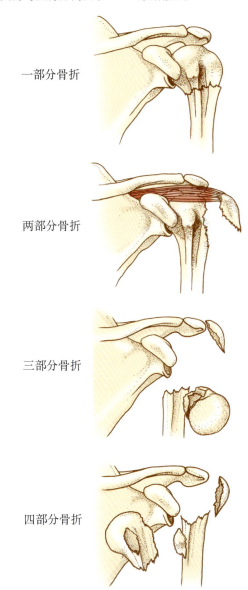

一部分骨折

两部分骨折

三部分骨折

四部分骨折

图 16-13　Neer 所描述的一部分、两部分、三部分和四部分骨折的举例

近 80% 的肱骨近端骨折是一部分骨折。肱骨骨折块被骨膜、肩袖和关节囊固定在适当的位置。这些骨折的初始固定和处理应该由急诊医师完成。其余 20% 的肱骨近端骨折（两部分、三部分或四部分骨折）需要复位，复位后可能仍不稳定。

肱骨近端骨折的治疗方法因患者的年龄和生活方式而异。无移位（即一部分）骨折可以用悬吊带和绷带治疗，也可以单独用悬吊带治疗（附 13）。一般建议早期进行被动运动训练（图 16-14）。建议在康复的后期进行积极的锻炼。复杂、移位或成角的骨折通常需要手术治疗。进行治疗时，应以稍后章节将介绍的分类系统为依据。

提示：肱骨近端骨折的成功治疗依赖于早期活动。因此，为了避免长时间固定患肢，在解剖复位上做出一定妥协是可以接受的。

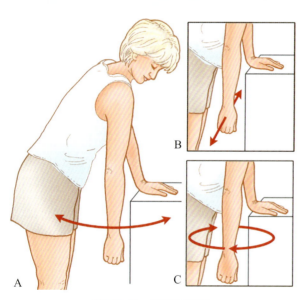

图 16-14　科德曼练习

A. 练习开始时，患者的手臂悬空，并做前后摆动运动。接下来，在内侧 - 外侧方向进行左右移动。最后，进行顺时针和逆时针旋转运动。随着患者炎症状况的改善，这 3 个运动重复进行时的运动弧度每天都在增加

后续对肱骨近端骨折的讨论将分为单一骨折和复合骨折，具体如下。

- 外科颈骨折
- 解剖颈骨折
- 大结节骨折
- 小结节骨折
- 复合型（三部分或四部分）骨折
- 关节面骨折

外科颈骨折

外科颈骨折可能会改变肱骨头与骨干的夹角。肱

骨头与肱骨干之间的正常夹角为 135°（图 16-15）。若角度小于 90° 或大于 180°，则需要根据患者的年龄和活动程度进行复位，因为骨折在上述情况下愈合会改变肩部的力学结构。

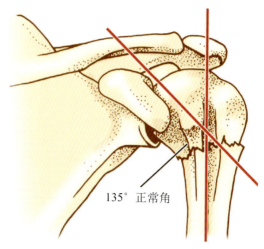

135° 正常角

图 16-15　肱骨头与骨干的夹角为 135°。这个角度小于或等于 90° 或大于 180° 是需要注意的，可能需要复位，这取决于患者的年龄和活动情况

外科颈骨折可分为三类：一部分骨折（即无移位和无角度骨折）、两部分骨折（有成角或移位骨折）或复杂性骨折。如前所述，一部分骨折是移位小于 1cm，并且成角小于 45° 的骨折（图 16-16）。

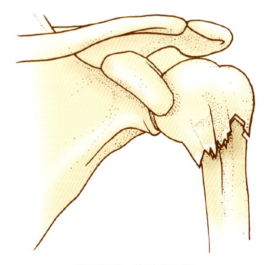

图 16-16　外科颈骨折

损伤机制

导致肱骨近端外科颈骨折有两种机制。最常见的是间接机制，即跌倒时以伸展的手臂着地。若手臂在跌倒过程中被外展，肱骨干将向外侧移位。相反，若手臂在跌倒过程中内收，在大多数情况下，肱骨干将向内侧移位。

直接创伤可能会导致外科颈骨折，但在老年人中发生率较低。

体格检查

患者会出现上臂和肩部的压痛和肿胀。若手臂呈内收状态，臂丛神经和腋动脉损伤的发生率较低。若患者出现手臂外展，神经血管损伤的发生率要明显增高。在进行影像学检查之前，需记录远端脉搏和感觉功能的存在。

> 提示：疑似外科颈骨折的患者，若出现手臂外展的情况，在拍 X 线片之前，应该将肢体固定在当前的位置。若患者骨折移位较重，内收肢体时可能导致神经血管损伤。

影像学检查

一系列创伤 X 线检查（包括内旋和外旋时的前后位、肩胛骨"Y"位和经腋位），通常足以显示该骨折（图 16-17）。计算机断层扫描（CT）对于诊断平片上无法显示的隐匿性骨折很有帮助。

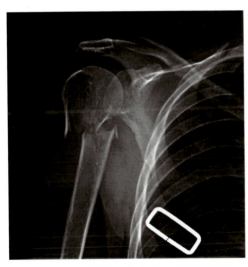

图 16-17　X 线片显示移位的外科颈骨折

肱骨近端骨折合并关节积血可能会使肱骨头向下移位。放射学上，这被称为假性半脱位，表明存在关节内骨折（图 16-18）。

合并损伤

虽然神经血管损伤在外科颈骨折的移位或复杂性骨折中常见，但未移位的外科颈骨折仍可能与腋神经挫伤或撕裂有关。

治疗

无移位（< 1cm）且成角小于 45°的外科颈骨折为一部分骨折，推荐悬吊带治疗。受伤后应立即使用冰敷及镇痛药，并进行手部活动。在疼痛可耐受的情况下尽快开始环转运动练习，在 2 ～ 3 周时进行肘关节和肩部被动运动。肩部运动练习通常可以在 3 ～ 4 周内开始。

对于体力需求较低的老年患者，只要有一定的断端骨接触，就可以很好地耐受显著成角（> 45°）。然而，在年轻患者中，成角则需要尽可能复位。部分骨膜保持完整，有助于闭合复位。急诊科（ED）的治疗包括悬吊带固定、镇痛药的使用和紧急转诊以获得及时复位。

移位的两部分外科颈骨折的紧急处理包括悬吊带固定、冰敷、镇痛药的使用和紧急转诊。首选的治疗是在局部麻醉或全身麻醉下闭合复位，其次为吊带固定。若复位不稳定，可采用经皮或切开复位克氏针固定。

若在危及肢体血管的情况下不能进行紧急转诊，可以在程序化镇静下使用以下方法进行复位（图 16-19）。

（1）在患者仰卧或 45°半卧位时，医师应沿着肱骨长轴对手臂施加持续牵引。

（2）在保持牵引力的同时，使前臂移向前胸并轻微屈曲。

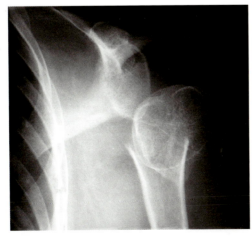
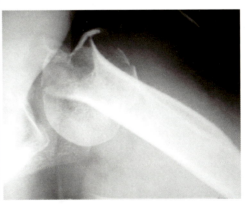

图 16-18　肱骨近端骨折后继发于关节积血的假性脱位。在前后位片上，肱骨头可疑脱位，但经腋位显示其位置适当。虽然大结节和外科颈发生了骨折，但由于大结节块没有移位，故仍被归类为两部分骨折

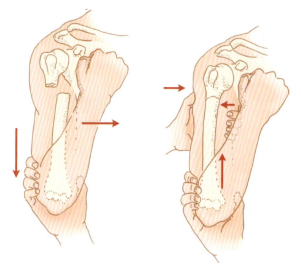

图 16-19　肱骨近端移位骨折复位方法。在复位过程中，牵开骨折断端后复位远端骨折块是至关重要的

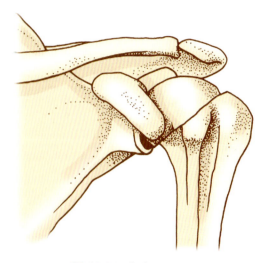

图 16-20　解剖颈骨折
经西北大学芬伯格医学院急诊医学部许可使用
http://www.feinberg.north western.edu/emergencymed/

（3）在保持牵引以分离骨折块的同时，医师需将另一只手放置于肱骨骨折处内侧缘，手法复位骨折块，并逐渐解除牵引。

（4）在尝试任何复位操作后，都必须记录完整的神经血管检查。在此之后，应使用悬吊带和绷带敷料包扎。

外科颈复杂性骨折的紧急处理包括固定、冰敷、镇痛药的使用和紧急转诊。明确的治疗方案包括悬垂石膏固定、内固定或尺骨鹰嘴过顶牵引。

并发症

与外科颈骨折相关的严重并发症。

（1）粘连导致的关节僵硬，可以通过早期运动锻炼来避免或减轻。

（2）移位骨折后骨折不愈合及愈合不良。

（3）骨化性肌炎，受伤部位所涉及的邻近肌肉组织发生钙化。

解剖颈骨折

解剖颈骨折穿过骨骺区域（图 16-20），可分为成人和儿童损伤。成人损伤罕见，可分为无移位损伤或移位（＞ 1cm）损伤。儿童损伤通常见于 8 ～ 14 岁。

损伤机制

常见的机制是摔倒时手臂向外伸展着地。

体格检查

肩部肿胀，触诊有压痛。肩部的任何活动都会加重疼痛。

影像学检查

常规的 X 线片即可明确诊断骨折。在儿童中，Salter-Harris Ⅱ 型损伤是最常见的。

合并损伤

解剖颈骨折通常不伴有严重的周围组织损伤。

治疗

这些骨折的紧急处理包括悬吊带和绷带固定（附 13）、冰敷、镇痛药和早期转诊。无移位骨折和移位骨折都需要骨科转诊。由于发生骨折移位的年轻患者需要切开复位，老年患者需要早期假体置换，故移位的解剖颈骨折需要紧急转诊。

儿童解剖颈骨折是肱骨近端骨骺损伤。强烈推荐冰敷、悬吊带固定、镇痛药和紧急转诊。

并发症

解剖颈损伤常导致缺血性坏死。我们建议医师在治疗解剖颈骨折前应咨询急诊骨科医师，并对所有患者进行随访。

提示：解剖颈骨折常导致缺血性坏死。如需紧急转诊，请咨询急诊骨科医师。

大结节骨折

大结节骨折很常见，可单独发生，也可见于肩关节脱位，发生率约为 15%。这些骨折可合并移位或无移位（图 16-21）。由于肩袖肌肉的影响，移位较常见。冈上肌、冈下肌和小圆肌止于大结节，骨折时，会导致骨折块向上移位。向上移位对结节肩部的外展造成机械性阻挡。有移位的大结节骨折与肩袖撕裂密切相关。大结节骨折是 Neer 分类的一种特殊情况，仅 0.5cm 的骨折移位就需要手术固定骨折块。

损伤机制

导致大结节骨折有两种机制。压缩性骨折通常是由于肱骨上端受到直接打击造成的，如摔倒。由于周围肌肉组织萎缩和弱化，老年人易受该损伤。

无移位性骨折通常是外展手臂跌倒导致的(间接)。

移位骨折继发于跌倒时外展手臂，此时肩袖收缩从而造成骨折移位。

体格检查

患者主诉大结节区域的疼痛和肿胀。不能外展手臂，可发现外旋时疼痛加剧。此外，若向后移位的结节撞击关节盂后部，可能会限制肩关节的外旋。

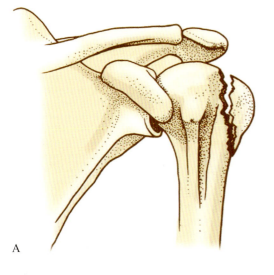

A

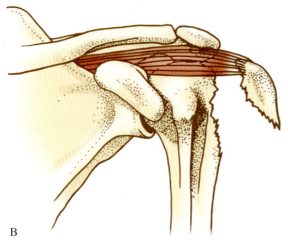

B

图 16-21　肱骨大结节骨折

A. 无移位；B. 移位（＞5mm）

影像学检查

通常前后位 X 线片能够明确该骨折（图 16-22）。尽管前后位 X 线片可评估是否有明显的移位，但它往往不能准确显示骨折块向后回缩的程度及骨折块与关节面的重叠情况。经腋位 X 线片可以用来评估骨折块向后回缩的程度。若单独使用前后位片，会低估后方移位程度和两部分骨折的例数。若存在可疑情况，非急诊 CT 扫描将明确诊断位移的程度。

合并损伤

此类骨折很少合并神经血管损伤。大结节骨折通常合并肩关节前脱位和肩袖撕裂。这两种损伤在移位

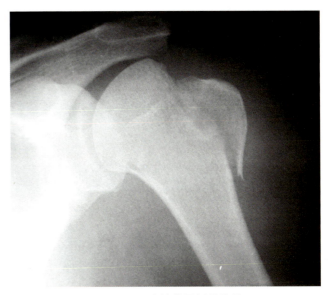

图 16-22　大结节骨折并移位

骨折中更为常见。

治疗

（1）无移位骨折。大结节无移位骨折的紧急处理包括冰敷、镇痛药、悬吊带固定（附 13），以及由于并发症的高发生率而早期转诊。

（2）移位（＞0.5cm）骨折。若合并肩关节前脱位，脱位复位通常可以纠正大结节的移位，这样骨折就可以作为无移位骨折进行治疗。

急诊处理包括冰敷、悬吊带固定（附 13）、充足的镇痛和早期骨科转诊。若移位仍然存在或移位的骨折不伴肩关节脱位，其最终处理取决于患者的年龄和活动需求。年轻患者需要内固定复位骨折，同时修复撕裂的肩袖。用螺钉固定时必须有良好的骨量，但老年患者往往不具备这些条件。年龄较大的患者通常不适合手术修复，因此常行保守治疗。老年患者的早期活动是至关重要的。

并发症

大结节骨折可能伴有以下并发症。

（1）压缩性骨折常因撞击肱二头肌长头而变得复杂，导致慢性腱鞘炎并最终导致肌腱断裂。

（2）骨折不愈合。

（3）骨化性肌炎。

小结节骨折

单纯小结节骨折并不常见。它通常与肩关节后脱位一起发生。骨折块大小不一（＞1cm）（图 16-23）。这些损伤通常在初期被忽略。

损伤机制

小结节骨折通常与间接损伤机制有关，如癫痫发作或臂内收时跌倒。这两种情况导致肩胛下肌强烈收缩以抵抗外展和外旋受力，导致小结节撕脱伤。

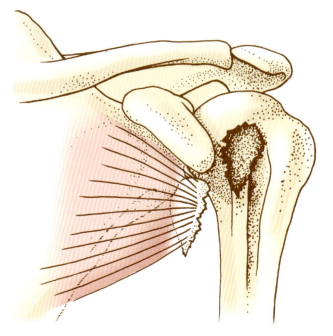

图 16-23　小结节骨折

体格检查

小结节触诊时压痛。主动的外旋或对抗阻力的内收会加剧疼痛。此外，被动外旋同样会加重疼痛。

影像学检查

常规肩部 X 线摄片通常足以明确骨折。应拍摄腋窝外侧位或肩胛"Y"位，以确保没有相关脱位。

合并损伤

肩关节后脱位通常合并小结节骨折。此外，无移位的外科颈骨折可能与小结节骨折相关。然而，小结节骨折很少合并神经血管损伤。

治疗

所有小结节骨折的急诊处理包括冰敷、镇痛药、悬吊带固定（附 13）和尽早的骨科会诊。无移位骨折可采用保守治疗或手术治疗，这取决于骨科医师的偏好。由于这种损伤的罕见性，医学文献尚无对何种治疗方法更可取的定论，两种方法都有研究支持。一般认为存在移位的骨折应采用切开复位内固定治疗。

并发症

由于肩部周围肌肉组织的代偿，该骨折通常可愈合而无并发症。一些外科医师认为，这种骨折会导致前囊的支持作用减弱，可能导致复发性前脱位及二头肌腱脱位。

复合型肱骨近端骨折

复合型骨折指的是被分类为三部分或四部分损伤的 Neer 骨折（图 16-24、图 16-25）。这些骨折通常是由剧烈的损伤暴力导致的，常合并脱位。

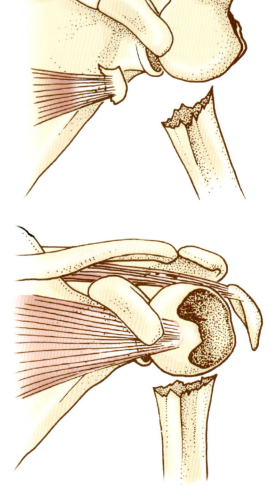

图 16-24　复合骨折——三部分骨折

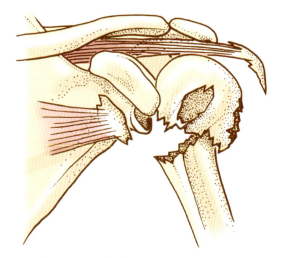

图 16-25　复合骨折——四部分骨折

损伤机制

最常见的机制是在手臂伸展时严重的摔伤。所涉及的节段和移位的程度取决于跌倒时的力量和受伤时的肌肉紧张程度。

体格检查

肱骨近端存在弥漫性疼痛和明显肿胀，患者会抗拒所有的运动。

影像学检查

前后位和肩胛骨"Y"位 X 线片通常可以很好地显示这些骨折（图 16-26）。

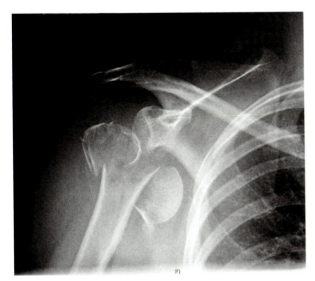

图 16-26　肱骨近端的复合性骨折

合并损伤

肱骨近端复合骨折伴有以下几种严重损伤。

（1）肩关节脱位。

（2）肩袖损伤。

（3）臂丛、腋血管、腋神经和肌皮神经损伤。

治疗

紧急处理包括冰敷、镇痛药、悬吊带固定和紧急转诊（通常需要住院）。几乎所有的复合骨折都需要手术修复，在某些情况下（四部分骨折），还需要植入假体。

并发症

如前所述，神经血管损伤可能使这些骨折的治疗复杂化。由于血供受损，四部分骨折合并肱骨头缺血性坏死的发生率较高。

关节面骨折

一些作者将关节面骨折称为压缩性骨折（图 16-27）。这些骨折可以分类如下：①累及少于 40% 关节面的压缩性骨折；②累及大于 40% 的压缩性骨折；③关节面复杂性骨折（肱骨头碎裂）。

损伤机制

压缩性骨折通常由于臂外侧受到直接打击，如跌倒。肩关节前脱位可能与肱骨头外侧的压缩性骨折有关，被称为希尔 - 萨克斯（Hill-Sachs）骨折。

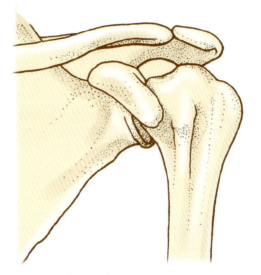

压缩骨折（＜ 40%）

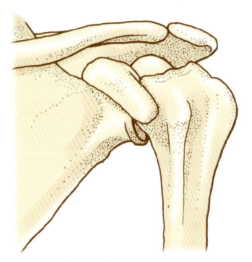

压缩骨折（＞ 40%）

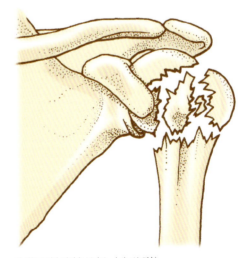

关节面粉碎性骨折（头碎裂）

图 16-27　关节面骨折。压缩性骨折（＜ 40%）、压缩性骨折（＞ 40%）、关节面复杂性骨折（肱骨头碎裂）

体格检查

压缩性骨折只出现肱骨运动时轻微的疼痛。关节面复杂性骨折通常伴有剧烈疼痛。

影像学检查

通常，内旋和外旋状态下的前后位 X 线最适于观察骨折线（图 16-28）。压缩性骨折通常很难定义，而且经常使用骨折的次要征兆来做出正确的诊断。前后位 X 线片上出现脂液分层提示关节面骨折。

此外，继发于关节血肿的肱骨头下部假性半脱位，常与压缩性骨折同时发生。

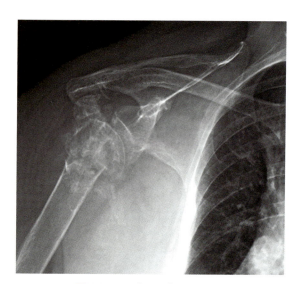

图 16-28　肱骨头复杂性骨折

合并损伤

关节面骨折常合并肩关节前脱位或后脱位。

治疗

这类骨折的紧急处理包括冰敷、镇痛药、悬吊带固定和早期转诊。当关节面受累面积小于 40% 时，治疗时应将手臂固定于外旋位。复杂性骨折或压缩性骨折累及大于 40% 的关节面时，需要手术修复或植入假体。老年患者由于需要早期活动，故可能不会选择手术修复。

并发症

关节面骨折可能会因以下情况而复杂化。

（1）关节僵硬。

（2）关节炎。

（3）缺血性坏死（最常见于复杂性骨折）。

锁骨骨折

锁骨骨折是所有儿童骨折中最常见的。从整体上讲，锁骨骨折占所有年龄组骨折的 5%。根据解剖、治疗和发生率，Allman 分类法将锁骨骨折分为 3 类（图 16-29）。它们的分类情况如下。

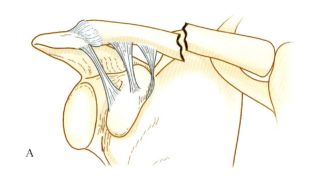

A

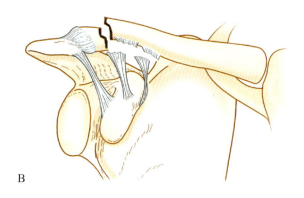

B

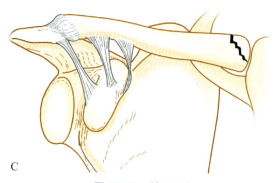

C

图 16-29　锁骨骨折

A. 中间 1/3；B. 外侧 1/3；C. 内侧 1/3（累及胸锁关节）

- 中三分之一 80%
- 外侧三分之一 15%
- 内侧三分之一 5%

大多数中 1/3 的骨折发生在锁骨中、外 1/3 的交界处，在喙锁韧带的内侧。它们被归类为无移位骨折和移位骨折。通常情况下，由于胸锁乳突肌的拉力，近端骨折块会向上移位。锁骨下血管和臂丛均位于锁骨附近。移位的锁骨骨折可能会合并这些重要结构的损伤。

外侧 1/3 骨折发生在喙锁韧带的远侧。它们分为三种类型：①无移位型；②移位型；③关节型。伴移位的外侧 1/3 骨折常合并喙锁韧带断裂。通常，锁骨近端会被胸锁乳突肌向上牵拉。关节面骨折累及肩锁关节。

锁骨内侧 1/3 骨折并不常见。造成锁骨内侧 1/3 骨折需要强大的能量，因此，应该努力寻找伴随着这类骨折的合并损伤。

损伤机制

锁骨骨折通常由两种机制造成。第一种机制是对锁骨的直接打击。向后的应力可能导致单纯骨折。若锁骨承受向下的应力，通常导致粉碎性骨折。向下的应力更有可能合并血管神经损伤。

摔伤时肩部外侧着地是典型的间接损伤机制。力通过肩峰传递到锁骨。锁骨通常在中间 1/3 处发生骨折，因为锁骨天然的"S"形，容易导致应力集中。

锁骨外侧 1/3 的骨折通常是由自上向下直接作用到锁骨外侧 1/3 的打击造成的。关节面骨折通常是由于肩部外侧受到打击（摔倒）或挤压造成的。

锁骨内侧 1/3 骨折可由对锁骨内侧的直接打击，或作用于肩膀外侧的暴力将锁骨压向胸骨，或在摔伤时手臂外展着地，将锁骨向胸骨挤压，从而造成锁骨内侧骨折。

体格检查

锁骨几乎全部位于皮下，因此通过体格检查很容易诊断出骨折。患者在骨折部位会有肿胀和压痛（图 16-30）。由于失去支撑，锁骨中 1/3 骨折通常会导致患肩向内下塌陷。患者通常会将手臂内收靠于胸壁，并抗拒肢体活动。若出现伴软组织撕裂的严重移位，则可能会出现瘀斑。所有锁骨骨折都需要检查并记录远端神经血管功能。

锁骨外侧或内侧 1/3 骨折的患者多表现为手臂内收。触诊或试图外展手臂会加重疼痛。移位的锁骨骨折在检查时可扪及明显的骨块移位。尽管锁骨位于皮下，但开放性锁骨骨折并不常见。当存在明显的皮肤隆起时应及时请骨科会诊，考虑紧急手术复位（图 16-31）。

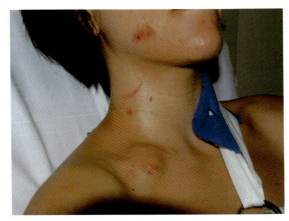

图 16-30　锁骨中 1/3 骨折伴肉眼可见的软组织肿胀
经西北急救医学教学文件批准使用

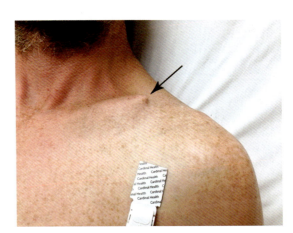

图 16-31　由于锁骨骨折造成的皮肤隆起（箭头所示）

影像学检查

常规锁骨 X 线片通常足以明确锁骨骨折（图 16-32）。然而，关节面骨折可能很难通过 X 线检查发现。

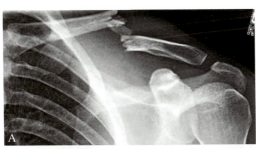

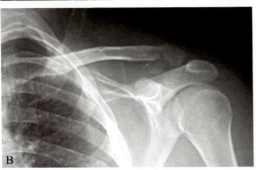

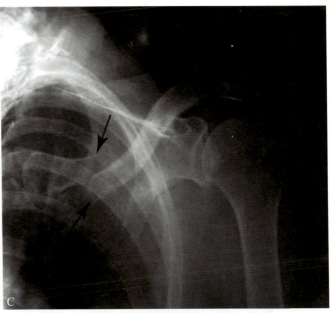

图 16-32　A. 锁骨中 1/3 骨折。由于胸锁乳突肌的牵拉，近端骨块向上方移位；B. 锁骨外侧 1/3 骨折；C. 锁骨内侧 1/3 骨折（箭头所示）

将 X 线光束向头部倾斜 10°～15°，可以避免肩胛冈重叠，并能发现更细微的损伤。特殊检查，如锥形视图、侧位视图或负重（10 磅）下拍摄的胶片可能有助于准确地显示骨折。当怀疑关节面骨折时有必要进行 CT 检查。

合并损伤

锁骨骨折可能存在锁骨下血管损伤，特别是有移位的锁骨中 1/3 骨折。当怀疑血管损伤时，强烈建议进行血管造影检查。神经损伤可包括神经根的挫伤或撕裂伤。在诊断任何有移位的锁骨骨折时，都应该对颈 4～8 神经根进行细致的神经学检查。

喙锁韧带损伤与锁骨外侧 1/3 骨折有关。

提示：所有移位的锁骨外侧 1/3 骨折都伴有喙锁韧带断裂，应采取类似于肩锁关节脱位的治疗方法。

任何的锁骨外侧 1/3 骨折都可能伴有肩锁关节半脱位或脱位。

锁骨内侧 1/3 骨折通常继发于严重的外力损伤，可伴有严重的器官潜在损伤。若骨折向后移位，必须在治疗早期排除胸部损伤。这类骨折可伴有胸骨骨折或胸锁关节半脱位。

治疗

儿童锁骨骨折通常会快速愈合、重塑和功能完全恢复，故不需要太多治疗。第 6 章进一步讨论了儿童锁骨骨折。成人锁骨骨折常常伴有较多严重的并发症，因此，成人锁骨骨折需要更准确的复位和更密切的随访以确保功能的完全恢复。

（1）锁骨中 1/3 骨折

①无移位骨折。无移位骨折拥有完整的骨膜，因此，只需用悬吊带支撑和冰敷即可。1 周后复查 X 线片以确保骨折处在正确的位置。儿童一般需要 3～5 周的固定，而成人通常需要 6 周或更长时间的固定。

②移位骨折。在急诊室尝试闭合复位不会促进骨折的愈合，也不会改善骨折的对位对线。笔者选择悬吊带固定来进行治疗。使用"8"字锁骨带并不会改善预后。然而，"8"字锁骨带能解放患者的双手，并能让他们更快地回到诸如打字之类的活动中（图 16-33）。在这种情况下，患者会选择锁骨带而不是悬吊带。当皮肤有明显的隆起时，建议骨科会诊。

对于伴有移位的锁骨中 1/3 骨折的患者，推荐转诊至骨科进行手术治疗。骨折不愈合（15%～20%）和有症状的畸形愈合（20%～25%）的发生率很高。其他与不良预后相关的因素包括粉碎骨折和短缩移位。对于完全移位的年轻活动较多的骨干骨折患者，钢板或髓内钉手术固定可改善功能预后，并降低骨折不愈合和有症状的畸形愈合率（约 2%）。

（2）锁骨外侧 1/3 骨折

①无移位骨折。无移位锁骨外侧 1/3 骨折由周围完整的韧带和肌肉固定，通常采用冰敷、镇痛药和早期活动等对症治疗。

②移位骨折。移位锁骨外侧 1/3 骨折有很高的不愈合率（11%）。这类骨折的紧急处理包括悬吊带固定、冰敷、镇痛药和骨科转诊考虑手术治疗。然而，由于骨折不愈合患者可能相对症状较轻，尤其是老年患者，因此此类损伤的处理目前还存在争议。

③关节面受累。这类患者应当使用冰敷、镇痛药和悬吊带进行对症治疗。强烈建议早期活动，以防止退行性关节炎的发生。

（3）锁骨内侧 1/3 骨折

紧急处理包括冰敷、镇痛药和用来支撑的悬吊带。伴有移位的内侧 1/3 骨折需要骨科转诊进行复位。

并发症

锁骨骨折可能伴有以下并发症。

（1）畸形愈合是成人骨折的主要并发症。在儿童中，畸形愈合并不常见，因为这类骨折通常伴随大范围的骨质重塑。

（2）可能会出现过度的骨痂形成，导致外观缺陷或神经血管受损。

（3）骨折不愈合。

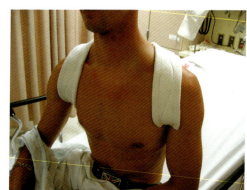
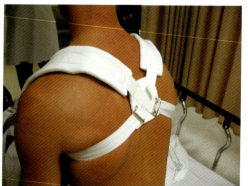

图 16-33 "8"字锁骨带在锁骨骨折中的应用。研究发现，"8"字锁骨带与悬吊带相比，预后没有太大差异

（4）延迟愈合常发生于保守治疗的锁骨外侧 1/3 移位骨折。

（5）内侧或外侧锁骨骨折延伸至关节面后，可能会出现退行性关节炎。

肩胛骨骨折

肩胛骨骨折是一种相对少见的损伤，通常发生在 40～60 岁的患者。这种类型的损伤在所有骨折中只占 1%，在涉及肩部的骨折中占 5%。肩胛骨有多种骨折类型。肩胛骨骨折常伴有盂肱关节脱位，例如关节盂边缘骨折。

肩胛骨上附着着数块肌肉，当发生骨折时这些肌肉可能会使骨折发生移位。肱三头肌附着在关节盂的下缘，而肱二头肌的短头、喙肱肌和胸小肌附着在喙突。

肩胛骨骨折（图 16-34）在解剖学上分为以下几类。

（1）肩胛体或肩胛冈骨折。

（2）肩峰骨折。

（3）肩胛颈骨折。

（4）关节盂骨折。

（5）喙突骨折。

肩胛体或肩胛冈骨折

损伤机制

相关的损伤机制通常为损伤区域受到直接打击。要使肩胛体或肩胛冈骨折需要很大的力量，合并其他损伤可能使此类骨折变得复杂化或被掩盖。

体格检查

患者的受伤部位会出现疼痛、肿胀和瘀斑。受累的上肢将处于内收状态，患者会抗拒将受累的上肢外展。手臂外展超过 90° 后，主要依靠肩胛骨的运动继续外展，因此会加重疼痛。

影像学检查

常规前后位和肩胛骨（"Y"位）位通常足以确诊这类骨折（图 16-35A）。斜切位可能有助于确诊小块骨折。具有三维重建的 CT 成像可以提供更加形象的骨折图像（图 16-35B）。

合并损伤

涉及肩胛体或肩胛冈的肩胛骨骨折通常是由巨大的钝性力量造成的，并可能伴有多种危及生命的损伤。经典教学理论认为肩胛骨的骨折预示着钝性胸主动脉损伤。最近的一项研究发现，在钝性创伤造成的肩胛骨骨折患者中，只有 1% 的患者伴有主动脉损伤。其他需要考虑的合并损伤包括以下几种。

（1）气胸或肺挫伤。

（2）肋骨骨折或脊椎压缩性骨折。

（3）上肢和下肢的骨折。

（4）腋动脉、神经或臂丛的损伤是罕见的。

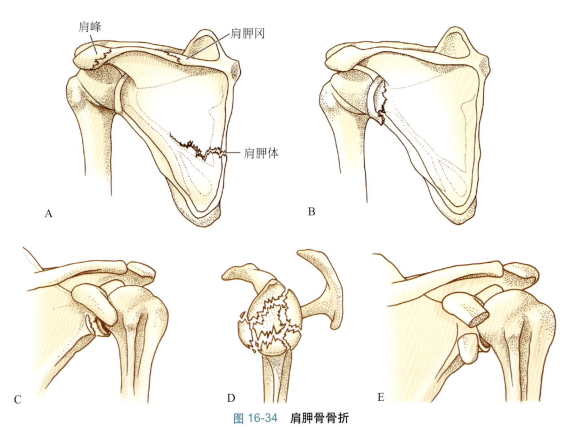

图 16-34　肩胛骨骨折

A. 肩胛体或肩胛冈骨折和肩峰骨折；B. 肩胛颈骨折；C. 关节盂缘骨折；D. 关节盂关节面粉碎性骨折；E. 喙突骨折

治疗

此类骨折的紧急处理包括悬吊带、悬吊带和绷带（附13）固定，同时进行冰敷和使用镇痛药。在处理此类骨折时，早期排除危及生命或肢体的损伤是至关重要的。2～3周后，建议在可耐受的程度下进行有限的活动。尽管文献中关于手术的绝对指征存在争议，但伴有功能障碍的移位骨折或成角骨折应立即考虑切开复位和内固定。

并发症

如前所述，神经血管或内脏损伤可能使此类骨折的处理变得复杂化。

肩峰骨折

损伤机制

肩峰骨折通常是由于肩部受到向下的直接打击造成。造成骨折所需的力量通常很大，并且合并损伤往往使这类骨折的处理变得复杂化。肩关节上脱位可导致向上移位的肩峰骨折。

体格检查

肩峰区域的压痛和肿胀是最明显的。疼痛会随着三角肌的收缩而加重。

影像学检查

常规肩胛骨X线片通常足以确诊骨折（图16-35C）。有时，CT扫描可能有助于准确确定骨折的全部范围。

合并损伤

肩峰骨折可能合并以下损伤。

（1）臂丛神经损伤。

（2）肩锁关节损伤或锁骨外侧骨折。

治疗

无移位骨折的可采用悬吊带固定。在治疗这些骨折时，应尽早进行关节运动范围训练。

移位骨折可能需要内固定，以免肩峰下间隙受损，导致活动范围受限。若锁骨和肩胛骨同时受伤，很有必要进行骨折内固定术。

并发症

肩峰骨折最常见的并发症是滑囊炎。滑囊炎最常见于伴有向下移位的骨折。肩峰骨折也可能发生骨折不愈合。

肩胛颈骨折

肩胛颈骨折是一种并不常见的损伤，常合并有肱骨骨折（图16-34B）。

损伤机制

向前或向后的力直接作用在肩膀上是常见的损伤机制。大多数患者的关节盂会受到影响。然而若伴有移位，骨折块通常会向前移位。

体格检查

患者会将患侧的手臂内收并抗拒肩膀的所有运动。

从肱骨头外侧向内侧施加压力会加重患者的疼痛。

影像学检查

前后位和正切位通常可以很好地诊断骨折（图16-35D）。经腋位可能有助于显示有移位的骨折。有时，CT扫描可能有助于准确地确定骨折的全部范围。

合并损伤

这类骨折常伴有肱骨近端骨折或肩关节脱位。此外，还可能发生同侧锁骨的合并骨折。这种损伤模式导致上肩部悬吊复合体的悬吊韧带复合体（SSC）双重破坏，并导致肩带不稳定。这种情况通常被称为浮肩。

治疗

（1）无移位骨折。这类骨折的紧急处理包括悬吊带固定、冰敷和镇痛药。应在48h开始被动锻炼，在可以忍受的情况下逐步过渡到主动锻炼。

（2）有移位的骨折。建议对这类患者进行紧急骨科会诊。若关节盂颈骨折成角大于40°或移位1～2cm，可能需要手术固定。伴有上肩部悬吊复合体二次破坏的骨折通常通过手术来修复。

并发症

常见的并发症包括肩关节活动度降低或发生创伤性关节炎。

关节盂骨折

关节盂关节面的骨折分为两种类型：边缘骨折和复杂性骨折（图16-34C、D）。关节面骨折可表现为向前或向后移位。此外，关节盂边缘骨折还可能贯穿关节盂边缘和肩胛冈。复杂性骨折会累及整个关节盂的关节面。

损伤机制

关节盂骨折通常有3种机制。直接打击可能导致复杂性骨折，常发生在跌倒时外侧肩膀着地。跌倒时屈曲的肘部着地会产生一种力，这种力沿着肱骨向上传递到关节盂边缘。这种机制会导致关节盂边缘骨折，其位移情况取决于力的方向。此外，肱三头肌的剧烈收缩可导致关节盂下缘撕脱骨折。这种机制常见于肩关节脱位。大约20%的肩关节脱位与关节盂边缘骨折有关。

体格检查

关节盂下缘骨折常伴有肱三头肌疼痛和无力。关节粉碎性骨折会出现肿胀和疼痛，并且疼痛随着施加于肱骨头外侧的压力增大而增加。

影像学检查

常规位置和经腋位摄片通常足以确诊骨折。必要时，CT扫描有助于准确确定整体骨折的损伤程度。

合并损伤

肩关节脱位通常与关节盂边缘骨折有关。

治疗

（1）边缘骨折：这类患者需要骨科转诊。关节内

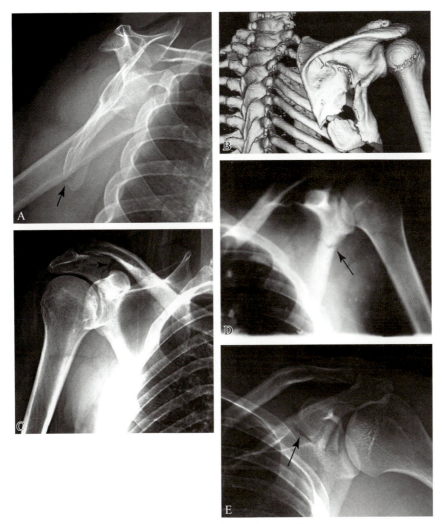

图 16-35　肩胛骨骨折的 X 线影像
A. 肩胛体骨折；B. 肩胛体骨折的 CT 三维重建图像；C. 肩峰骨折；D. 肩胛颈基底部骨折；E. 喙突骨折

受累超过关节盂表面的 25% 或形成超过 5mm 的台阶时需要手术固定。若骨折采用非手术治疗，则使用悬吊带固定、冰敷和镇痛药。症状消退后应立即开始锻炼（摆锤式）。伴关节脱位的移位骨折通常在关节复位的同时进行复位。

（2）关节粉碎性骨折：急诊处理应包括悬吊带固定、冰敷、镇痛药和早期会诊。凹陷性骨折或伴有大骨块移位的骨折需要手术复位。

并发症

关节盂骨折常因关节炎的发展而变得复杂。

喙突骨折

附着于喙突的肌肉包括喙肱肌、肱二头肌短头和胸小肌。附着于喙突的韧带有喙肩韧带、喙锁韧带和喙肱韧带。

损伤机制

通常有两种机制导致喙突骨折。直接打击肩部上方可能导致喙突骨折。任意一块附着于喙突的肌肉剧烈收缩则可能导致撕脱性骨折。

体格检查

在喙突前方触诊时，患者会表现出压痛。此外，在肘部屈曲的同时用力内收也会产生疼痛。

影像学检查

该骨折的常规 X 线片应包括肩关节腋位，以显示出骨折块的移位（通常是向下和向内移位）（图 16-35E）。必要时，CT 扫描有助于准确确定整体骨折的损伤程度。

合并损伤

喙突骨折常常合并臂丛损伤、肩锁关节脱位或锁骨骨折。

治疗

喙突骨折需根据症状对症治疗。应给予患者悬吊带、冰敷、镇痛药，并指导其在可耐受情况下早期运动。在出院前必须排除相关的合并损伤。移位骨折可考虑手术修复，并建议尽早转诊。

并发症

此类损伤并发症并不常见。

肩部软组织损伤和脱位

肩锁关节脱位

肩锁关节的作用是增加手臂抬高和外展的幅度。由两条韧带维持这个关节的稳定性：肩锁韧带和喙锁韧带。喙锁韧带分为锥状韧带和斜方韧带，它们共同发挥将锁骨远端固定到喙突的作用（图16-3）。

肩锁关节半脱位和脱位，即"分离肩"，是急诊常见的损伤，占所有脱位的10%。这类损伤分为3种类型，代表韧带损伤的程度—Ⅰ度、Ⅱ度和Ⅲ度（图16-36）。肩锁关节的Ⅰ度损伤通常被称为肩锁韧带拉伤，并涉及该结构的不完全撕裂。Ⅱ度损伤包括肩锁关节半脱位，通常为肩锁韧带断裂；然而，喙锁韧带仍然完好无损。在Ⅲ度肩锁关节脱位的患者中，喙锁韧带和肩锁韧带均有断裂，导致锁骨向上移位。

根据洛克伍德分类法，基于锁骨的移位方向，将肩锁关节脱位进一步分类（表16-1）。当锁骨向后移位进入或穿过斜方肌时，即为Ⅳ型损伤。Ⅴ型损伤为肩锁关节上方所有韧带的断裂，锁骨会产生远高于颈

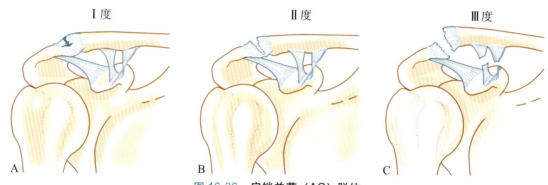

图 16-36　肩锁关节（AC）脱位

A. 韧带完整的Ⅰ度"拉伤"；B. Ⅱ度脱位，伴有肩锁韧带撕裂；C. Ⅲ度拉伤，肩锁韧带和喙锁韧带（CC）均撕裂

表 16-1　肩锁关节损伤的洛克伍德分类

类型	病理学改变	临床表现	X线所见	急诊处理	最佳处理
Ⅰ型	肩锁韧带拉伤，CC完好	AC压痛	正常	悬吊7～10d，疼痛控制	保守治疗
Ⅱ型	肩锁韧带断裂，CC拉伤	AC压痛	AC > 3mm	悬吊2～3周，疼痛控制	保守治疗
Ⅲ型	肩锁韧带断裂，CC断裂，三角肌（D）和斜方肌（T）断裂	AC压痛、畸形	AC > 3mm，CCD > 13mm，25%～100%移位	悬吊，疼痛控制	保守治疗
Ⅳ型	肩锁韧带断裂，CC断裂，三角肌（D）和斜方肌（T）断裂。锁骨经斜方肌向后移位	肩峰凸起	AC > 3mm，CCD > 13mm，腋侧位可见锁骨向后移位	悬吊，疼痛控制，评估血管神经情况	手术治疗
Ⅴ型	肩锁韧带断裂，CC断裂，三角肌（D）和斜方肌（T）断裂。锁骨向上严重移位	畸形	AC > 3mm，CCD > 13mm，100%～300%移位	悬吊，疼痛控制	手术治疗
Ⅵ型	肩锁韧带断裂，CC完好，锁骨喙突下移位	CCD减小	创伤相关的肩锁关节 > 3mm	悬吊，疼痛控制	手术治疗，评估血管神经情况

AC，肩锁关节；CC，喙锁韧带；D、三角肌锁骨头；T，斜方肌锁骨头；CCD，锁骨 - 喙突间距

Ⅲ型损伤的处理是有争议的。非手术治疗是最常见的，但在特定人群中可以考虑手术治疗

数据来自 Simovitch R, Sanders B, Ozbaydar M, et al. Acromioclavicular joint injuries: diagnosis and management, J Am Acad Orthop Surg 2009 Apr;17(4):207-219 and Williams GR, Nguyen VD, Rockwood CR. Classification and radiographic analysis of acromioclavicular dislocations, Appl Radiol 1989;18:29-34.

部基底部的移位。在Ⅵ型损伤中，锁骨向下移位，外侧端位于肩峰或喙突下方。这种损伤常伴有锁骨骨折、肋骨骨折或臂丛损伤。Ⅳ、Ⅴ和Ⅵ型肩锁关节脱位很少见。这些损伤的治疗需要进行手术。

损伤机制

此类损伤发生的机制为直接暴力，通常为手臂向躯干侧内收时跌倒，或来自肩峰上方的暴力撞击肩峰的骨性突起，使其脱离锁骨。发生这种损伤的一个间接机制是摔倒时手臂伸展着地，暴力传递到肩锁关节。大多数喙锁关节损伤是跌倒时肩部直接着地导致的（图 16-37）。一个水平方向的力（即落在肩膀外侧的力）可能会导致关节内的损伤，而不会对韧带造成明显的损伤。这可能解释了为什么许多看似轻微的喙锁关节扭伤后会发生晚期退行性关节疾病和疼痛。

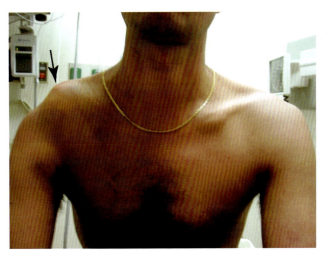

图 16-38　右侧肩锁关节分离（箭头）。由于它与肩峰发生分离，这种畸形表现为锁骨远端突出

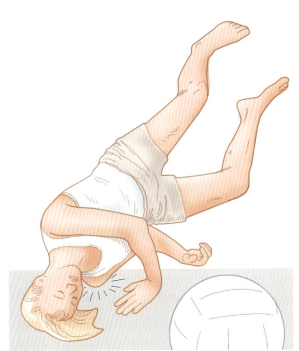

图 16-37　跌倒时肩膀着地是导致肩锁关节分离最常见的机制

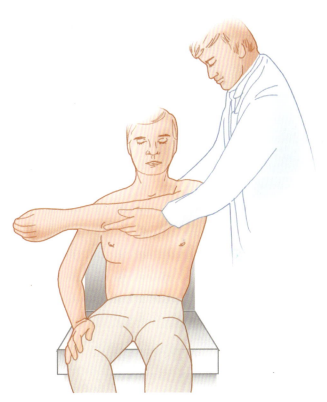

图 16-39　肩锁关节损伤或炎症的检查方法

体格检查

肩锁关节的体格检查应从视诊开始。伴有明显韧带断裂（即Ⅲ度损伤）的患者在直立位时肩关节顶部会出现明显的畸形（图 16-38）。此畸形表现为锁骨远端突出，表明肩锁韧带和喙锁韧带撕裂。锁骨向上移位是由于有悬吊作用的喙锁韧带缺失，加上手臂自身重量使肩部外侧受到向下的牵拉造成的。

Ⅰ度损伤的患者会有轻微的肿胀，但在肩锁关节触诊或进行肩锁关节手臂交叉内收试验时会有疼痛。这个检查是通过将手臂横跨过身体来完成的（图 16-39）。疼痛定位在肩锁关节可确诊其损伤部位。Ⅱ度损伤患者触诊时有轻度压痛，并伴有中度肿胀。

也可以进行主动施加压力的 O'Brien 试验。这个试验会使患侧手臂处在前屈 90°及内收 10°的状态。在完全内旋（拇指向下）和外旋（拇指向上）时手臂进一步前屈曲会受到限制。内旋疼痛提示盂唇损伤，外旋疼痛提示肩锁关节损伤。由于单独依靠上述检查的特异性有限，故必须将体格检查与临床影像相结合。

影像学检查

怀疑有肩锁关节损伤的患者行常规肩部X线检查，可发现明显的肩锁关节损伤（图 16-40）。建议双侧同时在一个大底片上成像，以比较患侧和健侧。将X线光束向头侧倾斜10°～15°，可以避免与肩胛冈重叠，并可以更精细地检查受伤情况。应测量以下3处间隙，并与另一侧进行比较（图16-41）。

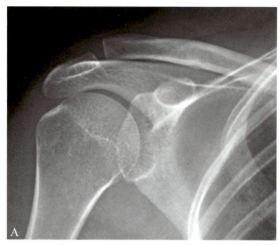

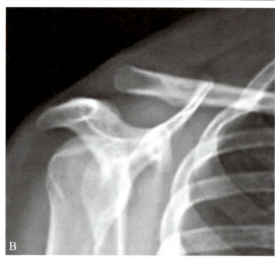

图 16-40　前后位 X 线片上的肩锁关节脱位
A. Ⅱ度损伤；B. Ⅲ度损伤

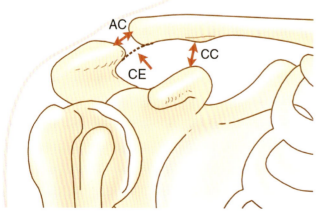

图 16-41　用于确定肩锁关节分离程度的 X 线片上的测量位置
AC 关节宽度（正常为＜3mm）、CC 距离（正常为＜13mm）、锁骨抬高（CE）高度（肩峰和锁骨下方水平）

（1）肩锁关节宽度（正常值＜3mm）。

（2）锁骨 - 喙突间距（CCD）- 从锁骨到喙突上部的垂直距离（正常值＜13mm）。

（3）锁骨高度 - 锁骨相对于肩峰的上移程度。

Ⅰ度损伤患者的 X 线片是正常的。Ⅱ度损伤的影像学改变很轻微，可能被误诊为正常。

肩锁关节的宽度增加（与未受伤侧相比≥3mm 或＞增加50%），但锁骨 - 喙突间距正常（小于13mm 或与另一侧相似）。此外，锁骨的外侧端可能稍高，但与肩峰的间距不超过其直径的50%。

在Ⅲ度损伤患者中，锁骨远端下缘在肩峰中点之上。此外，锁骨 - 喙突间距大于13mm。除此以外，患侧锁骨 - 喙突间距比健侧锁骨 - 喙突间距大5mm 也提示损伤。

在患者手臂上悬挂5～10磅的重物后，拍摄肩锁关节前后位片可获得牵拉位 X 线片。牵拉位 X 线片过去被广泛用于区分Ⅱ度和Ⅲ度肩锁关节脱位，目前其必要性已受到质疑，笔者已将其淘汰。该 X 线片很难拍摄，且准确性有限。在一项研究中，牵拉位 X 线片仅在4%的病例中表现出显著差异，从而揭示出Ⅲ度损伤。

治疗

Ⅰ度损伤的治疗方法包括休息、冰敷和悬吊带固定，并且早期运动。

Ⅱ度损伤采用与Ⅰ度损伤相似的保守治疗方法。悬吊带治疗应持续2周或直到症状消失，然后进行物理治疗和康复训练。早期运动有助于减少粘连性肩关节炎的发生。在韧带愈合的初期避免举重和接触性运动，以免将局部损伤转化为完全脱位。若在关节上覆盖一层保护垫，可以较早的恢复接触性运动。

在紧急情况下Ⅲ度损伤的治疗与Ⅱ度损伤相似，但增加了早期转诊措施。没有明确的证据表明肩锁关节支具（Kenny-Howard 吊带）的长期效果优于悬吊带和冰敷。

Ⅲ度肩锁关节脱位的最终治疗是有争议的。虽然手术干预，历来被用于这种损伤，但非手术治疗越来越受到骨科医师的青睐。在2007年对骨科医师的调查中，81%的医师推荐保守治疗。多项研究支持保守治疗对Ⅲ度损伤疗效与手术治疗相比具有同等的功能恢复率和疼痛控制率。过顶扣球的运动员可能需要手术修复。解剖复位固定可避免潜在的并发症，如撞击综合征或神经血管损伤。然而，外科干预常常在后期进行。

并发症

创伤后退行性关节疾病的晚期症状可能发生在喙锁关节损伤。8%～42%的患者在Ⅰ度和Ⅱ度损伤后出现持续的关节疼痛。若保守治疗失败，可能需要进行锁骨远端切除术。

胸锁关节脱位

胸锁关节由胸锁韧带和肋锁韧带稳定（图16-2）。胸锁韧带分为前部和后部。当手臂内旋并抬高至110°以上时，胸锁关节的运动幅度达到最大。

轻度的胸锁关节扭伤会导致胸锁韧带和肋锁韧带不完全性的韧带撕裂（图16-42A）。中度扭伤会导致锁骨的胸骨端半脱位，这意味着胸锁韧带完全断裂及肋锁韧带部分断裂（图16-42B）。

胸锁关节脱位导致胸锁韧带和肋锁韧带的完全断裂（图16-42C），使得锁骨从其在胸骨柄的附着结构中脱位。这种损伤很少见，在所有脱位中占不到1%。这个关节的脱位可以是前脱位，也可以是后脱位。后脱位也称为胸骨后脱位，因为锁骨向胸骨内侧和后方移位。由于胸锁后韧带的强度较大，胸锁关节的前脱位更为常见。在25岁以下的患者中，胸锁关节处的损伤通常是骨骺骨折，而不是真正的脱位。

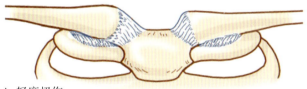

A. 轻度扭伤

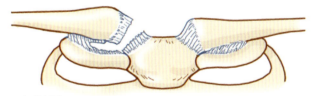

B. 中度扭伤

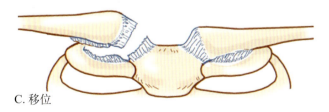

C. 移位

图16-42　胸锁关节损伤

A. 发生轻度扭伤时，胸锁和肋锁韧带会出现微小撕裂；B. 中度扭伤时胸锁韧带撕裂；C. 脱位时胸锁和肋锁韧带同时断裂

损伤机制

最常见的损伤机制是向前推动肩膀。胸锁关节脱位通常需要巨大的能量，最常见于机动车碰撞（40%）、

运动（20%）或跌倒和其他创伤（40%）。前脱位是间接发生的，即肩关节受到侧方挤压（碰撞地面），然后肩部向后转动。相反，当受到侧方挤压的肩膀向前转动时，就会造成后脱位。自前方的直接的力也可能导致后脱位。在没有外伤的情况下，尽管胸锁关节内感染很少见，但仍应该将该诊断考虑在内。

体格检查

轻度扭伤的患者胸锁关节处有轻微的肿胀，并诉关节处有压痛。当手臂抬高到110°以上，疼痛就会加重。中度扭伤患者在手臂外展时胸锁关节处会有疼痛，且关节处可见肿胀。

胸锁关节脱位的患者会经历剧烈的疼痛，且疼痛会因肩部的任何运动或因患者处在仰卧位而加剧。受影响的肩部会表现为短缩并向前挺出。在体格检查时，人们会注意到明显的前脱位畸形（图16-43）。触诊可能会发现锁骨是固定的或完全活动的。后脱位的患者可能会出现明显的前部肿胀，这可能会误导医师认为此脱位是前脱位（图16-44A）。

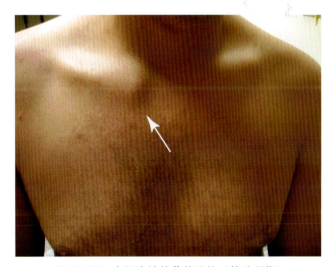

图16-43　右侧胸锁关节前脱位（箭头所指）

合并损伤

胸锁关节后脱位的患者若出现继发性气管压迫、气管破裂或气胸导致的呼吸困难，可能会成为真正的骨科急症。此时也可见静脉怒张。这些损伤通常与纵隔（包括大血管）的致命损伤有关。锁骨下静脉被压迫可导致四肢麻木和水肿。食管被压迫可引起吞咽困难。CT血管造影可以评估重大血管的损伤情况。若存在这些损伤，可能需要急诊医师对胸锁关节脱位进行紧急复位。

虽然前脱位不是造成继发性损伤的直接原因，但由于造成前位脱位所需要的能量较大，因此它可能是其他严重损伤的标志。超过2/3的前脱位患者伴有明显的合并损伤，包括气胸、血胸、肺挫伤和肋骨骨折。

影像学检查

若在无旋转的前后位 X 线片上内侧锁骨的高度差大于其宽度的 50%，则可能提示脱位。由于其他结构的重叠，侧位片上很难显示出该结构。洛克伍德意外发现将 X 线光束向头侧倾斜 40°～45°并以胸骨为中心的检查角度是检测脱位的最佳角度。通常需要胸部 CT 扫描来诊断胸锁关节脱位及其合并损伤（图 16-44B）。

治疗

轻度扭伤可以用冰敷治疗，每天 3～4 次，持续 24h，用悬吊带治疗 3～4d。关节的中度扭伤和半脱位用"8"字锁骨带和悬吊带治疗，以维持锁骨在正常位置，允许韧带愈合。这种保护应持续 6 周，并应告知患者关节内可能出现需要手术干预的问题。

由于向后移位的锁骨具有阻断受伤血管的可能，因此对于气道稳定且无血管损伤症状的后脱位患者，应在尝试复位之前进行相关损伤的检查。经常需要常规镇静以复位胸锁关节的后脱位。该损伤的治疗应该咨询骨科医师和胸外科医师。

提示：对于气道稳定且无血管损伤症状的胸锁关节后脱位患者，并不适用于急诊复位，因为后移位的锁骨可能具有阻断血管损伤的可能。

可以通过以下方式减轻错位（图 16-45）。当患者仰卧位时，在两肩之间放置一张折叠的床单，将锁骨与胸骨柄分开。将患侧手臂外展，持续牵引。在前脱位时，助手用力向下、后向推动锁骨回到正常位置。对于后脱位，助手尝试将锁骨向前拉。对于较严重的后脱位，可以用巾钳夹住锁骨（图 16-46）。

前脱位通常是不稳定的。在前脱位复位后，立即在胸锁关节上放置压力绷带（如一卷纱布）以确保其不会再次脱位。

后脱位复位后通常在物理上是稳定的。若不能进行闭合复位，则需要手术修复。若前脱位复位成功，并且没有其他损伤，患者应该戴上"8"字锁骨带，并应该维持 6 周，然后再在"8"字锁骨带保护下活动 2 周。前脱位通常是不稳定的，可能会再次脱位。这类损伤不建议进行手术治疗，因为手术并发症带来的风险超过获益。

并发症

虽然胸锁关节的前位脱位通常不稳定，但一般不会造成功能障碍。前脱位最常见的并发症是关节周围慢性肿胀而影响美观。后位脱位并不常见，但会伴有更严重的并发症，包括气胸、上腔静脉裂伤、锁骨下动脉或静脉阻塞，以及气管破裂或压迫。高达 25% 的胸锁关节后脱位与气管、食管或大血管损伤有关，这就强调了尽早复位和早期会诊的必要性。

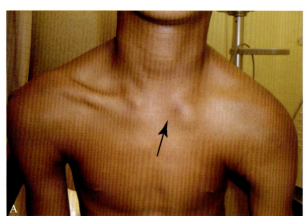
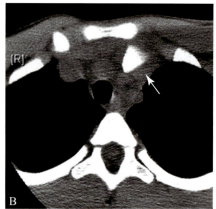
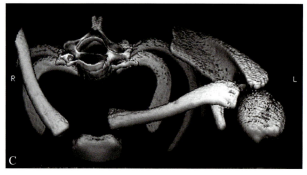

图 16-44 左侧胸锁关节后脱位

A. 临床照片。关节处的肿胀使诊断变得模糊（箭头所指）；B. CT 显示胸锁关节后脱位，锁骨内侧靠近纵隔结构（箭头）；C. 同一患者的 CT 三维重建 [经许可转载自 Sherman SC: Posterior displacement of a proximal epiphyseal clavicle fracture, J Emerg Med 2007 Oct;33(3):245-248.]

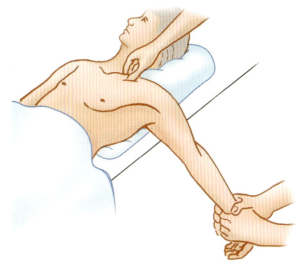

图 16-45　复位胸锁骨关节脱位损伤

手臂被外展，并施加牵引力。在保持牵引的情况下，若前脱位，助手将锁骨推回正常位置；若后脱位，助手将锁骨拉回正常位置

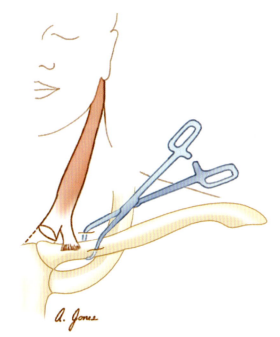

图 16-46　对于复位困难的后脱位病例，可以用巾钳夹住锁骨并复位

肩关节前脱位

　　肩关节活动范围广，但关节盂浅，先天不稳定。因此，肩关节脱位是急诊常见的关节脱位，约占急诊医师所见主要脱位的 50%。肩关节脱位最常见的是前脱位，占 95%。大约 70% 的肩关节前脱位发生在年龄小于 30 岁的患者。

　　其余 5% 多见于肩后脱位，下脱位（直举性肱骨脱位）极为罕见。

　　前脱位有 3 种类型：锁骨下脱位、喙突下脱位和关节盂下脱位（图 16-47）。在 90% 的病例中，肱骨头

位于喙突下。锁骨下脱位是罕见的。锁骨下和关节盂脱位可伴有肩袖撕裂或大结节骨折。肱骨头可以从一个位置移位到另一个位置，但它通常保持在 3 个位置中的一个。

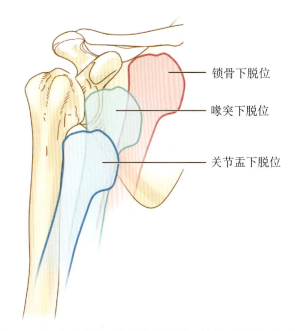

图 16-47　肩关节前脱位的 3 种类型：锁骨下脱位、喙突下脱位、关节盂下脱位

损伤机制

　　这种损伤发生的机制通常是手臂外展的同时外旋，它破坏了前囊和盂肱韧带。喙突下脱位通常是继发于手臂"极度"外旋。较少情况下，肩关节前脱位可见于抽搐或直接打击肱骨近端后侧，使其向前移位。关节盂下脱位通常与手臂外展关系更密切，而非外旋。少部分（4%）的脱位是非创伤性的，发生在抬高手臂或在睡眠中移动时。

体格检查

　　患者表现为患侧手臂紧贴身体侧面。在瘦弱的患者中，患侧肩峰突出，使患侧肩膀表现出经典的"方形"外观。肱骨头位置的空虚是很明显的（图 16-48A）。在其他患者中，唯一的表现可能是患侧肩部失去正常的圆形轮廓（图 16-48B）。在触诊时，检查者会发现肱骨头在正常的位置处消失，而在肩峰下方触诊到肱骨头。可以注意到肩膀前部饱满，表明有肱骨头的存在。在大多数情况下，患者会抗拒手臂的任何运动，只是偶尔允许一些外展和外旋。手臂内旋和内收会相当痛苦，因此，患者无法使用患侧的手臂去触摸对侧肩膀。

　　应该对上肢进行全面的神经血管检查。13.5% 的肩关节前脱位会累及神经损伤，其中腋神经最为常见。腋神经损伤可以通过手臂外展运动和针刺检查，并与另一侧进行比较来评估。有学者报道，感觉试验并不可靠，

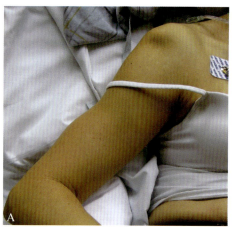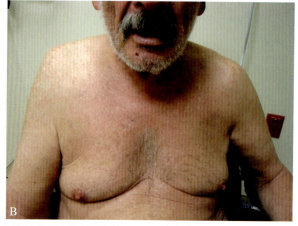

图 16-48 A. 肩关节前脱位。对于瘦弱的人来说，肱骨头的缺失是显而易见的。B. 同大多数患者一样，与正常的、圆形的左肩相比，脱位的右肩呈方形

而运动无力（即外展）是神经损伤的一个更好的标志。然而，在早期评估时测量三角肌力量是不切实际的。

影像学检查

标准肩部 X 线影像（前后位和肩胛"Y"位）通常在复位前进行拍摄，以明确诊断并排除 20% ~ 25% 的合并骨折。与骨折相关的因素包括年龄超过 40 岁、首次脱位、存在肱骨瘀斑和创伤机制。当所有这些特征都不存在，并且临床医师在临床上明确他（她）的诊断时，可以省略复位前的 X 线片检查。

通常在前后位 X 线片上诊断很明确（图 16-49A）。肱骨头从关节窝移位并固定于外旋状态。外旋时，大结节位于肱骨头的外侧。内旋状态下前后位片很难获得，这同样是提示脱位的线索之一。当关节内出血导致关节间隙增宽时，就会出现假性脱位。最常见于肱骨近端骨折的患者（图 16-16）。

肩胛"Y"位片可显示出肱骨头从关节盂向前脱位（图 16-49B）。偶尔会出现假阴性的肩胛"Y"位

片，所以若仍诊断不清，应该获取肩胛骨的经腋位片。拍摄经腋位片时要注意的是，由于前位脱位时手臂外展困难，故不须将患者手臂外展到 90°。手臂外展约 15°，或者刚好足够将 X 射线发生器放在手臂和身体之间，通常就足够了。对于可以走动，但因疼痛无法完全外展手臂的患者，那么 Velpeau 腋位可能更容易获得，并且它可以提供与经腋位片类似的信息（图 16-50）。一个真正的前后位（Grashey）片，X 线光束以 45° 角从内向外照射，有助于评估细微的关节失衡。

在评估可疑肩关节前脱位的患者的 X 线片时，应该寻找肱骨头后外侧部分的缺损。这种缺损，称为 Hill-Sachs 缺损，高达 40% 的肩关节前脱位病例中均合并该损伤（图 16-51A）。它是由肱骨头的柔软的基底部撞击关节盂前缘造成的。肱骨头离开关节窝越远，缺损越大。这种缺损通常发生在复发性前脱位。若怀疑是 Hill-Sachs 畸形，在肩部复位后，可以拍摄内旋位 X 线片，能够更清晰地显示出这种缺损。

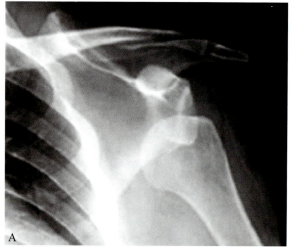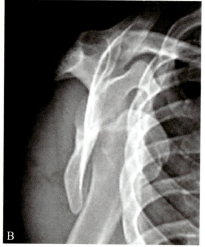

图 16-49 肩关节前脱位

A. 前后位片；B. 肩胛"Y"位片

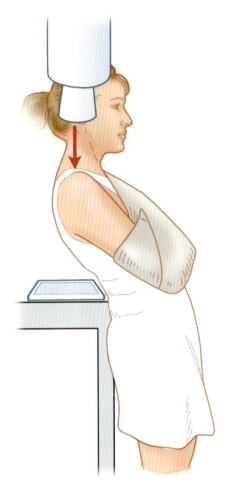

图 16-50　Velpeau 腋位可用于诊断不能外展手臂的患者的肩关节脱位

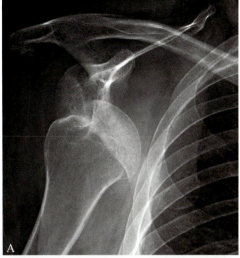

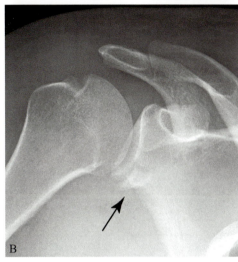

图 16-51　A. 肩关节前脱位的 Hill-Sachs 嵌入性骨折；B. 关节盂边缘（Bankart）骨折（箭头所指）

合并损伤

除 Hill-Sachs 缺损外，合并骨折还包括大结节和关节盂边缘损伤（即 Bankart 病变）（图 16-51B）。大结节骨折发生在约 15% 的肩关节前脱位患者（图 16-52）。在大约 40% 的病例中，这类骨折发生在 45 岁以上的患者。大约 5% 的患者会发生关节盂边缘骨折。

软组织损伤也会发生。在年轻人，关节囊撕裂的常见部位在上盂肱韧带和中盂肱韧带之间。除了关节囊撕裂外，还可能因肱骨头移位而导致盂唇从关节盂上撕裂。这种损伤被称为软组织 Bankart 病变。30 岁以下的肩关节前脱位患者中发生率约为 90%。

40 岁以上的患者中有 35% ～ 86% 发生肩袖撕裂。肩关节前脱位复位后手臂不能外展可作为肩袖撕裂的敏感指标。然而，这种试验并不具有特异性，因为它也可能发生在腋神经损伤的患者。肩袖撕裂的早期诊断是很重要的，因为早期手术修复可以改善预后。肩关节前脱位也可合并肱二头肌腱损伤。

臂丛损伤或腋神经损伤发生率为 5% ～ 14%。腋神经损伤通常是神经传导功能障碍，大多数情况下神经功能会完全恢复。

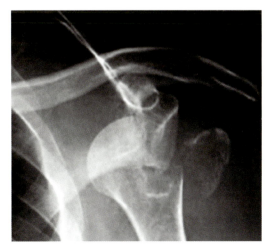

图 16-52　肩关节前脱位合并大结节骨折

治疗

镇痛

在进行肩关节复位之前，临床医师应考虑进行适当的镇痛。对于近期发生、复发性或相对创伤较小的肩关节脱位的能够配合的患者，通常无须常规镇静即可实现复位。当使用不需要用力牵引的复位技术（如肩胛骨手法）时，在无镇痛状态下复位是最有效的。若患者疼痛严重或肌肉不能放松，复位将很困难。有几种方法可以帮助减轻疼痛，使复位更容易，包括静脉镇痛、常规镇静。

超声引导下神经阻滞和关节内注射利多卡因。随着超声在急诊医学中的应用不断扩大，超声引导下的斜角肌间沟神经阻滞或肩胛上神经阻滞已被证明是有效的可供选择的方法，成功率高，且在急诊室停留时间短。若没有足够的镇痛和肌肉松弛，肩关节前脱位的复位可能会很困难。

越来越多的文献将关节内注射利多卡因与常规镇静下的肩关节复位进行比较，结果显示成功率相似，但前者并发症更少、费用更低，在急诊室停留时间更短。可以采用侧方和后方入路。

但是后方入路需要在超声引导下进行，以确保注射到关节间隙。采用外侧入路时，注射部位在肩峰外侧缘下方约1cm（图16-53）。用一根20g的脊髓穿刺针朝内下方进针深度2.5～3cm。对于后入路，针头朝向前内侧进针，穿过肩峰和肱骨头之间的间隙。当患者脱位在6h内时，关节内注射更为有效。

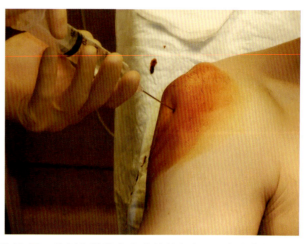

图 16-53　外侧入路关节内注射利多卡因。脊髓穿刺针在肩峰外侧缘的下方垂直于内收的手臂进针约2.54cm

复位方法

已经描述了几种复位肩关节前脱位的方法（表16-2）。没有明确的证据支持任何一种方法具有优越性，所使用的方法通常基于临床医师的经验。理想的方法应是快速简单且不费力。考虑到这个目标，我们更喜欢将肱骨外旋复位、FARES或肩胛骨复位法作为首选方法，在适当的情况下，可在无须常规镇静下尝试复位。

表 16-2　肩关节前脱位复位方法

方法	操作者	体位	操作过程	缺点	成功率（%）
Cunningham 法	1	坐位	起始体位：患者手臂内收，肘部成90°。操作者面对患者。将一只手放在患者的前臂和躯干之间。这只手借以操作员手臂的重量轻微向下牵引。另一只手依次按摩斜方肌、三角肌和二头肌，重点是揉捏肱二头肌。放松肌肉最终复位	无	未知（2003年首次描述）
改良希波克拉底（牵引-反牵引）	2	仰卧位	一名操作者在患侧手臂轻微外展的情况下提供纵向牵引力。第二名操作者提供反牵引（通常用床单包住腋下的胸壁）	需要很大的力量	86
FARES 法	1	仰卧位	起始体位：患侧手臂内收，肘部伸直，前臂保持中立位。逐渐施加纵向牵引，同时用垂直摆动的动作使手臂外展以帮助肌肉放松。手臂外展90°后增加外旋，继续外展，垂直摆动，直至复位	无	88～95
Kocher 法	1	坐位	起始体位：手臂应该向身体侧面内收，肘部屈曲。逐渐进一步内收手臂，同时向外旋转肘部。当感觉到阻力时，手臂向前向上屈曲，然后向内旋转	较高的骨折发生率	72～100
Milch 法	1	仰卧位	起始体位：手臂完全外展到头顶上方，肘部伸直。在手臂外旋的同时施加纵向牵引	无	70～89
肩胛复位法	2	俯卧位	一名操作员提供向下的牵引力，使手臂向前成90°屈曲。第二名操作者尝试内收并内旋肩胛骨下缘	难以监控镇静效果，依赖于操作者的操作	79～90

续表

方法	操作者	体位	操作过程	缺点	成功率（%）
外旋法	1	仰卧位/坐位	起始体位：手臂完全内收，肘部屈曲。缓慢地将手臂被动外旋	无	80～90
Stimson 法	1	俯卧位	手臂垂挂在担架下，成90°前屈，5～10磅的重量附加在患侧手臂上（可以与肩胛复位法相结合）	设备需求，难以监控镇静效果	91～96
Snowbird 法	2	坐位	起始体位：患者坐在椅子上，手臂内收，肘部屈曲。操作者通过将足放于患者前臂所缠绕的弹性绷带中来施加向下的牵引	无	97
Spaso 法	1	仰卧位	起始体位：手臂向前弯曲90°，朝向天花板。朝天花板方向施加纵向牵引和被动外旋	操作者背部不适（罕见）	67～91

数据来自：Ufberg JW，Vilke GM，Chan TC，et al. Anterior shoulder dislocations：beyond traction-countertraction，J Emerg Med 2004；27（3）：301-6.

下面介绍几种复位肩关节前脱位的方法。

Cunningham 法

患者坐直，患侧手臂内收，肘部成90°角。鼓励患者尽可能放松，并将他（她）的肩膀向后伸展。这会使肩胛骨处于最佳位置，以便于复位。操作者面对患者，一只手放在患者的前臂和躯干之间。这只手借助操作者手臂的重量轻微地向下牵引。操作者的另一只手依次按摩斜方肌、三角肌和二头肌，重点是揉捏肱二头肌（图16-54）。放松肌肉最终复位。这项操作的优点是它不需要镇静，并且可以在急诊室快速实施。

肩胛骨手法复位

患者俯卧在桌子上，患臂从桌子上垂下来，悬吊着5～10磅的重量，这与Stimson法的方式相似。然后，医师将肩胛骨的尖端向内侧旋转，肩胛骨的上部向外侧旋转（图16-55）。这种技术快速，成功率高，并发症很少。或者患者直立坐着，健侧的肩膀斜靠在90°的担架上。术者在患者后面对肩胛骨进行操作时，助手对患侧屈曲手臂施加温和的向下牵引（图16-56）。

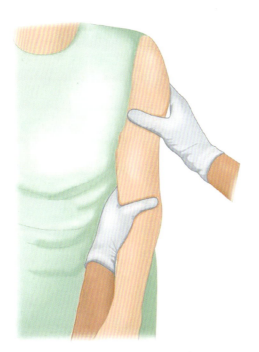

图 16-54 Cunningham 法

患者坐位，手臂内收，肘部弯曲90°，如图所示。术者将一只手置于患者前臂与身体之间，轻微向下牵引。另一只手按摩斜方肌和三角肌，并揉捏二头肌，使之复位

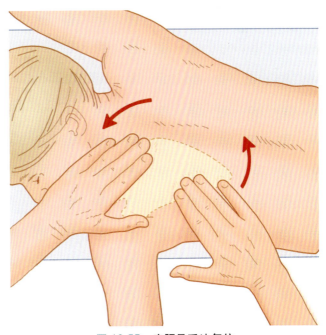

图 16-55 肩胛骨手法复位

肩胛骨下缘向内旋转，上缘向外旋转

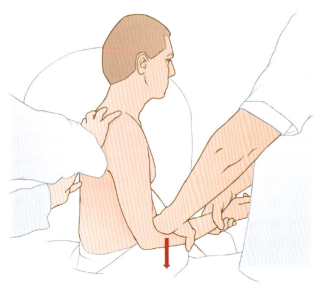

图 16-56　处于直立位的患者将健侧肩膀靠在担架上时，在施加温和的向下牵引同时实施肩胛复位法

外旋法

这项技术由 Leidelmeyer 发明，并在 Hennepin County 急救医学中心推广。肩关节的外旋可以克服内旋肌的痉挛，松解关节囊，肩袖的外旋肌将肱骨拉回原位。这项技术需要的操作简单，并允许肩部肌肉在无镇痛的情况下复位脱位。在一系列的病例中，81% 的患者在没有镇静的情况下进行了复位。只需要一人即可进行复位。这个操作的成功率在 80% ～ 90%。

进行外旋操作时，患者需仰卧、直立或 45°卧位。一只手支撑患者肘部，另一只手缓慢而温和地向外旋转手臂。逐渐地，手臂向外旋转 90°（图 16-57）。若患者在外旋过程中有任何不适，检查者应该停下来等一会儿，直到肌肉放松。在这个过程中，重要的是让患者完全放松，逐步缓慢地旋转。复位通常是难以感受到的，听不到肱骨与关节盂重新接合的"铿锵声"。

Milch 法

当使用先前描述的外旋法使患侧手臂外旋 90°而肩关节没有自动复位时，笔者会使用这种方法。将患侧手臂缓慢外展，若肱骨头在抬高时没有自然复位，则用另一只手提捏肱骨头将其复位至关节盂中（图 16-58）。手臂的抬高（即外展）被认为可以通过消除正常情况下阻止肩关节复位的肩部肌肉产生的交叉应力来帮助肩关节复位。若在外展 90°和前屈 30°时外旋复位不成功，可增加纵向牵引称为改良 Milch 法。成功率在 70% ～ 89%。

Spaso 法

患者仰卧，操作者施加轻柔的垂直牵引和外旋以复位前脱位（图 16-59）。该技术快速，通常在 1 ～ 2min 内成功。

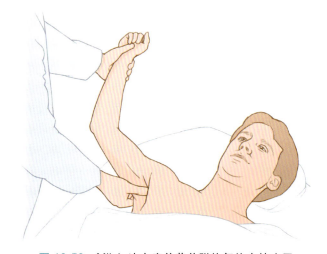

图 16-58　Milch 法在肩关节前脱位复位中的应用

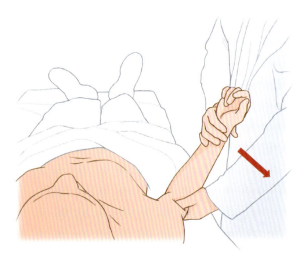

图 16-57　外旋法（即 Hennepin 法）复位肩关节前脱位

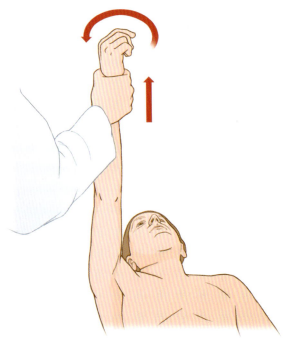

图 16-59　Spaso 法在肩关节前脱位复位中的应用

Stimson 法

一种安全的复位肩关节前脱位的方法。患者被置于俯卧位，手臂悬垂在枕头或折叠床单上（图 16-60）。在手腕或前臂远端系上一根带子，持续施加 20～30min 10～15 磅的重量。对于俯卧患者，常规镇静很难实施，关节内注射利多卡因是一种很好的替代麻醉方法。成功率在 91%～96%。若不成功，检查者可轻柔地向外旋转肱骨，然后用温和的力量向内旋转，这通常可以复位脱位。另外，检查者也可以对俯卧位的患者实施肩胛复位法，成功率很高。

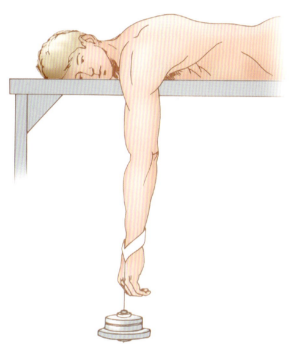

图 16-60　Stimson 法在肩关节前脱位复位中的应用

牵引和反牵引法

这种方法已被推荐用于那些用其他方法难以复位的前脱位（图 16-61A）。在这种方法中，助手用折叠的床单包裹在上胸部进行反牵引，检查者将手臂向侧下方进行牵引。这个动作会使肱骨头移位，进而复位脱位。对于肌肉松弛良好的患者，在牵引和反牵引过程中也可以采用侧牵引。侧方牵引指第 2 名助手在腋下肱骨近端施加的垂直于肱骨纵轴的力（图 16-61B）。使用侧方牵引时应谨慎一些。若侧方牵引在肱骨头安全到达关节盂边缘以下之前使用，可能会导致关节盂边缘骨折。

FARES 法（快速、可靠、安全）

在有无镇痛的情况下都可以安全地进行，成功率为 88%～95%。实施这种方法时，患者应取仰卧位。检查者用双手抓住患臂的手腕，将肘部伸展开，前臂处于中立位，施加纵向牵引。慢慢地外展患侧手臂，同时使用 2～3s 的短暂的垂直振荡运动（大约在中立位置 5cm）来促进肌肉放松。一旦达到 90° 外展，轻轻地向外旋手臂，同时保持纵向牵引和振荡运动。继续外展直到复位（一般在 120° 复位）（图 16-62）。这一较新的方法在两个小型随机对照试验中表现出了很好的效果，比外旋转法、Kocher 法及 Hippocratic 法更成功。

已经描述了几种其他方法来复位肩关节前脱位。这些方法包括：chair 法，Eskimo 法，Kocher 法和 Hippocratic 法。使用 Kocher 法时，尤其施加牵引后，可能会导致许多并发症，急诊医师在使用这种方法复位肩关节前脱位时应非常谨慎。我们认为，在任何情况下都不应该使用 Hippocratic 法来复位肩关节前脱位。

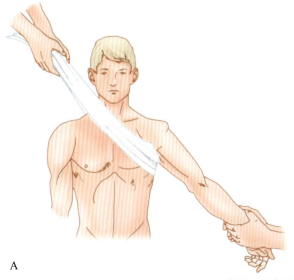

A

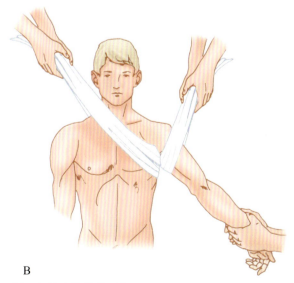

B

图 16-61　牵引 - 反牵引技术，用于复位肩关节前脱位

若几分钟的牵引 - 反牵引不成功，在手臂上施加轻柔的侧方牵引可能有助于复位。应避免过度侧方牵引，以免造成肱骨近端骨折

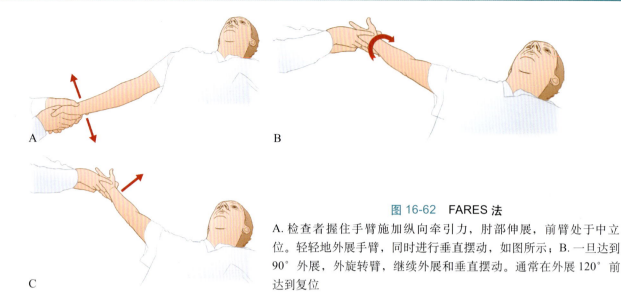

图 16-62　FARES 法
A. 检查者握住手臂施加纵向牵引力，肘部伸展，前臂处于中立位。轻轻地外展手臂，同时进行垂直摆动，如图所示；B. 一旦达到 90° 外展，外旋转臂，继续外展和垂直摆动。通常在外展 120° 前达到复位

复位成功的信号通常是听到肱头复位时的撞击声。肩膀恢复到正常轮廓，肩峰下再次感到饱满。能够将患侧的手放在对侧肩膀上进一步证实了复位成功。

肩关节脱位的时间越长，就越难复位。若通过上述方法仍无法复位，则考虑全身麻醉下进入手术室复位。不可复位性脱位占急诊治疗病例的 5% ~ 10%，通常是由于软组织嵌入所致。

制动和康复

复位后，应固定肩部，并送患者拍摄复位后 X 线片。传统的固定位置是内收和内旋，通常使用悬吊带和绷带或肩部固定器（附 13）。为了降低脱位的远期复发率，几位学者提出了外旋 10° 的固定方法。少数研究表明这个位置可以降低再脱位的概率。在磁共振成像（MRI）研究中，外旋对关节唇撕裂伤提供了更好的解剖复位。最常见的固定材料是覆盖着海绵的钢丝网夹板，弯曲夹板使其的一半贴合于前躯干，后一半向前延伸并贴合在手臂上。市售夹板也可用于外旋状态下固定肩部。尽管对患者来说似乎有些尴尬，但研究发现此位置固定具有良好的耐受性和依从性。

最近的研究表明的效果与典型的内旋悬吊带固定法相比外旋固定并未表现出优异性。需要进一步的研究来确定原发性肩关节脱位后的最佳固定方式。

持续制动的时间也不明确，但由于复发率较高，年轻患者的制动时间通常较长。对于 30 岁以下的患者，建议制动 3 周。德国的一项研究表明，3 周的制动与 5 周的制动效果相当。在这之后，可以逐渐且全面地进行关节康复锻炼。然而，应提醒患者注意停止制动后的 3 周内应禁止外旋和外展。在患者不能活动的时候，应该开始锻炼手腕、手和肘部。

对于 30 岁以上的患者，我们建议制动 7 ~ 10d，在受伤后 4 ~ 5d 内开始环形运动（Codman）锻炼，

以减少肩部的僵硬程度（图 11-13）。患者应避免肩关节外展和外旋。运动应该在制动后的无痛运动范围内进行。脱臼后活动过少可能会导致肩部周围结构僵硬，并导致康复时间延长。

在恢复初期之后，建议加强肩胛下肌的锻炼以防止将来再次脱位（图 16-63）。受伤后 2 个月可以开始锻炼。外旋肌可以通过相反的动作来加强。通过增强这些肌肉锻炼，可进一步加强关节囊 - 关节的稳定性。

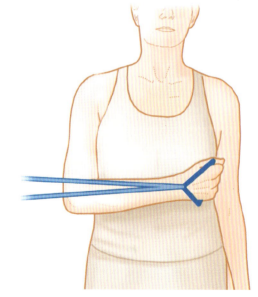

图 16-63　使用橡胶管进行内旋运动，可以加强肩胛下肌，防止肩关节脱位。肘部尽量靠近胸壁

确定性治疗

除了软组织嵌顿外，急性肩关节前脱位还有几种手术指征。在肩胛下脱位或锁骨下脱位中，肩袖经常完全断裂。复位后移位超过 5mm 的大结节骨折或移位超过 5mm 的关节盂边缘（Bankart）骨折也是手术治

疗的指征。

有时推荐初次脱位后对身体要求很高的年轻患者行关节镜手术，修复盂唇撕裂（即软组织 Bankart 损伤）。手术治疗可显著降低这类患者的复发率。然而，除非合并需手术的并发症，否则大多数患者不会从术中受益，这已形成共识。

并发症

前脱位最常见的并发症是复发性脱位，30 岁以下的患者有 60% 的复发率，40 岁以上的患者复发率为 10% ~ 15%。复发性脱位的患者需要手术修复。大多数文献表明复发性脱位的患者有广泛的关节囊撕裂和或部分盂唇撕裂，造成稳定性降低。90% 的患者在修复时会发现 Bankart 病变。

盂肱关节前部不稳定可发生于肩关节前脱位，也可在没有前脱位的情况下独立发生。这种情况下，失去韧带和唇部支撑，导致肱骨头半脱位，这在急诊中是一个经常被忽略的问题。半脱位的特征是肩关节在外展过程中强行外旋时，突然出现剧烈的疼痛。凹槽征可提示肩关节不稳定。当患侧手臂向下牵引导致肩峰外侧下方可见凹槽时，可以发现这一体征（图 16-64）。此外，肩关节恐惧试验通常是阳性的。要进行这项试验，手臂要向外旋并外展。然后将向前的力施加于肱骨头的后侧（图 16-65）。这会引起突然的疼痛，并可能导致肱骨头前移。若在初次脱位后 6 ~ 9 周进行检查，可能会增加复发脱位的风险。然而，这项试验不能单独作为复发的明确预测指标，而且敏感性相对较差。当此问题反复出现时，应该转诊患者并进一步评估，因为许多病例需要手术干预以增加关节稳定性。

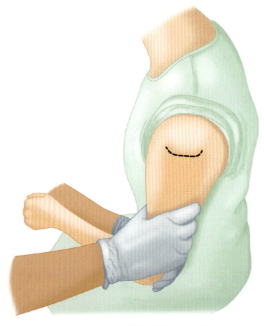

图 16-64　凹槽征的检查方法

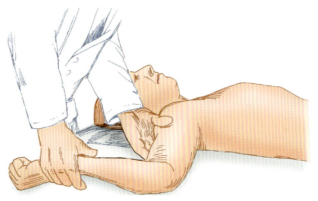

图 16-65　进行肩部恐惧试验的方法

肩关节后脱位

后位脱位远不如前位脱位常见，但却最常被漏诊。后脱位漏诊率高达 60% ~ 70%。导致漏诊最常见的原因是 X 线检查不理想，其次后脱位疼痛较轻，也使其容易被忽视。肩关节外旋受限的患者应考虑肩关节后脱位。

后脱位有 3 种类型：肩峰下脱位、关节盂下脱位和肩胛冈下脱位。其中大部分后脱位为肩峰下脱位。

损伤机制

这种损伤的发生有多种机制。对肩前部的打击和手臂内收和内旋时轴向负重是两种可能的机制。另一种机制是肩关节受到猛烈的旋转暴力，如在跌倒时手臂前屈内旋。癫痫发作或患者行电除颤治疗时是肩关节后脱位的常见诱因，因为其内旋肌力为外旋肌的两倍。

体格检查

后脱位在临床上体征并不明显。肩关节后脱位的主要体征是手臂处于内收和内旋转状态。肩关节的内旋和外旋将会受限。外展严重受限，肩关节外旋受阻。在触诊肩胛带时，检查者会发现肩前部轮廓变扁，后方突起。患侧喙突通常比正常侧更明显。所有后脱位的病例都会出现外旋和外展受限的情况。在关节盂下型和肩胛冈下型中，手臂会保持 30° 外展并向内旋转。肩峰下即三角肌的后内侧部分，此处出现凹陷可能伴有肩关节后脱位。

影像学检查

在标准的肩关节前后位平片上，肩关节后脱位的证据并不总是很明显，导致高达 50% 的肩关节后脱位被漏诊。因此拍摄肩关节侧位片是很有必要的。

然而，有几种影像学特征将帮助急诊医师在标准的前后位平片上做出肩关节后脱位的诊断。

rim 征

由于肱骨头内侧和关节盂前缘重叠而造成的正常椭圆形图案消失（图 16-66）。这两个结构重叠或关节间隙增宽（＞6mm）提示后脱位。

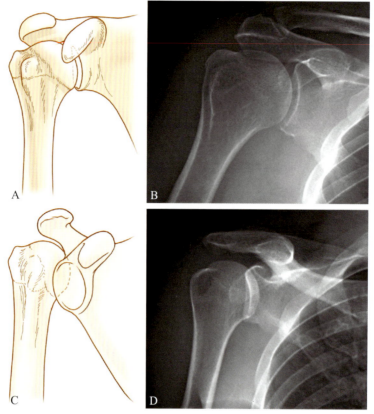

图 16-66　边缘（Rim）征

A 肱骨头内侧与关节盂前缘之间的正常距离；B. 正常 X 线片；C. 在有后脱位的患者中，这个距离是不正常的；D. 肩关节后脱位的 X 线片上可见重叠（即边缘征）

灯泡征

　　肩关节后脱位引起的肱骨头内旋转会导致大结节的旋转，因此大结节不再处于正常的外侧位置（图 16-67）。这被称为"灯泡"或"冰激凌蛋筒"征，因为肱骨头看起来是圆形的，就像坐在一个锥体（肱骨干）的顶部。

入性骨折，称为"反向 Hill-Sachs 损伤"。在前后位片上，代表肱骨头内侧的皮质和前关节面的压缩性骨折基底部的两条平行的骨皮质线称为方肩征（图 16-68）。在一系列的病例中，75% 的后脱位的患者都出现了这一征象。

　　若仍有脱位的问题，则应拍摄肩胛"Y"位或经腋位等侧位片（图 16-69）。CT 扫描可用于诊断，并可显示压缩骨折的大小，帮助骨科医师选择最佳的治疗方案（图 16-70）。

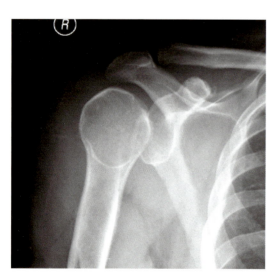

图 16-67　灯泡征表明肩关节后脱位

方肩征

当肱骨头移位到关节盂后面时，其关节面会发生嵌

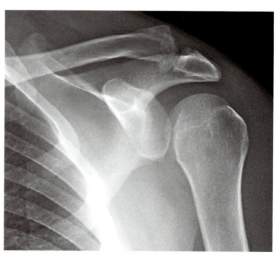

图 16-68　凹槽征表明肩关节后脱位

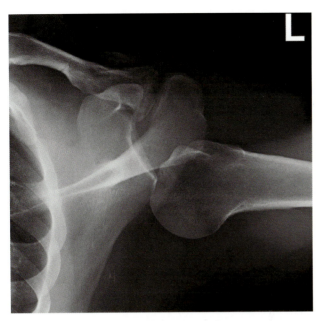

图 16-69　肩关节后脱位的经腋位平片

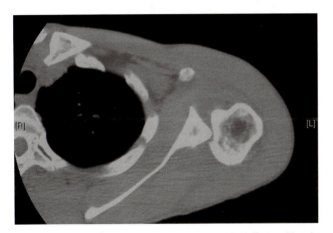

图 16-70　CT 扫描显示肩关节后脱位。注意关节嵌入性骨折

共识：肩胛"Y"位或腋窝侧位对排除肩关节后脱位是必不可少的，50% 的肩关节后脱位的患者可能被漏诊。

合并损伤

这种脱位通常伴发肱骨骨折和关节盂后缘的骨折。孤立的小结节骨折会让人怀疑合并了后脱位，但事实并非如此。反向 Hill-Sachs 损伤是肱骨头前内侧部分由于被关节盂压迫而形成的一种凹陷缺损。在 80% 的肩关节后脱位患者中可以见到这种损伤。高达 20% 的病例存在肩袖撕裂。这种损伤引起的神经血管并发症并不常见。

共识：单独的小结节骨折应怀疑合并了后脱位，直到被证明并非如此。

治疗

建议咨询骨科医师。通过对屈曲和内收的肩关节施加轴向牵引，通常可成功闭合复位。当关节表面缺损小于 25% 时，可以在脱位急性期（< 3 周）进行闭合复位。直接按压向后移位的肱骨头有助于复位。手术治疗的适应证包括小结节明显移位且在肩关节复位后，骨折不能复位，关节缺损超过 25%，或慢性脱位（> 3 周）。

肩关节下脱位（直举性肱骨脱位）

肩关节下位脱位并不常见，占肩关节脱位的 0.5%（图 16-71）。此损伤在男性中更为常见，并可在任何年龄发生。术语 Luxatio erecta 的意思是"向上放置"，指的是手臂在这种损伤中的特征性表现。

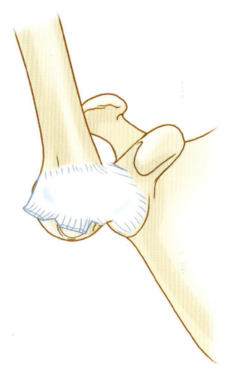

图 16-71　直举性肱骨脱位
这种损伤发生的机制是过度外展。这种脱位通常伴随着肩袖撕裂和下方关节囊的撕裂

损伤机制
这种损伤发生的机制为过度外展。

体格检查
这种损伤不太可能漏诊，因为患者会将手臂抬高 180°，不能内收，就好像他们在"提问"一样（图 16-72A）。这些患者通常表现出明显的疼痛。与正常侧相比，手臂显得缩短了。触诊时，可沿胸壁外侧触诊到肱骨头。

影像学检查
标准的肩关节 X 线片具有诊断价值，它会显示出肱骨干向上抬起同时肱骨头处在其下方位置（图 16-72B）。

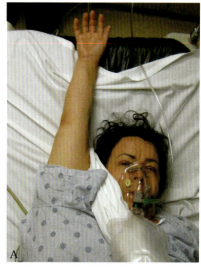

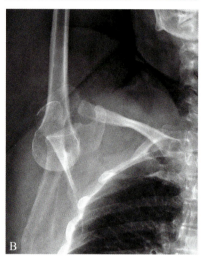

图 16-72　A. 肩关节下脱位（直举性肱骨脱位）的患者；B. X 线片

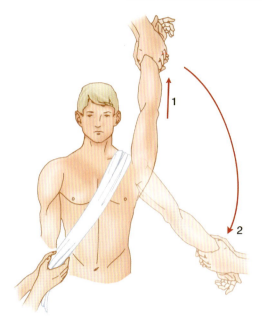

图 16-73　直举性肱骨脱位的复位方法

合并损伤

直举性肱骨脱位可同时造成肩袖损伤。对已发表的 80 例直举性肱骨脱位病例进行回顾研究，发现有 12% 的病例出现肩袖撕裂。患者通常有神经血管压迫症状，但在复位后神经血管功能通常也会恢复。腋动脉和臂丛神经常常受累，因为肱骨头撕裂关节囊的下部，而前脱位会撕裂关节囊的前部。血管损伤并不常见，但与其他类型的肩关节脱位相比，直举性肱骨脱位更易发生血管损伤。大结节骨折是最常见的伴发骨折。肩关节脱位复位后通常也会使骨折块复位。

治疗

直举性肱骨脱位需早期复位以预防神经血管后遗症。在大多数情况下复位并不困难，除非肱骨头撕裂了盂肱关节囊下部造成了一个小缺损。在这种情况下，闭合复位可能不会成功，需要切开复位。为了复位，医师对肱骨施加纵向牵引，而助手用折叠的床单包裹在锁骨以上区域进行反向牵引。保持牵引的同时，手臂以弧形向下旋转，如图 16-73 所示。

另一种复位方法是两步闭合复位手法，即在完全复位之前将下脱位转换为前脱位。为了进行这种操作，医师应该站在患侧，让患者处于仰卧位。一只手（施加推力）应该放在肱骨中段的外侧，另一只手（施加拉力）放在内上髁上。医师会用手推向肱骨施压，同时轻轻拉动肘部。这将使肱骨头向前方移位。手臂恢复内收功能，说明成功转为前脱位。此时，医师可以使用他们喜欢的方法来复位肩关节前脱位。

复位后，肩关节需要固定 2～4 周。受伤后，必须密切观察患者是否有肩袖撕裂的表现。

撞击综合征

撞击综合征是指肩袖肌腱通过肩峰、僵硬的喙肩韧带和肱骨头之间时受到机械性挤压（图 16-4）。最终结果是肩袖肌腱急性炎症、水肿和出血。若不治疗，就会发生纤维化和肌腱变性，最终病情发展为肩袖肌腱撕裂。由于冈上肌腱靠近喙肩弓且血液供应较差，因此最常受到影响。

这种情况最常发生在老年人和从事手臂高举运动（如网球、游泳）的年轻运动员身上。撞击综合征在因安全带而导致颈椎过度屈伸损伤患者中也有报道。

许多解剖因素会加重撞击损伤，包括钩状肩峰、骨赘形成、肩峰下囊纤维化和喙肩韧带增厚。

钩状肩峰与较大范围的肩袖撕裂关系密切。撞击综合征的临床表现以疼痛为特征，这种疼痛发生在上臂侧面三角肌及其附着处。其特征是疼痛在夜间加重，通常在手臂高举活动时加重，因为肩关节外展使出口变窄（图 16-74）。疼痛弧形范围的外展在 60°～120°，这表明肩峰下区域的结构紊乱。

肩峰外缘以下区域的压痛最为明显。当肩关节前屈和内旋时，肩袖出口进一步受到损伤（图16-75A）。在外展时，通过外旋肱骨可以消除疼痛。当旋前的手臂被向前抬高至180°时，也会出现疼痛（图16-75B）。高分辨率超声检查有助于明确诊断，MRI也有相同作用。若疼痛在外展超过120°到完全抬高的过程中逐渐加重，则应怀疑肩锁关节紊乱。

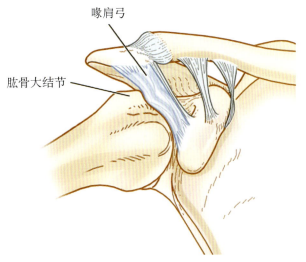

图16-74　在喙肩弓疼痛综合征中，当患者抬起并外展手臂时，大结节撞击喙肩弓。这将导致在手臂外展60°～120°时产生最大疼痛

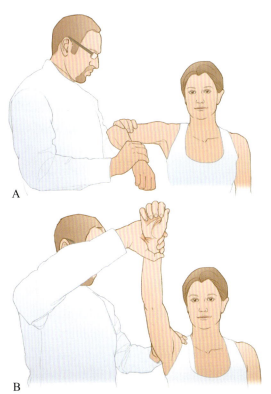

图16-75　A. Hawkins征—使前屈的手臂屈肘的同时内旋以再现肩峰下撞击；B.Neer试验-前屈内旋的手臂会导致撞击，产生疼痛

局部麻醉和类固醇注射治疗可立即缓解症状并且若疼痛得到缓解可以支持诊断。让患者坐位，手臂放松并放于身体侧面。在肩峰前缘下方和位于压痛最明显的喙肩韧带处进针（图16-76）。

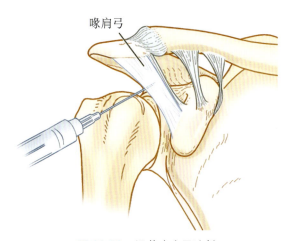

图16-76　沿着喙肩弓注射
注射应集中在通过针尖可以触摸到的喙肩弓的下方

冈上肌腱炎和肩胛下滑囊炎

这两种疾病的发病机制、临床表现和治疗方法是相似的，因此将二者放在一起来讨论。

冈上肌腱炎是肩部疼痛最常见的原因，通常是由于年龄的增长和如上述的撞击综合征引起肌腱退行性改变。撞击综合征占所有致病因素的3/4，其次是慢性劳损（10%）和急性损伤（5%）。

冈上肌、冈下肌、小圆肌和肩胛下肌的肌腱汇合在一起，附着在大、小结节上，形成肩袖。肌腱炎可以发生在这些肌腱中的任何一条，但更常见的是冈上肌腱与喙肩弓毗邻处（图16-77）。

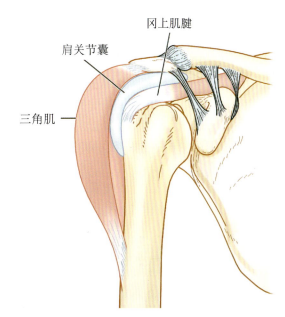

图16-77　冈上肌腱与三角肌下-肩峰下囊的关系

冈上肌腱炎的发病机制是一个连续的过程，最终会导致肩峰下滑囊炎。当冈上肌腱穿过肩峰和肩峰弓下时，会发生小的撕裂。修复过程与导致肌腱炎的炎性细胞有关。这一阶段的患者通常主诉肩关节深部疼痛，并且在外展和内旋时疼痛加重。炎性细胞导致肌腱明显肿胀，最终导致肌腱内钙沉积。肌腱肿胀导致形成冈上肌腱顶部的肩峰下囊受到更严重的撞击。在这个阶段，肿胀肌腱会成为外展疼痛的原因，患者会主诉肩部疼痛加剧。试图将手臂外展到 70°会引起明显的疼痛。

随着这一过程的发展，滑囊内会发生严重的炎性反应，导致滑囊炎。由于肩峰下囊肿胀，部分外展和内收功能受到限制。手臂保持在大约 30°的外展角度。进一步内收或外展会导致疼痛增加，患者抗拒任何将手臂抬起超过这一临界点的尝试。若这一过程继续发展，患者可能会发生慢性滑囊炎，最终导致粘连性腱鞘炎或粘连性滑囊炎。

该病高发年龄为 35～50 岁。久坐的人中更为常见。患者常诉三角区深部疼痛，疼痛可能会辐射到整个肢体。在肩峰和大结节之间的"临界点"经常有轻微压痛。当手臂外展和内旋时，疼痛会增加。发病通常是渐进的，但在过度使用肩部后可能急剧加重，尤其是在肱骨头上方的位置。在 2～3d 内，肩部的疼痛变得越来越剧烈。

X 线表现为沿大结节方向的钙沉积和囊性变，并伴有硬化。然而直到疾病慢性发展时，才会发生钙化。钙化有时见于无症状的患者。

治疗包括避免剧烈活动、非甾体抗炎药（NSAID）、冰敷和防止肌肉萎缩的运动。应鼓励患者开始范围性运动，从钟摆（Codman）运动开始（图 16-12）。持续的运动对于降低 40 岁以上患者发生粘连性滑囊炎的风险至关重要。推荐进行物理治疗。

局部麻醉和类固醇注射治疗可立即缓解症状。采用侧方入路，将针直接插入肩峰下方。用较长的针朝肩峰下方的前内侧进针可以获得最佳的治疗效果。将针在肌腱鞘来回移动，可以释放滑囊中的液体，减轻疼痛。超声在诊断和协助注射类固醇方面非常有用。甲泼尼龙（40ml，1ml）和布比卡因（5～10ml）的使用，在一般情况下都有效。症状缓解之前可能需要重复注射，因此患者应该转诊进行后续护理。局部类固醇注射通常用于这种情况，但效果不确切。一些研究表明疼痛会轻微减轻，在有限的已发表的文献中并未证实长期的改善。对于可能导致冻肩综合征的钙化性肌腱炎（滑囊炎）的患者，最佳的门诊治疗包括在钙化沉积物中进行多次穿刺，以分解钙质。

肩袖撕裂

肩袖撕裂在老年人中更为常见，因为随着年龄的增长，尤其是在 50 岁之后，肩袖会发生退行性变化。据报道在 60 岁以上的患者中，无症状者中全层肩袖撕裂的发生率为 28%。只有 25% 的肩袖撕裂是有症状的。

肩袖断裂可发生在任何位置，但更常见位置的是肩袖靠近冈上肌附着处的前上方部分（图 16-78）。在这个位置，肌腱因肱骨头和喙肩弓之间的撞击而磨损。其他原因包括内在退化、慢性过度使用或急性超负荷运动。

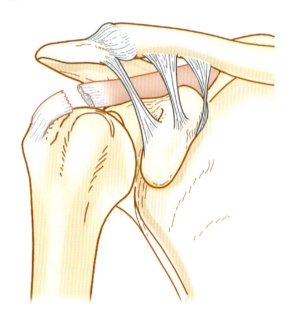

图 16-78　显示肩袖撕裂
肩袖通常沿着冈上肌腱止点撕裂

年轻人需要受到更严重的创伤才会出现这种损伤。在 50 岁之前，肩袖更有可能撕脱骨骼。破坏肩袖的机制通常是为了缓冲跌倒而突然用力地抬起手臂以抵抗阻力。它也可能发生在举重或摔伤肩部之后。在 50 岁以上的患者中，这种损伤可能发生在轻微或没有创伤的情况下（例如，在睡眠期间）。

患者主诉疼痛因活动而加重且疼痛会放射到手臂的前部。撕裂的大小与疼痛和残疾的程度之间没有关系。在手臂被动外展 70°～120°时压迫喙肩弓下的肌腱。疼痛最为剧烈。外展时疼痛且外展力量弱。虽然没有最优的单一的检查手段，但在急诊中，肩袖可以通过全面的体格检查来评估，包括运动范围、力量试验和本节中所述的刺激性动作。

与健侧手臂相比，外展无力超过 50%，提示有较大或严重的撕裂。单靠"耸肩"机制可实现高达 40°的外展，在这种机制中，患者可通过肩胸关节运动来补偿盂肱关节的运动。若冈上肌出现大的撕裂，患者不能外展。对冈上肌、冈下肌和肩胛下肌的力量试验也有助于快速评估肩袖撕裂情况（图 16-8）。

　　落臂试验在有明显肩袖撕裂的患者中经常呈阳性。进行这项试验需要患者将手臂向外侧抬起至 90° 的位置，并将手臂保持在这个位置（图 16-79）。检查人员对前臂远端或手腕施加轻微的压力会导致患者突然放下手臂。此外，患者不能缓慢地将手臂从外展的位置移到身体侧面，而是突然将其放下。对于不能外展手臂进行落臂试验的患者，可在肩袖周围浸润注射利多卡因。注射液将使检查人员区分显著的撕裂和肌腱炎，因为肌腱炎患者在注射后能够表现得好转。

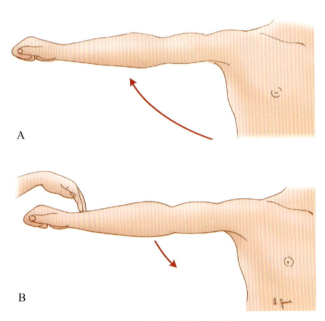

A

B

图 16-79　落臂试验如图所示
A. 患者或检查者将手臂外展至 90°；B. 在对外展的手臂施加最小压力的情况下，患者不能保持外展，因此手臂向身体侧面垂下

　　所有体格检查结果都应结合临床影像，谨慎解读，因为任何单一的体格检查操作都没有足够的预测价值。多项研究表明，仅靠体格检查即使是中度撕裂，其敏感度也相对较低。然而，将年龄大于 65 岁、夜间疼痛和外旋无力联合起来诊断肩袖撕裂的特异度为 95%。

　　当撕裂局限于肩袖的后上部分时，外展和内旋会引起疼痛，而肩袖的前上部分撕裂会导致外展和外旋时疼痛。急性肩袖破裂的早期病例（即肿胀发生前）在肩峰以下的可触及缺损。在这个区域检查时可以触及捻发音。

　　普通 X 线片尽管通常不能作为最终诊断依据，仍是评估疑似肩袖损伤的首选检查方法。通过 X 线片，可以观察到肩峰形态以及肩袖退行性变的迹象，包括

以下表现：大结节的侵蚀和骨膜反应、肩峰下表面的改变、肱骨骨赘的形成以及大结节的软骨下侵蚀。真正的肩关节前后位片（Grashey 位）比传统的肩关节前后位片更为敏感。

　　MRI 诊断全层肩袖撕裂的敏感度为 100%，特异度为 95%。MRI 鉴别部分肩袖撕裂与完整肌腱的敏感度为 82%，特异度为 85%。其对全层肩袖撕裂的大小也有很好的预测性。MRI 关节造影是一种检测撕裂程度的很好的手段。高分辨率的实时超声已被证明是一种很好的检查肩袖撕裂的技术。一些研究表明，超声和 MRI 具有同样的准确性。

　　保守治疗措施仍然是大多数肩袖撕裂最初治疗的主要手段。50% 的患者保守治疗效果良好。老年患者应尽早进行全面的关节被动运动训练。

　　在治疗的初始阶段，休息、冰敷和非甾体抗炎药应该与温和的活动及物理治疗一同应用。对于肩袖部分撕裂的患者，全面的关节运动训练对减轻关节僵硬很重要。对于年轻人，肩袖完全撕裂需要早期手术修复。关节镜下肩袖修补术在 90% 以上的病例中取得了令人满意的效果。在一项涉及 400 多名患者的大型研究中，关节镜下修复是肩袖中度撕裂的主要治疗方法并取得了很好的效果，开放修复被保留下来用于修复大面积的撕裂。最近的研究表明，即使是严重的撕裂或大面积撕裂也可以考虑进行关节镜修复。因为尽管撕裂的复发率高，但临床预后仍然是良好。对于久坐不动的老年人来说，可能并不能从修复中获益。

肱二头肌腱病

　　肱二头肌的长头在大结节和小结节之间的肱二头肌沟内穿行，并附着于关节盂的边缘。在这个位置，它被盂肱关节囊包裹。如前所述，这个位置使肌腱不断受到由肩部运动和撞击产生的损伤和刺激。肌腱周围的炎症会逐渐加重，直至肌腱几乎不能活动。肱二头肌腱病很少单独发生，通常是潜在的撞击综合征或盂唇病变的标志，如上盂唇从前到后撕裂或称为 SLAP 损伤。

　　患者主诉肱二头肌区域和肩前部疼痛，并向前臂放射。手臂外展和外旋是最痛苦的动作，肘关节快速伸展会明显加重疼痛。体格检查时，肱二头肌沟有触痛。这种触痛会随着肘部固定在伸展位置时肩膀的外展而增加。诊断二头肌长头腱鞘炎的可靠试验是耶加森（Yergason）试验（图 16-80）。在进行这项试验时，患者的肘部应保持 90° 屈曲。患者被要求将前臂旋后的同时，检查者抵抗患者旋后前臂。这会导致沿结节间沟的疼痛，是提示二头肌长头腱鞘炎的可靠试验。

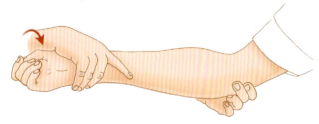

图 16-80　Yergason 试验

虽然这项试验最初是用于诊断二头肌腱脱位，但它也可用于诊断二头长头肌腱鞘炎。在进行这项试验时，要求患者将前臂掌心向上抵抗屈肘

　　这种情况可能进展为肌腱完全粘连，要么肩部活动受限，要么肱二头肌在结节间沟附近断裂。

　　治疗包括悬吊带固定和向肱二头肌腱鞘内注射麻醉药和类固醇溶液（图 16-81）。必须注意切勿注射到肌腱上。通常在肱二头肌沟内沿肌腱走行路线的几个点进行注射。也可以使用镇痛药和消炎药。

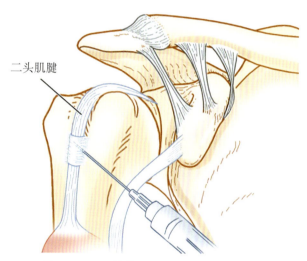

二头肌腱

图 16-81　沿结节间沟注射入肱二头肌腱鞘

肱二头肌腱半脱位

　　肱二头肌腱可以在大、小结节之间半脱位或脱位（图 16-82）。当存在先天异常的浅二头肌沟时，这种情况更有可能发生。肩胛下肌腱在其附着于小结节的位置撕裂并延伸到二头肌沟是另一个诱因。这种情况最常见的发生机制是肱二头肌收缩的同时手臂被动外旋。

　　患者通常主诉在肱二头肌收缩、手臂被动外旋时，肩膀的前部有一种撕裂样的疼痛。随着手臂旋转，肌腱前后滑动，进出肱二头肌沟，通常在肩部的前部和外侧感觉到疼痛，并且疼痛会向远端放射至手臂的前部。疼痛通常在晚上更严重；在急性期，三角肌和肩胛下肌痉挛是常见的伴随特征。应该进行耶尔加森试验检查。肌腱从其在结节间沟中的正常位置半脱位破

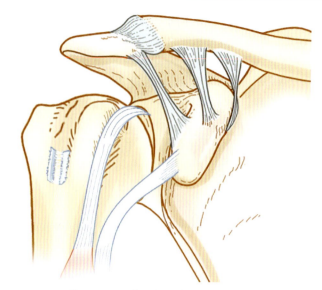

图 16-82　肱二头肌腱脱离结节间沟

坏了肱二头肌腱的稳定性。当进行对抗阻力旋后的试验时，肱二头肌腱会从二头肌沟中弹出，患者会感到疼痛。

　　通常采取手术治疗。既可以将肌腱固定到骨骼上（即肌腱固定术），也可以松解肌腱（即肌腱离断术），具体操作取决于多种因素，包括患者的年龄、活动水平、是否伴随有肩袖撕裂，以及肌腱本身的状况。

急性创伤性滑膜炎

　　这是年轻运动员盂肱韧带扭伤或关节囊轻微撕裂后的常见继发疾病。患者主诉肩关节疼痛，触诊关节囊会有压痛并且肩关节活动也会引起疼痛。关节囊的前部或下部是最常见的受累部位，通常继发于外展-外旋损伤。这种情况的治疗方法是用悬吊带固定和使用暖湿包热敷。只要疼痛能够忍受，患者就应该全面开始关节运动训练。

粘连性肩关节囊炎

　　粘连性肩关节囊炎，或称"冻肩"，通常发生在 40 岁以上的女性身上。它的发病可能是隐匿的或发生在受伤后。疼痛会投射到肩膀的前外侧和手臂。夜间疼痛通常很严重，干扰睡眠。危险因素包括糖尿病、创伤、高甘油三酯血症和甲状腺疾病。糖尿病是主要的危险因素。20% 的糖尿病患者会经历粘连性肩关节囊炎。此外，在一项小型研究中，30% 的粘连性肩关节囊炎患者被诊断为糖尿病或前驱糖尿病。由于相关性强，急诊医师应考虑对患者进行糖尿病筛查，或在怀疑有粘连性肩关节囊炎时推荐他们进行糖尿病检查。

　　症状通常在几个月的过程中经历 3 个传统阶段。最初的"冻结"阶段伴随着滑膜炎引起的进行性疼痛和活动范围逐渐受限。中间阶段是"冻结阶段"，运动

范围变得非常有限，有一种僵硬的感觉。第三个阶段是"解冻阶段"，在这个阶段，运动范围和疼痛可能会出现缓慢的改善。

外旋的损失程度大于外展和内旋。在大多数情况下，触诊肱二头肌腱沟会引起疼痛。虽然在许多病例中肩部冻结的病因尚不清楚，但其中涉及越来越多的肩袖和肱二头肌腱复合体的钙化性肌腱炎。

治疗并不是在所有情况下都一样，其包括物理治疗、非甾体抗炎药、皮质类固醇注射和手术。改善运动范围的练习应该在无痛的运动弧线上进行。皮质类固醇已被证明可以改善预后，但需要多次注射。在许多情况下，钙化物质的简单切除有助于恢复。关节镜下多次穿刺清除这些沉积物可获得良好的效果。

肩胛肋骨综合征与滑囊炎

这类综合征是一组具有共同病程和临床表现的疾病。它们通常是由肩胛骨周围的滑囊炎症或附着于肩胛骨的肌肉拉伤引起的。肩胛骨区域的疼痛通常继发于不良的姿势，常见于一天结束时。当手臂因骨折或其他原因长时间没有使用时，也会出现这种情况。

滑囊炎和肩胛骨周围肌肉劳损的发病通常是隐匿的，以急性加重和缓解为特征。滑囊炎最常见的发生部位是肩胛骨的上下角。患者通常会因肩胛骨的任何运动而感到疼痛，检查者在指导患者将手臂横过胸部时可能会引起痉挛。为了诊断这种情况，医师应该通过要求患者将手放在对面的肩膀上来回缩肩胛骨。可以触诊到位于肩胛冈上角或底部附近的触痛点。若这种情况继发于肩胛囊滑囊炎，注射利多卡因可以减轻患者的痛苦。

对于疼痛严重的患者，可尝试触痛点局部注射，其可以迅速缓解症状。以超声波的形式加热，每天 2 次，每天持续 20min，电热疗法（电致热疗法）为肌肉拉伤的患者很好地缓解了疼痛。肩胛区滑囊炎的患者可以通过局部注射、热疗和休息来治疗。

胸长神经麻痹

胸长神经损伤导致前锯肌瘫痪。这条神经受损是因为它的长度和走行表浅。临床上可见肩胛骨的内、下边缘异常突出，通常称为"翼状肩"（图 16-83）。这种损伤最常见的原因是过度使用。其他原因包括急性创伤、钝性或穿透性创伤，以及腋窝拐杖使用不当。17% 的病因为特发性。

大多数情况下进行保守治疗，包括镇痛药和物理治疗。应该鼓励患者进行全方位的运动。恢复可能需要 12 ～ 18 个月。1/4 的患者在保守治疗后不能恢复，应考虑手术修复。

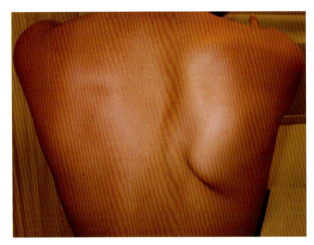

图 16-83　右侧胸长神经麻痹形成典型的"翼状肩"

外源性疾病

许多外源性疾病可能表现为肩痛。当患者出现肩痛且体格检查结果不明显时，临床医师应考虑疼痛的相关来源。严重的潜在病理改变，如急性心肌梗死或膈下炎症进展，可能导致肩部疼痛。随后应考虑颈椎病、臂丛神经病、肿瘤性疾病和胸廓出口综合征引起的肩痛。

颈椎病

颈椎问题，包括椎间盘退变、突出和骨关节炎，可能会导致肩部疼痛。检查者会发现颈部活动受限，肩部疼痛常因颈部活动而产生。神经系统症状，如神经根病变，可用 Spurling 试验进行评估。可以通过将患者颈部向患侧弯曲，并在颈椎上施加向下的轴向压力来进行检查。增加颈部伸展及侧弯程度可提高敏感度。若怀疑有这种情况，应仔细检查颈椎并完善颈部 X 线片检查。治疗包括镇痛药和转诊。肩膀疼痛放射到肘部以外提示应及时对颈椎的情况进行评估。

臂丛神经病

这是一种罕见的肩痛原因，会表现为上肢局部或弥漫的模糊症状。臂丛神经病变可能是由于过敏、感染性疾病（病毒综合征）引起，也可能是突发性的。

主要症状是疼痛，疼痛可局限于肩部也可为非局限性。在几周内，患者通常会出现肩部无力。这种情况的预后通常是较好的。

肿瘤性疾病

肿瘤性疾病，尤其是肺尖部的肿瘤性疾病，可能表现为肩部疼痛。肿瘤可能会累及胸壁和臂丛，产生局部疼痛或神经根性疼痛。

胸廓出口综合征

这种综合征包括许多疾病，如神经和血管压迫。在神经性胸廓出口综合征中，当臂丛穿过锁骨上区并通过腋窝到达手臂时，部分臂丛可能受到压迫。压迫可能是由斜角肌、第一肋骨、喙突或胸小肌的肌腱附着点造成的。患者在某些动作时出现疼痛。当患者深呼吸时，肩膀向后推，双臂靠在身体两侧，可能会产生疼痛。

臂丛内侧束是最常受到压迫的区域。因此，疼痛可能沿着尺神经分布向前臂辐射，可能会导致患者抓握无力。

神经性胸廓出口综合征的治疗包括物理治疗和肩部肌肉强化治疗，这些治疗可以缓解症状。少数患者需要手术来解除压迫。血管压迫也可能发生，但不太常见。活动相关的静脉回流受阻可能是反复的肩部外展造成的，比如运动员经常高举手臂。这通常是指Paget-Schroetter综合征，需要血管外科紧急评估以考虑是否溶栓。

第四部分

下　肢

第 17 章
骨 盆

Hany Y. Atallah, MD

概述

骨盆骨折占所有骨折的 3%，仅颅骨骨折在相关并发症和死亡率方面超过骨盆骨折。骨盆骨折从低能量稳定骨折到高能量不稳定损伤的转变，常合并腹部损伤，需要大量输血，甚至会导致死亡。高能量骨盆骨折的死亡率在 10% ~ 20%，但在血流动力学不稳定的患者或开放性骨折的患者，死亡率增加到 50%。大约 2/3 的骨盆骨折是由机动车碰撞造成的。15% 的病例是行人被汽车撞击所致。挤压伤、摩托车事故和跌落伤各占另外的 5%。

耻骨支骨折是最常见的骨盆骨折，其上支比下支更易受累。耻骨支骨折占骨盆骨折的 70% 以上。骨盆其余部位骨折发生率由高到低依次为髂骨、坐骨和髋臼。骶髂骨折会合并最严重的出血。损伤的机制和由影像学确定的骨折类型对预测相关损伤尤为重要。

基础解剖

对人类来说，骨盆环有两个重要的功能：支撑体重（稳定作用）和保护内脏。骨盆环基本上由 3 块骨头组成：两块髋骨（由坐骨、髂骨和耻骨组成）和骶骨（图 17-1）。尾骨是第 4 块骨头，但它不属于骨盆环。这两块髋骨和骶骨通过 3 个关节（耻骨联合和两个骶髂关节）连接在一起。构成骨盆环的韧带是人体中最坚固的韧带。

力通过骨盆沿两条路径传递（图 17-2）。站立时，重量通过脊柱传递到骶骨和骶髂关节，并沿着弓状线传递到髋臼上穹顶并向下传递到股骨。在坐姿中，力量沿着脊柱向下传递到骶骨和骶髂关节，并通过耻骨下支传递到坐骨。这些区域的骨骼非常坚固，骨盆的前后位 X 线片可以清楚地显示出沿着这些应力线的粗大的骨小梁结构。因此，骨盆骨折更常在骨盆环不涉及重量传递的区域中断。骨盆的"承重"区域骨折所需要的暴力更大。此外，当施加压力时，与不涉及承重弓的骨折相比，涉及承重弓的骨折会产生更严重的疼痛。耻骨上支骨折就是一个很好的例子。因为这个结构是一个非承重区域，与骨盆承重部分的骨折相比，症状并不十分严重，机械上也更稳定。一个耻骨上支骨折的患者可以走进急诊室（ED），而一个骶骨骨折的患者承重时会有明显的疼痛。

骨盆作为解剖环的概念对骨折检测也有重要意义。需要存在至少两个骨折或一个骨折和一个脱位才能导

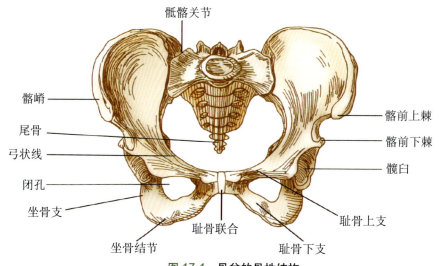

图 17-1　骨盆的骨性结构

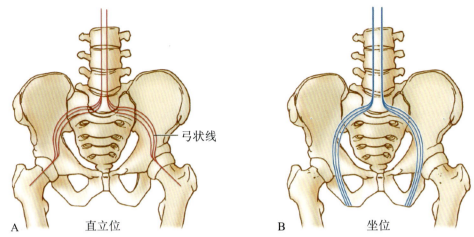

图 17-2 A.站立时的力线；B.坐位的力线。请注意，在坐位时，应力线穿过坐骨

致环中发生移位骨折。因此，若诊断出移位的骨盆环骨折，临床医师应该寻找第二处骨折或关节损伤。骨盆环单发骨折不常见，通常不会移位，且易发生在关节或关节附近（骶髂关节或耻骨联合）。

共识：骨盆环移位骨折表明至少有两处骨折或骨折加关节脱位，其中最常见的是骶髂关节。

行走过程中的骨盆稳定性是韧带和骨骼共同作用的结果。在前方，耻骨间韧带连接两块耻骨，形成耻骨联合。骨盆前结构（耻骨联合和耻骨支）承担 40% 的稳定性。在后方，骶髂关节由一系列强有力的韧带支撑，这些韧带是骨盆环的主要稳定结构（图 17-3）。骶髂韧带的断裂将改变骨盆环的正常承重功能。

耻骨间韧带断裂可能导致耻骨联合分离，最大可达 2.5cm。完整的骶髂关节韧带，特别是骶棘韧带、骶结节韧带和骶髂前韧带，限制了骨盆进一步地打开。若这些韧带被切断，骨盆的旋转稳定性就会被破坏，骨盆会"像书一样打开"。只要骶髂关节的后部韧带（骶髂骨间韧带和骶髂后韧带）保持完好，半骨盆将保持垂直稳定。骶髂后韧带的额外损伤会导致骨盆在旋转和垂直方向上都不稳定。

附着在骨盆上的肌肉用来支撑处于直立位置的身体，并为下肢提供活动能力。就本文而言，基本肌肉解剖学仅涉及那些会导致撕脱骨折的肌肉。

- 缝匠肌附着在髂前上棘。
- 股直肌附着在髂前下棘。
- 股后肌群附着在坐骨结节上。

脊神经经过腰椎间孔或骶孔穿出，离开了脊柱的保护，并沿着骨盆的后部走行。骨盆骨折，特别是那些涉及骶骨的骨折，可能合并神经损伤。对下肢和括约肌进行彻底的神经检查在骨盆骨折的评估中是必不可少的。

腹主动脉降至中线左侧，在腰 4 椎体处分成两根髂总血管。在骶髂关节处，髂总血管分支形成髂外血管和髂内血管。髂内动脉又分为前支和后支。后支形

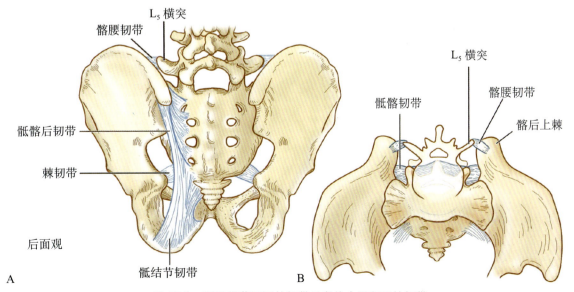

图 17-3 骶髂关节周围的韧带是身体中最坚固的韧带

成臀上动脉，臀上动脉的基底部呈一个尖锐的夹角，在该区域骨折时臀上动脉暴露在剪切力中。前支供应盆腔内脏。与前骨盆骨折相比，后骨盆骨折（髂骨和骶髂关节）常合并更广泛地出血。

直肠、肛门、乙状结肠和降结肠位于骨盆内。这些结构可能会因骨盆任何部位骨折而受损，但最常见的是合并穿透伤的骨折。由钝性或穿透性创伤导致的骨盆骨折，经常合并泌尿生殖系统受损。位于耻骨联合正后方的膀胱经常在累及耻骨的骨盆骨折中受损。前骨盆骨折也可合并尿道损伤。若尿道在泌尿生殖膈水平以下破裂，尿液外渗将累及阴囊、会阴浅隙和腹壁。除了盆腔器官的相关损伤外，由于损伤的机制，还存在严重的腹部内其他器官损伤的风险。

在一项研究中，钝性骨盆骨折患者腹部损伤的发生率为 16.5%。最常见的损伤器官是肝（6.1%）、膀胱和尿道（5.8%）。在严重的骨盆骨折中，腹部损伤的发生率为 30.7%，最常见的损伤器官是膀胱和尿道（14.6%）。

体格检查

对于在轻微创伤和可能的骨折后出现骨盆疼痛的患者应该做简便的 6 步体格检查。

（1）骨盆外旋（图 17-4）。
（2）骨盆内旋（图 17-5）。
（3）按压耻骨联合。
（4）触诊髂前上棘。
（5）触诊骶尾部。
（6）触诊大转子和坐骨结节。

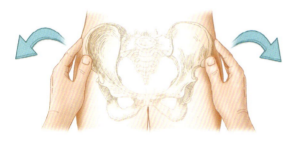

图 17-4 将骨盆轻微地外旋用于检测其旋转不稳定性

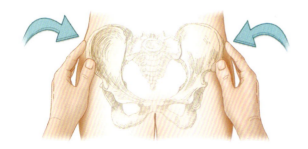

图 17-5 轻微地将骨盆内旋也有助于检测骨盆的旋转不稳定性

对严重创伤患者的评估首先应进行仔细的体格检查，寻找并治疗所有直接威胁生命的损伤。骨盆骨折会导致大出血，因此，必须建立两条大口径静脉液路，并在需要时提供输血通道。再次体格检查时，应评估盆腔损伤程度和稳定性。所有多发伤的患者必须怀疑其存在骨盆骨折，除非有其他证据证明骨盆未骨折。涉及侧面撞击的骨盆骨折倾向于挤压骨盆，导致骨盆出血比前后暴力造成的骨盆骨折少。因此，再次体格检查时应及早发现伴有低血压的"开书"型骨盆骨折。

显露身体后，检查人员应仔细检查骨盆软组织，特别是寻找可以提示骨盆骨折的骨盆或下肢畸形。应继续进行检查并寻找可能提示开放性骨折的撕裂伤。检查包括臀部皱褶和会阴区域的视诊，否则可能会漏诊这些地方的损伤。若担心骨块被推入直肠或阴道，检查人员应该谨慎地进行适当的检查。直肠指诊或双合诊时发现大出血时，提示开放性骨盆骨折。漏诊这种损伤的风险很大，如感染扩散到骨盆、大腿和下腹部的软组织。对怀疑骨盆骨折的患者体格检查必须包括直接触诊整个骨盆环，特别是耻骨联合、骶髂关节和骶骨。检查每个髋关节及其活动范围将有助于排除髋臼损伤。

盆腔不稳定可在体格检查中发现。旋转不稳定是指在骨盆外旋和内旋时，用手对髂前上棘施加轻微的压力，导致骨盆明显移动。骨擦音也可能会被发现。垂直不稳定可以通过观察骨盆的垂直运动来评估，检查人员的手掌触摸到髂前上棘，另一名检查人员提供牵引，向下肢施加垂直负荷。不建议检查骨盆的垂直不稳定性，因为若其存在，检查只会增加出血的量。

最重要的是，应尽可能减少（一次为宜）不稳定性检查，因为反复检查会导致血肿的形成，加剧或造成血流动力学不稳定。此外这些患者应尽可能少地移动或进行操作，以免加重出血或引起进一步的并发症。

泌尿生殖系统常因骨盆骨折而损伤，血尿、排尿无力、末次月经、阴道出血等问题应在病史中注明。在直肠指诊时，要评估前列腺的位置。前列腺移位、阴囊瘀斑或尿道口有血提示尿道膜部可能破裂。值得注意的是，50% 以上的尿道损伤患者都没有尿道损伤的体征。

对下肢进行全面的神经学检查很重要。特别值得关注的区域包括 L_5 和 S_1 神经根支配区域。运动和感觉功能都应该记录在病史中。骶骨骨折可损伤骶神经根、闭孔神经和腰 5 神经根。髋臼骨折后通常会损伤坐骨神经。

潜在骨盆骨折的次要症状如下。
● Destot 征：腹股沟韧带或阴囊内的浅表血肿。
● Roux 征：测量大转子到耻骨脊柱的距离，若一侧比对侧短缩，则可能是前环骨折后导致骨质重叠造成的。

● 厄尔（Earle）征：是指直肠检查发现大的血肿，异常的骨性突起，或具有压痛的骨折线。

影像学检查

应对存在疼痛或压痛的需要警惕的创伤患者拍摄骨盆的前后位 X 线片（图 17-6）。此 X 线片可以发现骶骨翼、髂骨、坐骨和耻骨大部分的损伤。在此片上可以诊断出明显的骨折线，而可疑的骨折区域是进一步影像学检查的原因。初步的前后位骨盆 X 线片可以对骨盆骨折进行分类，并在90%的病例中指导患者抢救，而且是骨盆紧急固定所需要的。若前后位 X 线片显示骨盆环明显不稳定，血流动力学不稳定的患者，应仅在此片的基础上进行治疗。虽然高级创伤生命支持指南（ATLS）仍然建议对所有主要为钝性创伤的患者进行盆腔造影，但最近的证据表明，其可以仅用于血流动力学不稳定或骨盆体格检查呈阳性的钝性创伤患者。

入口位（X 线束向尾部倾斜45°）和出口位（向头侧倾斜45°）可帮助血流动力学稳定的患者明确骨盆环骨折（图 17-7）。入口位显示了真正的骨盆入口。在此 X 线片上，前环的损伤很容易辨认，而后环的损伤可能显示得仍然很轻微。出口位以90°朝向骶骨前部，

因此更容易发现此处骨折。该 X 线片还可以检测出矢状面上的所有骨的位移。入口和出口位在很大程度上已被计算机断层扫描（CT）所取代。斜位（Judet）对髋臼骨折的诊断有帮助，但 CT 对髋臼和骶骨骨折的诊断更为敏感，因此 CT 是该骨折的首选的影像学检查。

骨盆 CT 扫描还有其他的优点。其有助于评估后骨盆结构的完整性，从而更准确地评估骨盆的损伤情况和稳定性。CT 对评估血肿的大小和位置，以及诊断骨盆骨折患者的内脏损伤是非常有用的。当观测到一股造影剂或血肿大于 $10cm^2$ 时提示动脉出血。CT 三维成像的使用越来越频繁，它有助于确定整个骨盆环的损伤情况。

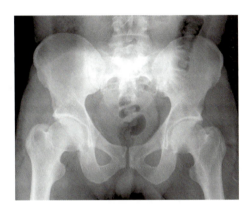

图 17-6　正常骨盆前后位 X 线片

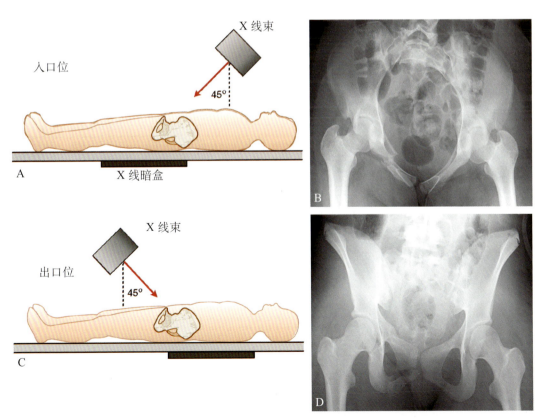

图 17-7　骨盆入口位和出口位

A. 获取入口位 X 线片的方法。B. 骨盆的入口位。耻骨支骨折，但骨盆后部分（即骶髂关节）无明显异常。C. 获取出口位 X 线片的方法。D. 骨盆出口位。骨折线延伸到耻骨

骨质疏松的老年患者继发于低能量损伤后，出现骨盆疼痛时，平片若为阴性，此时行放射性核素扫描则可能会有助于明确诊断。建议在受伤3d后进行扫描。

在高能骨盆创伤的情况下，通常需要额外的影像学检查。在血流动力学不稳定的患者中，若盆腔血管造影术能阻断动脉出血，可能会挽救生命。可根据尿道口溢血、血尿或高位前列腺等发现，怀疑男性患者有尿道断裂，在放置导尿管前应进行逆行尿道造影。若检查正常，逆行膀胱造影可以评估膀胱的完整性。后方无异常的影像对排除造影剂外渗很重要。对可能接受盆腔血管造影术的患者应推迟逆行膀胱造影，因为膀胱造影会干扰血管造影术诊断。

骨盆骨折

骨盆环骨折有多种分类方法。Pennal 和 Sutherland 首次根据损伤机制对骨盆环损伤分类。他们根据造成骨盆环损伤的力将其分为 3 类：侧方挤压（LC）、前后挤压（APC）和垂直剪切（VS）。

Burgess 和 Young 进一步完善了 Pennal 和 Sutherland 的分类方法，根据受伤程度将前两类（LC 和 APC）细分为 3 个子类（Ⅰ、Ⅱ 和 Ⅲ）（表 17-1）。有了这个分类方法，临床医师通过观察前部和后部损伤的模式来对骨盆骨折进行分类。不同类型（LC 和 APC）的前部损伤情况相同。后部损伤的程度定义了 LC 和 APC 机制中的 3 个亚类（Ⅰ、Ⅱ 和 Ⅲ）。这些作者还增加一个分型—混合型挤压机制（CM），即断裂是由多种力量（即 APC 和 LC，或者更常见的 LC 和 VS）共同作用造成的。这个分类方法在早期复苏时对急救医师是有帮助的，因为它有助于预测液体复苏的需求，相关骨骼和实体器官损伤，骨盆的紧急固定的需要及最终患者的存活率。APC Ⅲ型、LC Ⅲ型和 VS 型损伤都与高能量损失机制有关。APC Ⅲ型损伤的输血需求量、死亡率和神经损伤率均最高。

1988 年，TILE 对 Pennal 分类方法进行了修改，强调了后骶髂关节复合体在保持骨盆承受生理负重从而保持机械稳定性方面的重要性（表 17-2）。这个分类方法将损伤机制与潜在的不稳定性结合在一起。在血流动力学稳定的患者中，Tile 的分类有助于骨科医师和急诊医师确定是否需要手术固定和患者预后。

在本章中，骨盆骨折分为不涉及骨盆环的骨折和涉及骨盆环的骨折（表 17-3）。不涉及骨盆环的骨折是机械稳定的骨折，存在合并损伤概率较低。

根据 Burgess 和 Young 的分类，将涉及骨盆环的骨盆骨折进一步细分为无移位的机械稳定性骨折和伴

移位的高能量骨折。

力学稳定的骨折通常是指骨盆环只有一处无移位的骨折，且骶髂关节和耻骨联合保持完好。稳定的、无移位的骨折往往发生在耻骨联合或骶髂关节附近，因为骨盆在这些区域的相对活动允许发生环状横断，而不会造成额外的损伤。正如前面提到的，移位的骨盆骨折通常是机械不稳定的，提示骨盆环上有两处横断骨折或一处骨折和一处关节脱位。

不稳定骨折包括骨盆环的两处横断骨折并伴有移位。这类骨折占骨盆骨折患者的 15%。移位骨盆骨折的死亡率很高，这些损伤常常伴随着危及生命的损伤，包括出血和内脏器官损伤。这些骨折通常继发于严重的直接暴力，如发生在高速汽车碰撞或高处坠落后的骨折。

表 17-1　骨盆环损伤的 Burgess 和 Young 分类方法

侧方挤压（LC）：

LC Ⅰ：耻骨支骨折（横向）和同侧骶骨受压

LC Ⅱ：耻骨支骨折（横向）和髂骨翼骨折

LC Ⅲ：耻骨支骨折（横向）和对侧开书样损伤（即骨盆被汽车车轮碾过，造成一侧半骨盆受侧方冲击向内旋转，对侧半骨盆向外旋转）

前后挤压（APC）：

APC Ⅰ：后部韧带正常的耻骨联合分离（1 ～ 2cm）

APC Ⅱ：耻骨联合分离或耻骨支骨折（垂直）合并骶髂关节前部断裂

APC Ⅲ：耻骨联合分离或耻骨支骨折（垂直），伴骶髂关节完全断裂

垂直剪切（VS）：

耻骨联合分离或耻骨支骨折伴完全性骶髂关节断裂、髂骨翼骨折或骶骨骨折（伴有垂直移位）

混合型挤压机制（CM）

其他损伤类型的组合（LC/VS 或 LC/APC）

表 17-2　骨盆环损伤的分类方法

A 型：稳定型骨盆环损伤

A1：未累及骨盆环的骨折；撕脱骨折

A2：轻微的位移

A3：骶骨或尾骨横向骨折

B 型：旋转不稳定、垂直稳定的骨盆环损伤

B1：外旋转不稳定；开书样损伤

B2：内旋转不稳定；侧方挤压损伤

C 型：旋转和垂直不稳定骨盆环损伤

C1：单侧损伤

C2：双侧损伤（一侧旋转不稳定，另一侧垂直旋转不稳定）

C3：双侧损伤（双侧旋转垂直不稳定）

表 17-3　骨盆骨折

A. 没有骨盆环断裂

1. 撕脱骨折

2. 单一耻骨支或坐骨支骨折

3. 坐骨体骨折

4. 髂骨翼骨折

5. 骶骨横行骨折

6. 尾骨骨折

B. 骨盆环断裂

1. 无移位骨盆环骨折

a. 耻骨上支和耻骨下支骨折

b. 耻骨骨折

c. 髂骨体骨折

d. 骶骨纵行骨折

2. 伴移位骨盆环骨折

a. 骑跨伤

b. Burgess-Young 分型

i. 侧方挤压（LC）

ii. 前后挤压（APC）

iii. 垂直剪切（VS）

iv. 混合型挤压机制（CM）

撕脱骨折

这些骨折通常发生在年轻运动员身上，是由于骨突中心未融合处肌肉强烈收缩所致（图 17-8）。它们通常在以下年龄融合。

- 髂前上棘（缝匠肌附着点）在 16～20 岁时融合。
- 髂前下棘（股直肌止点）在 16～20 岁时融合。
- 坐骨粗隆（股后肌群附着点）在 25 岁时融合。

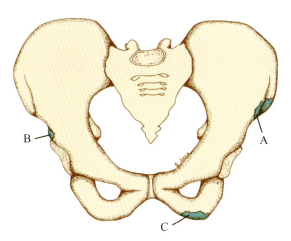

图 17-8　撕脱骨折

A. 髂前上棘撕脱；B. 髂前下棘撕脱；C. 坐骨粗隆撕脱

撕脱骨折患者的平均年龄约为 14 岁，75% 的患者为男性。最常见受损的是髂前下棘（33.2%）、坐骨结节（29.7%）、髂前上棘（27.9%）、髂嵴（6.7%）、小粗隆（1.8%）和耻骨联合上角（1.2%）。

除前述损伤外，年轻运动员还会出现因长收肌收缩导致耻骨联合撕脱伤。此类骨折发生后，骨折处骨痂形成广泛，有时可能误诊为肿瘤。

损伤机制

每一种撕脱骨折都有不同的损伤机制。

髂前上棘撕脱通常见于年轻短跑运动员，继发于缝匠肌的强烈收缩。移位通常较轻微，并可通过附着在这块骨上的腹股沟韧带和阔筋膜来防止移位。髂前下棘撕脱发生较少，多在踢足球时股直肌强烈收缩时发生。坐骨结节撕脱伤常见于运动员强烈收缩腿部股后肌群之后，如跨栏运动员、啦啦队员和撑杆跳运动员。

体格检查

髂前上棘撕脱伤的患者在该区域会有疼痛和压痛，缝匠肌收缩时（大腿弯曲或外展）会加重疼痛。髂前下棘撕脱会导致腹股沟疼痛和压痛。股直肌主动屈髋时，如走路，疼痛显著。坐骨结节撕脱可表现为急性或慢性疼痛症状，这种症状会随患者处于坐位而加重。经皮和直肠触诊坐骨结节可引起压痛。直肠检查时触诊骶结节韧带疼痛加剧。此外，在膝关节伸展髋关节屈曲时疼痛剧烈，然而屈膝时并不疼痛。

影像学检查

前后位 X 线片通常足以确定骨折块（图 17-9）。未骨化的骨突中心可能会干扰这些 X 线片的判读，因此有必要与健侧进行比较。

合并损伤

撕脱骨折通常不合并其他严重损伤。

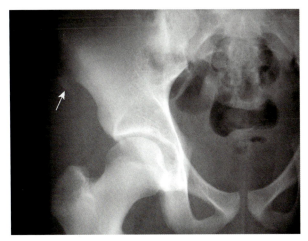

图 17-9　髂前上棘撕脱（箭头）

治疗

骨盆撕脱骨折的治疗主要是对症治疗。转诊是为了确定是否需要手术干预。移位超过 10～15mm 的患者通常需要手术治疗。保守治疗时髂前上棘撕脱患者应卧床休息 3～4 周，髋关节屈曲、外展。在可耐受的情况下患者可坐位，但应限制步行和剧烈活动。骨折完全恢复需要 8 周以上时间。髂前下棘撕脱的治疗方法与此相似，但髋关节应屈曲，不能外展。坐骨结节撕脱患者应卧床休息，大腿伸展，外旋，轻度外展。建议使用可充气的环形坐垫。

手术治疗可能更受欢迎，因为恢复较快，并使患者恢复到受伤前的运动水平。手术患者的整体成功率和恢复运动率较高，特别是在骨块移位大于 15mm 和有较高功能需求的患者中。

并发症

撕脱骨折发生后可能会因骨痂过度生长而产生持续的慢性疼痛。偶尔需要手术切除。

单侧耻骨支或坐骨支骨折

这类骨折不会导致骨盆环完全横断（图 17-10）。早期的研究表明，这些骨折占所有骨盆骨折的 1/3。有赖于影像学技术的进步，许多临床医师发现这类骨折较罕见，并通常合并同侧坐骨支损伤或轻度的后部损伤。

有学者将这些损伤归类为应力性骨折，因为它们见于妊娠后期的女性、剧烈活动后的新兵或长跑运动员。这些骨折也见于老年患者。大多数这些损伤的患者在任何活动中都会感到持续的腹股沟不适。所有的患者都在 8 ～ 12 周的休息后恢复，特别注意恢复期间避免跑步。

损伤机制

在老年人中，这种机制通常继发于跌倒。在年轻人中，内收肌和股后肌群的持续收缩可能导致下肢的应力性骨折。

体格检查

患者常诉"深部疼痛"，而且疼痛随着深部触诊或行走而加重。挤压股后肌群会引发或加剧疼痛。

影像学检查

首先获得骨盆前后位 X 线片，作为该区域的总体概况。若临床或影像学高度怀疑，应拍摄出口位 X 线片。骨扫描可能是证明应力性骨折的唯一方法。

合并损伤

这类骨折在老年患者中可能合并髋关节骨折。

治疗

推荐对症治疗，包括镇痛药和卧床休息，逐渐过渡到在可以耐受的情况下拐杖行走。

并发症

骨折后的并发症并不常见。

坐骨体骨折

坐骨体骨折（图 17-11）通常是复杂性骨折，是所有骨盆骨折中最不常见的。

损伤机制

这类骨折是由于在坐位姿态下发生严重的跌落伤致使臀部着地造成的。

体格检查

患处会伴有疼痛且深部触诊会有触痛，而腿部肌腱的紧张会加剧疼痛。

影像学检查

骨盆前后位 X 线片通常足以显示出骨折位置。

合并损伤

这些骨折通常发生在严重的跌落伤之后，并伴有腰椎和胸椎骨折。

治疗

对症治疗，卧床休息 4 ～ 6 周通常足以使骨折愈合。老年患者通常需要主动和被动的运动锻炼及早期活动。在治疗后期，坐位时使用气垫对治疗骨折有帮助。

并发症

坐骨体骨折可能并发畸形愈合或骨痂形成过度，导致慢性疼痛，且疼痛会因坐位或腿部肌腱紧张而加重。

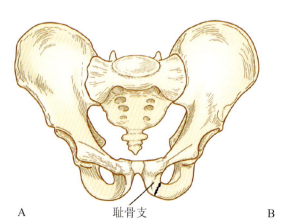
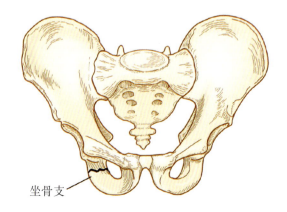

A　　　耻骨支　　　　　B　　　坐骨支

图 17-10　A. 单发耻骨支骨折；B. 坐骨支骨折

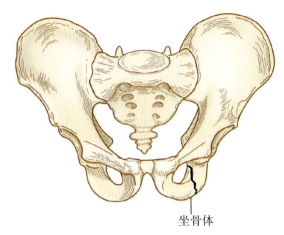

坐骨体

图 17-11　坐骨体骨折

髂骨翼（DuVerney）骨折

损伤机制

这类骨折通常是由朝向骨盆中部的定向暴力造成的。髂骨翼骨折可能是由于高能量暴力造成的，因此可以提醒临床医师注意其他合并损伤。髂骨翼有时可能表现出向内侧移位（图 17-12）。

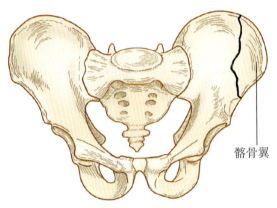

髂骨翼

图 17-12　髂骨翼骨折

体格检查

患者会主诉髂骨翼部位的压痛和肿胀。髋关节外展肌附着在髂骨翼上，因此，行走或压迫髋关节外展肌会加剧疼痛。

影像学检查

骨盆前后位 X 线片通常足以显示骨折。若骨折识别不清楚或怀疑伴有移位，可以拍摄骨盆斜位片。可疑病例可以进行 CT 扫描（图 17-13）。

合并损伤

虽然这类骨折不涉及骨盆环，但髂骨翼骨折通常伴随着严重的暴力，并可能伴有以下合并损伤。

- 髋臼骨折
- 胃肠道损伤——不常见，但可能为迟发型
- 腹部和胸部的实质性器官损伤

治疗

适当的对症治疗包括卧床休息和减轻负重，直至髋外展肌活动时无疼痛。移位骨折一般不需要复位。

并发症

髂骨翼骨折一般没有远期并发症。

骶骨横行骨折

骶骨骨折可以是横行的，也可以是垂直的。垂直骨折继发于间接损伤机制，骨折会横断骨盆环，通常会合并其他的或隐匿性的骨盆环骨折。下面的讨论仅限于骶骨横行骨折。单纯骶骨横行（横向）骨折占骨盆骨折的 2% ～ 3%（图 17-14）。S_2 水平以上的骨折较 S_2 以下的骨折少见。

损伤机制

通常的机制是骶骨后壁受到向前的直接打击。这类骨折也可发生在跌倒、以坐位着地或骨盆受到严重挤压伤之后。

体格检查

患者会主诉在骶骨突出处有压痛、肿胀和瘀斑。直肠检查会引起骶骨疼痛，双合诊检查可以评估骨折移位情况。直肠指检后检查手套上的血迹提示为开放

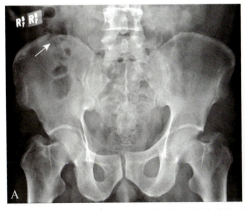
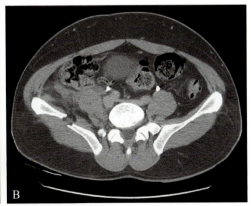

图 17-13　X 线片和 CT 扫描显示髂骨翼骨折
A. X 线片；B. CT 扫描

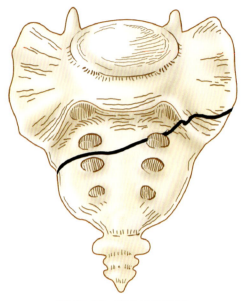

图 17-14　骶骨横行骨折

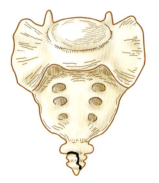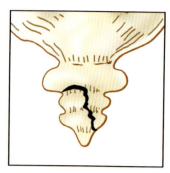

图 17-15　尾骨骨折

性骨折。开放性骨折需要紧急应用广谱抗生素并行手术治疗。通过观察肛门括约肌张力、会阴感觉和膀胱括约肌功能来评估低位骶神经的神经功能。

影像学检查

骶骨横行骨折在常规的骨盆 X 线片上很难发现。横行骨折往往发生在骶髂关节的远端。骶孔排列不整齐或扭曲可能预示骶骨骨折移位。出口（头侧）位更能显示移位的骶骨骨折。当平片不能明确诊断时，可行 CT 扫描辅助诊断。

合并损伤

诸多文献著作报道了骨盆骨折合并骶骨横行骨折的发生率为 4% ～ 14%。S_2 以上骨折比 S_2 以下骨折更容易发生神经功能障碍。

治疗

无移位的横行骶骨骨折需卧床休息 4 ～ 5 周。之后在坐位时使用充气坐垫。移位的横行骨折需要紧急的骨科转诊，因为其可能造成神经损伤。出诊医师必须对患者进行全面的神经系统检查。

并发症

骶骨横行骨折可能并发慢性疼痛或继发于骨痂形成的神经功能障碍。

尾骨骨折

尾骨骨折往往是横行骨折，由于大量的肌纤维附着在此处，因此骨折块很容易移位（图 17-15）。尾骨骨折是最容易治疗但也是最难治愈的骨折之一。

损伤机制

以端坐位跌落是最常见的受伤机制。此外，随着尾骨骨折的逐渐加重，在这一区域进行外科手术也会变得复杂。

体格检查

患者会主诉压痛局限于"一个部位"。坐位或排便时，肛提肌或肛尾肌痉挛会加剧疼痛。直肠触诊或尾骨外触诊通常具有诊断意义。与骶骨骨折类似，直肠检查也会引起尾骨疼痛。直肠指检后检查人员手套上的血迹表明开放性骨折，需要紧急应用广谱抗生素并行手术治疗。

影像学检查

骨盆前后位 X 线片及大腿屈曲时的骨盆侧位 X 线片，是显示这类骨折的最好方法。尾骨骨折通常无法在放射片上观察。

合并损伤

尾骨骨折通常不合并其他重大损伤。

治疗

治疗策略多采取卧床休息、充气坐垫、坐浴和应用泻药以避免肌肉紧张。患者可能会承受令人长期的疼痛，导致神经衰弱。需要使用麻醉镇痛药、非甾体抗炎药（NSAID）和泻药。应该告诉患者在康复之前疼痛可能会持续几个月。若经适当的保守治疗后仍有慢性疼痛，可能需要行尾骨切除术。

并发症

尾骨骨折后，慢性疼痛可能持续数年。

耻骨支骨折（无移位）

这种骨折是四类骨盆环稳定（无移位）骨折中的第一类。耻骨上支和下支的无移位性骨折非常常见，从骨科角度来看，它们非常稳定（图 17-16）。然而临床医师在接诊有轻度移位的耻骨支骨折的患者时，常常忽略骶髂关节隐匿性损伤。

损伤机制

这种骨折通常是由该区域的直接创伤造成的。若骨折线是水平的，侧方挤压暴力可能是损伤的机制。根据 Burgess 和 Young 的研究（表 17-1），这类骨折可能存在同侧骶骨受压，并将此骨折划分为 LC Ⅰ 损伤。

体格检查

患者的骨折部位会出现压痛、肿胀和瘀斑。侧方

挤压骨盆环 [Patrick 试验（"4"字试验）] 会加重患者的疼痛。

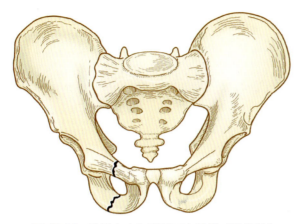

图 17-16　耻骨上支和耻骨下支骨折（无移位）

影像学检查

常规骨盆前后位 X 线片通常足以显示骨折。必须仔细检查同侧骶髂关节是否有断裂的迹象。若怀疑关节断裂，建议进行 CT 扫描。

合并损伤

多数人认为这些骨折在机械结构上稳定，然而可能涉及其他严重的合并损伤。CT 扫描有助于评估可疑内脏和（或）血管损伤患者的情况。

治疗

建议尽早进行骨科会诊。这些骨折通常是稳定的，保守治疗卧床休息 3 周。只有在合并后骨盆损伤的情况下，才需要耻骨支骨折内固定。

并发症

这类骨折可能会并发继发于创伤后关节炎的持续疼痛。

耻骨骨折（无移位）

作为单纯性损伤，耻骨骨折很少见（图 17-17）。

损伤机制

前后方向的直接暴力是常见的损伤机制，然而间接暴力可能会增加骨折的位移。

体格检查

患者会出现压痛、肿胀，甚至在骨折部位出现畸形。按压骨盆前部或侧方挤压骨盆会使局部疼痛加重。

影像学检查

常规的骨盆放射检查通常足以显示骨折。泌尿系影像学检查适用于怀疑尿路破裂的患者。

合并损伤

这类损伤常常合并泌尿系统的损伤。

治疗

虽然这些都是典型的稳定型损伤，但还是建议及早进行骨科会诊。治疗采取保守治疗，侧卧位卧床休息，拄拐杖行走。

并发症

这类损伤可能并发受累区域的持续疼痛。

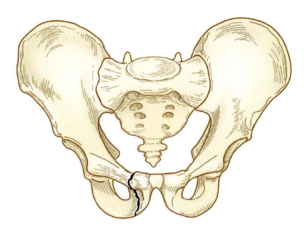

图 17-17　耻骨骨折（无移位）

髂骨体骨折（无移位）

这类骨盆骨折是指靠近骶髂关节的孤立的、无移位的髂骨体骨折（图 17-18）。这类骨折很少见。通常情况下，骨盆后部骨折会合并骨盆前环骨折。

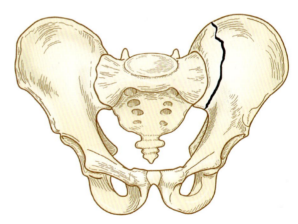

图 17-18　髂骨体骨折（无移位）

损伤机制

靠近骶髂关节处的髂骨体骨折通常是由直接暴力向后侧和内侧推挤髂骨造成的。

体格检查

患者会出现后骨盆的压痛，并因按压骨盆前部或侧方挤压骨盆而加重。此类骨折在行直腿抬高试验检查时，会引发剧烈疼痛。

影像学检查

骨盆前后位 X 线片通常足以显示出这些损伤。CT 或骨扫描有助于诊断在平片不能确定的隐匿性骨折。

合并损伤

这类骨折常常合并前骨盆骨折。

治疗

这类骨折是典型的稳定性骨折，虽然多为对症治疗，但仍建议及早骨科会诊。建议卧床休息时使用骨盆带。在可以忍受的情况下早期挂拐行走，预计在 3 ～ 4 个月内恢复正常功能。

并发症

这类骨折可能并发慢性背痛或神经系统损伤。

骶骨纵行骨折

骶骨纵行骨折通常始于毗邻第一和第二神经孔的骨质最薄弱处（图 17-19）。

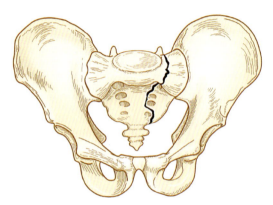

图 17-19　骶骨纵行骨折（无移位）

损伤机制

骶骨纵行骨折是间接创伤的结果，例如来自前方的暴力挤压骨盆环向后移位。

体格检查

患者会出现后骨盆压痛，并因按压骨盆前部或挤压骨盆侧方而加重。这种类型的骨折患者，直腿抬高时可导致剧烈疼痛。骶骨纵行骨折的诊断须行直肠指诊检查。直肠指检后检查手套上的血迹表明其为开放性骨折。

影像学检查

对于这两种损伤，骨盆前后位 X 线片通常足以诊断。骶骨骨折在向头侧倾斜的前后位（出口位）上显示可能更好。CT 扫描有助于显示出平片不能确定的骨折（图 17-20）。

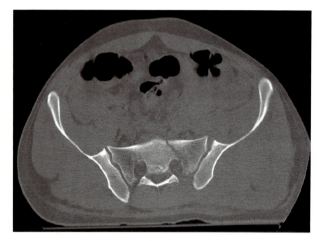

图 17-20　CT 扫描显示的骶骨骨折

合并损伤

这些骨折常常合并前骨盆骨折。骶骨纵行骨折合并神经损伤的发生率很高。

Denis 等根据损伤位置对骶骨骨折进行分类。请参阅本章后面的合并损伤部分。

治疗

虽然这类骨折是典型的稳定性骨折，且治疗为保守治疗，但仍建议及早进行骨科会诊。建议卧床休息时使用骨盆吊带或骨盆兜。在可以忍受的情况下早期挂拐行走，预计在 3 ～ 4 个月内恢复正常功能。开放性骨折需要紧急应用广谱抗生素并手术治疗。

并发症

这类骨折可能并发慢性背痛或神经系统损伤。

骑跨伤

骑跨骨折是移位性骨盆骨折最常见的类型（图 17-21）。近 1/3 的骑跨骨折伴有下尿路损伤。

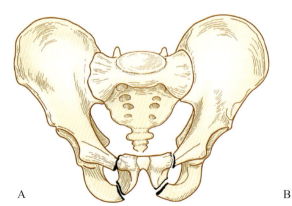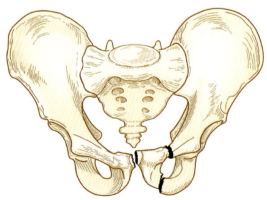

图 17-21　骑跨伤
A. 双侧耻骨支骨折；B. 耻骨支骨折和耻骨联合分离

损伤机制

最常见的机制是跌落导致骑跨硬物。骨盆受侧方挤压可能导致类似的骨折，但其尿道损伤发生率不会如此之高。

体格检查

患者会出现前部压痛、肿胀和瘀斑。检查和触诊会阴、直肠、阴囊、睾丸和阴道，判断其是否有撕裂、骨折畸形和血肿是很重要的。

影像学检查

骨盆前后位 X 线片通常足以显示骨折（图 17-22）。CT 扫描对确定底部组织器官和骶髂关节的损伤程度是很有价值的。建议进行下尿路放射造影检查。可能需要超声来评估骑跨伤相关的睾丸损伤情况。

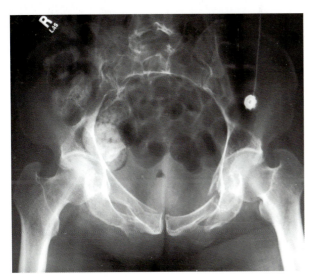

图 17-22　双侧耻骨支断裂的双侧骑跨伤入院骨盆前后位 X 线片

合并损伤

如前所述，这些损伤合并高发的血管和内脏损伤。高达 33% 的人有相关的下尿路损伤，最常见的是尿道破裂。因此，这类骨折的患者，特别是尿道口出血时，必须接受下尿路的 X 线造影检查。

治疗

推荐骨科紧急会诊。这些骨折的紧急处理包括固定和稳定病情，包括补液治疗和排除严重合并损伤。医师的首要任务是识别和稳定危及生命的损伤。骑跨伤后需要手术固定前骨盆。

并发症

- 创伤后关节炎
- 畸形愈合或骨折不愈合
- 肺栓塞或脂肪栓塞（早期）

BURGESS 和 YOUNG 体系

不稳定的骨盆环破裂是根据 Burgess 和 Young 提出的体系进行分类的，因为这种分类体系可以很好地指导对患者的紧急处理。如前所述，该体系有助于预测液体复苏需求量、合并的骨骼和实体器官损伤、骨盆紧急固定的需要以及最终患者的存活率。因此，这些骨折按损伤机制分为 4 种类型：①侧方挤压（LC）；②前后挤压（APC；开书式损伤）；③垂直剪切（vs；Malgaigne 骨折）；④混合型挤压机制（CM，表 17-1）。

侧方挤压机制

这些损伤是由侧方挤压暴力导致骨盆向内破裂造成的。骨盆前韧带（骶髂前韧带、骶结节韧带和骶棘韧带）在这种机制下发生缩短，而非拉伸。因为这些韧带保持完好，若存在盆腔出血，它们就会产生填塞效应。前部损伤在所有 3 种亚型中都是相似的，由耻骨横行支骨折组成。耻骨支骨折可能发生在施加侧方应力的同侧（最常见）、对侧或双侧。骨盆后部结构的损伤区分了侧方挤压机制的 3 种亚型（图 17-23）。

- 侧方挤压机制 I 型（LC I）

构成 LC I 损伤的骨盆后部损伤为骶骨嵌顿骨折（图 17-23A）。这种骨折通常被误诊为单纯性耻骨支骨折，除非对骨盆后壁进行仔细检查（图 17-24A）。在骨盆出口位 X 线片上可以看到后部结构，并可以仔细检查骶椎孔。CT 扫描是发现 LC I 损伤最敏感的方法（图 17-24B，图 17-25）。这类骨折在体格检查中通常是稳定的，被认为是机械稳定的骨折，合并损伤的发生率很低。

正式治疗包括患侧在保护下的负重（用拐杖支撑），并在 2 ~ 5d 内复查 X 线片，以确保没有发生继发移位。仅在因骨折不稳定产生疼痛而造成患者神经衰弱时（在非急性情况下），使用外固定架固定。

- 侧方挤压机制 II 型（LC II）

在 LC II 损伤中，存在耻骨横行支骨折，与骶髂关节相邻的同侧髂翼骨折（新月形骨折）或同侧骶髂关节断裂（图 17-23B，图 17-26）。LC II 损伤可采用卧床休息、择期切开复位内固定治疗，除非患者血流动力学不稳定需要紧急应用外固定架。读者可参考本章的"合并损伤"一节进行进一步讨论。

正式治疗包括稳定骨盆前、后部的。前部可以使用外固定器或切开复位，而后部损伤需要切开复位钢板或螺钉固定。

- 侧方挤压机制 III 型（LC III）

在 LC III 损伤模式中，侧方挤压导致对侧半骨盆向外旋转（即"打开"），而受撞击侧的半骨盆向内旋转（图 17-23C）。耻骨支骨折发生在撞击侧，伴或不

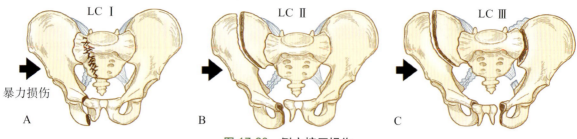

图 17-23　侧方挤压损伤

A. LC Ⅰ损伤类型。注意右半骨盆内旋合并耻骨横行支骨折和骶骨嵌顿骨折。B. LC Ⅱ损伤类型。右侧骨盆外侧受到撞击导致右侧骶髂关节附近的耻骨横行支骨折和髂骨骨折（LC Ⅱ损伤也可能发生骶髂关节破坏）。C. LC Ⅲ损伤类型。右侧骨盆外侧受压导致右侧骨盆内旋（耻骨横支骨折和髂骨骨折），以及对侧骨盆外旋（耻骨骨折和左骶髂关节前部断裂）

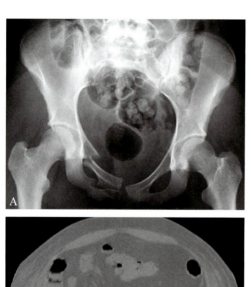

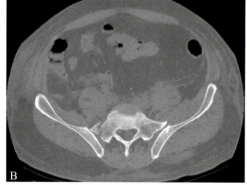

图 17-24　侧方挤压Ⅰ型损伤

A. 骨盆切面显示右侧耻骨上支和耻骨下支横断性骨折，符合侧方挤压机制。检查骨盆后部未发现明显骨折。B. 同一患者的骨盆 CT 扫描显示出符合 LC Ⅰ损伤的骶骨嵌顿骨折

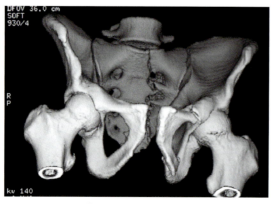

图 17-25　患者左侧 LC Ⅰ损伤的三维重建

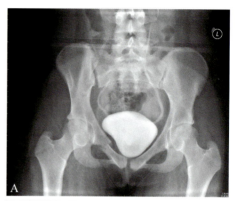

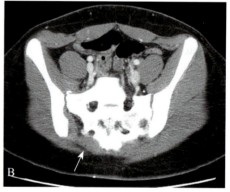

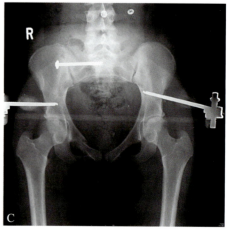

图 17-26　机动车碰撞（MVC）会造成未系安全带的乘客受到侧方挤压机制Ⅱ型损伤

A. 骨盆前后位 X 线片显示右侧耻骨支骨折。在这个病例中，髂骨没有骨折，但骶髂关节被破坏。B. CT 扫描证实右侧骶髂关节破裂。注意骶髂关节后部的增宽（箭头）。C. 本病例的手术固定包括一个前部外固定架和一个右骶髂螺钉

伴同侧髂骨骨折或骶髂关节断裂。LC Ⅲ型机制的一个例子是汽车在骨盆上碾压而过。最初的侧方挤压会导致 LC Ⅱ 损伤，当车轮撞到对侧骨盆时，它会施加向外的旋转力。LC Ⅲ损伤是机械不稳定的，经常需要在血流动力学不稳定的患者中紧急应用外固定器械。读者可参考本章后面的"合并损伤"一节进行的进一步讨论。

正式治疗包括稳定骨盆前、后部。前部稳定类似于 LC Ⅱ 损伤。对于后部损伤，对侧开书式损伤采用经皮骶髂螺钉复位。同侧后部损伤根据损伤情况进行治疗。LC Ⅰ 损伤不需要治疗。LC Ⅱ 损伤需要用钢板固定髂骨骨折，经皮髂骨螺钉固定移位的骶骨骨折。

前后挤压机制

这类骨折是由于骨盆前部受压造成的。骨盆前部损伤包括耻骨联合分离或耻骨支垂直骨折。前方的应力可能是直接施加的力，比如挤压伤，也可能是通过下肢间接施加的力。骨盆后部的损伤定义了亚型（Ⅰ、Ⅱ 和 Ⅲ）（图 17-27）。APC Ⅱ 和 Ⅲ 损伤也被称为开书式损伤或弹性骨盆。

● 前后挤压机制Ⅰ型（APC Ⅰ）

这种稳定性损伤发生在前后方向暴力导致耻骨联合分离或耻骨支垂直骨折但没有后部损伤（图 17-27A）。是由低中等能量的创伤造成的罕见的损伤。骶髂关节的前韧带会被拉伸，但不会撕裂。耻骨联合韧带通常允许 0.5 ～ 1cm 的移动。任何超过 1cm 的分离都被认为是异常的（图 17-28A）。分离超过 2.5cm 的半脱位与后部韧带损伤相关，应该被认为是不稳定损伤（APC Ⅱ，Ⅲ）。

对 APC Ⅰ 患者的检查时对骨盆施加外部旋转力会产生微小移动。激素会导致韧带松弛并允许更大范围的活动，妊娠晚期和产后患者容易受到这种损伤。APC Ⅰ 损伤的患者合并损伤的发生率较低。

正式治疗采取对症治疗，以侧卧位卧床休息。建议尽早进行骨科会诊。这类损伤可合并受伤部位持续性疼痛。

● 前后挤压机制Ⅱ型（APC Ⅱ）

在 APC Ⅱ 损伤中，耻骨联合分离伴随着骶髂前韧带结构和盆底韧带（骶结节和骶棘韧带）的断裂（图 17-27B）。当耻骨联合分离 > 2.5cm，这类损伤被认为是开书式损伤（弹性骨盆）（图 17-28B）。APC Ⅱ 损伤的外旋和内旋的机械性都不稳定，但由于骶髂后韧带是完整的，因此并不表现出垂直方向的不稳定性。APC Ⅱ 损伤很可能合并血管和神经损伤，在紧急情况下通常需要外固定和动脉栓塞术。读者可参考本章后面的"合并损伤"一节进行了进一步讨论。

正式治疗的方法包括钢板固定分离的耻骨联合，外固定或切开复位耻骨支骨折。若采用外固定架，则需固定 8 周。

● 前后挤压机制Ⅲ型（APC Ⅲ）

APC Ⅲ 损伤包括耻骨联合脱位和骶髂前后韧带损伤（图 17-27C）。由于骨盆环的完整性遭到破坏，这类骨折非常不稳定。APC Ⅲ 损伤对垂直应力和旋转应力都是不稳定的。APC Ⅲ 与 VS 的韧带损伤相似，但是前者一侧髋骨没有向上移位。血管、内脏和神经等合并损伤常常使这些骨折的处理较为棘手，导致高发病率和死亡率。急诊医师必须积极评估这些患者是否合并危及生命的损伤。与 APC Ⅱ 损伤一样，在紧急情况下通常需要外固定架来控制出血。这种骨折类型的患者更有可能需要紧急动脉栓塞。读者可参考本章后面的"合并损伤"一节进行的进一步讨论。

正式治疗方法类似于前述的 APC Ⅱ 损伤，同时也需要稳定后部的损伤。后环损伤采用经皮骶髂螺钉固定。

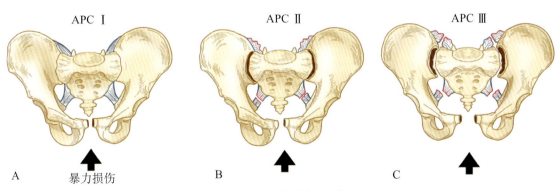

APC Ⅰ   APC Ⅱ   APC Ⅲ

A   暴力损伤   B   C

图 17-27 前后挤压损伤

A. APC Ⅰ 损伤类型。骨盆底韧带和骶髂关节韧带完好，而耻骨联合韧带损伤。影像上耻骨分离 > 2.5cm 提示损伤更为严重。B. APC Ⅱ 损伤类型。耻骨联合和前骶髂关节韧带断裂。这种损伤会导致骨盆"像书一样打开"。C. APC Ⅲ 损伤类型。在这类损伤中，由于耻骨联合和骶髂关节的所有韧带断裂，骨盆在旋转和垂直方向上都是不稳定的

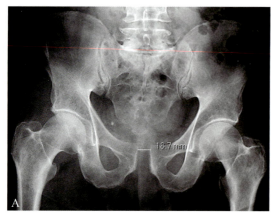

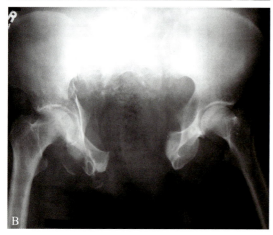

图 17-28 A.耻骨联合分离（APC I 损伤）；B."开书"式损伤

垂直剪切机制

这类骨折的特点是前、后骨盆的垂直移位，最初由 Malgaigne 提出（图 17-29）。前方通常有耻骨联合断裂，但耻骨支骨折较少见。在后方，损伤可能发生在髂骨、骶骨或骶髂关节。在某些病例中，会有一小块髂骨撕脱骨折块附着在骶骨上。

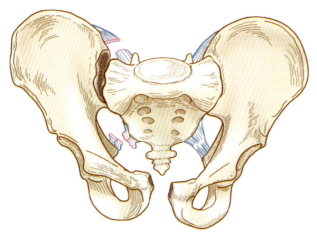

图 17-29 **垂直剪切损伤模式**
注意右半骨盆高于左半骨盆

这种损伤的典型机制是从高处坠落。若患者以伸展的下肢着地，半骨盆会垂直向上移位。在机动车碰撞中，当腿伸展状态下被车底挤压向骨盆极度移位时，患者可能会发生这种损伤。

医师会注意到患侧的下肢短缩。患肢短缩是由骨盆骨折向头侧移位所致。仔细测量脐部至髂前上棘或内踝的距离，会发现患侧短缩。两侧髂前上棘至内踝的测量值相同，因此可以排除股骨颈骨折。这类损伤可能合并骶神经损伤，必须根据体格检查及早排除。这类损伤经常合并内脏损伤，需要进行彻底的体格检查和影像学检查。

这类骨折的紧急处理包括制动，以及对合并的危及生命的损伤进行快速和彻底的评估。除了进行适当的补液治疗，对存在血流动力学不稳定的不稳定骨盆骨折患者。应考虑紧急应用外固定支架固定。早期选择外固定支架固定对于减少失血是很有价值的。VS 损伤的患者更有可能需要进行动脉栓塞术。读者可参考本章后面的"合并损伤"一节进行的进一步讨论。

正式治疗取决于后部损伤的位置。累及骶髂关节或骶骨的骨折需要牵引复位，然后经皮使用骶髂螺钉固定。通过切开复位或外固定来稳定骨盆前部也是很有必要的。外固定支架必须固定 12 周。

混合型挤压机制

这类骨折非常不稳定，因为骨盆环的完整性已遭到破坏（图 17-30）。合并损伤常常使这类骨折的治疗复杂化，导致很高的发病率和死亡率。

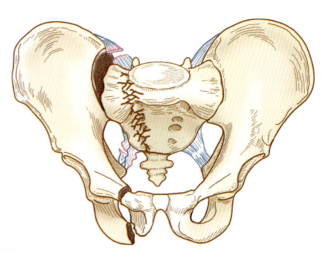

图 17-30 **混合型挤压机制**
骨盆多处骨折，不能归为其他任何一组

由于这类损伤经常伴有其他危及生命的损伤，因此在处理创伤时应给予综合考虑，而不能作为单纯的骨盆骨折处理。强烈建议紧急骨科会诊。这类骨折的紧急处理包括制动，以及对合并的危及生命的损伤进行快速和彻底的评估。除了进行适当的补液治疗，存在血流动力学不稳定的不稳定骨盆骨折患者应考虑紧急应用外固定支架。读者可参考本章后面的"合并损伤"

一节进行了进一步讨论。

正式治疗取决于所涉及的损伤类型，最好由经验丰富的骨科医师进行指导。

合并损伤

骨盆环破裂的死亡率很高（10% ～ 20%），这是由于多系统损伤的高发生率造成的。临床医师必须从患者的整体情况来考虑这些损伤。骨折块及其对邻近解剖结构产生影响，可能会发生合并损伤。早期识别患者骨盆骨折的特定类型是很有帮助的，因为它可以预测合并损伤的类型。骨盆骨折会导致血管、泌尿生殖道、神经系统和消化道的合并损伤。控制出血是治疗初期的首要问题。

出血。严重骨盆骨折后，腹膜后可积聚多达 4L 的血液。50% 闭合性骨盆骨折患者需要输血（平均输血量 6 ～ 8 个单位）。考虑到这些事实，失血性休克是骨盆骨折患者的主要死亡原因就不足为奇了。有可能死于骨盆骨折的患者的特征包括男性、严重多发伤和大出血。然而，急诊医师在评估这些患者时还必须考虑其他出血来源。

一项大型研究证实，大多数骨盆骨折后出血死亡的患者并不单纯是死于骨盆出血。其他出血来源，如胸部和腹部，也必须进行评估。

早期的盆腔 X 线片可能有助于预测严重的盆腔出血。在血流动力学不稳定且在机械结构上稳定的 LC Ⅰ 和 APC Ⅰ 骨折患者中，85% 的病例持续低血压是由于腹内出血。相比之下，在机械结构不稳定的 LC Ⅱ、LC Ⅲ、APC Ⅱ、APC Ⅲ 和 VS 损伤的患者中，60% 的患者发生了严重的骨盆出血。APC 损伤需要的输血最多（15 个单位），而 LC 损伤需要的输血最少（4 个单位）。其局限性包括在阅读初期 X 线片时存在潜在困难，且由于患者生命体征太不稳定而无法进行 CT 扫描。

其他可以预测大出血的影像学检查包括双骨盆环损伤和后部骨折。与单环骨折相比，移位的双环骨折需要输血的概率增加了两倍。骨盆后部骨折比前部骨折出血更多。

直接手术控制和修复损伤的血管并不是常规选择。在许多病例中，为静脉出血，其侧支循环广泛，手术探查往往是徒劳的。

此外，切开后腹膜，则失去了填塞效应，因此手术探查具有潜在的风险。已证实的对控制盆腔出血有效的干预措施包括骨盆固定和血管造影术。是否需要骨盆固定、血管造影术或剖腹手术修复腹内损伤，以及怎样在适当时机应用仍存在争论，这些可能取决于损伤机制；它们也是下面讨论的主题（表 17-4）。

不稳定骨折可以用外固定支架治疗，以试图减少骨盆内的容积，利用骨性结构的限制，填塞止血，并通过固定骨碎块来防止血凝块移位。已经证实，患者死亡率随着外固定支架的使用而下降。在机械性结构

表 17-4 钝性骨盆损伤诊断程序

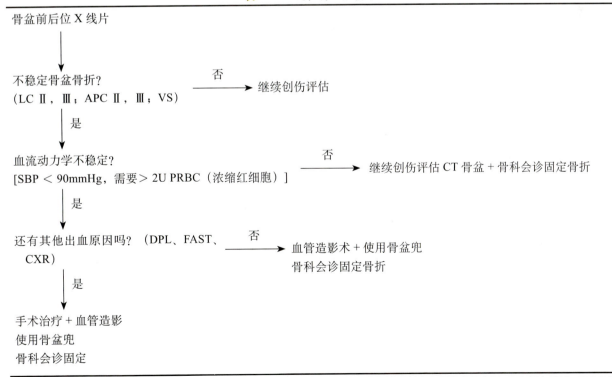

APC. 前后挤压；CT. CT 扫描；CXR. 胸部 X 线；DPL. 深腹膜灌洗；FAST. 腹部增强超声在创伤中的应用；LC. 侧方挤压；PRBC. 浓缩红细胞；SBP. 收缩压；VS. 垂直剪切

不稳定骨折中，对于 APC Ⅱ，APC Ⅲ，LC Ⅲ 和 VS 应该考虑紧急使用外固定支架。外固定支架的类型和应用应该由骨科医师根据具体的骨折类型来决定（图 17-31）。许多骨科医师建议尽可能在紧急剖腹手术前放置外固定支架。骨盆固定架可以在急诊室局部麻醉下插入，只需在皮肤上做很小的切口。早期外固定治疗对于减少不稳定骨盆骨折的失血是很有价值。

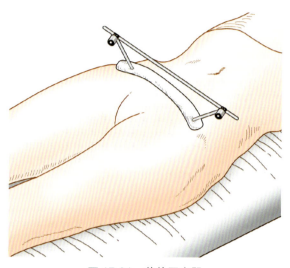

图 17-31　前外固定器

在重伤患者中应用外固定支架的局限性包括放置支架所需的时间约为 40min，这可能会延误其他重要的抢救措施。外固定支架的另一个局限性是它不能为骨盆后部提供较好的支撑。此外，一些人认为前部使用的外固定支架实际上可能会进一步加重后部损伤。

后环复位夹（C 形夹、骨盆夹、Ganz 夹）也是可以采用的，但更难实施，因其通常需要熟练的骨科医师和透视检查，以避免装置错位（图 17-32）。这些装置通过机械挤压骶髂关节，有效地稳定了骨盆后环。对于应用骨盆夹的患者来说，不会干扰剖腹手术。后环复位夹在欧洲急救中心最为常见。

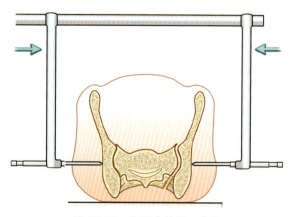

图 17-32　C 形夹使用示意图

这种固定器很难安装，但较前部外固定支架更能稳定骨盆后部

另一种获得暂时稳定骨盆的简单方法是使用市场上可买到的骨盆束缚带或骨盆兜（图 17-33）。骨盆兜（CPAS）的优点包括价格便宜，容易获得，应用时不需要特殊培训。在放置骨盆兜后下肢和腹部之间的连贯得以维持。对于侧方挤压致骨盆环损伤或骶神经孔骨折的患者，使用骨盆兜时需要谨慎。在这些情况下，强行或野蛮地应用骨盆兜（CPAS）可能会加重内脏损伤或骶神经根损伤。

血管造影和栓塞术是阻止骨盆骨折时动脉出血的另一个重要方法。传统观点认为，大约 10% 的盆腔出血是由动脉损伤引起的。然而，在血流动力学不稳定且容量复苏无效的骨盆骨折患者中，动脉出血比静脉出血的可能性更大，其中高达 80% 患者的大部分动脉出血可以通过栓塞止血。动脉栓塞的血管造影术有可能挽救此类患者的生命，应及早考虑实施。因此，骨折类型也可能有助于预测造影术适用于哪些患者。在 Burgess 等的研究中，20% 的 APC Ⅱ、APC Ⅲ 和 VS 损伤类型的患者需要栓塞，而 LC 损伤类型中血管栓塞术只适用于 2% 的患者。

在进行血管造影术前，应进行积极的液体复苏，并用骨盆兜或骨盆束缚带固定骨盆。若患者仍处于低血压状态，且没有其他明显的出血原因（胸部、腹部），则其具有进行血管造影术指征。在没有其他出血来源的低血压患者中，血管造影术可发现动脉出血，73% 的出血可进行栓塞止血。在这些患者中，血管造影术应优先于外固定器。在血流动力学不稳定的同时有盆腔和腹部出血证据的患者（创伤检查中盆腔 X 线片和腹部增强超声呈阳性）中，传统认为先剖腹探查后行血管造影，但目前该顺序受到了质疑。剖腹手术前的血管造影术在栓塞腹部动脉和避免因打开腹部而增加骨盆体积方面具有潜在的优势。

泌尿生殖器官损伤。高能量骨盆骨折合并内脏损伤会导致高死亡率。最常见的是下尿路损伤，特别是尿道和膀胱。骨盆破裂后尿道损伤的发生率为 4% ～ 14%，而膀胱损伤的发生率为 6% ～ 11%。0.5% ～ 2.5% 的骨盆骨折同时发生膀胱和尿道损伤。

所有骨盆骨折患者均应考虑是否伴发尿路损伤。在损伤早期，通常无阳性体征，如难以触诊到前列腺（"高骑式前列腺"），阴囊（会阴）肿胀，以及尿道口溢血。骨折类型与尿路损伤具有相关性。骨盆前环断裂后下尿路损伤发生率最高，尤其是双侧耻骨支受累（骑跨伤）。15% 的单侧耻骨升支骨折患者并发泌尿系统损伤，在双侧耻骨升支骨折（跨越性损伤）后，此比例会增加到 40%。其他与尿路损伤相关的骨折类型包括耻骨联合半脱位（APC Ⅰ）、开书式损伤（APC Ⅱ、APC Ⅲ）、VS 骨折（Malgaigne）以及耻骨支骨折

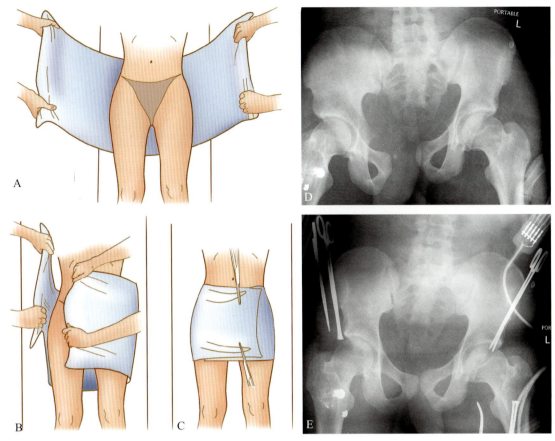

图 17-33　骨盆兜

A. 将一骨盆兜放在骨盆下面；B. 将两端在前面连在一起；C. 使用止血钳固定床单；D. 骨盆兜固定前的开放性骨盆骨折 X 线平片；E. 同一患者骨盆兜固定后的 X 线平片

合并骶髂关节损伤。尿道损伤在单纯的骨盆后部损伤中并不常见。

> 共识：并非所有骨盆骨折都与尿路损伤相关。骨盆前环骨折时尿路损伤发生率较高。

男性的尿道分为前后两部。后部由前列腺和尿道膜部组成，前部由球部和尿道海绵体部组成。骨盆骨折后最易受尿道损伤的区域是球部膜部交界处。要理解骨盆骨折与尿道损伤的关系，需要对周围的解剖学有所了解。前列腺通过耻骨前列腺韧带固定在耻骨上。前列腺同样固定在泌尿生殖膈上，而泌尿生殖膈与尿道膜部相连。当骨盆环受损时，移位的耻骨会压迫前列腺使其移位，并产生剪切力，从而部分或完全撕裂尿道。

女性患者的尿路损伤发生率较低（4.6%），原因是女性尿道较短，周围支撑结构较少。然而，女性患者只要在尿道口处观察到出血，就应该进行仔细的检查。

所有在体格检查时提示尿道损伤的患者，在插入 Foley 导尿管前应进行逆行尿路造影术。急于插入 Foley 导尿管可能会将部分撕裂转变为完全撕裂。由于体检结果不可靠，尤其是在受伤后的第一个小时内，

尽管检查结果为阴性，男性盆腔前环破裂患者仍应考虑进行逆行尿路造影术。

使用球囊注射器或 Foley 导尿管插入舟状窝，将 30 ～ 40ml 的水溶性造影剂注入尿道，同时拍摄 X 线片（图 17-34A）。若已经放置 Foley 导尿管，可以通过附着在 Foley 导尿管旁的留置针获得尿路造影结果。完全性撕裂的诊断标准是造影剂渗出且不充盈膀胱，而不完全性撕裂有膀胱造影剂渗出和部分充盈。治疗方案仍然存在争议，一般来说，小的前尿道撕裂通常不需要手术修复，通过留置 Foley 导尿管其可以很好地愈合。完全性撕裂和后尿道损伤首选手术治疗。

膀胱损伤包括腹膜内或腹膜外破裂。在 93% 的膀胱破裂病例中伴发了骨盆骨折。在 1/3 的病例中，腹膜外膀胱破裂是由于骨块撕裂了膀胱的前外侧部。另一种常见的腹膜外破裂机制是排空的膀胱受到压迫。当外力作用于整个膀胱时，膀胱最薄弱的部位（穹顶）会发生腹膜内破裂。膀胱破裂的患者中有 82% ～ 97% 会出现肉眼血尿，但不能区分上、下泌尿生殖道损伤。

骨盆环破裂的骨折需要在尿路造影术后进行逆行膀胱造影术。逆行膀胱造影术仅需依靠重力向膀胱内注入 300ml 的水溶性造影剂（图 17-34B）。应仔细检查膀

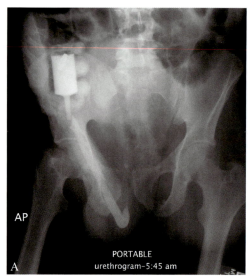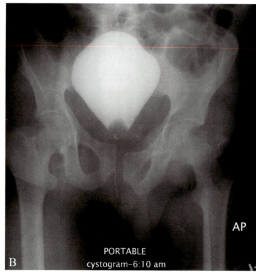

图 17-34 骨盆骨折常常与泌尿生殖系统损伤相关

A. 正常的尿路造影；B. 正常的膀胱造影

胱充盈和排尿后的 X 线片是否有渗出的证据。在膀胱没有完全充盈或没有排空时，膀胱 X 线平片上可能会出现假阴性结果。CT 逆行膀胱造影术也是膀胱破裂检查的一种可接受的替代方法。膀胱破裂需要手术修复。

神经损伤。20% 的骨盆环不稳定骨折患者存在神经损伤。神经损伤在骶髂关节损伤、骶骨骨折或髋臼骨折时更为常见。13% 的髋臼骨折患者存在坐骨神经损伤。

骨盆骨折导致的神经损伤患者中，超过 50% 的患者会同时存在感觉和运动障碍。在一项研究中，50% 的患者在受伤后 24 个月内有持续性的神经损伤症状。在骶骨骨折时，神经由于牵拉、小的骨折块或血肿压迫而受损。这些损伤可通过全面的神经检查发现，特别是对 L_5、S_1 和 S_2 神经根的检查。

Denis 等根据损伤部位对骶骨骨折进行分类（图 17-35）。在骶骨翼（Ⅰ区）骨折的患者中，神经损伤的发生率为 6%，最有可能的损伤是 L_5 神经根的部分。经骶孔的骨折（Ⅱ区）的神经损伤发生率为 28%。Ⅱ区骨折最常与 L_5、S_1 或 S_2 的前根损伤有关。骶孔内侧骨折或水平骨折（Ⅲ区）的神经损伤发生率最高，为 57%。这类骨折最常见并且危险性最高，因为近 80% 的骨折会影响肠道、膀胱或性功能。S_2 水平以上的骶骨骨折并不常见，但与 S_2 以下的骨折相比，神经损伤的发生率要高得多。

胃肠道损伤。与骨折相关的胃肠道损伤通常见于穿透性损伤或开放性骨折。若怀疑下消化道损伤，应进行内镜检查。

开放性骨折。开放性骨盆骨折死亡率为 25%～50%，急性期患者常死于失血过多，晚期死亡的原因主要为脓毒症。高危人群包括那些直肠或会阴区受损的患者。对这些患者应该及早进行结肠造瘘手术。47% 的患者存在直肠受累。1/4 的女性会有以阴道撕裂为先兆的开放性骨折。合并损伤很常见，1/3 的患者伴泌尿生殖系统损伤。治疗原则包括对开放性伤口冲洗和清创，当累及直肠或会阴时进行结肠造瘘术。开放性骨盆骨折需要早期使用广谱抗生素。

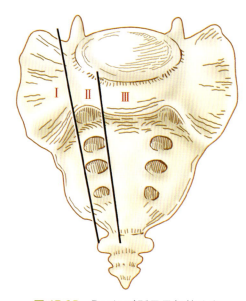

图 17-35 Denis 对骶骨骨折的分类

存在 3 个损伤区域（Ⅰ、Ⅱ、Ⅲ），通过骨折向内侧延伸程度对损伤进行分类。骨折部位越靠近内侧，神经损伤的发生率越高

并发症

骨盆骨折可能会发生许多远期并发症。

● 慢性骶髂关节炎表现为持续的低位疼痛，可在骶髂关节损伤后发生。

● 畸形愈合或延迟愈合。

● 肺栓塞（早期）。

● 内脏破裂导致的脓毒症。

● 持续性神经功能缺损，尤其是骶骨骨折后。

髋臼骨折

髋臼分为 4 个节段：前柱、前缘（壁）、后柱和后缘（壁）。髋臼骨折根据解剖结构的受累程度进行分类（图 17-36）。前柱从髂骨延伸至耻骨联合，包括髋臼前缘。后柱始于坐骨切迹，包括髋臼后缘和坐骨结节。髋臼顶部是上端承重区，包括部分前柱和部分后柱。髋臼横行骨折累及部分前柱和部分后柱。

最常见的骨折类型累及前、后柱。单发的后柱骨折比前柱骨折更常见。后壁骨折常合并髋关节后脱位。当股骨头向骨盆内侧移位时，移位的髋臼骨折称为中央性骨折脱位（图 17-37）。

根据 Letournel 和 Judet 的理论，髋臼骨折分为简单骨折和合并骨折。简单骨折包括横行骨折或单纯的单个柱或边缘的骨折。合并骨折更为复杂，包括 "T" 形或 "Y" 形骨折，以及包含多个简单骨折的骨折类型。"T" 形骨折涉及前柱和后柱，且存在横断骨折（图

17-38）。其占髋臼骨折的 5% ~ 10%。

损伤机制

髋臼骨折通常是高能量暴力作用的结果。最常见的是间接暴力导致，比如对大转子的内侧直接打击。当发生这种情况时，股骨头就像锤子一样击打髋臼使其骨折。若受伤时股骨头内旋，就会产生后柱骨折，股骨头外旋则导致前柱骨折，内收导致髋臼顶部骨折，外展导致髋臼下部受伤。这种机制常见于行人被汽车撞伤。

另一种间接损伤机制是通过击打膝关节，暴力轴向传递到股骨头和髋臼。该机制常见于发生交通事故的司机或乘客，其通常导致髋臼横断性骨折，或较少见的后柱骨折。

体格检查

患者会出现疼痛和压痛，负重时加剧。髋臼中央骨折的患者若伴有移位或脱位，可能会有同侧下肢缩短。髋臼骨折患者可能伴有血管、内脏或神经损伤。强烈建议对合并损伤进行彻底的检查和评估。

影像学检查

早期髋臼骨折在骨盆 X 线片上可能很难被发现。当怀疑髋臼损伤时，仔细检查髋臼周围的正常解剖标

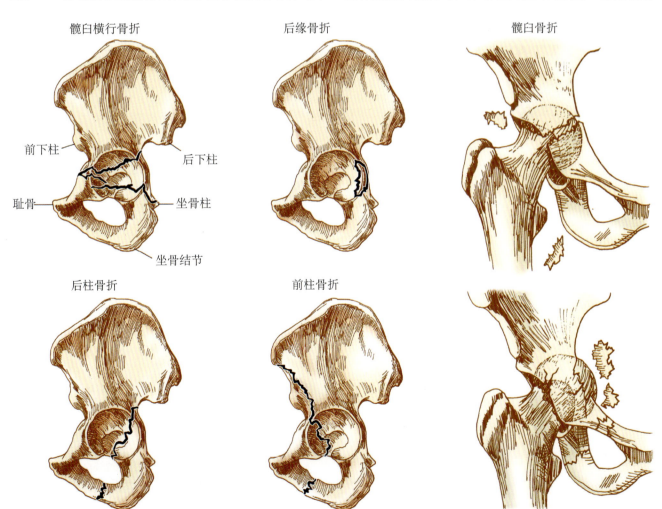

髋臼横行骨折

前下柱

耻骨

后下柱

坐骨柱

坐骨结节

后缘骨折

髋臼骨折

后柱骨折

前柱骨折

图 17-36　未移位的髋臼骨折。存在许多亚型

图 17-37　中央骨折脱位

志是至关重要的（图 17-39）。任何一条标志线的断裂都提示髋臼相应部位骨折，如下所示。

● 髂耻骨（髂耻骨）线。提示前柱骨折。

● 髂骨坐骨线。代表后柱的内侧边界，其断裂提示后柱骨折。

● 髋臼后缘。提示后壁骨折。后缘比前缘大，而且比前缘向外突出。

● 髋臼前缘。这条线与耻骨上支的下缘相邻。破裂提示前缘骨折。

● 泪滴影。这个"U"形阴影代表髋臼切迹的前缘。与髂骨坐骨线相邻，如分离则提示半骨盆旋转或后柱骨折。

● 髋臼顶部。提示髋臼上部骨折。

在某些情况下，髋臼骨折在平片上会很明显（图 17-40）。若怀疑髋臼骨折，但在骨盆或髋关节的前后位 X 线片上不明显，应拍摄倾斜（Judet）位和（或）CT 扫描。后柱和前壁在 45°外斜位 X 线片中最为清晰，而后壁和前柱在 45°内斜位 X 线片中显示最佳。髋臼中央骨折在后斜位片上最为清晰。某些骨盆骨折经常合并在 X 线片上不容易观察到髋臼骨折。80% 的髋关节内骨折块在平片上看不到。建议所有可疑的髋臼损伤患者进行 CT 扫描，CT 扫描在大多数情况下已经取代了特殊位置的平片。计算机断层扫描和三维重建在检测关节内骨块和设计手术方面有很大帮助（图 17-41、图 17-42）。

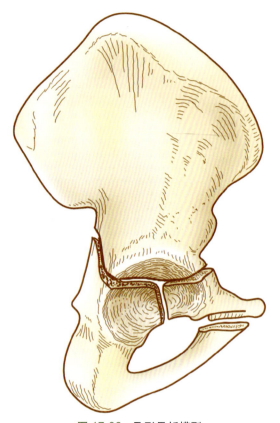

图 17-38　T 形骨折模型

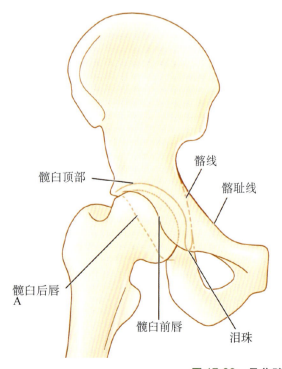

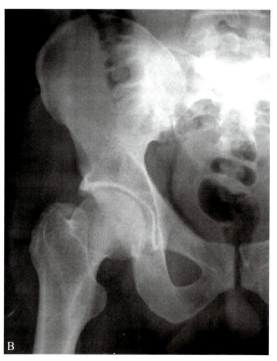

图 17-39　骨盆髋臼前后位 X 线片

怀疑骨折的患者应仔细检查标志线。隐匿性骨折可能只存在其中一条线移位。A. 图解；B. X 线平片

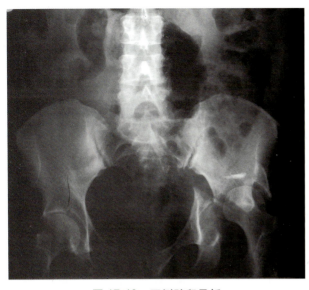

图 17-40 双侧髋臼骨折
左侧髋臼严重移位，髂耻骨线和髂骨坐骨线断裂提示前柱和后柱骨折

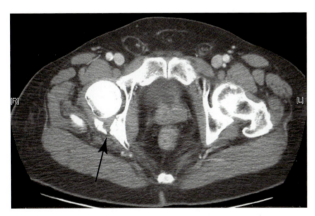

图 17-41 CT 扫描显示右后缘骨折（箭头）

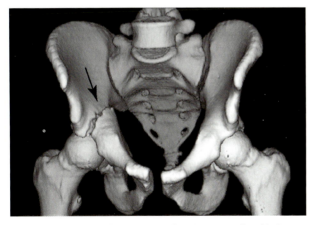

图 17-42 髋臼横断性骨折的三维 CT 重建（箭头）

合并损伤

髋臼骨折可能合并血管、内脏和神经损伤。此外，髋臼骨折可能伴发股骨、股骨头、耻骨支和同侧肢体的骨折。髋关节后脱位常伴发移位后壁骨折，而髋关

节前脱位常伴发前壁骨折。髋臼骨折中 10% ～ 13% 合并坐骨神经损伤。

治疗

推荐急诊骨科就诊，特别是在髋关节脱位的情况下。紧急处理包括四肢固定和对合并的血管、内脏或神经损伤进行彻底评估。

此类损伤的治疗目标是股骨髋臼关系的早期正常化。若股骨头半脱位不能通过牵引复位，则需要手术治疗。对于移位＞ 2mm 的骨折，也推荐切开复位内固定。

伴有股骨头嵌顿的骨折预后较差。髋臼骨折的非手术治疗范围从牵引到完全负重状态不等。对于承重穹顶的无移位骨折，需要闭合牵引治疗以防止进一步移位（图 17-43）。若没有涉及承重穹顶，可允许患者适当承重。

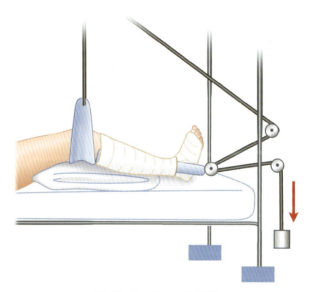

图 17-43 Russell 牵引
腿在悬挂装置中以最小屈曲保持平衡；10 ～ 15 磅的重量足以提供良好的牵引力

并发症

髋臼骨折的治疗可能会由于以下几种疾病的发展而变得复杂：

- 骨关节炎，即使是细微的骨折也可并发。
- 创伤性关节炎很常见，尤其是在移位的中央性骨折脱位之后。
- 缺血性坏死可在损伤后 1 年内发生。发生率取决于骨折类型和复位时间。早期复位的髋臼中央骨折脱位有 15% 的缺血性坏死发生率。若延迟复位，则有 48% 的发生率。其他学者并未报道过髋臼中央骨折脱位后无菌性坏死的病例。
- 坐骨神经损伤可能使这些损伤的治疗复杂化，特别是移位的中央骨折。

盆腔软组织损伤

挫伤

臀部

挫伤是一种常见的臀部损伤，是由直接暴力造成的，比如跌倒。臀部受到大量脂肪组织的保护，故臀大肌挫伤通常由较大暴力造成。患者主诉坐位和行走时疼痛，伴压痛。钝力作用于臀部还可造成坐骨粗隆骨膜炎、坐骨粗隆挫伤和粗隆骨折。这些情况可以通过 X 线检查和临床评估加以鉴别。对于坐骨结节骨膜炎患者，结节部位可有轻微疼痛，其他部位几乎没有不适。

臀部挫伤主要采取对症治疗，包括局部冰敷和俯卧位休息。病情好转前，枕头或坐垫有助于缓解疼痛。对于坐骨结节骨膜炎患者，结节局部注射布比卡因可缓解疼痛。此外，患者出院时应按医嘱使用坐垫，直至病情缓解，并在最初 24 ～ 48h 内适当使用镇痛药和冰敷。

骶尾部

骶尾部挫伤由直接暴力作用于骶骨或尾骨导致。由于骶骨、尾骨贴近皮下，挫伤疼痛往往比较剧烈，患者主诉局部剧烈疼痛，甚至不能活动。检查时，可在骶骨或尾骨上发现明显压痛区，其他部位几乎没有不适。应行 X 线平片检查以排除骨折。

虽然一些学者认为，骶尾部挫伤并不能使患者失去行动能力，但我们发现，骶尾部挫伤具有极大的致残能力。尾骨挫伤可能导致"尾骨痛"，这种疾病的预后很差，而且几乎没有有效治疗方法。骶尾部挫伤的紧急治疗包括早期应用冷敷、软垫座椅和适当的镇痛药，以及转诊进行后续护理。由于尾骨挫伤的预后不佳，我们认为尾骨挫伤都应该接受进一步后续治疗。

会阴部

会阴挫伤并不常见，是由直接撞击造成的，比如摔倒在坚硬的物体上。检查时，可有会阴部疼痛、瘀斑和肿胀或局部血肿伴疼痛。任何出现较大血肿的患者都需要做尿路造影术以排除尿道损伤。治疗方法是先冷敷 48h，然后进行温水坐浴。

髂嵴

髂嵴容易发生挫伤。髂嵴挫伤被称为"髋部指示器"。诊断需要排除腹内损伤。髂骨骨膜炎是由骨挫伤引起的，诊断和治疗往往较明确。体格检查表现为沿髂嵴从髂前上棘到髂后上棘的任何部位的压痛。治疗采取保守治疗。

骶髂韧带损伤

这是一种罕见的创伤性损伤；然而，急诊漏诊可能会导致椎间盘突出的治疗不当。骶髂关节是人体最强壮的关节，很少受伤。损伤时，患者主诉疼痛局限于骶髂关节区域，辐射至腹股沟和大腿后方。损伤机制包括大腿过度外展、过度伸展或过度弯曲。可通过体格检查诊断：让患者侧卧并向下按压髂骨，挤压骶髂关节，骶髂关节扭伤时引起疼痛；或患者取仰卧位，下肢伸直外展，可引起损伤的髂骶部或腰骶部韧带疼痛。

治疗主要包括关节局部注射布比卡因、镇痛药、热敷和卧床休息。若症状持续存在，则需要转诊。有关骶髂关节疾病的更多信息，请参阅第 8 章。

股四头肌附着点拉伤这种损伤是由于膝关节伸展时髋关节被迫屈曲所致。在青少年中，骨骺尚未闭合时，可发生结节撕脱并使骨骺广泛分离。体格检查表现出肌肉在骨骼附着点区域压痛，几乎不伴肿胀。与上述机制一致的病史，膝关节伸展时髋关节被动屈曲或髋关节抵抗阻力主动伸展时疼痛加剧，有助于明确诊断。应拍 X 线片以排除撕脱性骨折。

对于不完全撕脱伤，可屈曲固定膝关节进行治疗，以减轻肌腱在坐骨附着点的压力。患者出院后拄拐 3 周。应避免大腿主动屈曲。在怀疑完全撕脱的情况下，应考虑手术治疗。

坐骨神经受压

坐骨神经痛通常被认为是由于腰骶部髓核突出引起的。其他原因包括后关节突综合征、中央椎管狭窄或肿瘤、动脉瘤或血肿直接压迫坐骨神经，这种情况也见于接受麻醉、长时间卧床或卧床不起的患者。在梨状肌综合征患者中，梨状肌的创伤导致血肿形成及后期瘢痕组织形成，从而对解剖上相邻的坐骨神经产生机械刺激（图 17-44）。

梨状肌综合征占坐骨神经痛病例的 0.5% ～ 5%。梨状肌综合征患者会有典型的坐骨神经痛症状，包括臀部和大腿后部疼痛。难以耐受坐位以及髋关节屈曲、

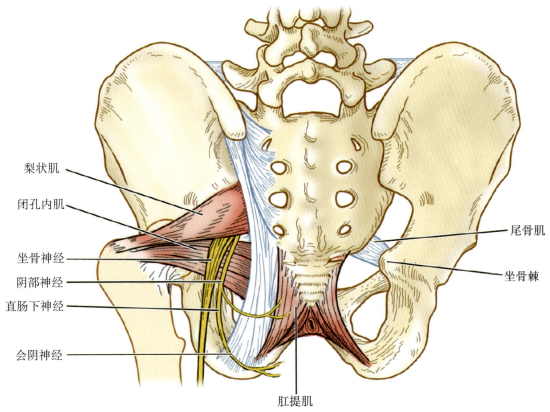

梨状肌
闭孔内肌
坐骨神经
阴部神经
直肠下神经
会阴神经
尾骨肌
坐骨棘
肛提肌

图 17-44　坐骨神经从骨盆后方发出时的解剖，注意坐骨神经与梨状肌的距离

内收和内旋所产生的疼痛。常见坐骨大切迹压痛。梨状肌的功能丧失，但这并不影响髋关节力量，因为存在 3 个更强、更短的髋关节外旋肌。

梨状肌水平的坐骨神经压迫的诊断可以通过电生理检查来证实。保守治疗包括非甾体抗炎药、物理疗法、超声波或利多卡因注射。如保守治疗效果不佳，可以通过在梨状肌的肌腱起始处将其切断进行治疗。梨状肌腱切除术也可通过微创关节镜进行。

阴部神经麻痹

阴部神经麻痹由会阴部受力所致的压迫性神经病引起。通常发生在股骨髓内钉手术后，也可以在创伤后出现。症状包括阴茎和阴囊麻木，以及勃起功能障碍。阴部神经的感觉神经终末分支比运动神经分支更容易发生术后麻痹。

臀部筋膜室综合征

臀部筋膜室综合征罕见，但因其后果非常严重，急诊医师应必须能够识别。该综合征可能发生在长时间不动后，比如在滥用药物和酒精、钝性创伤或手术体位。这种综合征在骨髓活检后也有报道，也可能被误诊为深静脉血栓。

臀肌表现得像是被分成了 3 个独立的腔室：①阔筋膜张肌室；②臀中、小肌室；③臀大肌室。在臀部严重挫伤后，比如从高处坠落，患者可能会因出现臀部紧张肿胀和疼痛加剧被送到急诊室，在接下来的 4 ～ 6h 内，可能会导致肌肉坏死。患者主诉伴随髋关节的运动出现臀部疼痛，特别是屈曲和内收。此外，周围神经传导阻滞与室内压呈负相关，筋膜室内高压可能会导致坐骨神经病变。

有相应病史且检查符合该综合征的患者应该入院并接受骨外科医师的诊治。若筋膜室内压力大于或等于 30mmHg，持续 6 ～ 8h，则需进行筋膜切开术。有关筋膜室综合征的进一步讨论，请参阅第 4 章。

腹外斜肌腱膜撕裂

这种罕见的情况是由于腹部肌肉的强力收缩，同时躯干被迅速推向对侧。表现为髂嵴极度疼痛，患者由于疼痛而无法挺直身体，典型特征为患者弯腰走进急诊室。体格检查发现沿髂嵴边缘有轻压痛。在疾病早期，若发生大的破裂，可触及明显缺损（图 17-45）。在轻度病例中，只会发现触诊时压痛。受累肌肉的收缩引起明显的疼痛，有助于诊断和鉴别髂骨挫伤。患者会主诉患侧髂嵴向对侧屈曲时会引发疼痛。

腹外斜肌腱膜不完全性撕裂的治疗包括前 24 ～ 48h 的冰敷，然后热敷、镇痛药和休息。部分医师选择捆绑和包扎，然而没有明显证据证明其有效，也不推荐急性期治疗。当存在广泛的腱膜撕裂和血肿时，应请骨科医师会诊。

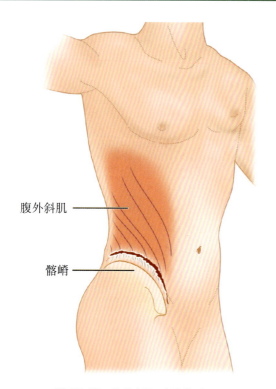

腹外斜肌

髂嵴

图 17-45 腹外斜肌腱膜撕裂

第 18 章
髋 关 节

Gregory W. Hendey, MD

概述

髋关节是由股骨头和髋臼组成的球窝关节。该关节有许多明显的骨性标志。股骨近端由股骨头和股骨颈及大转子和小转子组成（图 18-1）。髂前上棘和大转子易于在外侧触及，耻骨联合位于其内侧。髋关节的活动范围很广。

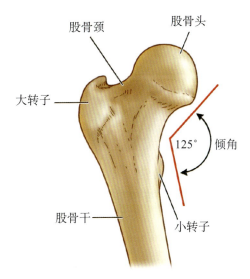

图 18-1 所有可疑骨折都应评估颈干角（正常为 120°～130°）

髋关节被包裹在关节囊中，该关节囊与髋臼边缘及股骨颈相连。关节囊增厚形成 3 条韧带：位于前方的髂股韧带，位于下方的耻股韧带及位于后方的坐股韧带。髋臼周围有一圈宽厚的软骨带，从髋臼向外延伸，称为髋臼唇，其增加了关节腔深度，使髋关节更加稳定。股骨头中央与髋臼之间由扁薄的股骨头韧带连接。

髋关节周围的肌肉强壮而有力。可以将其分为 3 组——前组、内侧组和后组。前组包括髂腰肌、阔筋膜张肌、缝匠肌和股四头肌。位于内侧筋膜室内的肌肉可以使大腿内收，包括耻骨肌、股薄肌、闭孔外肌、大收肌、短收肌和长收肌。后方肌肉延伸至臀部，包括半腱肌、半膜肌和股二头肌。

我们必须清楚地认识到股骨近端血液供应并不稳定。血管从解剖上包括 3 个主要来源，按重要性顺序列出（图 18-2）。

1. 旋股动脉和旋股外侧动脉。
2. 骨髓滋养血管。
3. 股骨头韧带内的血管。

旋股动脉围绕着股骨颈底部并形成旋股外侧动脉，旋股外侧动脉向上走行供应股骨头。84% 的股骨头缺血性坏死由该血管损伤导致。在无移位的股骨颈骨折中该血管往往未被破坏，故早期诊断可阻止股骨头坏死的发生。

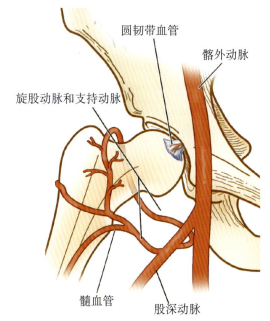

图 18-2 股骨颈基底部的血管环发出囊内血管（支持带血管），这些血管对维持股骨头的灌注很重要

影像学表现

常规的 X 线片包括前后位（AP）和外旋位（即侧翻或蛙式侧翻）足以诊断（图 18-3）。对于怀疑有骨折的患者，可拍摄垂直于股骨颈长轴的交叉侧位 X 线片取

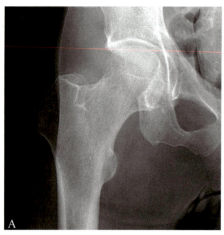
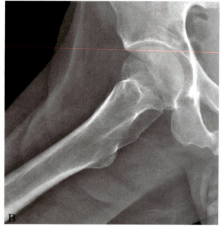

图 18-3　髋关节的正常 X 线片

A. 前后位 X 线片；B. 外旋位（即侧翻位或蛙式侧翻位）X 线片

代外旋位 X 线片（图 18-4）。两侧髋关节对比通常有助于隐匿性骨折的诊断，特别是在压缩性骨折的诊断中（图 18-5）。所有疑似髋关节损伤的患者都应仔细检查 Shenton 线（图 18-6）。此外，所有可疑骨折都应评估正常值为 120°～ 130° 的股骨颈干角。这是通过测量股骨干纵轴和股骨颈的轴线所形成的夹角来获得的（图 18-1）。

隐匿性骨折

　　老年骨质疏松症患者受伤后髋部疼痛多发于股骨颈、粗隆间区或骨盆处。漏诊隐匿性股骨颈骨折可能导致继发的移位、血管破裂，最终导致缺血性坏死。隐匿性髋关节骨折在有外伤史、髋部疼痛但初始 X 线片结果阴性的患者中占 4%～ 10%。低能量创伤是一种常见的病因，如站立时跌倒。虽然临床体格检查通常具有意义，但一些隐匿性髋部骨折患者能够承受体重（伴有疼痛）和系统的体格检查，如直腿抬高、被动旋转或轴向负重试验。

当疑似髋部骨折的患者的平片模糊不清时，可通过磁共振成像（MRI）检查做出诊断，其敏感度和特

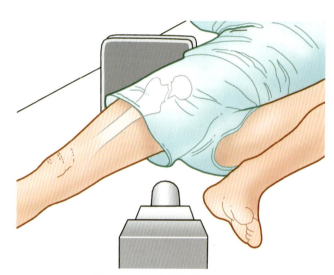

图 18-4　髋关节的横卧位视角

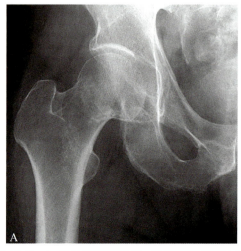
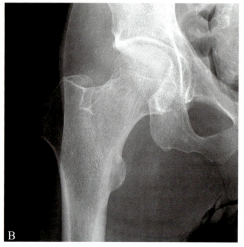

图 18-5　A. 股骨颈压缩骨折。注意高密度和缺失的骨小梁。B. 股骨颈骨小梁形态正常（供对照）

异度均为 100%。MRI 可在受伤后 4～6h 发现骨折。对于 70 岁以上的患者 MRI 更可能呈阳性，而这些患者往往也需要手术治疗。MRI 还具有检测骨折初期未检测到的其他病变的优势。在一项研究中，83% 的患者 MRI 检查结果阳性，其中 23% 需要手术治疗。髋关节 MRI 只需要大约 15min，虽然成本较高，但对于隐匿性骨折患者，其可避免更长时间的住院以及昂贵的并发症治疗费用。

　　其他成像技术，如计算机断层扫描（CT）和骨扫描均不如 MRI 敏感。CT 可以发现大多数隐匿性骨折，但可能会遗漏骨质疏松性松质骨中无移位的骨折。在两项研究中，MRI 可以检测到 CT 漏诊的骨折。

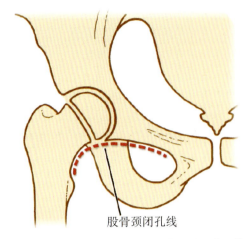

股骨颈闭孔线

图 18-6　Shenton 线从股骨颈下缘延伸至耻骨支下缘。这条线的中断提示股骨颈骨折

髋关节骨折

　　股骨近端骨折和髋关节骨折根据解剖学可分为两类。关节囊内骨折包括股骨头和股骨颈骨折。关节囊外骨折包括粗隆间骨折、粗隆骨折和粗隆下骨折。

股骨头骨折

　　此类骨折很少见，可能伴有脱位或没有任何明显的畸形。股骨头骨折分为单纯性骨折和复杂性骨折（图 18-7）。

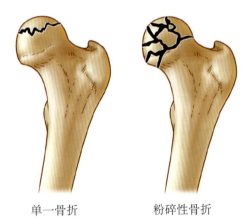

单一骨折　　　　粉碎性骨折

图 18-7　股骨头骨折

损伤机制

　　带有单一块的骨折是由脱位过程中经常产生的剪切力造成的。上位骨折与髋关节前脱位相关，而下位骨折与髋关节后脱位相关。复杂性骨折通常由直接暴力导致，同时可能与严重创伤有关。

体格检查

　　患者表现为局部触诊和旋转时疼痛。大腿外侧常

有挫伤。除非发生髋关节脱位，否则严重的畸形并不常见。

影像学检查

　　常规 X 线平片足以显示这些骨折。当平片难以确诊时，建议使用 CT 或 MRI。

合并损伤

　　复杂性骨折可能伴有骨盆或同侧上肢骨折。骨折断端向后移位可能合并坐骨神经损伤、骨盆骨折和同侧下肢损伤。骨折前脱位可能合并动脉损伤或静脉血栓形成。

治疗

　　单纯骨折。此类骨折的紧急处理包括固定、镇痛药和住院治疗。若合并移位，应先复位后固定。小块或上穹顶块可能需要手术切除或关节成形术。

　　复杂性骨折。此类骨折的紧急处理包括制动、镇痛药、合并损伤的控制和关节置换术，如行保守治疗，患者发生股骨头坏死（AVN）的可能性很大。

股骨颈骨折

　　股骨颈骨折，也称头下骨折，是常见的髋关节骨折类型。通常发生在骨质疏松的老年患者中，男女之比为 4：1。在年轻患者中很少见到股骨颈骨折，除非是由高能量暴力造成。如所受暴力程度较低，则应怀疑是病理性骨折。

　　股骨颈骨折可能导致股骨头血供中断，造成股骨头坏死（AVN）。

　　基于解剖学和治疗结果，有不同的股骨颈骨折分类。Garden 根据前后位 X 线片上的移位程度将股骨颈

骨折分为以下 4 种类型。

Ⅰ型 不完全骨折或嵌顿性骨折

Ⅱ型 完全骨折但未发生移位

Ⅲ型 骨折部分移位或成角

Ⅳ型 骨折移位且块之间没有接触

由于 Garden Ⅰ 和 Ⅱ 型（无移位）、Garden Ⅲ 和 Ⅳ 型（有移位）的治疗和预后基本一致。因此本文中将股骨颈骨折分类为无移位骨折和有移位骨折（图 18-8）。

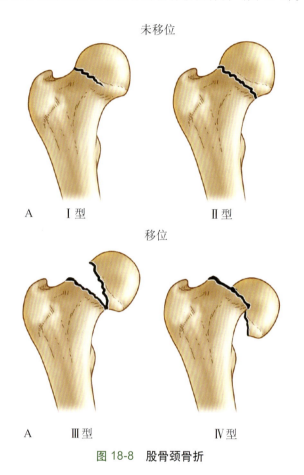

图 18-8 股骨颈骨折

损伤机制

轻度的直接创伤，如老年人摔倒在地，可能会导致股骨颈骨折。然而，对于老年骨质疏松症患者而言，间接暴力也是常见病因。股骨颈在剪切力的作用下可能导致应力性、冲击性或部分移位性骨折。患者随后跌倒，增加了骨折的位移或粉碎。应力性骨折通常始于股骨颈的上缘。

体格检查

应力性或嵌顿性骨折的患者主要症状为轻微的腹股沟疼痛或大腿内侧或膝盖疼痛，可因主动或被动运动而加剧。患者可能没有外伤史，且可以走动。通常没有下肢缩短或外旋的体征，因此仅依靠体格检查难以诊断。

移位的骨折通常伴随剧烈疼痛，以及下肢缩短和外旋的典型体征（图 18-9A）。

影像学检查

移位的股骨颈骨折通常在 X 线正位和侧位都能明确诊断（图 18-9B）。但未移位的骨折在骨折早期很难通过 X 线予以诊断（图 18-10）。正常小梁结构的扭曲或皮质缺损可能是此类骨折的唯一线索。通过下肢向内旋转 15° 的前后位 X 线片，可以观察整个股骨颈的情况，对诊断可能有所帮助。

怀疑骨折但平片正常的患者应进行 CT 或 MRI 检查。MRI 是诊断隐匿性股骨颈骨折的金标准。

合并损伤

此类骨折通常不会合并其他重大损伤。

治疗

股骨颈骨折非常疼痛，缓解疼痛是急诊医师的主要任务之一。可以通过静脉注射麻醉性镇痛药或股神经阻滞（将在第 2 章中描述）来实现。此外，在患者膝盖下放置枕头使髋关节轻度屈曲对缓解疼痛也有意

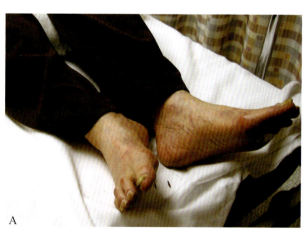

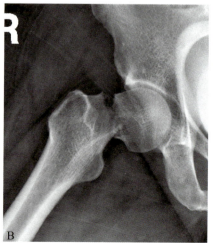

图 18-9 患者右侧移位的股骨颈骨折

A. 患肢缩短伴外旋；B. X 线片

义，而牵引无明显帮助。

对于股骨颈骨折的患者，很少行保守治疗，因为手术固定获益较大，并发症发生率更低。除患有严重疾病而无法手术或长期不卧床的患者以外，几乎所有患者均适用手术治疗。

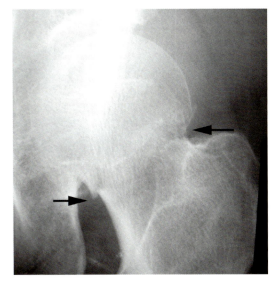

图 18-10　无移位股骨颈骨折

无移位骨折

无移位骨折的紧急处理包括固定、镇痛和紧急骨科会诊。根据经验，这些骨折的治疗方法是卧床休息，延长非负重状态。非手术治疗效果比手术干预差，因此，手术是首选的治疗方法。若不固定，这些骨折中的 10% ～ 30% 将会移位。尽早手术还可以避免后期移位的可能性及其不利影响。

手术方案取决于多种因素，包括骨科医师的专业能力。最常见的手术方案为固定，即通过股骨外侧将空芯螺钉置入股骨头，从而稳定骨折。考虑到 80 岁以上的患者再手术的概率较低，有专家建议这些患者直接行半髋关节置换术。

移位骨折

有移位骨折的紧急处理包括固定、镇痛和紧急骨科会诊。

延迟手术是有争议的，许多人认为此类骨折是骨科急症，因为会增加股骨头坏死的风险。受伤后 48h 内未行手术治疗的患者，股骨头缺血坏死发生率约为 40%，而超过 1 周未治疗的患者，坏死率为 100%。

这些骨折的最终治疗方案取决于患者的年龄和活动水平。在年轻患者中，闭合或切开复位空芯螺钉内固定是标准治疗，因为它保留了患者的股骨头。缺点包括 AVN、不愈合和再次手术的概率高。半髋关节置换术适用于身体条件差的老年患者，以及诊断延迟（＞ 1 周）、病理性骨折或髋关节炎的患者。对于老年患者，一些专家倾向于全髋关节置换术而不是半髋关节置换术。

不管术者手术技术如何，接受手术治疗的患者效果明显更好。内固定的死亡率为 10%，而卧床休息的死亡率为 60%。但老年人手术后的死亡率尤其高。在受伤的 1 个月内，84 岁以上患者中有 21% 的女性和 37% 的男性死亡。

并发症

股骨颈骨折与以下几个重要的并发症有关。

● 股骨头坏死（骨折 3 年后高达 35% 的患者发生股骨头坏死）。

● 骨关节炎。

● 手术并发症（如骨髓炎、髓内钉突出）。

● 骨折不愈合（＜ 5%）。

粗隆间骨折

此类骨折在所有股骨近端骨折中占比接近 50%。粗隆间骨折属于囊外骨折，累及大、小转子之间的松质骨。与股骨颈骨折一样，常见于老年患者，男女比例为 1∶4 ～ 1∶6。由于周围有大量的肌肉组织和松质骨的存在，该区域的血管供应非常丰富。髋关节的内旋肌仍然附着在近端的骨块上，而短的外旋肌仍然附着在远端的骨段上。

急诊医师应将此类骨折分类为稳定或不稳定（图 18-11）。粗隆间骨折中，有 50% 为不稳定性骨折。粗隆间骨折类型概述如下。

● 稳定型粗隆间骨折：仅单一骨折线横穿两个粗隆之间的皮质，股骨干和股骨颈之间没有移位。

● 不稳定型粗隆间骨折：股骨干和股骨颈之间有多条骨折线或复杂性骨折伴移位。骨折线可以延伸到粗隆下骨质，也可以沿"反向倾斜方向"延伸。股骨粗隆间骨折呈反向斜行，其最上端位于股骨内侧表面。

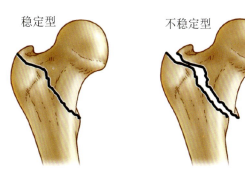

稳定型　　　　　不稳定型

图 18-11　转子间骨折

损伤机制

此类骨折中大多继发于直接暴力，如跌倒时大转子着地，或暴力沿股骨长轴向上传递。随着力量的增加，可能会导致大、小转子本身产生骨折。而附着于骨折断端的肌肉会加重骨片移位。

体格检查

患者会出现局部压痛、肿胀和髋部瘀斑。通常伴有明显的腿部缩短和由髂腰肌收缩导致的外旋（图18-12A）。

影像学检查

X 线正位和交叉侧位 X 线片通常足以显示这些骨折（图 18-12B，图 18-13）。与股骨颈骨折类似，未移位的粗隆间骨折的诊断较为困难，并且有时需要精确的影像学技术（即 MRI、CT）。

合并损伤

股骨粗隆间骨折可能因血供丰富的松质骨损伤而继发大量失血，患者可能会丢失多达 3 个单位的血液。

治疗

此类骨折的紧急处理包括固定和使用镇痛药，可使用静脉麻醉药或股神经阻滞（见第 2 章）。使用 5 磅重的皮肤牵引装置并未显示出任何益处，因此不推荐使用。

治疗方案取决于患者的医疗条件、骨骼质量（即骨关节炎或骨质疏松）和骨折形态。所有生命体征稳定的患者都需要手术固定。稳定性骨折和不稳定骨折均采用髋部加压螺钉和滑动钢板内固定治疗。稳定性骨折也可用髓内器械治疗。手术干预后可早期活动。手术风险较高的患者也可采用外固定架治疗。

并发症

粗隆间骨折与以下几个重要的并发症有关。

● 血栓栓塞。

● 术后并发症（如 5% ～ 8% 发生骨髓炎，髓内钉突出）。

此类骨折死亡率为 10% ～ 15%。与股骨颈骨折不同，因为血液供应充足，AVN 和骨折不愈合在此类骨折后很少见。

粗隆骨折

股骨粗隆骨折并不常见，多见于年轻患者（图18-14）。

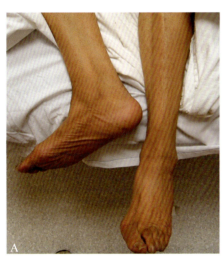
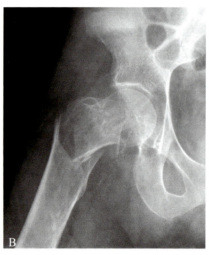

图 18-12　股骨粗隆间不稳定骨折
A. 患肢外旋缩短；B. 影像学检查

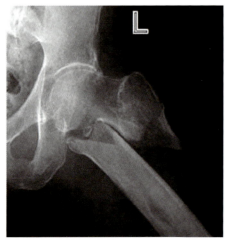

图 18-13　股骨粗隆间骨折。值得注意的是，骨折线呈反向倾斜，延伸粗隆粗隆，导致骨折不稳定

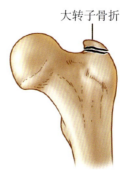
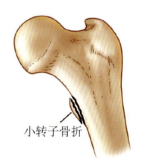

大转子骨折

小转子骨折

图 18-14　股骨粗隆骨折

损伤机制

大粗隆骨折通常由直接暴力导致，如跌倒。少数骨折可能由撕脱伤导致。

小粗隆骨折是由于髂腰肌剧烈收缩引起的撕脱骨折。它们可能发生在轻微创伤之后。小粗隆骨折通常是病理性骨折。

体格检查

大粗隆骨折通常表现为疼痛和压痛，随着大腿主动外展而加重。小粗隆骨折通常表现为疼痛和压痛，随着髋关节的屈曲和旋转疼痛加剧。

影像学检查

X 线正位和侧位片通常足以显示此骨折（图 18-15）。可能需要内部和外部旋转视图才能确定移位。未移位的骨折可能是细微的，部分需要 CT 或 MRI 来确诊。

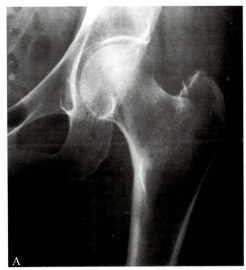

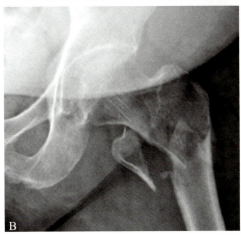

图 18-15　A. 无移位的大粗隆骨折；B. 小粗隆骨折（和粗隆下骨折）

合并损伤

骨折端可能有大量失血。老年患者发生小粗隆骨折通常是病理性的，因此需要适当的检查。

治疗

无移位骨折可通过拐杖辅助行走进行 3 ～ 4 周的对症治疗，减少力量作用于骨折块而导致的移位。持续限制负重直至患者不再疼痛。建议骨科随诊。

移位骨折。大粗隆骨折移位 1cm 或小粗隆骨折移位 2cm 的年轻患者需要内固定。骨折移位的老年患者可以对症处理。在这些患者中，尽管骨折块移位，但由于骨性或纤维愈合，肌肉功能可恢复。

并发症

远期并发症主要表现为肌肉萎缩导致功能丧失。

粗隆下骨折

粗隆下骨折指小粗隆周围 5cm 以内的骨折（图 18-16）。通常发生于年轻患者中，由严重暴力损伤所致。骨折可以是螺旋型、粉碎型、移位型或作为粗隆间骨折的延伸。

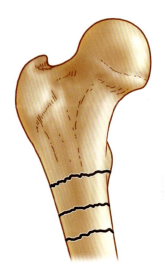

图 18-16　转子下骨折

对于这些骨折已经提出了多种分类系统。但没有一种分类系统是被普遍接受的，其分类不影响急救处理。

损伤机制

在老年患者中，最常见是跌倒时直接力和旋转力共同作用所致。而在较年轻的患者中，更多的是高能量暴力作用的结果。

体格检查

患者会出现臀部和大腿上部的疼痛和肿胀。若骨折移位，可能会出现畸形。高能量暴力下可能合并同侧膝关节损伤或下肢骨折。

影像学检查

此类骨折大多数仅通过 X 线平片即可诊断（图 18-17）。CT 扫描对外科医师确定手术治疗方案提供帮助。

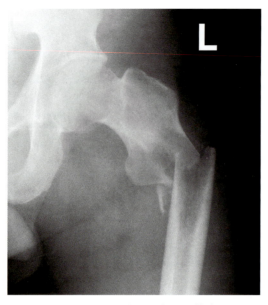

图 18-17　股骨粗隆下骨折（X 线表现）

治疗

这些骨折的应急处理包括 Sager 夹板固定（请参阅第 1 章）、降温、镇痛药、静脉输液以纠正体液丢失，以及切开复位和内固定。尽管很少使用，严重复杂性骨折仍建议通过牵引治疗。

并发症

此类骨折可发生以下几种重要的并发症。

- 静脉血栓栓塞
- 畸形或不愈合
- 术后并发症（如骨髓炎、髓内钉松动脱落）

髋部软组织损伤和脱位

股骨头缺血性坏死

股骨头缺血性坏死是血液供应受损的结果，是很多髋关节疾病从婴儿期到成年期的常见并发症。在美国，每年有 10 000～20 000 个新发病例。AVN 最常发生在 40～50 岁的男性，40%～80% 的患者为双侧。头部的主要血液供应来自旋股内侧动脉和旋股外侧动脉的分支，这些分支向远端进入关节囊，沿股骨头后表面走行。股骨头坏死可以是完全性或不完全性的。不完全性梗死将局限在股骨头的一段，X 线片呈现斑点状。

任何破坏股骨头血液供应的情况都可能导致这种疾病（表 18-1）。主要血管的损伤是最常见的原因。破坏支持血管的股骨颈骨折导致 AVN。股骨颈骨折后 AVN 的发生率为 20%～30%。AVN 可能因近端骨折或骨折复位不当时导致骨折部位产生更大的剪切力。

AVN 在髋关节脱位后也很常见，发生率高达 40%。其发病机制被认为是在头部脱位的情况下产生的缺血性损伤。复位可恢复血流灌注，这强调早期发现和治疗的重要性。髋关节脱位时，AVN 的临床表现通常在 2 年内显现。

与 AVN 相关的非创伤性因素很多。多达 90% 的非创伤性病例与类固醇的使用和酒精摄入有关。糖皮质激素诱导的 AVN 可能是由外源性药物（常见）或库欣病（罕见）引起。由于供应股骨头的小血管循环受损，AVN 可使镰状细胞病复杂化。免疫性血管疾病，如系统性红斑狼疮和小血管炎，也可能导致股骨头缺

血性坏死。其他相关疾病包括减压病（Caisson 病）、高代谢病和肾性骨病。10%～20% 为特发性病例，尽管进行系统的检查，病因仍不明确。

覆盖坏死头部的关节软骨通常能够存活，因为它的营养来自关节滑液。若坏死股骨头骨皮质塌陷，软骨就会退化。在骨质替代完成之前，负重的额外压力会导致骨皮质塌陷和严重的退行性变。

表 18-1　股骨头缺血性坏死致病因素

创伤性
股骨颈骨折
髋关节脱位
非创伤性
镰状细胞病
胶原血管病
酒精滥用
外源性类固醇治疗
库欣病
减压病
高谢病
肾性骨营养不良
特发性

临床表现

股骨头 AVN 最常见的主诉是疼痛，也可以没有临床表现。疼痛局限于腹股沟区域，也可能分布臀部或膝盖。起病可能是隐匿性的或突然的。体格检查时，

患者出现跛行，关节活动性差且疼痛，被动内旋、外展将受限。

然而，临床情况会有所不同，这取决于潜在的原因和患者的年龄。症状的出现与X线片上的表现没有明显的相关性。引起髋关节疼痛的不是骨细胞的死亡，而是软骨下骨的塌陷和骨折，这预示着临床症状的出现。

在儿童中，髋部周围的痉挛可能是早期症状。首发临床表现往往是跛行或髋部轻度痉挛，紧接着出现髋部负重疼痛，有时可放射至股部和膝部。在没有放射检查报告的情况下，出现这些症状需要高度怀疑股骨头AVN。

影像学检查

X线片应包括正位和"蛙腿"（屈曲和外旋）侧位片。有多种股骨头缺血性坏死的X线分类方法。其中Arlet-Ficat分期系统较常见，根据影像学检查分成4个阶段（图18-18）。

Ⅰ期　X线表现正常

Ⅱ期　股骨头内密度增高

Ⅲ期　囊变新月征

Ⅳ期　不规则股骨头严重畸形、退行性改变、塌陷。

新月征是沿着近端股骨头前外侧的一条弯曲的透明的软骨下线。它最常出现在蛙腿侧位片上，但在CT扫描上可能会被发现。

Ⅰ期疾病的早期诊断只能通过MRI或骨扫描来确定。骨扫描显示低摄取区为坏死骨，其周围是与快速骨转换相对应的摄取量增加的区域。MRI诊断敏感度高（88%～100%），被认为是早期检测病变的首选影像学检查。

治疗

急诊医师应该避免患者负重，因为压力可能会导致坏死头塌陷。

治疗方案取决于AVN分期。在Ⅰ期和Ⅱ期早期，髓芯减压是推荐的手术方式。即通过外侧粗隆入路从股骨头前外侧段去除8～10mm的骨质。该手术在缓解疼痛、防止股骨头进一步变形坏死、延迟全髋关节置换术方面非常有效。

在后期，当股骨头发生塌陷和变形时，需要重建。Ⅲ期和Ⅳ期疾病需要全髋关节置换术。在年轻患者中，部分专家在股骨头软骨下区域移植带血管的腓骨移植物，推迟髋关节置换的需要。

化脓性关节炎

化脓性髋关节炎可能发生在自体关节内，也可能发生在髋关节置换术后。70%的自体关节受累病例发生在4岁或4岁以下的患者。患化脓性髋关节炎的儿

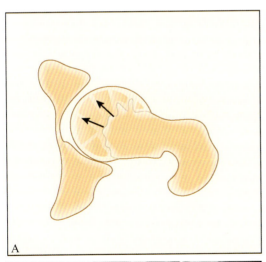
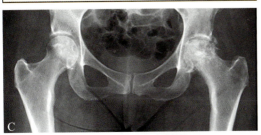
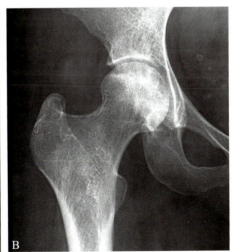

图18-18　缺血性坏死（AVN）

A.显示软骨下骨质塌陷的示意图，新月征（箭头）；B.软骨下硬化症伴骨塌陷的X线片（Ⅲ期）；C.关节间隙进一步变窄，头部塌陷，预示Ⅳ期缺血性坏死

童年龄越小，预后越差。

在儿童中，感染通常从关节囊内的骨髓炎病灶侵入髋关节。骨髓炎通常是血源性的，通过滋养血管侵袭干骺端，进一步可能向外扩散并发展为骨膜下脓肿。感染产生脓液，引起关节内压力增高会损害关节软骨，4～5d后会导致骨质破坏。

原发性关节感染在成年患者中很少见。在对4家医院进行的一项研究中，10年期间只有10例发生成年患者的原发性自体关节感染。大多数病例发生在免疫功能受损的患者（包括糖尿病）、已经患病的髋关节、器械介入后或由于邻近感染直接侵袭。尽管如此，在没有这些危险因素的情况下，自体关节感染性髋关节炎仍可能会发生。在接受全髋关节置换术的成年患者中，感染的风险约为1%。随着接受这种手术的老年患者数量的增加，急诊医师很可能会遇到这样的患者。

金黄色葡萄球菌（S Aureus）是正常髋关节发生感染性关节炎最常见的致病微生物。耐甲氧西林金黄色葡萄球菌（MRSA）很常见。成人假体置换病例中有75%是由革兰氏阳性菌引起的，其中最常见的细菌是表皮葡萄球菌（30%）和金黄色葡萄球菌（20%）。在革兰氏阴性菌中，铜绿假单胞菌是最常见的致病菌。厌氧菌、真菌和分枝杆菌也可能参与其中。

临床表现

患者因出现典型的发热和髋关节剧烈疼痛而在急诊科（ED）就诊。症状的发作通常是急性的，但在类风湿关节炎患者中，发作可能是隐匿的，通常不伴发热。这些患者可能易被误诊为关节炎发作，而不是化脓性关节炎。体格检查时，患者腹股沟前方和髋关节上方可有压痛，并伴有全方位活动受限和肌肉痉挛，跛行或不能行走。患者通常拒绝对下肢施加任何压力，并因剧烈疼痛而避免移动。

儿童的化脓性关节炎容易与一过性滑膜炎混淆。若发现到以下5种情况，则更有可能是化脓性髋关节炎：①温度＞38.3℃；②髋部局部疼痛，轻度被动活动加重；③受累关节肿胀；④排除其他病因的嗜睡、易怒或中毒等全身症状；⑤抗生素治疗有效。髋关节可以保持在屈曲、外旋和外展的位置。一过性滑膜炎的患者通常一般情况良好，伴有轻度发热，而感染性关节炎的患者往往伴有全身中毒症状。有关儿童髋部化脓性关节炎的进一步讨论以及与一过性滑膜炎的鉴别，请参阅第6章。

全髋关节置换术后根据感染发生时间将感染分为3个时期。Ⅰ期感染为在手术后的几天内伤口处出现脓性渗出。Ⅱ期感染无痛，在术后6个月至2年出现。Ⅲ期感染指置换后超过2年发生的血源性感染。

实验室检查和影像学检查

怀疑为化脓性关节炎的患者，检查血常规、红细胞沉降率（ESR）和C反应蛋白（CRP）可能有提示意义，但不足以诊断。红细胞沉降率和CRP敏感度高，几乎所有的化脓性关节炎患者的红细胞沉降率都升高，但缺乏特异性。X线平片最初通常是正常的。随着疾病进展，髋关节半脱位伴关节间隙增宽最为常见。部分病例合并股骨近端骨髓炎。

超声检查显示关节腔内有积液提示化脓性关节炎。患者取仰卧位，膝关节屈曲，髋关节保持轻度内旋，将探头放置在患者腹股沟韧带下方、神经血管束的外侧，探头朝向正对脐部。在皮肤下3～5cm即可看到髋臼、股骨头和股骨颈。正常髋关节一般看不到滑液，但若有积液，常于股骨颈的前侧出现低回声区域。对比对侧髋关节超声可辅助诊断。紧急情况下可在急诊科行超声引导下关节穿刺术。一般情况下，该过程可由放射科医师或骨科医师，在超声探头下端沿长轴使用18号脊髓穿刺针行关节穿刺，应注意严格无菌操作。

在化脓性髋关节炎中，穿刺液中白细胞（WBC）计数平均为57 000/ml，但也可低至10 000/ml或高达250 000/ml。血培养阳性率＞50%。

CT扫描也可能显示积液。MRI诊断价值不高，且难以在急诊时获取。然而，如果钆增强MRI显示股骨骨骺灌注减少，在疑难病例中可能有提示意义。

对于接受假体置换的成年人，建议对Ⅰ期和Ⅱ期感染的患者进行铟标记的自体白细胞研究。若结果阳性可进一步行关节穿刺和关节影像学检查。若Ⅱ期患者的X线片显示骨水泥交界有一条透亮线，则表明假体松动。

治疗

对于急诊医师而言，必须明白早期诊断、早期治疗对治疗效果及预后的积极影响。研究表明，延迟3周治疗的成年患者不可避免地需要进行髋关节置换。

在自体关节感染中，治疗的目标是清洁关节以避免关节软骨破坏、粘连形成，以及关节减压防止骨骺缺血。在细菌培养结果回报之前，应给予广谱抗生素抗感染治疗。

治疗的关键在于关节切开和早期清洗。最近也有专家推荐关节镜下引流术。尽管关节切开术被认为是标准的治疗方案，但容易并发股骨头坏死或术后髋关节不稳定。相比之下，三维关节镜下冲洗具有创伤小、疗效佳的优点。早期且充分的手术引流是治疗成功的关键。

髋关节假体感染的患者通常需要去除所有假体组件，行手术清创术并静脉给予抗生素。一种一期重建髋关节和局部植入含有抗生素的骨水泥的手术方法已经能够成功地根除感染。

退行性关节疾病

退行性关节炎很常见，详情请参阅第 3 章。

髋关节退行性关节炎或骨性关节炎随年龄增长患病率升高。白种人种最常见，骨关节炎的患病率达到 3%～6%。在亚洲人、黑种人和东印度人中，患病率较低。关节表面异常导致摩擦增加是导致骨关节炎发生的首要因素。其次为 AVN、创伤、关节感染、股骨头骨骺滑脱、先天性髋关节疾病和类风湿关节炎。然而，髋关节发育异常是最常见的原因，且似乎有遗传倾向。其他危险因素包括肥胖和髋关节磨损较大的相关职业。

临床表现

患者主诉通常为髋关节隐匿性进展性僵硬。起初，可有持续 1～2d 反复发作的轻微疼痛，长时间负重会加剧疼痛。由于肌肉痉挛伴有疼痛和僵硬感，通常会出现保护性跛行，并逐渐恶化。疼痛可以位于髋关节前部、侧部或后部，具体取决于炎症部位。股部的前侧和内侧，以及膝盖的内侧最为典型。随着负重和运动时间的延长，特别是股部外展、内旋和伸展时，疼痛会加剧，此为标志性体征。寒冷时疼痛加剧，热敷或使用水杨酸类药物疼痛缓解。

髋关节骨关节炎急性加重期间，关节囊炎症部位有压痛并伴有肌肉痉挛，主要累及内收肌。FABER 试验（屈曲、外展、外旋）通常呈阳性：让患者将患肢足跟放在健侧足背，然后将足跟"滑"至膝盖。若引起腹股沟疼痛，则试验阳性。这项试验无特异性，但通常提示髋关节内有病理改变。

影像学检查

疾病早期，X 线平片呈阴性。随疾病进展，软骨下出现不规则硬化，逐渐进展为关节间隙变窄。其他特征包括股骨头在上极变平，并伴有该区域的囊性改变（图 18-19）。

治疗

急性加重期进行避免负重、热敷和按摩等保守治疗。非甾体抗炎药是缓解炎症的重要辅助药物。

全髋关节置换术的手术指征尚未达成明确共识，需综合考虑年龄、疼痛严重程度、功能限制、骨骼质量和手术风险等因素。大多数骨科医师认为手术指征至少包括：日常剧烈疼痛、疼痛休息数天，并在 X 线上有明显关节狭窄。对于功能严重受限的患者，全髋关节置换术不仅可以提高生活质量，而且比长期保守治疗更具成本效益。

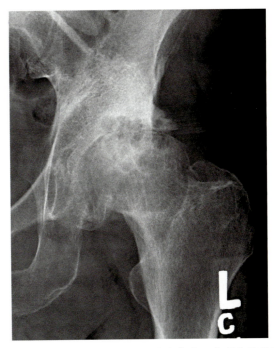

图 18-19　严重的左髋关节退行性关节病，表现为关节间隙消失，关节周围硬化和囊性变，髋臼骨赘形成

滑囊炎

髋关节周围有许多滑囊，但有 4 个在临床上很重要：转子深滑囊、转子浅滑囊、髂耻滑囊和坐骨结节滑囊（图 18-20）。

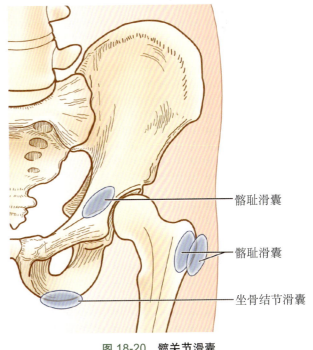

图 18-20　髋关节滑囊

转子深滑囊位于臀大肌腱止点与大转子后外侧隆起之间。转子浅滑囊位于大转子与皮肤之间。髂腰滑

囊是髋周滑囊中最大的。它沿着髋关节囊的前表面，位于髂腰肌前方与髂耻骨隆起之间。坐骨结节滑囊位于坐骨结节的表面。最近的研究认为，闭孔内囊是一些患者滑囊炎的主要原因。

滑囊炎的常见原因包括过度使用、过度压力和创伤而导致的反应性炎症。其他原因还包括感染性和代谢性疾病，如痛风。

临床表现

深部转子滑囊炎的特点是疼痛和压痛位于大转子后部，随髋关节屈曲和内旋而加重。髋关节的外展和外旋可以放松臀大肌，从而减轻黏液囊的压力。75% 的患者出现 Trendelenburg 征。当患者迈出患侧腿时，骨盆向健侧倾斜，该体征的引出表明臀肌受到抑制。疼痛可能会辐射到股后区，任何动作都可能引起疼痛加重。

深部转子滑囊炎与过度使用附着于大转子上的肌肉，而引起反复轻微创伤有关，于 40 ～ 60 岁的人群最为常见。这种退行性疾病与下列情况有关：髋关节感染性关节炎、肥胖和髂胫束综合征。

在许多转子滑囊炎的患者中，大转子周围钙化明显，提示臀中肌（撕裂）和肌腱（肌腱炎）的病理变化。部分学者将这种大转子周围软组织的病理受累称为大转子疼痛综合征。浅部转子滑囊炎表现为发炎的滑囊有压痛和肿胀，并在大腿内收时加重。

髂腰肌滑囊炎表现为股外侧三角（腹股沟韧带、缝匠肌和内收肌长肌所包围的区域）的疼痛和压痛（图18-21）。邻近股神经的刺激会导致疼痛向股前区放射。在足球、芭蕾舞或投掷等需要频繁使用屈髋肌的运动员中很常见。患者髋关节通常处于屈曲、外旋和外展的位置，髋关节伸直、内旋、内收位疼痛加重。

坐骨结节滑囊炎在长时间坐在坚硬表面的患者中很常见。坐骨粗隆有压痛。疼痛性质类似椎间盘突出症，向股后区放射，沿肌腱向下分布。

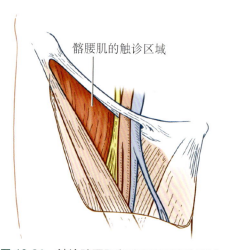

图 18-21 触诊髂腰肌和髂腰肌滑囊的区域

髂腰肌的触诊区域

治疗

滑囊炎的治疗包括卧床休息、热敷和抗炎药。对于坐骨结节滑囊炎，靠垫或枕头有助于减轻患者不适并防止复发。在接受注射治疗的大转子滑囊炎患者中，60% 的单次注射患者在 6 个月后症状完全缓解。当使用糖皮质激素治疗时，误将其注射到髋关节中，也很少并发股骨头坏死。关节镜下滑囊切除术已经成功应用于治疗顽固性滑囊炎。

髋部的化脓性滑囊炎虽然罕见但很危急，一旦怀疑，必须由急诊医师及早明确诊断，尽早静脉应用抗生素。静脉注射抗生素和经皮穿刺抽吸滑囊无效的患者可能需要外科引流或滑囊切除术。

钙化性肌腱病

类似于肩部的钙化性肌腱病，无定形钙沉积在位于大粗隆外侧和髋关节上方的臀中肌腱中。如前所述，该病与深部转子滑囊炎有关，常被称为大转子疼痛综合征。长跑运动员会在髂腰肌腱附着于小转子处继发肌腱炎。

临床表现

患者通常表现为臀部剧烈疼痛。髋关节保持屈曲、外展和外旋的位置，以放松受累的臀中肌。肌肉痉挛会限制关节各个方向的运动。体格检查时可在发炎部位引出压痛。若患者能够行走，可观察到 Trendelenburg 步态，即当患者迈出患侧腿时，骨盆向健侧倾斜。

影像学检查

X 线片通常会显示髋关节上方的软组织有云雾状混浊。

治疗

一般治疗包括热敷、休息和抗炎药。局部麻醉下针刺受累肌腱时，可加速沉积钙质吸收。内镜治疗也可用于该疾病。

弹响髋

弹响髋，即髋关节弹响综合征，现在被认为是跑步者髋部疼痛的常见原因，通常由跑步过程中的突然动作引起。不足 1/3 患者出现疼痛。该疾病影响运动员状态，在女性中略多见，在芭蕾舞演员中尤其常见。该综合征应该与正常关节活动时出现无痛响动的情况相鉴别，后者无临床意义。前者疼痛的特点是剧烈和灼烧感，随活动加剧。

弹响髋综合征分为内源性、外源性两类病因。

外源性弹响髋

当髂胫束或臀大肌腱在大转子上折断时，就会发生弹响髋（图 18-22）。这是髋关节弹响综合征最常见的原因。患者在髋关节外侧有一种折断的感觉。行走或屈髋时经常表现出大粗隆上的肌腱发出响动。外展肢体的被动内外旋转通常发出响动。除非出现大转子滑囊炎，否则疼痛较轻。由髂胫束引起的髋外响动在芭蕾舞演员中很常见，也是全髋关节置换术的并发症。

内源性弹响髋

内源性弹响髋综合征较少见，由止于小转子的髂腰肌腱在髂耻隆起上方摩擦导致（图 18-23）。另一个机制是髂腰肌腱突然"翻转"到髂肌上方所产生。

患者主诉髋关节由屈曲到伸直时常有弹响感。髋关节内旋弹响减轻，而外旋时明显。缝匠肌内侧和髂前上棘处有压痛和疼痛。

髋关节内结构的损伤可阻碍髂腰肌腱的运动，引起弹响髋，如髋臼唇损伤、环绕髋臼的软骨或骨软骨结构损伤造成的游离体。痛性弹响多位于前部，但也可能是后部的，且通常伴随着腿部的突然无力。

影像学检查

外源性弹响髋的髋关节 X 线片多无明显异常。超声也可以帮助诊断，但根据临床表现基本足以确诊。如果怀疑是内源性的，1/3 的患者可以通过 X 线片确诊，如果诊断仍不明确，90% 的患者可经超声和 CT 确诊。MRI 具有 100% 的敏感度，表现为髂胫束增厚或臀大肌周围筋膜前缘增厚。

治疗

大多数弹响髋的患者可保守治疗，主要治疗原则是做拉伸运动，以促进髂胫束的延展。注射类固醇对外源性弹响髋有效。如果保守治疗效果差，可手术延长肌腱。据报道一种被称为"Z 字延长术"的手术非常成功，但很少开展，该术式延长了紧绷的髂胫束，同时将增厚的肌腱前移，使之在髋屈曲时不再在大转子上滑动。内镜下髂胫束松解术也可治疗该病。关节内游离体导致的弹响髋需要手术治疗。关节唇损伤可采取保守治疗（免负重）或关节镜下清理术。

髋关节撞击综合征

髋关节撞击综合征（femoroacetabular impingement，FAI）也被称为股骨髋臼撞击综合征，由沿股骨颈和（或）髋臼边缘过度生长的骨质限制股骨头在髋臼内的活动导致。"凸轮"型 FAI 更常见，是指股骨颈或头部过度生长的骨质在屈髋时与髋臼唇发生撞击。"钳夹"型中，髋臼边缘异常突出的骨质在屈髋时与股骨发生撞击。在这两种情况下，都会出现髋关节活动受限且伴有疼痛。骨质过度生长和关节软骨损伤随时间加重，症状也更为明显，最终可出现关节炎和关节的破坏。

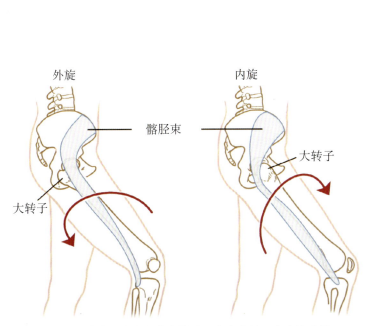

图 18-22　弹响髋综合征患者的髂胫束在大转子上牵拉摩擦

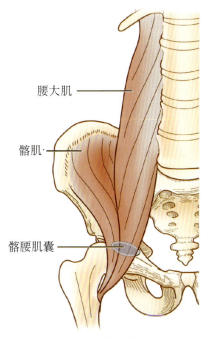

图 18-23　止于小转子的髂腰肌腱在经过髂耻隆起时产生摩擦，就会发生内源性弹响髋综合征

临床表现

髋关节撞击综合征可能见于任何年龄，好发于经常运动的青年人。屈髋时出现进行性疼痛是这个病典型的特征，特别合并内收和内旋时更容易发生。如下一节所述，影像学检查可能会发生异常，但是诊断更主要还是依靠临床表现。

影像学检查

尽管平片既不能明确也不能排除髋关节撞击综合征的诊断，但通常在诊断评估早期即拍摄 X 线平片，诊断价值主要用于排除其他情况。

MRI 是评估关节间隙的最佳影像学检查，对于确定有无软骨破坏意义很大。这样可为最佳治疗方案的确定提供重要参考。

治疗

对于关节破坏程度小，活动未受明显影响的患者，建议保守治疗。休息、限制活动和使用非甾体抗炎药对于减轻炎症和相关疼痛通常有效。

活动较多且症状较明显的患者建议行关节镜手术治疗，修复受损的软骨，去除多余的骨质，防止髋关节撞击症复发。在数月的发病和康复过程中，髋关节力量和活动范围可能不断丧失，物理治疗对其恢复有重要作用。

若长期未经治疗，受损的软骨和骨可能会产生游离体，破坏髋关节。对于后期出现髋关节剧痛和日常活动受限的患者，则需手术切开治疗或全髋关节置换术治疗。

髋关节脱位

髋关节脱位占所有创伤性关节脱位的 5%，股骨头可脱出于髋关节前方或后方，后脱位更为常见，占所有髋关节脱位的 90% ～ 95%。下脱位（髋关节直立性错位）也曾被报道过，但是罕见。

髋关节后脱位

髋关节后脱位分型是基于 Stewart 和 Milford 提出的分类系统发展而来，并根据相关骨折的存在和类型，可将髋关节后脱位分为以下 4 度。

Ⅰ度　单纯脱位，无骨折（图 18-24）。

Ⅱ度　脱位合并髋臼边缘大骨折片，复位后稳定。

Ⅲ度　脱位合并不稳定或粉碎性骨折。

Ⅳ度　脱位合并股骨头或股骨颈骨折。

损伤机制

在髋和膝关节屈曲状态下，膝关节受到强大外力时，容易发生髋关节后脱位。50% 以上患者由高能量创伤导致，如车祸中，没有系安全带的驾驶员的膝关

节撞到了仪表盘上（图 18-25）。

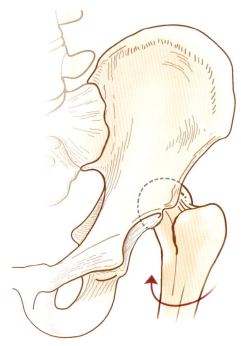

图 18-24　髋关节后脱位

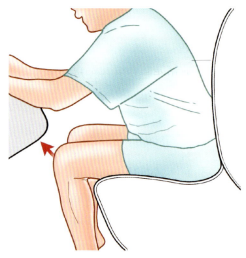

图 18-25　仪表盘导致脱位

随着安全带使用的增加，此类事故的发生率不断降低。其他高能量机制包括摩托车碰撞、行人被汽车撞伤，以及高山滑雪等运动。

低能量脱位在儿童和体内装有人工髋关节的成人中很常见。因为髋关节周围韧带结构普遍松弛，而且髋臼大部分为软骨，6 岁以下的儿童尤其容易在轻微创伤后发生脱位。全髋关节置换术后，高达 10% 的患者可出现自发性脱位。

体格检查

后脱位表现为患侧肢体缩短、髋关节内收和内旋（图 18-26）。可在臀肌内摸到股骨头。应仔细评估根据有无感觉和运动障碍来仔细评估患者是否存在坐骨神

经损伤。髋关节后脱位合并血管损伤并不常见，但也必须评估肢体远端脉搏。

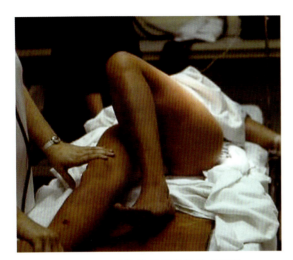

图 18-26　髋关节后脱位的临床照片

影像学检查

常规的骨盆正位通常可显示后脱位（图 18-27，图 18-28），股骨头与髋臼分离。在正位片上，由于股骨头的后移，股骨头看起来比对侧小。只要怀疑髋部受伤，就应测量 Shenton 线（图 18-3）。在体格检查的基础上，同侧肢体的其他部位 X 线片也可帮助诊断。

虽然脱位通常是显而易见的，但也必须仔细检查 X 线片是否有相关骨折。股骨头、股骨颈骨折，特别是髋臼骨折。

常与髋关节脱位有关。如果存在轻微股骨颈骨折，则不应进行髋关节闭合复位，因为它可能使骨折移位，增加股骨头缺血性坏死的可能性。

以下几种情况下，应对髋部进行 2mm 的薄层切面 CT 扫描：

- 复位前，X 线平片怀疑股骨颈骨折。
- 如果闭合复位失败，以评估关节内骨性碎片或游离体。
- 复位后，评估髋臼是否骨折。

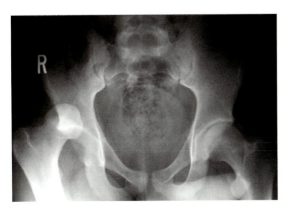

图 18-27　右髋关节后脱位

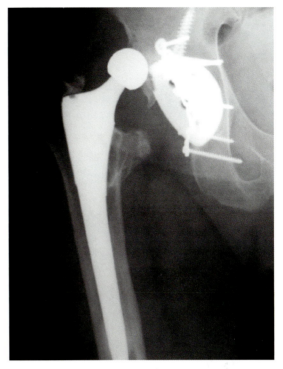

图 18-28　人工髋关节后脱位

合并损伤

非人工髋关节脱位可能与其他重大外伤相关。一项研究表明，95% 的患者有合并损伤（头部、腹部、胸部），需要住院治疗。

- 髋臼骨折的发生率高达 75%。
- 10% 的单纯脱位会导致股骨头坏死。若在 6h 以内实现复位，股骨头坏死发生率为 4.8%，超过 6h 则增加到 50%。与 Stewart 和 Milford Ⅰ度和Ⅱ度脱位相比，Ⅲ度和Ⅳ度更容易发生股骨头坏死。所有的髋关节脱位必须急症处理，迅速复位，以尽量减少股骨头坏死发生率。
- 高达 16% 的髋关节后脱位合并股骨头骨折。由股骨头嵌顿引起的骨软骨骨折可导致脱位关节交锁。
- 4% 的髋关节脱位的患者合并股骨干骨折。股骨干骨折后旋转移位可能会改变肢体的位置，从而干扰诊断。
- 10% ～ 13% 的髋关节后脱位合并坐骨神经损伤。
- 一系列研究发现，25% 患者合并同侧的膝关节损伤。这些损伤不同于韧带损伤和膝关节周围骨折。
- 动脉损伤很少见。

治疗

髋关节后脱位最好在 6h 内固定和复位。延迟复位会增加股骨头缺血性坏死的发生率并且增加坐骨神经损伤的可能性。一些创伤性髋关节脱位的患者合并其他严重的损伤，应优先处理更严重的损伤，同时也应尽快正确复位。

目前专家们已提出许多手法复位方法。其中，大腿的直线牵引动力通常是由助手或绑在轮床或床板上的床单反牵引力量所提供。牵引力应平稳持续，因为用力的快速牵引不仅不会成功，还可能导致股骨颈骨折。如果程序性镇痛下闭合复位 2 ～ 3 次后仍不成功，则应考虑在全身麻醉下闭合复位或切开复位。

闭合性复位应首先让患者躺在床上并给予程序性镇静，如第 2 章所述。

Allis 法： 这种方法是由 Allis 在 1893 年提出的（图 18-29）。

1. 患者躺在地面的床板上，或医师站在床面上。

2. 助手压住髂骨以固定骨盆。

3. 髋关节和膝关节屈曲至 90°，医师沿股骨轴线牵引。

4. 在保持牵引力的情况下，进行髋关节旋转、外展和内收。

5. 另一名助手可向大腿施加侧向牵引。

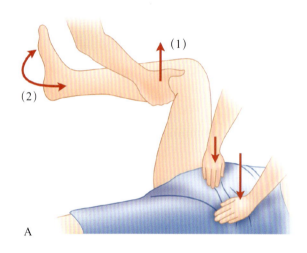

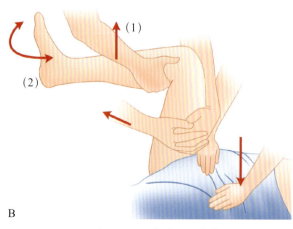

图 18-29　A. Allis 法；B 另一名助手侧向牵引大腿可能有助于复位

图 18-29 和图 18-30 经许可改编自 Reichman EF: Emergency Medicine Procedures, 2nd eD. New York: McGraw-Hill; 2013.

Stimson 法： Stimson 的髋关节后脱位复位方法也较为安全有效（图 18-30）。

1. 患者取俯卧位，髋关节屈曲置于床沿。

2. 医师用手或膝对患者膝关节后部施力来对髋部施加牵引。

3. 手握住患者踝关节使髋关节内旋或外旋。

4. 助手也可以直接按压股骨头。

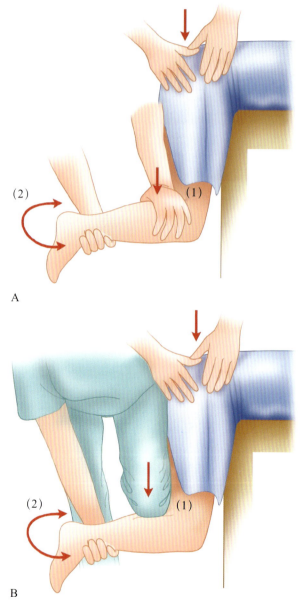

图 18-30　A. Stimson 法；B. 医师可用膝替代手

Whistler 法： 多位学者对该技术提出改进（图 18-31）。

1. 医师站在患侧，手经过患侧膝关节下，放在健侧膝关节上。

2. 另一只手放在踝关节患侧踝关节前方。

3. 抬高患者膝关节下的手臂，对大腿进行牵引。

手掌放在健侧膝关节上施加反牵引力。

4. 踝关节前方踝关节的手轻微内外旋转髋关节，同时也使膝关节屈曲。

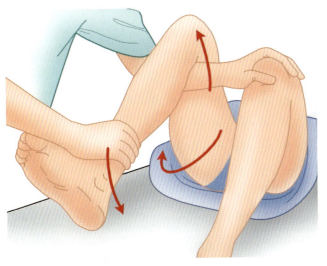

图 18-31　Whistler 法

Captain Morgan 法：这方法由 Fresno 提出，2011年公开发表（图 18-32）。

1. 将床尽量降低，并用带子将患者的骨盆固定在床板上。

2. 患者髋关节和膝关节屈曲至 90°。

3. 医师立于患侧，一只脚踏在床板上，膝盖置于患者膝下。

4. 医师一只手握住患者踝关节轻轻向下用力，另一只手放在患者腘窝处向上用力。主要靠腿部用力，踝关节跖屈向上顶起患肢。

复位前后都要进行仔细的神经血管评估。复位成功后应拍摄 X 线片确认复位效果，并进行 CT 扫描以评估是否存在髋臼骨折（如果尚未完成）。许多患者入院后都需要完全禁止负重并密切观察。但对于一些没有骨折的患者，特别是那些人工髋关节习惯性脱位者，在家人照看和良好的随访下可以出院。复位后进行骨牵引没有任何益处，不建议进行。

对于以下情况必须要手术干预：①复位后关节不稳定；②手法复位失败；③合并股骨近端骨折。对于合并髋臼骨折者，应尝试闭合复位。若闭合复位后不稳定，则需要手术固定。髋关节后脱位闭合复位失败率可高达 15%。

并发症

髋关节脱位与一些严重的并发症有关，包括股骨头缺血性坏死、坐骨神经损伤和创伤性关节炎。

一项研究对创伤性髋关节后脱位患者进行了平均12.5 年的随访，结果发现，即使是单纯性髋关节脱位，也有 24% 的患者恢复欠佳，高达 70% 的患者功能极差。很明显，即使是得到恰当治疗的单纯性髋关节后脱位，仍有 20% 的病例会发生晚期骨关节炎。

髋关节前脱位

前位脱位远比后位脱位少见得多，且好发于人工髋关节置换后的患者中。其分类如下（图 18-33）：

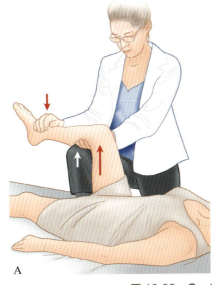

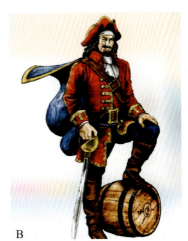

图 18-32　Captain Morgan 法

A. 患者仰卧于床上，骨盆用带子固定，髋关节和膝关节屈曲到 90°。医师一脚踏在床板上，膝盖放在患者腘窝处。医师一手握住患者踝关节向下用力，使患者的膝关节屈曲，同时小腿向上顶，对患者的大腿施加向上的力量，然后轻轻地转动患者的小腿。B. Captain Morgan（©2018 Diageo，经授权许可使用）

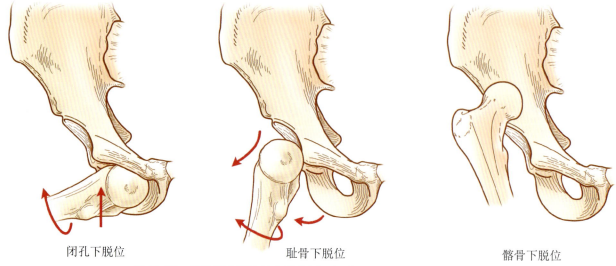

闭孔下脱位　　　　　　　　　耻骨下脱位　　　　　　　　　髂骨下脱位

图 18-33　髋关节前脱位的 3 种类型：闭孔下、耻骨下和髂骨下脱位

- 闭孔下脱位（最常见）
- 髂骨下脱位
- 耻骨下脱位

损伤机制

前脱位是暴力使大腿极度外展导致股骨颈或大转子撞击髋臼上壁，使关节囊前方撕裂然后撬起股骨头造成的。

若受伤时髋关节处于屈曲状态，就会发生闭孔下脱位，可出现下肢外展 60° 以上，同时外旋、屈曲的特殊畸形。

髋关节伸展时的损伤会导致耻骨下或髂骨下脱位。耻骨下脱位者患肢明显外旋、完全伸展和轻度外展。耻骨下脱位也可能是过度伸展和外旋迫使股骨头前移的结果。前脱位可能合并股骨头剪切性骨折。

体格检查

闭孔下脱位通常表现为患肢外展、外旋和屈曲畸形。髂骨下脱位或耻骨下脱位伴有髋关节伸展、轻微外展和外旋畸形。髂骨下脱位者可在髂前上棘附近可触摸到股骨头，耻骨下脱位后可在耻骨附近触及。所有髋关节脱位的患者的神经血管状态都必须记录清楚。

影像学检查

常规的髋关节和骨盆平片通常足以显示这些损伤（图 18-34）。由于股骨头前移，患侧的股骨头会显得较大。只要怀疑髋关节损伤，就应测量 Shenton 线（图 18-3）。在体格检查的基础上，同侧肢体的附加体位 X 线片也可帮助诊断。

合并损伤

髋关节脱位可合并其他严重损伤，这和后脱位引起的损伤类似；但前脱位患者血管损伤更多见，坐骨神经损伤多见于髋关节后脱位。

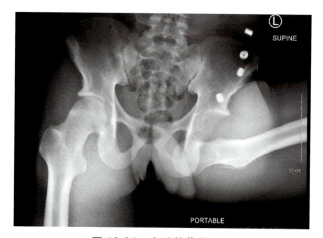

图 18-34　左髋关节前脱位

治疗

可以首先尝试前面描述的复位方法，但对于人工髋关节前脱位更推荐以下方式：

1. 患者仰卧在床上，由助手固定，将髋关节和膝关节伸直，患肢轻微外展（20°）、外旋。
2. 医师握住踝关节，持续施加牵引。
3. 可同时旋转、外展和内收患肢。

与后脱位一样，如果闭合复位失败，则需要全身麻醉下行闭合或切开复位。

并发症

髋关节前脱位的远期并发症类似于后脱位，包括股骨头缺血性坏死和创伤性关节炎。

肌肉拉伤和肌腱病

髂腰肌拉伤

此种损伤较少见，好发于舞者和体操运动员。髂腰肌的拉伤可能发生在其小转子附着点处或肌腱移行处。通常的损伤机制是髂腰肌过度拉伸。查体时可见患者大腿通常保持屈曲、内收和外旋的强迫体位。大腿的伸展和内旋会加重疼痛。

冰敷和卧床休息是治疗该病的主要方法。即使肌腱完全撕裂或合并撕脱骨折，也不建议行手术修复。

臀中肌拉伤

此种损伤少见，更多见于年轻运动员。臀中肌的拉伤通常由过度用力导致。外展对抗阻力时出现疼痛，大腿内旋抗阻力时加重。治疗方法与任何其他肌肉拉伤相同，包括休息、湿热敷贴和镇痛药。

对于年轻的慢性臀部疼痛患者，应考虑臀中肌腱撕裂甚至断裂。在一项研究中，46% 的慢性臀部疼痛患者的病因是这一点。Trendelenburg 试验是诊断的最佳方法，该试验对此病最为敏感。

大腿外旋肌腱病

此病可急性发作，也可呈慢性，通常累及外旋肌群。大腿的外旋肌群包括梨状肌、上孖肌、下孖肌、闭孔内肌和外肌、股方肌和臀大肌。临床表现为主动外旋时的疼痛和压痛。治疗方法包括局部湿热敷贴、抗炎药和镇痛药。对于外旋肌群拉伤综合征的年轻患者，可采用冷敷治疗，一次 20min，一天多次，同时给予超声波和离子电泳治疗。

第 19 章
大　　腿

Rachel R. Bengtzen, MD; Alexander P. Skog, MD

介绍

大腿是四肢最大的解剖部位，由强大的肌肉群包裹着股骨干构成。股骨是人体中最重、最长的骨骼，有血供丰富的股深动脉供血，骨膜具有广泛侧支循环。因此，股骨在缺血状态下血供能够得到保障，并且有极佳的愈合能力。

大腿的肌肉组织由附着在股骨粗线上的肌间隔分成 3 个部分，股骨粗线是一条沿着股骨后方延伸的脊线（图 19-1）。前骨筋膜室包括屈髋和伸膝肌，即股四头肌（股直肌、股内侧肌、股外侧肌和股中间肌）。后骨筋膜室内含腘绳肌，包括股二头肌的长头和短头，以及内侧的半膜肌和半腱肌。内侧骨筋膜室内含内收肌群，包括长收肌、短收肌、大收肌和股薄肌。

股骨骨折

股骨干骨折

成人的股骨干为小转子远端约 5cm 至收肌结节近端约 5cm 的部分。股骨干骨折分为 3 种类型：

- 螺旋形、横行或斜行骨折
- 粉碎性股骨干骨折
- 开放性股骨干骨折

区分螺旋形、横行或斜行骨折对治疗或预后无意义。但粉碎性骨折和开放性骨折比单纯骨折的不愈合率和愈合时间都要长。

Winquist 根据骨折碎片的大小和粉碎程度对粉碎性骨折进一步进行分类（图 19-2）。Ⅰ级骨折粉碎程度很小或无粉碎，骨折块很小（≤股骨干宽度的 25%）。Ⅱ级骨折骨折块占股骨干宽度的 25%～50%，而Ⅲ级

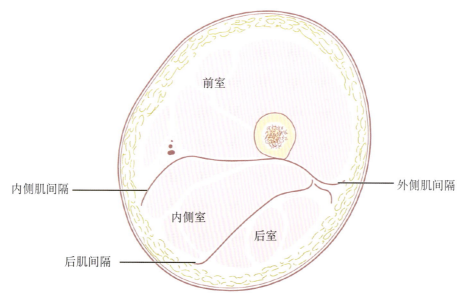

图 19-1　大腿的骨筋膜室

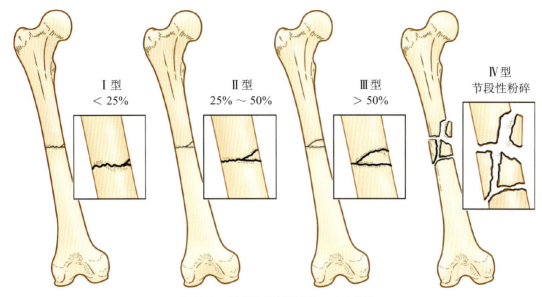

图 19-2　股骨干骨折的 Winquist 分型

骨折则伴有较大的蝶形碎片（＞股骨干宽度的 50%）。Ⅳ级骨折有整个节段的粉碎性骨折，远近骨折端分离。

若股骨干在轻微创伤或无创伤情况下发生骨折，常伴有异常脆性骨和皮质增厚。这些非典型骨折的特点通常是横行或短斜行，无实质性粉碎。其最常见于股骨干近端 1/3 处，也可以发生在小转子以远到股骨远端干骺端髁上的任何部位。此种骨折仅占全部股骨骨折的 1.1%，占全部股骨干骨折的 3%。虽然绝对风险仍然很低，但越来越多的证据表明，长期使用双膦酸盐会显著增加非典型股骨干骨折的相对风险。为了降低这种风险，通常考虑在治疗 3 ～ 5 年后停药。

损伤机制

49% 的股骨干骨折是由高能量损伤造成的。低能量骨折机制在儿童和老年人中更为常见。高能骨折的机制可以是直接暴力，也可以是通过屈膝传递的间接暴力。其中最常见的是车祸伤，以及 1.83m（6 英尺）以上的高坠伤和枪伤。虽然高能暴力对年轻男性造成的损伤与能量大小不成比例，但低能骨折在有跌倒病史的老年女性中更常见。低能量机制导致的股骨骨折可能提示成人的病理性骨折或儿科的非意外损伤（NAT）。

在儿童中，股骨骨折是最常见的需要住院治疗的肌肉骨骼损伤。跌倒和车祸约占这些伤害原因的 3/4；但据估计，2 岁以下的儿童中约 15% 的股骨骨折是由于 NAT 引起的。NAT 的最强预测因素是年龄小于 36 个月，病史或机制与损伤模式不一致，以及先前有创伤的物理和（或）放射影像学依据。强烈建议对小于 36 个月的股骨干骨折患儿进行 NAT 筛查。尽管螺旋形骨折在传统意义上与 NAT 相关，但实际上，横行骨折是意外伤害和非意外伤害中最常见的骨折类型。

体格检查

患肢会出现剧烈疼痛，通常具有明显的畸形（图 19-3）。典型的表现为患肢内旋和缩短畸形，以及活动时可出现皮肤褶皱。大腿会因出血和血肿形成而肿胀、紧绷。应该注意骨筋膜室综合征的迹象，因为近 50% 的大腿骨筋膜室综合征由股骨骨折导致。应行神经检查以评估坐骨神经功能。虽然动脉损伤罕见，但必须在最初的检查中进行排查。血肿扩大，远端脉搏减弱或不存在，以及神经症状恶化时，应怀疑与股骨干骨折相关的动脉损伤。神经血管检查应该反复进行，特别是在夹板固定或对患肢进行其他操作之后。

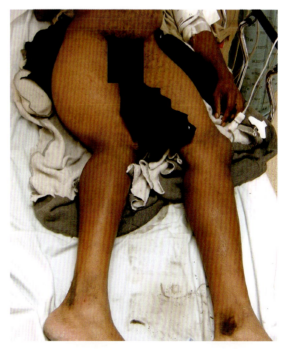

图 19-3　右股骨骨折。注意腿的内侧成角和旋转畸形

经马里兰州 Trevonne Thompson 许可使用

影像学检查

常规股骨正侧位通常足以显示骨折（图 19-4，图 19-5）。骨盆和膝关节应该包括在内，因为合并损伤的发生率很高。此外，股骨干的应力性骨折在这些常规摄片上可能无法显示，多达 50% 的合并股骨颈骨折平片可能漏诊。

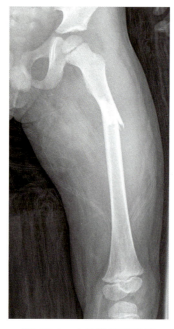

图 19-4　小儿股骨干骨折
经马里兰州 Katharine Hopkins 许可使用

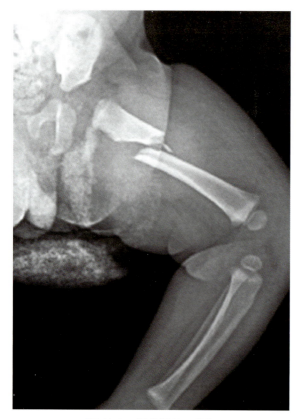

图 19-5　婴儿股骨干骨折

合并损伤

股骨干骨折常伴有其他严重损伤，可见于高达 80% 的双侧股骨骨折和 40% 的单侧股骨干骨折。应该对股骨骨折患者进行仔细和系统的评估，以发现潜在的多发伤。高达 9% 的股骨干骨折合并同侧股骨颈骨折，但在 30% ～ 50% 的病例中可能被遗漏。在这些并发骨折中，最常见的损伤机制是坐位时直接作用于膝关节的暴力，如车祸中膝关节撞击仪表板。

在股骨干骨折较常见的儿科患者中，约 20% 的病例存在多发伤。然而，成人中常见的合并同侧股骨颈骨折的发生率要低得多，低于 1%。大多数合并损伤包括其他骨折、腹部损伤和闭合性头部损伤。

股骨干有丰富的血液供应。对于成人，骨折导致的平均失血量占血总容量的 25%。但在儿童中，单纯的股骨骨折很少引起大量失血。特别是在儿童中，闭合性股骨干骨折出血通常不足以引起低血压。

由于周围肌肉组织保护，这些骨折很少合并坐骨神经损伤。钝性机制导致的股骨干骨折，坐骨神经或腓神经损伤的发生率为 2%，但枪伤会增加至 9%。

治疗

此类损伤的紧急处理从院前开始。患肢应该用夹板、牵引或充气减震服固定。早期应用牵引夹板可提供固定，分离骨折断端，降低脂肪栓塞的发生率，并减少潜在的出血空间。第 1 章介绍了 Sager 牵引夹板。存在坐骨神经损伤的情况下，应给予夹板固定而不牵引，以避免进一步损伤神经。对于严重污染的开放性骨折、合并同侧髋关节脱位或同侧膝关节或踝关节骨折脱位的患者，则不应使用牵引夹板。应及早给予镇痛药物，并应紧急转诊和住院。髓内钉是成人股骨骨干骨折治疗的首选方法（图 19-6）。无论损伤机制如何，这种治疗已被证明优于其他技术，而且对于长期使用双膦酸盐或转移性疾病的不典型骨折也被证明有效。髓内钉的优点包括可以使患者早期活动、微创、减少骨折延迟愈合率及降低并发症发生率。该技术可用于发生于股骨干的任何骨折，包括假体周围骨折和严重粉碎性骨折。但有一些数据表明，对于污染的头胸腹损伤的患者，首选一期外固定后，二期髓内钉治疗。逆行髓内钉常用于治疗股骨干骨折合并同侧股骨颈或股骨粗隆间骨折、双侧股骨骨折及病理性肥胖患者。

第 1 章概述了开放性骨折的治疗。股骨干开放性骨折需要紧急手术清创。Ⅰ、Ⅱ级开放性骨折可立即采用闭合股骨髓内钉固定，术后感染率可降低至 2%。对于严重的ⅢB级和ⅢC级开放性骨折应行外固定架还是髓内钉治疗尚无定论。

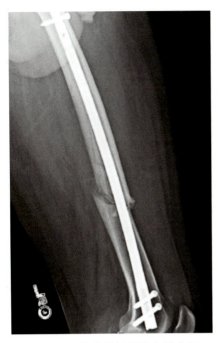

图 19-6　股骨骨折的锁定髓内钉

小儿股骨干骨折的治疗方法多样，关于不同情况下哪种固定方法最佳的争论仍在继续。人字形石膏仍常用于 5 岁以下的儿童，而 5 ～ 11 岁的儿童首选的治疗方法是弹性髓内钉。12 岁以上的儿童通常使用锁定髓内钉治疗。钢板常用于不稳定骨折的治疗，在合并大腿广泛软组织损伤的情况下建议采用外固定。多发伤患者的骨折固定时间仍有争议，这是一个值得关注的领域。

并发症

高能量股骨干骨折常合并多种其他全身损伤。骨折本身的严重程度和多发伤的程度都与死亡率密切相关。合并头部和腹部损伤的单侧骨折的死亡率分别高达 45% 和 52%。骨筋膜室综合征是股骨干骨折的罕见并发症。

与股骨干骨折治疗相关的一般并发症发生率低于 5%。最常见的是术中股骨颈骨折和术后感染，均需二期手术，发生率为 1.4%。其他潜在但不常见的并发症包括延迟愈合、骨不连、旋转不良和内固定失效。

大腿软组织损伤

大腿骨筋膜室综合征

大腿骨筋膜室综合征较为罕见。由于大腿能够容纳更多的液体，相比小腿筋膜发生率要低。在大腿的前、后和内侧 3 个骨筋膜室中，前骨筋膜室最常受累（图 19-1）。

损伤机制

钝性创伤所致的急性大腿筋膜室综合征约占 90%，其中车祸伤最常见。此外，大腿骨筋膜室综合征的病因多样，包括股骨干骨折、肌肉挫伤或断裂、缺血灌注损伤、肢体外压迫，甚至抗凝药物导致的大腿出血。在所有病例中，潜在的病理生理机制与其他筋膜室综合征相似，即有限间隔内的压力增加超过灌注压，导致血液循环受损。

体格检查

像其他筋膜室综合征一样，患者会表现为剧烈疼痛，而被动牵拉受累筋膜间室内的肌肉会加剧疼痛。筋膜室通常肿胀、紧绷，触诊时非常饱满。晚期表现可能包括大腿远端的感觉运动障碍。麻痹或感觉异常可能是神经缺血的早期迹象，而肌肉麻痹往往是不可逆的肌肉和神经损伤的晚期迹象。

相似的损伤机制和临床症状常常使大腿骨筋膜室综合征与严重挫伤难以区分。因此，诊断通常既要根据临床表现，也要借助于室内压力测量。

影像学检查

虽然 CT、MRI 和超声已经被研究用于骨筋膜室综合征的诊断，但目前其应用仍受到限制，而且可能会延误最终的治疗。

合并损伤

大腿骨筋膜室综合征常涉及的高能创伤将导致许多软组织和肌肉骨骼损伤。多达 44% 的大腿骨筋膜室综合征由股骨骨折引起，其中约 1/4 是开放性骨折。严重并发症，包括神经功能损伤、感染和肾衰竭非常常见。据报道，合并严重并发症致患者死亡率高达 47%，最常见的原因是多发创伤和感染。

治疗

大腿筋膜室综合征的终末治疗方法是急诊筋膜切开术。筋膜室综合征预后不佳的主要原因是患者没有得到及时诊疗。一般公认的指征是舒张压与测量的室压之差小于 30mmHg，但该数值一直存在争议。在没有骨折的情况下，有效的保守治疗措施包括卧床休息、定期测量筋膜室压力、冰敷和一系列临床检查。然而，早期筋膜切开术对于预防延误诊断所引起的并发症很重要，并且对于任何怀疑有大腿骨筋膜室综合征的患者，无论筋膜室压力如何，都应该及早进行手术会诊。

股四头肌挫伤

股四头肌挫伤，是田径运动中第二常见的股四头肌损伤类型，仅次于肌肉拉伤，约占高中体育运动所有大腿损伤的14%，占职业足球运动员所有肌肉损伤的19%。

损伤机制

通常的受伤机制是股四头肌受到直接打击，是来自对手的膝关节或运动器材。暴力压迫大腿肌肉和软组织，导致肌纤维和毛细血管破裂，并形成血肿。

体格检查

患者通常会描述外伤机制并主诉局部疼痛。受伤后的运动能力，以及受伤和就诊之间的时间间隔，是评估损伤严重程度和预后的重要指标。查体时会发现触压痛、肿胀和受伤部位的瘀斑（图19-7）。可能会出现膝关节伸展受限。如果发现提示筋膜室综合征的体征，如无脉、感觉异常或麻痹，应考虑早期手术会诊并测量筋膜室内压力。

股四头肌挫伤分级可分为轻度、中度和重度。这样分级对临床治疗和预后有重要意义。轻度挫伤表现为局部压痛，步态无变化，膝关节在至少90°内的屈曲不会产生疼痛。中度挫伤的患者表现为肿胀和肌肉压痛。

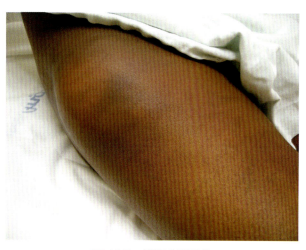

图 19-7　股四头肌挫伤

膝关节的运动范围< 90°，患者行走时呈疼痛步态。患者不能爬楼梯或从椅子上站起来，但无明显不适。严重挫伤患者的大腿有明显压痛、肿胀和硬化，膝关节活动严重受限（< 45°），出现严重跛行或无法行走。随着严重程度的增加，平均残疾时间逐渐延长：轻度为13d，中度为19d，重度为21d。

影像学检查

股四头肌挫伤的诊断通常靠临床诊断。影像学检查在鉴别挫伤与撕脱伤和拉伤时可能很有用，尤其对于亚急性患者。普通X线片表现通常不明显。超声和磁共振成像是软组织损伤的敏感指标。但因其便捷性，超声在急诊情况下作用更为显著。血肿在超声上表现为肌肉正常结构的中断，并伴有局限性的低回声。

治疗

大腿挫伤的治疗通常从受伤时起分阶段进行。近期的目标是通过将患侧的膝关节固定在120°屈曲状态，保持2～48h来减少血肿的扩散。这可以通过弹性绷带或可调节支具来完成，并且应该在受伤后立即开展。在此期间还应进行冰敷和加压包扎，患者应挂拐。在一项涉及海军运动员的研究中，患者在受伤后10min内进行固定，然后进行下文中所述的功能锻炼，从受伤到完全恢复肢体功能的平均时间为3.5d。

移除支具后，患者应积极、无痛地拉伸患肢。一旦患者能够实现同侧膝关节完全、无痛的活动，就应该开始功能康复，并且可以停止挂拐。对于运动员，应该鼓励使用大腿垫来防止挫伤部位的反复损伤。非甾体抗炎药（NSAID）对肌肉损伤的作用是一把双刃剑，早期使用可以减轻肌肉损伤，但持续使用会导致功能和组织学损伤。理论上讲，用药过量可能会进一步导致出血的风险。非甾体抗炎药可以减轻疼痛，降低骨化性肌炎的风险。皮质醇类不是大腿挫伤的有效辅助治疗手段。

并发症

高达17%的肌肉挫伤的会并发骨化性肌炎。如果受伤后2～3周内症状恶化，应予以怀疑。骨化性肌炎发生的危险因素包括损伤相关的膝关节积液、严重损伤和延误治疗。骨筋膜室综合征也是潜在的并发症，尤其是在有大量血肿形成的挫伤中。

肌肉拉伤和断裂

股收肌拉伤

损伤机制

股收肌拉伤是运动员最常见的腹股沟区损伤。在冰球和足球等运动中有高发性，这些运动需要内收肌群强烈的偏心收缩。这种损伤通常由大腿强行外展引起。内收肌力量下降和活动范围升高都是内收肌拉伤发生的危险因素。

体格检查

患者主诉疼痛局限于腹股沟区。对于不完全断裂，大腿被动外展以及主动内收对抗阻力会加重疼痛。局部皮肤可能出现瘀斑（图19-8）。如果肌肉完全断裂，通常出现腹股沟附近大腿内侧的肌肉聚集成肿块。

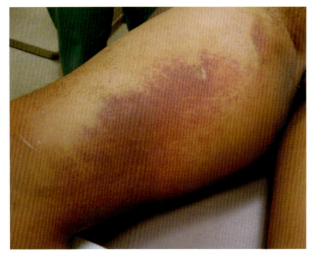

图 19-8 根据瘀斑的类型和程度考虑股收肌拉伤或断裂

影像学检查

除非对诊断有疑问，否则不需要影像学检查。超声可用于诊断股收肌或肌腱撕裂，但不能诊断拉伤。MRI 可用于确诊肌肉拉伤或撕裂，有预后价值，但一般不需要。如果考虑长收肌起始点撕脱伤，应拍骨盆 X 线片。

治疗

股收肌拉伤的治疗包括相对休息、冰敷和短期使用非甾体抗炎药，然后再进行物理治疗。患者至少恢复 70% 内收肌肌力，以及完全、无痛的活动范围，才可以恢复运动。这个过程需要 4 ～ 8 周。

慢性股收肌拉伤可能需要长达 6 个月的物理治疗。长期物理治疗无效可能是给予肌腱切断术的指征。

内收肌腱附着点的完全断裂需要手术进行修复。

腘绳肌拉伤

损伤机制

腘绳肌拉伤在跑步者、冲浪者和跨栏运动员中很常见，在足球等涉及跳跃和踢腿的其他运动中也是如此。其损伤机制通常是腘绳肌处于最大长度时的突然收缩（髋关节屈曲，膝关节伸展）。既往的腘绳肌损伤是腘绳肌拉伤的主要危险因素。其他潜在的危险因素包括年龄、腘绳肌缺乏柔韧性、力量不平衡、肌肉疲劳和股四头肌峰值扭矩增加。

体格检查

患者将出现股后部的急性发作样疼痛，还会出现负重时疼痛和僵硬的步态，进而会限制体育运动。

检查时患者应取俯卧，膝关节屈曲。通常会发现大腿后部压痛。严重损伤可能伴有大腿后部瘀斑，但在急性期可能不存在。检查应该包括整个肌腹的彻底触诊，找到局部空虚的位置即代表肌的撕裂部位。腘绳肌腱肌肉组织完全撕裂罕见。

同时应该进行膝关节屈曲试验。如果力量不足健侧肢体的 30%，且有明显的大腿后部或膝关节瘀斑，应考虑做 MRI 检查，以确定有无腘绳肌近端断裂。

影像学检查

通常，轻度拉伤的诊断主要靠临床表现，不需要影像学检查。在较严重的损伤中，平片用于鉴别是否合并坐骨结节撕脱骨折。在怀疑断裂或撕脱骨折的情况下，MRI 是影响手术决策的重要工具。一些研究表明，这种拉伤在磁共振成像上的外观大小可能与体育活动中损伤的时间有关。

治疗

非撕脱性腘绳肌拉伤急性期的治疗包括休息和康复、冰敷、加压包扎和抬高患肢，通常为 3 ～ 7d。这种治疗的目的是限制早期的炎性反应，控制出血和水肿，并减轻疼痛。在此期间也可以使用非甾体抗炎药。在 2 ～ 6 周内，根据损伤的严重程度，在可耐受的情况下慢慢活动，在可以无痛行走之前，可以拄拐行走。

腘绳肌拉伤复发风险高，运动员在重返赛场前 3 周的复发风险是未受伤的同龄人的 20 倍。渐进式的灵活性和躯干稳定治疗计划可能会降低再受伤率。无明确证据表明拉伸运动会增加复发率。为了避免再次受伤，应建议患者在基本康复之前避免过早恢复运动。

大腿肌肉断裂

股直肌、内收肌和腘绳肌从起点到止点的任何位置都可能发生断裂。患者经常被误诊为挫伤，因此延误诊断。对于慢性断裂，手术治疗更为复杂，效果也较差，这就强调了及时诊断的重要性。临床表现会随着时间的推移而发展，在急性期可能不会出现。这强调了如果损伤机制提示肌腱断裂，需要适当地指导进行随访。如果患者出现大面积瘀斑或肌肉隆起，或者肢体无力，建议对他们进行密切随访。当肌腱突然受到偏心负荷时，就会发生断裂。例如，腘绳肌断裂通常是由于髋关节在膝关节伸展时突然屈曲造成的。这些伤害在滑冰运动中更为常见，如果患者直腿在冰面上滑倒，也可能发生这种情况。叮嘱患者及早发现有无大片瘀斑或肿块 [提示肌腱（肌肉）回缩] 和肢体无力。

体格检查

查体应包括检查有无瘀斑或畸形、触诊肌肉附着点、评估肌腱束完整性或者评估在力量测试中检测到的明显缺陷。

影像学检查

对于可疑的大腿近端肌腱断裂，应拍摄骨盆平片以评估有无骨折或撕脱骨折。如果正常，患者可能仍有部分或全部肌腱断裂。可在急性期和亚急性期使用超声评估是否有局部血肿、肌肉撕裂、肌腱束附着或完全断裂（图 19-9）。门诊 MRI 可确诊。

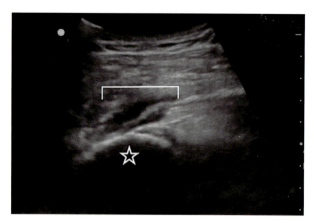

图 19-9　腘绳肌完全断裂

曲线超声探头，长轴切面，近端腘绳肌腱纤维（—）和坐骨结节（星形）之间存在间隙

治疗

当大腿肌肉发生部分断裂时，大概需要 6 周时间才能愈合。在疼痛可以忍受的前提下可以活动；但是，应该避免运动或剧烈活动。建议拄拐行走并逐渐恢复活动。肌肉完全断裂的患者应禁止负重，转诊至骨科。腘绳肌全或近全断裂应行手术治疗。当撕脱的骨块移位＞ 2cm 时，应考虑坐骨结节骨撕脱的情况。急性期（受伤后不到 4 周）手术效果更好。

筋膜疝

大腿肌肉包覆在筋膜鞘中。大腿前外侧的筋膜鞘较薄弱，正好位于髂胫束前方。患者在急诊科可主诉股四头肌收缩时出现可触及小肿块，肌肉松弛时肿块消失。即刻的肌肉骨骼超声检查可见蘑菇状的肌肉通过筋膜膨出。通常不需要治疗。但若症状明显，则可能需要进行手术修复。

创伤性骨化性肌炎

骨化性肌炎是肌肉挫伤损伤后的并发症，发生率为 9% ～ 17%。既往受到创伤和血肿形成部位的软组织出现非肿瘤性异位钙沉积，这种钙沉积的地方常出现创伤性骨化性肌炎。这种情况通常见于大腿前部肌肉中度或重度挫伤后。患者多为从事身体对抗运动的年轻运动员。在大多数病例受累部位仅限于大腿中段 1/3，但在某些情况下，可累及大腿的上段 1/3。股收肌骨化性肌炎的病例也有报道。骨化性肌炎也可以是先天性、术后或是截瘫及长时间制动的并发症，或者出现在患有严重疾病的背景下，如凝血因子缺乏。该病也可能被误诊为骨肉瘤。

体格检查

骨化性肌炎通常在大腿受伤后 2 ～ 4 周得到诊断。触诊可发现软组织内坚硬而有压痛的肿块。由于疼痛或肿块影响，患者的活动范围可能受限。

影像学检查

伤后 2 ～ 4 周的 X 线片通常显示不规则形状的异位骨（图 19-10）。骨化性肌炎有 3 种类型：①异位骨与邻近的股骨有柄状连接型；②异位骨与相邻股骨之间有连续性的骨膜型；③部分异位骨突入股四头肌的宽基底型。CT 或 MRI 扫描有助于将该病与肿瘤相鉴别，并有助于识别是否为神经血管卡压所引起。

治疗

急诊医师应注意采取预防措施避免骨化性肌炎的发展。应该叮嘱股四头肌挫伤的患者不要过早主动活动股四头肌，不要用力被动屈膝。非甾体抗炎药可能通过抑制肥大细胞脱颗粒来降低发病率。骨化性肌炎一旦出现，通常不会导致严重致残，尽管一些患者在异位骨成熟后可能会因为疼痛而需要手术切除。一旦骨化性肌炎被确诊，就需要适当的转诊和随访。

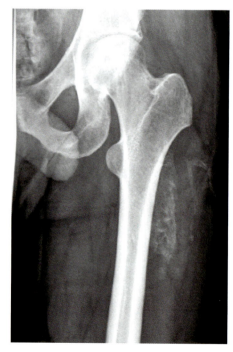

图 19-10　骨化性肌炎

经马里兰州 Erik Foss 许可使用

第 20 章
膝 关 节

Michael C. Bond, MD

介绍

膝关节是一个易受伤的复杂关节。膝关节损伤的准确诊断需要相当扎实的解剖知识。

膝关节由 3 个关节组成：内侧髁关节、外侧髁关节和髌股关节。膝关节的运动范围很广，包括屈曲、伸展、内外旋、外展和内收。在完全伸展时，由于韧带结构紧绷，不允许做旋转运动。这种伸直后扣紧的机制被称为"扣锁机制"。屈曲超过 20° 时，支持韧带放松，允许轴向旋转。屈曲 90° 时达到最大松弛度，允许 40° 旋转。

体格检查

包括膝关节周围主要肌肉在内的表面解剖结构易于视诊及触诊。随着膝关节伸直，可以看到和触摸到体积较大、占主导地位的股内侧肌和较小的股外侧肌（图 20-1A）。较大的内侧肌在伸展时将髌骨拉向内侧，从而防止外侧半脱位或脱位。沿着缝匠肌、股薄肌和半腱肌，可在胫骨内侧触及它们的共同止点，被称为鹅足（图 20-1B）。在外侧，可触及髂胫束和股二头肌腱。

膝关节的骨性结构也可触诊。沿着膝关节的前面可以触诊到髌骨和髌腱。内侧可触及胫骨内侧髁和股骨内侧髁。从股骨内侧髁向后延伸，可以触摸到收肌结节。通过观察膝屈曲时髌腱内侧和外侧的覆盖在关节面上的自然凹陷，可以很容易地确定关节间隙的位置。

髌腱止于胫前结节，很容易触及。胫骨外侧髁位于胫骨结节外侧，其后外侧为腓骨头，在股骨外侧髁下方可触及。

当膝关节内旋并轻度伸直时，沿内侧关节间隙可触及内侧半月板。外侧半月板不可触及，尽管其损伤确实会产生关节间隙压痛。膝关节半月板随伸直而向前移动。内侧半月板由于附着在内侧副韧带（MCL）上，活动度较小。屈曲时，双侧半月板受到（内侧）半膜肌和（外侧）腘肌的挤压向后移位。

膝关节周围的支持结构可分为两类：静态稳定器（韧带）和动态稳定器（肌肉）。静态稳定器可进一步分为内侧室、外侧室和后侧室。

内侧室静态稳定器即内侧副韧带（MCL）（图 20-1B），其为关节囊的一部分，也被称为胫骨侧副韧带，是对抗外翻或旋转应力的主要内侧稳定器。它附着在股骨内侧和胫骨髁部。韧带的深部与内侧半月板相连。MCL 也可以分为前部、中部和后部。后部与腘斜韧带合并。半膜肌腱止于腘斜韧带，在屈曲时增加韧带和内侧半月板的稳定性和后侧活动度（图 20-1C）。

MCL 是膝关节最易损伤的韧带，通常在膝关节伸直时向前滑动，屈曲时向后滑动，只有在伸直位才会绷紧。该韧带的正常功能是限制胫骨相对于股骨的向前滑行，并限制旋转和外展。与交叉韧带相比，侧副韧带在限制旋转方面的功效是其 2 倍。

外侧室静态稳定器即外侧副韧带（LCL）（图 20-1D）。该韧带从股骨外上髁延伸到腓骨头，为囊外韧带，与外侧半月板无附着。这条韧带几乎对稳定性不发挥作用，而且很少见其损伤。当患者盘腿而坐，膝关节屈曲 90° 时，可以从侧面触及 LCL。

后侧室静态稳定器即后关节囊，实际上是内侧关节囊韧带的延续。后关节囊韧带在膝关节伸直时绷紧，是对抗前内侧或前外侧旋转不稳定的第一道防线。

膝关节有两种非关节囊性静态稳定器：前交叉韧带和后交叉韧带。交叉韧带从股骨髁间窝延伸至胫骨髁间隆起。矢状面上，韧带交叉成一个"X"形（图 20-2）。交叉韧带是根据它们在胫骨附着点的前后来命名的。

前交叉韧带（ACL）可防止胫骨向前移位以及屈伸时过度的侧向活动，并限制胫骨旋转。一些学者认为交叉韧带起到了防止过度伸直的作用，并在扣锁（伸展）机制中起到了旋转导向的作用。前交叉韧带损伤很少是单独的，通常与内侧副韧带撕裂有关。前交叉韧带有丰富的血液供应，如果治疗得当，通常会在受伤后愈合良好。若发生断裂时，几乎总会伴发关节积血。

后交叉韧带（PCL）被认为是限制膝关节旋转的主要静态稳定器。如果断裂，则可能发生真正的前后位（AP）和中外侧不稳定。后交叉韧带损伤也很少是单独的，通常与严重的膝关节损伤有关。

股四头肌腱是一种动态稳定器，由股内侧肌、外侧肌、中间肌和股直肌的肌腱组成（图 20-1A）。肌腱环绕髌骨，向远端延伸为髌腱，止于胫骨结节。股四头肌腱被认为是膝关节的主要动态稳定器。

鹅足是动态稳定器之一，位于膝关节内侧，由薄股肌、缝匠肌和半腱肌相连的肌腱形成（图 20-1B）。该联合腱可以稳定膝关节，防止过度旋转和外翻。

半膜肌是一种动态稳定器，它由 3 个延伸部分来帮助稳定膝关节（图 20-1B、C）。腘斜韧带从半膜肌的肌腱延伸到后关节囊（后斜韧带），受力时将后关节囊收紧。该肌腱也附着在内侧半月板的后角，在屈曲时向后拉动内侧半月板。肌腱的最后一个延伸止于胫骨内侧髁，功能是屈曲和内旋膝关节。

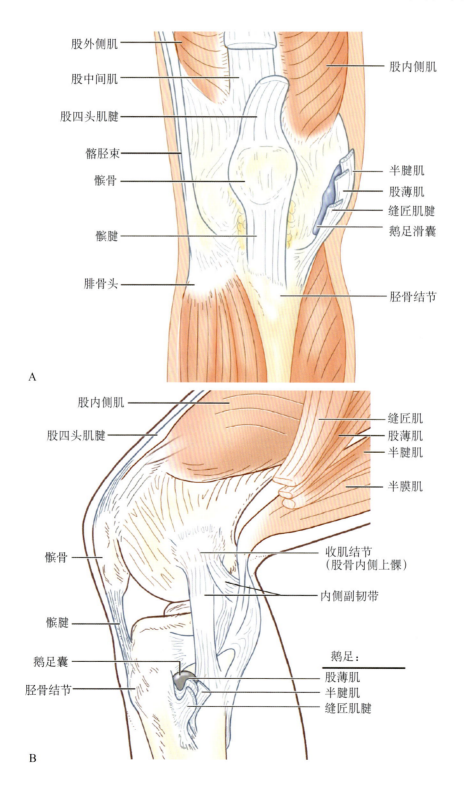

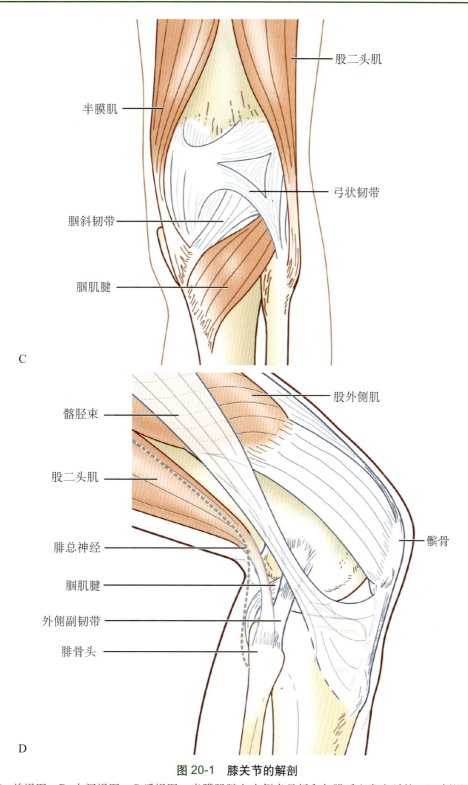

股二头肌

半膜肌

弓状韧带

腘斜韧带

腘肌腱

C

髂胫束

股外侧肌

股二头肌

髌骨

腓总神经

腘肌腱

外侧副韧带

腓骨头

D

图 20-1　膝关节的解剖

A. 前视图；B. 中间视图；C 后视图。半膜肌腱向内侧半月板和包膜后方发出延伸；D. 侧视图

在膝关节外侧，有 3 个动态稳定结构：髂胫束、股二头肌和腘肌（图 20-1D）。髂胫束附着胫骨外侧髁上，伸展时向前移动，屈曲时向后移动。二头肌腱附着在腓骨小头，位于 LCL 止点的外侧。二头肌提供横向稳定性，并帮助膝关节屈曲和外旋。腘肌位于后侧，有一个称为弓状韧带的 "Y" 形肌腱。韧带的一端附着在股骨外侧髁，一端附着在腓骨头。另一端附着在外侧

半月板的后部，在屈曲过程中提供半月板的后侧活动性。

膝关节的后外侧角（PLC）越来越多地被认为是提供内翻和旋转时平面稳定性的区域。该结构的作用最初在 1982 年提出；但许多医师仍然不了解该部位损伤的重要性。PLC 由静态约束和动态约束组成。静态约束是 LCL、弓状韧带、腓骨韧带、腘腓韧带、冠状韧带和关节囊。动态约束是股二头肌和腘肌腱。PLC

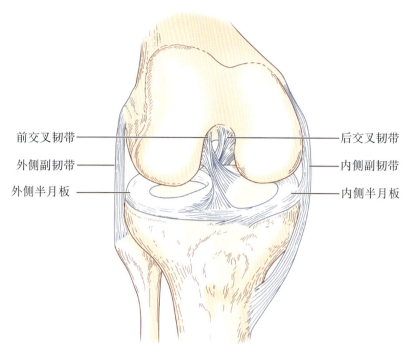

前交叉韧带 ———— ———— 后交叉韧带

外侧副韧带 ———— ———— 内侧副韧带

外侧半月板 ———— ———— 内侧半月板

图 20-2　膝关节韧带和半月板

损伤占所有膝关节损伤的 5% ～ 9%，通常与 ACL 和 PCL 的损伤有关。

与 PLC 类似，后内侧角（PMC）也被认为是膝关节的一个重要解剖结构，但其作用经常被忽视。PMC 位于 MCL 纵行纤维的后缘和 PCL 的内侧缘之间。它由 5 个主要部分组成：①半膜肌腱；②腘斜韧带；③后斜韧带；④后内侧关节囊；⑤内侧半月板的后角。发现 PMC 的损伤十分重要，因为其损伤通常会导致前内侧旋转不稳定（AMRI），如果不纠正可能会导致 PCL 和 ACL 移植失败。PMC 孤立损伤少见，ACL 和 PCL 经常和 PMC 一起受伤。

影像学检查

标准的膝关节 X 线片包括正位和侧位（图 20-3A、

B）。拍摄斜位片以更好地评估胫骨平台和髁间棘（图 20-3C）。其他视角包括髌骨切线位和轴位。髌骨切线位拍摄于仰卧患者，膝关节轻微弯曲，射线向下投射至足部，用以了解髌骨和股骨内外髁之间的关系。髌骨轴位要求患者俯卧，且膝关节屈曲 40°，射线向足部投射，与垂直方向成 40° 夹角，可很好地显示髁间窝。

对于不同类型的膝关节骨折，X 线片显示骨折的能力也有所不同。隐匿性骨折，尤其是胫骨平台隐匿性骨折并不少见。侧位片最易发现髌上囊的膝关节积液，因为正常的低密度脂肪影被液体影所取代（图 20-4）。这有时令人费解，因为它与肘部积液的"脂肪垫"相反。为了确定渗出是否是关节内骨折中的血液和脂肪的混合物，卧位侧位 X 线片可显示关节积脂血症，即脂肪堆积在底部较致密的血液之上（图 20-5）。若还

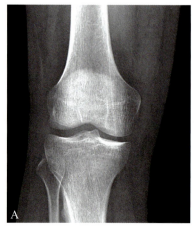
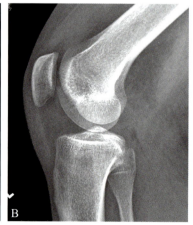
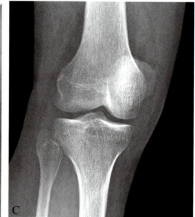

图 20-3　正常膝关节 X 线片

A. 正位；B. 侧位；C. 斜位

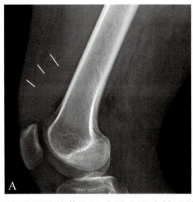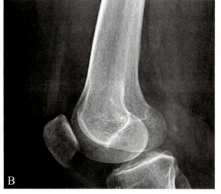

图 20-4　A. 侧位片显示膝关节积液为髌上囊内的液体密度（白线）；B. 正常的侧位片，髌上区未见脂肪肿胀

不能明确，可行膝关节穿刺，脂肪滴漂浮在血液之上（图 20-6）。

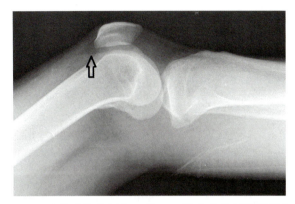

图 20-5　卧位膝关节侧位 X 线显示关节内骨折的脂肪和血液分层（箭头）

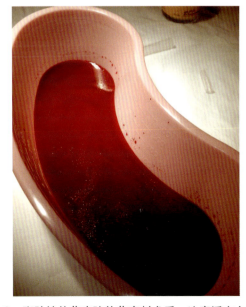

图 20-6　脂肪性关节病膝关节穿刺术后。注意浮在血液上的脂肪。这证实了关节内骨折

决定是否进行膝关节 X 线检查有很多因素。在急诊科，在急性（＜ 7d）创伤的情况下，明确有无骨折是最常见的原因。在美国，每年有 100 多万人因急性膝关节创伤于急诊就诊。尽管该人群中骨折的发生率在 6% ～ 12%，但 90% 以上的人接受过膝关节 X 线检查。

制订、验证和测试渥太华膝关节原则的目的是减少不必要的 X 线检查，同时继续诊断其他与临床相关的骨折（图 20-7）。应用这 5 个标准，临床医师可以排除临床显著性骨折，综合敏感度为 98.5%，特异度为 48.6%。膝关节 X 线片的数量减少了 25% ～ 50%。这些原则只适用于年龄超过 18 岁的患者，5 岁以上儿童身上进行的测试显示结果并不准确。Vijayasankar 等最近的一项荟萃分析表明，渥太华膝关节原则对 5 岁以上儿童的综合敏感度为 99%，特异度为 46%，并且他们发现 X 线摄片减少了 30% ～ 40%。渥太华膝关节原则可以由分诊护士运用，并已被证明可以缩短住院时间并节省费用。匹兹堡的膝关节原则与之相似（表 20-1），但是受试患者更少。最近的一项研究表明，匹兹堡的膝关节规则更具有特异性，对 18 岁以上的患者同样敏感。无论使用哪种方法，都具有在不遗漏明显骨折或脱位的情况下减少不必要 X 线摄片的作用。

表 20-1　匹兹堡膝关节原则

只有对以下任一情况的回答为"是"的膝关节受伤患者才有必要进行 X 射线检查
● 受伤的机制是钝器受伤或跌落吗？
● 患者年龄在 12 岁以下吗？
● 患者年龄超过 50 岁吗？
● 患者是否无法在急诊室承重行走 4 步（跛行也算在内）？

只有具备以下条件的膝关节损伤患者才需要进行全面的膝关节 X 线检查：

1. 55 岁及以上
2. 孤立性髌骨压痛 *
3. 腓骨头压痛
4. 无法屈曲至 90°
5. 受伤后或在急诊科，不能承重行走 4 步 **
* 除髌骨外膝部无骨压痛
** 无论跛行与否，都不能将重量两次转移到每个下肢

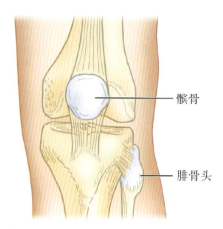

髌骨

腓骨头

图 20-7　渥太华膝关节原则

膝关节骨折

膝关节的骨性解剖包括股骨远端和胫骨近端。股骨远端有髁上部分和两个髁。胫骨近端的上部是胫骨平台。胫骨棘是韧带结构的附着点（图 20-8）。

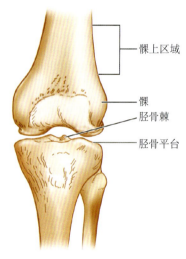

髁上区域

髁
胫骨棘

胫骨平台

图 20-8　膝关节的前视图。注意髁上和髁上区域

股骨远端骨折

股骨远端骨折分为 3 种类型：关节外（髁上）、部分关节（髁部）和全部关节（双髁）（图 20-9）。骨折的预后随着骨折类型的不同而不同。这些骨折亚型中粉碎程度较高的患者预后较差。髁上骨折发生在股骨髁间及干骺端与股骨干连接处。这些骨折发生在关节外，因此与膝关节肿胀无关。其余的骨折类型是关节内骨折。

股骨远端骨折后，周围的肌肉组织常导致骨折块移位。股四头肌位于股骨前方，并止于胫骨前上部。股骨远端骨折后，该肌肉常会向前上方牵拉胫骨和附着的近端碎片。腘绳肌止于在胫骨后上方。这个肌肉群常会向后上方牵拉胫骨和远端碎片。腓肠肌和比目鱼肌附着在股骨远端后侧，使骨折块向下移位。这些肌肉的最终的综合作用是后上移位（图 20-10）。

要十分注意：股骨远端与腘动静脉以及胫神经和腓总神经位置都非常接近。

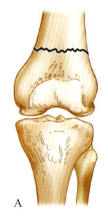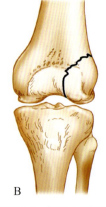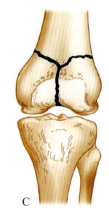

A　　　　　　　　　B　　　　　　　　　C

图 20-9　股骨远端骨折
A. 髁上骨折；B. 髁部骨折；C. 双髁骨折

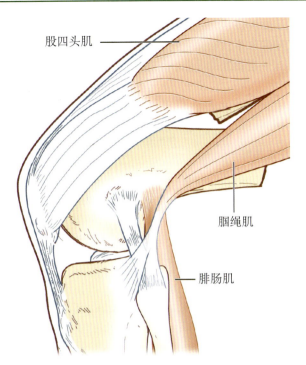

股四头肌

腘绳肌

腓肠肌

图 20-10　注意股骨远端髁上骨折的典型骨折移位，其由腘绳肌和股四头肌在向上牵拉以及腓肠肌牵拉远端骨折碎片引起，产生向后成角和位移

股骨远端骨骺骨折少见，但十分严重，通常发生在 10 岁以上的儿童。在儿童中，65% 的下肢纵向生长发生在膝关节周围，主要是股骨远端骨骺。损伤后，尽管及时实现解剖复位，也容易出现下肢短缩，在 Salter Ⅱ 型损伤中发生的比例为 25%。Salter Ⅱ 型损伤是股骨远端骨骺骨折最常见的类型，其较差的预后与大多数其他关节 Salter Ⅰ、Ⅱ 型损伤较好的预后形成鲜明对比。

损伤机制
大多数骨折是继发于直接创伤或有直接作用力部分。典型的机制包括高能车祸伤和坠落伤。

在老年患者中，受伤时力量可能要小得多。髁部骨折通常继发于过度外展或内收时受到直接创伤。骨骺骨折通常继发于内侧或外侧打击，导致较薄弱的骨骺骨折，而不是干骺端骨折。另一种常见的机制包括膝关节的过度伸展和扭转。

体格检查
股骨远端骨折的患者会出现疼痛、肿胀和患肢畸形。腘窝内可能有触及骨折碎片或有明显的骨擦音。移位的髁上骨折典型表现为患肢缩短和股骨干外旋。必须早期评估并记录患者受累肢体的神经血管状态。虽然神经血管损伤并不常见，但如果不加以处置，可能会造成难以挽回的后果。第一趾和第二趾之间的间隙由腓深神经支配，应进行检查。应记录患肢远端脉搏。由于存在大量的侧支循环，可能出现动脉损伤的情况下远端毛细血管仍然保持充盈。仔细检查腘窝是否有搏动性血肿，若有则提示动脉损伤。

影像学检查
膝关节正侧位通常足以显示膝关节骨折（图 20-11）。斜位 X 线片健患侧对比对于小的髁状突骨折的准确诊断是必要的。所有小于 10 岁的儿童都应拍摄对比图。

当查体提示血管损伤时，可进行 CT 血管造影。

合并损伤
股骨远端骨折可能合并以下损伤：
- 同侧髋臼或股骨近端骨折或脱位
- 膝关节韧带损伤（20% 的患者）血管损伤
- 腓神经损伤
- 股四头肌损伤

治疗
这些骨折的急诊处理包括用长腿后夹板固定（附

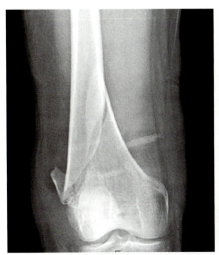
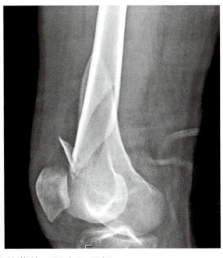

图 20-11　股骨远端关节外（髁上）骨折
由腘绳肌和股四头肌在同一方向收缩引起的断端移位。远端由于腓肠肌持续牵引造成向后成角

17)、镇痛药和紧急转诊。股骨远端骨折的终末治疗方法是切开复位内固定。切开固定比闭合复位（即骨牵引）具有更好的效果和更低的并发症发生率。

对于关节外无移位或嵌顿的髁上骨折，可采用闭合复位。在这些患者中，早期使用石膏支架（铰链式石膏）并反复进行影像学评估可能是十分重要的。

如今，骨牵引仅作为等待手术的患者或有手术禁忌证的患者（即虚弱的老年人或有相关医疗条件的患者）的暂时性治疗措施。在这些患者中，骨牵引持续6～8周，随后使用石膏固定6～8周。

解剖复位对于儿童股骨远端骨骺骨折尤为重要。对于相关的骨骺骨折（Salter Ⅱ型），为了维持解剖复位，可能需要内固定螺钉的恰当地使用。

并发症

股骨远端骨折伴有以下几种严重并发症：

● 静脉血栓形成。

● 如果复位不完全或无法维持，可能会发生延迟或畸形愈合。

● 关节内骨折可能发展为股四头肌粘连或关节外翻（内翻）角畸形。

● 关节内骨折可能出现关节炎而复杂化。

● 股骨骨骺骨折后常伴有患肢生长障碍。

胫骨近端骨折

胫骨近端骨折包括胫骨结节以上的骨折，根据其是否累及关节面进行分类。关节内骨折包括髁部（胫骨平台）骨折，而关节外损伤包括胫骨棘、结节和髁下区域。

基本解剖

胫骨内侧髁和外侧髁形成一个平台，将身体的重量从股骨髁传导到胫骨骨干。髁间隆起包括胫骨棘，为交叉韧带和半月板提供附着点（图20-12）。髁部骨折通常伴有一定程度的塌陷，继发于髁间窝的重量传导。

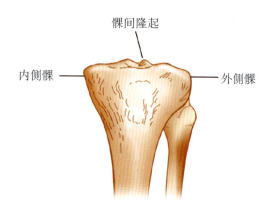

图 20-12　胫骨平台

分类

根据解剖结构，胫骨近端骨折可分为以下5类。

● 胫骨平台骨折

● 胫骨棘骨折

● 胫骨结节骨折

● 髁下骨折

● 骨骺骨折

胫骨平台骨折

目前已经提出了许多分类系统来对此种骨折进行分类。Schatzker制订了北美最常用的系统。它将骨折分为6种类型（图20-13）。在讨论胫骨平台骨折时，塌陷提示下移位超过4mm。

Ⅰ型到Ⅲ型是低能量创伤的结果，而Ⅳ型到Ⅵ型通常是由于高能量创伤造成的。

Ⅰ型骨折为外侧髁劈裂骨折，髁的外侧部分与平

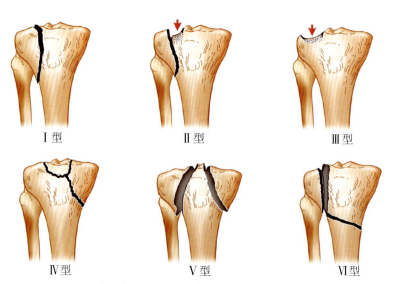

图 20-13　胫骨平台（髁）骨折分类

台的其余部分分离。关节面不塌陷。这些骨折在年轻患者中更为常见，其松质骨致密，可以抵抗骨质疏松。外侧髁碎片移位提示外侧半月板损伤。

Ⅱ型骨折也是外侧髁骨折，它们与Ⅰ型骨折的区别在于关节面内侧塌陷。这些骨折有时被称为劈裂塌陷骨折，因为外侧髁的一部分是分离的，剩下的部分是塌陷的。Ⅱ型骨折发生在年龄超过 30 岁的患者，因为软骨下骨相对薄弱。

Ⅲ型骨折为单纯性外侧髁塌陷骨折。塌陷通常位于中央，但也可以累及髁的任何部分。如果塌陷位于外侧，则更有可能导致关节不稳定。

Ⅳ型为内侧髁骨折。内侧髁骨折所需的力远远大于外侧髁。因此，这种类型的骨折远不如外侧髁骨折那样常见，并且合并交叉韧带和腘动脉相关损伤的发生率很高。Ⅳ型骨折也可能伴有髁间隆起骨折。

Ⅴ型骨折为双髁骨折，具有不同程度的关节塌陷和移位。内侧髁通常为劈裂性骨折，而最常见的外侧髁损伤为劈裂骨折或塌陷骨折。这些骨折也与Ⅳ型骨折有相似的损伤。

Ⅵ型骨折与Ⅴ型骨折相似，只是在胫骨骨干和干骺端有断裂。这些骨折是由最高能量损伤造成的，通常伴有明显的骨粉碎、移位和塌陷。

损伤机制

作用在胫骨平台上的力通常包括轴向压缩力和旋转力。当这些力超过骨骼的强度时，就会发生骨折。

高处跌落等直接暴力机制是导致约 20% 的髁部骨折的原因。汽车与行人的碰撞，即汽车保险杠撞到患者的胫骨近端，是造成这些骨折的大约 50% 的原因。其余的骨折是轴向压缩力和旋转力共同作用的结果。胫骨外侧平台骨折通常是由于小腿的外展力量造成的。内侧平台骨折通常是由小腿远端的内收力引起的。如果膝关节在受伤时是伸直的，骨折倾向于发生在髁前部。如果膝关节在屈曲时受伤，骨折倾向于发生在髁后部。

体格检查

患者通常主诉疼痛和肿胀，膝关节略屈曲。常有撞击点的擦伤，并伴有渗出和继发性疼痛，导致活动受限。由于平片上并不总是能发现这些骨折，胫骨平台的压痛（特别是有积液时）则提示可能发生骨折。

影像学检查

正位、侧位和斜位摄片通常足以显示这些骨折（图 20-14）。胫骨平台位虽然不常用，但可能有助于评估胫骨平台骨折的塌陷程度（图 20-15）。解剖上胫骨平台从前向后倾斜。常规的正位 X 线片无法发现该倾斜，并且可能掩盖了一些凹陷骨折。胫骨平台位可以弥补

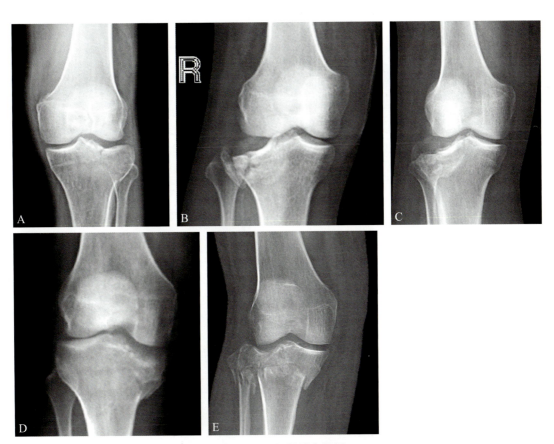

图 20-14　胫骨平台骨折

A. Ⅰ型外侧平台劈裂骨折；B. Ⅱ型胫骨平台劈裂合并塌陷骨折；C. Ⅲ型单纯性外侧平台塌陷骨折；D. Ⅳ型内侧髁骨折；E. Ⅵ型双髁骨折伴骨干骨折

该倾斜，并可以更准确地评估胫骨平台塌陷骨折。

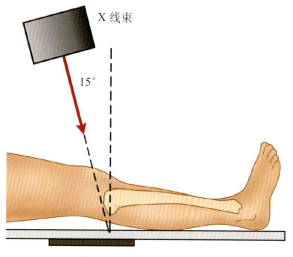

图 20-15 胫骨平台视图

由于隐匿性胫骨平台骨折较常见，临床医师应仔细检查 X 线片，寻找前面所述的积液或关节积脂血症。骨密度的异常增加则应考虑塌陷性骨折（图 20-16）。如果临床上怀疑有骨折但在 X 线片上未见到骨折，应对患者进行骨折治疗或进行进一步的影像学检查 [如计算机断层扫描（CT）]。

CT 扫描或磁共振成像（MRI）或两者同时使用常用来确定损伤的程度。在急诊，患者更容易拍摄 CT 成像，而门诊的骨科医师亦会经常要求患者这样做（图 20-17）。在一项研究中，在 X 线平片基础上增加了 CT，改变了 26% 的患者的治疗计划。磁共振成像对描述软组织损伤的程度更有价值，软组织损伤在骨折后很常见。半月板损伤发生率为 55%，韧带损伤发生率为 68%。

合并损伤

胫骨髁部骨折经常与以下严重的膝关节损伤相关。

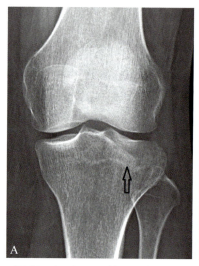
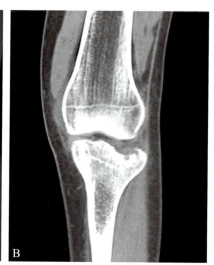

图 20-16 A. 胫骨外侧平台密度增加提示塌陷性骨折；B. CT 证实了怀疑

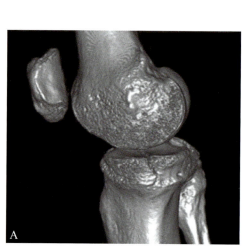
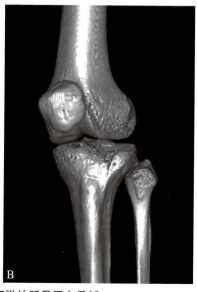

图 20-17 CT 扫描可见细微的胫骨平台骨折
A. 胫骨内侧平台劈裂性骨折；B. 胫骨外侧平台塌陷性骨折

● 韧带损伤或半月板损伤，或两者都有，经常伴随这些骨折。对于外侧髁骨折，应怀疑 MCL、前交叉韧带和外侧半月板损伤。内侧髁骨折，应该怀疑有 LCL、交叉韧带和内侧半月板损伤。

● 这些骨折后可能会出现急性或延迟的血管损伤，尤其是Ⅳ型至Ⅵ型骨折。

● 骨筋膜室综合征较为少见。

治疗

胫骨平台骨折的急诊治疗包括在长腿后侧石膏夹板固定（附 17）、冰敷、抬高患肢和使用镇痛药。应指导患者拄拐，在骨科医师评估之前，患者不应负重。强烈建议尽早咨询骨科医师。如果需要手术，延迟 24 ～ 48h 不会影响治疗。

最终治疗分为手术切开复位和闭合复位。最终治疗的目标是恢复关节表面正常，开始早期膝关节活动以防止关节僵硬，延迟负重直至骨折愈合。

治疗方式的选择取决于骨折的类型、膝关节的稳定性、骨科医师的经验、患者的年龄和合并症。任何导致膝关节不稳定的关节内骨折都需要手术固定。此外，解剖复位程度越高，关节软骨再生的可能性就越大。由于这些原因，手术固定通常是治疗方式的选择。

无塌陷、无移位、稳定骨折可采用保护性活动的非手术治疗方案。然而，由于即使是最小移位的骨折也有很高的并发症发生率，因此骨科转诊是很重要的。因为在急诊时很难判断稳定性，除非在充分麻醉后再检查膝关节。抽吸关节积血，然后注射 20 ～ 30ml 的局部麻醉药，可以检测膝关节的稳定性，尽管有时需要全身麻醉。稳定性的定义是，在从完全伸展到 90° 屈曲的运动弧线的任何点，内翻和外翻应力的活动度均小于 10°。

并发症

胫骨平台骨折后可能会出现以下严重的并发症。

● 长时间的制动可能会导致膝关节运动能力的丧失。

● 尽管进行了最佳治疗，仍有可能发生退行性关节炎。

● 即使最初没有移位，也可能在几周内发生膝关节的成角畸形。

● 膝关节不稳定或持续性半脱位可能继发于韧带损伤。

● 感染可能使开放性骨折或手术治疗的过程复杂化。

● 可能会出现神经血管损伤和骨筋膜室综合征。

胫骨棘骨折

单独的胫骨棘骨折是一种罕见的损伤，通常发生在 8 ～ 14 岁的青少年中。这些骨折类似于成年患者的 ACL 损伤。前髁间隆起骨折的可能性是后髁间隆起的 10 倍。这些骨折的分类是基于 Meyers 和 McKeever 制定的分类系统发展而来的（图 20-18，表 20-2）。

损伤机制

胫骨棘骨折是间接损伤的结果，例如前方或后方力量直接作用于屈曲的胫骨近端。这一机制导致交叉韧带张力过大，胫骨棘撕脱。过度伸展或暴力外展、内收或旋转力也可能导致该处骨折。

体格检查

患者通常会具有提示性病史和膝关节的疼痛肿胀。体格检查时会发现膝关节积液。在不完全撕脱无移位的情况下，除非出现积液，膝关节伸直活动是能够接近正常的。出现移位或完全骨折后，膝关节不能完全伸展。大多数患者抽屉试验阳性，但周围肌肉痉挛可能会妨碍评估准确性。应仔细检查膝关节周围的其余韧带以排除相关损伤。

表 20-2　胫骨棘骨折的分类

类型	描述
1	不完全撕脱无移位
2	不完全撕脱有移位
3	胫骨棘完全撕脱

影像学检查

常规的 X 线照片，包括轴位（膝关节屈曲至 40° ～ 50° 时的前后视图）通常足以确定骨折的位置（图 20-

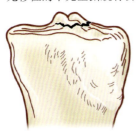

Ⅰ 型
无移位的不完全撕脱骨折

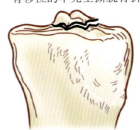

Ⅱ 型
有移位的不完全撕脱骨折

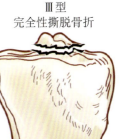

Ⅲ 型
完全性撕脱骨折

图 20-18　胫骨棘骨折

19）。CT 或 MRI 或两者均可用于确定损伤的程度。

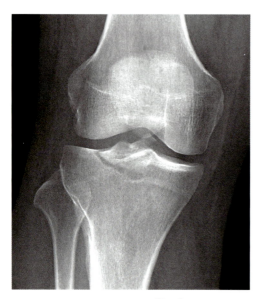

图 20-19　胫骨棘骨折

相关伤害

这些骨折通常伴有副韧带和交叉韧带损伤。

治疗

治疗目标包括恢复关节稳定性和早期运动。建议及早进行骨科咨询。

Ⅰ型不完全撕脱无位移。这些骨折应给予长腿后夹板固定（附17），术后石膏固定，屈曲5°，固定4～6周。当伴有韧带损伤时，通常需要手术修复。

Ⅱ型不完全撕脱伴位移。这些骨折在全身麻醉下进行闭合复位。然后进行石膏固定，屈曲5°，固定4～6周。如果闭合复位不成功或伴有韧带损伤，则需要手术修复。

Ⅲ型完全撕脱。对于这种骨折，需要手术治疗。

复位可通过关节镜或部分关节切开术完成。复位后采用长腿石膏固定，屈曲5°，固定6～8周。

并发症

骨折后最常见的并发症是膝关节的持续疼痛和不稳定。

胫骨结节骨折

这是一种不常见的骨折，多见于青少年患者（图20-20）。胫骨结节是四头肌的附着点，准确的复位对四头肌正常功能的恢复至关重要。这种骨折可分为3种类型（表20-3）。

表 20-3　胫骨结节骨折的分类

类型	说明
Ⅰ	不完全撕脱骨折
Ⅱ	完全撕脱骨折无关节内延伸
Ⅲ	完全撕脱骨折伴关节内延伸

损伤机制

通常为间接损伤。当膝关节屈曲且股四头肌紧缩时，突然向关节施加屈曲力。紧缩的股四头肌抵抗该力并撕脱胫骨结节。

体格检查

患者会表现出疼痛，尝试伸膝时加重。不完全或完全骨折的患者可保留一定程度的主动伸展能力，这是因为髌骨支持带通常保持完整。

影像学检查

常规的 X 线片通常足以显示骨折。侧位片可以更好地显示骨折（图20-21）。在年轻患者中，当怀疑有

Ⅰ型	Ⅱ型	Ⅲ型
不完全撕脱骨折	关节外完全撕脱骨折	关节内完全撕脱骨折

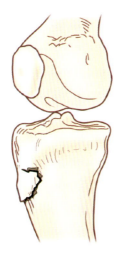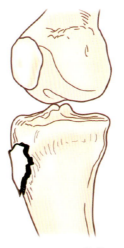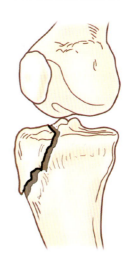

图 20-20　胫骨结节骨折

不完全撕脱伤时，有必要拍摄健侧的 X 线片进行对比。

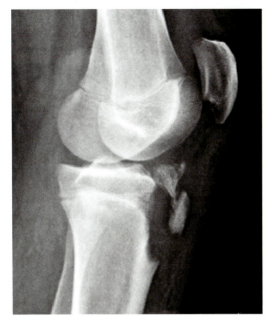

图 20-21　胫骨结节关节内骨折（Ⅲ 型）

合并损伤

髌骨支持带撕裂，包括髌骨韧带撕裂，这可能与骨折相关。

治疗

这些骨折的紧急处理包括冰敷、固定（附 17）和急诊骨科会诊。如果不完全撕脱没有移位，可以通过石膏固定来治疗。然而，即使不完全撕脱也可能在治疗期间移位，因此需要密切地随访。完全撕脱骨折需要手术修复。

并发症

大多数骨折愈合后没有并发症。术后继发移位可能是由于不充分的制动或不充分的手术固定所致。

胫骨髁下骨折

此骨折累及胫骨近端干骺端，通常为横行或斜行骨折。骨折线可能延伸到膝关节内（图 20-22）。

损伤机制

损伤机制包括旋转应力或成角应力，并伴有垂直压缩。

体格检查

患者会在受累区域出现压痛和肿胀。关节积血表明骨折线延伸到关节内。

影像学检查

常规的正侧位通常足以显示该骨折。

合并损伤

胫骨髁骨折常与这些损伤相关。

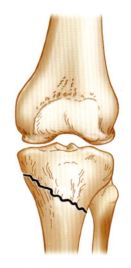

图 20-22　胫骨近端骨折 - 髁下骨折

治疗

这些骨折的紧急处理包括冰敷、长腿后夹板固定（附 17）和急诊骨科会诊。稳定的关节外、无移位、无成角的横行骨折可以用长腿石膏固定 8 ～ 12 周。手术治疗包括锁定髓内钉或关节周围锁定钢板。粉碎性骨折或累及髁部的骨折需要切开复位内固定。

并发症

髁下骨折常与胫骨平台损伤相关，因此也有类似的并发症。有关这些并发症的综述，请参阅胫骨平台骨折部分。

骨骺骨折

胫骨近端骨骺骨折是一种少见的损伤，其发生率低于股骨远端骨骺或胫骨结节骨折。

损伤机制

这些损伤通常是由膝关节严重的外翻或内翻扭伤引起的。

体格检查

患者会出现膝关节疼痛和畸形。检查时，骨折成角通常很明显。这种骨折通常看不到膝关节积液。

影像学检查

这些骨折大多是 Salter Ⅱ 型损伤，需要对比观察才能做出准确的诊断。

合并损伤

这些骨折很少伴有韧带或半月板损伤。

治疗

这些骨折的紧急处理包括冰敷、长腿后夹板固定（附 17）以及早期骨科会诊以减少骨折。复位后，大多数患者用长腿石膏固定 8 周。

并发症

胫骨近端骨骺骨折后可能出现患肢发育异常。

腓骨近端骨折

由于腓骨不承受任何重量，因此近端单纯腓骨骨折相对不重要。虽然可能会发生撕脱和粉碎性骨折，但最常见的仍然是腓骨颈骨折（图 20-23），这些骨折很重要，因为它们经常与其他更严重的膝关节损伤联系在一起。

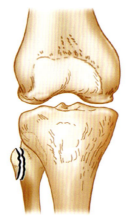

A 撕脱性骨折

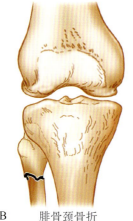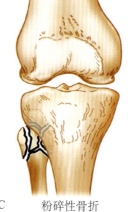

B 腓骨颈骨折　　C 粉碎性骨折

图 20-23　腓骨近端骨折

注意：腓骨近端骨折应被认为是严重膝关节损伤的指征，除非有证据证明并非如此。

损伤机制

两种机制可以导致腓骨近端骨折。对腓骨头的直接暴力可能导致粉碎性骨折。对膝关节的间接内翻应力可能导致腓骨头部撕脱性骨折。膝关节外翻扭伤可导致胫骨外侧髁骨折并伴有腓骨近端骨折。

体格检查

患者在骨折部位会出现疼痛和压痛。必须彻底检查膝关节、下肢远端和足部，以排除相关的神经血管或韧带损伤。

影像学检查

膝关节正侧位可显示此骨折（图 20-24）。

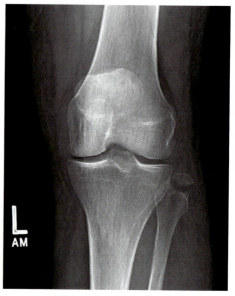

图 20-24　腓骨近端撕脱性骨折

合并损伤

如前所述，腓骨近端骨折可能伴有外侧髁骨折或髁关节韧带损伤（见第 22 章）。一些严重的神经血管或韧带损伤也与这类骨折有关：

- 腓总神经可能挫伤或断裂。大多数骨科医师会继续观察这些损伤，如果功能没有恢复，会在以后修复它们。
- LCL 可能断裂或拉伤。
- 胫前动脉损伤伴血栓形成（罕见）。

治疗

这些骨折的紧急处理包括冰敷、使用镇痛药以及充分评估和排除严重相关损伤。对单纯的腓骨骨折可以进行对症治疗。

并发症

与腓骨近端骨折相关的损伤是大多数并发症的原因。

髌骨骨折

髌骨骨折占全身骨骼损伤的 1%。这些骨折最常见于 20～50 岁的患者。髌骨骨折分为 4 种类型（图 20-25）。横行骨折是最常见的髌骨骨折，占所有病例的 50% 以上。横断性骨折可能发生在髌骨中部、近端或远端。粉碎性（星状）骨折是第 2 种最常见的类型，发生在大约 1/3 的髌骨骨折中。垂直骨折占髌骨骨折的 10%～20%。髌骨下表面的骨软骨骨折也可能发生。

损伤机制

两种机制导致髌骨骨折。对髌骨的直接打击可能导致横向、粉碎性、垂直或骨软骨骨折。继发性股四头肌牵拉可导致骨折碎片移位。直接损伤是最常见的机制，可能发生在跌倒或车祸时。间接机制是股四头肌剧烈收缩产生的力量，这种力量超过髌骨的强度就会导致撕脱骨折。这种损伤多在差点摔倒过程中产生，并且更有可能导致移位的横行骨折。

体格检查

患者会出现膝关节压痛和肿胀。如果怀疑有骨软骨骨折，必须触诊髌骨下表面。这可以通过向外侧然后向内侧移位髌骨来完成，同时用另一只手感觉髌骨的下表面。应该检查膝关节能否主动伸展。如果不能

伸展，股四头肌功能就会丧失。沿髌骨下极若有可触及的缺损表明远端伸展功能障碍。

影像学检查

正位、侧位和轴位（屈膝的切线视图）摄片通常足以显示这些骨折（图20-26，图20-27）。

双髌骨有时可能很难与骨折区分开。双髌骨的表面光滑，存在于2%～8%的人群。75%双髌骨的位置在外上侧，20%在外侧，5%在内侧（图20-28）。比较视图可能有助于区分，因为50%两侧都存在。

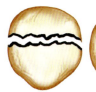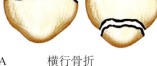　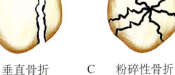　

A　横行骨折　　　　B　垂直骨折　　　C　粉碎性骨折　　　D　骨软骨骨折

图 20-25　髌骨骨折

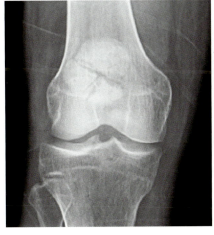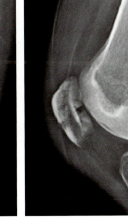

图 20-26　髌骨粉碎性骨折

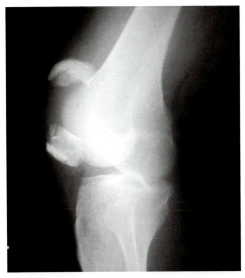

图 20-27　有移位的髌骨横向骨折

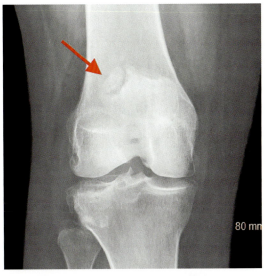

图 20-28　外上侧的双髌骨（箭头）

骨软骨骨折通常在平片上检测不到，尽管可以看到髌骨下表面的微小缺损。MRI 可能有助于全面显示骨和软组织损伤的范围。超声也可以用来评估髌股肌腱的可见损伤，若存在可提示伸展功能的受损。

合并损伤

髌骨直接骨折可能合并膝关节周围的其他骨折和韧带损伤，以及创伤性软骨软化有关。

治疗

这些骨折的紧急处理包括在出现张力性关节血肿时的穿刺抽吸和完全伸展位的固定。可以用长腿后夹板（附 17）或膝关节固定器（附 16）来完成固定。在最初的几天内，患者应被转诊并进行随访和股四头肌锻炼。

非手术治疗适用于位移小于或等于 2mm、关节面完整、伸展功能正常的横行、粉碎性和垂直髌骨骨折。非手术治疗包括从腹股沟延伸到踝部的长腿圆柱形石膏。石膏应该在髌骨周围成型良好，膝关节必须处于完全伸展位。在完全伸展状态下锁定铰链式膝关节支架可以用于早期制动。垂直（无论移位与否）和无移位骨折都可以进行活动范围可控的练习和康复锻炼，持续 3 ～ 6 周。

如果髌骨横行骨折和粉碎性骨折移位≥ 3mm、关节面破坏大于 2mm 或伸展功能缺失，则应进行手术治疗。根据骨折类型和临床情况，可以通过张力带固定、环扎或螺钉来实现。骨软骨骨折需要进行游离体的修复或清理。

严重粉碎性骨折通常采用髌骨切除术，因为其继发退行性关节炎的概率很高。在髌骨粉碎性骨折中，只要能保留至少 3/5 的髌骨，那么部分髌骨切除术就可以产生令人满意的结果。但是有些情况下髌骨全切除是不可避免的。

并发症

髌骨骨折后可能会出现以下几种严重的并发症。

- 退行性关节炎：很常见，尤其是在骨软骨或粉碎性骨折之后。
- 术后因固定不充分而继发的骨折块移位。
- 髌骨的血液供应由中央和下极血管提供。横行或下极骨折可能会破坏血液供应，导致缺血性坏死。

膝关节软组织损伤和脱位

髌腱炎（跳跃者膝）

快速而反复的加速、减速、跳跃和着地可导致 3 个不同位置的伸肌腱结构轻微撕裂：①附着在髌骨的股四头肌腱；②髌骨下方的髌腱；③止于胫骨结节的髌腱。

髌骨下端髌腱的损伤最常见，称为"跳跃者膝"或髌腱炎。2/3 的患者有肌腱结构改变。这种情况可能会导致残疾，1/3 的运动员在 6 个月内无法重返赛场，有 50% 的患者在 15 岁时因这种情况而停止体育运动。Colosimo 和 Bassett 将跳跃者膝分为 4 个阶段（表 20-4）。

表 20-4 跳跃者膝关节的 Colosimo 和 Bassett 分类

阶段	描述
I	活动后疼痛
II	活动开始时疼痛，热身后消失，活动结束后重新出现
III	活动过程中仍会感到疼痛，无法参加运动
IV	髌腱断裂

体格检查

检查时，膝关节应保持完全伸展状态。如果股四头肌腱受累，股四头肌腱附着处或髌骨上极会出现压痛。髌腱炎患者在髌骨下极和髌腱近端会有压痛。

影像学检查

平片通常正常。有时可见髌骨下极细长或破碎。超声检查可见增大的低回声肌腱，可由此确诊。MRI 也具有诊断意义。

治疗

跳跃者膝的治疗包括避免刺激活动和患肢休息。治疗的程度取决于病程阶段。第一阶段和第二阶段活动前需要进行充分的热身，活动结束后要敷上冰袋或按摩。消炎药应用 10 ～ 14d，然后进行物理治疗。偏心训练和冲击波疗法已证实具有良好的疗效，应在外科干预前使用。建议使用弹性膝关节支具。III 期患者除了冰敷和消炎药物外，还应该接受长时间的休息。若保守治疗无效，患者应该考虑要么放弃运动，要么手术切除病变组织。IV 期（断裂）患者需要手术。对于保守治疗无效的患者，关节镜治疗可以产生良好的效果。

类固醇注射疗法具有争议。一些人支持应用，而另一些人则认为它可能会导致进一步的损伤和最终的断裂，因为它让运动员脆弱的肌腱继续承受超负荷运动。研究人员还在评估富含血小板的血浆注射、含有或不含有肉毒杆菌毒素的透明质酸的有效性，并且重点关注体外冲击波疗法，虽然这些疗法很新颖，但不常规推荐。

伸展功能损伤

膝关节的伸展功能可能在 4 个位置受损：①股四头肌腱；②髌骨；③髌腱；④胫骨结节（图 20-29）。髌骨和胫骨结节骨折已在骨折部分进行过讨论。在此，我们主要关注股四头肌和髌腱断裂。

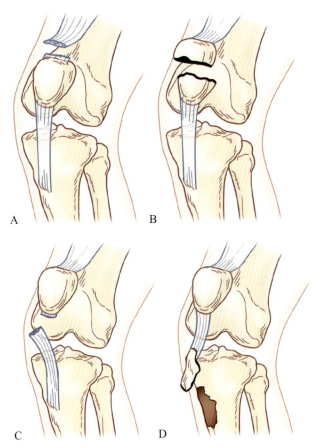

图 20-29　A. 股四头肌腱断裂；B. 髌骨骨折；C. 髌腱断裂；D. 胫骨粗隆撕脱

有 38% 的患者中在首诊时被误诊。这一事实很重要，因为当治疗延迟时，功能恢复会很差。伸展功能损伤通常表现为具有膝关节突然屈曲并伴有极度疼痛的病史。在急性损伤后，疼痛反而减轻。

股四头肌腱断裂常多见于 40 岁以上的患者。最常见的断裂部位在髌骨附着点的近端，这是一个肌腱退化的区域。髌腱断裂不如股四头肌断裂常见，通常见于 40 岁以下的年轻人。大多数髌腱断裂发生在髌骨附着点处。类固醇注射被认为容易导致髌腱断裂。诱发髌腱断裂的其他因素包括肌腱钙化、关节炎、胶原蛋白紊乱、肌腱脂肪变性和代谢紊乱。

损伤机制

损伤机制分为直接损伤机制和间接损伤机制。直接损伤少见，通常是对绷紧的四头肌腱的猛烈冲击的结果。更常见的间接损伤是由于四头肌收缩时被迫屈曲。这种机制常见于下楼梯时或在马路上被绊倒的患者。

体格检查

检查时应评估髌骨的位置。髌骨向下移位伴有近端瘀斑和肿胀提示股四头肌断裂。髌骨上移并伴有下极压痛和肿胀，提示髌腱断裂（图 20-30）。在这两种情况下，患者可能都有在这两种情况下，患者膝关节可能能够完全"主动"伸展，但与健侧相比，会非常无力。股四头肌腱断裂可出现髌上间隙，髌上组织肿胀（图 20-31A）。伸展功能损伤患者临床检查中最重要的发现是膝关节的主动伸展能力的丧失，或不能克服重力保持被动膝关节的伸展。如前所述，部分断裂患者可主动伸展，但是效果会大打折扣。

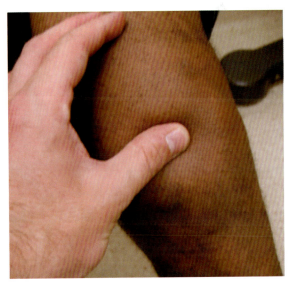

图 20-30　经检查，膝前有明显空虚感，可在上方触及髌骨

影像学检查

膝关节正侧位常常高度提示这些损伤。在正常的膝关节正位片中，髌骨下端应位于股骨远端髁部 2cm 内。在膝关节屈曲 90° 的侧位片上，髌骨应该位于股骨干前侧延长线之下。髌骨下移（低位髌骨）或上极撕脱碎片提示股四头肌腱断裂（图 20-31B、C）。髌骨上移（高位髌骨）提示髌腱断裂（图 20-32），同时也可能存在髌骨下部撕脱碎片（图 20-33）。比较视图可能有助于诊断细微的髌骨移位。

由于治疗的选择取决于损伤是部分的还是完全的，因此 MRI 或超声波被用来区分在初步评估后损伤程度仍不明确的病例。

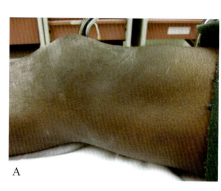
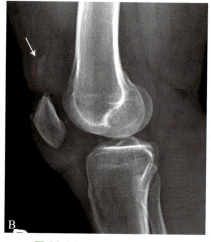
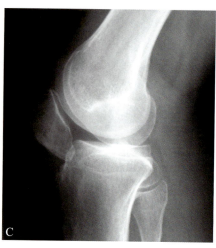

图 20-31 股四头肌腱断裂

A. 髌上间隙征是指髌骨上方可触及的凹陷；B. 髌骨上极撕脱骨折提示股四头肌腱断裂（箭头）；C. 髌骨下垂是指侧位 X 线片上位置较低的髌骨

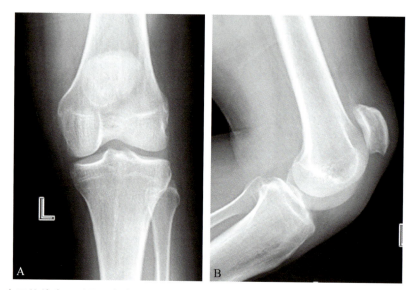

图 20-32 髌腱断裂。在正位片中，髌骨下极与股骨远端髁部之间连线大于 2cm（A）。在屈曲 90°的侧视图上，髌骨位于沿股骨干前线的上方（B）

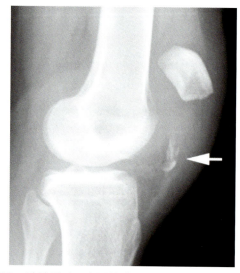

图 20-33 髌腱断裂。在侧位片上可以看到高位髌骨。存在下端撕脱碎片（箭头）

治疗

　　股四头肌和髌腱部分和完全性损伤的初始治疗是相同的。用冰敷和加压敷料来减轻肿胀。膝关节固定器将膝关节于伸展位固定（附 16）。在完全或严重受伤的情况下，患者早期禁止负重。

　　部分损伤和完全损伤的终末治疗不同。部分股四头肌或髌腱断裂需要早期诊治，长腿圆柱形石膏伸展位固定膝关节 6 周。完全性股四头肌或髌腱撕裂最好早期手术修复。理想情况下，手术应在受伤后 2 周内进行。如果 6 周后再手术，效果较差。

肌肉拉伤和肌腱炎

　　股薄肌、缝匠肌和半腱肌经鹅足止于胫骨内侧。

鹅足肌腱炎患者在内侧关节线以下 5 ～ 6cm 处出现疼痛和压痛。其他症状包括坐着起身时疼痛、夜间疼痛和膝关节无力。这在跑步者中最常见。超声可见肌腱增大，回声不均匀。临床上很难将这种情况与鹅足滑囊炎分开来，但治疗方法是一样的。肌腱炎不太常见，治疗效果也不太明显。

半膜肌止于膝关节的内侧和后方。半膜肌腱炎会引起紧靠关节间隙下方的膝关节后内侧疼痛。活动后疼痛加剧。这种损伤常与内侧半月板损伤混淆。

股二头肌腱止于腓骨头和 LCL。跑步或跳跃时因对抗阻力而突然收缩可能会使肌腱和肌肉拉伤或断裂。表现为膝关节后外侧疼痛和压痛。

治疗这些损伤，需要休息来恢复和防止进一步的损伤。中度拉伤包括部分纤维撕裂并伴有疼痛和出血。这种损伤需要 3 ～ 4 周的休息，同时使用镇痛药和冰敷。急性损伤 48h 后再施以热敷。完全断裂少见，首选手术治疗。

髂胫束综合征

髂胫束起自臀肌筋膜和阔筋膜张肌。经大腿外侧止于胫骨外侧髁的结节。膝关节伸直时髂胫束位于股外侧髁的前面，屈曲时，髂胫束向后滑过外侧髁（图 20-34）。跑步或骑自行车时发生的反复屈曲和伸展会导致髂胫束及滑膜囊在外侧髁上滑动时反复受到刺激。

患者在活动时表现为膝关节外侧疼痛，可向近端或远端放射。爬楼梯或爬斜坡会疼痛加剧。体格检查时，在膝关节近端约 3cm 处的股骨外侧髁上会有一个压痛区。膝关节整个范围的活动都会导致疼痛，屈膝负重则会加重疼痛。Nobel 压缩试验将引出疼痛。试验时，患者仰卧位于检查台上，腿抬高，检查人员一只手握住踝关节，另一只手的拇指按压股骨的外上髁，主动的屈曲和伸展会出现疼痛。

推荐治疗包括减少活动、避开爬山或走坡路。侧楔矫形术、冰敷、消炎药、髂胫束拉伸和局部类固醇注射有效。顽固性病例需手术治疗。手术包括在外侧髁区域横向切开髂胫束后侧 2cm，使该部分不再紧绷。

腓肠豆综合征

腓肠豆骨是嵌在腓肠肌腱中的籽骨，与股骨外侧髁的后部相连（图 20-35）。它是腘韧带、弓状复合体和腓骨 - 腓肠豆韧带的附着点。正常膝关节中有 11% ～ 13% 的概率存在腓肠豆骨，在这些人中有 50% 是双侧存在的。

腓肠豆综合征发生在腓肠豆骨受刺激后的退化或

炎症过程时。这种情况最常见于青少年，但也可能发生在成人身上。临床表现通常包括膝关节后外侧间歇性疼痛，随伸展而加重。触痛局限于腓肠豆骨区域，并随着对髁部表面的按压力度加大而加重。

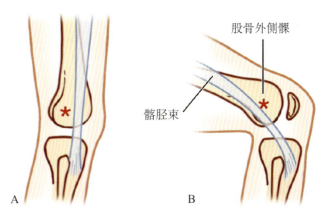

图 20-34　A. 膝关节伸展时，髂胫束位于股骨外侧髁前方，屈曲时位于股骨外侧髁后方；B. 在这个骨突上来回移动是髂胫束综合征的原因

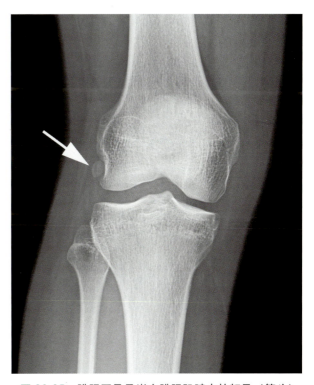

图 20-35　腓肠豆骨是嵌在腓肠肌腱中的籽骨（箭头）

如果没有骨化，X 线片可能不会显示腓肠豆骨。鉴别诊断应包括外侧半月板后角的损伤，或腓肠肌、股二头肌或腘肌外侧头的肌腱炎。推荐治疗包括休息、镇痛药、局部麻醉药、类固醇注射，疼痛持续 6 个月以上时可能需要手术切除。然而，最近的一项研究显示，4 名患者使用体外冲击波疗法，2 个月后症状得以缓解。在这成为常规治疗之前，还需要进行更大规模的研究，但这可能是一种有趣的替代治疗选择。

滑囊炎

滑囊的正常功能是允许两个结构之间的无摩擦运动。由于与骨性结构接触的肌肉和韧带数量较多，膝关节上有许多滑囊，其中一些滑囊有受伤或发炎的可能（图 20-36）。

有几个膝关节滑囊与关节间隙相通。髌上囊和腘囊总是与关节相通，而半膜肌滑囊只在某些时候相通。这种交通对于了解 Baker 囊肿及评估异物或撕裂伤是否累及关节内是很重要的（图 20-37）。髌上囊在髌骨上方，约 3 个手指宽度，在这个位置出现涉及关节囊的撕裂伤可能导致化脓性关节炎。

急性创伤或慢性职业因素会导致膝关节周围的滑囊炎。其他不太常见的病因包括感染或代谢紊乱，如痛风或慢性关节炎。临床上重要的滑囊及其相关情况将在后面讨论。膝关节周围滑囊炎的治疗方法类似，在本节末尾讨论。

髌前滑囊炎

这个滑囊位于髌骨浅层，通常在直接创伤后 1 ～ 2 周内出现炎症，如跌倒膝关节着地。反复的直接创伤也可能导致这种情况，这就是为什么它也被称为"女佣膝"。

典型的临床表现是髌前疼痛伴有红斑、肿胀和囊上皮肤温度升高（图 20-38A）。通过触诊，检查人员将能够识别出浅层滑囊，并注意到滑囊壁的褶皱。膝关节活动无痛，直至皮肤被牵拉紧张后才会出现疼痛。重复的外伤会导致症状不太明显及囊壁明显增厚。

与肘部鹰嘴滑囊炎一样，多数髌前滑囊炎是感染导致的。如果考虑感染，如第 14 章对鹰嘴滑囊炎的概述中所提到，需要穿刺抽吸滑囊液并进行分析和药敏培养。通常，滑囊液白细胞（WBC）计数会高于 5000/mm^3。50% 以上的病原菌为革兰氏阳性细菌。非感染性髌前滑囊炎的治疗将在本节末尾讨论。

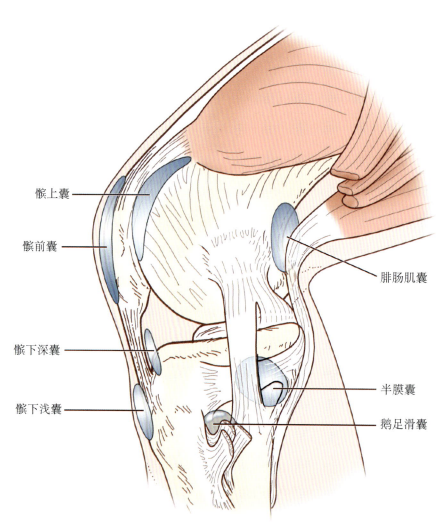

髌上囊
髌前囊
髌下深囊
髌下浅囊
腓肠肌囊
半膜囊
鹅足滑囊

图 20-36　膝关节附近的滑囊

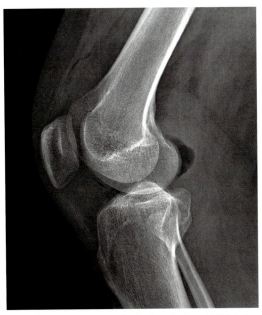

图 20-37　这位患者的膝关节前髌骨上有一处撕裂伤。患者主诉膝关节屈曲时有嘎吱嘎吱的声音。X 线片显示髌上囊和关节间隙内有空气

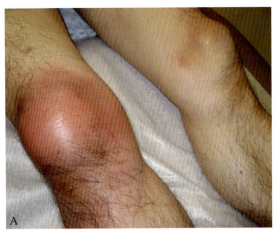

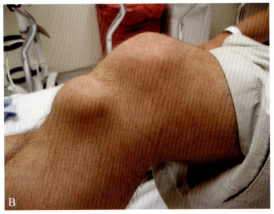

图 20-38　A. 感染性髌前滑囊炎；B. 非感染性髌下滑囊炎

髌下滑囊炎

髌下浅囊位于皮肤正下方，胫骨结节浅层。浅表性髌下滑囊炎也被称为"牧师膝"，因为它与跪姿有关。出现炎症时，在髌骨下方和胫骨结节上方会有肿胀和压痛（图 20-38B）。在青少年时期，可能很难将这种情况与 Osgood-Schlatter 病区分开。

髌下深囊位于髌腱下方，将其与下面的脂肪垫和胫骨分开。临床表现包括被动伸展和屈曲时无痛，主动完全屈伸和触诊髌腱缘可引起疼痛。虽然脂肪垫综合征在完全被动伸展时通常可出现疼痛，但可能很难将脂肪垫综合征与这种疾病区分开来。

鹅足滑囊炎

鹅足滑囊位于鹅足肌腱的下方，后者是由缝匠肌、股薄肌和半腱肌组成的联合腱。这种情况在中年女性和肥胖患者中更为常见。症状包括膝关节疼痛，通常在夜间发作，尤其是在上楼或从坐姿起身时疼痛。晨僵可能会持续长达 1h。体格检查发现在内侧关节间隙以下 5 ~ 6cm 处的鹅足有明显的压痛。通常同时存在骨关节炎。超声可显示鹅足囊增大。

Baker 囊肿

可见于膝关节后方的腘窝，是半膜囊的良性突起（图 20-39）。Baker 囊肿在类风湿关节炎或骨关节炎患者中发病率较高。当滑膜炎、关节炎或任何膝关节内部紊乱导致过多的滑液流入该囊时，Baker 囊肿就会

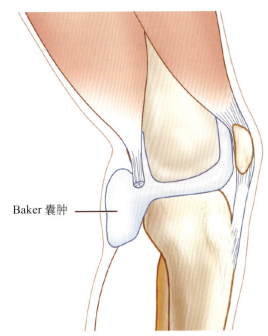

图 20-39　Baker 囊肿（半膜囊的延伸）

变大。此时，囊向后扩展进入腘窝。

临床表现通常有膝关节后间歇性肿胀的病史。体格检查时，可在腘窝内触诊到一个紧张且有时疼痛的充满液体的囊。Baker 囊的压力伴膝关节伸展和屈曲

而变化（Foucher 征）提示该病。其他的症状包括慢性疼痛或膝关节退行改变。Baker 囊肿不能采用抽吸或注射治疗。

Baker 囊肿破裂表现为小腿弥漫性肿胀，滑液沿着解剖间隙向下流动。这种表现在临床上可能与深静脉血栓难以区分。未破裂的囊肿必须与腘动脉瘤、肿瘤和真正的滑膜疝相鉴别。可以通过超声、CT 或 MRI 确诊。

膝关节外侧滑囊炎

腘窝囊位于 LCL 和腘肌腱关节间隙的近端。腘窝滑囊炎患者表现为外侧关节间隙压痛和肿胀。

腓骨头被位于股二头肌腱下的一个大的二头肌囊、LCL 下的一个滑囊和位于腓肠肌起点外侧头下的一个滑囊所包围。这些滑囊的炎症所产生的临床症状包括腓骨头、LCL 或股二头肌附着点周围的疼痛和压痛。有时很难区分滑囊炎和 LCL、股二头肌腱或外侧半月板的损伤。

治疗

急性创伤性或慢性职业滑囊炎的治疗包括局部热敷、休息和消炎药，并防止反复刺激。髌前滑囊炎和鹅足滑囊炎患者对注射曲安奈德 - 布比卡因混合物后进行加压包扎反应良好。超声波治疗能显著改善鹅足滑囊炎患者的病情。

在一些研究中，类固醇注射治疗减少了囊肿的大小，增加了患者舒适度，减轻其痛苦。超声引导下穿刺、开窗、注射曲安奈德 40mg 和 0.5% 布比卡因 2ml 已经显示出良好的临床效果。治疗无效的病例可能需要手术切除滑囊。Baker 囊肿的治疗必须针对病因，建议尽早转诊进行诊断检查，并闭合可能存在的滑膜缺损。

创伤性髌前神经痛

这是一种公认但并不常诊断的综合征，常发生在膝关节正面受到直接暴力之后。患者典型的症状是髌骨深处持续的隐痛，膝关节屈曲或爬楼梯困难。患者经常抱怨一侧或双侧膝后疼痛。这种疾病继发于髌前浅神经血管束挫伤。反复创伤可能导致神经血管束继发性纤维化。

在体格检查时，患者会主诉髌骨外侧边缘中部有局限性压痛，其余部分没有不适。利多卡因 - 类固醇混合物注射对大多数患者有效，但数周后疼痛又会复发。难治性病例需行髌前神经切除术。

脂肪垫综合征

这种综合征也被称为 Hoffa 病、髌下脂肪垫综合征和滑膜脂肪瘤病。位于髌腱下方的脂肪垫可能会变得肥大，并在运动员膝关节反复创伤后出现炎症。最终的结果是出现被动伸直时疼痛及久坐时膝关节前部的不适。

在体格检查时，注意到关节前内侧或前外侧关节间隙有压痛。膝关节看起来又软又肿，髌腱两侧脂肪垫凸出。轻微屈曲的膝关节被动伸展（弹跳试验）时可出现疼痛。医师不能将这些症状与髌腱病或髌下浅层或深层滑囊炎混淆。

该病的治疗包括休息，冰敷和使用非甾体抗炎药。足跟抬高可以减少膝关节过度伸展，减轻疼痛。手术切除几乎没有必要。

韧带损伤

膝关节的稳定性依赖于其周围的韧带和肌肉。膝关节在伸展时最为稳定，但日常活动主要是在一定程度的屈曲下进行。因此，膝关节容易受伤。膝关节周围韧带能够引导膝关节活动，并能够保护膝关节免受非生理性运动的伤害。

这些韧带由无髓鞘神经纤维支配。韧带损伤的特点是部分断裂通常比完全断裂更疼痛。

损伤机制

以下讨论围绕着 6 种导致韧带损伤的常见机制：①外翻；②内翻；③过伸；④旋转；⑤前应力；⑥后应力。确定受伤时膝关节是否负重或是否存在旋转很重要，因为这些因素会增加相关半月板损伤的可能性。此外，施力时膝关节的位置（屈曲或伸展）会影响相关的结构。

由于损伤的力量通常是多种应力的组合，单从损伤机制来预测韧带损伤的模式是困难的。下面的讨论可以作为通常由特定机制引起的损伤类型的一般指南。这是一个有争议的领域，表 20-5 包括了主要的理论。

导致韧带损伤的最常见的损伤机制是外翻（一种使内侧关节间隙打开的外展力量）应力，是膝关节屈曲时受到的，其带有一定程度外旋力。常见于踢足球或滑雪时的损伤，患者通常主诉从盲侧被夹住或在滑雪靴前端被雪卡住。MCL 是最先受伤的结构，使得该韧带成为膝关节中最易受损伤的韧带。随着力量的增加，ACL 断裂，接着是内侧半月板或 PCL 断裂。外翻对膝关节造成的压力会导致这些结构的共同损伤，所以 MCL、ACL 和内侧半月板的损伤被称为"恐怖三联征"。

表 20-5 列出了事件的顺序，因为在屈曲和伸展过程中不断增加的外翻力作用于膝关节。

表 20-5 基于受伤时膝关节位置膝外翻应力后进行性韧带损伤

外旋屈曲	外展
MCL	MCL
↓	↓
ACL	ACL 和后关节囊内侧部分
↓	↓
内侧半月板	深层内侧关节囊韧带
↓	↓
PCL	PCL

MCL. 内侧副韧带；ACL. 前交叉韧带；PCL. 后交叉韧带

内翻应力（一种打开膝关节外侧的内收力）被认为是第二常见的导致膝关节损伤的机制。内翻应力可伴随或不伴随内旋应力。当这一机制单独发生时，LCL 是第一个受伤的，但当内翻和内部旋转力联合作用时，是 ACL，最后是 PCL 也可能断裂。

过伸应力通常导致交叉韧带损伤。首先是 ACL 断裂，其次是后关节囊膜和 PCL 断裂。交叉韧带可能在中点或股骨附着处断裂。额外的旋转应力可能导致侧副韧带损伤。

旋转应力有两种类型：内部应力和外部应力。内部旋转应力导致前交叉韧带损伤，随后是 LCL 损伤。而外部旋转应力可能导致前交叉韧带、LCL、后交叉韧带或半月板损伤，这取决于受伤时膝关节是否屈曲、伸展或承重。

胫骨对股骨的前后应力可能导致交叉韧带损伤。前应力会使前交叉韧带断裂，然后是 MCL。后应力导致 PCL 损伤。

病史

除了这里描述的损伤机制之外，急救人员应该询问其他病史特征。亚急性和慢性病例中的相关问题包括肿胀的位置和哪些活动可能导致肿胀。应评估症状通常持续时间及休息后的情况。

受伤后疼痛的准确位置和加重症状的因素为确定韧带损伤的具体位置提供了重要线索。韧带部分断裂通常比完全断裂具有更加明显的疼痛。在一项研究中，76% 的膝关节韧带完全断裂的患者在没有辅助的情况下可以行走。

多项研究表明，在受伤期间，可以听到"砰"的一声或"啪"的一声，这是前交叉韧带断裂的可靠指征。一些研究指出，有此病史的患者在术中发现前交

叉韧带断裂的概率为 90%。然而，有 65% 的前交叉韧带撕裂患者在受伤时没有听到这些声。前交叉韧带断裂后通常会迅速出现血性积液。事实上，损伤后 2h 内创伤性关节出血最常见的原因就是前交叉韧带断裂。

注意：除非能够证明其他部位的损伤，在受伤时有韧带断裂声音的病史即提示 ACL 断裂，尤其是伴发迅速进展的膝关节积液更能说明 ACL 断裂。

体格检查

从受伤到现在有多长时间了？受伤和检查之间的时间对于解读身体检查结果很重要。受伤后不会立即出现渗出或痉挛，韧带损伤很容易显示出来。当患者在 1h 后接受急诊科检查时，周围肌肉痉挛可导致损伤很难被发现。如果有痉挛，韧带松弛可能不明显。患者必须在痉挛缓解 24h 后重新检查。

是否有关节积液？急性损伤的膝关节应进行系统的检查，并注意有无任何肿胀。早期高达 64% 的患者在相应的急性韧带撕裂部位有局限性水肿。韧带完全的断裂或滑囊破裂可能不会表现出肿胀，因为液体会从破裂的滑囊渗出。

受伤后 2h 内出现的积液提示组织撕裂，而受伤后 12 ~ 24h 出现的积液通常是反应性的滑膜积液。积液如果严重限制活动并导致疼痛的患者可以通过在急诊抽吸来缓解。

在受伤后 12h 内发生关节血肿通常提示 ACL 断裂。在运动损伤后，67% 的急性关节出血和 X 线片上没有骨折的患者发现 ACL 有部分或完全断裂。其他损伤包括骨软骨骨折（13%）和半月板撕裂（16%）。在血样抽吸物中发现脂肪滴，提示骨软骨骨折。

有无局部压痛？接下来，医师应轻柔地触诊膝关节，尝试定位压痛。在一系列的研究中发现，76% 的患者通过手术证实，其损伤最初是基于局部压痛来定位的。关节间隙压痛提示关节囊、韧带或半月板损伤。此时，医师应进行轻柔的检查以记录活动范围。

应力试验有异常吗？韧带损伤应根据受累韧带和受累程度进行分类（表 20-6）。一级（轻度）扭伤意味着韧带纤维拉伤但没有撕裂。二级（中度）扭伤指的是韧带纤维部分撕裂，没有完全断裂。三级（完全）扭伤表明韧带完全断裂。

对于膝关节急性损伤的各种试验体征的测试和结果的阐释是有争议的。急性受伤后，对于检查者和患者而言，很难执行这些试验。以下讨论基于已发布的数据和个人经验。

表 20-6　韧带损伤的分类

I 级（轻度不完全撕裂）
- 局部压痛
- 轻微肿胀
- 应力试验稳定，终点牢固
- 应力试验无疼痛

II 级（中度不完全撕裂）
- 局部压痛
- 中度肿胀
- 与正常膝关节相比，终点牢固但 1+ 应力不稳
- 中度残疾

III 级（完全断裂）
- 局部压痛，但疼痛与受伤程度不成比例
- 肿胀可能很小或很明显
- 2 ～ 3+ 应力不稳，终点不牢固
- 可能存在严重残疾

只有在 X 线片排除了骨折的可能性后，才能对韧带损伤进行应力试验。重要的是要记录关节在最大压力下的感觉（牢固或"松散"）及关节活动度。在应力试验方面，I 级和 II 级损伤有一个固定的临界点，这是 III 级损伤所不存在的。在应力试验中测量关节打开程度是一个客观的分类，需要有经验的检查人员来测试，并与对侧膝关节进行比较。关节打开 0 ～ 5mm 表示轻微的韧带撕裂（I 级），而关节打开 5 ～ 10mm 表示中度撕裂（II 级），超过 10mm 表示完全撕裂（III 级）。

外翻应力试验是在髋部略微伸展以放松腘绳肌的情况下进行的（图 20-40）。患者仰卧将大腿和小腿悬于桌子的一侧，膝关节屈曲 30°。检查者将自己的大腿靠在患者大腿外侧以稳定股骨。然后，检查者将一只手的手指放在关节间隙的内侧，感受关节打开程度。另一只手握住患者的足部，轻微施加外展力，同时外旋足部。轻微的外旋应力使内侧关节囊韧带收紧。患肢的应力检查与健侧进行比较是非常必要的。

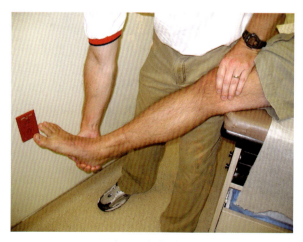

图 20-40　内侧副韧带的外翻应力试验

这项测试是判断 MCL 损伤的可靠指标。根据我们和其他人的经验，前交叉韧带撕裂会导致外翻时膝关节不稳定性增大。在过度外翻的情况下，PCL 也可能破裂，防止腘动脉损伤潜在风险的发生，应该按照膝关节脱位来处理。

屈曲应力试验检查后应进行伸直外翻应力试验，采用同样的方法，但要将膝关节伸直。该试验的原理与屈曲 30° 时的外翻应力试验相似，只是关节伸直时活动表明韧带损伤程度更大。请记住，膝关节在伸直、前交叉韧带绷紧时最稳定。因此，除了 MCL 撕裂外，伸直时关节松弛也是前交叉韧带和关节囊破裂的标志。当怀疑后外侧不稳定时，在膝关节屈曲 0° 和 30° 时进行仔细的外翻应力试验通常会显示不稳定。

内翻应力试验是在膝关节屈曲 30°，足和小腿内旋的情况下进行的（图 20-41）。因为所施加的力将朝向检查台，患者的大腿位置必须比外翻应力试验时外展程度要更大。医师需要确定内侧关节间隙的位置，将一只手的拇指放在外侧关节间隙上，手的其余部分稳定关节的内侧。另一只手握住患者的足部，施加内翻力。关节活动提示 LCL 断裂。活动度大提示膝关节后外侧复合体（弓状韧带、腘肌、腓肠肌外侧头、髂胫束）和 ACL 可能有损伤。膝关节后外侧复合体的损伤罕见，在所有急性韧带损伤中仅有超过 2% 的报道。也可以进行膝关节伸直、小腿内旋时的内翻应力试验。

与屈曲时的内翻应力试验相比，本试验中关节明显活动更可能提示 LCL、膝关节后外侧复合体或前交叉韧带受损。特别大的活动可能表明后交叉韧带断裂。前抽屉试验可以评估前交叉韧带的完整性。然而，在急性损伤后，该测试难以进行且缺乏敏感性。进行前抽屉试验时，患者必须处于仰卧、放松的状态。髋部应屈曲 45°，膝关节应屈曲 80° ～ 90°，足部固定。然后检查者将手放在胫骨上部，手指放在腘窝，确保腘绳肌得到放松。此时，尝试在前后方向推拉胫骨来评估松弛程度。对受伤和未受伤的膝关节都进行测试是很重要的。高达 77% 的 ACL 断裂的患者前抽屉试验阳性。但这个数字高估了这项试验在急性膝关节损伤患者中的敏感度。

对于急性前交叉韧带损伤，Lachman 试验比前抽屉试验更敏感。要进行 Lachman 试验，首先要让膝关节完全伸展。用一只手托住股骨远端并抬高，让膝关节向近端弯曲（图 20-42）。另一只手放在胫骨近端接近胫骨粗隆的位置，试着将胫骨向前移到股骨上。与对侧相比，前向位移表明试验阳性。在一项研究中，Lachman 试验在 99% 的 ACL 断裂患者中呈阳性。对于膝关节明显肿胀的患者，这项测试比前抽屉征更容易进行。实施 Lachman 试验或前抽屉时可触及的腘绳

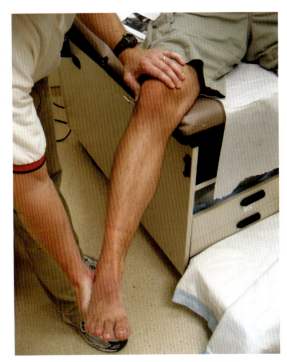

图 20-41　外侧副韧带内翻应力试验

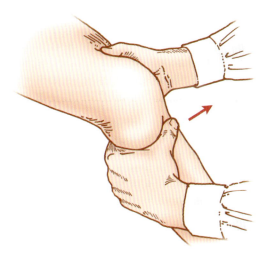

图 20-42　Lachman 试验

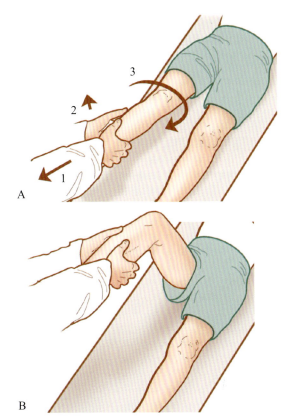

图 20-43　轴移试验用于检测前交叉韧带（ACL）撕裂
A. 检查者对伸膝施以轻微牵引（1）、外翻应力（2）和内旋（3）；B. 膝关节逐渐弯曲，直到感觉到"砰"的一声，表明试验呈阳性

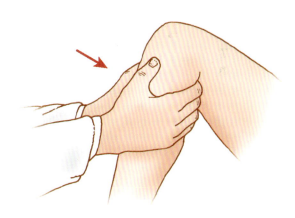

图 20-44　膝关节后抽屉试验。箭头表示施加在腿上的力的方向

肌痉挛已被证实会干扰清醒患者对这项试验的结果。

前交叉韧带撕裂的诊断也可以采用轴移试验。检查人员用一只手内旋小腿，而另一只手放在约腓骨头水平的横向位置（图 20-43）。在完全伸展的膝关节上施加轻微的外翻压力和轻微的牵引力。膝关节逐渐弯曲。如果测试呈阳性，开始时半脱位的外侧股骨 - 胫骨关节会在大约屈曲 30° 时"弹"回到复位状态。

后抽屉试验的方法与前抽屉试验相似，不同之处在于后抽屉试验对胫骨前部施加后力（图 20-44）。后抽屉试验阳性表明 PCL 断裂。然而，阴性测试并不能完全排除这种损伤。PCL 受伤比以前认识到的更为普遍。这些损伤占韧带损伤的 1% ～ 20%，最常发生在运动和机动车碰撞之后。

有没有肌肉无力？在韧带相关检查试验阴性后，应评估患肢的肌力，并与正常肢体进行比较。肌腱断裂后可能出现肌力丧失。

影像学检查

排除相关骨折时很有必要拍摄膝关节平片。Segond 骨折是胫骨外侧髁的细微撕脱骨折，提示极有可能发生前交叉韧带撕裂或半月板损伤（图 20-45）。"反向 Segond"骨折也已被描述，最初被认为提示 PCL 撕裂或内侧半月板损伤的可能性很高。然而，最近的研究表明，虽然反向 Segond 骨折很少见，但它与 PCL 或内侧半月板损伤（实际上可能保持完整）并不是特别相关，而是韧带损伤（即 ACL 和 MCL 损伤）的标志。反向 Segond 骨折是指胫骨内侧髁的轻微撕脱骨折，表现为 MCL 深部撕裂（图 20-46）。进行仔细的体格检查之前应该完善这些影像学检查。如果 X 线片正常，可以进行诊断性操作和应力试验。

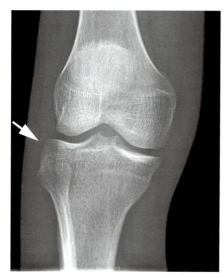

图 20-45　Segond 骨折（箭头所指）
这种轻微的胫骨髁撕脱骨折与前交叉韧带断裂或半月板损伤密切相关

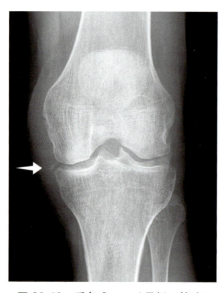

图 20-46　反向 Segond 骨折（箭头）
胫骨内侧髁轻微撕脱骨折与 PCL 撕裂或内侧半月板损伤高度相关
经医学博士 Michael C.Bond 许可使用

多数情况下，平片是急救人员所能获取的唯一影像学检查。当不确定关节打开程度时，在拍摄平片时进行外翻应力试验非常有用。不过，需要了解的是，

随着 MRI 的问世，软组织损伤的界定发生了革命性的改变。经关节镜检查证实，诊断韧带损伤的准确率可高达 99%。

早期治疗

膝关节韧带损伤的早期治疗应包括冰敷、抬高患肢和从小腿中部到大腿中部的 Jones 加压敷料（附 15）。或者，可以使用膝关节固定器（附 16）或长腿后夹板（附 17）。

稳定的膝关节损伤是指在进行充分检查后发现的单个韧带 I 级或 II 级损伤。稳定性膝关节损伤的治疗方案如表 20-7 所示。涉及多个韧带或单个韧带的 III 级损伤被认为是不稳定的，需要固定、禁止负重和骨科转诊。

通常，由于肿胀和肌肉痉挛，难以进行准确的初步检查。当应力试验发现明显的关节不稳定时，应进行手术治疗。在出现明显痉挛和初始检查阴性的情况下，应在 24h 后重新检查患肢，以确认先前的诊断，其间应禁止负重。在 1～2d 后，为获得可靠的查体结果，可能仍需要静脉使用镇痛药、关节内注射利多卡因，甚至全身麻醉。当存在表 20-8 中列出的任何标准时，需要对稳定的膝关节进行重新检查。

表 20-7　膝关节部分韧带损伤的治疗

轻度扭伤
　1. 冰敷和抬高患肢
　2. Jones 加压敷料（附 15）
　3. 疼痛可以忍受后立即进行股四头肌锻炼
部分撕裂
　1. 冰敷和抬高患肢
　2. 后夹板，固定器或加压敷料（附 15～17）
　3. 拐杖辅助下禁止负重 3d
　4. 膝关节固定器 2～4 周，疼痛可以忍受后逐渐负重
　5. 股四头肌等长练习
　6. 早期骨科随访；如果查体受限，考虑在 24h 内重新评估

表 20-8　重新评估"稳定"膝关节的标准

损伤的高能机制
受伤时韧带断裂声音的病史
关节血肿
严重的肌肉痉挛
剧烈疼痛

终末治疗

侧副韧带

对于轻至中度关节不稳定的 MCL 完全性撕裂患者，主张进行非手术治疗。治疗分为 3 个阶段。第一阶段，小腿矫形器固定，膝关节屈曲约 30°，拄拐承担部分

重量。第 2 周开始股四头肌等长练习和髋关节强化练习。第二阶段持续 4 周，调整矫形器以允许 30°～90° 的运动，并进行等张和等速锻炼。第三阶段自确诊后第 6 周开始，移除矫形器，并以轻缓跑步计划继续锻炼。若应力试验可见明显关节不稳定，应行手术治疗。

重要的是要排除伴随的交叉韧带断裂或半月板损伤。当 MCL 和 ACL 损伤并存时，大多数骨科医师首先保守治疗 MCL 损伤，然后延迟重建 ACL。

孤立的 LCL 损伤也可以保守治疗。当合并膝内翻或后外侧韧带复合体或 PCL 损伤时，需要手术治疗。

交叉韧带

单独的 ACL 撕裂常见，可以挂拐部分承重来治疗。除非有其他韧带损伤和关节不稳定，否则不需要制动。ACL 损伤的处理：AAOS（美国整形外科医生协会）的临床实践指南不建议单纯 ACL 损伤患者使用功能性膝关节支具，因为没有证据证明其有效性。运动范围恢复后开始强化练习。这些损伤可以手术或非手术治疗。是否重建韧带取决于患者的年龄、活动水平、患者的喜好及是否存在其他损失。大多数情况下，手术修复通过关节镜进行。使用髌腱中 1/3 自体移植或半腱肌或股薄肌移植均可以重建 ACL。

与 ACL 损伤相比，单纯性 PCL 撕裂并不常见。一旦确诊，通常会进行非手术治疗。单纯急性 PCL 损伤应采用膝关节伸直夹板固定，直至疼痛缓解，允许早期活动。这种韧带的康复强调股四头肌加强肌力的重要性。

手术重建适用于有症状，查体阳性的慢性 PCL 损伤和急性复合损伤（ACL、MCL 或后外侧复合体）。对于 PCL 损伤并伴有撕脱骨折的患者，建议手术治疗。

并发症

在康复阶段，轻度扭伤患者的疼痛更为明显。当剧烈疼痛时，屈曲可能会受到限制。3～4 周后，平片显示韧带损伤区域钙化。这种情况通常被称为创伤后关节周围骨化，即 Pellegrini-Stieda 病。病理上，钙质沉积在部分撕裂韧带周围的血肿中。钙化团块与深层骨质上之间可有蒂相连。在恢复的早期阶段，按摩或推拿可能使症状恶化。推荐的治疗包括加压敷料和多次针刺以增强钙的吸收。

半月板损伤

内侧半月板为"C"形结构，分为前角和后角，其两端（髁间隆起）和中点（深层内囊韧带）与膝关节相连。外侧半月板也有前后角，多呈"O"形，附着于内侧髁间隆起（图 20-47）。半月板在屈曲时向后移动，在伸展时向前移动。由于外侧半月板只有内侧附着，所以它比内侧半月板更具活动性。

半月板退行性改变通常发生于十几岁，在超负荷的压力条件下进展更快。多种因素增加了半月板损伤的可能性，如先天性盘状半月板、周围肌肉无力和韧带松弛。由于半月板相对无血管，毛细血管供应仅限外周的 1/4，伤后愈合困难。

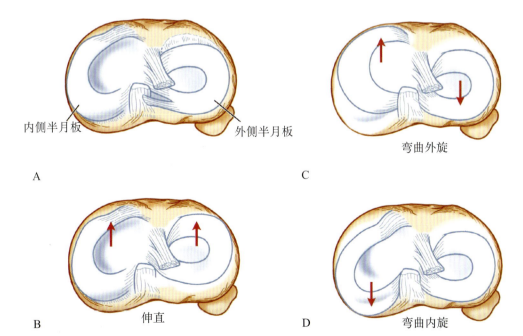

图 20-47　A. 胫骨表面可见半月板（如前面所述）。注意外侧半月板的"O"形和内侧半月板的"C"形。B. 膝关节伸直时半月板的位置。C. 膝关节弯曲和外旋时半月板的位置。外侧半月板向后移位，内侧半月板的前缘向前突出。D. 膝关节屈曲和胫骨内旋时的半月板位置。注意内侧半月板向后回缩

1/2～2/3 的半月板撕裂为纵向，从前角向后角延伸（图 20-48A、B）此类损伤被称为"桶柄撕裂"，可导致撕裂的半月板向膝关节内部移位（图 20-48C）。碎片可能会竖起，导致膝关节锁定（图 20-48D）。内侧半月板附着更牢固，损伤也更为常见。横向撕裂不常见，但内侧和外侧半月板均可出现（图 20-48E）。横向撕裂或自发性脱离通常见于反复轻微压力导致退变之后。

损伤机制

半月板损伤常发生在突然旋转或伸展屈曲运动之后。对于有半月板退行性疾病的老年患者，一个简单的扭转或蹲下动作就可能导致撕裂。屈膝时，股骨在固定的胫骨上向内旋转，内侧半月板向关节中央移动。随着快速有力地伸展，半月板可能会被卡在中央，导致周围节段拉伤或撕裂。膝关节屈曲时，外侧半月板也会向中央移位，突然用力伸直可能会导致前、中 1/3 交界处的横向撕裂。

体格检查

任何一项临床试验检测半月板损伤的敏感性都很低。结合病史和体格检查可以提高有经验的临床医师发现这些损伤的能力。急救人员应该对这些损伤高度敏感，并在出现问题时将患者转诊给他们的初级保健人员或骨科医师。

半月板没有感觉神经纤维，这些损伤后产生的疼痛来自对关节间隙附近韧带的刺激。几个症状表明半月板撕裂的存在：①关节间隙疼痛；②关节积液；③关节交锁；④膝关节无力。

关节线疼痛

3/4 的患者在半月板损伤后关节间隙触诊时出现疼痛或压痛。Bragard 征（提示内侧半月板损伤）是指关节间隙前内侧的压痛点，疼痛随胫骨的内旋和伸展而加剧。随着内旋和伸展，检查者触诊的手指会压迫撕裂的内侧半月板。为了确认半月板撕裂，Steinmann 征可能是有用的（图 20-49）。当膝关节屈曲使最大压痛点向后移位时，该体征被认为是半月板撕裂的阳性征象。这个测试对于区分半月板和韧带损伤是有用的，因为若疼痛为韧带损伤所致，最大压痛的位置不会改变。

关节积液

损伤后立即出现关节积液，提示韧带损伤或骨软骨骨折。外伤后 6～12h 会出现积液，通常是轻微的韧带扭伤或半月板撕裂所致。退化的半月板急性撕裂可能不会产生积液。

关节交锁

膝关节交锁可以有两种类型，即真性或假性。假性交锁通常继发于导致疼痛和肌肉痉挛的关节积液。真性交锁是在膝关节一定程度屈曲时自发产生的。半月板撕裂、韧带松弛、交叉韧带断裂或骨软骨骨折都可能导致真性关节交锁。儿童关节交锁较为罕见，然而，一旦出现可能提示先天性盘状半月板。

只有 30% 的半月板损伤患者有真性关节交锁。典型的表现为，患者主诉突然无法充分伸展膝关节。伸展只能通过旋转或被动完成。半月板撕裂造成的真性关节交锁是不完全的，因为有时伸展活动能够对抗弹性阻力。此外，半月板损伤很少锁定在完全伸展状态。创伤后无法完全伸展膝关节通常是肌肉僵硬、韧带松弛或关节积液所致。

膝无力

膝无力是半月板撕裂患者的常见主诉。当不顾膝

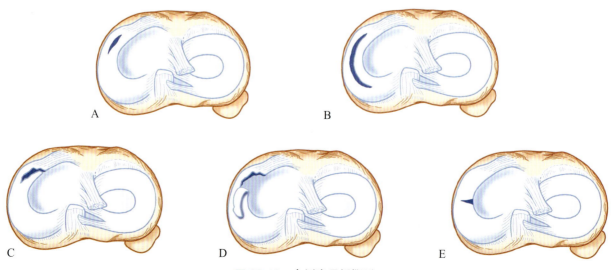

图 20-48　内侧半月板撕裂

A. 内侧半月板的部分纵向撕裂。B. 横跨半月板的整个长度的撕裂称为"桶柄撕裂"。内侧碎片会向膝关节内部移位。C. 前角撕裂。D. 如果碎片竖起，则可能会产生关节交锁的现象。E. 内侧半月板的横向撕裂。这种类型的撕裂在外侧半月板中更常见

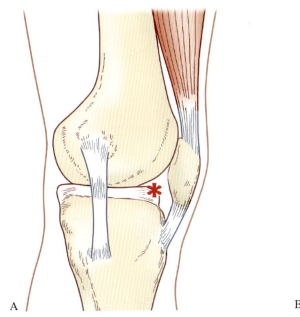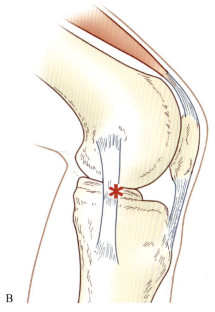

图 20-49 Steinmann 迹象

A. 当膝关节伸展时，半月板位于前方；B. 膝关节屈曲使压痛点从关节间隙前侧移向副韧带，提示半月板损伤，而非韧带损伤，因为后者最大压痛点不会发生移位

关节疼痛而承受超负荷的重量时，就会发生这种情况。当患者主诉膝无力时，医师应该确定其发生的频率，以及之前膝关节的任何损伤。这种表现的其他原因包括股四头肌无力、髌骨疾病和 ACL 损伤。

有几个临床迹象提示半月板撕裂或有助于将其与韧带撕裂区分开来。

Payr 征：患者盘腿而坐，将大腿向下压（图 20-50）时出现膝关节后侧疼痛，提示内侧半月板后角撕裂。

对于外侧半月板损伤的患者，屈膝内旋会导致前外侧关节间隙疼痛。

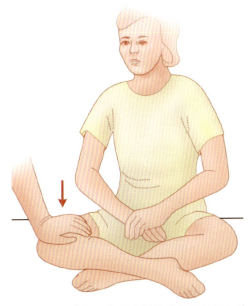

图 20-50 Payr 迹象。出现内侧半月板后角损伤的疼痛

屈膝外旋转时的前内侧关节间隙疼痛表明内侧半月板撕裂。

Apley 试验（图 20-51）要求患者俯卧位屈膝，外旋患者小腿，同时逐渐伸直膝关节。首先重复这个动作，同时分散注意力，然后加压。如果疼痛因加压而加重，试验呈阳性，说明有可能是内侧半月板撕裂。

McMurray 试验是在患者仰卧、髋关节和膝关节屈曲时进行的（图 20-52）。检查内侧半月板时，检查者一手触摸后内侧关节间隙，另一手握住患者足部，将小腿外旋以压住内侧半月板，然后慢慢伸展膝关节。相反，检查外侧半月板时，检查者触摸后外侧关节间隙，同时内旋小腿，在伸展初始阶段感到疼痛的"咔哒"声、爆裂声或"砰砰"声则为阳性。不过，McMurray 试验在检测半月板病变方面灵敏度有限。

Thessaly 试验最初于 2005 年被描述，是一种较新的检测半月板撕裂方法，进行该试验时，检查者握住患者手，患者患侧下肢站立（图 20-53），膝关节屈曲至 5°，然后内、外旋膝关节和身体 3 次，并保持膝关节弯曲。在膝关节屈曲 20° 时重复进行该试验。这种动作导致膝关节内负荷的动态再现，使半月板承受过多的负荷，并再现患者所述的疼痛。如果患者感到内侧或外侧关节间隙不适，或者有锁定或卡住的感觉，则为阳性。该试验对内侧半月板损伤的检测灵敏度和特异度分别为屈曲 5° 时的 66% 和 96%，屈曲 20° 时的 89% 和 97%。外侧半月板在屈曲 5° 时的敏感度和特异度分别为 81% 和 91%，在屈曲 20° 时的敏感度

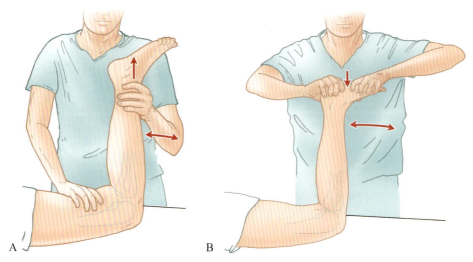

图 20-51　内侧半月板撕裂的 Apley 试验
A. 小腿外旋，牵引的同时伸展膝关节；B. 加压重复试验

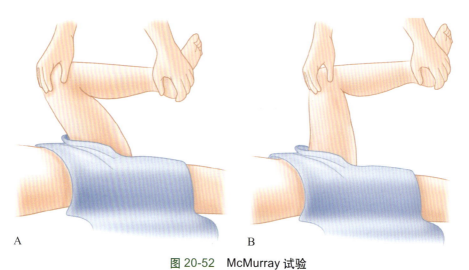

图 20-52　McMurray 试验
A. 患者仰卧屈曲髋关节和膝关节；B. 然后以内旋（外侧半月板）或外旋（内侧半月板）的方式伸展膝关节和髋关节

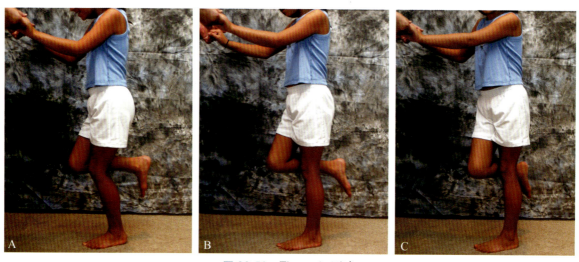

图 20-53　Thessaly 测试
A. 侧视图，膝关节屈曲 20°，检查者握住患者的手；B. 侧视图，膝关节屈曲 5°；C. 斜视图，患者做扭转运动
经医学博士 Michael C.Bond 许可使用

和特异度分别为 92% 和 96%。总体而言，内侧半月板和外侧半月板在屈曲 20° 时检测半月板损伤的准确率分别为 94% 和 96%。最近的一项研究对 Thessaly 试验的敏感度和特异度的可重复性提出了质疑，并发现它在识别半月板损伤方面并不比其他查体试验好；因此，其无法替代 MRI。

影像学检查

平片虽然通常是阴性的，但也应该常规检查。MRI在检测半月板损伤方面意义很大，但价格昂贵，且急诊不易获得。许多学者认为，临床评估的准确性可以与 MRI 相媲美，MRI 检查应斟酌使用，应在诊断仍然不明确的时候再给予检查。其他研究表明，体格检查只能确定约 60% 的半月板损伤。

最初报道 MRI 对半月板损伤的准确率在 80%～90%；然而，随着技术的改进和阅片经验的积累，准确率已经提高到 90%～95%。但盲目依赖 MRI 评价有无手术指征，这样可导致不当的治疗发生。在一项对无症状患者进行的 MRI 研究中，13% 的 45 岁以下患者和 36% 的 45 岁以上患者被诊断为半月板撕裂。在老年患者中，有 65% 的无症状患者发现半月板撕裂。

关节镜检查被认为是诊断的金标准，也很有价值，因为它可以提供明确的治疗方案。关节镜检查的准确率高达 98%，但这也取决于关节镜检查人员的技术和经验。

合并损伤

半月板损伤常伴随韧带损伤，特别是 MCL 和 ACL 损伤。1/3 的半月板撕裂合并 ACL 损伤。半月板损伤也常合并胫骨平台骨折，发生率高达 47%。

治疗

出现急性半月板撕裂但无韧带损伤的患者应使用大量敷料加压包扎（附 15）、膝关节固定器（附 16），或应用长腿后夹板（附 17）。在最初的损伤和治疗后 24h 内，应重新检查患者以排除隐匿性韧带损伤。如果疼痛明显，无相关韧带损伤的半月板撕裂患者应禁止负重。重要的是，制动不能超过 2～4d，而且要尽早开始加强股四头肌的锻炼。对于轻微损伤，可以转诊到初级卫生保健中心，而当关节出现明显积液或不稳定时，则需要转诊骨科。对于有慢性症状的患者，当患者有关节交锁、膝无力时，应提供骨科转诊。

有一定负重能力、伤后 24～48h 出现肿胀、肿胀程度较小、活动范围无明显受限的患者，推荐保守治疗。周围型半月板损伤非手术治疗效果也较好，因为改善了半月板周边部的血供。保守治疗 3 周后症状无明显改善，提示可能需要手术治疗。

关节镜检查的适应证包括：①影响日常活动的持续性症状；②半月板损伤的阳性体征；③保守治疗无效；④无其他原因引起膝关节疼痛。根据半月板撕裂的大小、方向和位置，外科医师可以修复、移除或让损伤自行愈合。

为了保持其对膝关节减震的重要作用，半月板修复术更可取。可以修复的半月板撕裂具有以下共同特征：①位于半月板包膜交界处 3mm 以内；②半月板的损伤轻微；③可因探查而移位的撕裂；④大于 10mm 的完全垂直纵向撕裂。当修复不可行时，建议半月板部分切除术。在某些情况下，半月板损伤会自动愈合。在 65% 的病例中，稳定的纵向撕裂无须治疗即可自行愈合。

继发于半月板撕裂的关节交锁应在受伤后 24h 内复位。患肢膝关节屈曲 90° 悬于床沿，可以实现复位。重力会使胫骨与股骨脱离。关节内注射 5～10ml 局部麻醉药将有助于减轻膝关节疼痛。在这个姿势下休息一段时间（30min），膝关节可以自行复位。如果没有自行复位，沿着小腿轴线轻轻牵引，轻度旋转胫骨通常可实现复位。如果尝试后仍不成功，则应使用后侧夹板。急性膝关节交锁的复位可能会进一步损害相关的半月板，因此，强烈建议在进一步尝试复位前咨询更专业的医师。

剥脱性骨软骨炎

剥脱性骨软骨炎是一种局灶性软骨下骨坏死，导致关节软骨破裂和骨碎片移位到关节间隙，常见于膝关节，占所有病例的 75%。最常见于股骨内侧髁，但也可累及股骨外侧髁和髌骨。其余 25% 的剥脱性骨软骨炎发生在肘关节和踝关节。

关于剥脱性骨软骨炎的病因有几种理论，包括局部缺血和重复性创伤。关节表面变得不规则，易于发展为骨关节炎。在某些情况下，关节内的骨片或软骨可能游离并发生关节交锁。

临床表现

无症状患者的只能根据放射学检查做出诊断。症状可能包括持续性静息痛，运动后加剧。一些患者主诉有一种僵硬的感觉，并且可以通过踢腿来缓解。反复的膝关节积液可能与这种疾病有关。屈膝时敲击髌骨通常会加重疼痛。

影像学检查

在早期病例中，普通平片无阳性表现。之后，可能会看到一个被致密骨围绕的空洞（图 20-54，图 20-55）。

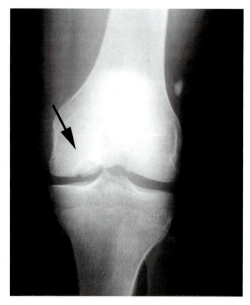

图 20-54　膝关节剥脱性骨软骨炎（箭头所指）

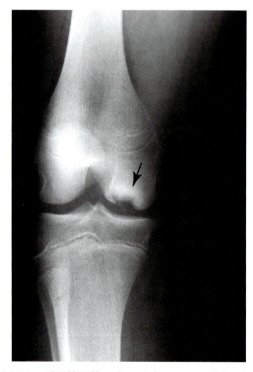

图 20-55　剥脱性骨软骨炎。注意纤维组织增生（箭头）
经马里兰州 John Fitzpatrick 许可使用

放射学检查发现，慢性膝关节疼痛的患者中，有多达 57% 的患者为隐匿病变。放射性核素骨扫描、CT 和 MRI 在鉴别这些病变时比平片敏感得多。MRI 在确定是否需要手术干预方面具有特殊的价值。

治疗

治疗因年龄而异。儿童往往保守治疗即可实现良好的愈合，而成年人则通常需要手术。在禁止负重下的石膏固定 6～12 个月通常能使儿童的获得性病变得以治愈。成人建议进行手术，以防止退行性关节炎过

早地发展。当关节间隙存在游离体时，儿童和成人均需手术切除。关于何种手术方法最佳仍存在争议。关节镜手术对于该病的治疗也取得了出色的效果。

骨软骨损伤

通常表现为损伤后持续疼痛，无影像学异常。软骨骨折只涉及软骨，而骨软骨骨折涉及软骨和软骨下骨。最常见的机制是对相关区域的直接影响。

体格检查

如果患者的主诉症状严重而体格检查又没有阳性体征，就应该怀疑这些损伤。急性局部压痛、关节交锁和关节积血常与这种损伤有关。这些损伤常与半月板撕裂混淆，关节镜检查会排除这个问题。

治疗

几乎所有病例都需要关节镜检查。如果这些损伤得不到治疗，就会出现慢性疼痛、关节交锁和关节积液及退行性关节炎。

髌股关节功能障碍（髌骨软化症）

膝关节炎已在第 3 章讨论。因为髌股关节独特性，将分别进行阐述。髌股关节炎是髌骨软骨被侵蚀和退变的结果。髌股关节炎的危险因素如表 20-9 所示。髌骨软化症与髌骨排列不良综合征常用于描述年轻成人（尤其是女性）因髌骨排列不良而导致的髌骨软骨过早侵蚀。

表 20-9　髌股关节炎的危险因素

年龄增长
肥胖
慢性劳损
既往损伤（骨折、髌骨脱位、ACL 撕裂）
全身性炎症

ACL. 前交叉韧带

髌骨的作用是改善股四头肌的功能，减少作用在髌腱上的应力。这种应力作用的角度被认为会改变髌股力学，使之易受损伤。当角度正常时，力均匀分布在髌骨上。然而，当角度增加时，髌骨的外侧关节面将承担更大的负荷而受伤。

临床上通过测量 Q 角来确定髌骨是否错位（图 20-56）。穿过髌骨中心的两条线形成该夹角。股骨中点与髌骨中心连成第一条线，从髌骨中心经胫骨结节连成第二条线。正常的 Q 角是 15°，而大于 20° 的则为异常。

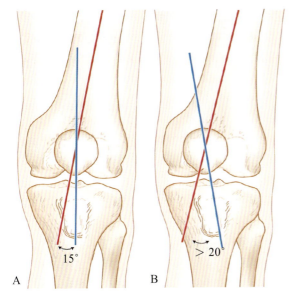

图 20-56 Q 角是由髌骨中心经股骨干中点画出的一条线和由髌骨中心经胫骨结节画出的第二条线所形成夹角

A. 正常的 Q 角约为 15°；B. Q 角大于 20° 则为异常

临床表现

由于髌骨排列不齐所产生的症状开始于青春期或青壮年。患者主诉膝关节深处疼痛，但是近期没有外伤史。剧烈运动或久坐数小时后会加重疼痛。最终，随着病情的发展，轻微的运动，比如爬台阶，就会加剧疼痛。疼痛通常局限在膝关节的前部或内侧。跌倒时膝关节的急性损伤可能会导致髌骨后疼痛，在某些情况下，会在几周内发展成髌骨软骨软化症。

查体时膝关节应轻微屈曲，此时髌骨进入股骨髁间沟内。在这个位置触诊和按压将避免滑膜卡压。将髌骨紧紧地压入股骨内侧凹槽会引起疼痛，这实际上是病理性的。膝关节最大限度屈曲时会出现前膝疼痛。此外，触诊内侧移位的髌骨下表面通常会产生压痛和捻发音（图 20-57）。膝关节对抗阻力伸展会在 30°～40° 时疼痛。

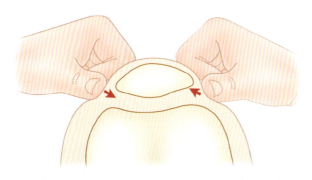

图 20-57 髌骨软化症时，出现髌骨下表面压痛

髌骨抑制试验是在膝关节伸展的情况下进行的。检查者将髌骨向下推入股骨髁间沟。然后嘱患者收缩

股四头肌，同时将髌骨紧紧地固定在股骨髁上（图 20-58）。疼痛、压痛和捻发音提示髌股关节病变。

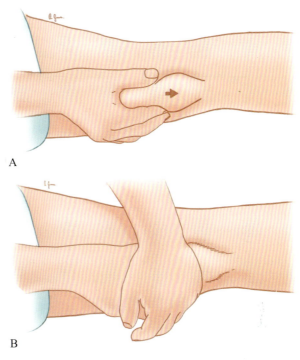

图 20-58 髌骨抑制试验

A. 随着股四头肌放松，将髌骨推向下方；B. 将髌骨压入股骨髁间沟，嘱患者收缩股四头肌。当髌骨向近端移动时，会引起疼痛和压痛

除了 Q 角外，检查者还应该注意髌骨在膝关节屈伸过程中的活动。正常情况下，完全伸展时，髌骨垂直移动并轻微向内侧移动。膝关节伸展时髌骨过度活动或游走（髌骨排列不良）易导致髌骨软骨软化症的发生。

髌股关节炎可能与其他几种导致膝前痛的原因混淆，如内侧半月板撕裂、髌前滑囊炎、鹅足滑囊炎、脂肪垫综合征和剥脱性骨软骨炎。

影像学检查

X 线片通常对该病诊断价值不大。然而，偶尔会出现硬化或骨赘等慢性变化。

治疗

保守治疗包括休息、非甾体抗炎药物和股四头肌等长强化训练。进行股四头肌等长练习时，嘱患者平卧，下肢与地面保持水平。患者被指示抬起小腿，膝关节完全伸展，并保持这个姿势 5s。每天重复 3 组，每组 20 次。同样的方法也适用于膝关节屈曲 30° 时。重要的是要向患者强调，膝关节保持屈曲 30° 的直腿训练是缓解这些症状的关键。

不建议使用类固醇，因为它可能增加软骨降解的速度。在最初治疗阶段，强烈建议避免蹲、跑、跪、爬台阶等活动。制动是禁忌，因为它会导致股四头肌萎缩，可能加重髌骨错位。

膝关节脱位

膝关节脱位被认为是骨科急症，因为其中 1/3 的病例伴有腘动脉损伤。据估计，膝关节脱位的发生率不到 0.02%，但这个数字较真实发生率低，因为它没有考虑到受伤后自发复位的脱位。因此，只有在检查人员高度怀疑的情况下，才能做出诊断。

根据胫骨相对于股骨的方向，脱位分为前脱位（40%）、后脱位（33%）、外侧脱位（18%）、内侧脱位（4%）或旋转脱位（罕见）（图 20-59）。这些脱位也会组合发生。最常见的组合是后、外侧脱位。

无放射学表现的双交叉韧带损伤也被认为是膝关节脱位。因为此类损伤合并神经血管损伤的概率同样很高。一系列研究发现，超过 50% 的腘动脉损伤发生在自发复位的双交叉韧带损伤的患者中。

损伤机制

膝关节脱位是由于高能量（车祸伤、高坠伤）和低能量（轻微跌落、运动）创伤造成的。车祸占 2/3。低能量机制占高达 20% 的病例，特别是体重指数高的患者的简单跌倒。16% 的病例存在开放性脱位，通常是由高能机制引起的。

前脱位通常由过伸引起。过伸导致后关节囊撕裂，紧接着是前交叉韧带和后交叉韧带的部分撕裂。后脱位通常是由于力量直接施加于胫骨前缘，使膝关节略有屈曲。胫骨向后移位，伴后关节囊和交叉韧带断裂。胫骨相对于股骨的强烈内收力可能导致内侧脱位。后外侧旋转脱位是前内侧暴力作用于胫骨前部的结果。后内侧脱位是前外侧力作用于胫骨前部的结果。

体格检查

准确诊断膝关节脱位非常有必要，而且是要建立在高度怀疑的基础上。在到达急诊室前自发性复位并不少见，但并不意味着患者没有发生相关血管损伤的风险。回顾 63 例膝关节脱位，发现 2/3 是脱位后自发复位。

要点：外伤后严重不稳定的膝关节应进行复位。

对可能脱位的膝关节的初步评估仅限于视诊、触诊和远端神经血管检查。在到达急诊室之前，由于大量的脂肪组织或自发复位，可能不会出现肉眼畸形（图 20-60）。由于关节囊的撕裂会使血液渗入周围的组织，因此关节积液可能有或没有。

医师必须及早而全面的评估所有患者远端神经血

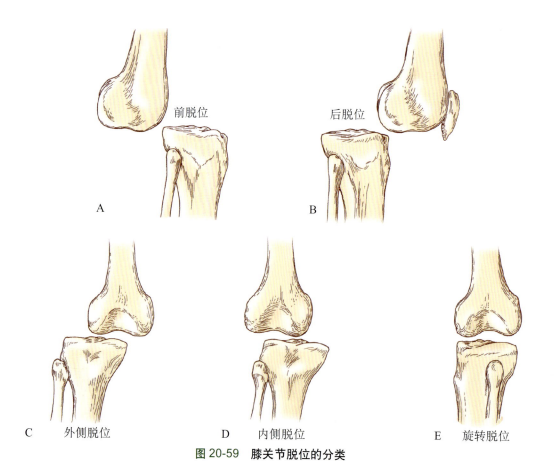

图 20-59 膝关节脱位的分类

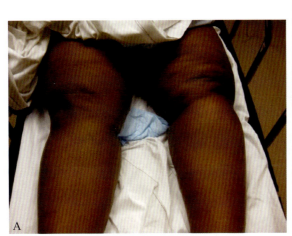
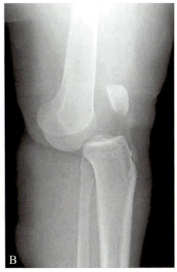

图 20-60 左膝关节脱位,因皮下大量脂肪组织,未见明显畸形(浴室摔倒后受伤)
A. 临床照片;B. 侧位 X 线片

管状态。远端动脉搏动减弱或缺失、远端缺血、踝肱指数(ABI)小于 0.9、血肿扩大或搏动性血肿是血管损伤的有力依据,需要手术探查。然而,即使足部温暖或存在远端脉搏,也可能出现严重的动脉损伤。脉搏检查对检测腘动脉损伤的敏感度仅为 80%。

进行韧带查体时,患者疼痛会使查体难度加大。Lachman 试验和后抽屉试验分别用来评估 ACL 和 PCL。侧副韧带在屈曲 30° 时受力。应避免膝关节过伸,以免对腓神经和腘动脉造成不必要的牵拉。

腓神经损伤是通过观察第一趾和第二趾之间足背感觉减退或足跖屈功能丧失来评估的。如果紧张的小腿出现明显肿胀,应怀疑骨筋膜室综合征。

影像学检查

正位和侧位 X 线片可以显示膝关节脱位(除非已自行复位),通常伴有骨折(图 20-61)。

动脉造影一直被认为是诊断腘动脉损伤的金标准,包括难以发现的内膜损伤。然而,CT 血管造影术已经超越了动脉造影术,因为它比传统的动脉造影术更容易开展,而且并发症更少(图 20-62)。

由于 CT 对骨折及相关胫腓骨近端脱位的敏感度较高,因此在膝关节脱位的评估中也发挥了更大的作用。

对于没有明显血管损伤迹象的患者,双频多普勒超声检查可能是有益的。检查报告的敏感度为 95%,特异度为 99%。然而,超声检查可能会忽略内膜撕裂,因此动脉造影或 CT 血管造影仍是金标准。

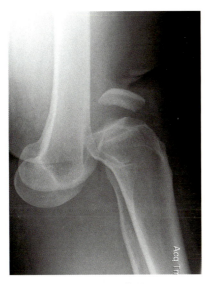

图 20-61 膝关节前脱位

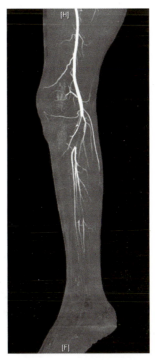

图 20-62 小腿的 CT 血管造影显示腘动脉损伤

合并损伤

膝关节脱位与几种重大损伤有关，这些损伤可分为3类：血管损伤、韧带损伤和周围神经损伤。膝关节脱位除了直接损伤血管和神经外，还可能由于明显的软组织肿胀和出血而发生骨筋膜室综合征。当脱位是由高能量机制引起时，并发的骨折和其他损伤更为常见。

血管损伤：解剖上，腘动脉近端由大收肌固定，远端由腓肠肌和比目鱼肌固定。这些附着体使动脉容易损伤，该原因导致的膝关节脱位后血管损伤占30%～40%。最近的一项研究报道，18%的腘动脉损伤病例中过伸是最常见的损伤机制。然而，一项对8058例膝关节脱位患者的大型保险数据库回顾显示，仅有267例伴有血管损伤，总体发生率为3.3%。血管损伤在前脱位和后脱位后更为常见，并伴有高能量机制。受伤后需要紧急修复，因为如果延迟超过8h，高达86%的患者将需要截肢。

韧带损伤：除极少数外，所有膝关节脱位的病例都存在ACL和PCL的断裂。内侧副韧带是第二常见的韧带损伤，占50%，而后外侧复合体损伤占28%。脱位的方向与韧带损伤无关。也可出现腓肠肌损伤、半月板损伤和软骨骨折。

神经损伤：膝关节脱位合并神经损伤的发生率为16%～40%。胫神经和腓总神经不像腘动脉那样牢固地被固定，因此，它们损伤机会相对较少。据估计，20%的病例会损伤腓总神经。这些损伤从简单的神经失用症到罕见的神经完全断裂不等。神经损伤的机制通常是牵拉损伤。腓骨神经和胫神经的牵拉损伤在膝关节前脱位损伤很常见。这些损伤的治疗尚有争议。

治疗

这些损伤的紧急处理包括复位、固定、血管损伤的评估和紧急转诊。如第2章所述，复位时应给予充分的镇痛和镇静。

后脱位的复位是让助手施加纵向牵引力，同时将胫骨近端向前抬起进行复位（图20-63）。需要注意的是，牵引时应轻柔，因为过大的牵引力可能加重动脉损伤。前脱位以类似的方式复位，只是股骨被向前提起至复位位置。应避免对腘窝施加压力。后外侧脱位可能难以复位，因为股骨内侧髁将内侧关节囊卡在关节内。

复位后，膝关节应屈曲15°长腿后夹板固定（附17），以避免腘动脉张力过大。

血管损伤后迅速治疗是取得良好预后的关键。在大约10%的病例中，膝关节复位后脉搏恢复正常。如果出现缺血征象，无论是否有血管造影，均可提示紧急手术探查。

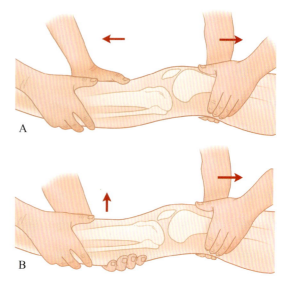

图 20-63　复位膝关节后脱位
A. 分散患者注意力是最关键的步骤；B. 将胫骨后部向前推

一项研究发现，4%的脉搏检查正常的患者有腘动脉损伤。如果脉搏和血流灌注正常，并且没有其他血管损伤的证据（即扩大的血肿），则测量ABI。ABI是通过将患肢的收缩压（多普勒获得）除以健侧上肢的收缩压来得到的。在其他血管检查正常的情况下，ABI被发现是发现隐匿性血管损伤的一个有效的辅助手段。膝关节脱位患者的ABI低于0.9是值得关注的，应进行会诊和动脉造影。然而，ABI会漏掉内膜瓣损伤和假性动脉瘤，因为这些损伤不会影响动脉血流。对于ABI测量大于0.9的血管检查正常的患者，诊断方法包括动脉造影、CT血管造影或接受全面检查（图20-64）。具体的选择可能取决于医院的配置或医师的偏好。

一旦血管功能不全的问题得到解决，急性肿胀消退，患者通常需要手术修复韧带，以尽可能好的恢复功能。这种手术通常在受伤后10～14d进行，不应延迟超过3周，因为过多的瘢痕组织会使手术更加复杂。手术修复具有良好的效果，一项针对36位患者的研究表明，平均手术时间为12d（1～21d），平均随访10.1年（7～19年）后，患者几乎全部恢复正常膝关节功能。

并发症

膝关节脱位通常会因出现以下严重问题而变得复杂。

- 进行性远端缺血导致截肢
- 伴有关节炎的退行性关节疾病
- 继发于广泛韧带损伤的持续性关节不稳定

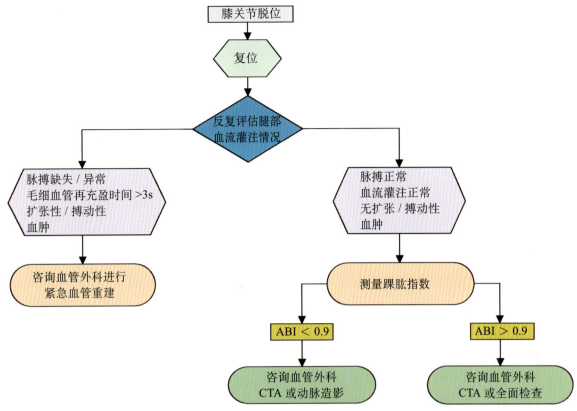

图 20-64　治疗膝关节脱位或不稳定（假定为自发性脱位）流程图

CTA. 计算机断层血管造影术

近端胫腓关节脱位

必须仔细评估膝关节外侧疼痛，因为该区域的解剖结构和生物力学非常复杂。近端胫腓关节脱位通常发生于创伤后，而半脱位可能是慢性且非创伤性的。这种损伤常常与外侧半月板撕裂相混淆。近端胫腓关节脱位可以是前脱位、后脱位或上脱位（图 20-65）。前脱位最常见。上脱位总是伴随着外踝的向上移位。

当有症状时仍过度活动，就会发生近端胫腓关节半脱位（图 20-66）。

损伤机制

前脱位通常是由小腿屈曲和内收时跌倒引起的。后脱位通常是膝关节屈曲时直接创伤所致，其次是剧烈的扭转运动，就像在田径运动中看到的那样。此外，剧烈的扭伤可能会导致韧带断裂和关节脱位。

体格检查

疼痛的位置一般位于膝关节外侧，向近端辐射至髂胫束区域，向内侧辐射至髌股关节。慢性半脱位患

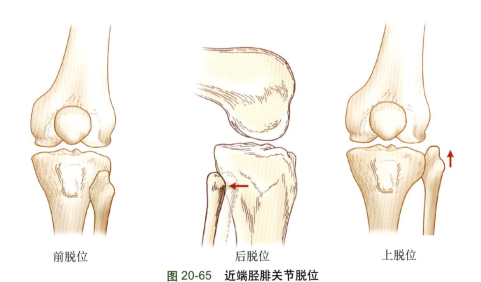

前脱位　　　　　　　　后脱位　　　　　　　　上脱位

图 20-65　近端胫腓关节脱位

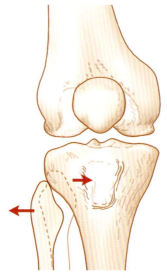

图 20-66　近端胫腓关节半脱位

者会出现膝关节前部"咔哒"或"砰砰"声。

体格检查时，踝关节内翻或外翻会引起局部疼痛加剧。检查膝关节可发现前外侧半脱位或脱位时突出的腓骨头。触诊腓骨头时，疼痛会加重。前脱位时，膝关节屈曲腓骨头会更加突出。此外，背屈和外翻会加重疼痛。上脱位表现为外踝向近端移位。

影像学检查

如果怀疑有此损伤，建议拍摄双侧 X 线片进行比较。正侧位通常足以确定该损伤。如果平片不能诊断，CT 是检测这种损伤最准确的成像方式。

合并损伤

有一点需要注意的是，腓总神经从腓骨头部下方穿过，绕过腓骨的颈部。后脱位常与腓总神经损伤相关。上位脱位总是伴随着骨间膜的损伤。

治疗

急性脱位应该在膝关节屈曲时直接手法复位。当腓骨恢复到原来的位置时，常常会听到"咔哒"声。伴有软组织嵌入的后脱位需要手术复位。在复位后，患者应挂拐并禁止负重 2 周，在接下来的 6 周内逐步负重。

慢性近端胫腓关节半脱位的治疗包括改变患者的活动和使用支撑带及小腿加强练习。对于慢性疼痛或不稳定的患者，可以考虑手术矫正。

并发症

在这些脱位中腓总神经损伤发生率为 5%，并可能在恢复期出现并发症。后位脱位往往不稳定，并发展为复发性半脱位。这些脱位都可能发展成伴有关节炎的退行性关节疾病。

髌骨脱位

从基础解剖上讲，髌骨是一个椭圆形的骨头，上下两个关节面被一个脊分隔开。髌骨通常位于股骨髁间沟中。股内侧肌、内侧支持带、内侧和外侧髌股韧

带，以及髌胫韧带可防止髌骨脱位。

最常见的髌骨脱位是外侧脱位。其他脱位包括内侧脱位、上脱位、水平脱位和髁间脱位（图 20-67）。还有垂直旋转的髌骨脱位。

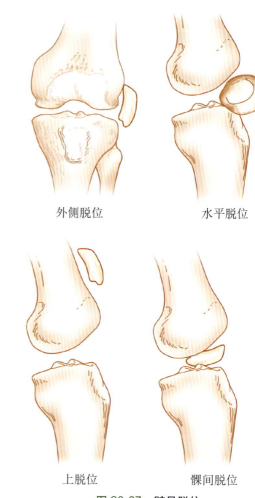

外侧脱位　　　　　水平脱位

上脱位　　　　　髁间脱位

图 20-67　髌骨脱位

髌骨脱位通常见于有慢性髌骨解剖异常的患者。脱位和半脱位往往反复发生，再脱位率为 17% ～ 44%。髌骨半脱位常见，通常发生在外侧，与股内侧肌支持带撕裂有关。严重创伤是正常髌骨脱位的必要条件。髌骨脱位与几种情况相关，如表 20-10 所示。

损伤机制

导致髌骨脱位的机制有两种。股四头肌的强力收缩和胫骨相对于股骨的突然屈曲和外旋是导致髌骨外侧脱位的最常见原因。膝关节屈曲时髌骨的直接创伤也可能导致脱位，虽然这种情况并不常见。水平脱位是指直接打击髌骨上极然后旋转造成的继发性脱位。

体格检查

患者主诉有感觉膝关节"脱出"的病史，并有肿胀畸形（图 20-68）。通常髌骨会在症状出现前移位。如果髌骨不能复位，就会出现畸形和关节积血，膝关节呈屈曲状态。

表 20-10　与髌骨脱位相关的情况

膝外翻
膝反曲畸形
股骨颈前倾过大或股骨内侧扭转
胫骨外侧扭转
髌韧带止点靠外
髌外侧支持带挛缩
髌内侧支持带松弛或薄弱
髌骨发育不良或结构异常
股骨髁间沟发育不良或扁平
高位髌骨
股内侧肌萎缩
扁平足
全身关节松弛

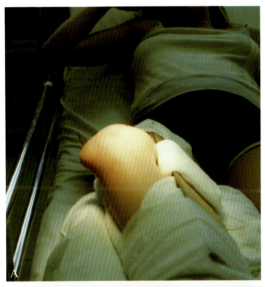

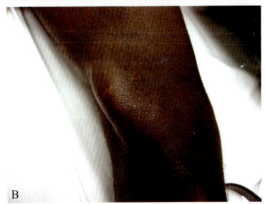

图 20-68　A. 年轻女子髌骨外侧脱位；B. 髌骨脱位垂直旋转
B 经许可引自 Sherman SC, Yu A: Patellar dislocation with vertical axis rotation, J Emerg Med. 2004 Feb; 26(2): 219-220.

如果发生自发性复位，一般沿髌骨下表面有压痛，髌骨恐惧试验呈阳性。膝关节屈曲 30°，向外侧推髌骨，如果感觉脱位即将再次发生，试验为阳性。

影像学检查

正侧位 X 线片通常足以评估这种损伤（图 20-69）。

应拍摄 X 线片以排除骨折。脂肪 - 液体平面的存在提示骨性或骨软骨骨折。需要注意的是，在急性脱位时，异常的髌股角度并不是髌骨不稳定的可靠影像学标志。

急诊无须进行超声检查和 MRI 检查。然而，一项研究表明，它们在检测急性髌骨外侧脱位后的髌骨内侧韧带撕裂方面具有同等的作用。

合并损伤

最常见的合并损伤是髌骨内侧面或股骨外侧髁出现关节内游离体或骨软骨骨折。骨软骨损伤占 40%。这些损伤往往很难在平片上发现。

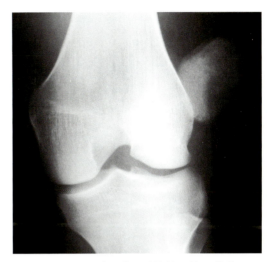

图 20-69　髌骨外侧脱位的正位 X 线片

治疗

髌骨外侧脱位复位时，首先要屈曲髋关节，然后在伸展膝关节的同时，于髌骨上向内侧平稳施加压力。关节内和水平脱位有时可闭合手法复位，但大多数需要切开复位。伴有垂直旋转的上脱位和侧脱位通常需要手术复位。

复位后，应拍摄 X 线片。膝关节固定器（附 16）固定 3 ～ 7 周。伤后 24h 内建议使用冰敷。推荐转诊给骨科医师。一些骨科医师认为，所有首次脱位都应首选手术修复，而另一些医师则选择更保守的方法。复发性髌骨脱位应该手术治疗；然而，我们不主张对首次受伤的患者进行手术治疗。与骨软骨骨折相关的脱位最好手术治疗。

髌骨半脱位可保守治疗；最初进行等长练习是为了加强股四头肌。同时建议进行腘绳肌拉伸练习。在压痛严重且存在明显松弛的情况下，使用髌骨固定支具。经 6 ～ 12 个月保守治疗失败的患者可手术治疗。

并发症

髌骨脱位易患退行性关节炎、反复脱位和半脱位。

第 21 章
小　　腿

Adriana Segura Olson, MD; George T. Chiampas, DO; Jacob Stelter, MD

介绍

胫骨是小腿唯一的承重骨。腓骨通过骨间膜与胫骨结合，骨间膜在近端和远端分为"Y"形。"Y"形骨间膜的近端臂由前上胫腓韧带和后上胫腓韧带组成。前下胫腓韧带和后下胫腓韧带在远端也有类似的分叉。

腓骨上部并不重要，切除后不会造成不良后果。下部分不能切除，因为它在形成踝关节方面很重要。

小腿肌肉分为 4 个骨筋膜室：前骨筋膜室、腓侧骨筋膜室、后深骨筋膜室和后浅骨筋膜室。前室包括踝关节和足背屈肌，后室（浅和深）包括足跖屈肌。腓侧筋膜室有足外翻肌。

小 腿 骨 折

胫骨干骨折

胫骨骨折是人体最常见的长骨骨折。由于胫骨位置表浅，因此也是最易发生开放性骨折的部位。

由于胫骨和腓骨相平行，并通过韧带紧密地结合在一起，通常会同时发生骨折。

胫骨骨折是根据 Nicoll 制定的原则进行分类的。以下 3 个因素决定胫骨干骨折预后：

- 初始位移
- 粉碎性骨折
- 软组织损伤

骨折按移位分为 3 类：①＜ 50% 移位；②＞ 50% 移位；③完全移位或严重粉碎性骨折（图 21-1）。胫骨干移位＜ 50% 的骨折有 90% 的愈合可能性，而完全移位的骨折只有 70% 的愈合可能性。

软组织损伤的程度往往是影响骨折预后和治疗的一个未被认识的因素。骨折伴有明显的皮肤或肌肉挫伤，会导致较高的感染率和较差的愈合结果。

无并发症、无移位骨折的平均愈合时间为 3 个月。对于有移位的骨折、开放性骨折或粉碎性骨折，平均愈合时间为 4 ～ 6 个月。

损伤机制

多种机制可能导致胫腓骨骨折。直接暴力常见，通常会导致相关的软组织损伤。这些骨折常常由车祸伤导致，横行或粉碎性骨折多见。

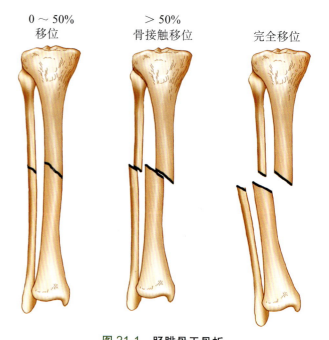

0 ～ 50%　　　＞ 50%
移位　　　骨接触移位　　　完全移位

图 21-1　胫腓骨干骨折
胫骨干骨折可以单独发生，但治疗方法与合并骨折相似

与旋转和压缩相关的间接暴力，如滑雪或跌倒，通常会导致螺旋形或斜行骨折。当腿部和身体围绕着足部旋转时会产生旋转力，并且最有可能导致螺旋形骨折。弯曲力也可能导致斜行或横行骨折。胫骨远端关节面骨折通常继发于高坠伤，距骨向上进入胫骨，属关节内骨折，在第 22 章中有所介绍。

体格检查

胫骨干骨折通常表现为疼痛、肿胀和畸形。虽然神经血管损伤在这些损伤后并不常见，但记录脉搏和腓总神经功能（足背屈和足跖屈）是有必要的。应触诊足背动脉，并与健侧肢体进行比较。仔细寻找与骨筋膜室综合征相关表现，并将相关的阴性发现记录在图表上（参见相关损伤部分）。

影像学检查

正侧位 X 线片通常足以确定骨折碎片的位置（图21-2 ～图 21-4）。在描述这些骨折时，评估以下内容很重要。

- 位置：近端，中间或远端 1/3。
- 类型：横向，斜行，螺旋或粉碎。
- 位移：骨折面接触百分比。
- 角度：远端碎片外翻或内翻。

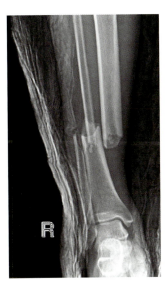

图 21-2　胫骨腓骨骨干骨折，100% 横向移位

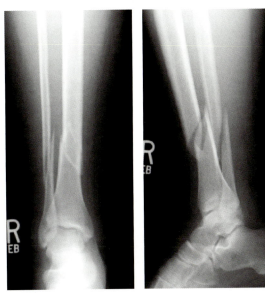

图 21-3　胫骨和腓骨远端 1/3 螺旋形骨折。位移小于 50%，伴轻微成角

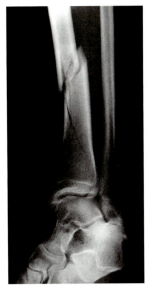

图 21-4　胫骨远端粉碎性骨折，位移极小

合并损伤

骨筋膜室综合征是胫骨骨折的常见并发症，临床评估和文字记录应该反映出临床医师考虑过这一诊断。胫骨骨折是导致骨筋膜室综合征的最常见原因，占所有病例的 36%。胫骨骨折后骨筋膜室综合征的发生率为 4.3%。年龄在 35 岁以下的患者该数值将提高 3 倍。

骨筋膜室综合征的症状通常出现在受伤后的 24 ～ 48h 内。应触诊筋膜室是否有压痛或紧张。应注意被动伸展是否疼痛以及第一和第二足趾之间的感觉，以此作为评判腓总神经功能的指标。如果怀疑为骨筋膜室综合征，建议进行紧急骨科会诊。除了进行彻底的临床检查外，筋膜室压力的测定还将决定后续的治疗计划。如前所述，损伤时合并神经血管损伤并不常见，但是严重的损伤可能伴有神经血管结构的部分或完全破坏。

注意：任何胫骨骨折石膏固定后 24 ～ 48h 疼痛加剧的患者都应该怀疑有骨筋膜室综合征。

治疗

胫骨骨折的急诊科（ED）治疗包括膝关节屈曲 10°～ 15°，踝关节屈曲 90°长腿夹板固定，夹板应该从大腿中部延伸到距骨。当存在危及肢体的血管损害时，闭合性骨折需要紧急复位。

开放性骨折可以轻柔地清洗和包扎（图 21-5）。应给予破伤风预防（如有必要）和注射抗生素治疗。

建议紧急手术清创，并给予外固定或内固定。对于胫骨骨干骨折的患者，建议急诊骨科会诊，因为骨筋膜室综合征的发病率较高，也可能在以后发生。因此，胫骨骨干骨折和明显软组织肿胀的患者应该在住院时抬高患肢，并密切观察筋膜间室综合征的发展。

最终治疗方案包括石膏或支架固定、外固定和髓内钉。现在偶尔会使用钢板，但手术可能会造成额外的软组织损伤。骨折移位和粉碎的程度、损伤机制（高能量与低能量）以及伴随的软组织损伤都对外科医师的治疗决策产生影响。

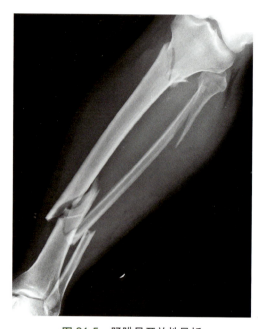

图 21-5　胫腓骨开放性骨折

经西北大学范伯格医学院急诊医学系许可使用

http：//www.feinberg.northwestern.edu/emergencymed/

对于软组织损伤最小的非移位骨折患者，采用长腿、非负重石膏闭合治疗。移位的骨折只要是稳定的，也可以进行闭合复位。非手术治疗的胫骨干骨折必须以较短的时间间隔定期拍摄 X 线片复查，以确保在治疗期间骨折不会移位。在骨痂形成后，石膏通常可以在 6～8 周内拆除。石膏固定的问题包括膝关节僵硬和治疗后行走困难。

对于移位、粉碎或不稳定的骨折，大多数骨科医师选择髓内钉治疗。与其他方法相比，不愈合和畸形愈合的发生率大大降低，而且患者需要休息的时间更短、恢复功能更快且更容易预测。对于严重开放性胫骨干骨折的患者，推荐一期外固定架固定，待二期髓内钉内固定。

并发症

胫腓骨干骨折有以下几个严重的并发症。

● 不愈合或延迟愈合

● 骨筋膜室综合征

● 慢性关节疼痛或僵硬

儿童应该考虑的因素

在 18 岁以下的患者中，胫骨干骨折约占长骨骨折

的 15%。儿童胫骨骨折是与意外伤害相关的第 2 常见的骨折。因此，当评估此类骨折时，保持对虐待伤的临床怀疑和评估很重要。此外，在评估儿童胫骨损伤时，一个重要的考虑因素是幼儿的骨折。这种骨折是指 3 岁或 3 岁以下患者的胫骨干远端骨折，首次 X 线检查无阳性发现，因此建议这个年龄段的患者如果有损伤机制，胫骨上有点压痛，不能行走，则应采用夹板治疗，骨科随访，并重复拍摄 X 线片，以治疗可能存在的骨折。一项特别的研究显示，在 39 名接受假定骨折治疗的儿童中，41% 的儿童在后续的 X 线检查中发现了骨折。急诊时初次 X 线检查胫骨骨折的处理一般应遵循常规骨折护理，包括评估神经血管状况和评估骨筋膜间室综合征的任何迹象，然后进行适当的固定和随访护理。

腓骨干骨折

单纯的腓骨干骨折罕见，通常与胫骨骨折有关（图 21-6）。它们通常是由于小腿受到侧向直接暴力或枪伤造成的（图 21-7）。

腓骨骨折表现为疼痛，行走时疼痛加剧，骨折部位有弥散的压痛区。检查应该包括对踝关节的彻底评估。必须排除三角韧带断裂或内踝骨折合并腓骨近端骨折的 Maisonneuve 骨折。

没有相关胫骨骨折的腓骨干骨折可根据症状进行治疗，通常愈合后不会出现并发症。夹板固定小腿可以缓解疼痛。一些患者疼痛轻微，可以忍受初始未固定的拄拐行走。

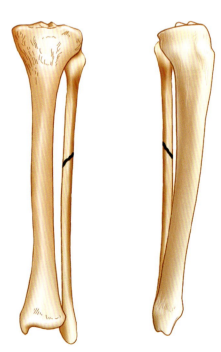

图 21-6　腓骨干骨折

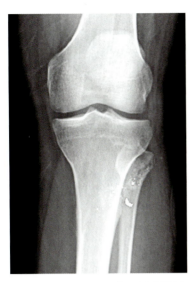

图 21-7　枪伤导致腓骨近端骨折

胫骨应力性骨折

应力性骨折在腿部很常见，经常被误诊为挫伤、劳损、骨膜炎、劳累型骨筋膜室综合征或神经卡压。胫骨特别容易发生应力性骨折，占所有病例的近 50%。该病见于年轻的运动员、舞蹈演员或新兵的早期训练阶段。胫骨应力性骨折最常见的位置是骨干的后内侧皮质。前侧皮质应力性骨折也会发生，并且由于该区域血管供应减少和张力降低而产生更大的问题。

临床表现

患者主诉小腿部隐痛或钝痛，这种疼痛随着活动的增加而加剧。如果不治疗，疼痛最终甚至在休息和夜间也会持续。骨折部位可能有局部压痛和软组织肿胀，通常位于小腿的上 1/3。

影像学检查

早期拍摄的 X 线片无明显异常，这可能导致误诊。但在 2 周～ 3 个月后，会出现一条沿一侧或两侧皮质有骨膜反应性的细小骨折线。其他检查方法包括骨骼扫描和磁共振成像（MRI）。骨扫描非常敏感，在所有 3 个阶段都显示出一个摄取的焦点区域。MRI 比骨骼扫描更具特异度，但价格昂贵。

治疗

胫骨应力性骨折最常采用非手术治疗。通常需要休息和矫正。应避免使用非甾体抗炎药（NSAID），因为它们对骨愈合有抑制作用。在接下来的 1 ～ 2 个月内逐渐恢复活动是愈合所必需的，在此期间疼痛的发展必然导致活动水平的下降。

胫骨前侧皮质应力性骨折可采用石膏或手术固定治疗。如果怀疑是前侧皮质应力性骨折，患者应该在等待最终检查和转诊至骨科医师的同时，使用夹板和拐杖。

小腿软组织损伤

急性骨筋膜室综合征

骨筋膜室综合征是急诊最具潜在破坏性的问题之一。如果治疗不及时，肌肉和神经缺血最终会导致 Volkmann 缺血性挛缩。对急诊医师来说，诊断和识别这一过程的早期迹象至关重要。

小腿是骨筋膜室综合征最常见的部位，前室是最常见的受累部位。腿部的其他筋膜室包括后浅室、后深室和腓侧（外侧）室（图 21-8）。每个间室的内容如表 21-1 所示。

小腿部骨筋膜室综合征可由多种情况引起。胫骨骨折是最常见的诱发因素，但其他可能导致骨筋膜室综合征的情况包括压迫性包扎或石膏、挤压损伤和动脉损伤。因此，筋膜室内压力的增加可由以下原因引起：筋膜室受到压迫（如石膏）或筋膜室体积增加（如血肿）。有骨筋膜室综合征病因的详细列表，请参阅第 4 章。

临床表现

对该病的高度敏感是临床评估的基础。骨筋膜室综合征最早和最可靠的迹象是剧烈疼痛，通常与损伤的严重程度不成比例。

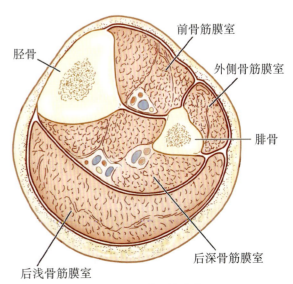

图 21-8　小腿筋膜室

表 21-1　小腿各筋膜室相关解剖

骨筋膜室	肌肉	血管	神经	疼痛
前骨筋膜室	胫骨前肌 长伸肌 趾长伸肌 腓肠肌	胫前动脉	腓深神经 无力：踝关节背屈，足趾伸直 感觉异常：第一和第二足趾间	踝关节跖屈 足趾屈曲
外侧骨筋膜室	腓骨长肌和腓骨短肌	无	腓浅神经 无力：踝关节背曲，足外翻 感觉异常：足背	踝关节跖屈 足底内翻
后深骨筋膜室	胫骨后肌 趾长屈肌 长屈肌	腓动脉，胫骨 后动脉	胫后神经 无力：踝关节跖屈，足内翻，足趾屈曲 感觉异常：足底侧面	踝关节背屈 足外翻 足趾伸展
后浅骨筋膜室	腓肠肌、比目鱼肌、足底肌	无	腓神经 无力：踝关节跖屈 感觉异常：足外侧	踝关节背屈

疼痛呈非局限性，进行性加重。此外，触诊可发现受累筋膜室紧张。被动拉伸引起的疼痛是早期症状，但可能与神经挫伤混淆。必须注意，麻痹和感觉异常参考意义不大，而且出现较晚，脉搏减弱也是如此。

因为小腿前筋膜室和后深筋膜室是最常见的受累部位，随后将对这两种情况进行详细描述。

公理：若休息时患肢疼痛加剧，急诊医师应该怀疑为骨筋膜室综合征。

前骨筋膜室综合征

其特征是小腿前部疼痛，踝关节和足趾背屈无力，腓深神经分布区域（第一和第二足趾之间）有不同程度的感觉丧失。

急诊医师不能等到出现足下垂或感觉异常，因为这些都是晚期表现。前室剧烈疼痛会导致功能丧失，以至于筋膜室的肌肉不能收缩。肌肉的被动伸展会引起明显的疼痛。筋膜室表面的皮肤出现红斑，有光泽，摸起来温暖而柔软，有一种"木屑"的感觉。

前骨筋膜室综合征可能被误诊为肌肉痉挛、夹胫痛或挫伤。但如果检查者意识到上述情况提示骨筋膜室综合征，便不会误诊。

公理：任何时候，只要患者主诉小腿前部顽固性疼痛，并伴有足趾和足背屈功能丧失，就应该怀疑是小腿前骨筋膜室综合征。

后深骨筋膜室综合征

后深骨筋膜室内含趾长屈肌、胫骨后肌和长屈肌，以及胫后动脉和神经。肌间隔形成骨间室的后壁，而骨间膜形成前壁。

该病的临床表现通常因周围其他筋膜室的受累而复杂化。然而，足趾被动伸展时疼痛加剧，屈曲无力，胫后神经沿足底分布感觉减退。患者的小腿远端内侧也有紧张感和压痛感。所有这些体征都可能在受伤后 2h ～ 6d 内加重。

治疗

如果怀疑该诊断，必须在急诊室测量筋膜室压力。使用市售电池供电的监视器（Stryker STIC 监视器）可以快速、轻松地测量压力。有关这项技术的描述请参见第 4 章。

正常的筋膜室压力＜ 10mmHg。压力＞ 20mmHg 应提示住院治疗及手术会诊。一般认为 30 ～ 40mmHg 的压力是手术室紧急筋膜切开术的依据。筋膜切开术是通过在筋膜室上方做一个纵向皮肤切口来完成的。下面的筋膜沿着筋膜间的长度分开，使所含的肌肉得以扩张。

早期（即症状出现后 12h 内）行筋膜切开术后，68% 的患者功能恢复正常，而在 12h 后行筋膜切开术的患者中，仅有 8% 的患者功能完全正常。延迟筋膜切开术的并发症发生率为 54%，而早期筋膜切开术的并发症发生率仅为 4.5%。传统上认为，当该综合征累及 4 个腔室时，主张双切口筋膜切开术或腓骨切除术。然而，最近，有学者提出对 4 个腔室进行单切口筋膜切开术也是一种安全的选择。

慢性劳力性骨筋膜室综合征

慢性劳力性骨筋膜室综合征（CECS）发生于运动后肌肉内压升高时。剧烈运动后的肿胀会导致肌肉体积增大 20%。大多数病例发生在运动员慢性过度使用后，但也有急性病例的描述。由于阳性体征极少，在反复会诊后有 14% 的病例漏诊，在某些研究中，误诊率更高。CECS 最常见于小腿。

临床表现

小腿 CECS 的临床病史通常是运动员在活动期间受累部位反复出现疼痛。疼痛通常呈剧痛或胀痛，可局限于受累筋膜室。疼痛可能在一定诱因后 24 ～ 48h 才会出现。休息后疼痛通常会消退，但运动后又会复发。一些患者受累的神经可能会出现感觉异常。超过 80% 的患者为双侧发病。大多数病例累及前室或后室。

体格检查

患者缺乏明确的阳性体征。在某些情况下，会有软组织饱满、肿胀和增厚的感觉。跗侧感觉丧失与后深骨筋膜室 CECS 有关，而足背感觉异常可能提示前骨筋膜室受累。

诊断

当临床怀疑该病时，应进行骨扫描以排除应力性骨折或骨膜炎（夹胫痛）的可能。MRI 可能会显示静息扫描和运动后扫描之间的信号强度增加。测量筋膜室内压力可明确诊断，表现为运动前筋膜室压力 > 15mmHg 或运动后 1min 筋膜室压力 > 30mmHg 或运动后 5min 筋膜室压力 > 20mmHg。

治疗

这种情况不像急性骨筋膜室综合征那样紧急。应让患者进行骨筋膜室压力测量。治疗方式有很多种，如物理疗法、矫形术、休息和交替活动，但都效果甚微或没有效果。一旦确诊为 CECS，建议切开受累筋膜室。CECS 的筋膜切开术可持续缓解腿部疼痛并提升患者满意度。

胫痛症候群

胫痛症候群是指跑步时腿部疼痛的综合征，应排除应力性骨折、筋膜疝或缺血性疾病。这种情况也被称为比目鱼肌综合征和胫骨内侧应激综合征（MTSS）。MTSS 是目前首选的术语。足部过度旋前、过度使用、突然增加运动强度或改变训练场地都可能导致 MTSS。最终结果是胫骨后内侧缘肌肉引起的牵拉性骨膜炎。

临床表现

MTSS 通常发生在运动员在硬地面上跑步的训练初期。MTSS 的疼痛是一种隐痛。最常见的疼痛部位是腿部远端 2/3 后内侧表面。

体格检查

体格检查时，足跟处于外翻位，前足可能过度内翻。在胫骨远端后内侧缘可触及压痛。胫骨这一区域的叩击会引起疼痛，而踝关节被动或主动的活动范围并不疼痛。

诊断

最常见的诊断方法是骨扫描，表现为弥漫性、线性摄取。然而，平片和骨骼扫描可能都是正常的。MRI 将有助于鉴别 MTSS 和应力性骨折。

治疗

目前已提出许多治疗胫痛症候群的方法，但通常除非患者停止跑步，否则疼痛不会减轻。基本的治疗方法是休息、冰敷和镇痛药。如果怀疑有应力性骨折，应避免使用非甾体抗炎药。

肌肉损伤

挫伤

挫伤在下肢非常常见，因为这一区域经常受到直接暴力。挫伤有以下 4 种类型。

（1）前室压力增加导致小腿前部剧烈疼痛。

（2）由于胫骨位置表浅，常出现胫骨皮下部分外伤性骨膜炎。

（3）后室挫伤较前室少见，疼痛程度也不及前室挫伤。

（4）外侧，腓总神经绕过腓骨近端。腓骨近端外侧挫伤可引起疼痛性神经炎，甚至短暂的腓总神经麻痹并继发性足下垂。

挫伤部位可能会形成血肿，如果血肿发生在前室，患者可能会表现为外科急症，需要行筋膜切开术以防止缺血和随后的肌肉坏死。

对这些损伤的处理取决于损伤的程度和所涉及的结构。如果有新发的、可触及的血肿，可以在无菌条件下将其抽吸，在接下来的 12h 内用压力绷带和冷敷。如果挫伤仅限于弥漫性肌肉受累，初始治疗应包括冰敷以及在最初 48h 内抬高患肢。

在涉及腓总神经的挫伤中，患者会出现局部肿胀和疼痛。患者会主诉感觉异常，疼痛持续到小腿外侧，并延伸至足部。疼痛消失后仍会有刺痛和麻木。腓总神经严重挫伤的患者最初会有症状，随后会有神经压迫和功能丧失，表现为感觉迟钝和背屈肌无力。在这段功能丧失阶段之后是神经功能恢复阶段，最早恢复的是感觉，然后是运动功能。神经功能的恢复可以是完全的，也可能是部分的。

神经挫伤的治疗最初采用冰敷，48h 后再采用热敷。如果出现麻痹，必须使用足踝支具来保护肌肉。足部固定于中立位。对于挫伤后病情平稳，然后迅速出现瘫痪的患者，应予手术探查。对于伤后立即瘫痪者，通常采取更保守的方法。所有神经受累患者都需要转诊。

拉伤

由于长期过度使用或强行收缩，小腿肌肉拉伤很常见。对症治疗包括一段时间的休息，局部热敷和逐渐恢复活动。应该提醒运动员，在完全康复之前过早恢复活动可能会给肌肉带来进一步严重损伤的风险。非甾体抗炎药在治疗早期对控制疼痛和改善功能有一定益处。非甾体抗炎药在疼痛控制和功能改善的早期治疗中有一定的益处；然而，使用这些药物超过 2～3d 对修复过程是不利的。

一个常见的问题是关于拉伸对防止肌肉拉伤的作用。临床研究表明，拉伸似乎是有益的，但超过肌肉收缩力 70% 的力量会使肌肉更容易受伤。因此，当在跑步或其他活动前进行拉伸时，应该使用最小的力量。众所周知，黏弹性与温度有关，热身被认为可以防止肌肉拉伤。

肌肉断裂

腓肠肌和比目鱼肌

腓肠肌或比目鱼肌的断裂可发生在从股骨附着点到跟骨附着点的任何部位，跟骨附着点是最常见的断裂部位（沿着肌腱交界处）。关于跟腱断裂的更多信息，请参阅第 22 章。

患者主诉小腿疼痛和肿胀，伴弥漫性压痛。主动收缩和被动拉伸都会引起沿肌肉的疼痛。尝试收缩时，肌肉可能会聚集。完全断裂需要手术修复。对于部分断裂的患者，在完全愈合之前采取马蹄位石膏固定。为了发现完全断裂，医师应该让患者俯卧，双足悬于床沿，挤压小腿上部，注意自发性跖屈，如果没有发生，则怀疑是完全破裂。

跖肌

跖肌是一块铅笔大小的肌肉，起源于股骨外侧髁，通过比目鱼肌下方附着在跟腱上。跖肌断裂的患者的疼痛位于小腿深处，可能导致活动受限。患者可能会主诉小腿后半部突然剧烈的刺痛，然后伴有钝痛。跖肌断裂不需要手术修补，对症治疗即可。

筋膜疝

筋膜疝并不常见。多见于胫骨前缘的前筋膜附着处。患者主诉此处疼痛，最初可能诊断为挫伤或骨膜炎。之后，在胫骨的侧面出现一个定位准确的肿块，可能有压痛。当肌肉收缩时，肿块会隆起，检查者在触诊时可能会感到筋膜缺损。这些患者通常无症状；但是，如果出现症状，就需要手术修复。

Moira Davenport, MD; Madison M. Galasso, MD

介绍

踝关节损伤常见，占所有运动损伤的 30%。在急诊科（ED），损伤占创伤性损伤的 12%，总体发生率超过 20%，随季节和体育活动而波动。韧带损伤比骨折更常见，比例约为 5∶1。对急诊医师来说，深入了解功能解剖、骨折类型和软组织损伤十分重要。

基础解剖

踝关节由胫骨和腓骨远端组成，形成与距骨吻合的关节窝。踝关节在过去被描述为一个铰链关节，但更准确地说类似于鞍状关节。距骨顶或鞍部的前方比后方宽（图 22-1）。背屈时，距骨顶贴合在踝关节的踝窝中，与跖屈相比具有更大的稳定性（图 22-2）。记住这一点，就很容易理解为什么大多数踝关节受伤发生在踝关节跖屈。

纯粹发生在踝关节的运动仅有跖屈和背屈。内翻和外翻发生在距骨和跟骨形成的距下关节。距骨下关节非常强韧，有牢固的韧带支撑，距骨应该始终被认为是和跟骨一起并朝着同一个方向运动。由于跟距关节十分牢固，大多数内翻 - 外翻应力损伤的是踝关节，而不是距下关节。

要了解这个关键关节周围发生的疾病，急诊医师必须对它周围的基本软组织结构有很好的掌握。这些结构最好分为围绕关节的 3 个"层次"。最深的一层是关节囊，它包含踝关节的韧带；中间层包括肌腱，它经踝关节到达足部；最浅的一层由纤维带（支持带）组成，它将肌腱固定在正确的位置。

关节囊

踝关节周围环绕着踝关节囊，其前部和后部较弱，内、外侧通过韧带加强。前韧带较薄，连接胫骨前部至距骨颈，通常与外侧韧带的大面积撕裂有关。后韧带比前韧带短，从胫骨后部延伸到距骨后部。

足外侧韧带是人体最常损伤的韧带，其分为 3 个重要的组成部分。距腓前韧带（ATFL）从外踝延伸至距骨颈，是踝关节中最常损伤的韧带。从外踝到距骨后结节的是距腓后韧带（PTFL），由外踝至跟骨连接的是跟腓韧带（CFL）（图 22-3）。

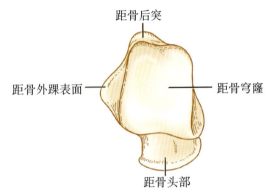

图 22-1　注意距骨头部前面比后面宽

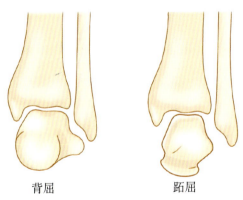

图 22-2　在背屈时，距骨穹窿较宽的前部与踝关节踝窝接合，允许轻微活动。当踝关节处于跖屈时，距骨顶狭窄的后部位于踝窝内，这使得关节可以发生很大程度的内翻 - 外翻"运动"

在外侧韧带的近端，腓骨通过一系列坚韧的纤维结构与胫骨连接，形成胫腓联合。这种联合韧带由骨间韧带组成，连接胫骨和腓骨全长。该韧带在下方由两条增厚的纤维带加强：胫腓前下韧带和胫腓后下韧带。

内侧韧带被称为三角韧带，是一种四边形结构，

前视图

侧视图

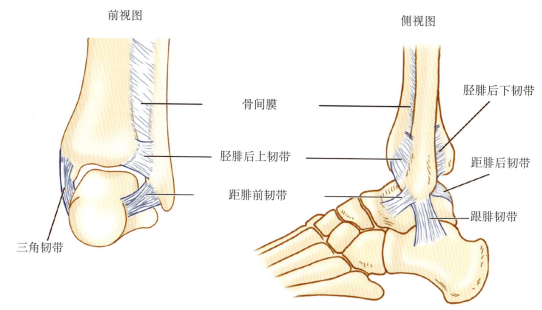

骨间膜

胫腓后上韧带

距腓前韧带

三角韧带

胫腓后下韧带

距腓后韧带

跟腓韧带

图 22-3 踝关节前侧和外侧的基本韧带和胫腓联合

其独特之处在于它是踝关节中唯一包含弹性组织的韧带，使其具有拉伸而不会撕裂的能力。三角韧带由4条相互交织的韧带组成，从内踝延伸到舟骨、距骨和跟骨，其中两条延伸到距骨，一条为胫距前韧带、是止于距骨颈的，另一条为胫距后韧带，是4个结构中最深的一个。三角韧带从内踝连接到跟骨的部分称为胫跟韧带，与距骨支持带相连（图 22-4）。

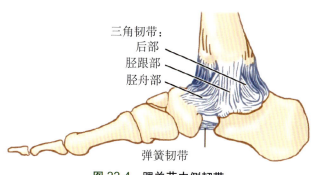

三角韧带：
后部
胫跟部
胫舟部

弹簧韧带

图 22-4 踝关节内侧韧带

弹簧韧带是一种重要的韧带，它不包括在踝关节的关节囊中，但与踝关节和中足损伤有关。该韧带从跟骨延伸到舟骨，并桥接跟骨和舟骨之间的间隙。它的功能是为距骨头提供额外的支撑，以对抗身体的重量，它由致密的纤维组织组成，部分纤维组织类似关节软骨。

肌腱层

在踝关节囊的外层是一系列的肌腱，它们本身都不附着在踝关节上，但都横穿踝关节，在考虑踝关节的相关损伤时很重要。这些肌腱又细分为两组：足部的伸肌和屈肌腱。伸肌向前延伸至踝关节，屈肌向后延伸至内踝。第3组由腓骨肌腱组成，向后穿至外踝（图 22-5A）。这些肌腱周围有滑膜，有些长达8cm。

支持带层

肌腱表面有3层厚支持带，将肌腱固定在适当的位置。这些分支和肌腱的分类是一样的，它们也被称为伸肌支持带、屈肌支持带和腓骨肌支持带。伸肌支持带分为上伸肌支持带和下伸肌支持带。屈肌支持带由一条纤维带组成，它向后延伸至内踝内侧。腓骨肌支持带分为两部分，即上腓骨肌支持带和下腓骨肌支持带（图 22-5B）。

体格检查

踝关节和足的运动由许多可互换的术语来描述(图 22-6)。

- 外翻：外旋
- 内翻：内旋
- 背屈：踝关节屈曲
- 跖屈：踝关节伸展
- 外展：前足沿胫骨纵轴向外侧偏移
- 内收：前足沿胫骨纵轴向内侧偏移
- 旋后：内收和内翻
- 旋前：外展和外翻

在进一步讨论发生在关节处的骨折之前，必须了解这些运动。我们在本章中使用这些术语来讨论踝关节损伤。在踝关节损伤中，内翻和外翻是常见的，并且垂直于踝关节跖屈或背屈。

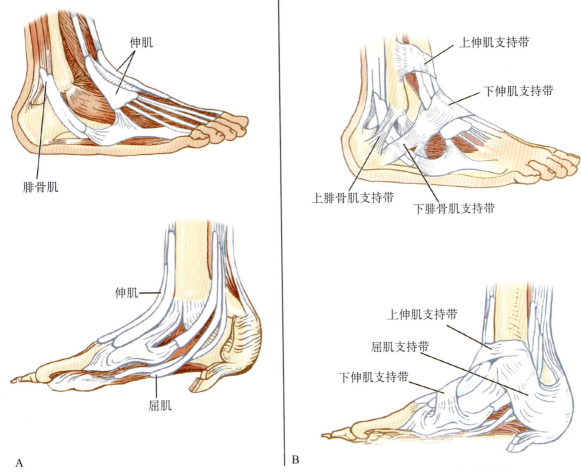

图 22-5　A. 横穿踝关节的肌腱位于关节囊浅层，周围有腱鞘；B. 肌腱由支持带固定

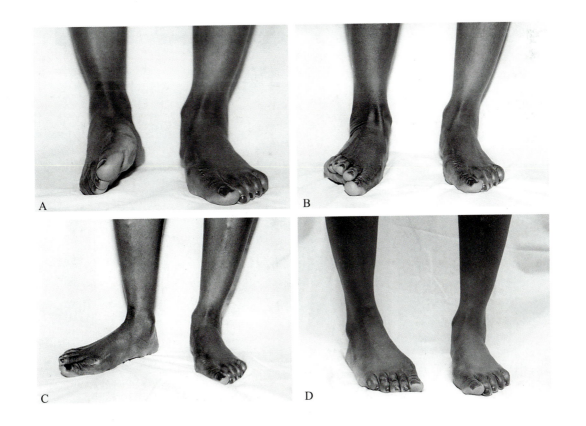

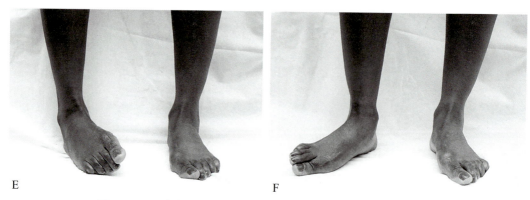

图 22-6　A. 内翻；B. 外翻；C. 外展；D. 内收；E. 旋后；F. 旋前

影像学检查

常规的踝关节 X 线片包括正位（AP）、踝穴位和侧位（图 22-7）。在正位片上，胫骨和腓骨会有重叠。将踝关节内旋 15°～20°，即可拍摄踝穴位。胫骨和腓骨与 X 射线垂直时为踝关节的真实正位投射。在踝穴位中，胫腓骨没有重叠，距骨顶的显示效果最好。这也是发现青少年 Tillaux（由于胫骨不对称闭合造成的胫骨远端 Salter-Harris Ⅲ 骨折）骨折的最佳切面。侧位片提供了胫骨、腓骨、跟骨和距骨后方的最佳视觉效果。

踝部 X 线片占所有创伤性 X 线片的 10%～15%。渥太华踝关节原则是为了预测骨折和减少 X 线片的数量而制订的（图 22-8）。通过体格检查，作者发现了所有重要的踝关节骨折，并减少了 36% 的踝关节 X 线片。

自确立以来，该方法已在世界各地的多个临床环境中得到验证，并可由医师和护士使用。一项对 32 项研究的 meta 分析报告显示，其敏感度接近 100%，X 线片数量减少了 30%～40%。渥太华踝关节原则已

经在 5 岁以上的儿童身上得到了验证。然而，临床医师在治疗学龄前儿童时应谨慎，该规则不适用于无法交流或感觉受限的患者。尽管渥太华踝关节原则敏感度很高，但其缺乏特异性，因此高估了对 X 线片的需求。目前已有多次旨在改善其特异度的修订，包括 Buffalo 修正、音叉测试和 Buffalo 踝关节原则，到目前为止都没有被广泛采用。

研究表明，超声现在可以作为一种敏感而特异的方法来检测足部和（或）踝关节骨折，特别是第五跖骨骨折、外踝骨折和内踝骨折。除了渥太华踝关节原则外，使用超声波可以显著减少 X 线检查的次数、费用和急诊住院时间。

当临床怀疑骨折但平片上未见骨折时，临床医师应该考虑进行计算机断层扫描（CT）检查。与多层螺旋 CT 相比，平片发现踝部骨折的灵敏度仅为 85%。

踝部骨折

踝关节在单位面积上比身体的任何其他关节承

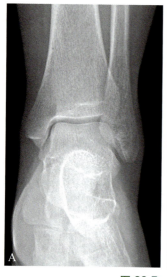 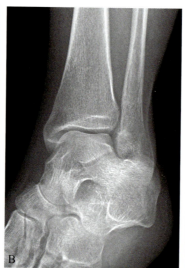 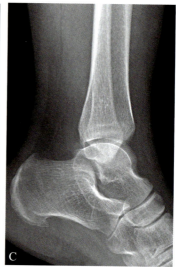

图 22-7　A. 常规前后位；B. 踝位；C. 踝关节的侧视图

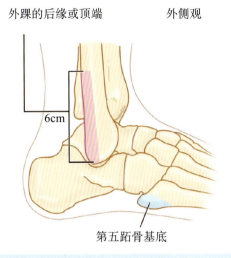

外踝的后缘或顶端　　外侧观

6cm

第五跖骨基底

只出现中足疼痛且有以下任一发现时，才需要进行足部 X 线全面检查：
1. 第五跖骨压痛
2. 足舟骨压痛
3. 伤后即不能负重，在急诊室也不能负重

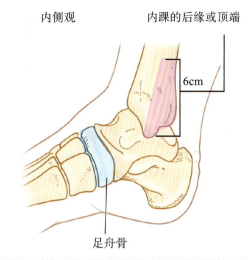

内侧观　　内踝的后缘或顶端

6cm

足舟骨

仅在踝关节疼痛且有以下任一症状时才需要踝关节 X 线检查：
1. 外踝（后侧）压痛
2. 内踝（后侧）压痛
3. 伤后即不能负重，在急诊室也不能负重

图 22-8　渥太华踝关节规则

受更多的重量。医师必须认识到踝关节骨折和韧带损伤经常并存，任何治疗计划都必须考虑这两种类型的损伤。

踝关节骨折大致分为旋转力骨折（即踝关节骨折）和继发性轴向负荷力骨折（即 Pilon 骨折）。

踝关节骨折

目前有多个分类系统来描述旋转力造成的踝关节骨折。其中最常见的 3 种为：Lauge-Hansen、Weber 和 Neer 闭环分类系统。

Lauge-Hansen 分类系统由 Niels Lauge-Hansen 于 1949 年提出。该分型考虑了受伤时踝关节足踝的位置。首先是指施加伤害力时足的位置——旋后或旋前，其次与伤害作用的方向有关——外旋（外翻）、外展或内收。通过对尸体的研究，作者发现随着致伤暴力的增加，损伤结构的顺序是相似的和可重复的。

随着足的外旋，外侧踝关节结构受到压力。外旋力或内收力最初会导致腓骨远端骨折。如果受到的是外旋力，腓骨骨折类型为远端斜形骨折（图 22-9）。内收力则导致腓骨远端横形骨折（图 22-10）。力量继续加大会导致后踝和内踝骨折（或三角韧带断裂）。后踝骨折是后下胫腓韧带撕脱的结果。旋后 - 外旋是踝关节骨折最常见的机制，占 85%。旋前时踝关节内侧结构受力。外旋或外展的力量作用于旋前的踝关节，首先导致内踝骨折（或三角韧带断裂），最终随着暴力增加，会导致腓骨近端横形骨折（图 22-11，图 22-12）。腓骨旋前外旋（PER）骨折位于胫腓骨联合水平以上，

导致胫腓联合韧带部分或完全断裂。在 PER 损伤中，腓骨骨折位置可能离腓骨颈非常近。

Weber 分型根据腓骨骨折的程度对踝关节骨折进行分类（图 22-13）。A 类骨折位于胫腓下联合水平以下。B 类骨折位于胫腓下联合水平。C 类骨折位于联合以上。A 类骨折被认为是稳定的，不需要手术修复，而 B 类骨折需接受腓骨稳定治疗，C 类骨折需要稳定复位和修复下联合。这种分类系统特点是简单，而且最初被认为可以指导治疗。

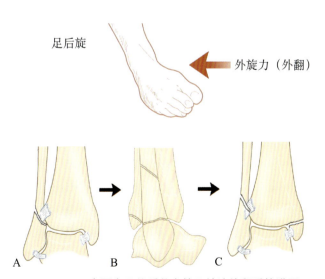

足后旋

外旋力（外翻）

A　　B　　C

图 22-9　示意图表示旋后状态的足被迫外翻后的进展

A. 腓骨远端斜行骨折；B. 随着外力的增加，后踝撕脱；C. 最后，内踝骨折，造成三踝骨折

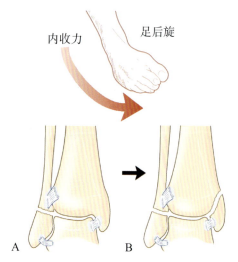

图 22-10　示意图表示足旋后位受内收暴力所致损伤

A. 腓骨远端横行骨折；B. 随着外力的增加，出现内踝骨折，形成双踝骨折

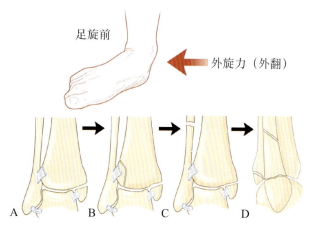

图 22-11　示意图表示足旋前位受外翻暴力所致损伤

A. 单独的内踝骨折；B. 随着力量的增加，胫腓前韧带撕裂了胫骨远端的一部分；C. 高位腓骨骨折；D. 后踝骨折

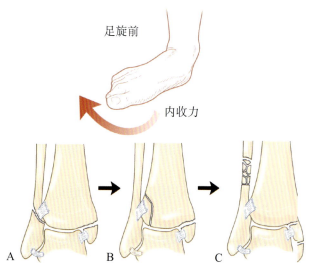

图 22-12　示意图表示足旋前位受内收暴力所致损伤

A. 单独的内踝骨折；B. 随着力量的增加，胫腓前韧带撕裂了胫骨远端的一部分；C. 最后，发生腓骨横行或粉碎性骨折

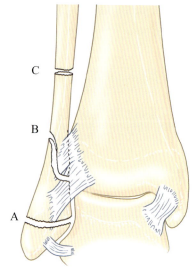

图 22-13　Weber 踝关节骨折分型。其根据腓骨远端骨折相对于联合韧带的水平的位置进行分类

但是 Weber 分类忽略了内侧损伤，而内侧损伤现在被认为更为重要。B 类骨折是最常见的骨折，只有在内侧结构损伤时才需要手术修复。此外，腓骨骨折的水平与修复胫腓下联合的必要性并不总是相关。因此 Weber 分型并不常用。

闭环分类系统易于理解和应用。在闭环分类系统中，踝关节被认为是围绕距骨的一圈骨和韧带（图 22-14）。在这个概念中，环由胫骨、胫腓韧带、腓骨、踝关节外侧韧带、跟骨和三角韧带组成。无论是骨环还是韧带环的单处断裂都会导致稳定性损伤。

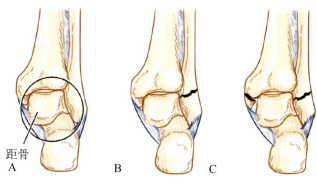

图 22-14　闭环分类系统

A. 踝关节被概念化为环绕距骨的闭合环；B. 稳定骨折是指没有移位的单处骨折；C. 不稳定骨折为单处骨折伴韧带断裂或双处骨折

如果环上有两处骨折或韧带断裂，即为不稳定损伤。不稳定损伤可累及两块骨（如双踝骨折）或某一韧带及骨（如外踝骨折和三角韧带断裂）。出现骨折移位时，即使早期无明显表现，临床医师也应怀疑隐性韧带断裂。

体格检查

检查应从评估神经血管状态开始。检查脉搏、毛细血管充盈时间和感觉。注意踝关节有无严重畸形。踝关节肿胀的程度和有无水疱或开放伤的存在可能会影响患者的治疗（图 22-15）。

检查足部和膝关节是否有相关损伤。对整个腓骨进行触诊，寻找与 Maisonneuve 损伤相符的腓骨近端骨折的依据，在缺乏充分的体格检查的情况下，很容易漏诊。

触诊踝关节有无压痛。急诊医师应注意旋转性踝关节损伤后的内踝。该部位的压痛、肿胀或瘀斑提示可能损伤内侧结构（内踝内侧骨折或三角韧带断裂）。

如果有这些发现，急诊医师必须特别注意平片上的这些结构。无内侧压痛可以排除急性三角韧带撕裂或内踝骨折。

影像学检查

常规视图（包括正位、侧位和踝穴位）通常就足够了。踝穴位是内旋 20° 的正位。该角度对于评估关节间隙有意义，如果放大的话，还可以发现韧带损伤。

稳定的踝关节骨折包括孤立的腓骨远端骨折（图 22-16）。不稳定踝关节损伤，如双踝（图 22-17）、三踝（图 22-18）和 Maisonneuve 骨折（图 22-19）。外踝和内踝骨折称为踝关节的两部分骨折（以前称为双踝骨折）。

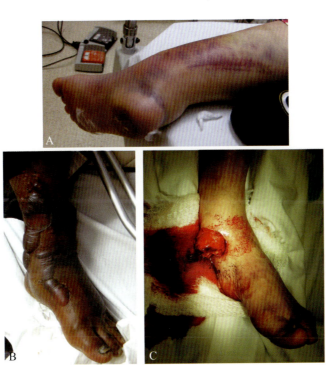

图 22-15　A.瘀斑和畸形提示踝关节骨折 - 脱位；B.踝部骨折后广泛软组织肿胀导致明显的骨折水疱；C.开放性踝关节骨折 - 脱位

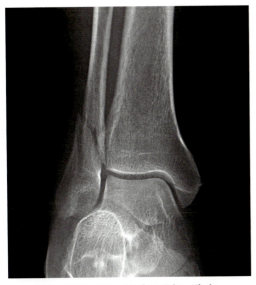

图 22-16　孤立的腓骨骨折 - 稳定

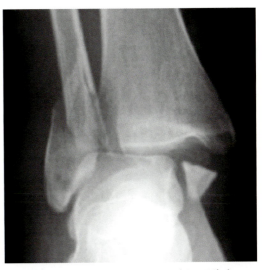

图 22-17　两部分（双踝）骨折 - 不稳定

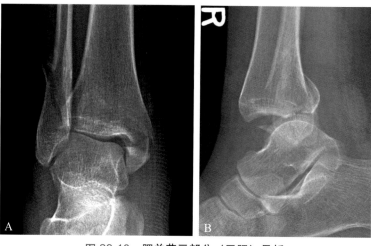

图 22-18　踝关节三部分（三踝）骨折

A.正位片；B.侧位片。注意距骨后脱位

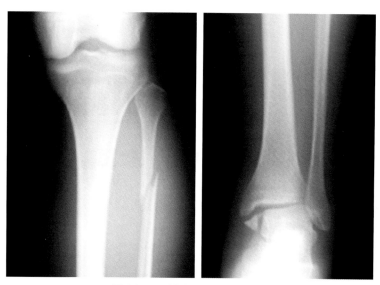

图 22-19　Maisonneuve 骨折

这种不稳定骨折包括骨间韧带的损伤和腓骨近端骨折，强调了彻底体格检查的重要性

累及后踝时，这种损伤称为踝关节三部分骨折（以前称为三踝骨折）。Maisonneuve 骨折发生在腓骨近端骨折合并内踝骨折（或三角韧带断裂）和胫腓骨联合断裂时。

当查体结果提示内侧损伤时，应仔细检查平片上相应位置。内踝骨折通常非常明显，也可能是孤立的损伤（图 22-20）。很难确定是否存在三角韧带断裂。评估三角韧带断裂的最佳标准是踝关节正位或踝穴位上有无距骨外侧移位。当内踝和距骨之间的距离大于距骨穹窿和胫骨踝窝之间的距离时即提示距骨外侧移位（图 22-21）。这种损伤被称为等效双踝骨折。相应也存在等效三踝损伤模式（图 22-22）。

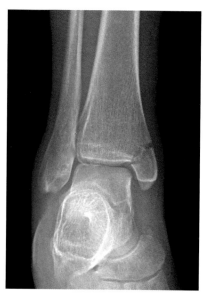

图 22-20　孤立性内踝骨折

这种损伤并不常见，通常发生在足外翻或外旋后

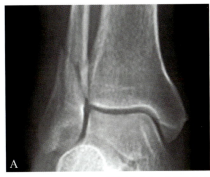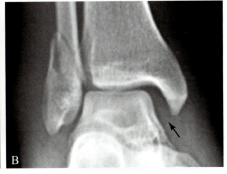

图 22-21　两张 X 线片均显示腓骨斜行骨折

A. 距骨顶与胫骨踝窝之间的距离等于内踝与距骨之间的距离，表明骨折情况稳定；B. 距骨外侧移位，代表三角韧带断裂和不稳定骨折（箭头）。这种损伤也被称为等效双踝骨折

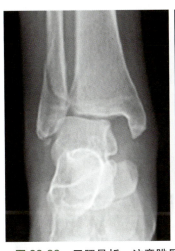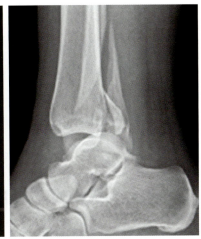

图 22-22　三踝骨折。注意腓骨远端和后踝的骨折及距骨外侧移位

　　如果 X 线片为阴性，且内踝有压痛，则损伤应假定为不稳定，或应拍摄附加 X 线片。重力应力位有助于诊断，其要求小腿与床面平行，足内侧朝上，踝关节悬于床沿进行拍摄（图 22-23）。在尸体研究中，三角韧带断裂时距骨倾斜度增加 > 15°或距骨移位 > 2mm。应力位会导致大量患者不适。应考虑高级成像（CT 或 MRI）以进一步评估三角韧带。

　　孤立的后踝骨折发病率较低，在平片上可能很难发现，因此该损伤成为一个潜在的诊断挑战（图 22-24）。如果怀疑有这种损伤，由于侧视图可能低估了骨折块的大小，可能需要进行 CT 扫描。当关节面受累超过 25%、移位超过 2mm 或距骨后侧半脱位时，应该进行手术治疗。

治疗

　　当距骨在运动范围内以正常模式运动时，踝关节被认为是稳定的。

　　如果距骨运动异常，关节软骨就会受损、退化，并导致过早的关节炎。因此，在治疗踝关节损伤时，确定踝关节的稳定性是最重要的考虑因素。稳定性损伤无须手术治疗，而不稳定性损伤则需要手术固定。

　　目前已确定踝关节的主要稳定结构不是 Weber 提出的外侧结构，而是内侧结构（内踝、三角韧带）。只要内侧结构完好，腓骨骨折不会导致距骨的异常运动。多项研究证实了这一事实，闭合方法治疗孤立的腓骨骨折取得了显著的长期疗效。

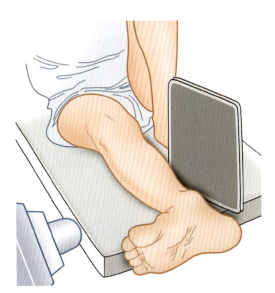

图 22-23　重力应力位 X 线片

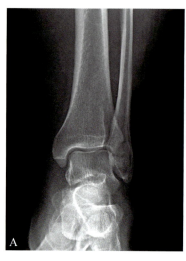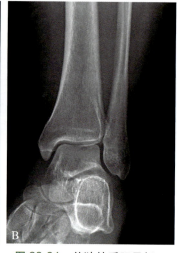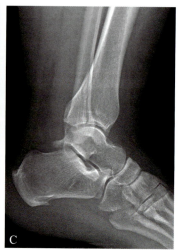

图 22-24 单独的后踝骨折
A. 正位；B. 踝穴位；C. 侧位 X 线片

相反，当骨折涉及内踝时（如踝关节两部分骨折），只有 65% 的患者采用保守治疗并取得满意的结果，而手术治疗的患者有 90% 获得了满意的结果。确定稳定性需要复查平片和彻底的体格检查。

稳定

稳定的损伤不需要复位，预后良好。稳定性踝关节骨折包括孤立的腓骨远端骨折（常见）和一些孤立的内踝远端骨折。最初，治疗这些损伤采用后侧夹板（附14）、拐杖、抬高患肢和冰敷治疗，直至肿胀消退。孤立的腓骨远端骨折最终治疗包括 4～6 周的短腿行走石膏或靴形石膏。治疗的目的是防止进一步的损伤，即使是用高帮网球鞋支具进行固定，其效果也相似。虽然大多数内踝骨折都需要手术治疗，但如果是远端轻微移位的小撕脱伤，也可以非手术治疗。

不稳定

移位的不稳定骨折应在急诊室进行闭合复位和夹板固定。不稳定的踝关节骨折的最终治疗方法是手术，但在急诊室准确地复位十分重要，因为准确复位可以防止关节软骨的进一步损伤，使肿胀更快地消退，并防止皮肤缺血。

复位之前的镇痛是十分必要的。通常，根据畸形情况施加轻微的牵引力，然后循序渐进地将距骨复位到原来位置，通常可轻松实现踝关节复位。随后踝关节立即用夹板固定，以维持复位。应该使用后侧支具和两侧的"U"形夹板，以增加支撑力和稳定性（附14）。拍摄复位后的 X 线以确认成功复位。如果无法进行复位（软组织插入或嵌顿骨折碎片）或维持（大的后踝骨折），则必须进行紧急手术干预。应该进行骨科会诊。有关踝关节骨折脱位的更多信息将在下一节中提供。

虽然这些损伤传统上都是进行住院手术治疗，但在术前的一段时间的门诊治疗已变得越来越普遍。住院适应证包括患者不能遵守医嘱、缺乏社会支持、不能使用拐杖或有明显的相关损伤。

手术的时间取决于多个因素，包括骨折的类型、软组织的状况和相关的损伤。即使当严重的软组织肿胀、骨折水疱或擦伤延迟手术时，也不会出现不良后果。

踝关节骨折 - 脱位

踝关节脱位最常发生在不稳定踝关节和多发骨折。1/4 的病例是开放性损伤。

骨折脱位引起主要并发症的概率是单纯骨折的 3 倍。鼓励尽早复位，以减少术后并发症的发生率。骨折 - 脱位如果没有解剖复位，可能会导致距骨穹窿的骨软骨损伤和相应部位皮肤的压迫性坏死。本节介绍相关的脱位检查和治疗部分。

踝关节骨折合并脱位可以是外侧脱位、后脱位、前脱位或上脱位（图 22-25），其中外侧脱位在急诊室最常见。此类损伤通常为闭合损伤，并与内踝骨折或三角韧带断裂有关。后脱位和后外侧脱位也很常见。导致后方脱位的机制是打击后胫骨后部被强烈地向前推移，此时患者通常处于跖屈状态。前脱位比后脱位少见，通常合并胫骨前唇骨折。造成这种类型脱位的机制是足部固定而胫骨受到外力向后侧移位，或足强迫跖屈，例如足跟在足跖屈的情况下足跟着地。

体格检查

临床上，通常有明显的足部和踝关节畸形。外侧脱位时，足向外侧移位，踝关节内侧的皮肤紧绷（图22-26，图 22-27A）。踝关节后脱位的患者足跖屈，外观缩短（图 22-27B）。前脱位的患者表现为足背屈和伸长。查体可发现支持韧带和关节囊破裂。前脱位时距骨的撞击导致足背脉搏消失。

影像学检查

每当怀疑踝关节骨折脱位时，拍摄 X 线片之前要评估血管的完整性，以排除损伤。

如果足部有足够的灌注，在复位前可以尽快拍摄 X 线片（图 22-28）。有证据表明，CT 扫描可能对手术治疗有进一步的帮助，应在急诊室中考虑。

治疗

如前所述，闭合性损伤治疗首选早期复位。只有当开放性骨折脱位合并血管损伤时，才建议急诊室复位。麻醉采用程序性镇静，指导原则已在第 2 章概述。踝关节内注射局部麻醉药可以起到足够的镇痛作用以

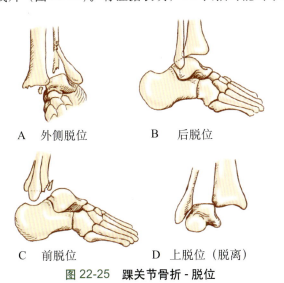

A　外侧脱位　　　B　后脱位

C　前脱位　　　D　上脱位（脱离）

图 22-25　踝关节骨折 - 脱位

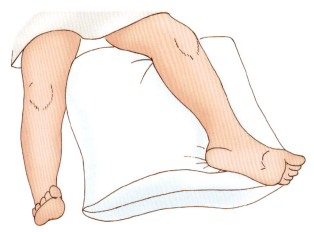

图 22-26　踝关节外侧脱位 - 经典体位

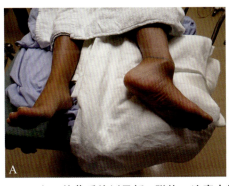
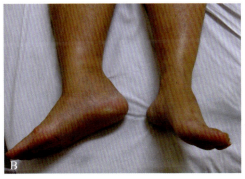

图 22-27　A. 左踝关节后外侧骨折 - 脱位。注意内侧皮肤紧绷。B. 踝关节后骨折 - 脱位。右足跖屈、缩短

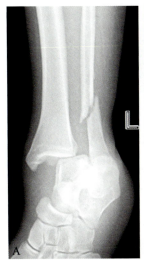
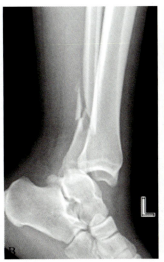
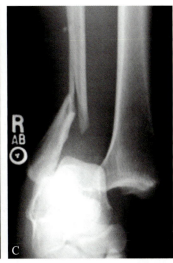

图 22-28　踝关节骨折 - 脱位

A. 踝关节外侧脱位合并腓骨骨折和三角韧带断裂；B. 后脱位；C. 上脱位

经 Kris Norland，MD 许可使用

进行复位，此时只需少量静脉注射镇痛药，无须程序性镇静。

对于所有踝关节骨折脱位的病例，建议将髋关节和膝关节屈曲至 90°，以放松腓肠肌 - 比目鱼肌复合体，使其更容易复位。建议在助手的帮助下进行复位，助手固定患者的膝关节，并在复位时提供反牵引力（图 22-29）。

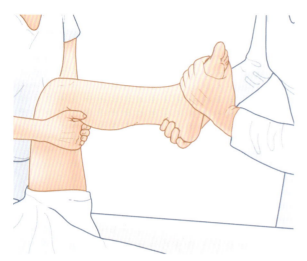

图 22-29　踝关节骨折 - 脱位的复位应屈曲髋关节和膝关节至 90°
这个姿势可以放松腓肠肌 - 比目鱼肌，使之更容易复位

外侧骨折 - 脱位复位要求操作者一只手握住患者足跟，而另一只手抓住足背进行轴向牵引，同时助手施加反牵引力，通过简单的操作将踝关节复位到正常位置（图 22-30）。

或者，可以将患者小腿及足悬空，通过重力作用

和踝关节的位置（跖屈和内翻）来帮助复位。这可以用趾夹或 Kerlix 缠绕在第一和第二足趾上来实现。应使用单独的加重静脉输液杆或担架上的输液杆，避免输液杆翻倒。另一种技术是用弹性绷带绑在大腿上，一直延伸到足趾的远端进行悬吊。这两种方法也有助于在复位后夹板固定（图 22-31）。

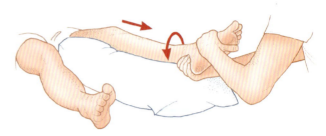

图 22-30　踝关节外侧骨折 - 脱位
首先在足跖屈位下进行远端牵引，然后旋足部至其正常的解剖位置。这种动作通常会听见明显的"砰"的一声

对于踝关节后骨折 - 脱位，操作者一只手抓住足跟，另一只手抓住前足进行复位。首先，足跖屈，同时用另一只手提供额外的轴向牵引力。接下来，足背屈，向前推足跟的同时将胫骨向后推（图 22-32）。

对于前部骨折 - 脱位可以通过轻微背屈足部以分离距骨来进行复位。之后，施加轴向牵引力。再将足向后推回其正常位置，同时对胫骨远端施加向前的力。

上骨折 - 脱位（分离）罕见，常合并关节损伤。首先应该夹板固定，并紧急会诊。

Bosworth 损伤是一种罕见的无法复位的踝关节骨折脱位，此时腓骨碎片卡在胫骨后方。外踝斜位 X 线片最有助于将该骨折与其他可复位的双踝骨折区分开来。

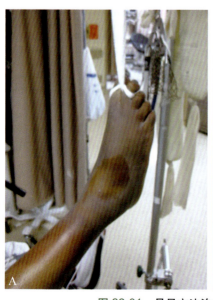
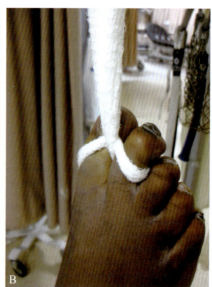
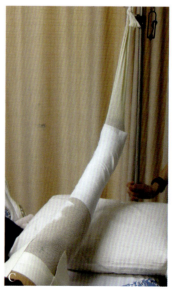

图 22-31　悬吊方法治疗踝关节骨折伴脱位，以减轻小腿重量，帮助骨折复位
A、B. 用 Kerlix（Quigley 牵引）悬吊足趾；C. 使用弹性绷带把小腿悬挂起来

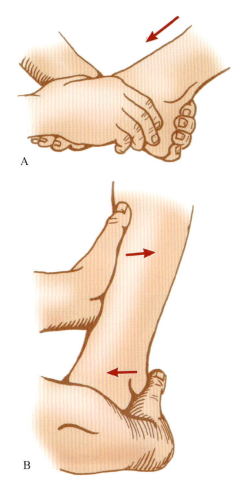

图 22-32 踝关节后关节脱位复位方法
A. 足跖屈，一只手提供额外的轴向牵引力；B. 足背屈，向前推足跟的同时将胫骨向后推

复位后，应重新评估肢体的神经血管功能。采用带有 U 形槽的后夹板于踝关节 90°位置下固定（附14）。前脱位应该予轻度跖屈位固定。由于这些骨折通常是不稳定的，在使用夹板时应小心避免再脱位或移位。在夹板干燥时对夹板进行柔和的塑形，"微调"位置。石膏夹板材料比市面上的玻璃纤维夹板更可取。在患者进行正式的 X 线检查之前，通常使用透视检查来确认复位是否充分。对于横向脱位，踝窝的关节间隙不应超过 3mm。

踝关节不稳定损伤后，患者通常需要手术修复。许多外科医师倾向于早期手术治疗，建议在处理前咨询骨科医师。

胫距关节面骨折

胫骨远端关节内骨折称为胫距关节面骨折（法语中天花板的意思）。这些骨折可能是由于旋转力造成的，但在踝关节承受轴向负荷时更为常见。胫距关节面的轴向负荷导致的骨折被称为 Pilon 骨折（法语中

杆的意思）。胫距关节面骨折占所有下肢骨折的 1%～10%。

损伤机制

高能轴向压缩是大多数骨折的常见机制。在这种机制下胫骨被压入距骨，导致胫骨远端关节内粉碎性骨折。低能量胫距关节面骨折也会发生，由于粉碎和软组织损伤程度较轻，所以并发症较少。胫距关节面的低能骨折可能是由于旋转力造成的。

在受到轴向冲击时，踝关节的位置会产生不同的骨折模式（图 22-33）。如果踝关节背屈，骨折类型可能是粉碎性的，也可能是关节内前缘骨折。另外，踝关节跖屈时将形成后缘骨折。

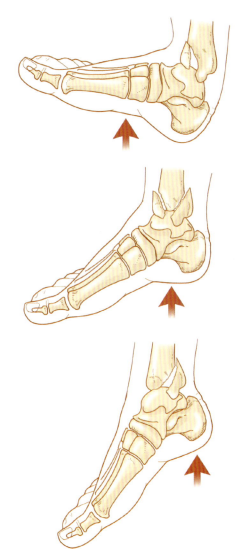

图 22-33 受伤时足的位置预示着胫距关节面会部分骨折

体格检查

患者最初出现局部疼痛和肿胀，但后来可能扩散至整个踝关节。检查者应试图还原损伤的确切机制，并仔细检查踝关节有无局部压痛或肿胀。大约 20% 的骨折是开放性的，应触诊足背和胫后脉搏，并与健侧

进行比较。跟腱周围肿胀或瘀斑可能提示后踝骨折。

影像学检查

常规视图，包括正位、侧位和踝穴位，通常是足够的（图 22-34，图 22-35）。Pilon 骨折通常需要 CT 扫描才能明确损伤的程度。术前应常规进行踝关节 CT 扫描，64% 的情况下会改变外科医师的手术计划。

合并损伤

轴向压缩损伤可见跟骨和距骨压缩骨折。在这些高能损伤后也可以出现小腿部的骨筋膜室综合征。

治疗

胫距关节面骨折的紧急处理应包括冰敷、抬高患肢、用填充良好的夹板固定（附 14）和紧急转诊。

这些损伤的最终处理方法各式各样，从石膏固定发展到切开复位内固定（ORIF），再到最近的外固定。非手术治疗基本不再采用，仅限于无关节移位的低能量损伤。当骨折不伴有严重软组织损伤（通常是低能量机制）时，可以进行 ORIF。高能量损伤后伴有广泛软组织损伤采用 ORIF 并发症发生率高，首选外固定架治疗。

并发症

踝关节骨折可能会发展成多种严重的并发症。胫骨胫距关节面 ORIF 术后严重并发症的发生率为 10% ～ 55%。并发症如下。

- 创伤性胫距关节炎（20% ～ 40%）。粉碎性骨折或老年患者尤其容易发展为关节炎。高能量胫距关节面骨折切开复位后皮肤坏死或伤口破裂。
- 畸形愈合或不愈合。
- 由于广泛的软组织损伤，开放性骨折或手术修复后可能会出现伤口感染。
- 复杂性局部疼痛综合征。
- 骨间膜的骨化。
- 距骨穹隆的骨软骨骨折。

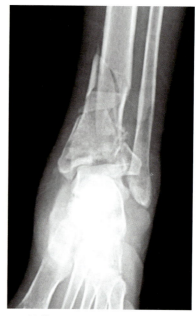

图 22-34 胫距关节面骨折（Pilon 骨折）是由于轴向压力造成的

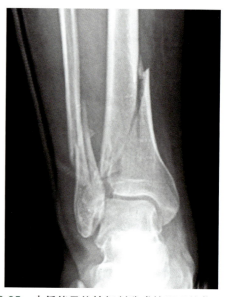

图 22-35 由低能量旋转机制造成的胫距关节面骨折
这种骨折合并软组织损伤较轻，预后更好

踝关节软组织损伤和脱位

踝关节扭伤

扭伤是急诊室最常见的踝关节损伤，也许是急诊医师面临的最常见的治疗不当的损伤。许多医师对"单纯性扭伤"的了解有限，然而这种疾病比其他任何涉及四肢的疾病都更常见。

这种常见的损伤处理不当会导致 30% 的患者出现慢性踝关节不稳，进一步增加创伤性骨关节炎的可能

性扭伤占所有踝关节损伤的 75%。踝关节扭伤最常发生在 15 ～ 35 岁的篮球、足球和跑步运动员身上。外侧韧带扭伤占绝大多数，其次是胫腓联合韧带和内侧韧带。考虑到踝关节外侧扭伤（最常见的肌肉骨骼损伤之一）的高发病率，以及相关的慢性后遗症，这不仅仅是一个年轻运动员的问题。

损伤机制

扭伤通常是由于在踝关节跖屈的情况下被迫内翻

或者外翻造成的。

内翻应力占所有踝关节扭伤的 85%，并导致外侧韧带损伤。随着力的增加，一系列可预测的结构会受到损伤（表 22-1）。外侧关节囊和胫腓前下韧带（ATFL）是内翻应力最先损伤的结构。在所有的踝关节扭伤中，有 60% ～ 70% 的踝关节出现了孤立的 ATFL 损伤。随着外力的增大，CFL 发生撕裂，最终 PTFL 受伤。高达 9% 的病例中，这 3 个结构都受到了损伤。

踝关节外翻损伤导致踝关节扭伤的可能性要小得多。除了表 22-1 中列出的结构外，外翻损伤后更常见的是外踝骨折（图 22-9）。内侧结构损伤时，内踝撕脱伤的发生率高于强而有弹性的三角韧带断裂。随着力的增加，胫腓前下韧带和骨间韧带会撕裂（表 22-1）。踝关节内侧扭伤占所有踝关节扭伤的 5% ～ 10%。

表 22-1　内翻和外翻踝关节扭伤的结构损伤顺序

内翻应力	外翻应力
距腓前韧带	内踝撕脱（三角韧带断裂）
↓	↓
跟腓韧带	胫腓前下韧带
↓	↓
距腓后韧带	骨间（关节）韧带

踝关节外翻、胫骨内旋和过度背屈可能导致胫腓联合韧带损伤。这种损伤被称为"高位踝关节扭伤"。在一系列的踝关节韧带断裂病例中，有 3% 的病例是孤立的韧带断裂。鞋的设计对踝关节扭伤的发生率没有影响。

临床表现

以往根据临床表现和应力试验显示的不稳定程度，踝关节扭伤被归类为轻、中、重度损伤（表 22-2）。然而，因为没有指定涉及的韧带，目前已不再推荐采用该分类。轻度、中度和重度现在是描述踝关节扭伤的首选方式。轻度很容易诊断，而中度和重度难以鉴别。

轻微的踝关节扭伤时，韧带拉伤而没有撕裂。患者的踝关节无功能障碍，其中许多患者通常不寻求治疗，而是居家休息。轻微扭伤的患者显示踝关节轻度或无肿胀，踝关节正常运动无疼痛，只有轻微的关节在受力方向的疼痛，通常是内翻受力。

中度踝关节扭伤的患者更难诊断，因为中度扭伤意味着韧带部分撕裂。从几根纤维被撕裂到几乎整个韧带都被撕裂而只有几根纤维完好无损。患者表现为踝关节中度肿胀，并主诉踝关节受伤后立即出现疼痛。这与轻度损伤的患者形成了鲜明对比，后者可能要到第 2 天或休息一段时间后才知道自己扭伤了。中度扭伤会遗留并发症，包括韧带松弛和由于关节不稳而反复扭伤。

表 22-2　扭伤的分类

等级	体征和症状
轻度	
韧带损伤不伴断裂	轻微功能损失（患者行走时出现轻微疼痛）
	轻微肿胀
	受累韧带轻度压痛
	应力试验中无异常运动或疼痛
中度	
韧带不完全性断裂	中度功能丧失（患者负重和行走时疼痛）
	中度肿胀、瘀斑和压痛
	正常运动时的疼痛
	应力试验中的轻度不稳定和中度疼痛
重度	
韧带完全撕裂	严重功能丧失（患者无法负重或行走）
	受伤后 2h 内出现鸡蛋大小肿胀
	韧带完全断裂时可能无痛
	应力试验阳性

当韧带完全断裂时，即为重度踝关节扭伤。大多数情况下，踝关节外侧韧带在受伤后 2h 内出现鸡蛋大小的肿胀，表明踝关节严重受伤。如果没有充分的应力试验或先进的成像技术，通常很难区分中度扭伤和严重损伤。由于韧带完全断裂，因此可能很少或没有疼痛，但通常会出现踝关节肿胀和压痛。

体格检查

仔细检查踝关节将使急诊医师能够更好地了解踝关节扭伤受损的韧带结构。如果围绕外踝的肿胀使踝关节周径增加了 4cm，则踝关节内韧带断裂的可能性为 70%。在 72% 的病例中，CFL 的压痛提示该韧带断裂。同样，52% 韧带断裂的病例具有 ATFL 压痛。如果这 3 种症状都出现，那么主要韧带损伤的可能性为 91%。

应力试验有助于区分中度和重度踝关节扭伤。通常情况下，继发于急性损伤的疼痛和肿胀不允许进行应力试验。在这种情况下，应固定踝关节，使患者禁止负重。

转诊进行全面检查可以提高诊断的准确性。踝关节注射局部麻醉药可以对受伤的踝关节的进行应力试验。向关节损伤侧的对面（通常是内侧）注射 5 ～ 10ml 利多卡因。然而，注射局部麻醉药后诊断的准确性会降低。例如，内翻应力试验在麻醉下的准确率只有 68%，而在没有麻醉的情况下准确率高达 92%。

前抽屉试验是首先进行的试验（图 22-36），因为它可以检查 ATFL 是否断裂。如果这个试验是阴性的，那么就没有必要进行内翻应力试验，因为只有距腓骨前韧带和 CFL 同时断裂结果才为阳性。

踝关节的前抽屉试验可以在患者坐位或仰卧位时

进行。应该放松踝关节周围的肌肉。屈曲膝关节以放松腓肠肌，踝关节保持中立位。

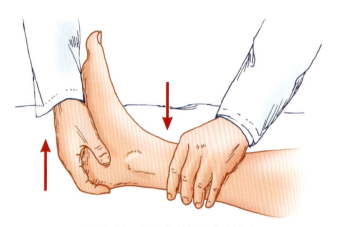

图 22-36　踝关节前抽屉应力试验

如果踝关节处于跖屈位，即使韧带完全断裂，也无法出现前抽屉试验阳性。检查者将手掌放在胫骨前侧，并向后施力。同时，另一只手托住足跟，使足部前移。距骨轻度向前移位表明 ATFL 断裂。松弛度增加提示跟腓韧带和 PTFL 有额外损伤。松弛的程度应始终与健侧比较。

在受伤后的前 48h 内，前抽屉试验的敏感度为 71%，特异度为 33%。受伤 5d 后，敏感度提高到 96%，特异度为 84%。可以进行内翻应力试验（距骨倾斜试验）来识别 CFL 的断裂。然而，我们不建议进行这项试验，因为它会造成很大的痛苦，在急诊情况下也缺乏必要性。内翻应力试验可以测量胫骨远端关节面和距骨穹窿在被迫内翻时产生的角度。在进行这项测试时，踝关节应保持中立位，检查人员一只手抓住胫骨前部，用另一只手握住足跟，踝关节内翻。5% ~ 10% 或 23° 的倾斜度差异提示 ATFL 和 CFL 断裂。这种检查技术与进行应力位 X 线检查相同。此方法导致的疼痛和现今成像的易获得性，建议在急诊情况下进行应力位 X 线检查。以前述方式外翻可检测三角韧带的损伤。

联合韧带扭伤的查体应包括挤压试验。方法是将胫骨和腓骨在小腿中段"挤压"在一起。踝关节和小腿受压疼痛（无腓骨骨折）表明联合韧带损伤。当胫腓骨远端有压痛或强迫外旋产生踝关节疼痛时，也应怀疑这种损伤。

影像学检查

大多数情况下应拍踝关节 X 线片。如前所述，渥太华踝关节原则有助于减少不必要的 X 线检查。在一些中度扭伤的患者中，可以看到外踝上有一小片撕脱骨折，这表明是不完全撕裂，通常与外侧韧带中度损伤有关。胫腓骨间隙增宽 > 6mm 提示关节韧带扭伤。

如果怀疑关节韧带损伤，首选 MRI 检查。然而，最新开发的评估胫骨前外侧结节前联合间隙的 CT 扫描参数可识别细微的韧带断裂。急诊的 CT 扫描的易获得性可提高诊断能力，有助于医师更好地定制治疗方案。

超声是另一种评估踝关节扭伤的方法。ATFL 较浅表，非常适合超声评估。

关节造影可以用来确定韧带断裂的程度。这项技术是有争议的，而且很少在急诊室使用。进行关节造影前，踝关节要做好充分的准备，将一根 22 号的针头连接到一个 10ml 的注射器上，插入损伤对侧关节间隙，并注射大约 6ml 的造影剂，即将氢溴酸钠（50% 泛三酸葡胺和泛三酸钠）与无菌水 1 ∶ 1 混合。然后拍摄踝关节 X 线片。韧带断裂时，踝关节外侧沿外踝可见渗出。

合并损伤

6% ~ 22% 的踝关节扭伤可以出现距骨穹窿的骨软骨损伤，早期评估很容易遗漏。当踝关节前关节间隙有压痛且踝关节跖屈时，应怀疑此损伤。踝关节的磁共振成像（MRI）或 CT 扫描可发现这些损伤，对于受伤后 6 周仍有症状的扭伤患者应考虑完善以上检查。

治疗

在急诊治疗的大多数踝关节外侧扭伤的初始护理是相似的，但也存在重要的区别。

轻度踝关节扭伤。对于轻度扭伤，冰敷、抬高患肢和功能性绷带辅助下早期活动的是最合适的治疗方法。已发现半刚性支具比绷带或弹性绷带具有更好的功能效果。

非甾体抗炎药可提供镇痛作用，并可能改善预后。应将冰捣碎，放入塑料袋中，并用薄布覆盖，以免皮肤冻伤。建议在前 2d 每天冰敷 4 ~ 6 次，每次 20min。弹性绷带应该从足趾近端延伸到小腿中段。患肢抬高到心脏水平以上 15 ~ 25cm，以促进静脉和淋巴的回流。

在条件允许的情况下，鼓励早期负重。立即开始功能康复（图 22-37）。完全恢复活动通常可以在 1 周内实现，患者应转诊至其主治医师。

中度踝关节扭伤。中度扭伤的初期治疗与轻度扭伤相似，只是患者要在 48 ~ 72h 内不能负重。可以负重之后，应尽快拄拐行走。踝关节支具可提供比弹性绷带更好的稳定性，直至完全愈合。

支具包括系带支架、半刚性双踝矫形器和充气夹板（附 18）。随着物理疗法的发展，肌肉贴展示出了良好的发展前景，有望作为一种额外的治疗方式。然而，目前尚需更大规模的研究来进一步评估该疗法。

在这些损伤的治疗中，长时间制动是一种常见的错误。因为中度扭伤是稳定的损伤，康复应该从第 1 天的关节活动范围练习开始。功能性康复通过促进胶原蛋白的替换来促进愈合。缺乏适当的康复计划可能会推迟数月才可以恢复活动。与接受专门物理治疗的患者相比，家庭物理治疗项目同样有效。踝关节的康复包括加强跖屈肌和背屈肌肌力锻炼。建议由骨科医师或运动医学专家进行后续护理。

重度的踝关节扭伤。这些患者最初应接受 72h 的夹板固定治疗，并给予冰敷、抬高和转诊。夹板固定时，重要的是避免使踝关节形成马蹄足，而应处于中立位。

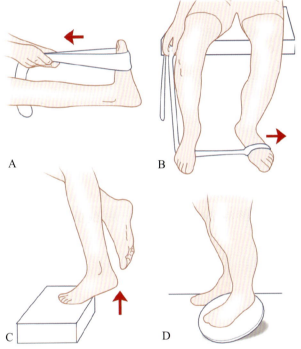

图 22-37　踝关节扭伤后的功能康复包括关节活动范围的恢复、肌肉强化训练、本体感受训练，最后是逐渐恢复活动
A. 跟腱伸展运动应在受伤后 48h 内开始。其他关节活动范围练习包括膝关节屈曲、足跟着地（每天重复 5 次）和字母练习，即患者用足趾"画"出字母表中的字母。B、C. 一旦肿胀和疼痛得到控制，就应该开始强化锻炼。等长练习（跖屈、背屈、内翻和外翻）之后进行等张练习。D. 一旦完全负重，没有疼痛后，就应该开始本体感觉练习。每天使用 2 次"摇摆板"，每次 5～10min，先是坐位，然后是站位，循序渐进。嘱患者顺时针和逆时针旋转木板

众所周知，因为疼痛和肿胀，在受伤后短时间内查体是非常困难的。对于不能明确区分中度扭伤和重度扭伤的患者，建议按重度扭伤治疗，肿胀和疼痛消退后再复查。伤后 5d 的延迟体格检查比前 2d 的体格检查更准确。

对严重损伤患者的终末治疗仍有争议。当存在明显的距骨不稳定时，一些学者推荐手术修复，特别是

对于年轻运动员患者，而对于其他损伤，则推荐早期活动和物理治疗。建议对这些损伤进行骨科会诊，同有并发症的严重损伤一样。

并发症

"单纯性扭伤"的发病率很高。虽然大多数患者在 4～8 周内就能恢复正常活动，但多达 20%～40% 的重度扭伤患者会感到疼痛，并因此在伤后数年内仍存在活动受限。

最常见的并发症是距骨外侧不稳，见于多达 40% 的踝关节扭伤患者。这些患者主诉踝关节慢性不稳定和"无力"。其中部分也会出现早发性创伤后骨关节炎。考虑到长期的发病率和高患病率，如果治疗不当，这些损伤会造成巨大的医疗负担。大多数患者可以通过康复锻炼计划和外部支具来提高稳定性。然而，在运动员和其他严重或难治性病例中，约 40% 的踝关节韧带损伤需要手术干预，采用肌腱移植来稳定关节。腓神经损伤是踝关节扭伤后的另一个常见并发症。

一系列研究发现，17% 的中度扭伤患者有轻度腓神经损伤，86% 的严重扭伤患者腓神经或胫后神经损伤。因此，扭伤后 5～6 周的行走功能受损可能是由于腓神经损伤。这种损伤可能是由轻微的神经牵引或神经鞘膜水肿引起的。

腓肠肌腱脱位或半脱位、联合韧带损伤、距胫骨外生骨疣、跗骨窦综合征（距下扭伤）、距骨顶骨软骨损伤和复杂的区域疼痛综合征是外侧韧带扭伤的罕见并发症。除了复杂的区域疼痛综合征（如第 4 章所述）外，以下各节将介绍这些并发症。

跗骨窦综合征

跗骨窦是位于距骨颈下方和远端跟骨上侧之间的足外侧间隙。在这个间隙的深处是跟骨间韧带。当这些韧带受到踝关节内翻损伤后，可能会导致慢性疼痛和踝关节不稳定，被称为跗骨窦综合征。在凹凸不平的地面上行走后，会有足跟不稳和疼痛的感觉，但在休息后通常会得到缓解。很难将这种情况与 ATFL 扭伤区分开来。

这种综合征是踝关节扭伤的常见并发症，在过去没有被认识到。体征包括跗骨窦开口上方足部外侧存在压痛。触诊的位置位于 ATFL 下方。在行走、足旋后和内收时可出现疼痛。若注射局部麻醉药于跗骨窦内可缓解症状时，即可确诊（图 22-38）。

即使拍摄应力位 X 线片，踝关节和距下关节的常规 X 线检查通常也不会显示任何病理改变。

该病治疗包括抗炎药物，并为患者配备矫形器。也可向跗骨窦注射局部麻醉药和类固醇，但可能需要

重复注射。当保守治疗不能缓解疼痛时，可以行手术治疗，如距下关节融合术。

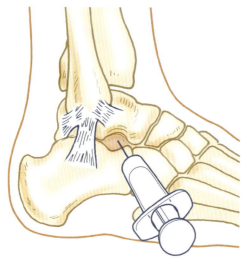

图 22-38　在跗骨窦部位注射局部麻醉药可以缓解距跟骨间韧带损伤患者的症状

距骨顶骨与软骨损伤

"踝关节扭伤后创伤性关节炎"和"踝关节扭伤未愈"是两种常见的并发症，急诊医师应该考虑骨软骨损伤的可能性。踝关节距骨穹窿骨软骨损伤的主要部位有两个：外上缘和内上缘。如果有骨折碎片，就会磨入关节，导致不可逆的慢性关节炎。其他不太常见的骨软骨损伤部位是腓骨边缘和足舟骨后关节表面。

损伤机制

外上缘的骨软骨损伤继发于背屈和内翻。侧韧带可能发生断裂，也可能未断裂。由于韧带组织的弹性较大，这种损伤在儿童中更为常见。当足跖屈时，会发生内上侧骨软骨骨折，狭窄的距骨会"直接打击"踝关节。这种损伤通常发生在跳高运动员足趾用力着地，足内翻的情况下。

临床表现

患者主诉踝关节疼痛，难以治疗，症状持续时间长于扭伤。在触诊时，足踝部或韧带上方通常没有压痛。活动后症状加重，休息后症状完全缓解，但过度行走后可能会有轻微肿胀和钝痛。整个体格检查可能是阴性的，除非检查人员在踝关节跖屈的情况下触诊距骨穹窿。在这一区域会引出痛点。踝关节可能会发生滑膜炎，并伴有反复肿胀。外伤中最常见的损伤部位是距骨穹窿的后内侧。关节局部注射麻醉药物可以减轻疼痛。

影像学检查

踝关节 X 线片可能显示凹陷或不透明的骨粒，周围透明（图 22-39）。显示外侧损伤的最佳切面是踝关

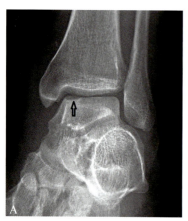
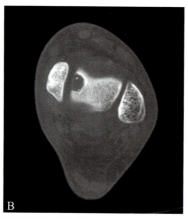
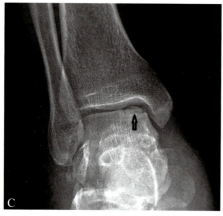
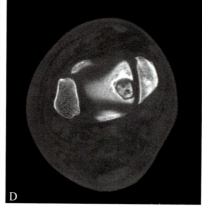

图 22-39　距骨穹窿的骨软骨损伤
A、B. X 线平片和 CT 显示距骨穹窿缺损（箭头）；C、D. 另一名患者，距骨穹窿可见骨碎片（箭头）

节背屈、内旋 10° 的正位片。对于内侧病变，可在足跖屈时拍摄正位片。微小病变平片无阳性表现。骨扫描、CT 扫描或 MRI 有更高的敏感度。

治疗

患者应该转到骨科会诊，因为延迟治疗可导致创伤性关节炎。如果在急诊已经确诊，应该给予小腿后侧夹板固定，并且禁止负重。当治疗延迟 1 年以上时，大多数情况下预后很差。关节镜下清创和取出游离骨块可改善预后。

距胫外生骨疣

外生性骨疣是在刺激性病变部位或受到直接创伤后形成的骨性增生物。由于反复的损伤，距胫外生骨疣多见于踝关节前部，特别是运动员。

正常踝关节中，胫骨远端前缘圆滑，距骨颈部有一沟，踝关节背屈时，胫骨前缘与该骨沟接触（图 22-40）。反复损伤后，距骨沟和胫骨前下缘可形成外生骨疣。另外两个不太常见的部位是内、外踝，由扭伤所致的距骨直接损伤导致。

大部分外生骨疣患者无症状。少部分患者会在活动后出现踝关节前方疼痛，而唯一的发现就是外生骨疣。大多数患者主诉活动受限，仅在踝关节极度背屈时出现疼痛。查体时可发现关节前部肿胀，压痛，足过伸可加重疼痛。

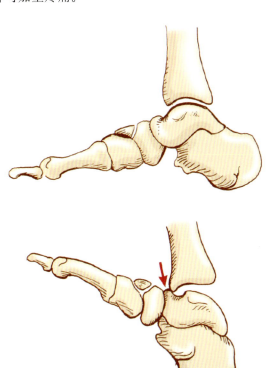

图 22-40　距胫外生骨疣的形成机制

该病需与骨赘相鉴别，骨赘是关节退变过程的产物，而外生骨疣无关节退变或慢性病变。

此病通常采取保守治疗，包括休息、调整活动方式和理疗。如果症状持续，关节镜下清创术通常可以治愈。

腓骨肌腱脱位

腓骨长、短肌腱沿腓骨后方向下走行，分别止于第一、第五跖骨基底，作用为足外翻及跖屈，并由腓骨肌上、下支持带固定在腓骨后方。腓骨肌支持带损伤后可发生半脱位或脱位（图 22-41）。

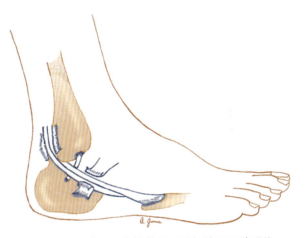

图 22-41　腓骨肌支持带断裂引起腓骨肌腱脱位

该病可由支持带松弛或先天缺如导致，但大多数发生在腓骨肌突然强烈收缩，同时踝关节被迫跖屈、内翻的情况下，此时腓骨肌反射性收缩，突破骨纤维鞘的限制而向前脱出。

这种情况有时会与踝关节扭伤相混淆，但通过查体时腓骨肌腱损伤后外踝后方出现的压痛进行鉴别。一些因素可增加脱位的发生率，如腓骨远端后缘凸起或平坦、腓骨短肌分叉等。该病可呈急性或慢性表现。

临床表现

急性半脱位多见于足绷紧并处于背屈外翻位时，外踝后方遭受打击的情况。受伤时可能会听到或感到与剧烈疼痛相关的"咔哒"声，但这种症状会迅速改善。查体时，腓骨肌腱处有压痛。腓骨肌腱腱鞘炎会出现同一部位的压痛，但可通过病史进行鉴别。超声检查也可快速准确地发现腓骨肌腱腱鞘炎的征象，如滑膜增厚、充血和积液。当患者主动外翻踝关节时，通过观察肌腱向上移动的情况，可将支持带完全断裂与不完全断裂区分开来。

慢性半脱位的患者有足外翻伴肌腱滑脱的病史。疼痛较急性发病者轻，患者通常主诉隐痛，肌腱滑出正常位置时会有半脱位感。

治疗

应采用后侧夹板（附 14）固定患肢，并在外踝处加压包扎，以将腓骨肌腱稳定在其功能位置。患者应拄拐，患肢不负重，并于骨科进一步诊治。

终末治疗尚存在争议。大多数医师建议手术治疗，而不是 6 周的保守治疗。在一项大型研究中，74% 接受保守治疗的患者后期还需再次接受矫形手术。

腱鞘炎

踝关节周围腱鞘炎最常见的部位是：胫骨后肌腱、腓骨长肌腱、胫骨前肌腱、踇长屈肌腱。跟腱也常受累，将在第 23 章中介绍。腱鞘炎有两种类型：狭窄性和类风湿性。狭窄性腱鞘炎常见于腓骨肌下支持带，查体时可发现腱鞘增厚。类风湿性腱鞘炎多见于内侧，累及胫骨后肌腱和踇长屈肌腱。

临床表现

该病可表现为急性或慢性功能障碍。急性腱鞘炎最常继发于肌腱的过度使用，而慢性腱鞘炎常见于不常运动的患者，与肌腱病变和结构改变有关。受累肌腱处通常出现局部肿胀和压痛。继续活动可能导致肌腱部分或完全撕裂。

胫骨后肌腱鞘炎患者常出现足踝部后内侧的疼痛，有时会扩展至距面的足弓。患者可能会出现足弓结构异常，特别是扁平足。约 80% 获得性扁平足由胫骨后肌腱功能障碍引起。该病常为单侧发病，可作为重要鉴别点。胫骨后肌腱功能障碍的患者足跟可能会明显外翻，且内踝远端饱满。足跟内翻障碍通常提示胫骨后肌腱功能障碍或无力。通常，患者会因为疼痛而不能用足尖站立。

查体时，狭窄性腱鞘炎患者可触及增厚的腱鞘。该病的多发年龄为 40 岁以上，多有职业性损伤病史。沿肌腱走行会有压痛，而且任何形式的活动都会加重疼痛。肌腱可自发断裂，特别是类风湿关节炎或进行异常活动的患者。

治疗

急性腱鞘炎，如果病情轻微，可以通过减少活动来治疗。若症状较明显，则需足踝部制动，并应用抗炎药物和冰敷治疗。在某些情况下，可能需要膝下石膏固定 4 周（附 14），然后进行负重训练。极少情况下，早期治疗无效的急性腱鞘炎患者，需要手术治疗。

单纯性踝关节脱位

不伴骨折的单纯性脱位罕见，但已被广泛报道。一般认为，产生无骨折的单纯踝关节脱位所需的力是高能量的，而且这些脱位通常是开放性的。诱发因素包括韧带松弛、腓骨肌无力、内踝发育不良和既往踝扭伤病史。脱位分为后脱位（最常见）、前脱位、内侧脱位或外侧脱位。不伴骨折的距骨向外侧旋转脱位也有报道（图 22-42）。

儿科情况

评估儿科患者时必须谨慎。考虑到骨骺的存在，踝关节损伤诊治需要采取更保守的方法。早期 X 线通常不能充分评估这些损伤，应该考虑使用先进的成像技术（MRI 比 CT 效果更好）。在得到明确的影像学结果和骨科随访之前，怀疑存在骨骺损伤的患儿应完全禁止负重。

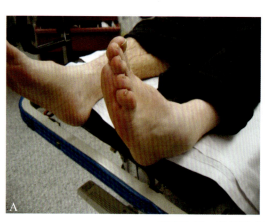
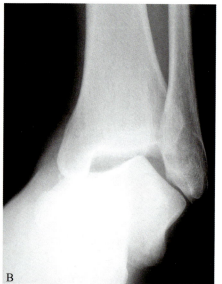

图 22-42 单纯性左踝关节脱位
A. 临床照片；B. X 线片

第 23 章

足 部

Dennis Hanlon, MD; Christopher Morris, DO

引言

足部正常活动范围很大，包括屈曲、伸展、内翻和外翻，以及旋后和旋前。足部有两个弓形结构：纵弓（中足）和横弓（前足）。重力通常平均分布在前足和足跟上，而在距骨头之间并非平均分布，第一跖骨头承受的重力是其余 4 个的 2 倍。在行走和奔跑的离地阶段，足部承受的重力最大。

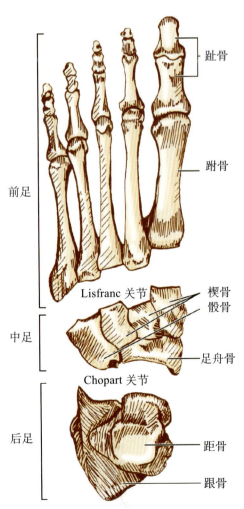

图 23-1　足部分为后足、中足和前足。Chopart 关节位于后足与中足之间，Lisfranc 关节位于中足与前足之间

足部包括 28 块骨和 57 个关节（图 23-1，图 23-2）。从概念上讲，足部可以分为 3 部分：后足（距骨和跟骨）、中足（足舟骨、楔骨和骰骨）和前足（跖骨和趾骨）。

足部骨折较常见，占全部骨折的 10%。基本损伤机制通常包括直接暴力、间接暴力和过劳损伤。

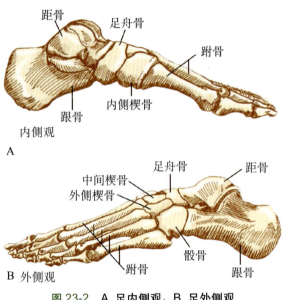

图 23-2　A. 足内侧观；B. 足外侧观

影像学检查

渥太华足部规则建议，如果在第五跖骨基底或足舟骨处出现骨性压痛，或者患者无法在急诊室即刻行走 4 步，则应完善系统的足部 X 线检查。该规则仅适用于中足。常规足部 X 线片包括前后位、斜位及侧位（图 23-3）。

由于骨骼投影的重叠，足部 X 线难以判读。正位片最适合评估内侧两个跗跖关节，而斜位片最适合观察外侧 3 个跗跖关节。X 线片中足部关节的对线需要重点评估，对线改变见于 Lisfranc 骨折 - 脱位。侧位片最适于发现跟骨骨折。在某些特定损伤情况下，还需要进一步的影像学检查。

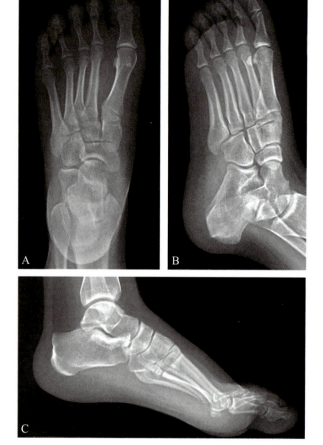

图 23-3　正常足部 X 线片

A. 前后位（正位）；B. 斜位；C. 侧位

床旁超声诊断足踝部骨折的可靠性存在一定争议。由于次级骨化中心和籽骨的存在，足部骨折的影像学诊断较为困难（图 23-4）。常见的籽骨包括距后三角骨、副舟骨、腓骨小骨和韦萨留斯氏籽骨。籽骨与骨折的区别在于其具有光滑的硬化边缘。

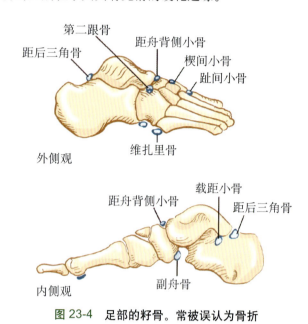

图 23-4　足部的籽骨。常被误认为骨折

足 部 骨 折

跟骨骨折

　　跟骨是最大、最易发生骨折的跗骨，占全部跗骨骨折的 60%，占全部骨折的 2%。

　　跟骨前部为跟骨体，跟骨体骨折包括关节内骨折和关节外骨折。跟骨后部是跟骨结节，跟骨结节基底为内、外侧突，即足底腱膜附着点。跟腱止于跟骨结节后方。跟骨与距骨构成距下关节，该关节具有前、中、后 3 个关节面。载距突是跟骨向内侧的延伸，支撑前、中关节面。腓侧结节位于外侧面，形成腓骨长肌腱沟，且为腓侧下支持带提供支点。

　　跟骨任何部位均可发生骨折。除撕脱骨折外，75% 的跟骨骨折为关节内骨折（累及距下关节），其中 75% 为压缩性骨折。关节外骨折占跟骨骨折的 25%，包括跟骨前突骨折、载距突骨折、跟骨外侧突骨折、腓侧结节骨折、跟骨内侧突骨折和跟骨结节骨折。

跟骨体骨折

　　跟骨关节内骨折不仅最为常见，而且最可能导致远期残疾（图 23-5）。

　　跟骨体骨折很少不累及距下关节。虽然关节外骨折的预后好于关节内骨折，但仍有可能造成跟骨关节形态改变，引起远期预后问题。

损伤机制

　　最常见的损伤机制为高处坠落，足跟承受全身重量。对于大多数人来说，2.4m 以上的高度才会导致跟骨骨折，但对于老年人及骨质疏松的患者来说，低于上述高度也会导致跟骨骨折。

体格检查

　　患者可出现疼痛、肿胀、足底瘀斑（Mondor 征）及跟腱两侧正常凹陷消失。张力性水疱通常在伤后 24 ～ 48h 内出现，可呈浆液性或血性疱液。若出现较多水疱，为了降低术后感染风险，手术可能会推迟。

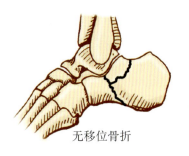

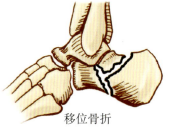

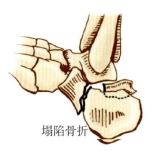

无移位骨折　　　　　移位骨折　　　　　塌陷骨折

图 23-5　跟骨体骨折 - 关节内骨折

即使具备以上临床表现，由于明显的合并损伤分散了患者和医师的注意，仍有可能出现跟骨骨折的漏诊。有些患者可主诉无明显足跟疼痛，或者在明显疼痛的情况下还能站立或行走。

影像学检查

常规 X 线片一般足以诊断跟骨骨折。压缩性骨折常难以发现，可以通过骨密度的增高以及骨小梁结构的改变来诊断（图 23-6）。正位片用于评估跟骰关节的受累情况。侧位片可显示关节内骨折，并且可以评估 Bohler 角。该角度由两条相交线形成：①跟骨结节的后上缘与跟距关节面后顶点的连线；②跟距关节面前、后顶点的连线（图 23-7，图 23-8）。计算该角度有助于识别细微骨折并测量骨折压缩的程度。

正常情况下，Bohler 角为 20°～ 40°，若角度 <

20°，可能存在隐匿性压缩性骨折。但即使存在严重粉碎性骨折，Bohler 角也可能是正常的。因此，该角度不能用于排除跟骨骨折。Bohler 角最重要的作用是提示预后，无论采取何种治疗措施，Bohler 角越小，预后越差。

Harris 位要求踝关节背屈，X 线斜穿过足跟的距面（图 23-9），有助于评估关节受累范围以及骨折压缩程度。随着计算机断层扫描（CT）的广泛应用，其重要性逐渐下降。

CT 已成为全面显示骨折范围和距下关节受累程度的常规检查方法（图 23-10）。CT 对于外科医师制订手术方案尤其重要。近 50% 的病例仅凭 X 线片无法确定骨折程度。

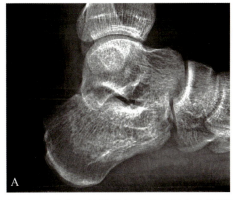

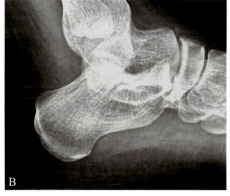

图 23-6　A. 跟骨体压缩性骨折。注意骨密度的增加和骨小梁模式的丢失。B. 正常侧位 X 线片作对照

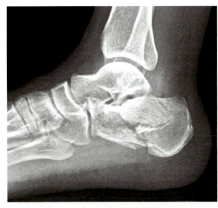

图 23-7　跟骨骨折。粉碎性关节内压缩骨折，Bohler 角 0°

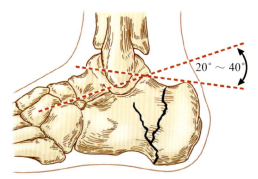

图 23-8　诊断跟骨骨折时应计算 Bohler 角，< 20° 提示压缩性骨折

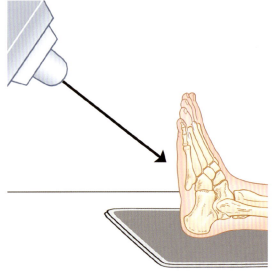

图 23-9　Harris 位
有助于明确关节面受累的程度和压缩程度

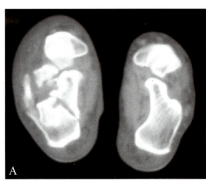

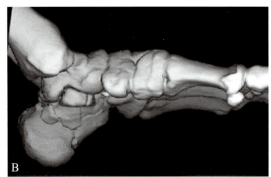

图 23-10　跟骨体骨折
A. 冠状位 CT 图像显示患者左足跟骨正常，右足跟骨粉碎性骨折；B. 三维重建 CT 扫描

合并损伤

　　大多数跟骨骨折合并其他损伤。30% 的跟骨骨折合并下肢骨折。7% 的病例为双侧跟骨骨折。合并胸腰椎压缩骨折者占跟骨骨折患者的 10% ～ 15%。高达10% 的患者会出现骨筋膜室综合征，其中许多患者会发展成严重的足部畸形。

治疗

　　关节内跟骨骨折。其紧急处理包括冰敷、抬高患

肢和大块敷料加压包扎联合后侧夹板（附 14）固定。患者应拄拐，禁止负重。冰敷及大块敷料包扎对于预防软组织损伤（如张力性水疱和皮肤脱落）十分重要，这些损伤最终会造成手术推迟或增加手术难度。关节内骨折需要骨科会诊以进行最终治疗。患处明显肿胀或疑似出现骨筋膜室综合征的患者，应入院治疗。

　　除骨筋膜室综合征，临床医师还应认识和注意"舌型"跟骨骨折的严重性。这种关节内骨折的特殊性在于，其是纵向的，且位于跟腱止点远端的跟骨结节后方开口，骨折块被跟腱向上牵拉，非常接近皮下（图 23-11A）。对于这类患者，建议早期行手术干预以避免皮肤坏死（图 23-11B）。此类骨折应采用踝关节跖屈位石膏固定，由急诊骨科进一步诊治。

　　跟骨关节内骨折的最终治疗方案取决于骨折移位的程度。无移位的跟骨骨折应禁止负重 6 ～ 8 周，然后进行水疗，随之逐渐增加活动度。移位骨折的治疗仍存在争议，可行保守治疗或手术治疗。因此，强烈建议在处理此类损伤时尽早会诊和转诊。如果存在手术指征，也无须进行急诊手术（除非因为筋膜室综合征行筋膜切开术），手术通常在伤后 5 ～ 10d 进行；若肿胀明显，手术可以在伤后几周内进行。双侧跟骨骨折通常不是手术指征，而应该根据单侧骨折的情况来决定是否手术。儿童跟骨骨折通常由低能量损伤所致，保守治疗即可获得较好的预后。

　　对于粉碎、移位或压缩的关节内骨折，良好的预后需要重建关节结构和复位压缩的骨块。建议此类患者行切开复位内固定术。关于关节外跟骨体骨折，此类骨折的紧急处理包括冰敷、抬高患肢、大块敷料包扎固定、拄拐和早期转诊。

　　无移位骨折的治疗包括禁止负重、水疗和至少 4 ～ 6 周后的行走锻炼。移位骨折的处理方式与移位的跟骨关节内骨折相似，首选手术治疗。早期冰敷和抬高患肢对于防止出现水疱十分重要。

并发症

　　跟骨骨折相关的足部骨筋膜室综合征的发病率高达 10%。高度粉碎的关节内骨折发生骨筋膜室综合征的风险最高。严重肿胀和剧烈疼痛等症状可能与一系列远期并发症有关，包括爪形足、僵直、慢性疼痛、无力、感觉变化、肌肉萎缩和前足畸形。在急性期，可通过测量筋膜室内的压力进行诊断，若存在骨筋膜室综合征，则应行筋膜切开术。开放性跟骨骨折有高达 10% 的膝下截肢风险。

　　跟骨骨折的远期并发症是残疾，伴有僵直和慢性疼痛的创伤性关节炎是其最常见的并发症。伴有慢性疼痛或神经卡压的骨刺形成可能使跟骨骨折的治疗复杂化。跟骨关节内骨折的预后不佳，即使采取最佳治

疗方法，远期并发症的发生率仍接近 50%。

　　跟骨关节外骨折可能导致腓肠神经卡压，也可能出现跟骨关节内骨折的其他并发症。

跟骨关节外骨折

　　跟骨关节外骨折是指不累及后关节面的骨折（图 23-12），占所有跟骨骨折的 25%，包括前突骨折、载距突骨折、跟骨外侧突骨折和腓侧结节骨折、跟骨内侧突骨折和跟骨结节骨折。关节外跟骨体骨折已在前文介绍。

损伤机制

　　此类骨折由较低能量的坠落和扭伤导致，也可能是肌肉强烈收缩造成的撕脱骨折。导致跟骨关节外骨折所需的能量一般小于关节内骨折。

体格检查

　　疼痛可呈局限性，负重时疼痛范围扩大。

影像学检查

　　常规摄片通常足以诊断骨折（图 23-13）。后足的侧位片特别有助于显示隐匿骨折。CT 用于详细了解骨折结构（图 23-14）。跟骨的应力性骨折通常位于后部，即使症状长达数月，平片上可能也难以发现。

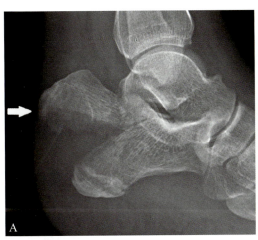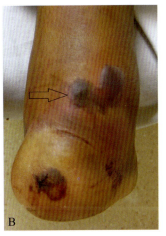

图 23-11　A. "舌型"跟骨骨折。骨折块向上移位，接近皮肤表面（箭头）。B. 需早期手术以避免皮肤坏死，如这个治疗不及时的患者

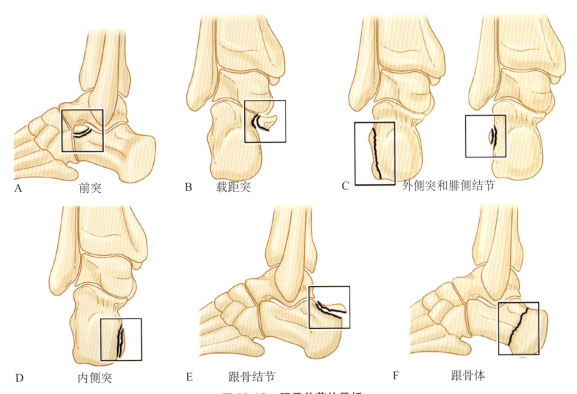

A　前突　　　　　B　载距突　　　　　C　外侧突和腓侧结节

D　内侧突　　　　　E　跟骨结节　　　　　F　跟骨体

图 23-12　跟骨关节外骨折

A. 前突骨折；B. 载距突骨折；C. 跟骨外侧突骨折和腓侧结节骨折；D. 跟骨内侧突骨折；E. 跟骨结节骨折；F. 跟骨体骨折

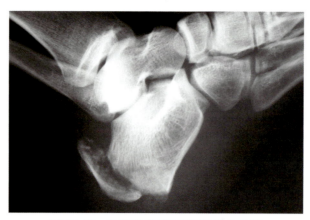

图 23-13　跟腱撕脱所致的跟骨结节骨折

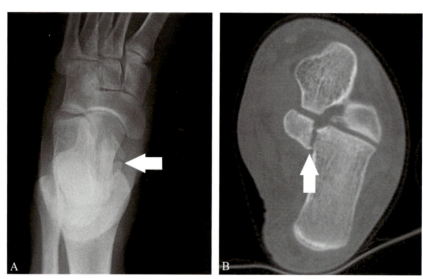

图 23-14　载距突骨折
A. 足正位片；B. CT 显示明显骨折

合并损伤

与关节内骨折相比，跟骨关节外骨折合并损伤较少。

治疗

前突骨折

前突骨折占全部跟骨骨折的 15%，为足跖屈时外翻应力所致的撕脱骨折。分歧韧带位于跟骨与骰骨和足舟骨之间，足跖屈时该韧带紧张。强烈应力会导致韧带断裂或跟骨撕脱骨折。患者通常具有足"扭伤"病史，并诉疼痛、肿胀和外踝远端压痛。

此种骨折的治疗包括冰敷、抬高患肢和疼痛耐受范围的负重。使用可拆卸的支具固定 4～6 周。若骨折块大或移位明显，考虑切开复位内固定。建议骨科转诊进行随访。

载距突骨折

单纯性载距突骨折较少见。最常见的损伤机制是足极度内翻时，足跟受到轴向压缩暴力。患者表现为疼痛、压痛，以及位于内踝远端和足跟内侧区域的肿胀。足背屈或第一趾过伸会牵动从载距突下方通过的跗长屈肌，从而加重疼痛。

治疗包括冰敷、抬高患肢和敷料加压包扎固定 24～36h。无移位的骨折应石膏固定，8 周内禁止负重。由于此类骨折往往伴随着慢性疼痛，患者需于骨科进一步就诊。移位的骨折需要骨科急会诊以考虑切开复位。长屈肌腱可能会嵌入骨折断端之间。建议完善 CT 以明确骨折块位置。应在足踝部肿胀消退后 3 周（最好是 10d 或更短时间）内进行手术。

跟骨外侧突和腓侧结节骨折。此类骨折罕见，由跖屈和内翻暴力或直接创伤引起。在足跟外侧有局限性压痛和肿胀。对症治疗为主，允许负重，踝关节柔性支具固定 4～6 周。

跟骨内侧突骨折

其损伤机制为直接暴力。疼痛和肿胀局限于足跟内侧。治疗包括软性敷料加压包扎和后侧夹板（附14）固定。肿胀消退后，允许疼痛耐受范围内的负重。一些学者建议首选切开复位内固定，因此建议尽早就诊。

跟骨结节骨折

此类骨折最常见的损伤机制是跟腱止点撕脱，可能发生在膝关节伸直且足背屈位坠地或跳跃落地时。患者表现为疼痛、肿胀和骨折处压痛，不能行走，足跖屈无力。

无移位的骨折于轻度跖屈位石膏固定 6 ～ 8 周，禁止负重。强烈建议尽早转诊。移位的骨折需要骨科就诊以考虑切开复位。若骨折碎片对皮肤产生张力，则应尽早进行手术干预，以将软组织损伤的风险降至最低。

距骨骨折

距骨是第二大跗骨，其骨折发生率仅次于跟骨。但距骨骨折仅占全部骨折的不到 1%，距骨骨折在平片上往往难以发现，由于缺乏对此类骨折的认识，距骨隐匿性骨折常被误诊为踝扭伤。

距骨在解剖学上分为 3 个部分，即头部、颈部和体部。距骨无肌肉附着，而是由周围韧带固定。此外，距骨 60% 的表面由关节软骨覆盖。距骨的供血动脉不穿过关节软骨，而是经三角韧带、距跟韧带、前关节囊和跗骨窦进入距骨。因此，距骨的血液供应薄弱，骨折移位后易出现缺血性坏死（AVN）。骨坏死的发生率为 20% ～ 50%，其中粉碎性或开放性骨折的坏死率更高。距骨近端骨折特别容易发生近折端的 AVN。

距骨骨折分为重度和轻度两类。重度距骨骨折累及头、颈部及体部的中央部分。轻度距骨骨折是指骨折线不经过距骨中部的距骨体骨折。轻度距骨骨折包括外侧突骨折、后突骨折和距骨软骨穹窿骨折。

距骨颈部骨折最为常见。距骨体骨折最常见的是骨软骨骨折。距骨穹窿骨软骨骨折在第 22 章详细讨论。距骨体外侧突和后突骨折较少见，而距骨体的主体和头部骨折则更少见。

重度距骨骨折

重度距骨骨折是指累及距骨头、颈部以及体部的中央部分的骨折（图 23-15）。距骨颈骨折最为常见，占距骨重度骨折的 50%。

距骨颈骨折的 Hawkins 分型：Ⅰ 型为距骨颈无移位骨折。Ⅱ 型为距骨颈移位骨折，伴距下关节半脱位或脱位。Ⅲ 型为距骨颈骨折移位伴胫距关节和距下关节半脱位或脱位。Ⅳ 型为距下关节脱位伴距骨头移位。这一分型提示缺血性坏死风险，大多数 Hawkins Ⅲ 型和Ⅳ 型骨折将发生距骨缺血性坏死。

损伤机制

距骨头骨折通常为直接暴力所致，如跌落时足过

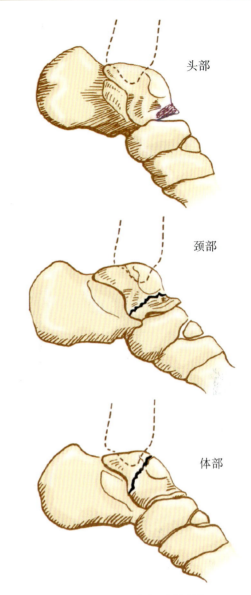

图 23-15　重度距骨骨折

伸着地，力由前足传导至距骨，使其撞击胫骨前缘。

距骨颈骨折常由踝关节急剧背屈导致，多见于车祸或高处坠落。这种骨折也被称为"飞行员距骨"，因其好发于第二次世界大战的飞行员，其在执行轰炸任务返回时，方向舵会强制背屈踝关节，距骨颈撞击胫骨前缘。持续暴力可能导致韧带撕裂、骨块移位或距下关节及距骨体脱位。距骨骨折脱位需要更强的暴力。

无移位的距骨体骨折由急剧过伸损伤导致。粉碎性或移位骨折通常为轴向压缩合并过伸所致。

体格检查

患者通常表现为疼痛、肿胀、瘀斑和压痛。距骨头骨折时，压痛定位在距骨头和距舟关节处。踝关节活动可正常，但足内翻会加剧距舟关节处的疼痛。距骨颈骨折和相关脱位的患者会出现足过伸的强迫体位。距骨体骨折表现为剧烈而广泛的踝关节疼痛、肿胀和压痛。

影像学检查

常规摄片通常难以发现距骨骨折。距骨颈骨折在常规侧位片上显示最佳（图 23-16）。斜位片有助于发现距骨轻度半脱位或脱位。若强烈怀疑距骨骨折，大多数情况下都需要完善 CT 检查。

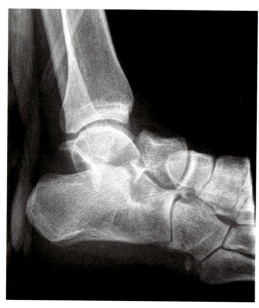

图 23-16　侧位片显示距骨颈骨折伴移位。第五跖骨基底也有撕脱骨折

治疗

重度距骨骨折的急诊处理应包括冰敷、抬高患肢、固定（附 14）、挂拐和早期会诊。

距骨头骨折治疗多采用石膏固定 6～8 周，禁止负重。切开复位内固定的指征包括骨折导致距舟关节不稳定、移位导致关节脱位，或超过 50% 的关节面受累。

无移位的距骨颈骨折采用短腿非行走石膏固定 6 周，然后进行 3 周的部分负重训练。移位的骨折或与合并脱位的骨折需要检查神经血管情况，然后请骨科会诊，行手术解剖复位，以避免出现常见的距骨缺血性坏死。Hawkin Ⅱ、Ⅲ 和 Ⅳ 型骨折难以通过闭合方法获得解剖复位，因此需要及时行切开复位。延迟复位会增加皮肤坏死和距骨缺血性坏死的发生率。

无移位距骨体骨折的终末治疗为短腿非行走石膏固定 6～8 周，预后极佳。移位或粉碎性骨折需要解剖复位，强烈建议及早会诊和转诊。

并发症

距骨头骨折可能会并发距舟骨关节炎或软骨软化症。距骨颈骨折可能并发腓骨肌腱脱位、距骨缺血性坏死或延迟愈合。骨折 - 脱位特别容易导致缺血性坏死。移位或粉碎性的距骨体骨折常常并发缺血性坏死。

轻度距骨骨折

轻度距骨骨折的诊断较困难，常需要细致地评估才能得出诊断和恰当治疗方案。此类骨折包括不涉及距骨中部的距骨体骨折，以及外侧突骨折、后突骨折和距骨软骨穹窿骨折（图 23-17）。骨软骨骨折已在第 22 章讨论。

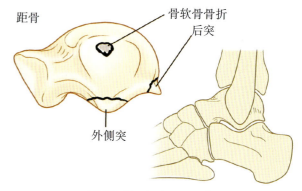

图 23-17　轻度距骨骨折

损伤机制

距骨外侧突在轴向受压、背屈、外翻和外旋时易发生骨折，如跌倒或车祸，且已被指出是单板滑雪运动常见的相关损伤。因此，距骨外侧突骨折常被称为"滑雪板运动员踝"。这种骨折还见于一位皮划艇运动员，她的双足背屈并卡在脚蹬里。后突骨折通常是由于极度跖屈，后突撞击胫骨和跟骨造成的。内翻可能导致撕脱性骨折。

体格检查

距骨外侧突骨折的患者表现为外踝处的疼痛和肿胀，外踝尖正前方和下方有局限性压痛。由于这种表现与踝外侧扭伤非常相似，故初次就诊时的骨折漏诊率高达 40%。

后突骨折典型表现为足后外侧疼痛、肿胀和压痛，跖屈可加剧疼痛。距骨后上方的跟腱前有深压痛。第一趾背屈时长屈肌腱在经过距骨处移动会加剧疼痛。

影像学检查

轻度距骨骨折在 X 线上通常仅有细微表现，可能仅在受累部位发现一小片撕脱骨块。踝穴位 X 线片最适于诊断外侧突骨折，而侧位 X 线片最适于诊断后突骨折。外形圆滑的距后三角骨可能与后突骨折混淆，但可通过籽骨的典型位置和形状鉴别。通常还需要特殊的斜位 X 线片或 CT 以充分评估此类骨折。若有外侧压痛并伴有背屈损伤病史，强烈建议完善 CT 检查。

治疗

外侧突骨折采用冰敷、抬高患肢和踝关节中立位短腿石膏（附 14）固定治疗，嘱患者挂拐并转至骨科。终末治疗取决于骨折的大小和移位情况。非手术治疗适用于无移位（< 2mm）的骨折。较大的移位的骨折需要切开复位内固定，而小块骨折和粉碎性骨折也需要切开手术。

除上述方案外，后突骨折还需要足跖屈 15°石膏固定。无移位的骨折可采用石膏固定治疗，而更大、更明显的移位骨折可能需要手术治疗。

并发症

外侧突骨折可合并畸形愈合和骨不连。外侧突与跟骨相连，形成距下关节的外侧部分，可能会导致距下关节退行性改变。

后突骨折一般无远期并发症。若骨折碎片很大，骨不连伴移位可能导致关节交锁，最终造成创伤性关节炎。此外，如果漏诊后突骨折，患者很可能需要切除不愈合的骨折块。

中足骨折

中足是足部活动能力最小的部分，包括足舟骨、骰骨和三块楔骨。中足骨折罕见，但常为多发性骨折或骨折 - 脱位。X 线难以发现此类骨折，与多层 CT 相比，X 线的灵敏度为 25% ～ 33%。

中足骨折根据解剖学进行如下分类。

- 足舟骨骨折
  - 背侧撕脱骨折
  - 足舟骨粗隆骨折
  - 足舟骨体骨折
  - 压缩性骨折
- 骰骨和楔骨骨折
  - 骰骨骨折
  - 楔骨骨折

足舟骨骨折

足舟骨骨折是最常见的中足骨折（图 23-18）。其发生率由大到小依次为背侧撕脱骨折、足舟骨粗隆骨折、足舟骨体部骨折，体部骨折可呈横断或水平骨折。足舟骨体骨折和压缩性骨折罕见，应力性骨折偶有发生。

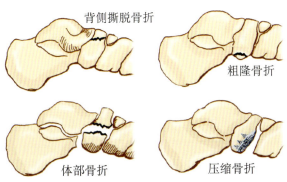

图 23-18 **足舟骨骨折**

损伤机制

背侧撕脱骨折通常是足内翻位急剧跖屈所致，此位置距舟关节囊紧张，从而撕脱足舟骨近端背侧。足舟骨粗隆骨折也是一种撕脱性骨折，常有足急剧外翻病史，胫骨后肌腱张力增加，从而撕脱部分足舟骨粗隆。以前报道的损伤机制包括急剧过伸伴压缩、直接损伤或极度跖屈伴旋转。

体格检查

患者表现为受累部位疼痛、肿胀和压痛。背侧撕脱骨折者，中足背侧和内侧会出现压痛。足舟骨粗隆骨折表现为内踝远端和前部的疼痛，足外翻可加重疼痛。

影像学检查

正位、侧位和斜位可诊断此类损伤（图 23-19）。轻微且无移位的骨折可能难以诊断，需完善健侧 X 线片、随访摄片或 CT 扫描。足舟骨体骨折者，平片无法明确骨折移位程度，应完善 CT 扫描。副舟骨，即胫外副骨，常与足舟骨撕脱骨折相混淆（图 23-20）。足舟骨应力性骨折可能需要完善骨扫描、CT 或磁共振成像（MRI）以明确诊断。

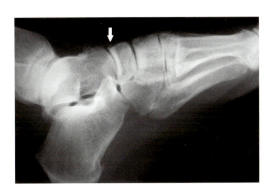

图 23-19 **舟骨背侧骨折**

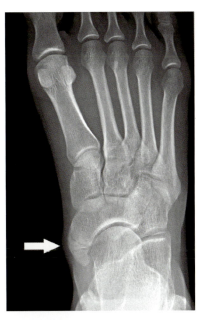

图 23-20 **胫外副骨常与足舟骨粗隆骨折混淆（箭头）**

合并损伤

背侧撕脱骨折常合并外侧副韧带损伤。足舟骨粗隆骨折常伴骰骨骨折。所有足舟骨骨折均易合并邻近结构损伤，应当仔细排除。

治疗

背侧撕脱骨折

小块骨折可采用冰敷、抬高患肢、加压包扎等方法进行对症治疗。患者可拄拐负重 2 周，或直至疼痛消失。加压包扎范围从中足至踝上方，并包括跟部。对于累及 25% 以上关节面的大块撕脱骨折，终末治疗包括复位和克氏针固定。

足舟骨粗隆骨折

较小且无移位的撕脱骨折可以用敷料加压包扎和短腿石膏（附 14）固定。肿胀消退后，应用塑形好的短腿石膏于足内翻位固定 6 周，该体位可避免胫后肌腱的牵拉。撕脱骨折块严重移位者需要急诊骨科治疗，并考虑手术复位。

足舟骨体部骨折

急诊治疗包括冰敷、抬高患肢和后侧夹板（附14）固定。无移位的足舟骨体骨折的终末治疗包括膝下行走石膏固定 6～8 周。之后，应采用纵弓足垫支撑。足舟骨体部骨折移位，活动能力要求高的患者需行切开复位内固定。活动较少的患者可采用加压包扎对症治疗。足舟骨骨折 - 脱位需行切开复位内固定。

压缩骨折

治疗方法类似于背侧撕脱骨折，采用冰敷、抬高患肢和加压包扎。

并发症

足舟骨粗隆骨折常合并骨不连。足舟骨体骨折可并发无菌性坏死或创伤性关节炎。

骰骨和楔骨骨折

骰骨和楔骨骨折通常同时发生（图 23-21），孤立性损伤少见，临床医师应考虑到此类患者发生 Lisfranc 损伤的可能性。

损伤机制

骰骨和楔骨骨折通常是足部直接挤压伤所致。在前足极度跖屈时，位于第四、五跖骨基底和跟骨之间的骰骨受压导致骨折，类似于胡桃夹子。骰骨和楔骨脱位罕见，多为足急剧内翻或外翻所致。

体格检查

患者表现为受累部位剧烈疼痛、肿胀和压痛。中足活动会加剧疼痛。脱位则表现为明显畸形和剧烈疼痛。

影像学检查

正位、侧位和斜位 X 线片可诊断此类骨折（图 23-22、图 23-23）。CT 扫描用以评估关节面和骨质粉碎的情况，还可明确是否存在其他合并骨折（图 23-24）。

合并损伤

骰骨和楔骨骨折常伴严重软组织损伤。骰骨骨折常合并跟骨骨折。骰骨和楔骨骨折可合并距骨骨折或跖跗关节骨折脱位。

> 注意：骰骨远端或楔骨骨折合并跖跗关节脱位可自发复位，在没有充分依据排除上述情况时，应假定这种损伤存在。

治疗

骰骨和楔骨骨折采用冰敷、抬高患肢和带支撑的石膏（附 14）固定并用。

无移位的骰骨和楔骨骨折的治疗包括短腿石膏（禁止负重）固定 6～8 周。拆除石膏后，使用纵弓支撑足垫 5～6 个月。移位的骨折需要手术固定。粉碎性骰骨骨折经常需要外固定作为终末治疗。

骰骨或楔骨脱位或骨折 - 脱位在复位后往往不稳定，因此强烈建议尽早接受骨科治疗。事实上，由于很可能存在肌腱和韧带嵌入，一些权威机构建议楔骨骨折脱位行切开复位。

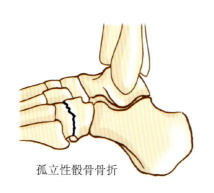

孤立性骰骨骨折

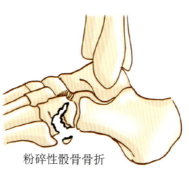

粉碎性骰骨骨折

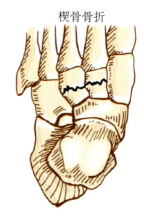

楔骨骨折

图 23-21　骰骨和楔骨骨折

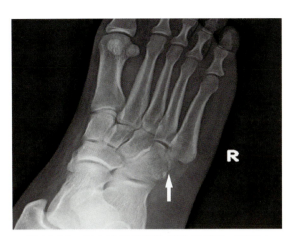

图 23-22 孤立骰骨骨折的斜位 X 线片（箭头）

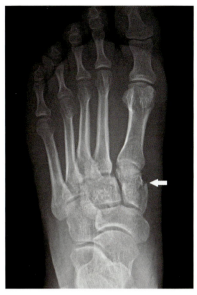

图 23-23 内侧楔骨骨折（箭头）

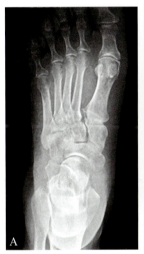 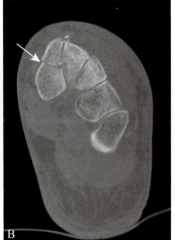 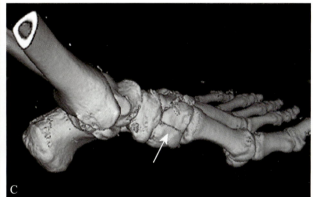

图 23-24 内侧楔骨骨折

A. 平片未见骨折；由于存在明显疼痛和肿胀，进行了（B）CT 扫描和（C）3D 重建，结果显示内侧楔骨（箭头）横行骨折

Lisfranc 骨折 – 脱位

Lisfranc 关节（跗跖关节）的损伤包括从轻微扭伤到复杂和不稳定的骨折 - 脱位等一系列损伤。Lisfranc 骨折 - 脱位很少见，占全部骨折的 0.2%。这种损伤并发慢性疼痛和功能障碍概率较大，加之 20% 的误诊率，使其成为急诊医师陷入医疗事故诉讼最常见原因之一。

解剖

Lisfranc 关节即中足与跖骨间的关节。第一至三跖骨基底与楔骨对齐，而第四、五跖骨与骰骨相接。

跗跖关节的稳定有赖于韧带结构。跗跖韧带将每块跖骨与中足骨连接在一起。此外，第二至五跖骨的近端通过坚固的横向跖间韧带连接，其跖侧部分比背侧部分更坚强。第一、二跖骨基底无韧带连接（图 23-25）。第二跖骨由跗跖韧带、跖间韧带和楔骨内侧斜

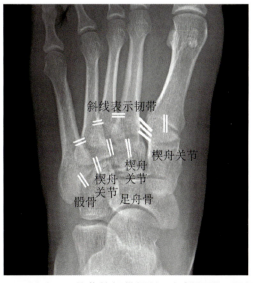

图 23-25 Lisfranc 关节的韧带解剖，包括跗跖、跗间和强韧的 Lisfranc 韧带（3 条斜线）

向走行的 Lisfranc 韧带牢牢固定在位，这种坚固、嵌连的关节结构对维持跖跗关节复合体的稳定起主要作用，也使得第二跖骨近端骨折较脱位更易发生。因此，第二跖骨基底骨折提示 Lisfranc 关节其余韧带结构损伤的可能性很高。

注意：第二跖骨基底骨折提示可能存在 Lisfranc 骨折 - 脱位。

分型

Lisfranc 骨折 - 脱位有几种不同的类型，根据是否所有 Lisfranc 关节都受到破坏，分为完全损伤或部分损伤。此外，移位方向也需要注意，包括内侧、外侧、背侧或跖侧移位。同侧脱位很常见，即 4 个或全部的 5 个跖骨向同侧移位。若移位方向相反，则称为分离型脱位（图 23-26），通常见于第一、二跖骨之间，因为该处韧带连接最为薄弱。目前尚无分型系统有助于指导治疗或判断预后。

损伤机制

Lisfranc 骨折 - 脱位通常继发于高能创伤，如高空坠落或车祸。车祸占所有损伤原因的 45%。低能量轻微损伤占病例的 30%。

损伤机制包括直接暴力及间接暴力。直接暴力包括高能钝性损伤，通常是足背受伤。直接损伤可并发严重的软组织损伤和骨筋膜室综合征。间接损伤更为常见，通常见于跖屈位时轴向受力。足部着地时 Lisfranc 关节受到的扭转力也会破坏韧带结构。

同侧脱位可由跌倒时足部呈跖屈位着地导致。车祸或旋转应力过程中产生的压缩力也可能导致此种损伤。分离型脱位通常是作用于第一、二跖骨之间的压缩力所致。

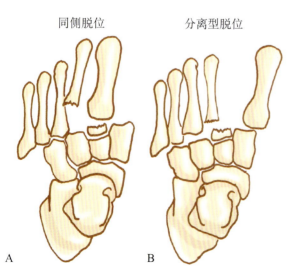

同侧脱位　　　　　分离型脱位

图 23-26　A. Lisfranc 骨折 - 脱位并伴有整个关节的完全侧方脱位（同侧）；B. 分离型 Lisfranc 骨折 - 脱位

体格检查

轻微扭伤患者表现为 Lisfranc 关节处轻微的肿胀和压痛，无关节结构不稳定。骨折 - 脱位的患者表现为足背剧烈疼痛和肿胀，肿胀可以掩盖所有畸形。即使关节结构严重受损，患者仍可能行走，因此不能根据这一特征排除诊断。其他体征，如第一跖骨基底隆起或前足明显短缩、变宽或变扁。足底可能有瘀斑（图 23-27）。前足被动外展和旋前疼痛提示此类损伤。足趾被动背屈时的剧烈疼痛提示并发骨筋膜室综合征。尽管血管损伤罕见，也应仔细检查并记录足部的神经血管情况。

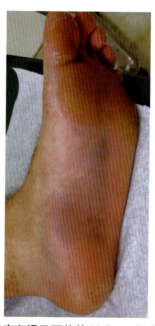

图 23-27　足底瘀斑提示可能的 Lisfranc 损伤。该表现也可见于跟骨骨折患者

影像学检查

拍摄正位、斜位和侧位 X 线片，并仔细观察跗骨与跖骨间的关系（图 23-28，图 23-29）。正位片可以更好地显示第一、二跖骨，而斜位片可以更好地显示第四、五跖骨基底。

正位片

评估第一、二跖骨与其对应楔骨之间的关系：

- 第一跖骨与内侧楔骨的边界相齐。
- 第二跖骨和中间楔骨的内缘相齐。
- 第一跖骨和第二跖骨基底之间的距离应小于 3mm。

斜位片

评估第三、四跖骨与外侧楔骨和骰骨的对位关系。

- 第三跖骨和外侧楔骨的外缘相齐。
- 第四跖骨和骰骨的内缘相齐。

侧位片

评估跖骨背侧或跖侧脱位。正常情况下，足背侧面于跗跖关节处为一条连续的线。跖骨绝不会较其对应的跗骨向背侧凸出。

注意：中间楔骨与第二跖骨的内缘相齐，否则提示脱位，这种脱位可自行复位。

自行复位的 Lisfranc 骨折 - 脱位的另一个 X 线征象是斑点征（图 23-30），可见于 90% 的病例，为第二跖骨或内侧楔骨撕脱骨折所致。

细微的损伤可能需要负重位 X 线片才能发现。一些学者提出，高达 10% 的 Lisfranc 损伤在缺少负重位的情况下无法发现。由于引起患者不适，负重位 X 线片通常很难获得。

若临床上强烈怀疑存在此类损伤，且患者不能承受负重位摄片，则应完善 CT 检查。CT 敏感度更高，是发现隐匿性损伤有价值的诊断工具。2mm 的移位在平片上可能无法显示，但可以通过 CT 发现。一项研究表明，平片漏诊率达 25%。MRI 已被证明是很有效

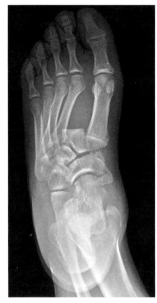

图 23-28　分离型 Lisfranc 骨折脱位，第一跖骨向内侧脱位，其余跖骨向外侧脱位
经 Eric Brader 博士许可使用

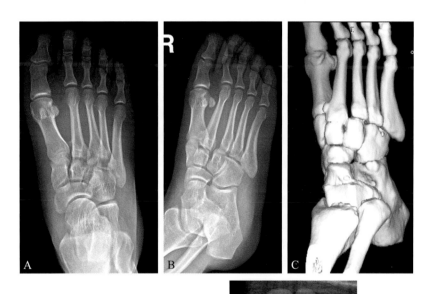

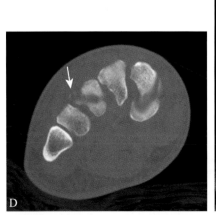

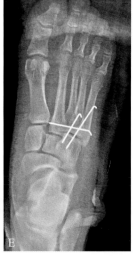

图 23-29　另一个 Lisfranc 骨折 - 脱位病例
A. 正位片显示第一跖骨和第二跖骨分别与内侧和中间楔骨正常对齐；B. 斜位片显示第三跖骨和外侧楔骨对位关系消失，这在正位片上并不明显；C. CT 三维重建显示同样的错位关系；D. CT 还显示第三和第四跖骨撕脱骨折（箭头）；E. 克氏针固定骨折

的检查方法。这些先进的影像学检查可以在早期门诊随访中进行。

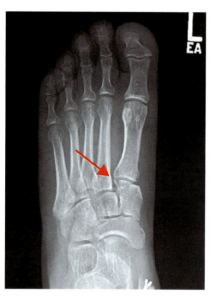

图 23-30 斑点征（箭头），提示自行复位的 Lisfranc 骨折 - 脱位

合并损伤

跗跖关节脱位可合并下列损伤。

- 第二跖骨基底骨折；
- 相邻跖骨或跗骨撕脱骨折；
- 骰骨、楔骨或足舟骨骨折；
- 骨筋膜室综合征。

治疗

此类损伤的急诊处理包括镇痛、冰敷、抬高患肢和制动（附 14）。即使是 X 线片表现正常的轻微扭伤，也应禁止负重，直至进一步评估，因为此类损伤可能致残。骨折 - 脱位几乎全部需要骨科会诊和手术治疗。如果怀疑发生骨筋膜室综合征，则需要紧急骨科会诊和住院治疗。

对于 Lisfranc 关节扭伤（普通负重位 X 线片），骨科医师可以考虑非手术治疗，短腿石膏固定，禁止负重 6 周。对于骨折 - 脱位患者，可选择闭合复位和石膏固定，但不足以实现稳定的解剖复位。低能量 Lisfranc 损伤中，经皮复位固定可提供良好的预后，而且软组织损伤较少。对于高能量 Lisfranc 损伤，需切开复位并用克氏针或螺钉内固定。手术复位后，使用短腿石膏固定 6 ～ 12 周，其后使用特制的足弓支具 12 个月。如处理得当，90% 的病例预后较好。

并发症

跗跖关节脱位常并发退行性关节炎、慢性疼痛和慢性关节不稳定。

跖骨骨折

跖骨骨折根据解剖和治疗方法进行以下分类。

- 第一跖骨骨折；

- 中央（第二至四）跖骨骨折；
- 第五跖骨（近端）骨折：①第五跖骨粗隆撕脱骨折；② Jones 骨折；③第五跖骨干应力性骨折。

第一跖骨骨折

第一跖骨是行走时的主要承重部位，因此相对于其他跖骨更为重要。与第二至四跖骨不同，第一跖骨与其他跖骨之间没有相互绑定的韧带，其能够单独活动。

损伤机制

大多数跖骨骨折是直接挤压损伤所致，如重物砸伤。间接扭伤也可导致此类骨折。

体格检查

第一跖骨骨折通常表现为位于足背和足内侧的疼痛、肿胀和压痛。纵向挤压第一跖骨时疼痛加重。医师应仔细评估患者的足背动脉搏动。

影像学检查

正位、侧位和斜位 X 线片通常足以诊断此类骨折。

合并损伤

第一跖骨骨折可伴有趾骨骨折、第二至四跖骨折或跗骨骨折。此外，软组织肿胀明显的患者可能会发生骨筋膜室综合征。

治疗

第一跖骨骨折需采用冰敷、抬高患肢、镇痛和固定（附 14）治疗。必须注意将跖趾关节（MTP）固定于中立位。患者应拄拐，避免负重。稳定、无移位的骨折石膏固定 4 ～ 6 周。只有骨折在负重时（应力 X 线片）不会移位，才可确定其稳定性。移位的跖骨颈骨折需要尽早切开复位固定。严重粉碎性骨折应行外固定架固定。

并发症

骨折后可能发生骨不连和畸形愈合。关节内骨折可并发退行性关节炎。

中间跖骨骨折

第二至四跖骨由数条韧带连为一体，这些韧带结构为其提供了内在稳定性。中间跖骨骨折比第一跖骨骨折更为常见。骨折可能发生在跖骨干、头、颈或基底部。基底部骨折提示可能存在 Lisfranc 关节不稳。

损伤机制

大部分此类骨折由直接挤压损伤导致，如重物砸伤。间接扭伤也可导致中间跖骨骨折。前足的反复受到创伤可导致应力性骨折，常见于第二、三跖骨。

体格检查

中间跖骨骨折通常表现为足背中部的疼痛、肿胀和压痛。纵向挤压受累跖骨时疼痛加重。

影像学检查

正位、侧位和斜位 X 线片通常足以显示此类骨折（图 23-31）。由于趾屈肌腱的牵拉，远端骨折块常向跖侧和近侧移位。

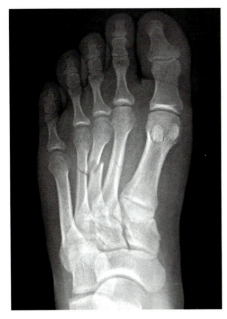

图 23-31　第二至四跖骨干骨折

合并损伤

中间跖骨骨折常合并趾骨骨折。在发生跖骨近端骨折时，应注意检查有无 Lisfranc 损伤。

治疗

此类骨折的急诊处理包括抬高患肢、冰敷和镇痛。由于邻近跖骨的稳定作用，单一的跖骨骨折通常无移位。无移位的骨折一般愈合良好，可用硬底鞋治疗。硬底鞋的功能是保持重力均匀分布，并限制跖趾关节的活动。患者可在可疼痛耐受范围内负重。

第二至五跖骨的移位（＞3mm）或成角（＞10°）骨折需闭合复位，因为骨折移位、成角会破坏整个前足的负重关系。充分镇痛后，用趾套悬吊足趾，于胫骨远端挂重物提供反向牵引，复位后应拍片检查。复位后石膏固定（附 14）并禁止负重。不稳定及闭合复位失败的骨折可能需要手术治疗。因为跖骨间稳定性丧失，多发跖骨骨折更建议切开复位治疗。

第五跖骨中部和远端骨折的治疗原则与对应的中间跖骨骨折相似。

并发症

包括骨不连、畸形愈合、退行性关节炎等。

第五跖骨近端骨折

第五跖骨近端骨折是最常见的中足骨折。根据病因和治疗方法的不同，可将第五跖骨近端骨折分为 3 型。也可根据病史及平片上的骨折部位来区分。第五跖骨近端骨折包括①第五跖骨粗隆撕脱骨折；② Jones 骨折；③骨干应力性骨折（图 23-32）。

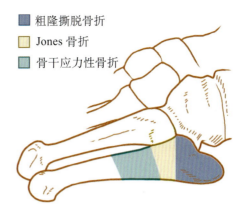

■ 粗隆撕脱骨折
■ Jones 骨折
■ 骨干应力性骨折

图 23-32　第五跖骨近端骨折

第五跖骨粗隆撕脱骨折，也称为"假 Jones 骨折"，是第五跖骨近端骨折最常见的类型，约占 90%。此类骨折是指发生在第四、五跖骨间关节近端的骨折，呈横行或斜行，通常属关节外骨折，有时骨折线也可延伸至骰骨和第五跖骨的关节间隙。Jones 骨折指位于骨干和干骺端交界处的骨折，Sir Robert Jones 在 1902 年描述了此类骨折，故以他的名字命名。该型骨折累及第四、五跖骨间的关节面。Jones 骨折与第五跖骨粗隆骨折的鉴别很重要，前者可能会破坏骨折远端的血液供应，影响骨折愈合。

第五跖骨应力性骨折最常见部位位于韧带附着点的远端开始，向内延伸 1.5cm 内的骨干。

损伤机制

在足跖屈位时，腓骨短肌肌腱和足底腱膜外侧束牵拉产生强制内翻暴力，造成粗隆撕脱骨折（图 23-33）。

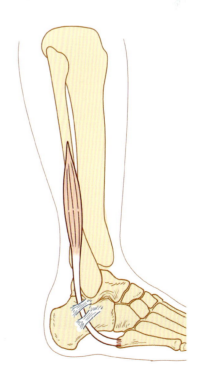

图 23-33　第五跖骨粗隆骨折最常见的机制为腓骨短肌肌腱撕脱第五跖骨基底部

最近的研究表明，足底腱膜外侧束的作用更为显著。Jones 骨折，多由跖屈位时前足受到的侧方直接暴力导致，在篮球或足球运动中很常见。

应力性骨折见于从事高强度体力活动者，通常在骨折之前的几天便已出现症状，而不同于严重创伤导致的 Jones 骨折和粗隆撕脱骨折，故易于区分。

体格检查

第五跖骨近端骨折通常表现为受累区域压痛，仅有轻微肿胀。急性损伤后可出现瘀斑。横向挤压第五跖骨头可出现基底部疼痛。

影像学检查

正位、侧位和斜位 X 线片通常足以诊断此类骨折（图 23-34）。第五跖骨底部出现的韦萨留斯氏籽骨（次级骨化中心）可能与骨折混淆（图 23-4）。次级骨化中心的特点是光滑、圆形、双侧对称存在，且常有硬化缘，边缘与骨平行，而非斜行或横行。床旁超声可用于诊断骨折（图 23-35）。最近的研究表明，对于第五跖骨骨折的诊断，X 线优于超声。

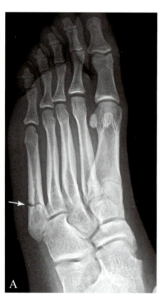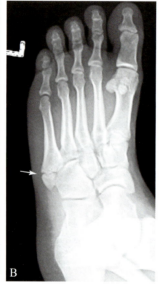

图 23-34　第五跖骨基底骨折

A. Jones 骨折；B. 粗隆撕脱骨折

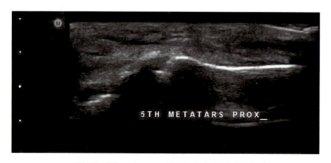

图 23-35　Jones 骨折床旁超声检查

经 Eric Brader 博士许可使用

合并损伤

跖骨骨折常伴有趾骨骨折。

治疗

第五跖骨粗隆撕脱骨折

急诊治疗包括冰敷、抬高患肢、敷料加压包扎、硬底或石膏鞋，以及疼痛耐受范围内的负重。已有资料证明，弹性绷带的有效性与行走石膏支具相同。大多数骨折在 4～6 周内即可愈合，且预后较好。在苏格兰的一项研究中，此类骨折的患者未接受任何随访，只是告知他们若疼痛持续数月，再联系医师。移位的第 5 跖骨粗隆撕脱骨折患者，在接受专科治疗前，应使用后侧夹板辅以拐杖，确保患足禁止负重。很少患者需要手术治疗，在一项研究中，只有 1% 的患者需行手术干预。粉碎性骨折，或者骨折累及 > 30% 跖骨和骰骨之间的关节面，且有明显台阶感时，考虑手术干预。任何阳性发现都应立即告知患者拄拐，并行后侧夹板固定，以及骨科转诊。

Jones 骨折

急诊治疗包括冰敷、抬高患肢、患足固定（附 14）和拄拐。此类患者早期应禁止负重，于骨科进一步诊治。终末治疗尚有争议，应对患者制订个体化方案，最终由专科医师决定。治疗方法包括早期手术、螺钉固定，拄拐和石膏固定、禁止负重 6～8 周，最新证据表明，此类骨折采取类似于粗隆撕脱骨折的保守治疗也可良好愈合。早期行螺钉固定手术治疗具有较高的初次愈合率。该方案经常用于年轻、活跃的患者（如运动员），以缩短愈合时间，早期恢复活动。骨折移位的患者更应接受手术固定。一些证据表明，如果最初选择非手术治疗，高达 50% 的患者由于骨折不愈合或再次骨折而需要手术治疗。

第五跖骨干应力性骨折

急诊治疗包括冰敷、抬高患肢、固定（附 14）和拄拐。此类患者应禁止负重，并于骨科进一步诊治。

急性骨干应力性骨折通常采用螺钉固定或植骨治疗。此类骨折有很高的不愈合率。非手术方案需固定患足及禁止负重 6～10 周。一些病例需要长达 20 周的固定，且仍可能发生骨不连。

并发症

骨干应力性骨折后最常见的并发症是骨不连。

趾骨骨折

趾骨骨折是最常见的前足骨折（图 23-36）。其中又以第一趾近节趾骨骨折最常见，其次是第五趾近节趾骨骨折。

损伤机制

大多数趾骨骨折由直接暴力导致，如重物砸伤。踢到足趾上引起的轴向暴力也可能导致此类骨折。急剧的外展暴力通常会导致第二～五趾骨骨折，被称为"夜行者"骨折。足趾过伸时，间接暴力可导致螺旋形骨折或撕脱性骨折，此种情况较为少见。

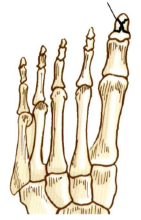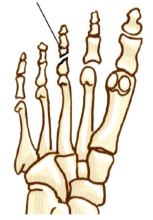

图 23-36　趾骨骨折

体格检查

趾骨骨折表现为疼痛、肿胀和瘀斑，压痛可局限于某一点，足趾可出现明显畸形。甲下血肿可在伤后12h 内形成。

影像学检查

趾骨骨折通常在正位和斜位 X 线片上易于被发现（图 23-37，图 23-38）。由于趾骨重叠，侧位片很难分辨。除第一趾以外，很多趾骨骨折可经临床诊断，而不需要 X 线检查。

治疗

大部分趾骨骨折无移位或轻微移位。第二～五趾的无移位骨折采用动态夹板和硬底敞口鞋固定，以防止移位。使用动态夹板固定时，在伤趾及其邻近的足趾之间放置棉垫，再将伤趾牢固地绑在相邻的健趾上（图 23-39），每隔几天调整一次夹板，固定 2 ～ 3 周。轻微移位的第二～五趾骨骨折无须骨科随访。严重甲下血肿可用电灼术或 18 号针引流。

由于第一趾在负重和维持平衡方面的重要性，第一趾骨折比其他趾骨骨折更需要转诊。如果骨折累及25% 以上的关节面，则建议骨科进一步治疗。无移位的第一趾骨折可以用束带和硬底鞋固定，但疼痛明显者最好使用后侧夹板。第一趾粉碎性骨折需应用行走石膏支具，因为动力夹板不能提供足够的稳定。

移位的趾骨骨折可急诊复位（图 23-40）。足趾行趾跟麻醉，手法牵引实现复位。趾甲的对线情况可用于发现细微的旋转畸形。第一趾骨折应力求解剖复位。复位后摄片，若骨折稳定，可采用束带和硬底敞口鞋固定。

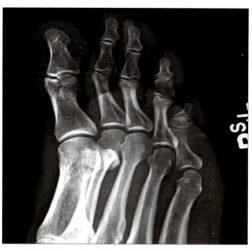

图 23-37　第一近节趾骨远端关节内骨折

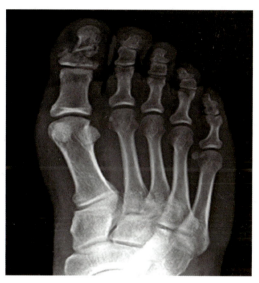

图 23-38　第一远节趾骨粉碎性骨折

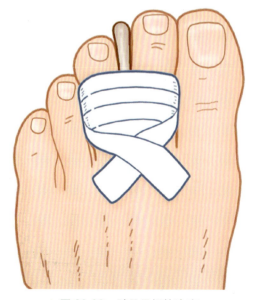

图 23-39　趾骨骨折的治疗

趾间垫一棉垫，用胶带将患趾绑在相邻的足趾上。胶带可以缠绕至趾甲，以获得足够的稳定性

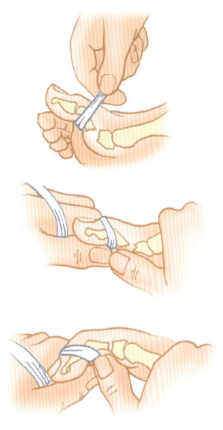

图 23-40　移位的趾骨骨折闭合复位

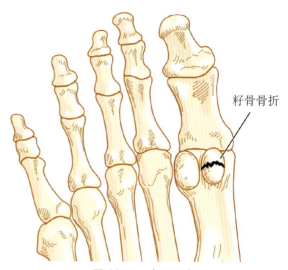

图 23-41　籽骨骨折

籽骨骨折

在姆短屈肌腱内，常存在两个籽骨，很少发生骨折（图 23-41）。籽骨骨折通常是急性或慢性直接暴力所致。内侧籽骨骨折较外侧常见。籽骨骨折表现为第一跖骨头跖面疼痛及局部压痛。伸展第一趾可使跖趾关节跖侧疼痛加剧。籽骨骨折需要斜切位 X 线片才能发现。二分籽骨呈光滑的圆形结构，不易与急性骨折混淆（图 23-42）。

籽骨骨折采取保守治疗，矫形衬垫和硬底鞋可减轻患处的负重。症状严重者则建议使用短腿行走石膏固定。保守治疗无效者，可行籽骨切除术。

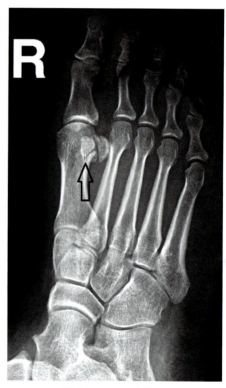

图 23-42　二分籽骨

足部软组织损伤和脱位

距下关节脱位

距下关节脱位罕见，仅占所有脱位的 1% ～ 2%，也称距骨周围脱位，是指距骨与跟骨、足舟骨之间关节的脱位（图 23-43）。根据足相对于胫骨远端的位置，距下关节脱位可分为内侧脱位、外侧脱位。内侧脱位最常见，占距下脱位的 80% ～ 85%，也称为"篮球足"

或后天性马蹄内翻足。外侧脱位较少见，也称为"获得性扁平足"。距下关节前、后脱位少有发生。

脱位的距骨位于踝穴上方或跟骨和足舟骨下方时称为距骨完全脱位，罕见。完全脱位时距骨发生旋转，使下关节面指向后方，距骨头指向内侧。

损伤机制

距下关节脱位可见于低能量（如碰到路边）和高

能量（如高处坠落）创伤。距下关节内侧脱位通常由内翻跖屈损伤导致。内侧脱位时，距跟韧带和距舟韧带断裂。

节脱位（图 23-45）。约 2/3 的病例合并骨折，最常见的是踝关节骨折、距骨颈骨折和骨软骨骨折。需在复位后拍摄 X 线片来证明和排除隐匿性骨折的存在。近50% 的病例，复位后 CT 发现存在并发性骨折，由此导致变更治疗方案。

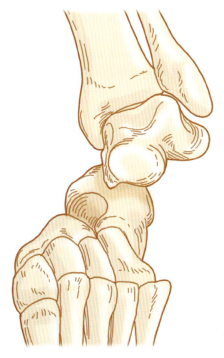

图 23-43　距下关节脱位（内侧）

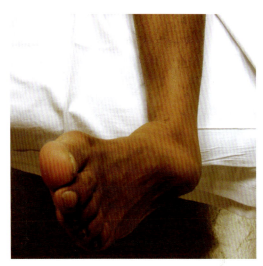

图 23-44　距下关节脱位（内侧）

足部的外翻暴力可导致外侧脱位。距骨头在暴力作用下突破距舟关节囊和跟骨的限制。前足的其余部分向距骨外侧移位。

体格检查

患者表现为较明显的足部畸形（图 23-44）。通常有明显的疼痛、肿胀和压痛。内侧脱位时，足向内侧移位，可于外侧触及距骨。足外侧皮肤张力大，血供常受到影响。若一侧皮肤破损，则应怀疑为开放性脱位。

影像学检查

常规正位、侧位和斜位摄片通常足以诊断距下关

合并损伤

距下关节脱位可合并骨折（跗骨、踝关节、距骨颈和骨软骨骨折）和韧带损伤。

治疗

闭合性损伤的急诊治疗包括镇痛和及时复位，以避免皮肤坏死并发症。如果不能及时会诊，则应尝试闭合复位。复位时屈膝，可放松腓肠肌，更容易复位。内侧脱位复位时，根据畸形对足部和足跟进行牵引，并对小腿施加反向牵引。随后对距骨头施加压力，同时外展前足。外侧脱位可以通过牵引同时内收前足实现复位。近 1/3 的距下关节脱位无法实现手法复位。距下关节内侧脱位的复位成功率高于外侧脱位，后者有近 50% 的病例需切开复位。

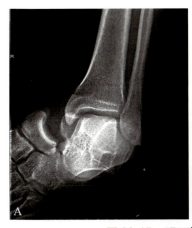
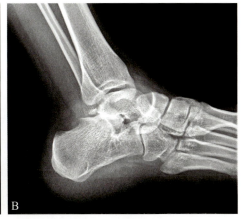

图 23-45　距下关节脱位（内侧）的 X 线片
A. 正位；B. 侧位

并发症

距下关节脱位可能会出现几种严重并发症：

- 距骨缺血性坏死（罕见）
- 距下关节骨关节炎（主要远期并发症）
- 距骨压迫导致的皮肤缺血性坏死

足趾脱位

跖趾关节脱位罕见，通常为背侧脱位。第一趾跖趾关节脱位较其余足趾更常见。根据有无软组织或籽骨嵌入，可将跖趾关节脱位分为单纯性脱位和复杂性脱位（图23-46）。趾间关节（IP）可向背侧或跖侧脱位，同跖趾关节脱位一样少见。

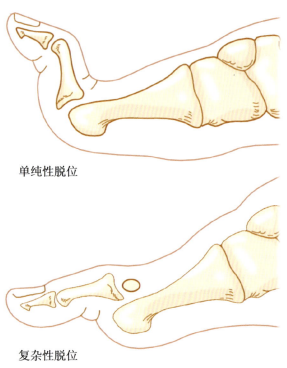

单纯性脱位

复杂性脱位

图23-46　第一跖趾关节脱位

损伤机制

跖趾关节脱位由近节趾骨的极度背屈伴纵向暴力导致。典型损伤多见于在人造草坪上比赛的足球运动员。若暴力机制未导致脱位，则诊断为扭伤，通常称为"草皮趾"。在更大暴力（如车祸）下，跖侧关节囊撕裂，近节趾骨发生背侧脱位至跖骨上方。跖趾关节外侧或内侧脱位由足趾外展或内收暴力导致。

体格检查

跖趾关节脱位的患者表现为疼痛、肿胀、畸形和不能行走。典型表现为足趾过伸畸形，位于跖骨背侧。如果是复杂性脱位，则可在背侧触及籽骨。趾间关节脱位的患者也会有类似表现。若肿胀明显，可能会掩盖畸形（图23-47A）。

影像学检查

正位X线片即可诊断跖趾关节脱位，通常表现为跖骨远端和近节趾骨之间存在重叠。趾间关节脱位在正位和斜位上显示最佳（图23-47B、C）。复杂性跖趾关节脱位时，第一趾掌侧软组织和籽骨一同嵌入趾骨与跖骨背侧之间。

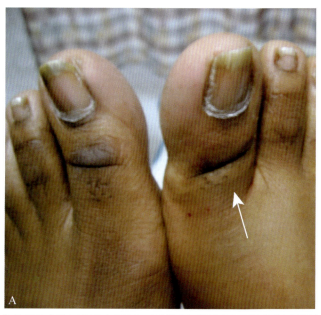

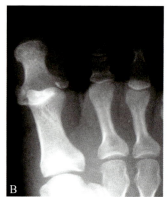 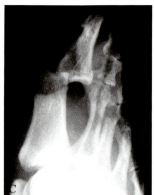

图23-47　右足第一趾趾间关节背侧脱位
A. 患者照片（箭头）；B. 正位片；C. 斜位片

合并损伤

趾间关节脱位常合并骨折。

治疗

趾间关节脱位可采用闭合复位后动态夹板固定治疗。不稳定脱位的复位需要早期转诊以行内固定治疗。跖趾关节背侧脱位通过远端过伸和轴向牵引复位（图23-48）。复位后稳定的脱位需硬底鞋和动态夹板固定。有软组织嵌入的脱位难以复位，通常需切开复位，但也有经皮复位成功的报道。复位后不稳定或出现捻发音提示关节内有游离体，也是手术治疗的指征。

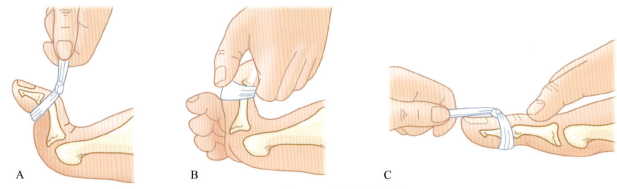

图 23-48 第一跖趾关节脱位复位

A. 在畸形方向上牵引；B. 过伸足趾以再现损伤机制；C. 保持牵引力，完成复位

足部骨筋膜室综合征

有关骨筋膜室综合征的详细讨论，请参阅第 4 章。本节介绍足部骨筋膜室综合征的特殊内容。因其临床表现不易察觉，足部骨筋膜室综合征的诊断最具挑战性。急诊医师应该对其高度警惕，以避免漏诊所致的长期后遗症。

足部共有 9 个独立的骨筋膜室。内侧、外侧和中央（浅）3 个骨筋膜室分布于跖侧面（图 23-49）。内侧室位于第一跖骨的内下方，包含蹬展肌和蹬短屈肌。外侧室位于第五跖骨的外下方，包含小趾展肌和小趾短屈肌。中央（浅）室内含趾长屈肌腱和趾短屈肌。

其余 6 个骨筋膜室分别位于足的局部（图 23-50），包括 4 个骨间室、跟室及蹬收肌室。4 个骨间室位于跖骨间的背侧，内含骨间肌。跟室位于足跟部中央室的深面，内有跖方肌，并通过屈肌支持带与小腿后深骨筋膜室相通。蹬收肌室位于前足的足底深面，内含蹬收肌群。

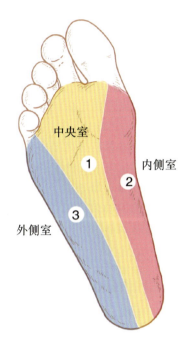

图 23-49 足底骨筋膜室

经 Eric Brader 博士许可使用

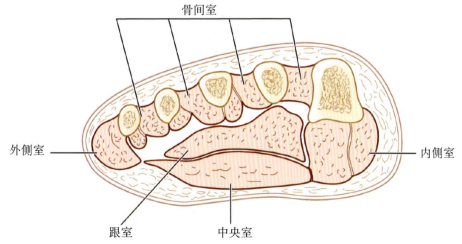

图 23-50 跖骨头近端水平的足部各骨筋膜室横断面示意图

与其他部位骨筋膜室综合征相似，骨折是导致足部骨筋膜室综合征的主要原因，此外还有严重挤压伤、感染和医源性因素。最有可能引起足部骨筋膜室综合征的骨折包括距骨多发性骨折、Lisfranc 骨折 - 脱位和跟骨关节内骨折。10% 的跟骨关节内骨折可继发足骨筋膜室综合征，其中有 50% 的患者由于跟室内的跗方肌挛缩而出现爪形趾畸形。一项研究表明，42% 的足部骨筋膜室综合征由跟骨骨折导致，25% 由多发性跗骨骨折导致，17% 为 Lisfranc 骨折 - 脱位所致，其余 17% 的患者无足部损伤，而是由近端的创伤（胫骨远端关节面骨折、股骨开放骨折、胫骨平台骨折）导致足部肿胀。据报道，损伤较轻的患者（如在橄榄球比赛中踢到足部）可迟至伤后 36h 出现相应临床表现。

与所有骨筋膜室综合征一样，足部骨筋膜室综合征的疼痛程度与损伤程度不成正比，通常会更模糊且难以定位，制动或镇痛药物无法缓解，抬高患肢反而可能加剧疼痛。

查体时会发现受累骨筋膜室张力增加，受累肌肉被动牵拉痛，但足部肌肉很难单独区分。数小时后可能会出现神经损害征象，如麻木、灼痛和感觉异常，但足部的表现不会像身体其他部位那样明显。此外，因为足部可触及搏动的动脉位于骨筋膜室外，故血管检查作用有限。若患者有严重的骨或软组织损伤，或疼痛与损伤程度不成比例，则应高度警惕骨筋膜室综合征，及时请骨科会诊，并测量筋膜室内压力。治疗包括急症筋膜室切开减压术。

足底刺伤

与其他部位的类似伤口相比，足底刺伤的感染率更高。致伤物包括针、钉子、玻璃、木屑、木刺和牙签等。3% 的病例有异物残留，如衣物碎片、铁锈、砂石或泥土。异物残留易导致软组织感染和骨髓炎。

10% 的患者出现迟发感染。在 Fitzgerald 和 Cowan 的一项研究中，774 名足底刺伤的儿童中，有 132 人出现蜂窝织炎，16 人出现骨髓炎。最常见的病原体是葡萄球菌，包括耐甲氧西林金黄色葡萄球菌（MRSA）和链球菌。90% 的骨髓炎病例由假单胞菌导致，其他引起骨髓炎的病原体包括大肠埃希菌、金黄色葡萄球菌和混合菌群。

分型

根据穿入深度、感染程度和异物存在情况，足部刺伤可分为五型。Ⅰ型为无感染征象的累及表皮或真皮的浅表皮肤刺伤。Ⅱ型为无感染征象的累及皮下组织或关节的损伤，该型最为常见。Ⅲ型刺伤分为软组织感染型（ⅢA型），包括化脓性关节炎和异物残留，以及异物深达骨质型（ⅢB型）。Ⅳ型刺伤合并骨髓炎。

体格检查

伤后短时间内的临床表现往往十分轻微，仅可见很小的撕裂或穿刺伤口（图 23-51A）。伤后数天，原有伤口可能正在部分愈合，患者通常是因为与感染相关的红斑、分泌物、发热和疼痛就诊（图 23-52）。如果不清楚是否存在异物，可用棉签在刺伤部位周围触诊，并询问患者有无明显压痛区域。若伤口存在压痛，则异物残留的可能性较大，压痛部位很可能就是残留位置。

影像学检查

当患者有穿刺伤口而不确定是否有异物残留时，应拍 X 线平片。玻璃或金属在平片上容易发现（图 23-51B）。超声检查或透视检查可获得实时图像，对于定位金属异物意义较大，也有助于取出较大异物。对 X 线显影的异物，可通过观察器械与异物的位置关系取出（图 23-51C、D）。超声和 CT 能更好地显示塑料或木质异物。

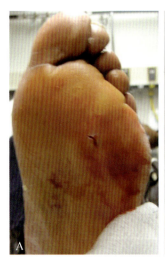
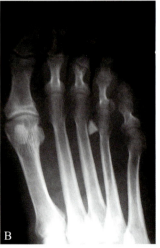
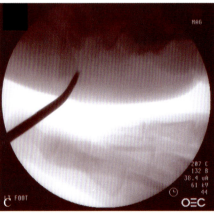
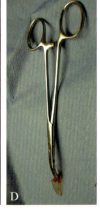

图 23-51　足底异物取出

A. 足底穿刺伤；B. X 线片显示三角形玻璃异物；C. 透视下定位玻璃；D. 夹住玻璃并将其取出

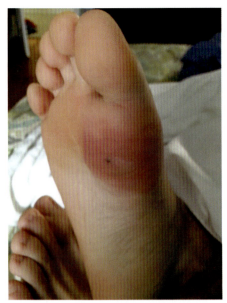

图 23-52 足底穿刺伤口并发感染

经 Elizabeth Palomaki Lazowski 博士许可使用

治疗

由于感染率很高,此类伤口需特别注意。浅层、无感染刺伤（Ⅰ型）的治疗包括注射破伤风免疫球蛋白和伤口局部护理。伤口每天消毒 2 次,并以敷料覆盖。若行走时感到不适,则不建议负重活动。伤口的深度无法确定时,应假设刺伤很深,并按较深伤口处理。

较深的伤口（Ⅱ型）通常需要探查。应采取局部麻醉或区域神经阻滞（腓肠神经和胫后神经的踝部阻滞）。探查方法多样,而最好的方法还不得而知。使用异物钳钝性探查可能只会使异物向深处移位。切开刺伤周围组织有助于去除异物和冲洗（图 23-53）。由木

头或其他污染物导致,或者钉子刺穿鞋底的伤口特别容易感染,建议扩创。为了防止正常组织感染,伤口不应一期闭合。但要注意,性质稳定、未引起症状、不影响功能且不在关节内的异物无须取出。预防性应用抗生素未被证明能够降低感染率。

伤口感染且有异物残留（Ⅲ A 型）的刺伤需应用抗生素及手术治疗。当异物深达骨质（Ⅲ B 型）时,必须手术取出异物,同时刮除骨缺损部位、软组织清创、大量冲洗和开放填塞。在术中培养结果回报之前,经验性静脉应用抗菌药物。

导致骨髓炎的足部刺伤（Ⅳ型）很少见,对异物的认识有助于预防感染和早期诊断。一旦伤口出现感染,抗生素覆盖范围应包括革兰氏阳性菌和假单胞菌。必须积极治疗,包括手术探查伤口、清创、冲洗和去除所有异物。

跟腱断裂

跟腱断裂相对常见,发生率 18/10 万。20% ～ 30% 的病例因为疼痛不明显或查体不全面而被误诊。非运动状态下受伤和 BMI 高的患者中,由于对该病警惕性不足及查体困难,常发生漏诊。这种损伤多见于 30 ～ 50 岁喜欢参加娱乐运动的男性,也常见于运动过度的运动员。长期口服糖皮质激素和氟喹诺酮类药物易导致跟腱断裂。跟腱断裂最常发生在肌腱最窄的部位,即跟骨止点上方 5 ～ 15cm 处。

损伤机制

损伤机制包括肌腱紧张状态下近一步收缩,踝关

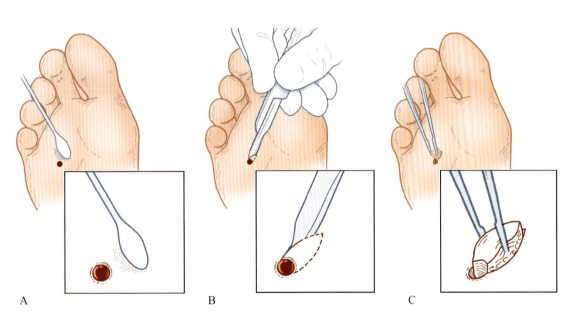

图 23-53 探查和取出足底穿刺伤口内异物的方法

A. 用棉签按压伤口周围,压痛最明显的部位即异物所在位置；B. 于异物的假定位置切一个 2 ～ 3mm 椭圆形小切口；C. 用镊子去除组织后可见异物

节处于放松状态时强烈背屈，或暴力直接作用于紧张的肌腱。仅 1/3 的患者会在断裂前出现症状。患者会主诉突发疼痛，感到后腿被击中或被踢了一下，也可能会听到断裂的声音。

体格检查

患者诉小腿远端剧烈疼痛，几乎不能行走。跟腱部分撕裂可能难以诊断，且常被误诊为肌肉拉伤；但大部分跟腱断裂都是完全断裂。

查体时可见广泛的肿胀和挫伤，可能会出现跖屈困难（图 23-54）。肿胀不严重时，可触及明显的凹陷。由于胫后肌的作用，患者可保留一定的踝跖屈能力，但力量明显减弱。

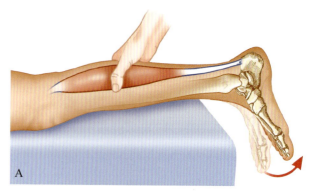

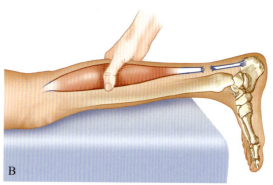

图 23-55　Thompson 试验。跟腱结构完整时，挤压腓肠肌会出现足跖屈。而跟腱断裂患者跖屈消失

图 23-55 和图 23-57 经 Melissa Leber 博士许可使用

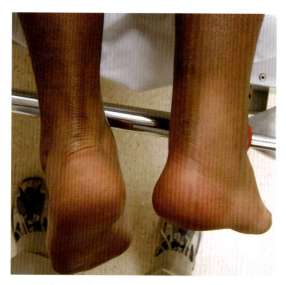

图 23-54　右足跟腱断裂。与健侧相比，患侧足跟水肿和跖屈不能

几种方法有助于诊断。小腿挤压试验，患者俯卧在检查台上，双足悬于床边，挤压双侧小腿肌腹，观察足跖屈情况，若跟腱完全断裂，则足无跖屈动作或动作很小（图 23-55）。该试验通常认为由 Thompson 提出，但 Simmonds 的描述早于其 5 年。

其他方法有屈膝试验和血压计试验。屈膝测试要求患者仰卧，逐渐屈膝至 90°，观察足部状态，跟腱断裂者足部将处于中立位或背屈状态。血压计试验是通过将袖带绑在小腿中段，充气至 100mmHg。嘱患者足背屈，若跟腱完整，压力可升至约 140mmHg。

影像学检查

踝关节侧位片上，可见跟骨上方和胫骨后方之间的结构关系（Kager 三角）消失，跟腱断裂时，该间隙变小。跟腱断裂常不依靠 X 线进行诊断。床旁超声可以确诊，但其受操作人员影响较大（图 23-56）。MRI 可以确诊跟腱断裂，但急诊条件下难以实施。

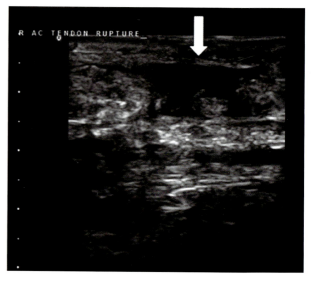

图 23-56　跟腱断裂的超声检查
经 Eric Brader 博士许可使用

治疗

跟腱断裂患者应给予冰敷、镇痛治疗，并在踝关节跖屈至舒适位置固定，该体位也称"重力马蹄位"。嘱患者拄拐，禁止负重。2d 内应转诊至骨科。

关于跟腱断裂最佳治疗方法仍然存在争议。非手术治疗的指征可基于超声确定，跟腱断裂间隙＞10mm 的患者采取非手术治疗后，跟腱二次断裂的风险明显高于断裂间隙＜10mm 的患者。与手术治疗相比，采取非手术治疗的断裂间隙 > 5mm 的患者的足跖屈畸形程度更大，预后更差。非手术治疗包括跖屈 20° 石膏固定 2 周，以利于血肿机化吸收。然后，短腿石膏或可拆卸高跟靴固定 6 ~ 8 周。去除固定之后，逐渐恢复活动，并在 2 个月后撤去 2cm 的鞋跟。这种方法的缺点包括跟腱延长导致的肌肉力量下降，以及较高的再断裂率（8% ~ 39%）。

年轻人或活动量较大的患者通常首选手术治疗。在术后 3 ~ 7d 开始功能锻炼，但必须穿 6 周步行靴。与非手术治疗相比，接受手术治疗的患者跖屈力量更强，再断裂率显著降低（约 5%）。手术治疗方法的缺点包括较高的费用和术后并发症（感染、皮肤坏死、神经损伤）。对于诊断延迟不足 1 周的患者，手术治疗通常是首选。若采取非手术治疗，这些患者会出现跟腱延长，导致肌肉力量下降。

跟腱病

腓肠肌和比目鱼肌远端汇合形成跟腱并止于跟骨。跟腱病是由于跟腱炎症引起的一种疼痛性疾病，也称为跟腱炎、腱鞘炎、腱周炎、腱旁炎（急性）、跟腱变性（慢性）和跟腱痛。

损伤机制

跟腱病的急性病变由急性运动过度、钝性创伤或慢性劳损和肌肉疲劳导致。跟腱病是长跑运动员第 3 常见的疾病，也是芭蕾舞演员最常见的损伤。职业跑步运动员的年发病率为 7% ~ 9%。不恰当的肌肉拉伸、足过度旋前和下肢不等长是导致该疾病的其他诱因。该病也是与氟喹诺酮类药物使用有关的肌腱病中最常见的类型。

体格检查

患者表现为跟腱周围肿胀和压痛。由于跟腱内存在纤维蛋白渗出，足部活动时可感到细微的捻发感。压痛部位通常比较明确，为减轻不适，患者保持患足跖屈位。被动背屈会加重疼痛。常可触及跟腱或腱周组织明显增厚。晨僵多见，疼痛通常随着活动而增加，而休息后可缓解。

影像学检查

诊断依靠临床表现。超声检查和磁共振检查可确诊该病，但不是必需的。

治疗

保守治疗包括减少活动，使用鞋垫垫高足跟。鼓励跑步运动员进行持续的跟腱拉伸锻炼。可口服抗炎药，但应避免注射糖皮质激素，因其可能导致跟腱断裂。运动后可冰敷。如果疼痛剧烈且其他措施无效，可以使用短腿行走石膏固定 10d。富血小板血浆等注

射疗法的效果不尽相同。保守治疗 6 个月无效的患者，建议进行手术治疗以松解增厚的腱鞘膜。

足底腱膜炎

该病是足跟疼痛最常见的原因，占足部疾病的 15%。典型发病年龄在 40 ~ 60 岁，但该病在跑步运动员中发病年龄较小且发病率高达 10%。患者在站立或行走时会出现足跟疼痛，休息后可缓解。通常，患者在卧床休息一段时间后出现疼痛，活动后疼痛减轻，但在负重活动增加后，疼痛会再次加重。

损伤机制

足底腱膜炎是发生于足底腱膜起点（跟骨结节内侧）的炎症和退行性病变。骨膜刺激导致继发性骨膜下骨化和骨刺形成。

该病通常继发于过度劳损。风险因素包括职业性过度行走或站立、鞋垫不合适、肥胖和跑步。足过度旋前（扁平足）或踝关节背屈受限的患者罹患足底腱膜炎的风险也较高。

体格检查

跟骨前内侧足底腱膜起点可触及局部压痛（图 23-57）。足趾被动背屈会加重疼痛。疼痛和压痛多位于足跟前方，且常向足底放射。

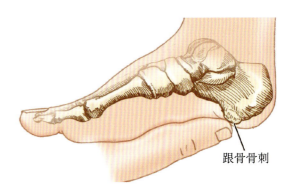

跟骨骨刺

图 23-57　足底腱膜炎患者触诊该部位有明显压痛。跟骨骨刺常伴压痛

合并损伤

高达 1/3 的病例为双侧发病。双侧足底腱膜炎常伴风湿性疾病，如类风湿关节炎、系统性红斑狼疮和痛风。

影像学检查

足底腱膜炎的诊断多为临床诊断。X 线片或骨扫描可能有助于排除诊断，如跟骨应力性骨折。

X 线片显示 50% 的病例出现跟骨骨刺。跟骨骨刺发生于跟骨跖面足底腱膜起点，增生的骨质沿整个跟骨跖面延伸。但许多出现跟骨骨刺的患者并无症状，15% ~ 25% 的正常人也有骨刺。

治疗

足底腱膜炎的治疗方法包括休息、理疗、足底牵伸、更换合适的鞋、足弓支撑、矫形器、夜间夹板固定、抗炎药和手术。经过适当治疗，80% 患者的症状可在 12 个月内缓解。发病 6 周内的早期治疗可以加速康复。

急诊治疗包括休息、冰敷和应用非甾体抗炎药（NSAID）。指导患者使用足跟垫（1.3cm）、足弓支撑以减少对足底腱膜的牵拉，或使用绷带绑扎（图 23-58A ～ C）。此外，还应建议患者避免赤脚行走，并换穿舒适的鞋子。

跟腱牵伸训练也十分必要（图 23-58D），最佳方法是膝盖伸直，足跟着地，前足斜抵住墙面，指导患者用另一只足站在距墙约 30cm 处，逐渐前倾臀部，直到感到跟腱拉伸。保持该姿势 10s，重复 3 次。牵伸训练最初应反复进行（最多 5 次 / 天），然后保持每天数次以防止复发。

可于急诊采用的另一种方法是足底绑扎法。用 5cm 宽的绷带沿第五跖骨头到第一跖骨头缠绕绑扎，每圈重叠 0.6 ～ 1.2cm，使其撑起足弓。

足跟内侧局部封闭通常能缓解症状，但可导致足底脂肪垫萎缩，建议用于其他疗法无效的病例。可于超声引导下注射。注射类固醇药物可能导致足底腱膜断裂。最近一项研究表明，小腿肌内注射 A 型肉毒杆菌毒素相比病灶内类固醇药物注射效果更快且更持久。另一项最近的研究表明，直接将肉毒素注射到患足中的疗效明显优于安慰剂组。包括浅层足底内在肌的足底腱膜松解术已被证明对顽固性病例有效。保守治疗失败时，建议行内镜下足底腱膜切开术。

足跟脂肪垫萎缩

跟骨脂肪垫由脂肪细胞构成的多个弹性纤维组织间室构成。跟痛症由跟骨下脂肪垫萎缩以及行走过程中反复的足跟负荷导致。该病很常见，特别是老年人。肥胖和长时间行走，尤其在坚硬地面上行走，会加重疼痛。此外，作用于脂肪垫上的剧烈压力可能会使间室破裂或拉伤，导致暂时性弹性丧失。

查体可发现整个足跟疼痛，站立时尤为明显，休息后可缓解。部分患者 X 线片可无异常表现，即跟骨下表面光滑。保守治疗包括休息、应用非甾体抗炎药和足跟压力分散垫（U 形垫）。弹性足跟保护器是与足跟适配的塑胶制品，能使跟骨下脂肪垫均匀受力，提供更多缓冲。也可使用非处方的硅胶足跟垫。为了防止复发，可穿着装有足跟 U 形垫或矫形器的鞋子，建议患者及时接受专科治疗。

足跟滑囊炎

足跟周围有 2 个滑囊易发生炎症。跟骨后滑囊位于跟骨和跟腱之间。跟腱后滑囊更为表浅，位于跟腱和皮肤之间（图 23-59）。

跟腱后滑囊炎通常由鞋子摩擦引起，尤其多见于穿高跟鞋的女性。滑囊内通常充满滑液，出现明显炎性反应。在慢性病例中，滑囊和其表面皮肤增厚，足跟肿胀、压痛。跟骨后滑囊炎患者主诉活动时疼痛，跟腱前方可触及局部压痛。

足跟滑囊炎的治疗方法有休息、热敷、应用非甾体抗炎药和抬高患肢。跟腱后滑囊炎患者必须换穿合脚的低跟鞋。急性期可去除跟部的鞋帮。局部封闭可迅速缓解症状。

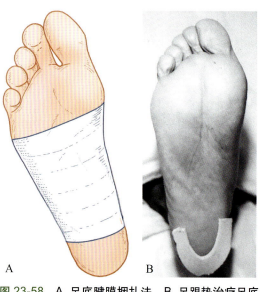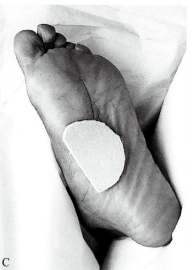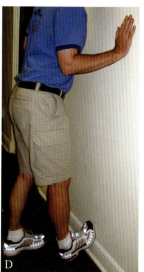

图 23-58　A. 足底腱膜捆扎法；B. 足跟垫治疗足底腱膜炎；C. 弓形足底腱膜支撑垫；D. 治疗足底腱膜炎的伸展训练

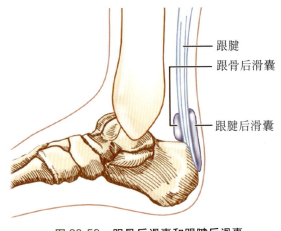

跟腱

跟骨后滑囊

跟腱后滑囊

图 23-59　跟骨后滑囊和跟腱后滑囊

跟骨囊肿

单纯性跟骨囊肿是一种相对常见的骨肿瘤，约占所有骨肿瘤的 3%。男性在 20 岁前更容易发病。单纯性骨囊肿可无症状，或者表现为局部疼痛和肿胀。X线片显示骨质内囊性结构。类固醇注射疗法已被证明有效，且预后较囊肿刮除术更好。

足部拉伤

骨骼和韧带维持足部正常休息位。肌肉运动可防止骨骼和韧带受到过度应力。因此，站立时的足部疼痛病因不在于肌肉，而是机械性、骨性或韧带源性的。在行走时的足部疼痛，则可能是肌肉和软组织损伤造成的。

足部有两个弓状结构，即纵弓和横弓。纵弓从跟骨延伸至跖骨头。横弓横跨跖骨。足弓由骨骼和韧带构成。纵弓由距骨与跟骨、骨间韧带、足底长短韧带和跟舟韧带等共同构成，其功能是缓冲负重和向前运动。当韧带被压伤、过度拉伸或肌肉张力差时，就会导致足部拉伤。足部拉伤可呈急性、亚急性、慢性。急性足部拉伤最常见原因是短期过度使用，例如长时间站立。慢性足部拉伤由正常结构受到的过大应力或异常结构受到的正常应力导致。

临床表现

如前所述，大多数此类损伤的患者都有近期运动量增加病史。此外，体重过大、锻炼过度或鞋子不合脚也可导致该病发生。患者主诉站立或行走时足内缘疼痛，休息后缓解。受累韧带部位出现压痛，通常局限于足舟骨和足弓前、后部的跖面。被动背屈会加剧疼痛，而跖屈时疼痛减轻。严重拉伤者可表现为无法负重，疼痛向小腿放射。

治疗

急性足部拉伤最常用的急诊治疗方法是休息和热敷。可于鞋中放置海绵橡胶垫来支撑纵弓。急性足部

拉伤经过简单休息和逐渐恢复活动可好转。所有患者都应该接受足踝外科会诊，以避免韧带松弛、关节炎、退变及关节病等并发症。

跖骨痛

跖骨痛以跖骨头跖面的疼痛和压痛为特征。当横弓曲度降低，中间跖骨头承受不成比例的重量时，就会出现疼痛。多见于足部畸形和穿高跟鞋者。

正常负重状态下，第一跖骨头和两个籽骨承担全身重力的 1/3。扁平足患者第二至四跖骨头负重增加。很多因素可导致跖骨痛综合征，包括韧带松弛（横弓变得更加松弛，易受拉伤），以及内、外因素导致的肌无力。跖骨痛是一种症状，不是一种疾病，只指跖骨头周围的疼痛。

临床表现

患者表现为疼痛，前足不敢负重。足背侧可出现水肿。足趾屈曲或背伸时，跖骨干中部可有压痛。休息和不负重时疼痛减轻，但只要活动就会复发。最初的压痛部位位于跖骨头处。

治疗

必须去除病因，早期给予对症治疗，如应用非甾体抗炎药。指导患者务必换穿低跟鞋，超声疗法已被应用于该病的治疗，且适于患者足部的跖垫也有良好疗效。非紧急情况下，建议足踝外科进一步治疗。

Morton 神经瘤

Morton 神经瘤是趾间神经的卡压性神经病变（图 23-60），好发于中年女性，且常为单侧。Morton 神经瘤是跖骨痛的一种类型，其特征是突然发作的剧烈疼痛，并放射至足趾。趾神经的皮支在跖横韧带的跖侧发出，分布于足趾的相对缘。

神经瘤在病理上为发生在神经分叉近端的梭形肿物，主要由增生的结缔组织和无定形的嗜酸性物质构成，可能由非特异性神经炎或某种类型的局限性动脉炎导致。这些物质的沉积可导致神经纤维的缓慢退化。

临床表现

患者通常主诉位于跖骨头跖侧的灼痛，并放射至足趾，可伴感觉异常和麻木。最常见于第二、三跖骨之间。疼痛多呈突发的锐痛，感觉就像"走在砾石上"。最初，疼痛只在行走或站立时出现，随着病变进展，会出现持续静息痛。患者往往会脱鞋并按摩足部以缓解疼痛，这种做法可减轻跖骨头之间的压力。

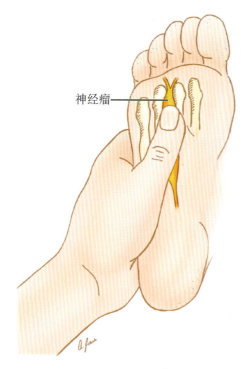

图 23-60　Morton 神经瘤

症状突然发作后，压痛可能会持续数天。足部视诊正常；仔细触诊可发现趾蹼间隙特定位置有明显压痛。后期可能会出现捻发感，趾蹼间隙可触及小肿物。该病按压跖骨头即产生疼痛，这一点可与其他跖骨痛鉴别。

跖趾关节过伸时受累足趾可出现阵发性疼痛。诊断 Morton 神经瘤最有效的方法是趾蹼压迫试验。一手横向挤压跖骨头，另一只手的拇指和示指按压受累趾蹼时，会出现剧烈疼痛。该挤压试验还会产生伴有疼痛的弹响，称为 Mulder 征。

对于 Morton 神经瘤的诊断，临床评估与超声一样准确。鉴别诊断包括异物、上皮性囊肿和创伤性滑囊炎。

治疗

Morton 神经瘤的治疗有几个要点。首先，患者应穿着前足和足趾空间足够大的鞋子。超声引导下病变区域注射类固醇激素、前足松解和临时跖垫也有一定疗效。若保守治疗失败，则需手术治疗，包括跖横韧带松解，同时切除或不切除神经瘤。超声引导下的无水乙醇注射可能替代手术治疗。

足舟骨应力性骨折

足舟骨应力性骨折是一种较少见的损伤，好发于短跑和体操等田径运动员。足舟骨中 1/3 是最常见骨折部位。足舟骨缺乏血供，类似于手舟骨，若发生漏诊或治疗不当，易导致延迟愈合或不愈合。早期患者主诉隐痛。足舟骨背侧近端压痛是诊断的关键。同其

他部位的应力性骨折一样，平片显示效果不佳，诊断需要依靠骨扫描、CT 或 MRI。治疗包括制动 6 周，同时禁止负重，之后逐步恢复活动。发生骨不连或保守治疗无效者需要螺钉内固定。一些学者主张手术固定以尽早恢复活动，但还没有明确的证据证实其有效性。

跖骨应力性骨折

讨论前足疼痛性疾病时，跖骨应力性骨折必不可少，该病也称为"行军骨折"。患者通常没有明确外伤史，而多有体力活动增加的病史。

查体可发现第三跖骨干中部压痛，这是最常见的受累部位。疼痛在行走、足趾屈伸时加重，休息后减轻。早期 X 线无阳性表现，2 周后跖骨中段可见骨痂形成（图 23-61）。MRI 已取代骨扫描成为 X 线阴性但怀疑应力性骨折患者的首选检查。

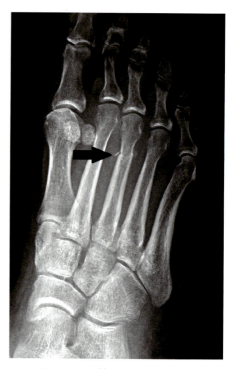

图 23-61　第三跖骨行军骨折

对于第一、三、四跖骨及第二跖骨远端应力性骨折患者，应嘱其休息，给予对症治疗。疼痛明显的患者，可穿着步行靴或拄拐。一旦压痛和行走时的疼痛消失，患者就可以逐渐开始活动。

第二跖骨基底应力性骨折患者应休息 6 周，患足部分负重。可能需完善 CT 或 MRI 检查以排除该位置的轻微 Lisfranc 骨折。第五跖骨骨干骨折易发生不愈合，6 ～ 10 周内应避免负重。

前足滑囊炎

前足的滑囊大部分是"关节囊外滑囊"，见于易受压力的关节部位，这些压力通常来自鞋子。最常见的发病位置包括趾间关节背侧、足舟骨粗隆、第一跖趾关节内侧、第五跖趾关节外侧。

急性滑囊炎患者表现为受累部位红肿压痛。治疗应消除致病因素。应避免受累部位继续受到刺激，采取冰敷、应用非甾体抗炎药和类固醇激素注射疗法以减轻肿胀和急性疼痛。

籽骨炎

第一跖骨的籽骨在创伤或活动过度后会出现无菌性炎症。查体可发现跖骨头跖侧局限性压痛，跖趾关节背伸可加剧疼痛。低跟鞋和跖骨头近侧软垫通常可有效缓解症状。绑扎第一趾、轻微跖屈和应用抗炎药物也很有效。如果疼痛持续存在，则需要排除籽骨应力性骨折。

足舟骨软骨病

足舟骨是跗骨中最后一块骨化的骨，易发生缺血性坏死，多见于 4～6 岁，且常为双侧发病。该病病因尚不清楚，但呈自限性。

患者通常是 4～10 岁的男孩，主诉足舟骨区疼痛，常伴有跛行。可发现足舟骨处压痛，通常无外伤史。

对比对侧足部 X 线片，可发现足舟骨密度增加以及骨小梁结构消失，足舟骨轮廓不规则，常呈粉碎状（图 23-62）。

急性期应限制活动以防止骨质进一步破坏，症状严重者石膏固定 6～8 周。完全骨化需 2～3 年，一般不会遗留永久残疾。

Freiberg 病

该病最初由 Alfred Freiberg 博士描述，指跖骨头的缺血性坏死，好发于第二跖骨。Freiberg 病女性发病率是男性的 5 倍。病因包括反复创伤、血管或多因素混合，目前尚无定论。

临床表现

该病好发于青少年或 20 岁出头的女性，多表现为前足疼痛，活动后加重。僵直、跛行和隐痛是主要的主诉。查体可见压痛及活动受限。

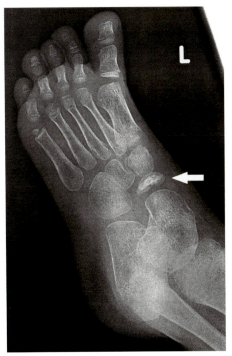

图 23-62　5 岁儿童 X 线片显示足舟骨密度增加，形态不规则，与缺血性坏死表现一致（箭头）

图 23-62 和图 23-64 经 Melissa Leber 博士许可使用

影像学检查

X 线片可见跖骨头硬化、变扁，晚期病例可出现跖骨头塌陷（图 23-63、图 23-64）。

治疗

早期治疗包括应用抗炎药物、制动、部分负重和骨科随访。进一步的治疗可能包括物理治疗、矫形术和类固醇激素注射。难治性病例需手术治疗。

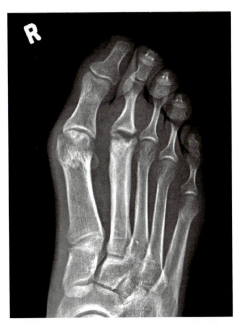

图 23-63　发生在第二跖骨远端的 Freiberg 病

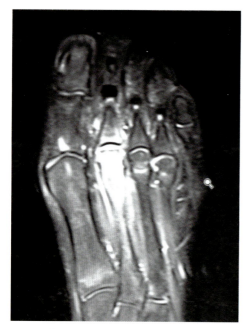

图 23-64　一名 17 岁女性 Freiberg 病患者的磁共振图像

滑膜囊肿

滑膜囊肿由关节囊薄弱部位的慢性损伤导致。好发于外踝远端的腓骨肌腱止点附近，该位置滑膜囊肿可能较大；另一处常见部位在足背。囊肿沿趾长伸肌腱鞘或于跗骨关节处出现。治疗方法可采取手术切除；但在某些情况下，抽吸后加压包扎也可取得良好效果。

卡压性神经病变

踝管综合征

踝管位于内踝后方，由骨性通道与屈肌支持带构成。踝管综合征为胫后神经在骨纤维性管道内受压所致（图 23-65）。扁平足是最常见病因，因前足外展和后足外翻加重了对神经的压迫。

踝管综合征好发于参加剧烈运动的运动员，患者的胫距关节受到巨大压力。患者主诉烧灼样隐痛，由内踝放射至足底和足跟，活动后加重，休息后减轻。同一部位可能出现感觉异常、感觉迟钝和感觉减退。临床表现多样，部分患者只有距骨部位的疼痛，而另一些患者则表现为明显的沿足外侧的疼痛。约 50% 患者疼痛可沿小腿内侧向上放射。按摩足部可暂时缓解疼痛。

Tinel 征阳性即可确诊，踝管内神经受压时，疼痛沿着足底内、外侧神经走行向下放射。足背屈和外翻可诱发疼痛。神经传导检查可证实诊断。

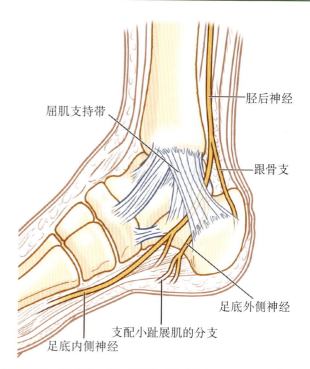

图 23-65　踝关节内侧切面图，胫后神经在跗骨周围的走行

（图中标注：屈肌支持带、胫后神经、跟骨支、足底外侧神经、支配小趾展肌的分支、足底内侧神经）

推荐采取矫形器、伸展训练、休息和非甾体抗炎药治疗。在叩击痛最明显的部位注射类固醇和局部麻醉药也可有效缓解症状。首选屈肌支持带松解术。无法明确诊断时，应建议患者骨科就诊。

足底外侧神经和跟神经卡压

胫后神经在足部分支成为足底内侧神经、足底外侧神经和跟神经。足底外侧神经和跟神经常遇踇展肌和足底方肌近端内侧之间的深筋膜处受到卡压，导致足跟区域的疼痛。

10% ～ 15% 患有慢性难治性跟痛的运动员存在这些神经受到卡压的情况。患者表现为慢性足跟痛，可呈钝痛、酸痛或剧痛，疼痛可放射至踝关节，并于走路或跑步时加重。足底外侧神经第 1 支的压痛点位于踇展肌深部。佩戴矫形器保守治疗效果不一。通常，该病患者需行神经松解术。

足底内侧神经卡压

该病往往被称为"慢跑者足"。胫后神经的跟骨内侧支受压常引起急性刺激症状和炎症，并导致慢性纤维化和神经瘤形成。患者主诉跟部内缘疼痛，负重时加重，但不会向足部放射。足过度旋前可加重疼痛。抗炎药和定制的矫形器治疗有效。如果患者保守治疗数月后无效，建议行神经松解术。

腓肠神经卡压

腓肠神经卡压继发于踝关节反复扭伤和跑步。患者表现为刺痛和感觉异常，典型部位为足外侧缘，存在局部压痛、Tinel 阳性可确诊，偶尔也表现为局部感觉过敏。非甾体抗炎、注射疗法、矫形器治疗都有一定效果。若保守治疗失败，应行神经松解术。

腓深神经卡压

卡压造成腓深神经损伤会导致足背疼痛（图 23-66），其位置浅表，可因足背挫伤或滑雪靴的"舌头"压迫而损伤。腓深神经也可在伸肌支持带下方卡压。腓浅神经可于出深筋膜处受到卡压。踝反复扭伤或跑步造成的慢性创伤都会导致这两种神经卡压性病变。

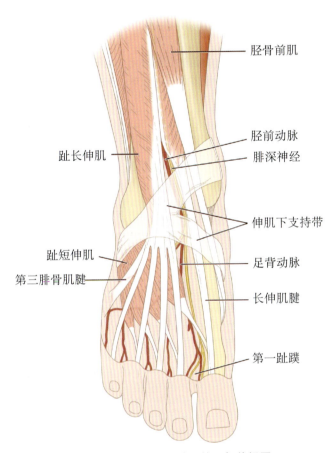

图 23-66　显示腓深神经的足部前视图

图中标注：胫骨前肌、趾长伸肌、趾短伸肌、第三腓骨肌腱、胫前动脉、腓深神经、伸肌下支持带、足背动脉、长伸肌腱、第一趾蹼

该神经支配第一、二趾相对缘皮肤感觉，患者可出现该区域放射痛。当发生卡压时，背屈或跖屈可导致疼痛。腓浅神经病变表现为小腿远端、足背和踝外侧疼痛、感觉异常或麻木，但不累及第一趾蹼间隙。

查体可发现轻微触诊即可引起足背剧烈疼痛。神经卡压时，神经出深筋膜处可有局部压痛。第一、二趾相对缘皮肤感觉明显减退或消失，足背也可出现感觉减退。

治疗包括抬高患肢、冰敷和服用镇痛药，通常疼痛可在 36h 内缓解；但感觉异常可能最多要 4 周才能恢复。对于难治性病例，推荐注射类固醇激素。卡压

性神经病也可用非甾体抗炎药、矫形器或注射疗法等保守治疗。神经松解术仅适用于顽固性疼痛或肌肉萎缩患者。

糖尿病足溃疡与感染

糖尿病足溃疡是急诊科常见的疾病，可见于 15% 的糖尿病患者。85% 因糖尿病足截肢的患者早期有溃疡表现。有或没有神经病变的糖尿病患者均可发生足部溃疡。糖尿病患者足部溃疡的年发病率为 2%，但合并周围神经病变的糖尿病患者该数字增加到 7.5%。周围神经病变会使患者无法觉察到损伤的发生，导致病情恶化。糖尿病足溃疡的其他易感因素包括胼胝、外周血管病变和畸形。鞋子不合脚等创伤因素也是导致足溃疡的常见原因。

查体应包括全面的感觉检查和触诊外周脉搏。若脉搏存在，神经病变则是溃疡的主要原因。缺血性溃疡应通过临床检查加以识别，并评估是否需要血运重建。神经性溃疡可根据溃疡的深度和有无骨受累细分为轻度、中度或重度。

常见的并发症是感染（图 23-67A）。对于免疫力较差的患者，溃疡是细菌侵入的门户。感染是指局部临床表现（红、肿、热和痛），以及合并的全身症状或脓性分泌物。糖尿病足感染是典型的多菌群感染，包括需氧革兰氏阳性菌、革兰氏阴性菌和厌氧菌。一项研究表明，多达 2/3 的糖尿病足溃疡患者发生骨髓炎。另一项研究表明，钝性无菌器械采集骨面样本培养对骨髓炎的阳性预测值为 89%。应拍摄 X 线片以寻找骨髓炎（骨破坏或骨膜反应）或周围软组织积气的证据（图 23-67B）。存在感染时，应进行深部组织培养，这比表面拭子标本更有利于鉴定致病菌。

治疗

神经性溃疡的治疗包括溃疡处避免受压 [即禁止负重而用拐杖或行走石膏支具（鞋）]。清除坏死组织、骨痂和感染异物至关重要，并建议使用手术刀。浸泡伤口可以软化组织，但无法清除坏死组织，不建议采取。酶化学清创和漩涡浸泡无效。严重跛行、顽固性静息痛、坏死或保守治疗无效的溃疡需要手术治疗。敷料的选择很重要。无菌非粘连纱布敷料优于普通纱布敷料或密闭或半密闭敷料。

最近研发的新型敷料含有纤维素或胶原蛋白酶调节剂或透明质酸，可促进愈合。发生感染时需给予抗生素治疗。门诊治疗轻度足部感染的经验性抗生素包括克林霉素、左氧氟沙星、甲氧苄啶 - 磺胺甲噁唑或阿莫西林 - 克拉维酸。住院治疗的静脉抗生素包括亚胺培南、哌拉西林 - 他唑巴坦或广谱头孢菌素。对于

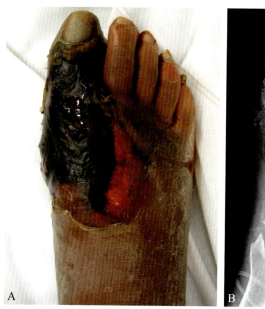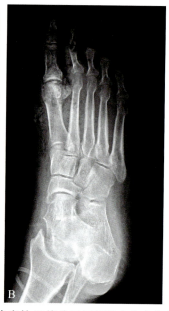

图 23-67　A. 坏死性糖尿病足感染；B. 同一患者的 X 线片显示组织中存在气体

耐药的革兰氏阳性菌应考虑使用万古霉素。软组织感染通常需要 1～2 周的治疗，而骨髓炎患者需要 6 周或更长时间的治疗。手术清创去除感染骨对于根治骨髓炎很重要。

治疗糖尿病足部溃疡的一个最重要的方面是多科室协同诊治，控制血糖、降低血压、清创和必要时应用抗生素是治疗的关键。每隔 2～3 个月进行预防性护理，包括修剪趾甲和去除胼胝，以及选择合脚的鞋子。

跖疣

足部寻常疣较为常见，位于足的跖面。跖疣在站立和行走时会引起剧痛，表现为坚硬的白色增生物，外观平坦或隆起。可通过皮损表层角质进行鉴别，疣可见黑色斑点，为毛细血管内形成的血栓。近 50% 的儿童跖疣可于 6 个月内自愈，而成年患者时间更长。多个小跖疣融合时可形成镶嵌疣。

治疗方法可分为局部治疗、病灶内治疗、口服治疗和破坏性治疗。较大的跖疣采用每周削除角质和应用角质溶解剂（如水杨酸）保守治疗。痛性跖疣可以采取更具侵入性的方法来治疗，包括液氮冰冻、局部刮除、激光治疗和电外科手术。患者应接受专科治疗。

虽然手术切除效果确切，但可导致疼痛和伤口愈合困难等并发症。局部治疗包括应用水杨酸制剂、足叶草毒素、维甲酸、硝酸银和局部免疫治疗药物。早期使用病灶内免疫调节剂前景广阔，但需要进一步研究。

嵌甲

嵌甲是一种常见疾病，急诊治疗简单（图 23-68）。该病须与甲下外生骨疣相鉴别，后者是一种良性病变，看似内生的趾甲。嵌甲是指趾甲侧缘长入周围组织引起不适的情况，可导致甲旁感染，原因包括外部压力过大（即鞋子不合脚）、趾甲修剪不当或多汗症。好发年龄为 20～30 岁，最常见于第一趾。治疗取决于病情阶段。

早期，在趾甲长入皮肤部位可见红肿，此时可采取热浴以及用消毒棉球垫起趾甲前角，建议患者正确修剪趾甲，避免穿着过窄的鞋或高跟鞋。

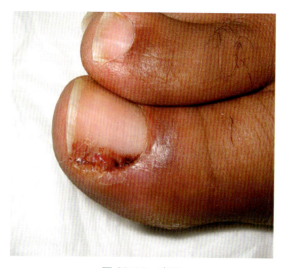

图 23-68　嵌甲

后期发生急性甲沟炎或甲旁感染时，应切除患侧甲板及甲床。操作时，用碘伏消毒足趾，并予局部阻滞麻醉，以合适剪刀或止血钳小心地掀起患侧甲板，用剪刀予以剪除，显露甲床，用浸透苯酚的棉签或电刀破坏甲床组织（图 23-69），务必切除甲沟内的甲床组织，否则该处还会有趾甲生长。

甲下骨疣

这是一种不常见的良性骨肿瘤，表现为趾甲游离缘疼痛及角化过度的硬性结节。甲下外生骨疣好发于远节趾骨远端，最常见于第一趾。患者主诉疼痛和肿胀，同时对外生骨疣的感觉越来越明显。患者的足趾会偏向一侧，导致行走困难。甲下外生骨疣多见于女性，男：女为 1：2，好发于儿童和青年。治疗应采取手术切除。

踇外翻

踇外翻是指第一趾向外偏斜，第一跖骨头和颈部内侧形成骨性突起的畸形。第一跖骨头内侧部分增生，跖趾关节内侧形成滑囊，并且出现滑囊炎症和增厚，患者常因此前来就诊。治疗采取患处热浴，足趾内侧放置舒适衬垫。手术治疗方法不尽相同。患者应于足踝外科接受明确治疗。

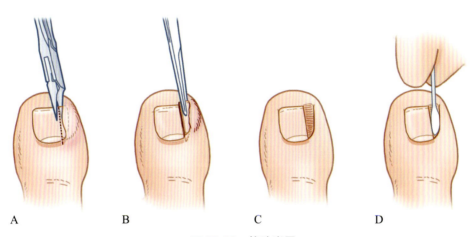

图 23-69 拔除嵌甲
A. 用止血器抬高嵌入的趾甲，剪刀剪断甲板；B. 拔除甲板的侧部；C. 显露甲床；D. 使用浸有苯酚的棉签涂抹来破坏趾甲床基质，破坏其活性，从而确保该部分的趾甲不再生长

附　录

夹板、管形石膏及其他固定技术

上肢

附 1　远节指骨夹板

远节指骨背侧夹板

远节指骨背侧及掌侧夹板对于治疗远节指骨撕脱骨折非常有效，但我们更倾向于使用背侧夹板，因为手指背侧的软组织较少，夹板与指骨的接触更紧密，可以提供更好的支撑固定。应用此类夹板时，避免像过去建议的那样过伸远端指间关节，达到完全伸直即可。

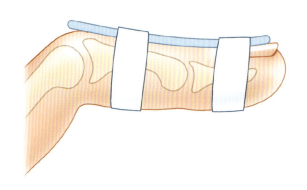

发卡式夹板

这种夹板由一条薄金属带制成，可为外伤所致的远节指骨骨折提供保护，但并不提供结构支撑。

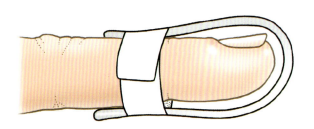

附 2　手指夹板

手指背侧及掌侧夹板

此类夹板为金属材质，可切割成合适的大小和形状，夹板一侧附有海绵橡胶衬垫。

使用这种夹板时，患指掌指关节屈曲 50°，指间关节屈曲 15°～20°。

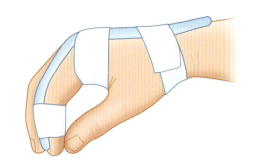

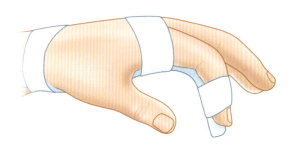

动态手指夹板固定技术

这种方法是使用夹板将伤指与相邻健指固定在一起，既可以提供对伤指的支撑，同时允许掌指关节和指间关节小范围活动。这种夹板通常用于指间关节侧副韧带损伤，以及本书所述的其他损伤。两指间置入合适大小填充物，并用绷带将两个手指固定在一起。

附 3　沟形夹板

尺侧沟形夹板

沟形夹板用于治疗指骨和掌骨骨折。环指和小指骨折可选用尺侧沟形夹板固定。掌指关节屈曲 50°～90°，近端指间关节和远端指间关节伸直，并在环指、小指之间放一衬垫。

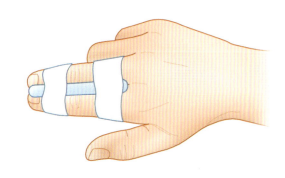

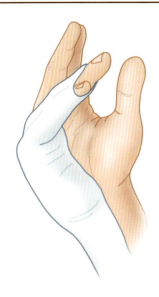

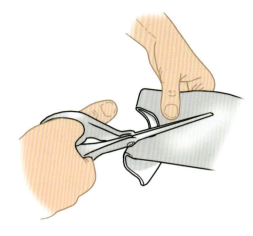

B. 制作桡侧沟形夹板时，需为拇指预留一孔

桡侧沟形夹板

　　桡侧沟形夹板用于治疗示指和中指骨折。夹板桡侧预留一孔以便拇指正常活动，示指、中指之间置入衬垫。手指的固定体位与尺侧沟形夹板相同。

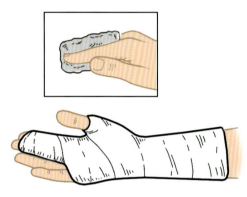

C. 在手指、手掌及前臂上缠绕棉质绷带，并在指间也垫入填充物

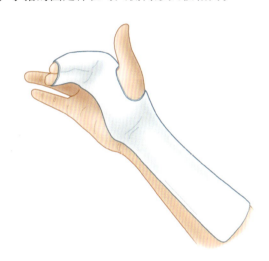

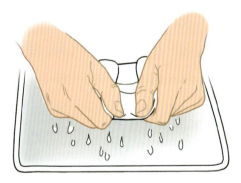

D. 将石膏浸入温水中，并挤出多余水分

石膏绷带法

　　这种夹板由 10 层左右的石膏绷带裁至适当大小制成。

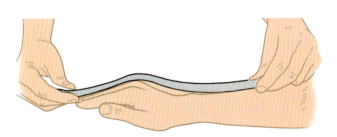

A. 长度测量从指尖到前臂中上 2/3 的位置

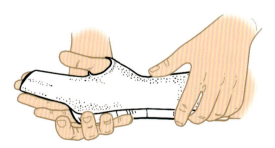

E. 将湿石膏展平，放在患肢上

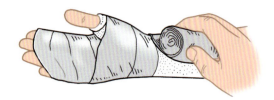

F. 在湿石膏上先缠绕棉质绷带，再缠弹性绷带。恰当的固定体位为掌指关节屈曲 50°～90°，腕关节背伸 15°，指间关节完全伸直

附4 限制指背伸的背侧夹板（"挖蛤者"）夹板

这种夹板置于前臂及第二至五指的背侧，并覆盖远端指间关节。在骨折愈合的过程中，为减轻肿胀并牵伸侧副韧带，掌指关节屈曲 60°～90°，近端指间关节及远端指间关节完全伸直，腕关节背伸约 15°。

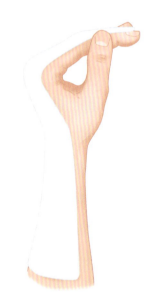

附5 手部通用敷料

手部通用敷料可用于治疗各种原因引起的手部肿胀。此包扎法采用柔软的敷料，使手部处于最利于引流的体位。

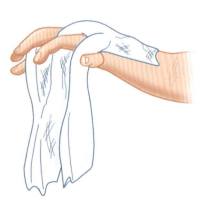

A. 先将纱布（4×4）展开，置于指间，将手指分开

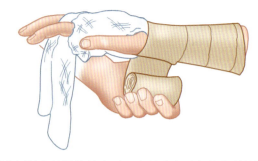

B. 手指间填充足够的纱布后，在前臂和手上缠绕弹性绷带

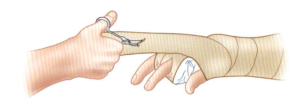

C. 弹性绷带缠绕手指时，将绷带剪口以便手指穿入

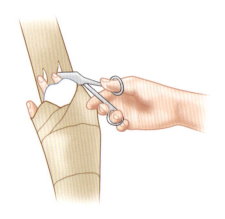

D. 缠绕至最后时，将绷带上的剪孔向掌侧延伸，以容纳手指

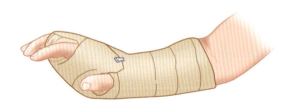

E. 向后拉患手以保持腕关节背伸，固定弹性绷带

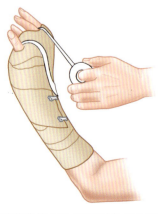

F. 为了保持腕关节背伸 15° 的同时各指分开，胶带应由掌侧经指间贴在手背上

附6　拇指人字形石膏

这种石膏由袖套、棉质绷带及石膏绷带制成。第1章已经介绍了石膏绷带的使用方法，在缠绕最后一圈石膏绷带之前，先袖套反折到管形石膏上。

使用这种石膏时，必须注意保持拇指的正确位置（指间关节伸直位固定，就像拿着一罐汽水）。下图中，将指间关节包裹在石膏内，但此法存在争议。其他未固定的手指可自由活动，掌指关节不受限制。这里展示的腕关节体位是中立位。使用这种石膏治疗手舟骨骨折时，建议固定范围至肘部以上，使其成为长臂石膏。

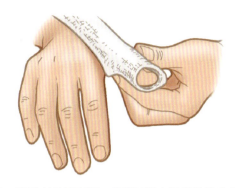

B. 石膏一定要有足够宽度，使其两端在拇指远端重叠

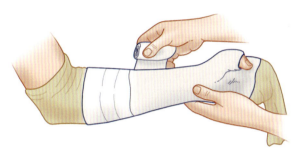

A. 放置好袖套和棉垫后，缠绕湿石膏绷带

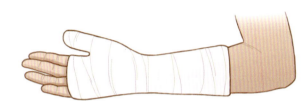

C. 缠绕弹性绷带

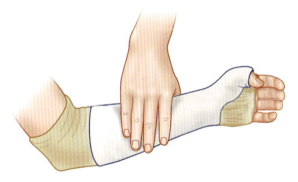

B. 缠绕最后一圈石膏绷带之前，将袖套末端反折

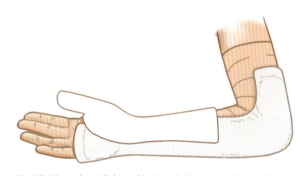

D. 长臂拇指人字形夹板需辅以固定腕部和肘部的掌侧夹板。如果使用玻璃纤维材料夹板，夹板一侧过肘即可

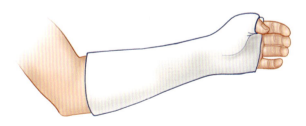

C. 手部维持在合适体位

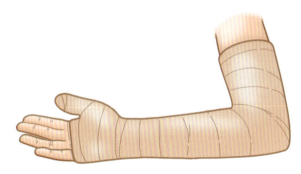

E. 在石膏上缠绕弹性绷带

附7　短臂及长臂人字形夹板

附8　短臂管形石膏

短臂管形石膏用于固定前臂的多处骨折。长臂石膏制作方式与之类似，不同之处在于需要固定至肘部以上约上臂中段的位置。

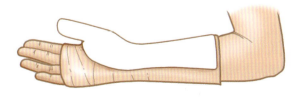

A. 短臂拇指人字形夹板固定范围为拇指尖至前臂约中上 2/3

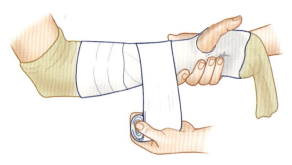

A. 从手指到肘部上方放置袖套，然后在袖套上缠绕棉质绷带，各指在掌指关节处穿出

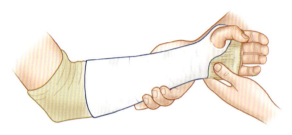

B. 缠绕石膏绷带时，手保持正确体位

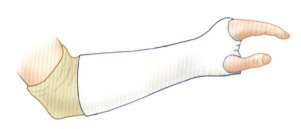

C. 袖套反折至石膏上，然后再缠上最后一圈石膏绷带。注意，不要固定手指和拇指，患者手指应能够不受限制地正常活动

附 9　长臂后侧夹板

　　长臂后侧夹板用于固定肘部和前臂的一些损伤。首先，用棉质绷带从手掌中部缠绕至上臂中段，之后于肘部屈肘 90°、腕关节中立的体位下放置好后侧石膏夹板，用弹性绷带固定，夹板安放好后使用吊带固定。

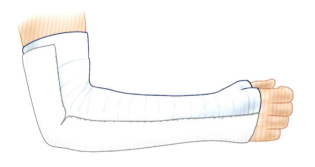

附 10　长臂前后侧夹板

　　该夹板可用于肱骨远端骨折、尺桡骨双骨折、桡骨远端不稳定骨折或尺骨近端骨折。一般来说，上臂、前臂和手腕放置在患者自觉最舒服的位置，这个姿势

通常能使肌肉达到最佳放松状态。

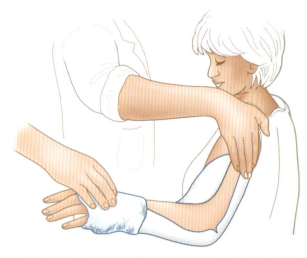

A. 石膏应放置在上臂和前臂的掌侧和背侧，长度从上臂中段至手背，包括肘关节和腕关节。重要的是，掌（前）侧和背（后）侧的石膏板不能相接而形成环状的"石膏"。在测量完石膏板长度后，将棉质绷带垫在最下层，再将石膏板置于患肢之上。用少量纱布缠绕夹板的远端，以便操作时石膏保持在正确的位置。助手可以持住夹板上端

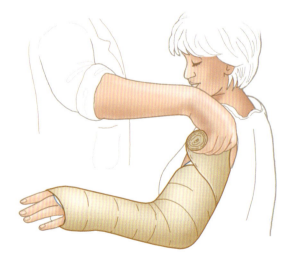

B. 弹性绷带缠绕夹板

附 11　糖钳夹板

　　这种夹板可用于前臂远端骨折，特别是桡骨远端骨折（Colles 骨折）。夹板固定过程中，前臂能够旋后或旋前。首先在患肢上缠绕棉布绷带，然后用长石膏夹板环绕肘部。

　　夹板应该从掌指关节水平的掌侧绕肘部延伸至掌指关节背侧近端。包绕肘部之后，折叠多余部分石膏。用弹性绷带将夹板固定到位。其优点为可以将患肢固定在旋前或旋后的位置，而无须使用环形石膏。使用时应辅以上肢悬吊带。

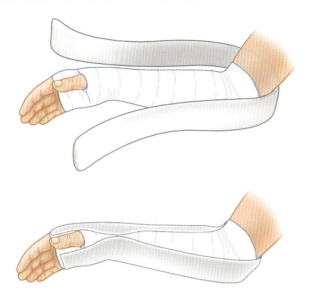

附 12　接合夹板

　　这种夹板用于肱骨干骨折的急诊治疗。首先放置衬垫保护皮肤，夹板由腋窝部位包绕肘部至肩部以上。上臂内收，肘关节屈曲 90°。夹板外缠绕弹性绷带。夹板的重量有助于保持骨折端对齐。因此，建议使用颈腕悬吊带，而不是传统的上肢悬吊带。

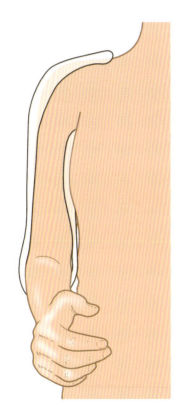

附 13　上肢悬吊带

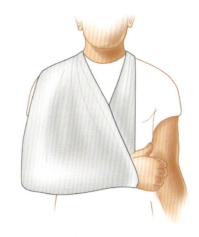

A. 市面上的吊带可用来支撑手臂，以治疗本书中所述的一些损伤

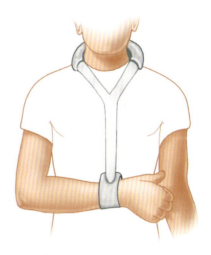

B. 对于采用接合夹板治疗的肱骨骨折患者，还可选用颈腕悬吊带

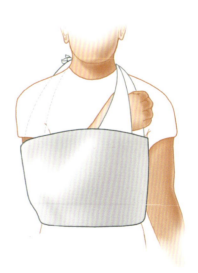

C. 如果是肱骨近端不稳定骨折，胸大肌收缩会使肱骨近端有移位倾向，则可选择 Valpeau 袖套和腰围带（包裹患者腰部）。这个体位可使胸大肌放松

下肢

附 14　小腿后侧夹板

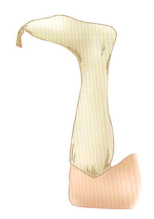

A. 患者俯卧，足部和踝部放置袜套

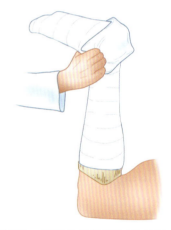

B. 袜套外包裹棉垫，双踝及足跟部位需要添加额外的衬垫

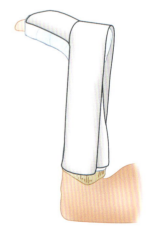

C. 将预先测量好的石膏板置于从足趾根部至膝下的位置。可以添加一个 U 形夹板以提供额外的支撑

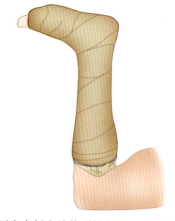

D. 最后，在石膏夹板上缠绕弹性绷带。用夹板治疗踝关节扭伤或大多数踝关节骨折时，应将踝关节固定在中立位

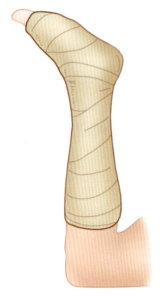

E. 踝关节跖屈位（马蹄位）用于治疗跟腱损伤

附 15　JONES 加压敷料

　　Jones 加压敷料可用来治疗膝关节周围软组织损伤。这种敷料在起固定作用的同时，允许一定程度的关节屈伸运动，还可加压以减轻膝关节肿胀。首先从腹股沟至踝关节上方缠绕棉质绷带，再缠弹性绷带，之后依次缠绕第二层棉质绷带及弹性绷带。是否使用第二层敷料取决于具体的治疗情况。

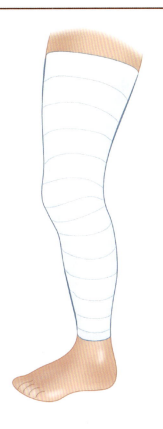

A. 棉质衬垫

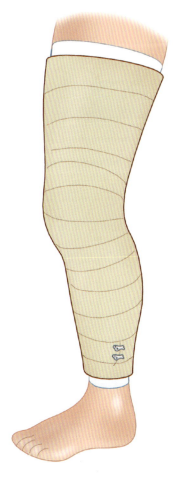

B. 弹性绷带

附 16　膝关节固定支具

这种支具可用于治疗膝关节韧带不稳定。

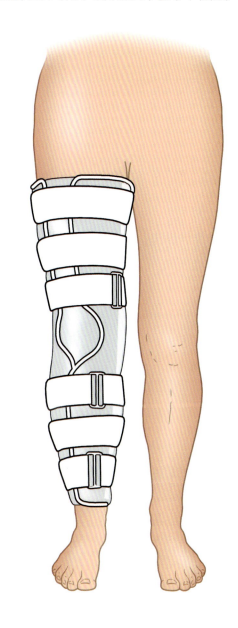

附 17　长腿后侧夹板

　　长腿后侧夹板用于固定股骨远端和胫骨骨折。夹板从足趾延伸至大腿中部。保持踝关节90°，膝关节屈曲15°～20°。

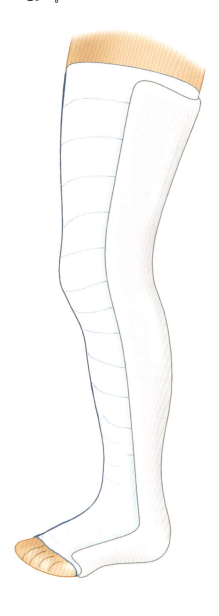

附 18　充气式行走支具

　　这种由Aircast（新泽西州Summit市）生产的夹板在限制踝关节的内翻和外翻的同时，允许患者正常行走。其用于二度和三度踝关节扭伤，保护患足。

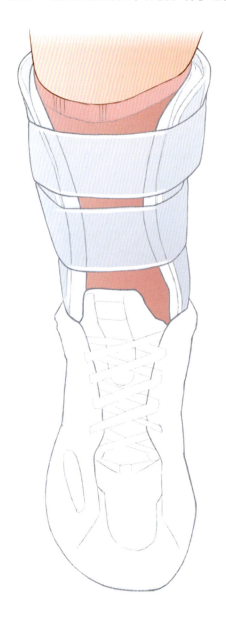

附 19　四肢 X 线片

部位	标准位	附加位
手部	正位、侧位、斜位	
腕关节	正位、侧位、斜位（更好显示远端手舟骨及大多角骨）	手舟骨位（尺偏后前位） 腕管位（轴位以显示钩骨钩骨折） MDCT 或 MRI（隐匿性腕骨骨折，尤其是手舟骨骨折）
前臂	正位、侧位	
肘关节	正位、侧位、斜位（对桡骨头或颈骨折显示效果最佳）	
上臂	正位、侧位	
肩关节	内旋及外旋正位、肩胛"Y"位	腋位（有助于显示肩关节后脱位）
骨盆	正位	Judet 位（斜位以显示髋臼骨折） 入口位及出口位（显示骨盆环骨折） MDCT
髋关节	正位、侧位（怀疑存在骨折时）	蛙式位（怀疑股骨头骨骺滑脱时）
大腿	正位、侧位	
膝关节	正位、侧位、斜位（更好地显示胫骨平台与胫骨髁间嵴）	轴位（轻屈膝同时 X 线投射到足上；用于髌骨骨折） 隧道位（用于显示股骨髁间窝） MDCT（胫骨平台骨折）
小腿	正位、侧位	
踝关节	正位、侧位、踝穴位（踝关节内旋 15°）	
足部	正位、侧位、斜位	MDCT

MDCT. 多排探测器的计算机断层扫描；MRI. 磁共振成像

附 20　各种肢体损伤的固定方法

损伤	固定方法
远节指骨骨折	发卡式夹板（附 1）或手指夹板（附 2）
锤状指	背侧手指远端夹板（伸直）（附 1）
Jersey 指	背侧手指远端夹板（屈曲）（附 1）
伸肌腱中央滑脱断裂	近端指节关节伸直位背侧夹板
中 / 近节指骨骨折	手指夹板（附 2）或沟形夹板（附 3）
PIP 或 MCP 脱位	稳定者可选用手指夹板或动态手指夹板（附 2）
手部感染	手部通用敷料
尺侧副韧带损伤（Gamekeeper 拇指）	拇指人字形夹板（附 7）
掌骨骨折（第四、五掌骨）	尺侧沟形夹板（附 3）或带延伸罩的背侧夹板（附 4）
掌骨骨折（第二、三掌骨）	桡侧沟形夹板（附 3）或带延伸罩的背侧夹板（附 4）
掌骨骨折（第一掌骨）	拇指人字形夹板（附 7）
手舟骨骨折	拇指人字形夹板（附 7）
桡骨远端骨折	糖钳夹板（附 11）
警棍骨折	长臂后侧夹板（附 9）
桡骨 / 尺骨骨折	长臂前后侧夹板（附 10）
桡骨头 / 颈骨折	长臂后侧夹板（附 9）
肘关节脱位	长臂后侧夹板（附 9）
尺骨鹰嘴骨折	肘关节屈曲 60° 的长臂后侧夹板（附 9）
肱骨干骨折	接合夹板（附 12）
肱骨近端或锁骨骨折	上肢悬吊带（附 13）
肩关节脱位	上肢悬吊带（附 13）或肩关节固定支具
股骨颈 / 转子间骨折	禁止负重
股骨骨折	长腿后侧夹板（附 17）
髌骨骨折或脱位	膝关节固定支具（附 16）
膝关节韧带损伤	Jones 加压敷料（附 15）
髌腱或股四头肌断裂	膝关节固定支具（附 16）
膝关节脱位	长腿后侧夹板（附 17）
胫骨平台骨折	长腿后侧夹板（附 17）
胫骨骨折	长腿后侧夹板（附 17）
踝关节骨折	小腿后侧夹板 ± 镫形支具
跟腱断裂	跖屈位小腿后侧夹板（附 14）
跟骨骨折	小腿后侧夹板（大块敷料）（附 14）
Lisfranc 骨折脱位	小腿后侧夹板（附 14）
跖骨骨折	小腿后侧夹板（附 14），或加用硬底鞋（详见正文）
踝关节扭伤	弹性绷带或小腿后侧夹板（附 14）
趾骨骨折	带邻趾绑带的硬底鞋

MCP. 掌指骨；PIP. 近端指间

附 21　夹板治疗方法汇总表

夹板	适应证	注意事项
尺侧沟形夹板	第四、五掌骨骨折（包括拳击者骨折） 第四、五指骨骨折	环指、小指间垫好填充物 掌指关节屈曲 60°～90°
桡侧沟形夹板	第二、三掌骨骨折 第二、三指骨骨折	须为拇指留一孔 掌指关节屈曲 60°～90°
"挖蛤者"夹板	第二至五掌骨和（或）指骨骨折	背侧夹板保持掌指关节屈曲 90°，腕关节背伸 20°，近端指间关节和远端指间关节完全伸直
拇指人字形夹板	手舟骨骨折 第一掌骨或指骨骨折	固定拇指指间关节、第一掌指关节、腕关节和肘关节 肘关节避免旋后/旋前，可进一步固定手舟骨 可以使用两块（如图）或单块延长至肘部以上的玻璃纤维板
长臂夹板	肘部骨折（最常见的有肱骨髁上骨折、尺骨鹰嘴骨折和桡骨头/颈部骨折）	包括腕关节和肘关节
糖钳夹板	桡骨远端骨折	最常用于 Colles 骨折（腕关节轻微屈曲和尺侧偏斜） 肘关节屈曲 90°
接合夹板	肱骨干骨折	从腋窝包绕至肩锁关节 不适用于肱骨近端骨折
带"镫"小腿后侧夹板	踝部骨折（腓骨远端、双踝和三踝骨折） 跟腱断裂	从足趾至小腿中上 2/3 的小腿后侧夹板足以治疗单纯腓骨远端骨折（稳定） 如果踝关节两侧受伤，则从内侧向外侧添加第 2 个辅助"镫"板 踝关节背屈 90°，跟腱断裂时则轻微跖屈
长腿夹板	膝关节骨折（最常用于胫骨平台） 胫骨骨折	膝关节轻度屈曲 踝关节背屈 90°